ISBN 978-0-666-06295-6
PIBN 10678312

ACTISCHEN MEDICIN.

HT

EN ÄRZTE.

Prof. Dr.

J. SCHWALBE

Jahrgang 1903.

STUTTGART.
VERLAG VON FERDINAND ENKE.

[illegible] 1885).

JAHRBUCH

DER

PRACTISCHEN MEDICIN.

KRITISCHER JAHRESBERICHT
FÜR DIE FORTBILDUNG DER PRACTISCHEN ÄRZTE.

UNTER MITWIRKUNG VON

Prof. Dr. Cramer in Göttingen, Geh. Medicinalrath Prof. Dr. Fürbringer in Berlin, Prof. Dr. Glax in Abbazia, Prof. Dr. E. Grawitz in Charlottenburg, Medicinalrath Prof. Dr. Gumprecht in Weimar, Privatdocent Dr. Heinz in Erlangen, Prof. Dr. W. His in Basel, Prof. Dr. Hochhaus in Köln, Geh. Medicinalrath Prof. Dr. Hoffa in Berlin, Prof. Dr. Horstmann in Berlin, Prof. Dr. Hueppe in Prag, Prof. Dr. Jadassohn in Bern, Prof. Dr. A. Jurasz in Heidelberg, Privatdocent Dr. Klein in Strassburg i. E., Privatdocent Dr. H. Neumann in Berlin, Prof. Dr. Redlich in Wien, Prof. Dr. Ribbert in Göttingen, Prof. Dr. Romberg in Marburg a. d. L., Prof. Dr. Schüle in Freiburg i. B., Sanitätsrath Dr. Schwabach in Berlin, Prof. Dr. H. Vierordt in Tübingen, Privatdocent Dr. Wagner in Leipzig, Prof. Dr. Ziemke in Halle

HERAUSGEGEBEN VON

Prof. Dr. J. SCHWALBE
IN BERLIN.

Jahrgang 1903.

MIT DEN BILDNISSEN VON P. BOERNER UND S. GUTTMANN.

STUTTGART.
VERLAG VON FERDINAND ENKE.
1903.

Druck der Union Deutsche Verlagsgesellschaft in Stuttgart.

Vorwort.

Der vorliegende Jahrgang bildet als fünfundzwanzigster den Abschluss einer Zeitperiode, die man im Werdegang der Menschen und Geschehnisse als ein geschlossenes Ganzes zu betrachten gewohnt ist. An diesem Markstein auf dem Wege, den unser Jahrbuch zurückgelegt hat, wollen wir — der allgemeinen Gewohnheit gemäss — ein wenig länger als sonst verweilen und einen Rückblick auf die bisherige Entwickelung der Zeitschrift werfen.

In der klaren, präcisen Weise, wie sie ihm in seiner ganzen publicistischen Lebensarbeit eigen war, hat der geniale Begründer des Jahrbuchs, Paul Börner, die Aufgabe, die er dem Jahrbuch stellte, in der Vorrede zum ersten Jahrgange umrissen. „Der practische Arzt, an den es sich adressirt, will erfahren, was die nur zu reiche Fülle der medicinischen Publicistik denn Dauerndes gezeitigt hat, was er als sicheren Erwerb für sein ärztliches Handeln dem Schatze einverleiben kann, den die Vergangenheit ihm überlieferte, oder endlich, was er seiner actuellen Kritik unterziehen soll. Er will wissen, welche Entwickelung die grossen Fragen genommen haben, die, ob gelöst oder ungelöst, mehr oder weniger einen maassgebenden Einfluss auf die Gestaltung unserer medicinischen Anschauungen ausüben, dass sich ihrer Discussion niemand entziehen kann, selbst nicht der strengste Empiriker.“ Und an einer anderen Stelle: „Aber die Wissenschaft besteht nicht in Formeln und Curven, am wenigsten in der Aufstapelung einer Menge von sogenannten Beobachtungen und Erfahrungen, bei denen keine scharfe Selbstkritik wenigstens gröbere Täuschungen zu verhindern wusste. Dass sich Gott erbarm'! möchte man oft genug mit dem alten Rademacher ausrufen, wenn man sieht, was alles als ‚Erfahrungen' proclamirt wird! Auszuscheiden, was sich in dieser Richtung breit macht, selbst Untersuchungen wenigstens vorläufig zurückzustellen, die noch keinen Anspruch darauf machen können, zu einem dauernden Erwerbe zu führen, andererseits aber sorgfältig hervorzuheben, was selbst im anspruchslosesten Gewande die Signatur der Echtheit besitzt, über Forschungen zu referiren, selbst wenn sie noch zu keinem sofort brauchbaren Resultate geführt haben, vorausgesetzt, dass wissenschaftliche Methode und richtige Fragestellung ihnen die Zukunft verbürgt, und dabei niemals zu vergessen, dass man stets an die Bedürfnisse des practischen Arztes zu denken hat — ist die Aufgabe, welche den Mitarbeitern wie dem Herausgeber eines solchen Jahrbuches obliegt."

Diesem Ziel hat das Jahrbuch nicht nur unter seinem Schöpfer, sondern auch unter den ihm folgenden Herausgebern (S. Guttmann und mir) unablässig nachgestrebt, und wenn man nach den Stimmen seines Leserpublicums und der litterarischen Kritiken urtheilen darf, so ist es ihm nahe gekommen und geblieben. Freilich hat es das Jahrbuch Mühe genug gekostet, im Verfolge seiner Aufgabe der mannigfachen Hindernisse, die ihm schon bei seiner Entstehung und weiterhin bei seiner Entwickelung entgegenstanden, Herr zu werden und nicht dem gleichen Schicksal zu verfallen, wie sein vor ihm gegründetes Bruderorgan, das „Jahrbuch für practische Aerzte", das seinen Schöpfer Paul Guttmann nicht überleben sollte.

Zwiefacher Art sind vornehmlich die Schwierigkeiten, mit denen unser Jahrbuch — in ähnlicher Weise wie wohl alle derartigen Zeitschriften — auf seinem Wege zu kämpfen gehabt hat und auch noch weiter zu kämpfen haben dürfte.

In erster Linie handelt es sich um die Auswahl und die Bearbeitung des litterarischen Stoffes. Das Berufsgebiet des practischen Arztes, das wahrlich von jeher schon einen grossen Umfang gehabt hat, ist im Laufe der letzten 25 Jahre noch um ein Erhebliches gewachsen. Die Bacteriologie, die physikalische Diagnostik, die physikalische und diätetische Therapie, die Krankenpflege, die Serum- und Organtherapie, die sociale Medicin mit den Aufgaben der Sachverständigenthätigkeit, die — auch in die Sphäre des Practikers hineinragenden — Tropenkrankheiten, das öffentliche Sanitätswesen — das sind nur einige Disciplinen, die an den Practiker allmählich ganz neue bezw. erweiterte Aufgaben gestellt haben. Und alle diese Gebiete werden jahraus jahrein in immer gesteigertem Maasse litterarisch bearbeitet, in jedem Jahre tauchen neue Zeitschriften auf, welche willkommene Zufluchtsstätten für die grosse Schaar publicationslustiger Autoren werden. Welche schwierige Aufgabe für Herausgeber und Mitarbeiter, aus dieser Ueberfülle von Aufsätzen das geeignete Material für den Bericht auszusondern, das practisch Bedeutungsvolle zu erkennen und in passender Darstellung unserem Leserkreis vorzutragen! Um so schwieriger bei einem Jahresbericht wie der unserige, dem aus mannigfachen Gründen die Vereinigung von reichem Inhalt mit gedrängter Form eine Lebensbedingung sein muss. Bei der Feststellung des Grundplans haben denn auch die Intentionen der Herausgeber mannigfach variirt, und Umfang wie Inhalt des Jahrbuchs hat in seinen 25 Bänden gar manche Schwankungen durchgemacht. Vergleichen wir den Inhalt des ersten Bandes mit demjenigen des vorliegenden fünfundzwanzigsten, so sind aus jenem folgende Kapitel fortgefallen: 1. Uebersicht der das Medicinal- und Sanitätswesen Deutschlands und seiner Einzelstaaten betreffenden Gesetze etc., 2. Uebersicht der für das deutsche Heer erlassenen Sanitätsbestimmungen, 3. Organisation des ärztlichen Standes in Deutschland, 4. Verzeichniss der im Jahre 1878 verstorbenen deutschen Aerzte, 5. Personalveränderungen innerhalb der medicinischen Facultäten Deutschlands, Oesterreichs und der Schweiz, 6. Die deutsche medicinische Journalistik, 7. Anatomie, Histologie und Embryologie, 8. Physiologie und 9. Militärmedicin — dagegen sind in diesem hinzugekommen: 1. Bacteriologie, 2. Diätetik, 3. Orthopädie, Kinesiotherapie, 4. Krankenpflege, 5. Aerztliche Sachverständigenthätigkeit. Manche andere Kapitel sind in den dazwischen liegenden Jahrgängen eingefügt worden und wieder verschwunden. Und was den Umfang betrifft, so weist der erste Jahrgang 607, der zehnte (unter S. Guttmann) 903, der fünfundzwanzigste 499 Textseiten auf. Es ist hier natürlich nicht der Ort, für die verschiedenen Wandelungen Erklärungen zu suchen und zu geben: für jede sind zweifellos mannigfache Gründe maassgebend gewesen, die in den Vorworten der betreffenden Jahrgänge mehr oder weniger zum Ausdruck gekommen sind[1]).

Unter diesen Motiven hat eines sicherlich in den meisten Fällen eine nicht unwesentliche Rolle gespielt, nämlich die Rücksicht auf die finanziellen Verhältnisse. Trotz der Anerkennung, die unsere Zeitschrift fast in allen ihren Jahrgängen bei den Collegen gefunden hat, war ihre Abonnentenzahl meist relativ nur spärlich, in manchen Jahren so gering, dass es der ganzen, nicht hoch genug zu veranschlagenden Opferfreudigkeit des Herrn Verlegers bedurfte, um das Unternehmen nicht aufzugeben. Eine eingehende Untersuchung über die muthmaasslichen Gründe für diese bedauerliche Erscheinung hier anzustellen, würde zu weit führen; es kann genügen, darauf hinzuweisen, dass unser Jahrbuch diesen Mangel wohl mit allen übrigen referirenden Organen gemein hat. Der oft erhobene Vorwurf, dass der Deutsche überhaupt gegenüber dem Engländer und Franzosen eine recht kümmerliche Neigung zum Ankauf von inhaltlich werthvollen Werken besitzt, vielmehr sich — im günstigeren Fall — auf die Benutzung von Leihbibliotheken und Journalcirkeln beschränkt, trifft unserer Meinung nach unsere Collegen nicht zum mindesten. Wenn man die in dem „Briefkasten“ des „Aerztlichen Centralanzeigers“ niedergelegten Anfragen practischer Aerzte verfolgt, so steigt einem manchmal fast die Schamröthe ins Gesicht bei der Erwägung, wie es nicht nur in dem Kopfe, sondern auch in der Bibliothek der betreffenden Fragesteller aussehen mag! Mir will es scheinen, dass — Gott sei's geklagt — die Thätigkeit nicht weniger Practiker seit einiger Zeit den Stempel öden Handwerkerthums in recht betrübender Weise trägt und dass ihr Streben sich in erster Linie darauf richtet, recht viele Mittelchen zu erjagen, mit denen man die Krankheiten sicher zu bekämpfen vermöchte. Man sieht nicht ein, dass ein tüchtiger, gut durchgebildeter, mit dem von Alters her gerühmten Visus eruditus ausgestatteter Arzt mit einem paar Dutzend erprobter Heilmittel und -Methoden mehr auszurichten vermag,

---

[1]) Bezüglich der unter meiner Redaction vorgenommenen Aenderungen vergl. die Vorworte zu den Jahrgängen 1895 und 1901.

als ein Arzt, der beständig nur auf der Suche nach den neuesten und allerneuesten therapeutischen Vorschlägen ist und kritiklos ein Verfahren nach dem anderen bei seinen Patienten anwendet, ohne hinreichende Garantieen für ihre Wirksamkeit zu verlangen und ohne genügende Zeit auf eigene Versuche zu verwenden. Vor Jahr und Tag hat man — mit mehr Emphase und Phraseologie, als billig ist — verkündet, dass die Heilkunde vor allen Dingen eine „Kunst" sein müsse, — heute möchte man dringend manchem Practiker etwas mehr Einkehr bei der Wissenschaft, statt der einseitigen Bevorzugung der Therapie eine gleichmässige Fortbildung auf allen Zweigen medicinischen Könnens und Wissens als erstrebenswerthes Ideal empfehlen.

Hoffentlich wird dann unser Jahrbuch noch mehr denn bisher in den Kreisen der Practiker als ein willkommener Führer und Berather benutzt werden, im Hinblick auf seine Aufgabe, einen „kritischen Jahresbericht für die Fortbildung der practischen Aerzte" zu bieten. Dass in seinem Inhalt „lediglich dasjenige mitgetheilt wird, was als wirklich brauchbarer Niederschlag wissenschaftlicher Forschung und practischer Erfahrung angesehen werden kann" (Vorwort zum Jahrgang 1901), dafür dürften die Namen der Mitarbeiter, von denen jeder den Anspruch, eine Autorität auf seinem Gebiete zu sein, erheben kann, hinreichende Bürgschaft geben. Solcher Autoren hat sich unser Jahrbuch überhaupt seit seinem Beginn fast durchweg zu erfreuen gehabt. Unter den Mitarbeitern des ersten Bandes, die wir hier in pietätvollem Gedenken namentlich aufführen wollen, finden wir sehr viele von hervorragender Bedeutung: A. Baginsky, K. v. Bardeleben, M. Bresgen (Frankfurt a. M.), Börner, Buchwald (Breslau), C. A. Ewald, E. v. Frerichs (damals in Breslau), Oberstabsarzt Frölich, P. Grützner, S. Guttmann, A. Hartmann (Berlin), O. Heinze, Horstmann, Bezirksphysicus Jacobi (Breslau), Kolaczek (Breslau), A. Neisser, H. Reimer (Dresden), O. Rosenbach, Unverricht, v. Voigt (Grafenberg), Wiener (Culm). Etliche dieser Männer weilen leider nicht mehr unter den Lebenden. Nur einer, Prof. Horstmann, ist noch heute unser treuer Mitarbeiter: nicht viele Autoren sind ja leider bei der Ueberlast der heutigen Berufsarbeit im Stande, die Mühe einer solchen Berichterstattung, namentlich längere Zeit, auf sich zu nehmen. Um so mehr verdienen diejenigen unseren wärmsten Dank, welche sich in den Dienst eines Unternehmens stellen, das sich die Weiterbildung der practischen Aerzte zur Aufgabe macht: wirken sie doch auch bei dieser Arbeit als Lehrer von Jung und Alt durch einsichtsvolle Kritik, durch Sammlung des Brauchbaren und Echten. Mit ihnen und durch sie werden unserer Zeitschrift hoffentlich noch viele Jahre des Gedeihens beschieden sein, zur Förderung der medicinischen Wissenschaft, zum Nutzen des ärztlichen Standes.

Berlin, den 17. Mai 1903.

Julius Schwalbe.

Inhalt.

Allgemeine Pathologie und pathologische Anatomie
(einschliessl. Bacteriologie).

Von Prof. Dr. **Hugo Ribbert,** Direktor des pathologisch-anatomischen Instituts in Göttingen.

Keime in normalen Lungen.

Auch im vergangenen Jahre hat die im letzten Jahresberichte besprochene Frage nach dem Vorhandensein von Bacterien in normalen Lungen mehrfache Bearbeitung gefunden. W. Müller wies vermittelst Impfung auf flüssige Nährböden nach, dass auch in der normalen Lunge Bacterien vorkommen, dass sie aber abgeschwächt sind, weil sie durch die Säfte ungünstig beeinflusst und nach einiger Zeit getödtet werden. Fr. Müller hat also mit der Annahme völliger Keimfreiheit ebenso Unrecht, wie Dürck mit der beständigen Anwesenheit der Bacterien. W. Quenzel hatte ähnliche Ergebnisse, betonte aber noch, dass die Keime ausser durch Absterben auch durch Fortschaffung mit dem Lymphstrom verschwinden. L. Paul prüfte die Frage experimentell. Er liess das Thier Pyocyaneusspray einathmen und sah die Bacterien rasch und ausgiebig in die Lungen gelangen, sich aber hier schnell vermindern. Auch er ist der Meinung, dass sie theils zu Grunde gehen, zum kleineren Theil aber mit der Lymphe fortgeführt werden. Dem gegenüber ist M. Sänger auf Grund von Experimenten der Ansicht, dass in der Luft schwebende Bacillen nicht bis in die Alveolen gelangten. Sie würden an die Wände der Bronchialverzweigungen anprallen und dort haften bleiben. Diesem Resultat widerspricht aber die bekannte Thatsache, dass feine Staubpartikel zweifellos in die Alveolen kommen. Auch Snel war bei seinen mit Milzbrandbacillen angestellten Untersuchungen der Meinung, dass die Mikroorganismen in die Alveolen gelangen. Aber sie brauchen keine Infection hervorzurufen, weil sie in dem Lungengewebe auch bei

Thieren zu Grunde gehen, die auf andere Weise erfolgreich inficirt werden können.

Bacterien in der Nase.

Das Vorkommen von Mikroorganismen in der Nase studirte R. O. Neumann. Er fand in 86—90 % der Fälle den Micrococcus pyogenes albus, in 98 % Pseudodiphtheriebacillen. Bei Schnupfen fand er avirulente Fränkel'sche Kokken, Streptokokken und Diphtheriebacillen.

Bedeutung der Darmbacterien.

Ueber die Bedeutung der Darmbacterien machte Schottelius aufs neue Mittheilungen. Wenn er Hühnchen zum Theil steril, zum Theil in gewöhnlicher Weise auferzog, so erlitten jene immer einen Gewichtsverlust, diese erfuhren immer eine Zunahme. Die Darmbacterien scheinen daher für das Wachsthum warmblütiger Thiere unentbehrlich zu sein.

Eindringen der Bacterien von der Lunge aus,

Für die Aufnahme der Bacterien in die Lunge vermittelst verstäubter Flüssigkeiten (Sputumtröpfchen) ist die Untersuchung von Fr. Kirstein von Wichtigkeit. Die verspritzten und dann niedergeschlagenen Mikroorganismen bleiben verschieden lange am Leben, die Diphtheriebacillen höchstens 5 Tage, die Tuberkelbacillen 22 Tage, die Staphylokokken 35 Tage, die Milzbrandsporen 3 Monate. Mangelnde Belichtung conservirt die Bacterien.

— von der Conjunctiva aus,

Das Eindringen von Bacterien durch die Conjunctiva studirte K. Hirota. Er brachte Culturen in den Bindehautsack und sah sie aufgenommen werden, aber nicht durch die Conjunctiva selbst, sondern durch die Nasenschleimhaut, auf welche die Bacterien durch den Thränenkanal gelangten.

— von der Placenta aus.

Auf den Fötus gehen durch die Placenta nach den Untersuchungen von Neëlow nichtpathogene Bacterien nicht über. Die Placenta hält auch im Vergleich zu anderen Organen Bacterien nur sehr wenig fest.

Ausscheidung durch die Niere.

Die Ausscheidung pathogener Bacterien durch die Nieren ist nach den Experimenten von Streng nicht bei normalem Organ möglich. Der Harn ist immer erst einige Zeit nach der Injection ins Blut keimhaltig. Voraufgegangene Staphylokokkeninfection befördert den Uebergang von Typhusbacillen. Die Niere muss also verändert sein, um Mikroorganismen passiren lassen zu können.

Morphologie der Bacterien.

Für die Morphologie der Bacterien haben folgende Mittheilungen Interesse. C. J. Gaus konnte die Angaben von Marx und Woithe, dass die Babes-Ernst'schen Körperchen mit der Virulenz der Diphtheriebacillen zunehmen, nicht bestätigen. Schumburg fand, dass ihre Menge mit der Schwere des klinischen Verlaufes nicht parallel geht. A. Meyer wies auch an Streptokokkenarten Geisseln nach.

Die Frage der Disposition und Immunität wurde auch im

vergangenen Jahre viel bearbeitet, hauptsächlich mit Rücksicht auf die Theorieen Ehrlich's. Aber die vielen hier in Betracht kommenden und sehr hypothetischen Einzelheiten, über die eine sehr eingehende, umfangreiche Bearbeitung Aschoff's sehr gut orientirt, lassen sich nicht in Kürze referiren. Wir müssen uns auf einige thatsächliche Ergebnisse beschränken. Die wichtigste Errungenschaft ist die von v. Behring festgestellte Möglichkeit, dass es auch eine erworbene Immunität gegen Tuberculose gibt. Dank wiederholter intravenöser Injection menschlicher Tuberkelbacillen (s. u. Tuberculose) gelang es, Rinder so immun zu machen, dass sie nun auch gegen die virulentesten Rinderbacillen geschützt waren. Diese riefen auch anatomisch keine Veränderungen mehr hervor. Ueber die praktische Bedeutung dieser theoretischen Immunisirungsmöglichkeit müssen weitere Untersuchungen entscheiden. — Ueber Antitoxinbildung bei Staphylokokken arbeiteten W. Kolle und R. Otto. Ausser den Antitoxinen entstanden auch agglutinirende Substanzen, die aber nur auf virulente Kokken, nicht auf die ausserhalb des Körpers und auf gesunden Schleimhäuten gefundenen wirksam waren. — Ueber Lyssa berichteten R. Kraus und B. Kreisl. Die Pasteur'sche Schutzimpfung ist eine active. Im Blute treten Schutzstoffe auf, die noch nach 22 Tagen in genügender Menge vorhanden waren. R. Kraus und R. Maresch fanden, dass diese Antitoxine bei den gegen Lyssa nicht empfänglichen Tauben und Hühnern nicht gebildet werden. — J. Halban und Karl Landsteiner verglichen mütterliches und fötales Blutserum und fanden, dass letzteres alle die für die Immunität in Betracht kommenden Eigenschaften in weit geringerem Maasse enthält als ersteres.

Immunität, — bei Tuberculose. Antitoxin bei Staphylokokken-infection. Lyssa. Fötales Serum.

Unter den einzelnen Infectionskrankheiten stellen wir wieder die Tuberculose voran. Im Vordergrund stand auch im vergangenen Jahre die von Rob. Koch aufgeworfene Frage nach der Identität von Menschen- und Rindertuberculose. Koch hat sich darüber aufs neue verbreitet in einem auf der internationalen Tuberculoseconferenz zu Berlin gehaltenem Vortrage. Er betonte, dass die Fälle von angeblicher Uebertragung der Rindertuberculose auf den Menschen nicht beweiskräftig sind, dass es also bis jetzt noch keinen sicher nachgewiesenen derartigen Fall gebe. Die einzig ernste Gefahr für Gesunde bildeten die phthisischen Menschen, nicht die Kühe. Dieser Auffassung sind im ganzen mehr Gegner als Anhänger erwachsen. A. Möller fand in Uebereinstimmung mit ihr, dass Kälber durch menschliches tuberculöses Sputum nicht inficirt werden können und dass menschliche Bacillen, in die Bauchhöhle der Kälber gebracht,

Tuberculose. Menschen- und Rindertuberculose.

Menschen- und Rindertuberculose.

zwar knötchenförmige Entzündungsprocesse, aber keine sich ausdehnende Tuberculose erzeugen. Dagegen hatten J. Fibiger und C. O. Jensen bei Ueberimpfung menschlicher Darmtuberculose auf Rinder wenigstens theilweise positive Resultate. Die Bacillen zweier Erwachsener riefen allerdings nur geringfügige Erkrankung hervor, aber die aus 3 Fällen kindlicher Darmtuberculose entnommenen waren für Kälber sehr virulent. Die Verf. meinen, dass hier eine Infection mit Rindertuberculose vorgelegen habe, deren Bacillen bei den Kindern ihren ursprünglichen Charakter behalten, die Virulenz für Kälber also noch nicht verloren hätten, während sie bei Erwachsenen eine Abschwächung erfahren hatten. Zu demselben Resultat kam neben anderem auch M. Wolff bei einer primären Darmtuberculose, die allerdings beim Menschen selten ist. Aber die Eintrittspforte könne der Darm doch häufig bilden, da ja die Bacillen ihn ohne Erkrankung zu passiren vermöchten. Schottelius gelang es mit menschlichem Sputum 3 Kälber vom Darm aus zu inficiren, und Orth erzielte bei Kälbern und Ziegen tuberculöse Erkrankungen mit menschlichen Bacillen, die durch den Kaninchenkörper hindurchgegangen waren. Ueber den umgekehrten Infectionsweg machte Lassar Mittheilung. Er sah bei Schlächtern tuberculöse Hauterkrankungen nach Verletzungen an perlsuchtkranken Rindern. P. Krauss konnte über ebensolche Fälle berichten. Mit Koch stimmt endlich auch v. Behring nicht überein. Er ist der Ansicht, dass die menschlichen und die Rinderbacillen ursprünglich identisch, aber den verschiedenen Existenzbedingungen angepasst und dadurch modificirt sind. Die menschlichen Bacillen sind ja für Rinder keineswegs völlig unschädlich, und ihre geringe Virulenz ist insofern nicht streng beweisend, als auch Rinderbacillen bei Kälbern manchmal nicht stärker wirken als menschliche. Ferner gewinnen diese bei Durchgang durch Kaninchen oder Ziegen volle Virulenz für Rinder, und weiterhin lassen sich, wie oben hervorgehoben, die Rinder durch Vorbehandlung mit menschlichen Bacillen gegen Tuberculose immunisiren. Wie gross die Bedeutung des Körperbodens für die Virulenz der Bacillen ist, ergibt sich auch aus Versuchen von Herzog an Kaltblütern. Als er Säugethierbacillen auf sie übertrug, erfuhren sie eine derartige Abschwächung, dass nachher eine Infection von Warmblütern nicht mehr gelang. So werden also auch die Bacillen im Rind weniger virulent für den Menschen. Ueber den Infectionsmodus beim Menschen hat sich zunächst Referent ausgesprochen. Er ist der Meinung, dass die eingeathmeten Tuberkelbacillen sich meist nicht sofort in den Lungen

Infectionswege der Tuberculose.

festsetzen — was allerdings bei grossen Mengen und besonderer Disposition möglich ist, sondern dass sie zunächst das gesund bleibende Lungengewebe passiren und erst in den bronchialen Lymphdrüsen zur Ansiedelung gelangen. Von dort treten sie eventuell wieder, wie bei der Miliartuberculose, in den Blutkreislauf über und gelangen dann vor allem in die Lungen, die also meist hämatogen erkranken. Für diese Auffassung spricht vor allem das häufige Vorkommen käsiger Bronchialdrüsen bei Kindern mit ganz gesunden Lungen oder mit beginnender Phthisis und der Umstand, dass bei Miliartuberculose die Lungenspitze bevorzugt ist. Schmorl ist diesen Ausführungen entgegengetreten, weil bei reiner Miliartuberculose die Lungenspitze nicht intensiver erkranke als das übrige Organ, weil nicht immer bei Spitzenerkrankung ältere Bronchialdrüsentuberculose gefunden werde und weil die seiner Meinung nach seltene hämatogene Lungenerkrankung anders aussehe und localisirt sei als die aërogene. Schmorl trat auch aufs neue für die vom Referenten bestrittene Meinung Weigert's ein, dass die Miliartuberculose stets auf einen einmaligen Einbruch massenhafter Bacillen in die Blut- (oder Lymph-)bahn zurückzuführen sei. Auch Tendeloo hat sich für die aërogene Genese der meisten Fälle von Lungentuberculose ausgesprochen, allerdings auch betont, dass die Lungen bei Kindern sehr oft von den Bacillen passirt werden, ohne zu erkranken. Die Lungentuberculose sei jedenfalls fast ausnahmslos eine erworbene, keine angeborene Erkrankung. Einstein andererseits trat im Sinne Baumgarten's für die Häufigkeit congenital angelegter Tuberculose ein. Auch die primäre Erkrankung der Bronchialdrüsen könne so erklärt werden, man müsse nur eine Disposition dieser Drüsen für die Bacillenentwickelung annehmen. Ein Passiren der Bacillen durch die gesunde Lunge, wie Referent annimmt, sei unwahrscheinlich. Die Bedeutung primärer Lymphdrüsenerkrankungen ergibt sich aus Experimenten von Manfredi und Frisco. In geringen Mengen in das periphere Lymphsystem eingebrachte Bacillen bleiben in den Lymphdrüsen stecken, rufen aber in ihnen in sehr geringen Mengen keine Veränderungen hervor. Auch etwas grössere Quantitäten erzeugen zwar Lymphdrüsenerkrankungen, aber diese können völlig ausheilen. Noch reichlicher eingeführte Bacillen bewirken schwerere Veränderungen, von denen aus sodann eine Infection des übrigen Körpers stattfindet. Durch wiederholte Einführungen kleiner Bacillenmengen kann die Widerstandsfähigkeit der Lymphdrüsen gegen die Infection sich steigern. Die Schleimhäute sind auch

Lymphdrüsentuberculose.

in normalem Zustand für die Bacillen durchgängig, so auch die des Rachens. Diese Thatsache ist wegen der primären Tuberculose der menschlichen Tonsillen von Wichtigkeit. Lartigau fand bei Kindern in ihnen in 16%, also weit häufiger als frühere Beobachter, primäre Tuberculose. Ueber die Wirkung todter Bacillen berichteten G. Engelhardt und C. Sternberg. Beide fanden die gleichen histologischen Veränderungen wie bei Einbringung lebender Bacillen. Es bilden sich Riesenzellen und in mässigem Grade tritt auch Verkäsung ein. Diese Wirkungen sind durch die Toxine bedingt. Engelhardt sah, dass die Bacillen nach 4 Monaten verschwunden waren. Sternberg verglich mit ihnen die übrigen säurefesten Bacillen. Auch sie erzeugten Knötchen, aber niemals Verkäsung und unterscheiden sich dadurch typisch von den echten Tuberkelbacillen. Die säurefesten Stäbchen untersuchte ferner auch Hölscher. Er sah ebenfalls Riesenzellen, aber keine Nekrose. Die Knötchen sind hauptsächlich durch Rundzellenanhäufung bedingt. N. Weber hatte dieselben Resultate. Er prüfte aber auch das morphologische und tinctorielle Verhalten der säurefesten Bacillen. Sie lassen sich auch bei der Färbung von den echten unterscheiden, denn sie entfärben sich zum Unterschied von diesen, wenn man starken Alkohol einwirken lässt. Weber sah auch, dass ein nicht säurefester Bacillus bei Wachsthum auf Lanolin diese Eigenschaft gewann, und meint, dieser Befund habe für die Smegmabacillen Bedeutung.

Tonsillentuberculose.

Wirkung todter Tuberkelbacillen.

Säurefeste Bacillen.

Auf dem Gebiete der septischen Processe interessiren uns einige Arbeiten über Gasphlegmone. E. Fraenkel betont, dass sein Bacillus der Gasphlegmone nicht identisch sei mit dem Granulobacillus immobilis, wohl dagegen mit dem Bacillus aërogenes capsulatus. Der Bacillus vermag im lebenden Menschen das classische Bild der Gangrène foudroyante, im todten Gewebe nur Gas zu erzeugen. Die Schaumorgane beruhen auf der Wirkung der intra vitam eingedrungenen Bacillen. Westenhöffer gelangte zu dem Schluss, dass es einen aus sich allein Gasphlegmone erzeugenden Bacillus nicht gibt, dass der Fraenkel'sche Bacillus, der Proteus und das Bacterium coli nur auf nekrotischem Gewebe zu wachsen vermögen, dass es ihnen ferner nur auf feuchtem, nicht auf trockenem Boden gelingt. Auch der Bacillus des malignen Oedems vermag Gasgangrän hervorzurufen. W. Silberschmidt fand ebenfalls in 2 Fällen den Bacillus des malignen Oedems. Nach seiner und Westenhöffer's Ansicht ist die Gasphlegmone stets eine Mischinfection durch verschiedene aërobe (Kokken) und anaërobe Mikro-

Sepsis, Gasphlegmone.

organismen. Die Disposition des Menschen für die Gasgangrän ist gering.

Typhus.

Auf den Typhus beziehen sich zwei Mittheilungen. v. Drigalski und Conradi konnten mittels eines eigenen Verfahrens den Typhusbacillus stets sicher diagnosticiren und fanden ihn in mehreren Fällen auch bei gesunden Personen, die niemals an Typhus erkrankten. A. Burdach berichtete ebenfalls über Nachweis der Bacillen beim Menschen. In 18 von 25 Fällen gelang es ihm, sie im Harn in wechselnden Mengen nachzuweisen.

Dysenterie

Die Dysenteriefrage wurde weiter geklärt. Vedder und Duval fanden bei Ruhr in den Vereinigten Staaten stets einen Bacillus, der mit dem von Shiga nachgewiesenen völlig übereinstimmte. Shiga selbst stellte fest, dass sein Bacillus nach bactericiden Reagenzglasversuchen und nach dem Verhalten zur Agglutination sich sicher identificiren lässt mit dem von Kruse gefundenen Bacillus. E. Martini und O. Lentz gewannen bei Behandlung von Thieren mit Ruhrbacillen ein agglutinirendes Serum und mittels desselben das Resultat, dass die von Shiga, Kruse, Th. Müller, Flexner und Pfuhl cultivirten Bacillen identisch sind. Andere Arten, so die von Kruse in Irrenanstalten vorgefundene, sind von jenen verschieden.

Schimmelpilze.

Einen Fall von Erkrankung der Lungen durch Schimmelpilze (Aspergillus) beschrieb Hochheim. Bei einem an Streptokokkensepsis verstorbenen Manne fanden sich in den Lungen multiple nekrotisirende Heerde mit sporenerzeugenden Pilzrasen.

Thierische Parasiten.

Amöben.

Aus dem Gebiete der thierischen Parasiten sind folgende Mittheilungen von Interesse. H. Jaeger fand bei Dysenterieepidemieen in Ostpreussen regelmässig Amöben, die er für die Erreger hält, erstens, weil sie immer vorhanden waren, zweitens, weil sie mit dem Aufhören der Krankheit verschwanden, drittens, weil sie in die Darmwand eindrangen und viertens für Katzen pathogen waren.

Malaria

Ueber die Malariaparasiten stellte Schaudinn eingehende Untersuchungen an. Er vermochte das Eindringen der Sporen in rothe Blutkörperchen unter dem Mikroskop zu verfolgen.

Oxyuris

R. Kolb fand bei einer Frau im Douglas'schen Raum eingekapselte Oxyuriden. Sie mussten durch Uterus und Tuben dorthin gewandert sein. Im Darm waren keine mehr vorhanden.

Anguillula

M. v. Kurlow berichtete, dass in Sibirien vorkommende blutige, oft tödtliche Durchfälle auf die Anwesenheit von Anguillula intestinalis im Darmkanal zurückgeführt werden müssen. Der Wurm lebt in der Darmwand, auch in der Submucosa und macht Geschwüre,

Cysticerken.

Gänge, Blutungen. M. Askanazy sah einen Fall von raschem Tod nach multiplen Cysticerken des Gehirns. Er beschrieb ferner, dass die an den Arterien sitzenden Blasen Endarteriitis mit Ernährungsstörungen für das Gehirn hervorrufen können. Rosenblath beobachtete Aehnliches und ausserdem chronische Leptomeningitis, die klinisch Verwechselung mit syphilitischer Meningitis zur Folge hatte.

Blei-vergiftung.

Aus dem Gebiete der allgemeinen Pathologie interessirt uns zunächst eine Arbeit von L. Jores über chronische experimentell herbeigeführte Bleivergiftung. Er fand keine Gefässveränderungen und keine Bindegswebewucherung in inneren Organen, dagegen Untergang der rothen Blutkörperchen und Anämie. Die Toluylendiaminvergiftung studirten E. Schwalbe und B. Salley. Sie sahen hauptsächlich eine Verminderung der rothen Blutkörperchen, die ähnliche Veränderungen zeigten wie bei der Gerinnung. Sie achteten dabei auch auf die Blutplättchen und sprachen sich gegen Deetjen und damit gegen deren Zellnatur aus. Die von jenem beschriebenen Kerne hätten nicht diese Bedeutung. Auch K. Wlassow und E. Sepp wandten sich gegen Deetjen. Die von ihm gesehenen Fortsätze der Plättchen seien nicht der Ausdruck einer amöboiden Bewegung, und die scheinbaren Kerne seien das Product einer Ausfällung.

Toluylen-diamin-vergiftung.

Blut-plättchen.

Fieber.

Ueber das Fieber machte E. Aronsohn eine Mittheilung. Er studirte den Ort der Wärmebildung bei der durch Gehirnstich bedingten Temperaturerhöhung und bestritt, dass das Pankreas deren Quelle sei. Auch für keine andere Drüse sei eine fiebererzeugende Wirkung anzunehmen. — Von der fettigen Degeneration handeln mehrere Mittheilungen. C. Kayserling und A. Orgler machten auf das Vorkommen des Myelins in fetthaltigen Zellen aufmerksam. Sie fanden es in verschiedenen Organen, aber nicht im Herzen, in der Leber, in der Mamma u. a. Die Verf. meinen, es handle sich um eine ihrer Bedeutung nach unbekannte Myelinmetamorphose des Protoplasmas. A. Orgler studirte insbesondere die Thymus, die bei ihrer Rückbildung nur Myelin, keine Fetttröpfchen enthält. Wenn er nun in normalen und untergehenden Thymusdrüsen den Fettgehalt bestimmte, fand er keinen wesentlichen Unterschied. Er meint daher, dass das Fett nicht aus den Zellbestandtheilen hervorgegangen, auch nicht von aussen aufgenommen, sondern nur sichtbar geworden sei, während es im normalen Protoplasma unsichtbar gelöst ist. Für die fettige Degeneration der Niere hob auch Rosenfeld hervor, dass die Menge des Fettes nicht grösser ist, als im

Fettige Degeneration.

normalen Zustande und dass es sich deshalb nur um reine körnige Ausfällung handeln könne. Die Entartung der Leber prüfte Kraus aufs neue. Er zeigte, dass das Organ in einem fettreichen Thiere nur 2—3 % des Gesammtfettes, nach Phosphorvergiftung dagegen ausserordentlich viel mehr Fett enthält. Es kann demnach nur durch einen Transport aus dem übrigen Körper dorthin gekommen sein. Dasselbe fanden auch Leick und Winckler bei Untersuchung des Herzens. Sie fütterten Thiere mit Hammelfett und stellten unter Benutzung der Jodzahl fest, dass das Fett im Herzen aus den primären Ablagerungsstätten des Hammelfettes dorthin gekommen sei. — Ueber die Bedingungen der Fettentartung arbeitete F. Fischler an Niereninfarcten. Er bestätigte, dass die Degeneration nur an lebenden Zellen eintritt und dass das Fett an die Granula des Protoplasmas gebunden wird. Ueber die Herkunft des Fettes ergaben die Versuche keinen Aufschluss. — Zur Glykogenentartung lieferte F. Katsurada einen Beitrag. Er fand die Substanz nicht in normalen Leukocyten, wohl aber in ausgewanderten nach 5 Stunden und meint deshalb, das Glykogen trete auf infolge einer Degeneration des Protoplasmas. Dafür spreche auch das Vorkommen in Tumoren. E. Gierke machte die interessante Beobachtung, dass bei der Verkalkung gewöhnlich auch eine Eisenablagerung stattfindet, ein Vorgang, dessen Bedeutung noch aufzuklären bleibt. — Die Zusammensetzung der Charcot'schen Krystalle des Knochenmarkes klärte Gumprecht auf. Es handelt sich um Eiweisskrystalle, die wahrscheinlich ein Reservematerial darstellen.

Glykogenentartung.

Verkalkung.

Ueber Regeneration im Gehirn berichtete C. Hegler. Entgegen der Meinung, dass zwar nicht die eigentlichen functionellen Elemente, aber doch die Glia sich wiederherstellen, fand er, dass auch sie unbetheiligt ist. Sie wuchert nur, wo angrenzende Substanz langsam zu Grunde geht, nicht aber dort, wo Lücken sind. — Zur Transplantation lieferten Cornil und Coudray einen Beitrag. In der Streitfrage, ob transplantirter Knochen ganz oder theilweise abstirbt, fanden sie, dass ersteres der Fall ist und dass die abgestorbene Substanz durch neue ersetzt wird. — Für die Metaplasie ist ein Ergebniss von Sacerdotti und Frattin bemerkenswerth. In Nieren, die nach Unterbindung verkalkt waren, fanden sie auch Knochen mit Markgewebe und leiteten beides aus Metaplasie des Bindegewebes ab.

Regeneration.

Transplantation.

Metaplasie.

Aus dem Gebiete der Entzündung interessirt uns eine Arbeit von Miller über die Bildung des Lebertuberkels. Die Riesenzellen gehen aus den Capillarendothelien hervor, die abfallen, auf-

Entzündung. quellen und mit einander verschmelzen. So können Riesenzellen ohne alle Kerntheilungsvorgänge zu Stande kommen. Mit der Histologie der gesammten Entzündung beschäftigte sich Maximow. Er unterschied die bekannten drei Zellformen. Die Leukocyten sind von vorübergehender Bedeutung, gehen bald zu Grunde. Die fixen Elemente bilden Fibrillen aus den Randtheilen ihres Protoplasmas. Die Fäserchen sondern sich dann und wachsen weiter. Als neu ist besonders hervorzuheben die Abtrennung der dritten Zellart unter der Bezeichnung der Polyblasten, welche theils aus dem Gewebe, theils aus den Gefässen stammen sollen und gewöhnlich unter dem Namen Lymphocyten zusammengefasst werden. Sie sind vielleicht auch an der Gewebebildung betheiligt. Eingehende Untersuchung über die Leukocyten machte Klemensiewicz. Er fand an ihnen eine charakteristische Fadenstructur sowie Vacuolen, unter denen eine pulsirend ist. Demgemäss glaubt er in der Zelle Motilitätsorgane (die Fasern), secernirende Apparate (die einfachen Vacuolen) und Respirationsorgane (die pulsirende Vacuole) unterscheiden zu können.

Geschwülste. Die Geschwulstlehre wurde wieder ausgedehnt bearbeitet. Eine zwei Bände umfassende, sehr sorgfältige, gut illustrirte Darstellung des ganzen Gebietes lieferte Borst. Schlagenhaufer

Myom. fand bei Uterusmyomen typische Muskelmetastasen, die bisher nur sehr selten beobachtet wurden, in Lungen und Leber. — Ein sehr

Rankenangiom. ausgedehntes arterielles Rankenangiom des Gehirns beschrieb Deetz. Es bildete ein umfangreiches Convolut am Stirnhirn und

Lymphangiom. führte unter Krämpfen zum Tode. — Ein Lymphangiom untersuchte C. Sick. Er ist mit dem Referenten der Meinung, dass die Räume der Neubildung sich nicht infolge von Lymphstauung ausdehnen, sondern durch Wachsthum der Wandfläche. Doch sollen auch aus lymphadenoidem Gewebe der Wand neue Cysten hervorgehen. — Bei dem

Melanom. Melanom findet bekanntlich oft eine ausgedehnte Verbreitung des Pigmentes im Körper statt. Katsurada beobachtete in einem Falle, dass es in ungewöhnlich grosser Ausdehnung in Capillarendothelien

Gliom. eingelagert war. — Ueber Gliome arbeitete Saxer. Bekanntlich hat man in diesen Tumoren des Gehirns epitheliale Räume gefunden und auf die Entstehung aus embryonalen Ependymabsprengungen bezogen. Saxer sah nun das gleiche Epithel in einer Gliomcyste, die er aus Zerfallsvorgängen ableitete. Er meinte, hier sei das Epithel durch Umwandlung der Gliazellen entstanden, beweise daher nichts für die Genese der Neubildung. — Für die Ableitung der

Psammom. Psammome ist eine Mittheilung von M. B. Schmidt beachtenswerth. Er findet in der Dura regelmässig endotheliale Zellhaufen, zumal in Gestalt von Ueberzügen der Pacchioni'schen Granulationen. Aus diesen Endothelzellen leitet er auch die Psammome ab. — Knochenmetastasen aus Schilddrüsengewebe beschrieb Gierke und führte diese sehr seltenen Vorkommnisse auf eine Verschleppung von normalen Schilddrüsentheilen zurück, die nach seiner Meinung erst an dem Orte der metastatischen Tumorentwickelung bösartig wurden. — Für die Entstehung des Carcinoms sind die Fälle wichtig, in denen der Tumor mit Tuberculose combinirt ist. Diesen im ganzen seltenen Befund erhob Kallenberger in einer Mamma. Es musste zweifellos angenommen werden, dass der Krebs zur Tuberculose hinzugekommen war, wie aber der innere Zusammenhang ist, blieb dem Verf. unklar. — Ueber die mehrfach angenommenen Impfcarcinome der Scheide bei Uteruskrebs sprach sich Hellendall aus. Er zeigte, dass die bisherigen Beobachtungen einer strengen Kritik nicht Stand halten, dass es sich vielmehr auch um ein continuirliches Wachsthum oder um retrograden Transport gehandelt haben kann. — Zu der Frage nach der Zunahme des Krebses suchte der officielle Bericht des Krebs-Comités über die von ihm eingeleitete Statistik einen Beitrag zu liefern. Der Bericht kommt zu dem Resultat einer nicht unerheblichen Zunahme des Carcinoms in den letzten Jahrzehnten. Auch viele andere Arbeiten einzelner Autoren des In- und Auslandes sprachen sich in dem gleichen Sinne aus. Aber W. Riechelmann wies darauf hin, dass die Zunahme eine scheinbare sei, veranlasst einmal dadurch, dass, wie Hausmann betont hatte, jetzt mehr Menschen in das krebsfähige Alter kommen, und vor allem durch die Verbesserung der Diagnosen und durch die Aufnahme der erst durch die Section festgestellten Krebsfälle in die Statistik. Auch L. Hoffmann bestritt, dass der Nachweis der Zunahme des Carcinoms als gelungen angesehen werden könne. Die parasitäre Theorie des Carcinoms fand auch im vergangenen Jahr viele Vertreter, aber keineswegs eine bessere Begründung als früher. Erwähnt sei, dass v. Leyden für die parasitäre Natur der so oft beschriebenen Einschlüsse eintrat, die er in ihrem histologischen Verhalten als vogelaugenähnlich bezeichnete. In besonderer Weise machte L. Feinberg den gleichen Versuch. Er glaubte eine charakteristische Färbungsübereinstimmung zwischen Protozoen und den fraglichen Gebilden gefunden zu haben und daraus die biologische Identität beider ableiten zu können, hat aber ebenso wie v. Leyden entschiedene Opposition erfahren. In ausführlicher Weise hat sich einmal Lubarsch gegen die parasitäre Genese des Krebses unter Berücksichtigung aller in Betracht kommenden Gesichtspunkte aus-

Schilddrüsenmetastasen.

Carcinom

Carcinom. gesprochen. Und Nösske hat wiederum die fraglichen Einschlüsse eingehend untersucht und in Uebereinstimmung mit den zahlreichen früheren Beobachtern festgestellt, dass es sich nur um die Producte regressiver Vorgänge handeln könne. Die vorausgesetzten Parasiten hat man vielfach für Sprosspilze gehalten. C. Sternberg hat daher aufs neue die pathogenen Hefen auf ihre Wirkung im lebenden Körper studirt. Es entstanden Entzündungsheerde, aber es gelang in keiner Weise der Nachweis, dass die Pilze als die Erreger von Tumoren angesehen werden dürfen. — Ueber Cysten machte Hedinger Mittheilung. Er fand in der Bauchhöhle eine, die er aus Absprengung von der Oesophaguswand, eine andere, die er vom Ovarium ableitete. Schickele untersuchte die mehrfachen Cystenbildungen des lateralen Tubenabschnittes. Es gibt solche, die aus Einsenkungen des Keimepithels, andere, die aus dem Epoophoron, wieder andere, die aus dem Wolff'schen Gange hervorgehen. Die cystischen Anhänge des Ligamentum latum leiten sich aus denselben Quellen ab. Ueber die mit Epidermis ausgekleideten seltenen Cysten des Ligamentum berichtete R. Meyer. Sie gehen aus Ektodermtheilen hervor, die direkt oder durch Vermittelung des Wolff'schen Ganges in die Urnierenreste versprengt werden. — Ueber Mischgeschwülste liegen viele Mittheilungen vor. Glinski beschrieb eine polypöse Neubildung des Oesophagus mit quergestreifter Musculatur. Er leitete sie mit Wilms aus einer Absprengung eines Mesenchymkeimes ab. Die gemischten Tumoren der Parotisgegend suchte J. Steinhaus anders zu deuten, als es Wilms und Hinsberg gethan haben. Letzterer vor allen begründete die epitheliale Natur der in ihnen vorhandenen Zellen, während Steinhaus wieder für die vielfach behauptete endotheliale Natur eintrat. Einen zusammengesetzten Tumor des Uterus sah Kworostansky. Es handelte sich um eine knorpelhaltige Neubildung. Verf. meint aber, der Knorpel sei metaplastisch entstanden. Richtiger deutet R. Meyer dagegen einen im fötalen Uterus gefundenen Knochenkern als das Resultat einer Absprengung. Ein Sacralteratom studirte Borst. Es enthielt ausgedehnte Bestandtheile des Nervensystems. Verf. schwankt, ob es sich um eine monogerminale Neubildung oder um ein Teratom handle. Saxer besprach mehrere Embryome. Ein behaarter knorpelhaltiger Tumor sass in der Harnblase. In einer ovarialen Geschwulst fand er Gehirnmasse, die nach Art maligner Tumoren wuchs. In einem anderen Eierstock traf er als einzigen Theil eines Embryoms einen typischen Zahn. Saxer lässt die Em-

Cysten.

Mischgeschwülste.

bryome mit Marchand aus versprengten Furchungskugeln hervorgehen. Einen Mischtumor des Hodens untersuchte B. Huguenin. Er hielt ihn nicht für das Product einer Blastomere, sondern leitet ihn aus Absprengungsvorgängen bei der Bildung des Hodens ab. Von grossem Interesse ist die Mittheilung Schlagenhaufer's über das Vorkommen chorionepitheliomähnlicher Bildungen in Hodenteratomen. Fick glaubt in einem Embryom des Ovariums blasenmolenähnliche Bildungen angetroffen zu haben. Es dürfte sich aber um ödematöse Zotten eines papillären Cystoms handeln.

Bei Besprechung der speciellen pathologischen Anatomie, die Referent in einem reich illustrirten Lehrbuch bearbeitete, beginnen wir mit den Verdauungsorganen. Referent besprach die Tractionsdivertikel des Oesophagus und versuchte zu zeigen, dass auch bei ihnen eine congenitale Anlage eine wichtige Rolle spielt. Es liegen ihnen meist Störungen bei der Trennung von Trachea und Oesophagus zu Grunde, die unter Umständen zwischen diesen beiden Organen Fisteln bestehen lassen. Durch entzündlich-anthrakotische Processe in den bronchialen Lymphdrüsen kann sich später mit der Anlage eine Traction durch Schrumpfung verbinden. Den gleichen Gegenstand behandelte M. Hausmann. Er besprach besonders die Beziehungen der Lymphdrüsenschrumpfungen zu den Divertikeln, aber auch congenitale Beziehungen. Das Zusammentreffen beider Momente und die Wirksamkeit jedes einzelnen bedürfe noch weiterer Untersuchung. Rosenthal schrieb ausführlich über die Pulsionsdivertikel, deren genetische Bedingungen er genauer fixirte. Er meint, dass die congenitale Anlage eine geringe Rolle spiele, dass sie vielmehr aus anderweitiger Wandschwächung und erhöhtem Innendruck hervorgingen. Ueber nekrotisirende Entzündungen des Oesophagus bei Scharlach berichtete E. Fränkel. Er sah zweimal Nekrose des Oesophagus, einmal des Magens. Sie war stets durch Streptokokken veranlasst. — Ueber Tuberculose des Magens machte E. Przewoski Mittheilung. Er beobachtete 5 Fälle. Die Ulcera sitzen meist in dem Pylorusabschnitt. Gewöhnlich ist nur eines, selten mehrere vorhanden. Die Affection ist im ganzen selten. A. Meinel untersuchte die sog. gutartige Pylorushypertrophie und fand in seinen Fällen stets Carcinom, welches er aber aus Wucherung der Lymphgefässendothelien ableitete. A. Blumenthal theilte einen neuen Fall von Typhus abdominalis ohne Darmveränderungen mit. Das histologische Verhalten der Leber bei Gallenstauung schilderte eingehend H. Eppinger. Die gestaute Galle überfüllt

Divertikel des Oesophagus.

Nekrose des Oesophagus.

Tuberculose des Magens.

Pylorushypertrophie.

die Gallencapillaren, die infolgedessen zerreissen und ihren Inhalt in die Lymphbahnen, nicht direct ins Blut übertreten lassen. Die Leberzellen werden nekrotisch. Bei Cirrhose beobachtete Brault eine sehr reichliche Anwesenheit von Glykogen in den Leberzellen. Er sieht darin eine gesteigerte lebenerhaltende Thätigkeit der Zellen. Fr. Saxer sah in einem Falle von Cirrhose eine collaterale ausserordentliche hochgradige Ausdehnung der Magenvenen, die mit der linken Nebennierenvene communicirten und so das gestaute Pfortaderblut abfliessen liessen. — M. B. Schmidt bestätigte das Vorkommen hyaliner Veränderungen an den Langerhans'schen Inseln des Pankreas bei Diabetes. Die Physiologie der Inseln ist unklar, bei Atrophie des Organes bleiben sie oft erhalten.

Icterus. Glykogen bei Cirrhose. Collateralkreislauf bei Lebercirrhose. Pankreas.

Aus dem Gebiete der Circulationsorgane besprechen wir ausser einer Untersuchung von G. Herxheimer, der die Sehnenflecken des Epicards aus mechanischen Reibungen ableiten zu sollen glaubt, nur einige die Arterien betreffende Arbeiten. J. G. Mönckeberg fand in der Wand arteriosklerotisch verkalkter Arterien Knochen. Er entsteht dort, wo jugendliches Gewebe an Verkalkungen heranwächst. Markgewebe bilde sich erst secundär. Heine fand in mehreren Fällen von Atheromatose der Aorta in der Media zellig infiltrirte Heerde mit Riesenzellen und Untergang von elastischen Fasern. Da er keine Tuberculose nachweisen konnte, bezog er die Heerde auf Syphilis, zumal Gummata in anderen Organen bestanden. L. Jores studirte die Veränderungen der Arterien nach Vasomotorendurchschneidung. Das interessanteste Ergebniss ist ein Ausbleiben aller endarteriitischen Veränderungen, obgleich eine dauernde Dilatation des Lumens zu Stande kam. Das spricht gegen die Auffassung Thoma's, der die Verdickungen der Intima als Ausdruck eines compensatorischen, das Lumen wieder verengenden Vorganges deutet.

Circulationsorgane. Sehnenflecke. Arteriosklerose. Vasomotorendurchschneidung.

Die Genese der Lungenentzündungen besprach eingehend W. Müller. Die Erreger siedeln sich zunächst in der Wand der kleinsten Bronchen an, rufen hier Entzündung hervor und dringen von hier aus in die angrenzenden Alveolen vor. Die Betonung der primären Wanderkrankung unterscheidet diese Auffassung von der des Referenten, der die Erkrankung in erster Linie im Lumen der kleinsten Bronchen localisirt sein lässt. Auch Tendeloo hat die primäre Affection der Bronchen bei den Lungenentzündungen in den Vordergrund gerückt. Die erregenden Bacterien stammen entweder aus den oberen Luftwegen, oder es sind

Pneumonie

die seiner Meinung im normalen Zustande im Lungengewebe vorkommenden Mikroorganismen (s. o.), welche bei günstigen Bedingungen (Hyperämie, verschiedenen äusseren Einwirkungen) zu wachsen beginnen. Die Pneumonieen beginnen nach Tendeloo gewöhnlich in den dem Hilus nahe gelegenen Abschnitten des Unterlappens.

Schilddrüse.

Auf die Schilddrüse beziehen sich mehrere Untersuchungen. Von den Glandulae parathyreoideae, den Epithelkörperchen, handelte C. E. Benjamins. Ihre Exstirpation rufe eine acute tödtliche Krankheit hervor, gegen die eine Fütterung mit Epithelkörperchen, nicht aber mit Schilddrüse heilend wirke. Die Glandulae parathyreoideae entstehen getrennt von der Schilddrüse und bleiben auch functionell von ihr verschieden. Sie erkranken nicht, wenn die Thyreoidea regressive oder progressive Veränderungen erfährt. D. Mezincescu beobachtete, dass nach Entfernung der Schilddrüse eine rasche und ausgedehnte Zerstörung der rothen Blutkörperchen eintritt und bis zum Ausbruch der Kachexie ansteigt. A. Oswald, der in dem Colloid ein specifisches, den Kreislauf regulirendes Drüsenproduct sieht, berichtete, dass der Jodgehalt der Kröpfe mit deren Colloidgehalt ansteigt und dass er in colloidfreien Kröpfen ganz fehlt. Das jodhaltige Thyreoglobulin der Kröpfe ist aber weniger wirksam, als das der normalen Schilddrüse, der Kropf daher ein weniger guter Regulator für die Herzthätigkeit, als das normale Organ. Auch der Basedowkropf zeigt eine der Norm gegenüber verminderte Function. Basedow-Symptome finden sich in geringem Umfange auch bei gewöhnlichen Kropfkranken. Bensen studirte die Folgen der Schilddrüsenexstirpation für die Organe. Er ist entgegen Oswald der Ansicht, dass der Nachtheil der Organentfernung nicht in dem Ausfall des Schilddrüsensecretes, sondern in dem Auftreten eines nun nicht mehr neutralisirten Giftes beruht. So erklärt er die degenerativen Veränderungen, die er an den Zellen von Herz, Leber und Niere fand. In letzterem Organe finden sich colloide Cylinder in den Harnkanälchen. Alle Veränderungen werden durch Tablettenverabreichung hintangehalten.

Nebenniere.

C. A. Herter und J. Wakemann studirten die Wirkung des Nebennierenextractes. Sie zeigten, dass er Glykosurie macht, und erklärten dies aus seiner Wirkung auf das Pankreas, indem der reducirend wirkende Extract die Thätigkeit des Pankreas dadurch hemme, dass er ihm Sauerstoff entziehe.

Litteratur.

Aronsohn, Virch. Archiv Bd. CLXIX. — Aschoff, Zeitschr. f. allg. Phys. Bd. I. — Askanazy, Deutsche med. Wochenschr. Nr. 24. — v. Behring, Beiträge zur experimentellen Therapie. Monogr. Marburg. — Benjamins, Ziegler's Beitr. Bd. XXXI. — Bensen, Virch. Arch. Bd. CLXX. — Blumenthal, Deutsche med. Wochenschr. Nr. 35. — Borst, Die Lehre von den Geschwülsten, Wiesbaden. Ziegler's Beitr. Bd. XXXI. — Brault, Archives de méd. expér. Nr. 4. — Burdach, Zeitschr. f. Hyg. Bd. XLI. — Cornil, Archives de méd. expér. Nr. 5. — Deetz, Virch. Arch. Bd. CLXVIII. — Dryalski, Zeitschr. f. Hyg. Bd. XXXIX. — Einstein, Arb. a. d. pathol. Institut Tübingen Bd. III. — Engelhardt, Zeitschr. f. Hyg. Bd. XLI. — Eppinger, Ziegler's Beitr. Bd. XXXI. — Feinberg, Berl. klin. Wochenschr. Nr. 45. — Fischler, Virch. Arch. Bd. CLXX. — Fränkel, Zeitschr. f. Hyg. Bd. XL. — Gauss, Centralbl. f. Bact. Bd. XXXI. — Gierke, Virch. Arch. Bd. CLXVII und CLXX. — Glinski, ibid. Bd. CLXVII. — Gumprecht, Congress f. innere Medicin. — Halban, Münch. med. Wochenschr. Nr. 12. — Hausmann, Virch. Arch. Bd. CLXVIII. — Hedinger, ibid. Bd. CLXVII. — Hegler, Arb. a. d. pathol. Institut Tübingen Bd. IV. — Heine, Virch. Arch. Bd. CLXX. — Hellendall, Beitr. z. Geb. u. Gyn. Bd. VI. — Herzog, Centralbl. f. Bact. Bd. XXXI. — Herxheimer, Ziegler's Beitr. Bd. XXXII. — Hester, Virch. Arch. Bd. CLXIX. — Hirota, Centralbl. f. Bact. Bd. XXXI. — Hochheim, Virch. Arch. Bd. CLXIX. — Hölscher, Arb. a. d. pathol. Institut Tübingen Bd. IV. — Huguenin, Virch. Arch. Bd. CLXVII. — Jäger, Centralbl. f. Bact. Bd. XXXI. — L. Jores, Ziegler's Beitr. Bd. XXXI u. ibid. Bd. XXXII. — Kallenberger, Arb. a. d. pathol. Institut Tübingen Bd. IV. — Kayserling, Virch. Arch. Bd. CLXVII. — Katsurada, Ziegler's Beitr. Bd. XXXII. 2mal. — Kirstein, Zeitschr. f. Hyg. Bd. XXXIX. — Koch, Deutsche med. Wochenschr. Nr. 48. — Kolb, Centralbl. f. Bact. Bd. XXXI. — Kolle, Zeitschr. f. Hyg. Bd. XL. — Kworostansky, Ziegler's Beitr. Bd. XXXII. — Kraus, Centralbl. f. Bact. Bd. XXXII. — v. Kurlow, ibid. — Lassar, Deutsche med. Wochenschr. Nr. 40. — Leick und Winkler, Arch. f. exper. Path. Bd. XLVIII. — v. Leyden, Klin. Jahrb. II. Ergänzungsband. — Lubarsch, Monographie. Wiesbaden. — Manfredi, Centralbl. f. Bact. Bd. XXXII. — Martini, Zeitschr. f. Hyg. Bd. XLI. — Maximow, Ziegler's Beitr. V. Suppl. — Meinel, Virch. Arch. Bd. CLXVII. — R. Meyer, Virch. Arch. Bd. CLXVIII. — A. Meyer, Centralbl. f. Bact. Bd. XXXI. — Mezincescu, Archives de méd. expér. Nr. 2. — Miller, Ziegler's Beitr. Bd. XXXI. — Möller, Deutsche med. Wochenschr. Nr. 40. — Mönckeberg, Virch. Arch. Bd. CLXVII. — Neßlow, Centralbl. f. Bact. Bd. XXXI. — Neumann, Zeitschr. f. Hyg. Bd. XL. — Nösske, Deutsche Zeitschr. f. Chir. Bd. LXIV. — Orgler, Virch. Arch. Bd. CLXVII. — Orth, Berl. klin. Wochenschr. Nr. 34. — Oswald, Virch. Arch. Bd. CLXIX. — Paul,

Zeitschr. f. Hyg. Bd. XL. — Przewoski, Virch. Arch. Bd. CLXVII. — Ribbert, Deutsche med. Wochenschr. Nr. 71; Virch. Arch. Bd. CLXVII. — Riechelmann, Berl. klin. Wochenschr. Nr. 31. — Rosenblath, Deutsche Zeitschr. f. Nervenheilk. Bd. XXXII. — Rosenthal, Monographie. Thieme. — Sacerdotti, Virch. Arch. Bd. CLXVIII. — Sänger, ibid. Bd. CLXVII. — Saxer, Ziegler's Beitr. Bd. XXXI; ibid. Bd. XXXII; Centralbl. f. pathol. Anat. S. 577. — Schaudinn, Arb. a. d. Kaiserl. Gesundheitsamt Bd. XIX. — Schickele, Virch. Arch. Bd. CLXIX. — Schlagenhaufer, Berl. klin. Wochenschr. Nr. 20 und Wien. klin. Wochenschr. Nr. 22. — Schmorl, Münch. med. Wochenschr. Nr. 33. — Schmidt, Virch. Arch. Bd. CLXX. — Schottelius, Arch. f. Hyg. Bd. XLII. — Schumburg, Centralbl. f. Bacter. Bd. XXXI. — E. Schwalbe, Virch. Arch. Bd. CLXVIII. — Sick, ibid. Bd. CLXX. — Silberschmidt, Zeitschr. f. Hyg. Bd. XLI. — Snel, ibid. Bd. XL. — Steinhaus, Virch. Arch. Bd. CLXVIII. — Sternberg, Centralbl. f. path. Anat. Nr. 19 und Ziegler's Beitr. Bd. XXXII. — Streng, Arb. a. d. pathol. Institut in Helsingfors. — Szekely, Centralbl. f. Bact. Bd. XXXI. — Tendeloo, Ursachen der Lungenkrankheiten. Monogr. Wiesbaden. — Vedder, Journ. of exp. med. Bd. VI. — Watanabe, Ziegler's Beitr. Bd. XXXI. — Weber, Arb. a. d. Kaiserl. Gesundheitsamt Bd. XIX. — Westenhöffer, Virch. Arch. Bd. CLXVIII; ibid. Bd. CLXX. — Weinhardt, Deutsche med. Wochenschr. Nr. 35. — Wlassow, Centralbl. f. pathol. Anat. Bd. XIII. — Wolff, Deutsche med. Wochenschr. Nr. 32.

II.

Allgemeine Therapie.

I. Pharmakotherapie.

Von Privatdocent Dr. **R. Heinz** in Erlangen.

Sauerstofftherapie.

Sauerstoffinhalationen wurden eine Zeit lang als Panacee für alle möglichen Krankheiten empfohlen. Es war natürlich, dass in der Mehrzahl der Fälle Enttäuschungen eintraten. Dies führte dazu, die Sauerstofftherapie über Gebühr zu discreditiren. Jetzt beginnt man auf Grund exacter experimenteller und klinischer Untersuchungen genauere Indicationen für die therapeutische Anwendung der Sauerstoffinhalationen aufzustellen. Es zeigt sich, dass für gewisse Erkrankungen des Blutes, der Athemwege, des Herzens, sowie vor allem auch bei Vergiftungen mit Blutgiften die Sauerstofftherapie — natürlich nur symptomatisch — Glänzendes zu leisten vermag. Michaelis ergab die O-Therapie augenscheinliche Erfolge bei der Chlorose, sehr geringe bezw. zweifelhafte bei perniciöser Anämie und Leukämie. Bei Lungenaffectionen wurden durch O-Inhalationen Erfolge besonders bei Asthma bronchiale, Emphysem und Bronchitiden erzielt. 2 frische Fälle von Asthma bronchiale konnten sogar als durch die O-Therapie geheilt betrachtet werden. Die Dyspnoe der Phthisiker konnte durch O-Inhalationen vollständig beseitigt werden, so dass — sogar in extremis — Euphorie eintrat. Bei Pneumonie und pleuritischen Exsudaten waren dagegen die Erfolge gering. Von Herzaffectionen wurden hauptsächlich Asthma cardiale, von Kreislaufstörungen Stauungen in der Lunge, und ganz besonders auch 2 Fälle von Aneurysma günstig beeinflusst. Wechselnde Erfolge wurden bei nervösem Erbrechen, Vomitus gravidarum, urämischen Zuständen, sehr gute Erfolge bei dem heftigen, quälenden Erbrechen bei Herzkrankheiten erzielt. Ganz besonders in die Augen springend waren die Erfolge bei Morphium- und Kohlenoxydvergiftungen. Dies ist auch durchaus verständlich. Bei der CO-Vergiftung ist ein mehr minder grosser Theil des Hämoglobins an CO gebunden, so dass nur ein kleiner, eventuell nicht ausreichender Theil zur O-Uebertragung übrig bleibt. Bei der Morphinvergiftung werden durch das betäubte, gegen O-Mangel unempfindlich gewordene Athemcentrum nicht ausreichende Athembewegungen ausgelöst. In beiden Fällen kann die drohende Erstickung der Gewebe durch O-Zufuhr abgewandt werden. Rogorin hat die Wirkung der O-Inhalation bei Vergiftung mit Blutgiften experimentell studirt. Er beobachtete mit passenden (eben tödtlichen) Dosen Strychnin, Morphin, Chloroform, Anilin, Kohlenoxyd vergiftete Thiere einerseits in gewöhnlicher, andererseits in O-Atmosphäre. Bei allen genannten Giften waren die Vergiftungssymptome (insbesondere die Krampferscheinungen) in der O-Atmosphäre weitaus geringer; während die Thiere in der gewöhnlichen Atmosphäre grösstentheils zu Grunde gingen, konnten sie in der O-Atmosphäre grösstentheils gerettet werden. Rogorin hat sodann die Wirkung der O-Inhalationen bei dyspnoischen Zuständen an Herz- und Lungenkranken studirt und hierbei die günstigsten Erfolge gesehen: „Kranke, die vorher mühsam nach Athem ringen und 30—60 Athemzüge in 1 Minute machen müssen, zeigen nach der ersten Einathmung eines gewissen Quantums Sauerstoff ein ganz verändertes Bild: die Cyanose verschwindet, die Zahl der Athemzüge wird geringer, der unregelmässige, beschleunigte Puls wird regelmässig, voller, langsamer. Die Besserung des subjectiven Befindens ist nicht zu verkennen; der Gesichtsausdruck wird lebhafter, die Angst und Athemnoth lässt nach; es tritt allgemeine Beruhigung (die auch die O-Inhalationen überdauert) ein." Rogorin sah ferner günstige Wirkung in einem Falle von CO-Vergiftung, sowie bei Morphinvergiftung. Bei letzterer ist die O-Inhalation mit künstlicher Athmung zu verbinden.

Kakodyl.

Gautier hat bekanntlich 1898 an Stelle des Arseniks das Kakodyl [$As(CH_3)_2$] bezw. dessen Verbindungen in die Praxis eingeführt und will von seiner Anwendung die glänzendsten Erfolge bei den verschiedensten Krankheitsformen erzielt haben. In Deutschland sind Kakodylpräparate bisher hauptsächlich nur bei Hautkrankheiten angewandt worden (s. den vorjährigen Bericht). Mendel (Essen) hat das kakodylsaure Natrium bei verschiedenen inneren (und Haut-) Krankheiten versucht; er berichtet über ausserordentlich günstige Erfolge, und zwar empfiehlt er als die weitaus wirksamste Form der Anwendung die intravenöse Einspritzung. Er hat mehr als 400 intravenöse Einspritzungen gemacht, ohne je die ge-

Kakodyl. ringsten nachtheiligen Folgen hierbei zu beobachten. Man benutzt eine Pravazspritze mit möglichst feiner Nadel, am besten eine solche ganz aus Glas mit abnehmbarer Spitze und Glasstempel (von H. & J. Lieberg in Cassel), die zu keinem anderen Zwecke gebraucht werden darf. Angewandt wird frisch bereitete, sterilisirte, 5%ige Lösung. Die Nadel wird in einem Reagenzglase 3 Minuten ausgekocht, die Einstichstelle (an der Ellbogenbeuge) mit Aether abgerieben. Durch eine elastische Ligatur werden die Venen zu praller Füllung gebracht; die Nadel wird flach eingestochen: Eindringen von Blut durch die Nadel in die Glasspritze zeigt an, dass man thatsächlich in der Vene ist. Mendel spritzt täglich, oder alle 2 Tage, je 0,05—0,1 Natrium cacodylicum ein. Zur Behandlung kamen 6 Fälle von Chlorose und Anämie, 11 Tuberculosen, 5 Nervenkrankheiten, 3 Hautkrankheiten und 5 andere Fälle. Bei Chlorose war das Resultat sehr günstig: „Es wurde bei 4—6wöchentlicher Cur ein Erfolg erzielt, wie er mit der bisher geübten Eisentherapie nur in den seltensten Fällen erreicht wird.“ Bei Tuberculose war eine sehr günstige Beeinflussung des Allgemeinbefindens zu constatiren: Besserung des Aussehens, Hebung des Appetits, Zunahme des Körpergewichts; in leichten Fällen war auch der objective Befund gebessert; in schweren Fällen wurde Fieber und Lungenbefund nicht beeinflusst, aber es gelang „durch die tonisirende Wirkung der Arsenmedication den Kräfteverfall entschieden aufzuhalten“. Am glänzendsten war der Erfolg bei einem Fall von Tuberculose des Hodens und Samenstranges mit langwierigen Eiterungen und starkem Kräfteverfall. Es entspricht dies ganz den Erfahrungen Gautier's, der gerade bei derartigen Formen der Tuberculose die glänzendsten Erfolge der Kakodylbehandlung vindicirt. Recht günstige Erfolge sah Mendel bei Kropf, Basedow'scher Krankheit, Ischias (8 Injectionen von 0,075 direct in den Nerven) und bei hartnäckigem Kopfschmerz, wechselnde Erfolge bei Hauterkrankungen.

Phosphor. Die Phosphortherapie der Rachitis ist als festbegründet anzusehen. Sie hat aber — abgesehen von theoretischen Einwänden — in neuester Zeit vielfache Anfeindungen erfahren, indem nachgewiesen wurde, dass in einzelnen Fällen das „Phosphoröl“ oder der „Phosphorleberthran“ gar keinen Phosphor enthalten habe, und indem ferner auf die grosse Giftigkeit (vereinzelte Todesfälle bei medicinalen Dosen) hingewiesen wurde (vergl. den vorjährigen Bericht). Ungar (Bonn) vertheidigt die Phosphortherapie bei Rachitis. Er gibt den Phosphor entweder 1mal täglich zu ½ mg, oder 2mal täglich in entsprechend kleineren Dosen. Man verordne den Phosphor am besten in Ol. Olivarum oder in Ol. Amygdalarum oder (nach Binz) in Sesamöl 0,01 : 100,0, täglich einen halben bis einen ganzen Theelöffel (= 0,2—0,4 mg). Vom Phosphorleberthran ist Ungar ganz abgekommen, weil derselbe ein schlecht riechendes und schmeckendes Mittel sei, häufig nicht rein sei, und im Sommer leicht verderbe.

Perdynamin ist nach Liebreich nicht nur ein tonisirendes, sondern auch ein nutritives Eisenpräparat, indem es neben Eisen reichliche Mengen Eiweiss enthält. Dass das Perdynamin zur Blutbildung benutzt werden kann, beweist ein Versuch am Kaninchen, dessen Hämoglobingehalt von 55% bis auf 70% (bestimmt mit dem Gärtner'schen Tachographen) stieg. Ueber günstige Resultate bei Chlorose und Anämie berichtet Kronheim. Nach Kronheim ist das Perdynamin Eisenpräparat und Nährmittel zugleich. Es stellt eine Flüssigkeit dar, die sich vor anderen Präparaten durch Wohlgeschmack auszeichnet und von Frauen und Kindern sehr gern genommen wird. Kronheim verordnet es ½ Stunde vor der Mahlzeit, ein Cognakgläschen voll, rein oder vermischt mit Wein, Thee etc. Bei Appetitlosigkeit täglich 1—2 Esslöffel unverdünnt; Kinder erhalten 2mal täglich 1—2 Kinderlöffel, rein oder in lauwarmer Milch. Das Perdynamin bewährte sich bei Chlorose, Anämie, Schwächezuständen, ganz besonders auch bei Erbrechen der Schwangeren.

Perdynamin.

Bismuthose ist eine Wismuth-Eiweissverbindung. Sie ist in Wasser unlöslich (daher geschmack- und geruchlos), ist aber in Wasser leicht aufschwemmbar und lässt sich daher gut nehmen. Die Bismuthose (21% Wismuth enthaltend) wirkt dem Bismuthum subnitricum ganz analog; sie ist — bei innerer Aufnahme — durchaus ungiftig. Sie ist indicirt bei geschwürigen Processen des Magens und Darms, bei acuten und chronischen Darmkatarrhen, bei der Cholera infantum. Manasse berichtet über günstige Erfahrungen mit Bismuthose bei Cholera infantum (stündlich messerspitzenweise in Getränk), Colitis der Erwachsenen (stündlich 3 g, ausserdem Klystiere von 5 g Bismuthose in Reiswasser); insbesondere empfiehlt er auch Bismuthose-Einläufe bei geschwürigen Processen des Darms. — Falkner verwendet seit Jahren das Dermatol mit sehr gutem Erfolge als Antidiarrhoicum. Er gibt es zu 0,5 2stündlich. Es wird stets gut ertragen. Bei Darmtuberculose hörten die Diarrhöen in 70% der Fälle auf. Noch besser war das Resultat bei Typhus: die Diarrhoe verschwand in 26 von 28 Fällen (= 93%). Bei acuten Dünndarmkatarrhen trat bei Dermatolgebrauch in 1—3 Tagen völlige Heilung ein; bei chronischem Katarrh dauerte es 2—6 Wochen bis

Bismuthose.

Dermatol.

zur Heilung. Bei Carcinomatösen wirkte Dermatol ebenfalls recht prompt: die Durchfälle sistirten in 1—7 Tagen. Intercurrente Diarrhöen verschwanden auf Dermatol in 17 von 18 Fällen (= 95 %). Falkner sieht in dem Dermatol ein ausgezeichnetes Antidiarrhoicum, das seinen Platz auch neben den Tanninverbindungen vollauf behalte.

Mercurcolloid.

Das Hydrargyrum colloidale ist eine von dem Chemiker Lottermoser entdeckte, in Wasser lösliche, allotrope Form des Quecksilbermetalls. Es wurde von Credé in die Therapie eingeführt. Werler berichtet über, an einem grossen Material durchgeführte, Beobachtungen über die Wirkung des Mercurcolloids bei Syphilis. Zur Anwendung kam Unguentum Hydrargyri colloidalis (kurz Mercurcolloid), das ganz wie graue Quecksilbersalbe zu gebrauchen ist, Mercurcolloidpflastermull und Mercurcolloidpillen. Die Erfolge waren ausgezeichnete. Das Mercurcolloid eignet sich vorzüglich zu Einreibungen; es besitzt durch die Schnelligkeit und Vollkommenheit der percutanen Resorption, sowie durch die Sauberkeit der Anwendung entschiedene Vorzüge vor der grauen Salbe, ist dabei durchaus reizlos und ungiftig. Auch die innerliche Darreichung der Mercurcolloidpillen (bei Wiederholungscuren — zur Nachbehandlung — als Ersatz der Schmiercur) hat sich in hohem Maasse bewährt. Diese Pillen sind, da Verdauungsstörungen fast ganz fehlen, als das mildeste, innerlich zu nehmende Quecksilberpräparat zu betrachten. Werler gibt folgende Vorschriften:

Rp. Hydrarg. colloidal. 0,3,
Argillae et Glycerini q. s.
ut f. Pil. Nr. XXX.
D. S. 3mal tgl. 1—2 Pillen.

Rp. Mercurcolloidi 3,0,
Argillae q. s.
ut f. Pil. Nr. XXX.
D. S. 3mal tgl. 1—2 Pillen.

Müller (Bütow) empfiehlt, bei septischen Processen eine Lösung von Hydrargyrum colloidale Credé (1%ige Lösung) intravenös zu injiciren. 1—4 Stunden nach der Injection stellt sich regelmässig ein Schüttelfrost ein; sonst will Müller (trotz hoher Gaben auch bei Kindern) keine schlimmen Nebenwirkungen beobachtet haben. Die Injectionen sollen in 30 Fällen von septischer Infection sehr gute Dienste geleistet haben. Kassel (Posen) sah auf Schmiercur mit Unguentum colloidale Credé (3 g pro die) Heilung einer ausgedehnten Furunculosis in 6 Tagen; Heilung von 3 Fällen von Mastoiditis in 10 Tagen; auf locale Application der Salbe Heilung von 2 Fällen von Parotitis in wenigen Tagen, und fordert zur Nachprüfung seiner Resultate auf. Einen sehr günstigen Erfolg von Einreibung mit Unguentum Credé sah Geiringer in einem Fall von puerperaler Sepsis. Am 3. Tage der Einreibung zeigte sich auffallende subjective und objective Besserung.

Chininbehandlung des Typhus.

Die Chininbehandlung des Typhus hat in neuester Zeit wieder warme Fürsprache durch Erb, Binz u. a. gefunden (vergl. den vorjährigen Bericht). Jetzt berichtet auch Kernig über die Erfolge der (in einem Frauenkrankenhaus in Petersburg) an vielen Tausenden von Typhusfällen durchgeführten Chininbehandlung. Die Mortalität betrug 7,6 %, eine (insbesondere für Frauen) auffallend niedrige Ziffer (nach Curschmann im Durchschnitt 9—12 %). Das Chinin wirkt nach Kernig in erster Linie günstig auf den Fieberverlauf: 1 g am Abend gereicht, bewirkt nicht nur eine tiefere Morgenremission und eine Verlängerung der Remissionsperiode, sondern auch ein geringeres Ansteigen am nächsten und häufig sogar am dritten Abend. Ferner wird durch die Chininmedication Puls und Herzthätigkeit sehr günstig beeinflusst (der Puls wird voller und langsamer), während andere Fiebermittel in grösseren Dosen leicht zu Collaps führen. Kernig empfiehlt mit der Chininbehandlung sofort zu beginnen, sowie der Kranke zur Aufnahme kommt; es gelinge dadurch häufig, dem Auftreten eines schweren Status typhosus vorzubeugen. Von Nebenwirkungen des Chinins kommt nach Kernig in erster Linie das Erbrechen in Betracht. Man gebe im Anfang nur 0,5 g Chinin pro dosi und lasse vor und nach dem Einnehmen ein Eisstückchen schlucken. Nur selten werde man gezwungen, wegen Erbrechen auf die Chininmedication zu verzichten. Contraindicirt sei das Chinin bei starker Diarrhoe, bei Darmblutungen, Darmperforation, peritonitischen Erscheinungen. Das Chinin hat sich Kernig ferner auch beim Flecktyphus bewährt; die Temperatur werde zwar nicht so stark beeinflusst, wie bei Abdominaltyphus, aber der Puls bleibe während der Chininmedication voll. Sehr günstig wirke das Chinin bei croupöser Pneumonie, in Dosen von 1,0 täglich gereicht. Wenn es auch den Fieberverlauf wenig beeinflusse, so wirke es doch ausgezeichnet (besser als alle anderen Medicamente) auf den Puls ein. Es werde von Pneumonikern sehr gut vertragen.

Ergotin bei Pneumonie.

In Amerika ist Behandlung der Pneumonie mit Ergotin sehr üblich. Wells (New York) behauptet, dass sich die Krankheit mit Ergotin in der Hälfte der Fälle coupiren lasse. Nach anderen Beobachtern soll durch Ergotin eine schnellere Entfieberung erzielt werden. Schoull (Tunis) behandelt alle Fälle von Pneumonie und Bronchopneumonie mit Ergotin. Er verordnet: Ergotini 1,5, Aquae 170,0,

2stündlich 1 Esslöffel. Seine Resultate seien so günstig, dass sie zu weiteren Versuchen auffordern.

Mucilaginosa.

Ueber die Wirkung der **Mucilaginosa** hat v. **Tappeiner** experimentelle Untersuchungen angestellt. Die Mucilaginosa vermindern die Erregbarkeit der motorischen Nerven durch Salze; auch die Erregung sensibler Nerven durch chemische Agentien wird verzögert und gemildert. Der Schmerz oberflächlicher kleiner Hautwunden wird durch Bedeckung mit Mucilaginosis gehindert. Ebenso wirken sie bei künstlicher Entzündung der Schleimhäute reizmildernd. Die Mucilaginosa bewirken schliesslich eine Verzögerung der Resorption per os eingeführter Arzneimittel und Flüssigkeiten. Die Schleimstoffe sind demnach indicirt: 1. als reiz- und entzündungshemmende Mittel bei Entzündungen, bei Vergiftungen mit ätzenden und scharfen Stoffen, und bei Verabreichung von Arzneimitteln als Klysma; 2. als resorptionshemmende Mittel, wenn es gilt, einem Mittel seine örtliche Wirkung in tieferen Theilen des Darmkanals zu sichern oder seine resorptive Wirkung (bei Vergiftungen) zu mildern.

Bittermittel.

Jodlbauer hat Versuche über die Wirkung der **Bittermittel** an Hunden mit **Thiry-Vella**'scher Dünndarmfistel gemacht und die Secretion an der Menge des ausgeschiedenen Chlors, die Resorption an der Aufsaugung von 1 %iger Traubenzuckerlösung gemessen. Bittermittel verändern die Resorptionsfähigkeit und Secretion des Darmes nicht sogleich. Dagegen wird die Secretion und Resorptionsfähigkeit gesteigert, wenn das Bittermittel 1 Stunde vor dem Resorptionsversuch in den Dünndarm gebracht wurde. Die Steigerung der Resorption und Secretion kann bis zum 4. Tage anhalten.

Ipecacuanha bei Dysenterie.

Woodhull empfiehlt die **Ipecacuanha** zur Behandlung der tropischen **Dysenterie**. Die Droge muss frisch sein; die brasilianische Wurzel soll der westindischen vorzuziehen sein. **Woodhull** gibt die Ipecacuanha in Pillen oder in Wasser zu 0,5—1,5, selbst bis 3,0. Falls Erbrechen erfolgt, lässt er die Dosis wiederholen. Im allgemeinen soll eine einmalige Dosis genügen. Auch **Strassburger** fand die Ipecacuanha wirksam in 2 Fällen von tropischer Ruhr. Die letztere wird meist durch Amöben, die einheimische Ruhr durch specifische Bacterien hervorgerufen. Bei einer Ruhrepidemie im Kreise Ruhrort erwies sich Ipecacuanha als unwirksam.

Atropin bei Ileus.

Ueber die Erklärung der Darmwirkung des **Atropins** ist man noch durchaus nicht im klaren. Neuerdings hat die Empfehlung des Atropins in hohen Dosen bei **Ileus** Veranlassung zu lebhafter Discussion der Frage gegeben. Nach den Experimenten **Pal**'s am Hunde schädigt Atropin die Endapparate des Vagus und des

Splanchnicus im Darm. Der Darmtonus wird herabgesetzt, der Darm wird für hemmende Reize weniger empfindlich. Das Atropin lähmt aber nicht die glatten Muskeln und die die Peristaltik auslösenden Darmwandganglien. Die letzteren bleiben auch bei grossen Dosen Atropin erregbar, z. B. erfolgt Erregung durch minimale Dosen Morphin. Nach Ostermayer lehre die Beobachtung am Krankenbett, dass Atropin die Peristaltik anrege, Atropin errege die glatte Musculatur des Darmes. Ausserdem verengere Atropin die Mesenterialgefässe und könne dadurch eine Stauung im Pfortadergebiet beheben. Daneben lähme Atropin die nervösen Elemente in der Darmwand und wirke dadurch krampfstillend. Aronheim erklärt das Atropin für ein vorzügliches Narkoticum und Anästheticum für den Darm. Er sah bei einer grösseren Anzahl von Blinddarmentzündungen unmittelbar nach der Injection von 0,001 bis 0,003 Atropin subjectives Wohlbefinden und Nachlass der Schmerzhaftigkeit in der Ileocöcalgegend eintreten; Flatus stellten sich bald ein; Stuhl erfolgte gewöhnlich spontan am 5. oder 6. Tage. Was die Wirkung des Atropins bei Ileus betrifft, so berichtet Ostermayer über 6 Fälle von incarcerirten Hernien, von denen 4mal sofort nach der ersten, 1mal nach der zweiten und 1mal nach der dritten Injection von je 0,001 Atropin. sulfur. Spontanreposition erfolgte. Nach Gebele können leichte Fälle von Incarceration, in denen das Darmrohr nicht ganz geschlossen ist, auf Atropindarreichung zurückgehen, ebenso wie nach Morphininjection im warmen prolongirten Bade. In schweren Fällen aber müsse Atropin schädlich wirken, da das Atropin die Atonie steigere. Dem gegenüber hält Ostermayer daran fest, dass durch kein anderes Mittel ein so hoher Procentsatz von Spontanrepositionen erzielt werde, wie durch Atropin und Belladonna. In einem schweren Fall von Ileus vermochten nach Gebauer selbst hohe Dosen (0,0075) Atropin den letalen Ausgang nicht zu verhüten. Gebauer knüpft daran die Mahnung, die Ausführung der Operation nicht zu lange zu Gunsten eines Versuches mit Atropinbehandlung hinauszuschieben. Weber präcisirt die Indicationen für Atropinbehandlung des Ileus folgendermaassen: Atropin ist in keinem Fall von Ileus contraindicirt. Da, wo wegen Volvulus und Incarceration die Operation vorgenommen werden muss, beseitigt Atropin vorerst den Schmerz und bewirkt nach der Operation reichliche gefahrlose Stuhlentleerung. Der nach Laparotomie und Herniotomie zuweilen auftretende Ileus ist mit Atropin und nicht mit Opium zu behandeln. Bei Perityphlitis und bei Kotheinklemmung bei alten Leuten empfiehlt sich ein Versuch mit Atropin. Steht der Patient unter Opiumwirkung, so injicirt man zuerst 0,005, und eventuell nach 12 Stunden nochmals 0,005 Atropin. War kein Opium vorher gegeben, so injicirt man 0,002, eventuell nach 12 Stunden noch 0,005 Atropin. Sind 24 Stunden nach der ersten Injection noch keine Winde abgegangen, so muss die Laparotomie oder Enterostomie gemacht werden. Etwa auftretende Vergiftungserscheinungen sind durch Morphin zu beseitigen.

Spartein.

Ueber die Wirkung des Sparteins hat Thomas eine Reihe klinischer Beobachtungen angestellt. Auf die Diurese wirkt das Spartein nur wenig, bedeutend weniger als das Theobromin. Wichtiger ist seine Wirkung auf das Herz, indem es, ähnlich der Digitalis, den Puls regulirt und die Contractionen verstärkt. Es wirkt aber weniger schnell und weniger intensiv als die Digitalis, andererseits hat es, auch bei längerem Gebrauch, keine cumulativen oder toxischen Wirkungen. Seine hauptsächlichen Indicationen sind die chronische Myocarditis, die Asystolie des Herzens und die subjectiven Störungen bei Herzaffectionen. Bei schwereren Circulationsstörungen reicht es jedoch nicht aus. Bei Zuständen von acuter Herzschwäche und Unregelmässigkeit des Pulses im Verlauf von fieberhaften Infectionskrankheiten (insbesondere Typhus) thut Spartein gute Dienste, ohne vor anderen Herzmitteln einen Vorzug zu haben. Thomas gibt Spartein innerlich in Lösung oder Pillen, oder subcutan, bis zu 0,2 g pro die, am besten 3mal täglich 0,05 g.

Campher bei Morphiumentziehung.

Nach Hofmann wirkt Morphium beim gesunden, normalen Menschen herzvergrössernd und blutdruckherabsetzend, Campher wirkt herzverkleinernd und blutdrucksteigernd. Nun treten umgekehrt bei der Abstinenz von Morphinisten Herzdilatationen auf, die auf Morphiuminjectionen prompt zurückgehen. Hofmann hat zur Unterstützung der Entziehungscur Campher gegeben und sehr günstige Erfolge davon gesehen. Bei einem Morphinisten mit Mitralinsufficienz, der bei der sehr raschen Entziehung eine colossale Dilatation bekam, wurden die bedrohlichen Abstinenzerscheinungen bedeutend gemildert. Ausserdem wird auch die Narkose durch Campher begünstigt; während Trional, Dormiol etc. allein den Morphiumkranken keinen Schlaf zu schaffen vermochten, trat auf gleichzeitige Campherdarreichung Schlaf ein. Hofmann gibt den Campher nicht subcutan, sondern innerlich zu 0,1—0,25 pro die. Ausserdem gibt er „als ausgezeichnetes Erfrischungsmittel" Validol, 3mal täglich 10—15 Tropfen.

Wichtige Untersuchungen über das von Takamine dargestellte Adrenalinum chloratum hat Bukofzer ausgeführt. Adrenalin wirkt in einer Lösung 1:8000 ausserordentlich stark anämisirend. Wenn man auf der Haut das Stratum corneum durch Reiben mit Schmirgelpapier entfernt und dann mit einem adrenalingetränkten Pinsel eine Figur aufzeichnet, so hebt sich dieselbe nach wenigen Minuten weiss von der übrigen Haut ab und bleibt ca. 6 Stunden so bestehen. Die Anämie kommt hauptsächlich durch Contraction der Capillaren, daneben aber auch der Arterien und Venen zu Stande. Das Adrenalin ist insbesondere zum Anämisiren der Schleimhaut der Nase und des Kehlkopfes zu gebrauchen. Bukofzer konnte bei mässig starker oder aber anhaltender Epistaxis durch Adrenalin die Blutung zum Stehen bringen. In Fällen von Heiserkeit, in welchen diese nur durch acute Hyperämie der Kehlkopfschleimhaut bedingt ist, gelingt es, dieselbe durch Adrenalin momentan, auf Stunden hinaus, zu beseitigen. Adrenalin ist ferner zu empfehlen zur Erweiterung des Nasenlumens bei Rhinoskopie. Bei Operationen in der Nasenhöhle erleichtert die durch Adrenalin erzeugte Blutleere die Technik. Nach Rosenberg wirken die verschiedenen Präparate: Adrenalin, Suprarenin, Epinephrin und Nebennierenextract ungefähr gleich. Mittels Pinsel oder Spray auf die Nasenschleimhaut gebracht, wirken sie viel tiefer anämisirend als das Cocain. Die Schleimhaut wird ganz weiss; die Wirkung tritt nach 1/2 bis 1 Minute ein und dauert 1/2 bis mehrere Stunden. Nebennierenextract setzt die Empfindlichkeit kaum herab. Bei gleichzeitiger Anwendung von Cocain und Nebennierenextract aber entsteht eine bis auf die Knochen gehende Anästhesie. Braden Kyle betont ebenfalls, dass durch gleichzeitige Anwendung von Cocain und Adrenalin tiefgehende Anästhesie erreicht wird. Er wendet Adrenalin zu operativen Zwecken zu 1:2000, zu blosser Anämisirung zu 1:10000 an. Wenn auf Adrenalin keine Anämie und Abschwellung der Schleimhaut erfolgt, so handelt es sich nicht um einfache oder entzündliche Hyperämie, sondern um venöse Stauung oder um Hyperplasie des Gewebes. Kyle hat in 60—70 % seiner Fälle von Adrenalin guten Nutzen, in den übrigen Fällen keinen Nutzen oder sogar schädliche Folgen (heftige Nachblutungen, Congestionen zum Kopf) gesehen. de Schweinitz braucht das Adrenalin in der Augenpraxis, um Hyperämieen zu beseitigen und die Wirkung von Cocain, Atropin, Eserin und Pilocarpin zu verstärken. v. Frisch benutzt das Adrenalin in der urologischen Praxis zur Erleichterung des Katheterismus, bei acuter Harnverhaltung bei Prostatahypertrophie, zur Anämisirung von zu exstirpirenden Geschwülsten der Blase.

Nebennierenextract.

Nebennieren-extract.

Longworth hat die Wirkung des Adrenalins auf das Herz in 2 Fällen von Collaps studirt. Er spritzte das Adrenalin intravenös ein. In dem einen Falle zeigte sich auf Injection von 0,6 mg Steigerung des Blutdruckes, Verlangsamung des Pulses, Wiederkehr des Bewusstseins. Der Erfolg war deutlich, aber rasch vorübergehend. Dasselbe Resultat zeigte sich in dem 2. Falle, in dem ein Mädchen, das 2 Tage pulslos gelegen hatte, mit einer intravenösen Kochsalzinfusion 0,06 + 0,03 mg Adrenalin erhielt. Goldschmidt empfiehlt eine Mischung von 0,1 Extractum suprarenale mit 5,0 eines indifferenten Pulvers („Renoform") als Schnupfenmittel. — Immer ist zu bedenken, dass das Adrenalin, Nebennierenextract etc. eine stark toxische Substanz ist. Ueber die Giftigkeit für Thiere hat Taramassio Untersuchungen angestellt. Danach ist 0,01—0,02 g pro 1 kg Meerschweinchen oder Kaninchen tödtlich. Auch beim Menschen sind schon bedrohliche Giftwirkungen beobachtet worden. Nach Injection einer Suprareninlösung in die Harnröhre, zum Zweck der Blutstillung nach einer Urethrotomia interna, zeigten sich sofort Intoxicationserscheinungen, bestehend in stundenlang anhaltenden Zuckungen und Ohnmachtsanfällen. v. Fürth mahnt daher mit Recht zur Vorsicht; besonders gefährlich scheine das Eindringen des Giftes in ein Venenlumen.

Gelatine zur Blutstillung.

Es ist nach den vielen, bisher schon gemachten Erfahrungen wohl sicher, dass wir in der subcutanen Gelatineinjection ein Mittel besitzen, innere Blutungen zum Sistiren zu bringen. Da uns ein anderes derartiges Mittel durchaus fehlt, ist die subcutane Gelatineinjection als eine wesentliche Bereicherung der Therapie zu betrachten. Die Gelatineinjection ist mit Erfolg bei Blutungen der Lunge, des Magendarmkanales, des Urogenitaltractus angewandt worden. Auch bei Hämophilie ist eine auffallende hämostatische Wirkung beobachtet worden. Andererseits hat die Gelatineinjection ihre schweren Gefahren. Abgesehen von mehr oder minder unangenehmen Localerscheinungen (Entzündung und Abscessbildung an der Injectionsstelle) sind bereits eine Anzahl Todesfälle nach Gelatineinjection beobachtet worden. Margoniner und Hirsch stellen 9 solche Fälle zusammen. Ein Patient ging durch Embolie, einer im Collaps zu Grunde. Bei den übrigen 7 erfolgte der Tod unter tetanusartigen Erscheinungen. In 2 Fällen ist Tetanus sicher nachweisbar gewesen. Dass Tetanus bei der Gelatineinjection entstehen kann, wird verständlich durch die Beobachtung von E. Levy und Bruns, denen es gelang, aus käuflicher Gelatine Tetanusbacillen zu züchten. Benützt wird bekanntlich im allgemeinen eine 2%ige Lösung von Gelatine in 0,6%iger Kochsalzlösung. Zur Injection ist am besten eine Spritze zu benutzen, die vollständig zerlegbar und in ihren einzelnen Theilen gut zu sterilisiren ist. Die Gelatinelösung wird meist in strömendem Wasserdampf sterilisirt. Es scheint aber 1stündiger Aufenthalt der Gelatine in Wasserdampf von 100° nicht zu genügen, um alle Keime zu vernichten. Besser scheint die von Holtschmidt geübte Methode, die Gelatine 5—6 Stunden auf kochendem Wasserbade zu halten. Sichere Keimfreiheit ist wohl nur durch fractionirte Sterilisation zu erreichen. Solche sterile (am besten in bacteriologischen Instituten bereitete) Gelatinelösung sollte in Krankenhäusern und Apotheken in passenden Gefässen vorräthig gehalten werden. Spritzen, die man nicht auskochen kann, kann man wohl sicher durch mehrfaches Ausspritzen mit concentrirter Formaldehydlösung (Formol, Formalin) desinficiren. — Nach Zibell verdankt die Gelatine ihre blutstillende Wirkung ihrem Gehalt an Kalksalzen. Darreichung von Kalksalzen soll auf Blutungen einen günstigen Einfluss ausüben. Wallis liess eine Patientin, die an Hämophilie litt und bei einer früheren Zahnextraction eine schwere Blutung erlitten hatte, vor der Extraction mehrerer cariöser Zähne durch eine Woche hindurch 3mal täglich 0,6 g Calciumchlorid nehmen. Darauf gelang die Operation ohne wesentliche Blutung. In einem 2. Falle von ausgesprochener Hämophilie hat Wallis die gleiche Erfahrung gemacht. Er nimmt danach an, dass das Calciumchlorid die Gerinnungsfähigkeit des Blutes zu steigern vermöge.

Kalksalze als Styptica.

Der Aether wird bekanntlich beschuldigt, leicht zu Bronchitis und Pneumonie, als Folgezuständen der Narkose, zu führen. Campiche untersuchte an einem Material von 745 Narkosen (511 mit Aether, 205 mit Chloroform, 21 combinirt), wie weit diese Beschuldigung begründet sei. Campiche führt die Narkose nach der „schwachen" oder „Berauschungsmethode" (im Gegensatz zur „starken" oder „Erstickungsmethode") aus: er gibt anfangs nur 25—30 g Aether auf einmal und später in Zwischenräumen dasselbe oder geringere Quanta. Nach 8—10 Minuten ist Narkose und Erschlaffung der Musculatur eingetreten, ohne Erregungszustand und ohne Cyanose. Chloroform wendet er nur nach der Tropfmethode an. Campiche kommt zu dem Schluss, dass die reizende Wirkung des Aethers auf die Bronchialschleimhaut nicht wegzuleugnen ist; dass diese Nebenwirkung aber bei vorsichtiger Anwendung nichts Bedenkliches an sich hat; dass Complicationen seitens der Athemorgane bei Chloroform ebenso häufig auftreten wie bei Aether.

Aether

Das Tropacocain scheint dem Cocain gegenüber immer mehr

Tropacocain. Anhänger zu gewinnen. Es wirkt nur um weniges schwächer (jedenfalls aber durchaus ausreichend) anästhesirend, ist aber andererseits bedeutend weniger giftig. Es wird jetzt auch zur Rückenmarkanästhesie an Stelle des Cocains empfohlen. Schwarz (Agram) hat 100 Fälle mit Tropacocainanästhesie operirt. Er empfiehlt 0,05 g Tropacocain in 1 ccm Wasser gelöst zu injiciren. Er führt die Injection am sitzenden, stark vornüber geneigten Patienten aus — zwischen viertem und fünftem Lendenwirbel — mit einer 9 cm langen, dünnen, an der Spitze kurz abgeschrägten Hohlnadel. Wenn der Liquor eben abzutropfen beginnt, wird injicirt. Danach 10 Minuten Beckenhochlagerung (die die Anästhesie begünstigt). Nach der Operation mehrere Tage Bettruhe.

Schlafmittel: Paraldehyd. Ueber die Wirkung des Paraldehyds und des Scopolamins (Hyoscins) urtheilt Bumke nach langjährigen Erfahrungen auf der Freiburger psychiatrischen Klinik folgendermaassen: Paraldehyd (am besten in stark gesüsstem Thee zu nehmen) ist in Dosen zu 3 g — eventuell werden 4—6 g nöthig — prompt wirksam. Der Eintritt des Schlafes erfolgt 3—15 Minuten nach dem Einnehmen, ohne dass ein Aufregungsstadium vorhergeht. Die Dauer des Schlafes beträgt im Mittel 5—8 Stunden; die Patienten erwachen erquickt und gekräftigt. Es bestehen selbst bei Einnehmen viel höherer Dosen (bis 24 g pro die) keinerlei unangenehme Neben- oder Nachwirkungen. In seltenen Fällen kann ein monatelang fortgesetzter Gebrauch sehr grosser Dosen zu einer dem Alkoholdelirium ähnlichen Intoxication, „Paraldehysmus", führen, der jedoch mit dem Aussetzen des Mittels rasch verschwindet. Der Paraldehyd ist indicirt bei allen Formen der Agrypnie, reicht aber nicht aus bei lebhafteren Schmerzen oder schwereren Aufregungszuständen. Die schweren Erregungszustände bei Manie, Melancholie, Dementia praecox, Paralyse, Altersblödsinn, bei denen Paraldehyd nicht ausreicht, lassen

Hyoscin. sich durch Scopolamin (Hyoscin) prompt beseitigen. Bumke gibt Scopolaminum hydrobromicum zu 0,0005—0,0015 (!) subcutan. Der Effect: die Herabsetzung der Erregbarkeit der Hirnrinde, tritt bereits 3—5 Minuten nach der Injection ein und hält gewöhnlich 6 bis 10 Stunden an; nur selten ist bereits nach 2 Stunden eine zweite Dosis erforderlich. Als Nebenwirkung wird eine oft tagelang anhaltende Mydriasis, sowie Herabsetzung der Speichel- und Schweisssecretion beobachtet. Das Mittel ist in Dosen von Zehntelmilligrammen auch bei aufgeregten fiebernden Kranken, sowie bei gewissen Krampfkrankheiten indicirt. Vergiftungen mit Hyoscin hat Bumke ausserordentlich selten beobachtet: selbst Gaben von

0,005—0,02 g (!) sind ohne Schaden ertragen worden. Mit den beiden, sich gegenseitig ergänzenden, Schlafmitteln Paraldehyd und Hyoscin ist nach Bumke jede Form von Schlaflosigkeit und Erregung beim Geisteskranken sicher zu bekämpfen. — Robin (Paris) hat 5 Patienten, die an verschiedenen Formen von Tremor litten (Tremor senilis, Paralysis agitans, Chorea), mit Hyoscinum hydrobromicum (subcutane Injectionen von 1/10—1/2 mg pro die) behandelt und in 4 Fällen auffallende Besserung erzielt. — Nach Rabow besitzt das Apomorphin nicht nur brechenerregende und expectorirende, sondern auch narkotische Wirkung. Es ist daher als Beruhigungs- und Schlafmittel, nicht in der allgemeinen Praxis, wohl aber in der Irrenpraxis, bei heftigen Aufregungszuständen mit gesteigertem Bewegungsdrang und Hang zu Gewaltthätigkeiten und zu Suicid zu benutzen. Es ist subcutan zu geben, zu 3—10 mg. Die aufgeregten Kranken erbrachen gewöhnlich 5—10 Minuten nach der Injection und schliefen bald darauf ein; beim Erwachen zeigten sie sich ruhiger. Bisweilen wurden sie schon vor dem Erbrechen schläfrig und schliefen ein, ohne zu vomiren. Manchmal wurden sehr grosse Dosen (bis 20 mg) ohne jede Reaction ertragen.

Hyoscin bei Tremor.

Apomorphin in der Irrenpraxis.

Ueber das Dionin wird fortdauernd Günstiges berichtet. Scherer hat es bei Phthisikern in der Volksheilstätte Ruppertshain i. Th. angewandt, indem er betont, dass auch bei der vorwiegend hygienisch-diätetischen Anstaltsbehandlung Medicamente, insbesondere Narkotica, nicht zu entbehren seien. Das Dionin besitzt dem Morphin gegenüber eine weit mildere narkotische Wirkung; es ist fast frei von Wirkungen auf die Verdauungsorgane (macht niemals Uebelkeit, Erbrechen, Appetitsverminderung, Verdauungsbeschwerden) und besitzt auch sonst keinerlei unangenehme Nebenwirkungen. Seine hauptsächlichste Wirkung ist nach Scherer die Reizmilderung: der Hustenreiz verschwindet unter seiner Anwendung nach wenigen Tagen. Auf die Expectoration hat es keinen Einfluss. Vorhandene Schmerzen beeinflusst es günstig. Bei Schlaflosigkeit führt 0,02 bis 0,03 Dionin meist ruhigen anhaltenden Schlaf herbei. Zur Ruhigstellung bei Hämoptoë ist das Morphin wegen seiner stärkeren narkotischen Wirkung vorzuziehen. Scherer gibt das Dionin in Pulverform zu 0,02, oder in Dionintabletten Merck (à 0,03), oder in 0,3—0,5%iger Lösung, 2—4mal täglich 1 Kaffeelöffel. Frankl rühmt das Dionin als schmerzstillendes Mittel in der gynäkologischen Praxis. Es leistete ihm gute Dienste bei Dysmenorrhoe: auf 0,03 Dionin (als Tablette) trat nach ca. 25 Minuten Nachlass der Schmerzen ein. Ein weiteres wichtiges Gebiet für die Dioninbehandlung sind nach

Dionin.

Dionin. Frankl die entzündlichen Veränderungen der Adnexe. Hier wendet Frankl das Dionin in Form von Vaginalkugeln an: Dionin 0,03, Ammon. sulfoichthyol. 0,2, Butyri Cacao 2,0. Ad globul. vaginalem. Das Dionin werde von der Vagina ebenso resorbirt, wie von der Rectalschleimhaut. Schliesslich empfiehlt Frankl noch Dionin-Stuhlzäpfchen: Rp. Dionini 0,03, Dermatoli 0,3, Butyri Cacao 2,0. Kurtz wandte das Dionin ausser als hustenlinderndes Mittel bei Bronchitis, Emphysem etc. auch als schmerzstillendes Mittel, an Stelle des Morphins, bei heftiger Gastralgie oder Kolik an. In Dosen von 0,02 g zeigte es sich in der Wirkung dem Morphin gleich, wurde aber lieber genommen. Eine Angewöhnung wie beim Morphin scheint nicht vorzukommen. — Grinewitsch hat das Heroin in ca. 2000 Fällen an Patienten von 18—94 Jahren angewandt. Die geringste Einzeldosis betrug 0,0025, die höchste 0,01; meist wurde 0,005 gegeben. Das Mittel wurde meist gut vertragen. Nur in 4% der Fälle traten Nebenerscheinungen: Uebelkeit und Kopfschwindel, ein. Auf Herz und Gefässsystem hat das Heroin in therapeutischen Dosen keinen Einfluss. Gewöhnung tritt nicht leicht ein. Einzelne Patienten nahmen das Heroin durch Jahre hindurch, ohne die Dosis zu steigern. Das Heroin wirkt in erster Linie hustenstillend. Es ist ausgezeichnet bei acuter Bronchitis. Auch bei chronischer Bronchitis mildert es den Husten und das Asthma, aber nicht so sicher wie bei acuter Bronchitis. Unter 60 Fällen von Lungentuberculose hat das Heroin 52mal günstig gewirkt. Es beruhigte den Husten; in vielen Fällen verschwanden die Nachtschweisse. Günstig war auch die Wirkung bei katarrhalischen Influenzaformen. Bei Stauungsbronchitiden bei Herzfehlern brachte Heroin allein wenig Nutzen; mit Digitalis zusammen wurde ein günstiges Resultat erzielt. Auch bei Pleuritis sicca zeigte sich guter Erfolg. Dagegen blieb die Wirkung bei Ischias gewöhnlich aus. Strauss (Barmen) empfiehlt das Heroin als Anaphrodisiacum. Gegen zu häufige Pollutionen gibt er in der ersten Woche jeden Abend ein Pulver zu 0,01; später lässt er je 2—3 Tage pausiren. Sehr gut war auch der Erfolg bei schmerzhaften Erectionen bei Gonorrhoe: 0,01 innerlich, oder als Suppositorium. Auch Heins empfiehlt das Heroin gegen schmerzhafte Erectionen (zu 0,01, seltener zu 0,02, in Pillen). Es sei wirksamer als das übliche Lupulin, Bromcampher, Bromsalze etc.

Heroin.

Pertussin. Model hat das Pertussin (Extractum Thymi saccharatum Täschner) mit günstigstem Erfolge an sich und Mitgliedern seiner Familie erprobt. Bei acuten laryngitischen und bronchitischen Zuständen wurde der heftige trockene Husten bald erheblich gemildert, und bei Fortgebrauch grösserer Dosen trat auffallend rasch wohlthätige Lösung und Expectoration ein. Auch das Verschwinden der völligen Stimmlosigkeit bei acutem Kehlkopfkatarrh erfolgte so rasch und vollständig, wie es bei sonst gleichem Verhalten (Bettruhe, Priessnitzverband, reichlich Malzthee) ohne das Thymianpräparat nicht der Fall war. Model, der an Arteriosklerose, chronischem Bronchialkatarrh und Lungenemphysem leidet, rühmt das Extractum Thymi ganz ausserordentlich. Bei winterlichen Exacerbationen der Bronchitis, mit erschöpfendem Husten und Lufthunger und beängstigenden Circulationsstörungen, führten reichliche Dosen des Präparates (100 g in einem halben Tage oder in einer Nacht) auffallend rasch Schwinden der Athembeengung und des Hustenreizes, Lösung des Secretes und leichte Expectoration herbei, so dass Model das Pertussin (in genügend grossen Dosen) für ein ganz ausgezeichnetes Mittel erklärt. Auch Ostrowicz, der, durch die Veröffentlichung Model's aufmerksam gemacht, das Pertussin an sich versuchte, rühmt dessen Wirkung bei Bronchialkatarrh. Energische Dosen (5mal 20 g) bewirkten Lösung des Schleimes und leichte Expectoration und beseitigten den Husten. Auch von anderer Seite wird das Pertussin bei Emphysem sowie bei Keuchhusten warm empfohlen.

Valyl.

Valyl (Valeriansäure-Diäthylamid) ist eine eigenthümlich riechende, brennend schmeckende, Flüssigkeit, die die charakteristischen Eigenschaften des Baldrians, insbesondere dessen therapeutisch werthvolle Nervenwirkungen besitzen soll. Es wird deshalb als Ersatz für den Baldrian empfohlen (Klemperer). Valyl ist angezeigt bei Hysterie, Migräne, Neuralgieen, Störungen während der Menstruation und klimakterischen Beschwerden. Da das Mittel scharf und unangenehm schmeckt, kommt es, mit gleichen Theilen Sebum ovile vermischt, in Gelatinekapseln à 0,125 g Valyl in den Handel. Man verordnet täglich 2—3, eventuell 4—6 Kapseln.

Antithyreoidin.

Merck stellt (nach den Angaben von Möbius) ein „Antithyreoidin“ aus dem Serum von thyreoidektomirten Hammeln dar. Von Schultes wurde eine an ausgesprochener Basedow'scher Krankheit leidende, frisch psychisch erkrankte, Frau mit diesem Antithyreoidinserum behandelt. Die Wirkung war eine auffallend günstige. Göbel gab einer seit Jahren an Basedow'scher Krankheit leidenden Patientin die Milch einer Ziege zu trinken, die seit 5 Monaten ihrer Schilddrüse beraubt war, und erzielte hierdurch eine sichtliche Besserung.

Ueber das Bromocoll lauten die Berichte günstig; jedoch

Bromocoll. wird hervorgehoben, dass es an Wirkung das Bromkalium (in entsprechenden Mengen) jedenfalls nicht übertreffe und Acneeruptionen nicht sicher verhüte, wenn es auch seltener und in milderer Form zu Bromismus führe (Reich und Ehrcke). Joseph empfiehlt Bromocollsalbe (in welcher das Bromocoll durch Zusatz von Borax löslich gemacht ist, „Bromocollum solubile") gegen subacute und chronische Ekzeme.

Jodipin. Das Jodipin ist als eine wesentliche Bereicherung unseres Arzneischatzes anzusehen. Das Jodipin stellt ein durch Einwirkung von Jodmonochlorid auf Sesamöl enstehendes Jodfett dar. Dieses Jodfett wird, bei innerer wie subcutaner Verabreichung allenthalben, insbesondere in Leber und Knochenmark, als solches zur Ablagerung gebracht. Es bildet hier gewissermaassen Joddepots, aus welchem beständig Jod abgespalten wird. Das Jodipin kann überall an Stelle des Jodkaliums treten. Es macht nur äusserst selten Jodismus. Innerlich sind 1—3 Thee- bis Esslöffel des 10%igen Präparates zu verordnen. Ein grosser Vortheil besteht darin, dass man das Jodipin sehr bequem subcutan injiciren kann. Die Injection erzeugt keinen Schmerz und keine Reizerscheinungen. Die Jodausscheidung beginnt bei dieser Form der Application erst am 2.—5. Tage, hält aber 4-6 Wochen an. Das Jodipin ist indicirt im secundären luetischen Spätstadium, bei allen tertiären gummösen Formen der Syphilis, ferner bei Scrophulose, bei Struma, bei Asthma bronchiale etc.; sehr gut soll auch die Wirkung von Jodipininjectionen bei Ischias sein (siehe den vorjährigen Bericht). Kreibich (Wien) berichtet über eine neue erfolgreiche Anwendung des Jodipins: nämlich bei Aktinomykose der Haut. Kreibich injicirte je 3 ccm subcutan in Intervallen von 4—5 Tagen, im ganzen 30 ccm. Er hat in 3 Fällen vollkommene Heilung erzielt.

Agurin. Agurin nennt Impens das Doppelsalz von Theobrominnatrium und Natriumacetat, das 10% Theobromin mehr enthält als das Diuretin (bekanntlich salicylsaures Theobrominnatrium), den Magen noch weniger lädirt als das Diuretin und mindestens so stark wie dieses diuretisch wirkt. Destrée und Litten haben die günstige Wirkung des Agurins bestätigt. Ostrowicz (Landeck) hat das Agurin an sich selbst (Herzfehler mit Stauungen) erprobt: es leistete ihm bessere Dienste als das Diuretin. Das Agurin soll als Pulver oder als Lösung genommen werden. Säuren oder sauer reagirende Fruchtsäfte sollen vermieden werden, weil sie aus dem Agurin unlösliches Theobromin ausfällen. Hess bestätigt die günstige Wirkung des Agurins. Es wird im allgemeinen besser vertragen als das Diuretin; jedoch wird zuweilen doch auch über Magenverstimmung geklagt.

Theocin. Als Theocin bringen die Farbenfabriken vorm. Fr. Bayer, Elberfeld, synthetisch dargestelltes Theophyllin (1,3 Dimethylxanthin) in den Handel. Dasselbe wirkt, wie das Theobromin (3,7 Dimethylxanthin), mächtig diuretisch. Es wird in Dosen von 0,3—0,5 g als Pulver, oder in heissem Thee gelöst, gegeben. Auf das Herz besitzt es keine excitirende Wirkung; dagegen wirkt es anregend auf das Nervensystem, ähnlich dem Coffein; der Schlaf wird nicht gestört. Die kräftigste Wirkung entfaltet es bei starken Oedemen.

Purgatin. Ueber das Purgatin wurde im vorigen Jahrgang das erste Mal berichtet. Die Beobachtungen des verflossenen Jahres bestätigen, dass es ein mildes, ungefährliches Abführmittel sei. Purgatin ist geschmacklos. Es ist am besten als Schachtelpulver zu verordnen: als mildes Laxans Abends eine Messerspitze, als Drasticum 1/2 Theelöffel. Der Urin wird nach Purgatindarreichung roth gefärbt, worauf die Patienten aufmerksam gemacht werden müssen. Damen klagen zuweilen über Flecken in der Leibwäsche durch den roth gefärbten Urin (Ebstein). — Das vergangene Jahr hat uns ein weiteres neues Abführmittel bescheert: das Purgen. Purgen ist nichts anderes als Phenolphthalein. 0,1—0,2 g bewirken beim Menschen 1—2 wässerige Stuhlentleerungen; 0,05—0,1 g am Abend genommen, bedingt am folgenden Vormittag eine leichte Stuhlentleerung. Purgen ist geschmack- und geruchlos, deshalb angenehm zu nehmen (insbesondere auch für Kinder geeignet). Es ist nach Unterberg indicirt, wo ein mildes Abführmittel längere Zeit durch gegeben werden soll, oder bei reizbaren Individuen, bei denen auf andere Abführmittel leicht Nausea und Erbrechen eintritt, dagegen contraindicirt bei träger, paretischer Darmmusculatur. Das Purgen wird in Tabletten (für Erwachsene, Kinder, Säuglinge) in den Handel gebracht.

Purgen.

Bandwurmmittel. Sobotta verglich die Wirkung von Pelletierinum tannicum und von Filixextract. Das Pelletierin versagte in 6 Fällen vollständig, hatte dabei in 2 Fällen toxische Erscheinungen zur Folge. Filixextract war in Dosen von 7—8 g wirksam, auch da, wo Pelletierin versagt hatte. Sobotta lässt vor der Bandwurmcur den Darm entleeren und sorgt andererseits für rasche Entfernung des Filixextractes aus dem Darmkanal; hierbei ist das Ricinusöl (das die Resorption des giftigen Filicins bekanntlich begünstigt) durch ein anderes Abführmittel (Senna — weniger gut Natrium sulfuricum) zu ersetzen.

Aspirin.

Das Aspirin (Acetylsalicylsäure) hat sich immer mehr Freunde erworben und ist nunmehr wohl als eine dauernde Bereicherung unseres Arzneischatzes zu betrachten. Merkel (Nürnberg) rühmt es — ausser bei Gelenkrheumatismus und Muskelrheumatismus — insbesondere bei Gicht. Bei schweren acuten Gichtanfällen äusserte das Aspirin (zu 4—5 g pro die) ausserordentlich günstige Wirkungen. Stark analgetische Wirkung zeigte das Aspirin ferner bei Mastdarmkrebs, sowie bei Neuralgieen. Die Darreichung geschieht am besten in den Nachmittagsstunden, in 1stündlichen Intervallen, 4—5mal je 1 g. Man legt das Pulver trocken auf die Zunge und lässt etwas Wasser oder Citronenlimonade nachtrinken. Zu vermeiden sind alkalische Wässer, damit keine vorzeitige Spaltung des Pulvers im Magen eintrete. Ueber die Ausscheidung des Aspirins haben Filippi und Nesti Versuche an Menschen und Thieren angestellt. Danach wird das Aspirin zwar langsamer als das salicylsaure Natrium in Harn und Gelenkflüssigkeit ausgeschieden; aber die Ausscheidung in die Gelenkhöhlen ist beim Aspirin grösser als beim Natriumsalicylat. Lehmann hat Dysmenorrhoe erfolgreich mit Aspirin behandelt. Beim Auftreten der ersten Symptome gibt er 1,0 g und gewöhnlich 1 Stunde später noch 0,5 g. Zuweilen genügte dies, während in anderen Fällen mit stündlicher Weiterverabreichung von 0,5 bis insgesammt 2,0—3,0 g fortgefahren werden musste. — Mesotan ist Salicylsäure-Methyloxymethylester.

Mesotan.

Es ist ein äusserlich anzuwendendes Salicylpräparat, das an die Stelle des Gaultheriaöls (= Salicylsäure-Methylester) treten soll, das durch seinen penetranten Geruch die Patienten belästigt und häufig Kopfschmerzen erzeugt. Mesotan ist eine klare, gelbliche, schwach aromatisch riechende, ölartige Flüssigkeit. Es ist in Wasser wenig löslich, dagegen mit Alkohol, Aether, Chloroform, Fetten und ätherischen Oelen mischbar. Von der Haut wird es ausserordentlich leicht resorbirt; durch die alkalischen Körpersäfte wird Salicylsäure aus ihm abgespalten. Nach Floret äussert das Mesotan bei allen rheumatischen Muskel- und Gelenkaffectionen prompte und sichere Wirkung. Bei acutem Muskelrheumatismus (bei Floret selbst) genügte eine einmalige Aufpinselung, um den Schmerz zu beseitigen. Bei acutem Gelenkrheumatismus, auch bei schweren, multiplen Formen, wird durch Mesotan der Schmerz gestillt und der Krankheitsverlauf abgekürzt. Bei Pleuritis sicca, bei Gliederschmerzen, bei Anginen und Influenza, kann es ebenfalls mit Erfolg benutzt werden; dagegen versagt es bei neuralgischen Schmerzen, bei gonorrhoischer Gelenkentzündung und bei traumatischen Gelenkaffectionen. Die Einreibungen werden mit einer Mischung von Mesotan und Olivenöl zu gleichen Theilen vorgenommen. Zu einer Einreibung wird höchstens 1 Theelöffel der Mischung gebraucht. Zwei bis drei Einreibungen am Tage genügen. Ueberdeckung der eingeriebenen Partieen ist nicht erforderlich. Nebenerscheinungen werden nicht beobachtet, nur zuweilen entsteht eine rasch vorübergehende Hautreizung.

Uratlösende Mittel.

Meisels hat im Pester pharmakologischen Institut die harnsäurelösende Kraft der modernen Gichtmittel verglichen. Urotropin hat in Dosen von 1—1,5 g pro die keine besondere harnsäurelösende Wirkung; es löst Harnsäure nicht mehr als destillirtes Wasser. Piperidinum tartaricum und hydrochloricum lösen 24 bezw. 28% Harnsäure; Sidonal löst 33,53%; Lysidin wirkt stärker; am stärksten lösend wirkt Piperazin (71,5%). — Das Urotropin (Hexamethylentetramin) ist bekanntlich ein sehr brauchbares Desinficiens für die Harnwege. Seine Wirkung beruht darauf, dass es im neutralen oder sauren Harn Formaldehyd abspaltet. — Helmitol ist methylencitronensaures Hexamethylentetramin. Es besitzt einen angenehm säuerlichen Geschmack und ist leichter löslich als das Urotropin. 1 g enthält 0,425 g Hexamethylentetramin. 20 Tabletten à 0,5 g kosten 0,90 Mark. Es äussert dieselben günstigen Wirkungen wie das Urotropin.

Urotropin und Helmitol.

Wasserstoffsuperoxyd.

Der Wasserstoffsuperoxyd stellt wegen seiner energischen desinficirenden und desodorirenden Wirkung und seiner absoluten Ungiftigkeit ein ideales Antisepticum dar. Neuerdings ist es der Firma E. Merck gelungen, 100% (Vol. %) Wasserstoffsuperoxyd in absoluter Reinheit darzustellen. Bruns hat den Wasserstoffsuperoxyd für die chirurgische Praxis warm empfohlen. Nowikoff sowie Kozlofsky haben ihn bei Hautaffectionen sehr bewährt gefunden. Ulcera cruris heilen unter H_2O_2-Behandlung (Waschen mit 3%iger Lösung und Bedecken mit in die Lösung getauchten Compressen) in kürzester Zeit. Bei ausgedehntem Lupus faciei erfolgte auf Umschläge mit 1½—2%iger Lösung nach 3 Wochen erhebliche Besserung, nach 3 Monaten völlige Heilung. Als Spülmittel (bei Stomatitis, Angina) übertrifft der Wasserstoffsuperoxyd alle anderen Mittel. Bei der Angina diphtheritica wirkt er angeblich so sicher wie Heilserum.

Sublamin.

Sublamin ist Quecksilbersulphat-Aethylendiamin. Es besitzt dem Sublimat ungefähr gleiche antiseptische Wirkung, ist etwas weniger toxisch als dieses, löst sich rascher und leichter als Sublimat und soll tiefer in die Gewebe eindringen. Es wird (z. B.

von Fürbringer) insbesondere zur Desinfection der Hände empfohlen.

Natrium bicarbonicum als schmerzstillendes Mittel.

Eine Lösung von Natrium bicarbonicum auf offene Wunden gebracht, soll schmerzstillend wirken. Lauder Brunton litt an Furunkeln der Hand infolge einer inficirten Wunde. Bei Application einer Lösung von Natriumbicarbonat hörten die Schmerzen nach wenigen Minuten auf. Auch bei Zahncaries soll Natrium bicarbonicum schmerzstillend wirken. Dice Duckworth empfiehlt, den Mund mit einer Lösung von Bicarbonat auszuspülen und einen mit der Lösung getränkten, Wattebausch in die Zahnhöhle einzuführen.

Epicarin.

Epicarin ist ein Condensationsproduct von β-Naphthol und Kresotinsäure. Es soll ungiftig und reizlos sein. Es wird gegen Scabies, Herpes und Prurigo empfohlen. Szabóky erklärt das Epicarin für ein sehr brauchbares Scabiesmittel. Es besitzt stark milbentödtende Wirkung, reizt auch bei Anwendung auf grosse Flächen die Nieren nicht; ist geruchlos und beschmutzt die Wäsche nicht. Auch bei den durch andere Epizoen (Pediculi, Cimices, Pulices) hervorgerufenen Hautausschlägen hat sich 10%ige Epicarinsalbe gut bewährt. Ueberraschende Erfolge sah Szabóky bei Prurigo. Bei Pruritus universalis und senilis war der Erfolg nur ephemer. — Lenigallol ist Triacetyl-Pyrogallol. Es wurde von Kromayer als milde wirkendes, keratolytisches Mittel in die Praxis eingeführt. Clemm rühmt seine Wirkung bei chronischen Ekzemen auf scrophulöser Basis. Er behandelt die Patienten nicht, wie Kromayer vorschrieb, mit zweimaligem Verbandwechsel innerhalb 24 Stunden, sondern mit Pastendauerverband, den er mehrere Tage liegen lässt. Die Wirkung sei eine geradezu specifische. — Ichthargan = Argentum thiohydrocarbosulfonicum, ist eine Verbindung von Ichthyol und Argentum, 30% Silber enthaltend. Es wirkt in 0,3%iger Lösung antibacteriell. Es wird in 0,02—0,2%iger Lösung gegen Gonorrhoe, zu 0,04—0,2% gegen Conjunctivalkatarrh, zu 2% gegen Trachom empfohlen. Unna verwendet das Ichthargan als Streupulver (1—5% mit Talcum) als die Epithelneubildung förderndes Mittel bei gereinigten Geschwüren mit verzögerter Epithelneubildung — bei alten harten Geschwüren —, bei schlaffen Granulationen. Saalfeld bediente sich des Ichthargans in 140 Fällen männlicher Gonorrhoe. Er begann mit Injectionen von 0,05 : 200, die fast ausnahmslos gut vertragen wurden, und stieg dann auf 0,075 bis 0,1 : 200. Es zeigte sich bald Nachlass der Secretion und Schmerzen und auffallend rasches Verschwinden der Gonokokken. Saalfeld

Lenigallol.

Ichthargan.

sieht einen Vorzug gegenüber anderen Mitteln darin, dass das Ichthargan nur ausnahmsweise Reizung hervorruft und dass man die Behandlung mit dem gleichen Mittel in variirter Concentration bis ans Ende fortsetzen kann. Bei weiblicher Gonorrhoe führte Saalfeld einen mit 1%iger Ichtharganlösung getränkten Gazestreifen in die Vagina ein und erzielte dadurch in kurzer Zeit Verminderung bezw. Beseitigung des übelriechenden Fluors. Goldberg behandelte ebenfalls eine grössere Anzahl Gonorrhoekranke mit Ichthargan. Er verwandte Lösungen von 1 : 3000 bis 1 : 2000 bis 1 : 500. Das Ichthargan wirkt nach ihm als Antisepticum und Adstringens und ist dabei fast reizlos. Da es zudem ein billiges Mittel darstellt (0,1 ad 200,0 kosten ca. 0,60 Mark), so ist es als ein sehr zweckentsprechendes Antigonorrhoicum zu betrachten. — Ichthoform ist eine Combination des Ichthyols mit Formalin. Es stellt ein die oberste Hornschicht nekrotisirendes Präparat dar und ist nach Unna als Ersatz des Chrysarobins gut zu verwenden. — Das Ichthyol hat sehr unangenehmen Geruch und Geschmack. Unna verordnet bei sensiblen Personen anstatt der Ichthyolpillen und -kapseln, die er früher verschrieb, Ichthyoleisen („Ferrichthol"), das geruch- und geschmacklos ist. Das Ferrichthol erwies sich nützlich bei allen chronischen Angioneurosen (chronischer Urticaria, Purpuraformen etc.), ferner bei Complication von chronischen Hautinfectionen (Lupus, Hautsyphilis, universellen Ekzemen, seborrhoischer Alopecie der Frauen) mit primärer Chlorose oder secundärer Anämie, dann bei Varicen des Unterschenkels bei anämischen Frauen, und schliesslich neben dem Arsen bei langer Arsenbehandlung. — Ichthyolcalcium empfiehlt Unna an Stelle des Ichthyolammoniums bei Empfindlichkeit der Geschmacksnerven und des Magens bezw. bei dauernder Idiosynkrasie gegen Ichthyol (insbesondere auch in der Kinderpraxis).

Ichthoform.

Ichthyoleisen.

Ichthyol-calcium.

Ein Herr machte sich eine Alaunlösung zum Gurgeln zurecht, indem er 1/3 des Glases mit Alaun füllte und Wasser aufgoss (concentrirte Lösung!). Beim Gurgeln verschluckte er einen Mundvoll Lösung. Darauf heftiges Erbrechen, 39mal in 48 Stunden, zuletzt Schleim mit chokoladefarbenem Blut. Der Urin war blutig gefärbt, enthielt zahlreiche Erythrocyten, wenig Leukocyten und spärliche hyaline Cylinder. Erst nach 13 Tagen erfolgte völlige Genesung. — Ueber einen Fall acutester Oxalsäurevergiftung berichtet Kobert. Ein Mann starb 10 Minuten nach Aufnahme des Giftes. In der Mundhöhle, im Magen und oberen Theil des Dünndarmes fand sich nur geringe Verschorfung. Der Tod muss durch rasche und reich-

Vergiftung mit Alaun,

— mit Oxalsäure.

liche Resorption der Oxalsäure vom Magen her eingetreten sein. Mit der ausgedehnteren Anwendung des Formaldehyds als Antisepticum mehren sich auch die Berichte über zufällige Vergiftungen mit Formalin oder Formol (=40%ige Lösung von Formaldehyd). Dieselben kamen meist durch Verschlucken des Formalins infolge Verwechselung mit internen Medicinen etc. zu Stande. Es hat sich dabei herausgestellt, dass das Formalin durchaus keinen sehr giftigen Körper darstellt (vergl. den vorjährigen Bericht). Es verursacht local Schmerzen und Entzündung von Rachen, Schlund, Magen und Darm, aber keine Verätzung. Die resorptiven Wirkungen bestehen in Benommenheit bezw. Trunkenheit. Ein Todesfall ist bisher nicht vorgekommen. Grosse Dosen (50 ccm und mehr des unverdünnten Formalins) sind ohne dauernden Schaden überstanden worden. Gerlach (Lauchheim) berichtet über einen Fall, in dem ein Mädchen 60—70 ccm 35%iges Formalin trank. Sie verfiel in soporösen Zustand, der 1 Tag dauerte, hatte später Kopfschmerzen, Schwindel und Brennen im Hals, einmal Erbrechen und diarrhoischen, reichlich Schleim haltenden Stuhl. Der Puls war dauernd kräftig und regelmässig, die Temperatur normal. In 3 Tagen war Erholung eingetreten. — Santesson hatte zuerst darauf aufmerksam gemacht, dass bei Arbeitern in Kautschukfabriken unter der Einwirkung des Benzols schwere Blutschädigungen zu Stande kommen. Mohr beobachtete 10 Vergiftungen mit Benzolkörpern an Arbeitern. Alkoholismus scheint den Eintritt der Vergiftung zu begünstigen. In allen Fällen zeigte sich Benommenheit und Schlafsucht, in zweien Zucken und Wogen der Oberschenkelmusculatur, in einem Falle eine rasch vorübergehende Neuritis optica. In 6 von den 10 Fällen zeigten sich schwere Blutveränderungen. Die rothen Blutkörperchen waren zum Theil fragmentirt, zum Theil zeigten sie abnorme Tinctionsfähigkeit, zum Theil hämoglobinämische Degeneration. Im Blute konnte in allen 6 Fällen Methämoglobin, im Urin Hämatoporphyrin nachgewiesen werden. Die Behandlung bestand in Darreichung von Analepticis und Inhalationen von Sauerstoff, mehrmals 30—40 Liter im Tage. Die O-Inhalationen sollen momentan günstig gewirkt haben. — Tausch berichtet über 2 Selbstmordversuche mit Lysol. Eine Frau trank 2 Esslöffel unverdünnten Lysols; darauf Bewusstseinsverlust, oberflächliche, unregelmässige Athmung, kaum fühlbarer Puls. Auf Magenspülung und Darreichung von Excitantien erfolgte Erholung. Ein 58jähriger Mann nahm 100 ccm, zeigte anfangs wenig bedrohliche Symptome, ging aber dann am 3. Tage unter Lungenhypostase zu Grunde. Die localen Aetzerscheinungen

Vergiftung mit Formalin.

— mit Benzol.

— mit Lysol.

waren in beiden Fällen nicht bedeutend. — Eine Morphinvergiftung im frühesten Kindesalter beschreibt Katzenstein. Ein 24tägiges Kind von 3,5 kg hatte von der Wärterin ein Pulver von 0,007 g Morphin. mur. bekommen. Das Kind zeigte heftige Krampfanfälle, die sich in Pausen von ½—1 Stunde wiederholten und schliesslich zu einer 30—40 Minuten dauernden Asphyxie führten. Die Therapie bestand in heissen Einpackungen, künstlicher Athmung und Herzmassage, ferner Mastdarmeinläufen und subcutanen Injectionen warmen Wassers. Nach 26 Stunden waren die Vergiftungssymptome beseitigt, und es trat rasch vollständige Erholung ein. Ueber eine Opiumvergiftung an einem 7jährigen Kinde berichtet Feuerstein (Bojan). Das Kind erhielt früh 6 Uhr von der Wärterin anstatt Sirupus Rhei ein Kinderlöffelchen Tinctura opii simplex. Darauf Contractur des Nackens, der Vorderarme, fortwährendes Zucken des Mundes, Protrusio bulbi, hochgradige Miosis, starke Cyanose, oberflächliche Athmung, kaum fühlbarer Puls. Es wird ein kleinkalibriger Nélaton-Katheter in den Magen eingeführt und der Magen mit schwacher Permanganatlösung ausgespült; ferner hohe Darmausspülung mit der gleichen Lösung. Auf Uebergiessungen im warmen Bade kehrt das Bewusstsein zurück; am Abend ist die Nackensteifigkeit geschwunden; am nächsten Tage ist das Kind vollständig erholt. — Chronische Colchicinvergiftung ist in der Litteratur bisher noch nicht erwähnt worden. Mabille beschreibt einen derartigen Fall. Ein 40jähriger Gichtkranker hatte in Vichy Granula à 1 mg Colchicin verordnet erhalten und nahm die Granula (4—6 Stück pro die) durch Monate hindurch fort. Er hatte durch viele Wochen täglich 8—10 wässrige Stühle. Dann plötzlich steigerte sich die Diarrhoe auf 30—40 Entleerungen pro Tag, der Patient wurde stimmlos, zeigte fadenförmigen Puls, häufige Körperzuckungen; auf leiseste Berührungen erfolgten äusserst schmerzhafte Contractionen verschiedener Muskelbündel. Spartein führte reichliche Urinausscheidung herbei, nach 50 Stunden hatten die Diarrhoe und die Zuckungen aufgehört.

— mit Morphin.

Opiumvergiftung.

Vergiftung durch Colchicin.

Litteratur.

Albrecht, Ueber Pyramidon, besonders bei Asthma. Therapie d. Gegenwart Nr. 10. — Allard, Kakodylsäure und Lungentuberculose. Therapie d. Gegenwart Nr. 11. — Aronheim, Zur Darmwirkung des Atropins. Münch. med. Wochenschr. Nr. 42. — Blumberg, Untersuchungen über die Wirkung des Sublamins als Desinfectionsmittel. Münch. med. Wochenschr. Nr. 37. — Boltenstern, Ein Fall von schwerer Schwefelsäurevergiftung bei einem Kinde. Therap. Monatsh. Nr. 10. — Bukofzer, Untersuchungen über die

Wirkung von Nebennierenextract etc. Arch. f. Laryngol. u. Rhinol. Bd. XIII, Nr. 2. — Bumke, Paraldehyd und Scopolamin als Schlaf- und Beruhigungsmittel für körperlich und geistig Kranke. Münch. med. Wochenschr. Nr. 47. — Campiche, Beitrag zum Studium der Aethernarkose. Rev. méd. de la Suisse rom. Nr. 2. — Clemm, Ueber Pyrogalloltriacetatbehandlung nicht parasitärer Hautaffectionen. Therap. Monatsh. Nr. 9. — Combemale und Huriez, Quelques observations cliniques sur la valeur thérapeutique de l'héroine. Echo méd. Nr. 17. — Derselbe und Obers, Quelques mots sur l'agurine. Echo méd. Nr. 40. — Derselbe und Sonneville, Opinions sur la dionine. Echo méd. Nr. 44. — Danielsohn und Hess, Alkohol und Sublamin als Händedesinfectionsmittel. Deutsche med. Wochenschr. Nr. 37. — Ebstein, Ueber das Emodin und das Purgatin als Abführmittel. Therapie d. Gegenwart Nr. 1. — Edlefsen, Zur Geschichte der Kakodylsäurebehandlung. Therap. Monatsh. Nr. 6. — Falkner, Dermatol als Antidiarrhoicum. Therapie d. Gegenwart Nr. 12. — Feiber, Jodipin. Dermatol. Zeitschr. Bd. IX. — Feuerstein, Ein Fall von schwerer Intoxication mit Tinctura Opii simplex bei einem 7 Wochen alten Kinde. Wien. med. Wochenschr. Nr. 1. — Fillippi und Nesti, Ueber die Ausscheidung des Aspirins. Allg. med. Centralztg. Nr. 52. — Floret, Mesotan, ein äusserlich anzuwendendes Antirheumaticum. Deutsche med. Wochenschr. Nr. 42. — Franke, Ueber Collargol- und Ichthyolsalbe. Therapie d. Gegenwart Nr. 8. — Frankl, Dionin in der gynäkologischen Praxis. Therap. Monatsh. Nr. 6. — v. Frisch, Adrenalin in der urologischen Praxis. Wien. klin. Wochenschr. Nr. 33. — Fürbringer, Sublamin zur Händedesinfection. Deutsche med. Wochenschr. Nr. 37. — v. Fürth, Mahnung zur Vorsicht beim Gebrauch von Nebennierenpräparaten. Deutsche med. Wochenschr. Nr. 43. — Gebauer, Ein Beitrag zur Casuistik der Atropinbehandlung des Ileus. Deutsche med. Wochenschr. Nr. 47. — Gebele, Weitere Bemerkungen über Atropin. Münch. med. Wochenschr. Nr. 42. — Gerlach, Zur acuten Formalinvergiftung. Münch. med. Wochenschr. Nr. 36. — Göbel, Zur Serumbehandlung der Basedow'schen Krankheit. Deutsche med. Wochenschr. Nr. 20. — Görges, Ueber neuere Arzneimittel: Aspirin und Digitalis-Dialysat. Berl. klin. Wochenschr. Nr. 32. — Golbberg, Ichthargan bei Gonorrhoe. Therap. Monatsh. Nr. 3. — Goldschmidt, Renoform, ein Schnupfenmittel. Therapie d. Gegenwart Nr. 8. — Grinewitsch, Beobachtungen über die Wirkungen des Heroins. Allg. med. Centralztg. Nr. 25. — Grünfeld, Ein casuistischer Beitrag zur Urotropintherapie. Aerztl. Centralztg. Nr. 40. — Heins, Heroin gegen schmerzhafte Erectionen. Therap. Monatsh. Nr. 5. — Hess, Zur klinischen Würdigung einiger neuer Arzneimittel. Therapie d. Gegenwart Nr. 6. — Hesse, Innerliche Gelatinebehandlung bei Hämophilie. Therapie d. Gegenwart Nr. 9. — v. Hösslin, Ueber ein neues Abführmittel „Purgatin". Münch. med. Wochenschr. Nr. 32. — Hofmann, Ueber die Anwendung des Camphers bei Morphiumentziehung. Therap. Monatsh. Nr. 7. — Holtschmidt, Sterilisation von Gelatine. Münch. med. Wochenschr. Nr. 1. — Jacobsohn, Einige Bemerkungen über zwei seltene Vergiftungen (mit Petroleum, bezw. mit Extractum Hydrastis fluidum). Centralbl. f. inn. Med. Nr. 42. — Jamieson, Ueber die Wirkung des Adrenalin bei Lupus. Brit. med. Journal, 21. Juni. — Impens. Contribution à l'étude des préparations solubles de la Théobromine. Archives de Pharmacodynamie Vol. VIII, p. 203. — Jodlbauer, Die Wirkung der Bittermittel im Dünndarm. Arch. internat. de Pharmacodynamie Vol. X, p. 201. — Joseph, Bromocollsalbe. Dermatol. Centralbl. Nr. 7. — Kassel, Unguentum colloidale Credé. Ther. Mon. Nr. 5. — Katzenstein, Ein Fall von Morphiumvergiftung im frühesten Kindesalter. Münch. med. Wochenschr. Nr. 44. — Kernig, Chininbehandlung des Abdominaltyphus. Therapie d. Gegenwart Nr. 7. — Kinckler, Ueber Bismuthose. Therap. Monatsh. Nr. 6. — Derselbe, Ueber Bismuthose. Allg. med. Centralztg. Nr. 24. — Kipp, Anwendung des Chinosol. Allg. med. Centralztg. Nr 27. — Klemperer, Valyl, ein empfehlenswerthes Baldrianpräparat. Therapie d. Gegenwart Nr. 1. — Kobert, Ueber Ipecacuanha. Therap. Monatsh. Nr. 8. — Derselbe, Ein Fall von Oxalsäurevergiftung. Centralbl. f. inn. Med. Nr. 46. — Kozlowsky, Wasserstoffsuperoxyd. Therapie d. Gegenwart Nr. 12. — Kraewski, Ein Vergleich der Wirkung des Morphins und seiner Derivate auf die Athmungsthätigkeit. Wrastch Nr. 9. — Kramolik, Alaunvergiftung. Pester med.-chir. Presse Nr. 11. — Kreibich, Heilung von Aktinomykose durch Jodipin. Wien. klin. Wochenschr. Nr. 4. — Kronheim, Perdynamin. Deutsche med. Wochenschr. Nr. 27. — Kühn, Einige Erfahrungen über den therapeutischen Werth der Nebennierensubstanz. Therapie d. Gegenwart Nr. 8. — Kurtz, Beobachtungen über das Merck'sche Dionin. Therapie d. Gegenwart Nr. 3. — Braden Kyle, Der Werth der Nebenniere bei Krankheiten der Nase und des Rachens. Ther. Gaz., 15. Juli. — Lanz, Bromocollsalbe. Therapie d. Gegenwart Nr. 12. — Lauder-Brunton, Natrium bicarbonicum als schmerzlinderndes Mittel. Therap. Monatsh. Nr. 12. — Lehmann, Beitrag zur Beurtheilung der Credé'schen Silberpräparate. Therapie d. Gegenwart Nr. 3. — Lesser, Combination von Quecksilber- und Jodbehandlung. Arch. f. Dermatol. u. Syphilis Bd. LX. — Levy u. Bruns, Ueber den Gehalt der käuflichen Gelatine an Tetanuskeimen. Deutsche med. Wochenschr. Nr. 8. — Liebreich, Ueber Perdynamin. Therap. Monatsh. Nr. 8. — Lissauer, Die Bismuthose bei Diarrhöen kleiner Kinder. Deutsche med. Wochenschr. Nr. 33. — Longworth, Klinische Beobachtungen über die Wirkung einiger Nebennierenpräparate. Brit. med. Journ., 19. Juli. — Mabille, Vergiftung durch Colchicin. Bull. gén. de Thér. Nr. 3. — Manasse, Ueber den praktischen Werth der Bismuthose. Therap. Monatsh. Nr. 1. — Margoniner und Hirsch, Die subcutane Gelatineinjection und ihre Gefahren. Therap. Monatsh. Nr. 7. — Meisels, Experimentelle Beiträge über den Werth der neueren uratlösenden Mittel. Pester med.-chir. Presse Nr. 12. — Mendel, Ueber die therapeutische Verwendung des kakodylsauren Natrons und die intravenöse Arsenbehandlung. Therap. Monatsh. Nr. 3, 4. — Merkel, Weitere Mittheilungen über das Aspirin. Münch. med. Wochenschr. Nr. 9. — Mesotan. Therap. Monatsh. Nr. 12. — M. Michaelis, Ueber Sauerstofftherapie.

Zeitschr. f. diätet. u. physikal. Therapie Bd. IV. — Minkowski, Ueber Theocin als Diureticum. Therapie d. Gegenwart Nr. 11. — Model, Noch ein Wort über das Petussin (Täschner). Therap. Monatsh. Nr. 7. — Mohr, Ueber Blutveränderungen bei Vergiftung mit Benzolkörpern. Deutsche med. Wochenschrift Nr. 6. — Müller, Die intravenöse Injection von Argentum colloidale Credé (Collargol) bei septischen Processen. Deutsche med. Wochenschr. Nr. 11. — Nowikoff, Wasserstoffsuperoxyd. Therapie d. Gegenwart Nr. 12. — Ostermayer, Zur Darmwirkung des Atropins. Münch med. Wochenschr. Nr. 36. — Derselbe, Dasselbe. Münch. med. Wochenschr. Nr. 45. — Ostrowicz, Noch ein Wörtchen über das Pertussin (Täschner). Therap. Monatsh. Nr. 12. — Derselbe, Kurze Mittheilung aus der an sich selbst gemachten Erfahrung über Diuretin (Knoll), Dialysatum digitalis (Golaz) und Agurin (Bayer). Therap. Monatsh. Nr. 1. — Derselbe, Nachträgliche Mittheilung über das Agurin (Bayer). Therap. Monatsh. Nr. 5. — Pal, Zur Erklärung der Darmwirkung des Atropins mit Rücksicht auf dessen Anwendung beim Ileus. Münch. med. Wochenschr. Nr. 47. — Paschkis, Die Hefe als Arzneimittel. Wien. klin. Wochenschr. Nr. 31. — Rabow, Apomorphin als Beruhigungs- und Schlafmittel. Therap. Monatsh. Nr. 7. — Rapp, Die Dauerhefepräparate des Handels. Münch. med. Wochenschr. Nr. 36. — Reich und Ehrcke, Bromocoll, ein neues Brommittel in der Behandlung der Epilepsie. — Reichmann, Praktische Erfahrungen über Mesotan. Therapie d. Gegenwart Nr. 12. — Robin, Anwendung des Hyoscins bei Tremor. Bull. gén. de Thér. Nr. 7. — Rogovin, Klinische und experimentelle Untersuchungen über den Werth der Sauerstoffinhalation. Zeitschr. f. klin. Med. Bd. XLVIII. — Rosenberg, Nebennierenextract in der Rhino- und Laryngologie. Zeitschr. f. Ohrenheilk. Bd. XLI, Nr. 2. — Rosenthal, Ueber das Helmitol, ein neues Harnantisepticum. Therapie d. Gegenwart Nr. 12. — Saalfeld, Zur Ichtharganbehandlung bei Gonorrhoe. Therap. Monatsh. Nr. 3. — Samberger, Ueber die Wirkung wiederholter Injectionen von Nebennierenextract. Wien. klin. Rundschau Nr. 29. — Scherer, Dionin bei Erkrankungen der Athmungsorgane. Therap. Monatsh. Nr. 2. — Schmiedieke, Weiteres über Tetanuskeime in der käuflichen Gelatine. Deutsche med. Wochenschr. Nr. 11. — Schoull, Behandlung der Pneumonie mit Ergotin. Journal des Practiciens Nr. 36. — Schubert, Ein Fall von gewohnheitsmässigem Digitalismissbrauch. Münch. med. Wochenschr. Nr. 38. — Schuftan, Ueber Sublamin und dessen toxische Wirkung im Vergleich zu der des Sublimats. In.-Diss. Berlin 1902. — Schultes, Zur Antithyreoidinbehandlung der Basedow'schen Krankheit. Münch. med. Wochenschr. Nr. 20. — Schwarz, Erfahrungen über 100 medullare Tropacocain-Analgesien. Therap. Monatsh. Nr. 8. — Derselbe, Unguentum Credé bei puerperaler Sepsis. Wien. med. Presse Nr. 8. — de Schweinitz, Die Nebenniere und ihre Präparate in der augenärztlichen Praxis. Ther. Gaz., 15. Juli. — Seiler, Ein Fall von Antipyrin-Intoxication. Correspondenzbl. f. Schweizer Aerzte Nr. 13. — Singer, Die Nebennieren und ihr wirksames Princip. Therap. Monatsh. Nr. 1, 2. — Sobotta, Vergleich über die Wirksamkeit verschiedener Bandwurmmittel nebst Versuchen, das Ricinusöl bei der Bandwurmcur durch andere Abführmittel zu ersetzen. Therap. Monatsh. Nr. 8. — Starck, Ueber den therapeutischen Werth der Bismuthose. Münch. med. Wochenschr. Nr. 47. — Strassburger, Beitrag zur Behandlung der Ruhr mit Radix Ipecacuanhae. Münch. med. Wochenschr. Nr. 36. — Strauss, Das Heroinum hydrochloricum als Anaphrodisiacum. Münch. med. Wochenschrift Nr. 36. — Sublamin. Therap. Monatsh. Nr. 1. — Szaboky, Ueber den Heilwerth des Epicarins. Die Heilkunde V, Nr. 12. — Tappeiner, Ueber die Wirkung der Mucilaginosa. Arch. internat. de Pharmacodyn. Vol. X. — Taramasio, Toxikologische Untersuchungen über das Adrenalin. Rev. méd. de la Suisse rom. Nr. 8. — Tausch, Zwei Fälle von Lysolvergiftung. Berl. klin. Wochenschr. Nr. 34. — Theocin. Therap. Monatsh. Nr. 12. — Thieme, Zur Behandlung der Lungenblutungen mit subcutanen Gelatineinjectionen. Münch. med. Wochenschr. Nr. 5. — Thomas, Étude clinique sur l'emploi de la sparteïne. Rev. méd. de la Suisse rom. 1902, Nr. 8. — Umber, Arsen zur subcutanen Injection. Therapie d. Gegenwart Nr. 12. — Derselbe, Neuere Untersuchungen über die wirksamen Substanzen der Nebennieren. Therapie d. Gegenwart Nr. 8. — Ungar, Die Phosphorbehandlung der Rachitis. Münch. med. Wochenschr. Nr. 24. — Unna, Ichthargan und Ichthoform. Monatsh. f. prakt. Dermatol. Bd. XXXII. — Derselbe, Ichthyoleisen und Ichthyolcalcium. Monatsh. f. prakt. Dermatol. Bd. XXXII. — Unterberg, Beiträge zur abführenden Wirkung des Purgens. Therapie d. Gegenwart Nr. 5. — Vamóssy, Ueber ein neues Abführmittel. Therapie d. Gegenwart Nr. 5. — Wallis, Ueber Behandlung der Hämophilie mit Calciumchlorid. Brit. med. Journal, 14. Mai. — Weber, Die Atropinbehandlung des Ileus. Deutsche med. Wochenschr. Nr. 6. — Werler, Ueber praktische Erfahrungen mit der Mercurcolloidbehandlung unter besonderer Berücksichtigung des chemischen Nachweises der Quecksilberausscheidungen. Therap. Monatsh. Nr. 3, 4. — Wielsch, Erfahrungen über Aspirin. Wien med. Presse Nr. 5. — Withauer, Ueber Bimsuthose. Deutsche med. Wochenschr. Nr. 19. — Wobr, Erfahrungen über 862 mit Aspirin behandelte Krankheitsfälle. Heilkunde Nr. 4. — Woodhull, Der Werth der Ipecacuanha bei der Dysenterie. Therap. Gaz. April.

2. Diätetik.

Von Med.-Rath Prof. **F. Gumprecht** in Weimar.

Ernährung in der heissen Jahreszeit.

Allgemeines. Ueber Ernährung in der heissen Jahreszeit und in den Tropen gibt Hirschfeld practisch wichtige Hinweise. Der Culturmensch verbraucht etwa 300—500 g Fleisch täglich, also viel mehr als zur Erhaltung seines Stickstoffgleichgewichts nöthig ist; in der heissen Jahreszeit stellt sich bei dieser Art von Fleischgenuss rasch eine erhebliche Appetitlosigkeit und infolgedessen auch Abmagerung ein; ausserdem macht noch das Fleisch wegen seiner vielen Salze und seiner relativen Wasserarmuth stärkeren Durst als die wasserreicheren, salzärmeren Gemüse; kaltes Trinkwasser ist aber im Sommer oft schädlich, in den Tropen nicht zu haben. Man soll deshalb wesentlich Kohlehydrate und Fett geniessen, d. h. für die Tropen Gemüse, Früchte und sterilisirten Rahm; nur die schweren Fette (Schwein, Lachs) sind in den Tropen schwer verdaulich, nicht das Milchfett. — Der Energiewerth der Kost des Menschen ist zwar nach den Standardzahlen (Eiweiss 4,1, Fett 9,3, Kohlehydrat 4,1 Calorieen) bekannt, doch fehlte der Beweis, dass diese für gemischte Kost gültigen Zahlen auch für die einzelnen Nahrungsmittel, wenn diese ausschliesslich gereicht werden, Geltung behalten. Nach Rubner's neuen Untersuchungen ist dies der Fall, so dass sich der Calorieenwerth jeder Nahrung nach den angegebenen Zahlen berechnen lässt. Für die Ausnutzung der einzelnen Nahrungsmittel gilt, dass die in ihnen enthaltenen Calorieen dem Körper zu gute kommen (d. h. einen physiologischen Nutzeffect haben), bei Kartoffeln von 92 %, gemischte fettreiche Kost 91 %, gemischte fettarme Kost 89 %, Kuhmilch 90 %, Kornbrod 82 %, Kleienbrod 74 %, reine Fleischkost 77 %. Bei den verschiedensten Nahrungsformen geht ein fast gleiches Energiequantum durch den Koth verloren. — Im allgemeinen nimmt man an, dass nur die überschüssigen Nahrungsstoffe, soweit sie eben nicht zur Gewebsbildung beschlagnahmt werden, als Kraftquelle für die Leistungen des Körpers in Betracht kommen. Während der letzten Jahre hat man (Köppe) den Versuch ge-

Energiewerth der Kost.

Salze.

macht, auch die Salze zu Energieträgern zu stempeln, da bei ihrer Resorption im Darmkanal Strömungen osmotischer Natur entstehen, die für die Resorption der Nahrung von Bedeutung seien, so dass „die Energie, welche wir dem Körper aus den Salzen zuführen, zur Resorption der Nahrung verwandt wird". F. Voit weist dagegen darauf hin, dass, wenn es nur auf die osmotische Rolle der Salze ankäme, dann auch Eisen- und Kupfersalze als Nährstoffe bezeichnet werden müssten, was offenbar falsch ist. Sicher ist daher nur, dass einige Salze, namentlich das Kochsalz, unentbehrliche Nahrungsstoffe sind, doch liegt das mehr an ihrer chemischen Natur als an ihren osmotischen Spannkräften. — Ueber die Bedeutung der Darmbacterien für die Ernährung hat Schottelius fortdauernd Versuche mit interessanten Resultaten gemacht. Er hat 22 Hühnchen steril auskriechen lassen und steril gefüttert, die Sterilität wurde am Ende der Versuche bewiesen, indem die Hühnchen in Gelatine eingeschmolzen wurden, ohne dass sich eine Spur eines Bacterienwachsthums irgendwo zeigte. Meist gingen die Thiere schon nach einem halben, spätestens nach einem Monat unter zunehmender Abmagerung ein, trotzdem sie gierig frassen. Dieselbe Erfahrung wurde von anderer Seite (Metschnikoff) an sterilen Froschlarven gemacht. So steht es denn fest, dass die Thätigkeit der Darmbacterien für die Ernährung des Körpers unbedingt nöthig ist, wenn auch die Gründe hierfür noch nicht völlig geklärt sind. — Die öffentliche Krankenküche in Berlin (vergl. dieses Jahrbuch 1901) hat sich erfreulich weiter entwickelt (Liebreich). Wohlthätige Vereine und Privatpersonen wie die Armenverwaltungen theilen Anweisungsscheine auf Krankenessen aus. Die Küche enthält ausser den Wirthschaftszimmern einen Speisesaal für 30 Personen; das Personal besteht aus 1 Wirthschafterin, 2 Köchinnen, 1 Cassirerin und 8 Burschen, welche mit 2 Dreirädern und 1 Automobil die Speisen in Thermophorgefässen in die Wohnungen transportiren. In entlegeneren Gegenden sind kleinere Centralstellen bei Gemeindeschwestern u. a. eingerichtet, an denen die von der Centrale gebrachten Speisen abgeholt werden; solcher Abholstellen bestehen jetzt 16 in Berlin. Eine Anzahl junger Damen leistet Mittags Hülfe. Nach ähnlichem Muster sind in Kassel, Posen, Wien, Manchester Krankenküchen gegründet oder (Paris, Köln, Innsbruck, Aachen, Duisburg) in Vorbereitung.

Darmbacterien.

Oeffentliche Krankenküche.

Einzelne Nährmittel und Nahrungsformen. Aus dem Kapitel der Fleischnahrung ist vor allem der Ausführungsbestim-

Fleisch

Reichsgesetz über Schlachtvieh- und Fleischbeschau.

mungen zum deutschen Reichsgesetz über Schlachtvieh- und Fleischbeschau, das mit dem 1. April 1903 in Kraft tritt, zu gedenken. Der ganze Kunstbau der Fleischbeschau ist damit vollendet; alles Fleisch unterliegt der Untersuchung, die Agrarier haben aber durchgesetzt, dass die Hausschlachtungen hiervon ausgenommen sind; auch das vollständige Einfuhrverbot gegen amerikanisches Büchsenfleisch und amerikanische Lebern ist wesentlich agrarischen, und weniger hygienischen Interessen dienend. Im ganzen wird man sich aber des Gesetzes freuen können. Bemerkenswerth ist das völlige Verbot von chemischen Fleischconservirungsmitteln (Bor, Präservesalzen), das neuerdings sehr eingehend von Kionka gegenüber Liebreich vertheidigt wird, auf der einen Seite, und andererseits die Milde in der Bewerthung des Fleisches tuberculöser Thiere. — Auf diesen letzten Punkt sind die Anschauungen Koch's, denen zufolge die Uebertragung der Rindertuberculose auf den Menschen unwahrscheinlich sei (vergl. diesen Bericht 1902 S. 50), nicht ohne Einfluss geblieben. Köhler, der Präsident des Reichsgesundheitsamtes, hat den heutigen Stand dieser Frage neuerdings zusammenfassend erörtert und kann noch keine Gewissheit darüber geben; die im Gange befindlichen grossartigen Versuche deutscher Gelehrter im Staatsauftrag werden also abzuwarten sein. — Von Fleischpräparaten hat sich namentlich das Puro bewährt, ein eiweissreicher, angenehm-aromatischer Fleischsaft. Das Fläschchen mit 150 ccm Inhalt kostet 2,50 Mark; man bezahlt demnach 100 g Eiweiss im Puro mit 5 Mark, also für ein Krankennahrungsmittel nicht sehr theuer; Carno würde im gleichen Falle 19 Mark, Valentin's oder Brand's meat juice aber 30 bis 50 Mark kosten. Puro wird zudem auch von Kindern gern genommen und bietet wegen seines Eisengehaltes Vortheile für anämische Zustände, namentlich des Pubertätsalters (Nied), und wegen seiner Reizlosigkeit und raschen Resorption für die Mastdarmernährung (Fürst). — Soson ist ein aus bestem Fleisch hergestelltes feines, grauweisses, in Wasser unlösliches Pulver, in welchem mikroskopisch noch die Structur des Muskels zu erkennen ist; 1 kg kostet 50 Mark, ist also ziemlich theuer, obgleich 92,5 % Eiweiss darin enthalten sind. Nach Prausnitz ist allerdings die Ausnutzbarkeit des Präparates im Darme nicht ganz gut. — Ein neues südafrikanisches Fleischpräparat, das Halliburton analysirt hat, ist das Biltong, getrocknetes und zerschnittenes Bockfleisch mit 19,4 % Wassergehalt, 66 % Eiweiss, 5 % Fett; bei künstlicher Verdauung wird es bis auf 13 % ausgenutzt und stellt demnach ein eiweiss-

Rindertuberculose.

Puro.

Soson.

Biltong.

reiches, mässig gut ausnutzbares Nährmittel dar. — Serila wird von der Hamburger Serila-Bouillon-Gesellschaft an Stelle anderer Bouillonextracte in den Handel gebracht; es gibt ebenso wie die neue Herkules-Kraftbrühe ohne weiteren Zusatz eine schmackhafte Bouillon und ist so billig, dass die Tasse der fertigen Bouillon sich nur auf wenige Pfennige stellt. — In der Mitte zwischen Fleisch- und Pflanzeneiweiss steht das Tropon; es ist aus südamerikanischem Fleisch und Leguminosen bereitet; soweit bekannt ist, wird das Eiweiss durch Lösen in Alkali und Ausfällen mit Säure gewonnen; die Geschmackstoffe, das Fett und die Farbstoffe werden durch Ausziehen mit Alkohol und Aether und Behandlung mit Wasserstoffsuperoxyd entfernt. Tropon ist noch immer eines der gangbarsten Nährpräparate, wenn auch sein Consum gegenüber früheren Jahren beträchtlich zurückgegangen ist. Finkler hat das nachlassende Interesse mit einer grossen Arbeit neu zu beleben gesucht; die arbeitende Classe, die zugleich wirthschaftlich ungünstiger dasteht, kann ihren Eiweissbedarf nicht ausschliesslich mit natürlichen Nahrungsmitteln decken und bedarf eines künstlichen Eiweisses. Die Ausnutzung im Darm findet Finkler vorzüglich, auch Koppe hat sie, wenigstens für die neueren Troponpräparate, der des Roborats und Plasmons nicht nachstehend gefunden, während nach Voit gerade Tropon sich durch schlechte Darmausnutzung (20—15 % unter denjenigen der übrigen Präparate) auszeichnet. Jedenfalls kann man bei Kranken Stickstoffansatz damit erzielen, das zeigen die neuesten Versuche aus der Wiener Klinik mit Tropon-Cacao (Winterberg und Braun). Der Cacao wird nur des Geschmackes wegen zugefügt; es konnte der ganze Fleischbedarf und ein Theil der Milch durch Tropon-Cacao ersetzt werden; lässt man ihn in heisser Milch aufkochen, so verliert sich, im Gegensatz zu dem Verhalten in kalter Milch, der sandige Geschmack des Präparates vollständig, und es bildet sich selbst nach stundenlangem Stehen kein Bodensatz. — Leim als Nährmittel hat zweifellos einen hohen Werth und wird in neuerer Zeit mehr beachtet (vergl. dies Jahrb. 1902, S. 52). Es liegen jetzt auch Angaben über das neue Leimpräparat Gluton (Brat) vor. Es vermehrt die Darmfäulniss nicht und wird sehr gut (zu 96 %) vom Darm ausgenutzt; die Harnsäurebildung wird etwas herabgesetzt; zudem ist es löslich, so dass man mit Fruchtsaft und Zucker sehr nahrhafte Limonaden bereiten oder durch Zusatz des Präparates zu Speisen deren Leimgehalt und damit ihren Nährwerth erheblich steigern kann. Referent hat es mehrfach in Anwendung gezogen,

Bouillonextracte.

Tropon

Leim

Gluton.

indessen der erhebliche und den meisten Menschen widerwärtige Leimgeschmack und -geruch des Präparats wird sein Anwendungsgebiet stets beschränken; in fieberhaften Krankheiten empfiehlt sich mehr die häufige Darreichung von Fruchtgelees, unter denen namentlich die mit Apfelsinensaft bereiteten ausserordentlich erfrischend schmecken. — Unter den pflanzlichen Nährmitteln aus Kohlehydraten ist ein neues Cellulosebrod (Bárány) erwähnenswerth, das auf v. Noorden's Veranlassung (von O. Rademann, Frankfurt a. M.) hergestellt wird. Die gegen Stuhlträgheit empfohlenen Schrotbrode sollen sehr ungleichmässig und manchmal gar nicht wirken. Ein neueres von derselben Firma auf Dapper's Rath hergestelltes sog. D. K.-Brod wird 5mal täglich zu 50 g gereicht, schmeckt angenehm und regelt den Stuhlgang, doch ist sein Cellulosegehalt noch zu niedrig. Das Noorden'sche Brod wird zu jeder Mahlzeit zu 60 g gegeben, es eignet sich in erster Linie für hartnäckige Stuhlverstopfung; für Fettleibige ist es zweckmässig, da es rasches Sättigungsgefühl gibt und ca. 10 % seiner Kohlehydrate unresorbirt bleiben; als eines der kohlehydratärmsten Brode eignet es sich auch für Diabetiker. — Bananenmehl mit 10 % Wasser, 5 % Eiweiss und 82 % Kohlehydraten wird von der Medical etc. Company, 300, Clapham road, London S.W., in den Handel gebracht; es wird, wenn es billig genug ist, andere Mehle ersetzen können. — Gegen das Ueberhandnehmen der Zuckerernährung hatte Bunge (s. vorigen Jahresbericht) Stellung genommen, weil eine Verarmung des Körpers an Salzen herbeigeführt würde. Lépine hebt demgegenüber wieder die hohen Vorzüge des Zuckers als Volksnahrungsmittel hervor und wünscht ihm eine noch grössere Verbreitung als bisher. — Das Lecithin ist erst in neuester Zeit als Nahrungsstoff genauer beachtet worden; Moricheau-Beauchant gibt eine Zusammenfassung seiner Wirkung. Subcutan und per os angewandt steigert es bei Thieren Appetit und Körpergewicht, befördert Wachsthum, Blutkörperchenzahl und Hämoglobingehalt; es scheint namentlich vermöge einer dynamischen Wirkung das Wachsthum der Zellen zu steigern. Beim Menschen hat es gleiche Wirkungen, namentlich bei Lungentuberculose und bei Neurasthenie, ohne je toxisch zu wirken. Den Stoffwechsel beeinflusst es durch Vermehrung der Harnstoff-, Stickstoff- und Phosphatausscheidung. Man gibt 2—3 g per os oder ½—1 g subcutan alle 1 bis 2 Tage. — Der Lecithingehalt ist auch in dem neuen Pflanzeneiweisspräparat Roborat (vergl. Bericht 1902) bemerkenswerth, in welchem der Phosphorgehalt (0,02 %) eine nicht unbedeutende Rolle spielt. Das

Pflanzliche Nährmittel.

Cellulosebrot.

Bananenmehl.

Zucker.

Lecithin.

Roborat.

Roborat ist aus Weizen, Mais und Reis gewonnen, ist in Wasser zum grössten Theil löslich und völlig geschmacklos, enthält etwa 85 % Eiweiss und wird sehr gut ausgenutzt (Hoppe); 100 g Eiweiss in demselben kosten 65 Pfennig, es ist demnach eines der billigsten Eiweisspräparate, etwa ⅓ so billig wie Fleisch, und bildet sich neben Tropon und Plasmon zu einem der meistgebrauchten künstlichen Nährpräparate heraus. Theoretisch interessant ist daran, dass dies Pflanzeneiweiss im Organismus die Nahrung mit thierischem Eiweiss fast vollkommen ersetzen kann. In Form von Eierkuchen und Backwaare, Reis- oder Griesbrei wird es am liebsten genommen; in Milch oder Bouillon drängt sich leicht der etwas mehlige Geschmack des Präparats auf, da es sich da gelegentlich in Klumpen zusammenballt. Es setzt die Harnsäurebildung herab, da ihm im Gegensatz zum Thiereiweiss die Nucleine, die hauptsächlichen Harnsäurebildner, fehlen (Rosenfeld). — Seit langer Zeit spielt der Streit, ob der Alkohol ein Nährmittel ist oder nicht; die Frage kann jetzt als entschieden gelten, beides ist unter Umständen richtig (Neumann, Voit). Alkohol hat eine eiweisssparende Wirkung, aber in den ersten Tagen oder durch zu hohe Dosirung wird diese Wirkung paralysirt durch eine Giftwirkung auf das Protoplasma, welche im Gegentheil zu erhöhtem Eiweisszerfall führt. Gleichzeitig bewirkt er lebhaftere Muskelbewegungen und raschere Athmung und vermehrt durch Erweiterung der peripheren Gefässe die Wärmeabgabe, zu deren Deckung nun wieder mehr stickstoffsaures Material verbrannt werden muss. Der Alkohol ist also ein Nahrungsstoff, aber ein sehr minderwerthiger.

Alkohol.

Litteratur.

Bárány, Cellulosebrod. Wien. med. Wochenschr. Nr. 9. — Brat, Leimpräparat Gluton. Deutsche med. Wochenschr. Nr. 2. — Finkler und Lichtenfelt, Eiweissernährung, speciell Tropon. Beilageheft zum XXI. Jahrg. d. Centralbl. f. allg. Gesundheitspfl. — L. Fürst, Puro. Therapeut. Monatsh., Januar, S. 25. — Halliburton, Fleischpräparat Biltong. Brit. med. Journal, April 12, p. 880. — Hoppe, Roborat. Münch. med. Wochenschr. Nr. 12. — Kionka und Ebstein, Schädlichkeit der Präservesalze des Fleisches Zeitschr. f. Hyg. u. Infect.-Krankh. Bd. XLI, S. 123. — Köhler, Uebertragbarkeit der Rindertuberculose. Deutsche med. Wochenschr. Nr. 45. — Liebreich, Die Krankenküche der Frau vom Rath. Therap. Monatsh., Februar, S. 89. — Derselbe, Unschädlichkeit der Präservesalze. Berl. med. Gesellsch., Sitzung v. 2. Juli. — Medical etc. Company, Bananenmehl. Brit. med. Journal, April 5, p. 844. —

Mme O. Metschnikoff, Bedeutung der Darmbacterien. Annal. de l'Inst. Pasteur Bd. XV. — Moricheau-Beauchant, Lecithin. Thèse de Paris. — R. Neumann, Alkohol als Nahrungsmittel. Münch. med. Wochenschr., 1901, Nr. 28. — Nied, Puro — Fleischsaft. Die Heilkunde Nr. 7. — Prausnitz, Fleisch und Fleischpräparate. Zeitschr. f. Biologie Bd. XLII, 1901, S. 403. — Presch, Die physikalisch-diätetische Therapie in der ärztlichen Praxis. Würzburg 1903. — Rosenfeld, Roborat. Zeitschrift f. diät. u. physikal. Therapie H. 4, S. 223. — M. Rubner, Energiewerth der Kost. Zeitschr. f. Biologie Bd. XLII. — M. Schottelius, Bedeutung der Darmbacterien für die Ernährung. Arch. f. Hyg. Bd. XLII; Zeitschr. f. diät. u. physikal. Therapie Bd. VI, S. 139. — E. Voit, Bedeutung der Nährsalze. Ergebnisse der Physiologie, 1. Jahrg. — Winterberg und Braun, Tropon-Cacao. Wien. klin. Wochenschr. Nr. 30.

3. Klimatotherapie, Pneumatotherapie, Hydrotherapie, Balneotherapie.

Von k. k. Reg.-Rath Prof. Dr. J. Glax in Abbazia.

Klimatotherapie.

Einfluss des Höhenklimas auf die Zusammensetzung des Blutes.

Nachdem die Streitfrage über den Einfluss des Höhenklimas auf die Zusammensetzung des Blutes kurze Zeit geruht hatte, wurde dieselbe in diesem Jahre durch die Arbeiten von E. Abderhalden und von van Voornveld neuerdings in den Vordergrund gerückt. Abderhalden stellte seine Versuche an Kaninchen und Ratten an. Ausnahmslos wurden Thiere desselben Wurfes verglichen, und zwar wurde je die Hälfte der Thiere desselben Wurfes nach St. Moritz — 1856 m ü. d. M. — gebracht, während die andere Hälfte bei genau derselben Nahrung in Basel — 266 m ü. d. M. — blieb. Die Blutkörperchenzählungen und Hämoglobinbestimmungen im Blutstropfen ergaben in Uebereinstimmung mit den Resultaten der grössten Mehrzahl aller Forscher, dass die Zahl der Erythrocyten und die Hämoglobinmenge beim Uebergang aus der Tiefe in das Hochgebirge in wenigen Stunden zunimmt, im umgekehrten Falle abnimmt, die Abnahme jedoch allmählich erfolgt. Blutkörperchenzahl und Hämoglobinmenge steigen und fallen in ganz genau denselben Verhältnissen, doch war auf die gleiche Zahl Erythrocyten berechnet der Hämoglobingehalt bei den St. Moritzer-Thieren höher als bei den Basler-Thieren. Veränderungen der Blutkörperchen wurden nicht beobachtet, weder das Auftreten vermehrter kernhaltiger einerseits, noch von „Schatten“ andererseits. Die Bestimmungen des Gesammthämoglobins ergaben für die St. Moritzer-Thiere etwas höhere Zahlen als für die Basler-Thiere, dagegen zeigte die mikrochemische Eisenreaction in den Geweben der Basler- und St. Moritzer-Thiere keinen Unterschied. Aus diesen Untersuchungsergebnissen folgert Abderhalden, dass sowohl die Zunahme der rothen Blutkörperchen und des Hämoglobins beim Uebergange in das Hochgebirge, als auch die Abnahme bei der Rückkehr in die Tiefe im wesentlichen eine relative und keine absolute sei,

Einfluss des Höhenklimas auf die Zusammensetzung des Blutes.

d. h. der Gesammtbestand an rothen Blutkörperchen und Hämoglobin bleibt unverändert. Es fällt hiermit die Neubildungstheorie von Viault, Paul Bert u. A., sowie die Theorie von Fick, welche die Blutkörperchenvermehrung auf einen verminderten Untergang der corpusculären Elemente zurückführt, denn das rasche Ansteigen der Erythrocyten steht hiermit im Widerspruch. Auch die Theorie von Zuntz, dass die Blutkörperchenvermehrung im Hochgebirge nur eine relative sei und ihren Grund in einer Aenderung der Vertheilung der Erythrocyten im Gefässsystem habe, ist nach Abderhalden unhaltbar, da die Blutmenge der St. Moritzer-Thiere thatsächlich geringer war als jene der Basler. Eine blosse Eindickung des Blutes durch vermehrte Verdunstung im Hochgebirge, wie Grawitz sie annahm, kann ebenfalls allein die bedeutende Steigerung der Zahl der Blutkörperchen nicht erklären, da hierzu eine derartige Concentration des Serumeiweisses nöthig wäre, dass hierdurch die Circulation behindert würde. Mit allen mitgetheilten Resultaten steht nach Abderhalden nur der von Bunge aufgestellte Erklärungsversuch in Einklang, dass bei gleichbleibender Erythrocytenzahl durch Verengerung des Gefässsystems im Hochgebirge Plasma ausgepresst und so eine relative Blutkörperchenvermehrung vermittelt wird. Als Ursache dieser Gefässverengerung kommt in erster Linie der verminderte Sauerstoffgehalt der Luft im Hochgebirge in Betracht. Van Voornveld gibt in seiner Arbeit zunächst eine kritische Uebersicht aller bisher gemachten Blutuntersuchungen im Hochgebirge. Er stellt fest, dass alle Forscher übereinstimmend die Vermehrung der Zahl der rothen Blutkörperchen, des Hämoglobingehaltes und wahrscheinlich auch des specifischen Gewichtes des Blutes in hohen Luftgegenden constatirten, aber er betrachtet im Gegensatze zu Abderhalden diese Vermehrung nicht als eine relative, sondern als eine absolute und bekämpft die von Bunge-Abderhalden aufgestellte Theorie der Gefässverengerung im Hochgebirge, weil, wäre diese Theorie richtig, eine erhebliche Erhöhung des Blutdruckes im Gebirge stattfinden müsste, was nicht der Fall sei, ferner müsste eine der Zunahme der Erythrocyten genau proportionale Vermehrung der Leukocyten stattfinden. Endlich haben Suter, Jaquet und Loewy eine absolute Vermehrung des Blutes und Hämoglobins im Hochgebirge nachgewiesen. Trotzdem möchten wir hier gegen van Voornveld und zu Gunsten der Theorie Bunge-Abderhalden's erwähnen, dass Kisch und Waldenburg in mittleren Höhen und M. Burckhard wenigstens bei Tuberculösen in Davos thatsächlich constant eine Blutdruckserhöhung fand (s. d. Jahrbuch 1902, S. 57) und dass, wie van Voornveld selbst zugibt, einwandfreie Durchschnittsziffern für die Leukocytenzahl fehlen. Wichtiger scheint uns die Bemerkung van Voornveld's, dass auch Abderhalden bei den Gebirgsthieren eine höhere Hämoglobinmenge des Gesammtblutes fand als bei den Basler-Thieren. Die Untersuchungen, welche van Voornveld selbst in Davos angestellt hat, beziehen sich vorwiegend auf Tuberculöse. Wir wollen von den hierbei gewonnenen Resultaten nur hervorheben, dass van Voornveld bei Männern und Frauen, bei Gesunden und Kranken eine Zunahme der rothen Blutkörperchen im Hochgebirge fand, dass er aber öfter eine Incongruenz zwischen Erythrocytenzahl und Hämoglobingehalt constatirte und dass er ebensowenig wie Abderhalden in Davos kernhaltige rothe Blutkörperchen im Menschenblut nachweisen konnte, wohl aber Poikilocyten und Mikrocyten. Endlich sei erwähnt, dass sowohl Abderhalden als van Voornveld darin übereinstimmen, dass die bekannten Einwände gegen die Zählkammer nach Thoma nicht richtig sind.

Wirkungen des Höhenklimas auf den menschlichen Organismus.

Determann und Schröder haben in der 23. Versammlung der balneologischen Gesellschaft, welche 1902 in Stuttgart abgehalten wurde, über die Wirkungen des Höhenklimas auf den menschlichen Organismus referirt. Determann erklärt die Wirkungen des Höhenklimas auf den gesunden Menschen als eine Anregung sämmtlicher Functionen des Organismus. Diese Anregung ist in bedeutenden Höhen so gross, dass sie der Organismus nicht überwinden kann, in Höhen bis zu 2000 m tritt eine Anpassung unter mehr oder weniger starker Uebung aller Functionen ein. Diese Auffrischung aller vitalen Functionen hat auch bei der Rückkehr in die Heimath eine nachhaltige Wirkung. Die Klimatotherapie hat die Aufgabe, für Kranke ein solches Klima zu wählen, welches keine zu grossen Anforderungen an die Functionen des Organismus stellt. Man soll keinerlei Kranke in höhere Lagen als 2000 m senden. Greise über 60 Jahre pflegt man am besten von Höhen über 1000 m fernzuhalten, während Kinder, selbst Säuglinge, nach Hössli's Erfahrungen ein Klima von fast 1800 m selbst im Winter gut vertragen. Leute mit schweren organischen Herzerkrankungen, namentlich mit Arteriosklerose, müssen Höhen von mehr als 1000 m meiden. Dasselbe gilt für die reizbaren Formen der Herzneurosen, sowie überhaupt für reizbare Neurastheniker, während sich für Schwächeformen der Herzneurosen und torpide Neurastheniker das Höhenklima besser eignet. Die günstige Wirkung des Höhenklimas bei Morbus Basedowii ist bekannt. Auch

Wirkungen des Höhenklimas auf den menschlichen Organismus.

functionelle Magen-Darmleiden erfahren im Höhenklima zumeist eine wesentliche Besserung, während bei organischen Nervenkrankheiten ein mildes Klima den Vorzug verdient. Schröder, welcher als Determann's Correferent über den physiologischen Einfluss des Höhenklimas auf den Respirationsapparat, die Schleimhäute, die Haut und das Blut sprach, knüpfte hieran Betrachtungen über die Wirkung des Höhenklimas bei Erkrankungen der Respirationsorgane, des Blutes, des Lymphsystems, bei chronischen Infectionskrankheiten und Reconvalescenzzuständen. Eine specifische Wirkung des Höhenklimas gegen die Phthise lässt sich bekanntlich weder statistisch noch experimentell erweisen. Die Erfolge der Anstaltsbehandlung sind in der Ebene gleich denen in Gebirgssanatorien, doch wirken bei geeigneten Fällen die permanente Athmungsgymnastik im Hochgebirge, die Mehrleistung des Herzens und des ganzen Muskelapparates übend und heilkräftig, bei ungeeigneten Fällen dagegen ermüdend und schädlich. Als Indicationen und Contraindicationen betrachtet auch Schröder die bekannten, von Egger aufgestellten, bemerkt aber, dass Fieberzustände und Nachtschweisse mit der Erhebung nicht schneller schwinden. Ebenso wird der Verlauf der acuten Miliartuberculose, der fötiden Bronchitis, des Empyems, der Lungenabscesse und Lungentumoren durch die Höhenluft nicht abgeändert. Leute mit chronischen Bronchitiden, Bronchiektasieen, mit grossen pleuritischen Exsudaten, mit Pneumothorax gehören nicht in das höhere Gebirge, sobald ihr Zustand eine Akklimatisation ausschliesst. Leichtes Emphysem kann vom Höhenklima günstig beeinflusst werden, während die Einwirkung der Höhenluft auf Asthmakranke ganz unberechenbar ist. Günstig wirkt der Gebirgsaufenthalt auf Reconvalescenten und auf zahlreiche Chlorotische und Anämische, dagegen verlaufen schwere Bluterkrankungen, hämorrhagische Diathese, Hämophilie und Leukämie im Gebirge unbeeinflusst. Gegen scrophulöse Processe kann das Höhenklima bei jahrelangem Aufenthalte im Gebirge nützlich werden, nur bei scrophulösen Augenentzündungen ist die starke Lichtwirkung schädlich. Bei atrophischem Nasen-, Rachen- und Larynxkatarrh wirkt das Hochgebirgsklima zu austrocknend, während die mittleren Höhen indifferent sind. Auch bei Larynxtuberculose scheint der Gebirgsaufenthalt keinen specifischen Einfluss auszuüben, dagegen wirkt das Höhenklima bei chronischen Mittelohreiterungen secretionsvermindernd. Die hier von Determann und Schröder mitgetheilten Erfahrungen über die Wirkungen des Höhenklimas auf den menschlichen Organismus finden zum Theil ihre Bestätigung in einem Aufsatze von Wolff-

Immermann, welcher schon im Jahre 1895 eine Arbeit „über den Einfluss des Gebirgsklimas auf den gesunden und kranken Menschen“ publicirt hatte und nun zu folgenden Schlussfolgerungen gelangt: 1. Fiebernde Kranke, deren Kräftezustand noch ein guter und deren Lungenaffection keine ausgedehnte ist, sollen sofort in das Hochgebirge gesandt werden. 2. Bei weniger kräftigen Kranken und ernsterer Lungenaffection ist ein Curort mittlerer Höhe oder der Tiefebene zu wählen. 3. Anämische Zustände sollen bei Unsicherheit der Indication für die Wahl eines höheren oder niedrigeren Curortes den Ausschlag für den letzteren geben. — An dieser Stelle möchten wir auf das neuerrichtete Sanatorium Wehrawald im südlichen badischen Schwarzwald aufmerksam machen, welches nach G. Treupel's Angaben den strengsten Anforderungen der Hygiene entsprechend, in einer Höhe von 861 m auf Basaltfelsen erbaut wurde und sich einer intensiven Besonnung erfreut.

Sanatorium Wehrawald.

Im Anschlusse an Beneke und Hiller, welche längst für die Herbst- und Wintercuren auf den Nordseeinseln eingetreten sind, beweist Edel aus zehnjährigen meteorologischen Beobachtungen für das Nordseebad Wyk auf Föhr, dessen Temperaturverhältnisse er mit jenen von Wiesbaden und Berlin vergleicht, dass der Winter nach der Höhe der Temperatur milder als in Wiesbaden und wärmer als in Berlin ist. Die Temperatur ist überaus gleichmässig, Temperatursprünge gehören zu den grössten Seltenheiten, die mittlere Windstärke ist im Winter wenig grösser als im Sommer, die milden SW.- und W.-Winde sind die herrschenden, der Regen ist kurzdauernd und hindert fast nie den Aufenthalt im Freien. Der Herbst, besonders October, ist die schönste Jahreszeit auf den Nordseeinseln, der März ist verhältnissmässig kalt und der Frühling kommt spät. Der Kräftezustand der Patienten, welche den Winter auf den Nordseeinseln zubringen sollen, muss allerdings die Bewegung im Freien und einen Wärmeverlust durch die bewegte Seeluft gestatten. Im Anfangsstadium der Tuberculose, wenn kein Fieber vorhanden, bei Reconvalescenten nach Pleuritis oder Masernkatarrhen ist der Herbst- und Winteraufenthalt auf den Nordseeinseln besonders indicirt.

Das Klima der Nordseeinseln und seine therapeutische Verwerthung im Herbst und Winter.

Velten, welcher die meisten Curorte Europas, Amerikas und Nordafrikas kennt, gibt einen kurzen, aber werthvollen Bericht über seine Beobachtungen. Die Hochebene von Mexico ist ein idealer Aufenthalt für Winter und Sommer. Dasselbe würde für die Hochebene von Peru und Bolivia gelten, wo Phthisis gar nicht vorkommt, aber die politischen Verhältnisse sind dort zu unruhig. Florida ist

Winterstationen.

Winter-stationen.

wegen der Malaria ungeeignet, und Californien ist wegen Nebel und Staub nicht empfehlenswerth. Die Vorzüge Aegyptens sind bekannt, doch ist der Aufenthalt in Aegypten nur für Wohlhabende möglich. Algier eignet sich vortrefflich für den Winter und Frühling; die mittlere Wintertemperatur beträgt 12,5° C., die mittlere Schwankung nur 10° C. Velten hält die klimatischen Bedingungen Algiers für besser als jene der Riviera und Corsicas. Auffallend ungünstig spricht sich Velten über das Klima von Biskra aus, welches er wegen des in der Wüste herrschenden Windes und Staubes, namentlich aber wegen der enorm hohen Temperaturschwankungen geradezu als gefährlich bezeichnet. Als vortrefflich wird in Uebereinstimmung mit Brausewetter's Bericht (s. d. Jahrbuch 1902, S. 60) das Klima von Malaga geschildert. Die niederste Wintertemperatur Malagas beträgt + 8, die Zahl der Regentage im Winter ist durchschnittlich 29, und die Reiseverbindungen sind sehr bequeme.

Ozon und Bestimmung ozonhaltiger Luft.

Rudeck glaubt, dass die Ozonbestimmungen einen höheren Werth erlangen würden, wenn bei Bereitung der imprägnirten Papierstreifen mehr darauf geachtet würde, dass das Papier möglichst reine Cellulose sei und das Jodkali nicht die geringsten Spuren von Jodsäure enthalte. Er hat zur Vergleichung der Farben ein Normalozonometer hergestellt, dessen Farben in vier Abstufungen durch blaue Glasplatten dauernd und unveränderlich fixirt sind. Den Farben entsprechen die Bezeichnungen: sehr viel, viel, genügend, mässig Ozon, und sind, soweit möglich, den durch die exponirten Ozonpapiere gefundenen gleichartig gemacht worden.

Lichttherapie.

Ueber den gegenwärtigen Stand der Lichttherapie haben Marcuse in der 23. Versammlung der balneologischen Gesellschaft und Bie auf dem 20. Congress für innere Medicin in Wiesbaden berichtet. Wir entnehmen diesen Verhandlungen nur jene Momente, welche auf die Klimatotherapie Bezug haben. Bie ist der Ansicht, dass die allgemeine Lichttherapie der Zukunft unzweifelhaft Sonnenbäder ohne nachfolgende Einpackung oder elektrische Bogenlichtbäder mit Lampen von 150—200 Ampère ohne Schweisserzeugung sein werden. Auch Marcuse spricht die Meinung aus, dass die Lichttherapie in erster Reihe eine Sonnentherapie sein müsse, denn die Luft gibt den Sonnenstrahlen erst die volle Wirkung. W. Winternitz bemerkt, dass trotz der bisher mangelhaften theoretischen Begründung doch die Erfahrung für den therapeutischen Werth des Sonnenlichtes spricht. Er selbst hat bei Ekzemen gute Erfolge erzielt, indem er die Patienten mit rothen Tüchern, welche die chemischen Strahlen abhielten, bedeckte und an die Sonne legte.

Einfluss des Lichtes auf den motorischen Apparat und die Reflexerregbarkeit.

Büdinger's Untersuchungen über den Einfluss des Lichtes auf den motorischen Apparat und die Reflexerregbarkeit ergaben ein negatives Resultat; weshalb er zu dem Schlusse kommt, dass es nach dem heutigen Stande unseres Wissens nicht gerechtfertigt sei, von einem durch Sonnenlichtbäder oder elektrische Lichtbäder verursachten specifischen Einfluss auf den Stoffwechsel und das Nervensystem zu sprechen, wobei natürlich von der Wirkung der Glühlichtbäder als Schwitzbäder abzusehen ist.

Pneumatotherapie.

Sauerstoffinhalationen und ihr Einfluss auf den osmotischen Druck des Blutes.

Der unleugbar günstige, aber bis jetzt nicht genügend erklärte Einfluss, welchen Sauerstoffinhalationen bei gewissen Krankheitszuständen ausüben, hat durch die klinischen und experimentellen Forschungen von Kovács eine wissenschaftliche Basis gefunden, und zwar auf dem Wege der Gefrierpunktsbestimmung des Blutes. Die durch A. v. Korányi bei Herzkranken im Stadium der Compensationstörung und durch Kovács bei mit Cyanose und Dyspnoe verbundenen Krankheiten der Respirationsorgane festgestellte Erhöhung des osmotischen Druckes des Blutes berechtigt zu der Annahme, dass diese Drucksteigerung in beiden Krankheitsgruppen auf die Insufficienz der Athmung zurückzuführen sei. Diese Annahme wurde bekräftigt durch den Nachweis eines abnorm geringen Kochsalzgehaltes des Serums solcher Kranker, denn nach Hamburger's und v. Limbeck's Untersuchungen entziehen die rothen Blutkörperchen bei Kohlensäureübersättigung dem Plasma Kochsalz. Kovács stellte die Richtigkeit dieser Voraussetzung sowohl in vitro als in vivo experimentell fest, indem seine Versuche ergaben, dass die Gefrierpunktserniedrigung des Blutes (δ) bei ungenügender Athmung zunimmt, dass eine ähnliche Veränderung des Blutes in vitro durch Kohlensäure hervorgerufen werden kann; dass die Zunahme von δ, ob sie in vivo durch ungenügende Athmung oder in vitro durch CO_2 hervorgerufen wurde, einer Sauerstoffeinwirkung weicht, und endlich, dass dieselbe in vivo abnimmt, wenn der Patient O einathmet. Wurde statt Sauerstoff aus demselben Apparat nur Luft inhalirt, so trat keine Veränderung der Gefrierpunktserniedrigung des Blutes ein, die blosse Aenderung der Athemmechanik blieb sonach ohne Einfluss, woraus folgt, dass die O-Inhalationen die CO_2-Ausscheidung befördern, was nur möglich ist, wenn dem Blute aus einer Sauerstoffatmosphäre bei ungenügender Athmung mehr O zugeführt wird als aus der Luft. Trotzdem ist A. Loewy der An-

Sauerstoffinhalationen und ihr Einfluss auf den osmotischen Druck des Blutes.

sicht, dass, obwohl der Sauerstoff die CO_2 energischer aus dem Blute auszutreiben vermag als andere Gase, doch bei den Sauerstoffinhalationen, wie sie heute ausgeführt werden, als wesentlicher Factor eintretender Besserung die Verstärkung der Athmung anzusehen sei (s. d. Jahrbuch 1901, S. 62). Die von Kovács ermittelten Thatsachen finden eine Bestätigung in den klinischen Beobachtungen von Rogovin und in den von Cowl und Rogovin ausgeführten Thierversuchen, welche ergaben, dass die sauerstoffreiche Luft auf Vergiftungserscheinungen nach Einverleibung von Strychnin, Morphin, Chloroform, Leuchtgas und Anilinöl eine lindernde resp. lebensrettende Wirkung ausüben kann, welche auf die vermehrte Sauerstoffzufuhr und die Aufnahme desselben ins Blut zurückgeführt werden muss. Foss bestätigt im allgemeinen die günstige Wirkung der O-Einathmungen bei verschiedenen Herzaffectionen und sucht den Beweis zu erbringen, dass Herzkranke heisse Moorbäder bedeutend besser ertragen, wenn sie gleichzeitig O inhaliren. Kühle (25° R.) mit Sauerstoff imprägnirte Bäder können Apnoe mit vorübergehendem Herzstillstand hervorrufen, heisse (34—31° R.) O-Bäder verursachten eine Temperatursteigerung in ano von 1,17° C. und eine Zunahme der Pulsfrequenz um 8—12, während ein einfaches Bad (32—30° R.) die Mastdarmtemperatur nur um 0,75° C., die Pulsfrequenz dagegen um 22 steigerte.

Sauerstoffbäder.

Rössler erwähnt in einer historischen Skizze, dass das erste Inhalatorium Deutschlands, vielleicht der Welt, in Baden-Baden gewesen sei, da wahrscheinlich an diesem Orte schon im Jahre 1849 während einer Pestepidemie die Quelldämpfe zu Heilzwecken eingeathmet wurden. Einen neuen Zerstäubungsapparat für Allgemeininhalation, welcher im Krankenhause München 1/I aufgestellt ist, empfiehlt Rossnitz. Der Apparat ist jenem von Clar ähnlich, bietet aber den Vortheil, dass eine Unterbrechung der Zerstäubung durch Verstopfung der Düsen ausgeschlossen ist. Die Zahl und Grösse der Tröpfchen, von welcher hauptsächlich der Werth des Apparates abhängt, ist noch nicht festgestellt. Liebreich erwähnt in einem Vortrage, dass die Schnelligkeit, mit welcher die Lunge resorbirt, möglicherweise die Schuld trägt, dass wir inhalirte Substanzen in der Lunge nicht nachweisen können. Endlich sei hier einer Mittheilung Hamm's über den günstigen Einfluss der Sitzungen in der pneumatischen Kammer (25—40 Sitzungen durch 1½ Stunden bei ½—1½ Atmosphären) bei chronischem, trockenem Mittelohrkatarrh Erwähnung gethan.

Inhalatorium und Inhalationen zerstäubter Flüssigkeiten.

Pneumatische Kammer bei Mittelohrkatarrh.

Hydrotherapie.

Lehrbücher und allgemeine Besprechungen aus dem Gebiete der gesammten Hydrotherapie.

Neben den neuen Lehrbüchern der bekannten Hydriatiker C. Pick und Vinaj ist im abgelaufenen Jahr ein interessanter Aufsatz von Baruch, in deutscher Uebersetzung von Hellmer, unter dem Titel: „Ein Decennium Hydrotherapie" und eine Abhandlung L. Brieger's über die hydrotherapeutische Behandlung in der Hauspraxis des Arztes erschienen. Ein gleiches Interesse dürfen die Abhandlungen von J. Marcuse über die Entwickelung der Hydrotherapie an den deutschen Universitäten und von O. Huber über Hydrotherapie an einigen deutschen und österreichischen Universitäten und Curorten beanspruchen. Speck hat abermals die zwischen ihm und Winternitz bestehenden Meinungsdifferenzen über Abkühlung, Lichtwirkung und Stoffwechselbeschleunigung (s. d. Jahrbuch 1902, S. 63) in einem offenen Briefe besprochen, worauf A. Glos in einem Aufsatze: „Wo liegt der Schwerpunkt der Hydrotherapie?" im Sinne Winternitz' antwortete. Wir denken, die Frage wäre vorläufig genügend durchgepeitscht. Diesen das Gebiet der ganzen Hydrotherapie umfassenden Besprechungen reihen sich einige werthvolle experimentelle Untersuchungen an. Kreidl hat fussend auf der von Herz angegebenen onychographischen Methode mit einem nach seinen Angaben wesentlich verbesserten Apparate den Einfluss studirt, welchen thermische Reize auf die Hautgefässe ausüben. Zunächst wurde festgestellt, dass der Nagelpuls bei Kälteapplication verschwindet und bei Wärmeapplication sich colossal vergrössert, d. h. dass der Kältereiz die Gefässe verengert, der Wärmereiz sie zur Erweiterung bringt. Man kann aber mit Hülfe des Onychographen auch die Reactionszeit bestimmen, wenn man gleichzeitig die Zeit graphisch registrirt. So erhält man ein Bild des Tonus der Gefässmusculatur und ein Bild der Zeit, welche die Gefässe benöthigen, um ihren normalen Tonus wieder zu erlangen. Fr. Pick untersuchte mittels directer Messung der aus den Venen ausströmenden Blutmenge am Thiere den Einfluss thermischer Einwirkungen auf den Blutstrom und den Gefässtonus. Er fand, dass Kälte, auf die Extremitäten applicirt, Abnahme der Circulation daselbst bei gleichzeitiger Beschleunigung im Unterleib und Verlangsamung im Gehirn hervorrufe, während Kälteeinpackung des Bauches zunächst Verlangsamung, dann aber Beschleunigung der Circulation im Unterleibe hervorrief. Wärme beschleunigt den Blutstrom in den Extremitäten,

Einfluss thermischer Reize auf die Hautgefässe, den Blutstrom und Gefässtonus.

ebenso im Unterleib, wenn man sie dort applicirt, dabei auch im Jugulargebiete, dagegen ruft sie direct auf den Schädel angewendet keine Beschleunigung in der Jugularis hervor. Ueber den Einfluss von Bädern und Douchen auf den Blutdruck beim Menschen berichtet O. Müller, welcher sich zu seinen Blutdruckmessungen des Sphygmomanometers von Riva-Rocci bediente. Die gewonnenen Resultate lassen sich in folgenden Cardinalsätzen zusammenfassen: 1. Wasserbäder unterhalb der Indifferenzzone (33—35° C.) bewirken während des ganzen Bades eine Blutdrucksteigerung und Herabsetzung der Pulsfrequenz. 2. Wasserbäder von der Indifferenzzone bis etwa 40° C. bewirken nach einer einleitenden kurzen Steigerung ein Sinken des Blutdruckes unter den Normalwerth, dem dann wieder ein erneuter Anstieg folgt. Unterhalb 37° C. sinkt bei dieser Gruppe von Bädern die Pulsfrequenz, oberhalb steigt sie. 3. Wasserbäder über 40° C. bewirken eine während des ganzen Bades anhaltende Steigerung des Blutdruckes und der Pulsfrequenz. 4. Bei den künstlichen Nauheimer Bädern wird die Blutdrucksteigerung mehr von der Temperatur als vom CO_2-Gehalte des Bades bestimmt. An den Veränderungen der Pulsfrequenz haben beide Momente annähernd den gleichen Antheil. 5. Alle Schwitzproceduren steigern bei Gesunden den Blutdruck und vermehren die Pulsfrequenz. 6. Halb- und Wellenbäder steigern den Blutdruck. Bei lebhafter Bewegung des Patienten ist die Pulsfrequenz vermehrt, bei ruhigem Verhalten vermindert. 7. Douchen jeglicher Temperatur steigern bei genügender Intensität den Blutdruck. Die Steigerung nimmt mit der Entfernung der Temperatur vom Indifferenzpunkte zu. Die Pulsfrequenz ist oberhalb des letzteren vermehrt, unterhalb vermindert. Die Versuchsergebnisse O. Müller's differiren bezüglich des Einflusses heisser Bäder und Schwitzproceduren auf den Blutdruck nicht unwesentlich von jenen der meisten anderen Forscher. Die Versuche mit künstlichen Nauheimer Bädern sind kaum beweisend, da die Salzmengen (ca. 1%) und wahrscheinlich auch die CO_2-Mengen zu gering waren, so dass unbedingt der Einfluss der Temperatur auf den Blutdruck in den Vordergrund treten musste. R. Friedländer untersuchte gemeinsam mit Böttcher den Einfluss heisser Dampfkasten- und elektrischer Lichtbäder auf die Körperwärme, die Puls- und Athemfrequenz, wobei sich ergab, dass das heisse Bad im feuchten Medium weit grössere Temperatur- und Pulssteigerungen hervorrief als das heisse Luftbad. Die Respiration wurde nur insofern beeinflusst, als sie im Lichtbade weniger vertieft war als im Dampfbad. Die Hyperleukocytose war im Licht-

Einfluss von Bädern und Douchen auf den Blutdruck des Menschen.

Einfluss heisser Dampfkasten- und elektrischer Lichtbäder auf die Körperwärme, die Puls- und Athemfrequenz.

bade geringer als im Dampfbade, weil die Höhe der Leukocytose nach Wärmeeinflüssen abhängig ist von der Erhöhung der Körpertemperatur und demnach im umgekehrten Verhältniss steht zu der Menge des verdunsteten Schweisses. Mitunter war unmittelbar nach der Wärmeeinwirkung eine Verminderung der Leukocyten und erst später eine Hyperleukocytose zu beobachten, dagegen hält Friedländer daran fest, dass die Vermehrung der Leukocyten mitunter noch 24 Stunden nach der Einwirkung des thermischen Reizes bestand. Mit dieser Behauptung steht Friedländer so ziemlich allein, und deshalb legen die anderen Forscher auch auf die Heilwirkung der weissen Blutkörperchen keinen so hohen Werth wie Friedländer. W. Krebs und M. Mayer, welche sich in jüngster Zeit ebenfalls mit dem Blutbefund nach Schwitzproceduren beschäftigten, kommen zu folgenden Schlusssätzen: 1. Schwitzen von 15—25 Minuten in Heissluftbädern bedingt in der Mehrzahl der Fälle mässige Leukocytose, mässige Zunahme des Hb-Gehaltes und des specifischen Gewichtes. 2. Schwitzen in heissen (40° C.) Wasserbädern — 15 bis 25 Minuten — hat eher eine Abnahme der Leukocyten, des Hb-Gehaltes und des specifischen Gewichtes des Blutes zur Folge. 3. Die therapeutischen Erfolge der Schwitzcuren beruhen nicht auf einer qualitativen oder quantitativen Aenderung des Blutes, sondern werden vielmehr in einer directen Beeinflussung der Gewebe und der Circulationsverhältnisse zu suchen sein. Mit der Beeinflussung der Blutzusammensetzung durch locale hydrotherapeutische Proceduren befasst sich eine Arbeit von A. Laqueur und W. Löwenthal. Auch hier tritt eine Vermehrung der Leukocyten am Orte der Einwirkung des thermischen Reizes, dagegen eine Verminderung am entgegengesetzten Körpertheil ein. Die Wirkung erregender oder heisser Umschläge auf die Blutzusammensetzung war dieselbe, am constantesten erwies sich der Einfluss erregender Umschläge, während die Wirkung kurzer Kälteapplicationen auf die Blutzusammensetzung eine viel ungleichmässigere ist. Emmert hat die bekannten Versuche Samuel's, die Entzündung eines Körpertheiles durch Abkühlung eines entfernten Gefässbezirkes zu verhindern, wiederholt. Er fand hierbei allerdings auch eine Verzögerung der Entzündung, erklärt dieselbe aber nicht wie Samuel als eine Fernwirkung der Kälte, sondern einfach dadurch, dass der ganze Körper des Thieres, also auch die entzündete Stelle, durch die Immersion eines Gefässbezirkes abgekühlt werde.

Blutbefund bei Schwitzproceduren.

Einfluss localer hydrotherapeutischer Proceduren auf die Blutzusammensetzung.

Antiphlogistische Fernwirkung der Kälte.

Im Anschlusse an die im Jahre 1900 veröffentlichten Versuche von W. Winternitz und Tschurtschenthaler haben Winter-

Einfluss kalter Seebäder auf die Körpertemperatur und Wärmeregulation.

nitz und Tripold neuerdings eine Reihe interessanter Beobachtungen über den Einfluss kalter Seebäder auf die Körpertemperatur und Wärmeregulation mitgetheilt. Die Bäder, welche während des Winters in Abbazia bei einer mittleren Lufttemperatur von 9,6° C. und einer mittleren Wassertemperatur von 8° C. in der Dauer von 5—6 Minuten genommen wurden, übten auf drei Versuchspersonen trotz ihres verschiedenen Alters und ihrer verschiedenen Constitution insofern gleiche Wirkungen aus, als bei ihnen mit wenigen Ausnahmen unmittelbar nach dem Bade ein Anstieg der Mastdarmtemperatur beobachtet wurde. Die genannten drei Versuchspersonen waren gewöhnt, täglich Sommer und Winter in der See zu baden. Bei einem vierten an solche Wärmeentziehungen nicht gewöhnten Manne von 22 Jahren zeigte die Mastdarmtemperatur weit grössere Schwankungen, indem dieselbe vor dem Bade zwischen 37,4 und 38,1°, unmittelbar nach dem Bade zwischen 36,6 und 38° lag, sonach die kräftige Reaction fehlte. Bei letzterem Individuum war auch der Blutdruck nach dem Bade meist stark erniedrigt und der Harn häufig eiweisshaltig. Uebrigens ergaben diesmal die Blutdruckuntersuchungen im Gegensatze zu den im Jahre 1900 gewonnenen Resultaten ein Sinken des Blutdruckes. Wir möchten aber bemerken, dass die Untersuchungen mit Gärtner's Tonometer angestellt wurden, welches bei kalten Fingerspitzen keine verlässlichen Resultate gibt. (Ref.) Das Auftreten von Eiweiss nach kalten Bädern wurde schon mehrmals beobachtet und in letzter Zeit besonders von Rem-Picci beschrieben. Winternitz und Tripold beobachteten das Auftreten von Albuminurie namentlich bei Individuen, bei denen der Blutdruck im Bade beträchtlich sank, was mit Runeberg's, besonders aber mit den schon vor Runeberg von M. Körner ausgesprochenen Ansichten über die Genese der Albuminurie übereinstimmt.

Auftreten von Albuminurie nach kalten Bädern.

Abhärtung.

Die Frage der Abhärtung wurde von Hecker und Buxbaum in dankenswerther Weise erörtert und bei strenger Individualisirung namentlich vor allen Uebertreibungen gewarnt. Speciell möchten wir hervorheben, dass Hecker für Säuglinge jeden Versuch der Abhärtung für verfehlt hält.

Hydriatische Behandlung der Pneumonie.

Auf dem Gebiete der klinischen Hydrotherapie sei in erster Linie eines Vortrages gedacht, welchen W. Winternitz über die hydriatische Behandlung der Pneumonie hielt. Entsprechend applicirte Bäder, Theilwaschungen, Kreuzbinden, Stammumschläge und Herzschläuche, den jeweiligen Indicationen angepasst, führen nach seiner Ueberzeugung zu besseren Resultaten als alle bisher angewandten Methoden. Auch Paulson empfiehlt die Hydrotherapie bei der Pneumonie, und zwar wechselwarme auf Brust und Rücken des Kranken applicirte Proceduren. Den Vorschlag Paulson's, durch reichliches Wassertrinken und Irrigationen die Elimination der Toxine bei Fiebernden zu bewirken, halten wir für verfehlt (s. Glax, Balneotherapie Bd. 1, S. 38). A. Strasser und S. Baum betonen den Werth der Hydrotherapie bei der Diabetesbehandlung. Die Toleranz der Diabetiker gegen Kohlehydrate scheint durch die Wassercur gesteigert zu werden, und selbst bei schweren Fällen konnte nach eingreifenden hydropathischen Proceduren keine Steigerung der Glykosurie beobachtet werden. Jedenfalls wird durch eine zweckmässige hydriatische Behandlung der Patient abgehärtet, die Perspiration erhöht und die Niere entlastet, die Muskelkraft gesteigert. Für junge, kräftige, insbesondere fettleibige Diabetiker eignen sich Schwitzcuren mit nachfolgenden Douchen. Nahezu in allen Fällen können feuchte Einpackungen mit nachfolgenden kühlen Bädern (28—20° C.), Douchen oder Abreibungen mit Vortheil gebraucht werden. Strasser erwähnt auch der ursprünglich von Glax angegebenen und später durch v. Noorden bestätigten günstigen Wirkung des methodischen Trinkens heissen Wassers. Auch bei Morbus Basedowii hat die hydriatische Methode oft glänzende Erfolge aufzuweisen, wie dies neuerdings aus den Mittheilungen von Wertheimer, Buxbaum und Heinrich hervorgeht. Die verschiedensten hydriatischen Proceduren wurden in Anwendung gebracht, und wir wollen hier nur in Erinnerung bringen, dass sich zur Beruhigung der Herzthätigkeit bei Morbus Basedowii Nackenschläuche oft viel wirksamer als der Herzschlauch erweisen (Wertheimer und Heinrich). Bei Magendarmerscheinungen wendete Buxbaum Stammumschläge und den Magenschlauch (40° C.) mit Erfolg an. Hellmer betont die Bedeutung der Hydrotherapie in der Syphilisbehandlung; sie soll bei anämischen, kachektischen Individuen den Organismus vor Ausbruch der Frühsymptome kräftigen und widerstandsfähiger gestalten und während des Bestehens der Früh- oder Spätformen, während der Dauer der specifischen Behandlung die letztere unterstützen und abkürzen.

Hydrotherapie bei der Diabetesbehandlung.

Hydrotherapie des Morbus Basedowii.

Hydrotherapie in der Syphilisbehandlung.

Die klinisch-therapeutische Verwerthbarkeit constanter Wärme bei local begrenzten Affectionen hat durch die Untersuchungen K. Ullmann's und durch den von ihm höchst sinnreich erfundenen Hydrothermoregulator, welcher die Application constanter Wärme beliebig lange gestattet, eine mächtige Förderung erfahren. So wurden vortreffliche Resultate bei Epididymitis, Prosta-

Ullmann's Hydrothermoregulator

titis gonorrhoica, Acne faciei indurata, besonders aber bei Ulcerationen venerischer Natur erzielt, indem letztere avirulent und in reine Granulationsflächen verwandelt wurden.

Heissluft-behandlung.

Die Heissluftbehandlung, welche erst seit wenigen Jahren eine grössere Verbreitung gewonnen hat, wurde durch Roth, Grünbaum und Rautenberg neuerdings eingehend studirt. Roth hat einen neuen Apparat construirt, bei welchem jede Verbrennungsgefahr beseitigt ist und welcher eine sehr gleichmässige Erwärmung bei langsamem Ansteigen der Temperatur gestattet. Rautenberg verwendete zu seinen Versuchen einen durch seine Einfachheit ausgezeichneten Apparat nach Angaben Prof. Schreiber's. Dieser Apparat, welcher auch die Behandlung mit strömender heisser Luft gestattet, wurde neben anderen für die Heisslufttherapie geeigneten Krankheiten auch bei Neurasthenie und Hysterie, bei Ulcus ventriculi, bei Chorea, in je einem Falle von Tic convulsif, von scrophulösen Lymphdrüsen, von constitutioneller Syphilis verwendet. Besonders hervorgehoben werden muss der Einfluss dieser Therapie bei serösen Pleuritiden. Grünbaum liefert einen werthvollen Beitrag zur Physiologie und Technik der Heissluftbehandlung. Er experimentirte mit Heissluftkästen von Odelga, welche er zunächst nach Schreiber's Methode (s. d. Jahrb. 1902 S. 66) bezüglich der Wärmevertheilung prüfte, wobei sich ergab, dass zwischen den Angaben des Kastenthermometers und der in nächster Umgebung der betreffenden Körpertheile befindlichen Thermometer höchstens eine Differenz von 6—8° bestand. Die höchsten Temperaturen, welche noch erträglich sind, liegen zwischen 75—85° C., nur ausnahmsweise zwischen 90—92° C. Die Körpertemperatur steigt selbst bei Behandlung kleiner Körpertheile bei 70—80° um einige Zehntel bis 1°, bei 80—90° um 1—2° C. Auch die Pulsfrequenz erfährt eine Steigerung um 10—20 Schläge, dagegen sinkt der Blutdruck um 10 bis 20 mm. Den geringsten Einfluss übt die Heissluftbehandlung auf die Respiration aus.

Balneotherapie.

Mineralwasser und Heilwasser.

Mineralwasser oder Heilwasser! Das ist die Frage, welche momentan die Balneologen und noch mehr die Quellenbesitzer beschäftigt. W. Jaworski, welcher bereits im verflossenen Jahre (s. d. Jahrb. 1902 S. 68) dafür eingetreten ist, die Mineralwässer durch einfache oder zusammengesetzte Salzlösungen (Aquae medicinales) zu substituiren, hat nun eine Reihe von Angaben über die

Construirung solcher Mineralheilwässer und organischer Heilwässer gemacht. Jaworski betrachtet die natürlichen Mineralwässer als Rohproducte von irrationeller zufälliger Zusammensetzung, welche in der modernen Therapie vielen obsoleten Naturproducten angereiht werden können. Diesen Fehler der natürlichen Mineralwässer sucht Jaworski zu corrigiren, indem er bestimmte Quantitäten wirksamer Salze in destillirtem Wasser löst und diese Lösung nach Bedarf mit Kohlensäure übersättigt. Jedes Mineralheilwasser mit 10 g fixen Bestandtheilen auf 1 Liter heisst ein normales und bildet den Ausgangspunkt zur Construirung anderer Mineralheilwässer. Diesen häretischen Ansichten Jaworski's stehen schroff gegenüber die auf den Errungenschaften physikalisch-chemischer Untersuchung der Mineralwässer aufgebauten Hypothesen von H. Koeppe, Scherk und Lenné. Jedenfalls führt Koeppe gegen Jaworski mit vollem Recht an, dass die Salze in den Mineralwässern nicht in gleichen Verhältnissen dissociirt sind, wie in den einfachen Salzlösungen, da die einzelnen Salze in den Mineralwässern sich in Bezug auf die Dissociation gegenseitig beeinflussen. „Inwieweit in Bezug auf diesen Punkt sich die natürlichen Mineralwässer nachmachen lassen und inwieweit die therapeutische Wirkung dadurch beeinflusst wird, das ist eine ganz andere Frage, die eben noch in Discussion steht." So lange aber diese Frage nicht gelöst ist, scheint uns Lenné im Unrecht, wenn er dem Lehrbuche der Balneotherapie von Glax den Vorwurf macht, dass es bei Besprechung der Trinkcuren der Wasserwirkung an und für sich sowie der Salzwirkung in ihrer Gesammtheit eine zu grosse Bedeutung und den minimalen Quellbestandtheilen wahrscheinlich keine Bedeutung zuschreibt. Ein Lehrbuch darf unserer Ansicht nach dem Lernenden nur die positiven Errungenschaften der Wissenschaft bieten und kann sich auf Hypothesen nicht einlassen. Hypothetisch ist aber bis heute selbst noch der Werth der Gefrierpunktsbestimmungen für die Mineralwasseranalyse, wie dies aus den allerdings von Koeppe bestrittenen Behauptungen Jüttner's hervorgeht. Hiermit soll selbstverständlich nicht in Abrede gestellt werden, „dass die Combination von Gefrierpunkts- und Leitfähigkeitsbestimmung im Verein mit der chemischen Analyse einen genaueren Einblick in die Constitution eines Mineralwassers gewährt" (Koeppe). Einen Versuch, die Lehren der physikalischen Chemie practisch zu verwerthen, hat Grube in seinen Untersuchungen über den Einfluss einfachen und salzhaltigen Wassers auf den osmotischen Druck und den Wassergehalt des Blutes gemacht. Grube experimentirte an sich selbst und kam zu

Einfluss einfachen und salzhaltigen Wassers auf den osmotischen Druck und den Wassergehalt des Blutes.

folgenden Resultaten: 1. Unter gleichen Lebensbedingungen bleiben der Wassergehalt sowie der osmotische Druck des Blutes constant. 2. Der regelmässige Genuss warmen (Temperatur nicht angegeben) Wassers hat eine Abnahme des Wassergehaltes des Blutes sowie eine Abnahme des osmotischen Druckes zur Folge. 3. Der regelmässige Genuss eines warmen Mineralwassers (Neuenahrer Sprudel 36° C.) hat eine Abnahme des Wassergehaltes des Blutes und eine Zunahme des osmotischen Druckes zur Folge. 4. Diese Veränderung der Blutbeschaffenheit zeigt sich schon sehr bald nach der Aufnahme des betreffenden Wassers. Sie wird während der folgenden 3 Stunden ausgeprägter und klingt dann allmählich wieder ab. Bei fortgesetztem Genuss des Wassers tritt aber innerhalb 24 Stunden keine Rückkehr zur Norm ein, sondern diese Veränderung des Blutes wird dauernd. 5. Sie ist auch noch einige Tage, nachdem der Gebrauch des Wassers wieder aufgehört hat, nachzuweisen. Aehnliche Versuche hat Engelmann mit Kreuznacher Wasser an sich selbst angestellt. Während der 19tägigen Trinkcur sank durchschnittlich der Puls um acht Schläge, die Temperatur fast um einen halben Grad Celsius. Es stieg dagegen der Hämoglobingehalt um 0,03, die Gefrierpunktserniedrigung des Urins um 0,18 und der osmotische Druck des Blutplasmas um 0,03, was einer Zunahme des Salzgehaltes des Plasmas um etwa 6 % entspricht.

Einfluss verschiedener Mineralwässer auf den Stoffwechsel: Neuenahr,

Mit dem Einflusse des Neuenahrer Sprudels auf den Stoffwechsel des Menschen beschäftigt sich eine Untersuchung Wendriner's. Er stellte seine Versuche an Reconvalescenten an, welchen er täglich 700 ccm Neuenahrer Sprudel von 30° C. verabreichte. Bei allen Personen stieg die Diurese, die N-Ausscheidung und Harnsäureausscheidung, welch letztere auch nach dem Aussetzen der Trinkcur durch längere Zeit vergrössert blieb. Die Indicanurie nahm ab. Dagegen war bei einem Fall von Diabetes während der Cur eine Abnahme der Diurese, der N-Abgabe im Urin und der Harnsäureabscheidung zu constatiren. Allard hat den Einfluss

Mergentheim,

der Mergentheimer Karlsquelle auf den Stoffwechsel bei Diabetes mellitus und Fettsucht untersucht. Kleine Dosen (300 ccm) regen bei Neigung zu Obstipation die Resorption an unter gleichzeitiger Regelung der Stuhlentleerung. Grössere Dosen verschlechtern namentlich die Fettresorption. Die natürliche Mergentheimer Bitterquelle verminderte bei 3 Fällen von Diabetes die Zuckerausscheidung trotz gleichbleibender Kohlehydratzufuhr; Körpergewicht und Allgemeinbefinden hoben sich. Zwei allerdings sehr kurzdauernde Stoffwechselversuche mit und ohne Gebrauch des Levico-Starkwassers haben Schreiber und Iggena angestellt und hierbei eine Stickstofferspamiss in der Arsenperiode nachgewiesen, woraus Schreiber einen den Stickstoffansatz fördernden Einfluss des Levicowassers ableitet.

Levico.

Grösseres Interesse darf eine auf Penzoldt's Veranlassung von Weidert ausgeführte Arbeit über die Wirkung der Kohlensäure auf die Magenverdauung beanspruchen. Weidert untersuchte einestheils den Einfluss der CO_2 auf die Aufenthaltsdauer gewisser Speisen im Magen, anderentheils die Wirkung der CO_2 auf den Säuregehalt des Magens. Hierbei ergab sich zwar keine erhebliche Beeinflussung der Magenverdauung durch die Kohlensäure, aber doch eine zweifellose Verbesserung in mehrfacher Richtung. Die Säureabscheidung beginnt früher und erreicht durchschnittlich höhere Grade. Wenn sie früher abfällt, so hängt dies mit dem constatirt schnelleren Ablauf der Verdauung ohne Frage zusammen.

Wirkung der Kohlensäure auf die Magenverdauung.

Th. Groedel hat die physiologische Wirkung von Calcium-, Natrium- und Kaliumchloridbädern, insbesondere auf den Blutdruck studirt und kam hierbei zu Resultaten, welche unbedingt dafür sprechen, dass der von einzelnen Salzlösungen auf die Hautnerven ausgeübte Hautreiz ein sehr differenter ist. Indifferent warme $CaCl_2$-Bäder, gleichviel von welcher Concentration (1—10 %) erhöhten den Blutdruck, KCl-Bäder (1—15 %) erniedrigten ihn. NaCl-Bäder bis ca. 5 % erhöhen, concentrirtere erniedrigen den Blutdruck. Die Pulsfrequenz sank im indifferentwarmen $CaCl_2$-Bad in 51,43 %, im NaCl-Bad in 72,9 %, und zwar im blutdruckerhöhenden in 81,82 %, im blutdruckerniedrigenden in 61,9 %, im KaCl-Bad in 58,62 %. Eine Verlangsamung der Athmung wurde nur in 38,32 % constatirt, während in 55,14 % die Respiration unbeeinflusst blieb. Die Untersuchungen Groedel's bestätigen, dass indifferentwarme Salzbäder (NaCl-, $CaCl_2$- und KCl-Bäder) dem Körper nicht mehr Wärme entziehen als indifferentwarme Süsswasserbäder. Nicht minder interessante Ergebnisse förderten die Untersuchungen von H. Winternitz über die Wirkung verschiedener Bäder auf den Gaswechsel zu Tage. Gewöhnliche heisse Bäder bewirken eine Erhöhung des O-Verbrauches und der CO_2-Production, welche selbst den febrilen Gaswechsel erheblich überschreitet. In noch höherem Maasse trifft dies bei Sandbädern zu, dabei ist aber im Vergleiche zu den heissen Wasserbädern der Anstieg der Körpertemperatur mässig und die Alteration des Allgemeinbefindens gering. Indifferentwarme Soolbäder bewirken eine kaum nennenswerthe Steigerung der

Physiologische Wirkung von $CaCl_2$-, NaCl- und KCl-Bädern.

Wirkung verschiedener Bäder auf den Gaswechsel.

Wirkung verschiedener Bäder auf den Gaswechsel

Oxydationsvorgänge, während stark hautreizende (Senfbäder) eine erhebliche Vermehrung der Wärmebildung, der O-Absorption und CO_2-Production bedingen. Im CO_2-Bade findet eine Resorption von CO_2 statt, die für die therapeutische Wirkung von Bedeutung ist. Durch Zusatz von 2—3 % NaCl oder Stassfurter Salz wird die Resorption der CO_2 begünstigt, sie erfolgt rascher und erreicht zumeist höhere Werthe. Schwefelbäder sind ohne Einfluss auf den Gaswechsel. Roethlisberger hat Untersuchungen über die physiologische Wirkung der kohlensäurehaltigen Chlornatrium-Schwefel-Thermen von Baden in der Schweiz angestellt. Im allgemeinen sind es wohl nur die Wirkungen der Temperatur und CO_2, welche hier zu Tage traten: Eine das Bad überdauernde Aenderung der Blutvertheilung, reichlichere Blutversorgung der peripheren Theile, Entlastung der inneren Organe. In Bädern von 31—35° C. trat Pulsverlangsamung und eine vollständigere Verbrennung der Umsetzungsproducte des Stickstoffwechsels ein.

Physiologische Wirkung der Thermen von Baden in der Schweiz.

Fangocur und Schlammbäder.

Ueber die Fangocur und deren Indicationen berichtet E. Mory ohne wesentlich Neues zu bringen. L. Bram empfiehlt künstlich erhitzten Pystianer Schlamm zu Hauscuren und Wobr bespricht die Eigenthümlichkeiten und Indicationen des Trencsén-Teplitzer Schlammes. Ueberraschend war es uns, unter den angeblich im Teplitzer Schlamm vorkommenden und von Wobr abgebildeten Diatomeen nur Formen wiederzufinden, welche Glax im Schlamme von Battaglia, Pystian und im Plattenseeschlamme nachgewiesen hat, und zwar Formen aus allen drei Schlammgattungen.

Herzheilbäder.

Grösseres Interesse darf eine Arbeit von Loebel über die Wirkung der Moorbäder bei Herzmuskelerkrankungen beanspruchen. Er fand, dass Moorbäder der Indifferenzzone, die sich um 35° C. bewegt, eine retardirte Schlagkraft des Herzens unter Verringerung des Blutdruckes und Verlangsamung sowie Vertiefung der Athmung mit erhöhter Oxydation des Blutes bewirken. Gleichzeitig tritt eine Verkürzung der Reactionszeit für die Umbildung der sensitiven Reize in motorische Willensäusserungen ein. Loebel hält infolgedessen bei Neurosen und Arteriosklerose des Herzens bezw. beim Cor adiposum mit den Erscheinungen von hohem Blutdrucke Moorbäder für angezeigt, betrachtet jedoch die hydropischen Compensationsstörungen als Grenze dieser Behandlungsmethode wegen des niederen Blutdruckes, der meist bei diesen Zuständen Platz greift, und wegen der Ueberlegenheit der kohlensäurehaltigen Bäder oder der hydriatischen Curbehelfe. Boehr lobt ebenso wie im verflossenen Jahre Engelmann (s. d. Jahrb. 1902 S. 71) den günstigen Einfluss der

Kreuznacher Bäder in der Behandlung Herzkranker. Dass die Sodener Bäder, wie D. Rothschild mittheilt, bei ihrer grossen Aehnlichkeit mit den Nauheimer Bädern, zu den Herzheilbädern gerechnet werden müssen, kann nicht bezweifelt werden.

Künstliche Kohlensäurebäder.

Zur Bereitung künstlicher Kohlensäurebäder empfehlen Kopp und Joseph der Natriumbicarbonatlösung statt anderer Säuren eine Mischung von Essigsäure und Chlorcalcium zuzusetzen. Dadurch wird eine Schädigung der meist gebräuchlichen Zinkwannen vermieden und der Zusatz von ätherischen Oelen, Fichtennadelextract und Eisen ermöglicht, welche bei den anderen Verfahren meist zersetzt werden. J. Schwalbe hat mit diesen Bädern günstige Erfahrungen gemacht.

Der Werth der Schwefelquellen in der Behandlung der Syphilis und Hautkrankheiten.

Ullmann sucht den Werth der Schwefelquellen bei der Behandlung der Hautkrankheiten in der zweifellos hautberuhigenden, die Toleranz für thermische Reize erhöhenden Wirkung des Schwefelgehaltes von Badewässern. Auch Inunctionscuren werden deshalb unter dem Gebrauche von Schwefelbädern besser vertragen. Ausserdem wird durch das fortgesetzte Baden die Haut hyperämisirt und frei von Schmutz, wodurch der Resorptionsprocess befördert wird. Der innere Gebrauch der Schwefelwässer bei chronischen Metallintoxicationen ist indicirt, da es kein besseres Mittel gibt, um die in dem Darmsaft zur Ausscheidung gelangenden Metallsalze in schwer lösliche und minder giftige Sulfide zu verwandeln. Noch weit energischer tritt Axel Winckler für die Combination von Schmiercur und Schwefelcur bei der Behandlung der Syphilis ein, weil hier der Körper nicht ruckweise mit giftigen Quecksilberverbindungen überschwemmt, sondern mit einem verhältnissmässig unschädlichen, löslichen, leicht circulirenden, alle Gewebe durchdringenden, schliesslich langsam zerfallenden Doppelsalze imprägnirt wird! — Vollmer erblickt den Werth der Badecuren bei der Luestherapie hauptsächlich in dem durch die Bäder veranlassten gesteigerten Umsatz im ganzen Organismus. Eine interessante Kritik der Balneotherapie der Syphilis hat W. Pollak auf dem 8. wissenschaftlichen Congress des Centralverbandes der Balneologen Oesterreichs gegeben. Er gibt den Kochsalzwässern vor den Schwefelwässern in der Syphilistherapie den Vorzug und glaubt auf Grundlage persönlicher Erfahrungen auch den geringen Jodmengen der Kochsalzwässer eine gewisse Bedeutung beimessen zu müssen.

Litteratur.

Klimatotherapie.

E. Abderhalden, Ueber den Einfluss des Höhenklimas auf die Zusammensetzung des Blutes. Inaug.-Diss. der Universität Basel. — O. Amrein, Das Hochgebirge, sein Klima und seine Bedeutung für den gesunden und kranken Menschen. Vortrag, gehalten in der geograph.-commerc. Gesellschaft in St. Gallen. — Bie, Ueber Lichttherapie. 20. Congress für innere Medicin, Wiesbaden. Discussion: v. Jaksch, Quincke, Rumpf, Hahn, Marcuse. — Th. Büdinger, Ueber den Einfluss des Lichtes auf den motorischen Apparat und Reflexerregbarkeit. Experimentelle Untersuchungen und kritische Betrachtungen. Zeitschr. f. diätet. u. physik. Therapie Bd. VI. — J. Clar, Alpine und marine Luftcurorte. Vortrag, gehalten in der k. k. Gesellschaft der Aerzte. Wien am 5. December. — Determann u. Schröder, Die Wirkungen des Höhenklimas auf den menschlichen Organismus. Veröffentlichungen der Hufeland'schen Gesellschaft in Berlin. 23. öffentliche Versammlung der balneologischen Gesellschaft. Discussion: Liebreich, Schröder. — M. Edel, Lässt sich das Klima der Nordseeinseln auch im Herbst und Winter therapeutisch verwerthen? Zeitschr. f. diätet. u. physik. Therapie Bd. VI. — A. Hoessli, Einige Bemerkungen zu den klimatischen Curen in den Alpen. Deutsche med. Wochenschr. Nr. 35 u. 37. — Ide, Zur Diätetik der Nordseeluftcuren. Zeitschr. f. diätet. u. physik. Therapie Bd. VI. — G. Lehmann-Felskowski, Die hohe See als Luftcurort. Berlin. — Marcuse, Der gegenwärtige Stand der Lichttherapie. Veröffentlichungen der Hufeland-schen Gesellschaft. 23. öffentliche Versammlung der balneolog. Gesellschaft. Discussion: Liebreich, Winternitz, Camerer, Steiner, Marcuse. — Maurel, Influence des climats et des saisons sur les dépenses de l'organisme chez l'homme. Paris. — H. Maurer, Zur Klimatologie von Deutsch-Ostafrika. Hamburg. — E. Rudeck, Ozon und Bestimmung ozonhaltiger Luft. Med. Woche Nr. 35 u. 36. — Siebelt, See- und Gebirgsklima; Seebad und Mineralbad. Der 30. schlesische Bädertag, Reinerz. — G. Treupel, Das Sanatorium Wehrawald. Vortrag, gehalten in der naturforschenden Gesellschaft zu Freiburg i. B., Emmendingen. — Velten, Winterstationen. Berliner klin. Wochenschr. Nr. 46. — J. A. van Voornveld, Das Blut im Hochgebirge. Arch. f. d. gesammte Physiologie Bd. XCII. — F. Wolff-Immermann, Beiträge zur Kenntniss des Höhenklimas. Zeitschr. f. pract. Aerzte Nr. 9 u. 10.

Pneumatotherapie.

W. Cowl u. E. Rogovin, Ueber Sauerstoff- und Luftathmung bei Apnoe und Dyspnoe. Vortrag, gehalten am 6. Juni in der physiologischen Gesellschaft zu Berlin. — Foss, Beiträge zur Sauerstoffbehandlung. Der

30. schlesische Bädertag und seine Verhandlungen, Reinerz. — Hamm, Die Behandlung des chronischen trockenen Mittelohrkatarrhs durch Sitzungen in der pneumatischen Kammer. Münchener med. Wochenschr. Nr. 5. — J. Kovács, Experimentelle Beiträge über die Wirkung von Sauerstoffinhalationen. Berliner klin. Wochenschr. Nr. 16. — Liebreich, Ueber Inhalationstherapie. Veröffentlichungen der Hufeland'schen Gesellschaft in Berlin. 23. öffentliche Versammlung der balneologischen Gesellschaft. — A. Loewy, Ueber die Wirkung der Sauerstoffinhalation auf den osmotischen Druck des Blutes. Sitzung der Hufeland'schen Gesellschaft am 11. December. — O. Rössler, Das erste Inhalatorium in Baden-Baden. Balneologische Centralzeitung Nr. 38. — E. Rogovin, Klinische und experimentelle Untersuchungen über den Werth der Sauerstoffinhalation. Zeitschr. f. klin. Med. Bd. XLVI. — Rossnitz, Ein neuer Zerstäubungsapparat für Allgemeininhalation. Zeitschr. f. diätet. u. physik. Therapie Bd. VI.

Hydrotherapie.

G. Arienzo, Ueber das sog. Reactionsfieber bei Wassercuren. Annali di elletricità medica e terapia fisica, Feprajo. — Baruch-Hellmer, Ein Decennium Hydrotherapie. Blätter f. klin. Hydrotherapie Nr. 5. — S. Baum, Zur Hydrotherapie bei der Diabetesbehandlung. Ebenda Nr. 3. — P. Biss, Ueber die Wirkung des Wassers und der Bäder auf den gesunden und kranken Körper. München. — A. Brandweiner, Die Behandlung des venerischen Geschwüres mit Kälte. Wiener klin. Wochenschr. Nr. 17. — L. Brieger, Die hydrotherapeutische Behandlung in der Hauspraxis des Arztes. Internat. Beitr. z. inn. Med. Bd. II. Berlin. — Derselbe, Ueber Ischiasbehandlung. Berliner klin. Wochenschr. Nr. 18. — B. Buxbaum, Casuistisches über Morbus Basedowii. Blätter f. klin. Hydrotherapie Nr. 9. — Derselbe, Zur Frage der Abhärtung. Blätter f. klin. Hydrotherapie Nr. 12. — Emmert, Ueber die antiphlogistische Fernwirkung der Kälte. Ebenda Nr. 10. — R. Friedländer, Ueber Schwitzbäder und temperatursteigernde Bäder. Medic. Woche Nr. 16 u. 17. — A. Glos, Wo liegt der Schwerpunkt der Hydrotherapie? Blätter f. klin. Hydrotherapie Nr. 10. — J. Gokielov, Heisses Wasser gegen Eczema acutum. Gazette des Eaux Nr. 2259. — R. Grünbaum, Zur Physiologie und Technik der Heissluftbehandlung. Zeitschr. f. diätet. u. physik. Therapie Bd. VI. — Hecker, Die sog. Abhärtung des Kindes. Blätter f. klin. Hydrotherapie Nr. 11. — Heinrich, Fälle von Morbus Basedowii. Ebenda Nr. 9. — E. Hellmer, Die Bedeutung der Hydrotherapie bei der Syphilisbehandlung. Medicin. Blätter Nr. 6. — O. Huber, Ueber Hydrotherapie an einigen deutschen und österreichischen Universitäten und Curorten. Beiträge z. neueren Med. Bd. II. Berlin. — Kauffmann, Die Anwendung der Luft- und Wassermassage am Auge. Wiener med. Presse Nr. 27. — P. Keraval, Die Behandlung von Geistesstörungen mit dem continuirlichen Bade. Revue de

Thérapeutique Nr. 11. — Kozlenko, Die Anwendung des Wasserdampfes in der Gynäkologie. Thèse de Moscou. — W. Krebs u. M. Mayer, Blutbefund bei Schwitzproceduren. Zeitschr. f. diätet. u. physik. Therapie Bd. VI. — A. Kreidl, Beobachtungen über das Verhalten der Hautgefässe auf thermische Reize. Blätter f. klin. Hydrotherapie Nr. 4. — A. Laqueur, Ueber die Beeinflussung der Blutzusammensetzung durch locale hydrotherapeutische Proceduren. Zeitschr. f. diätet. u. physik. Therapie Bd. VI. — J. Lefèvre, Ueber den Einfluss von kaltem Wasser und kalter Luft auf die Wärmeabgabe. Journ. de Physiologie et de Pathologie générale. — A. Loebel, Zur Mechano- und Hydrotherapie der Kreislaufstörungen. Blätter f. klin. Hydrotherapie Nr. 5. — L. Loewenthal, Ueber Wärme als Heilmittel. Monatsbl. f. öffentl. Gesundheitspflege Nr. 7. — J. Marcuse, Die Entwickelung der Hydrotherapie an den deutschen Universitäten. Blätter f. klin. Hydrotherapie Nr. 6. — R. Mesnard, Badmassage. Revue de Cinésie. — O. Müller, Ueber den Einfluss von Bädern und Douchen auf den Blutdruck beim Menschen. Deutsches Archiv f. klin. Medicin Bd. LXXIV. — S. Munter, Die Hydrotherapie der Lungentuberculose. Berliner klin. Wochenschr. Nr. 10. — Derselbe, Ueber die Hydrotherapie der Tabes. Klinisch-therapeutische Wochenschr. Nr. 2. — D. Paulson, Hydrotherapie bei Pneumonie. Modern Medicine Nr. 1. — Fr. Pick, Ueber den Einfluss mechanischer und thermischer Einwirkungen auf den Blutstrom und Gefässtonus. 20. Congress f. innere Med. in Wiesbaden. — C. Pick, Kurzgefasste practische Hydrotherapie. Berlin. — E. Rautenberg, Beiträge zur Kenntniss der Heissluftbehandlung. Zeitschrift f. diätet. u. physik. Therapie Bd. VI. — Rem-Picci, Ueber Albuminausscheidung nach kalten Bädern. Blätter f. klin. Hydrotherapie Nr. 3. — Lester Roos, Ueber die therapeutischen Vorzüge der Eispackungen. Philadelphia Medical Journal. — M. Roth, Eine neue Heissluftapparat-Construction. Zeitschr. f. diätet. u. physik. Therapie Bd. VI. — Schäffer, Ueber die Einwirkung von Hitze, Kälte und feuchter Wärme auf Entzündungsprocesse in der Haut. Wiener med. Wochenschrift Nr. 10. — Marcel Sée, Hydriatische Behandlung der Lepra. Gazette des Hôpitaux Nr. 60. — Speck, Abkühlung, Lichtwirkung und Stoffwechselbeschleunigung. Blätter f. klin. Hydrotherapie Nr. 1. — A. Strasser, Die physikalische und medicamentöse Therapie des Diabetes mellitus. Veröffentl. des Centralverbandes der Balneologen Oesterreichs, 20.—25. März. — Thomson, Behandlung gynäkologischer Krankheiten mit heisser Luft. Klinisch-therapeutische Wochenschr. Nr. 9. — Treitner, Ein practisches Mittel Schweiss zu erzeugen. Ebenda Nr. 20. — B. Tschlenoff, Die Sitzbäder, deren physiologische Wirkung und die Indicationen für Anwendung derselben. Correspondenzbl. f. Schweizer Aerzte Nr. 21. — K. Ullmann, Zur klinisch-therapeutischen Verwerthbarkeit constanter Wärme. Wiener klin. Rundschau Nr. 23, 24 u. 25. — G. S. Vinaj, L'Idroterapia. Mailand. — W. Wertheimer, Zur Hydrotherapie des Basedow. Blätter f. klin. Hydrotherapie Nr. 9. — W. Winternitz, Pneumonie und Hydrotherapie. Ebenda Nr. 4. — W. Winternitz u. F. Tripold, Einfluss kalter Seebäder auf die Körpertemperatur und Wärmeregulation. Ebenda Nr. 12.

Balneotherapie.

Ed. Allard, Ueber den Einfluss eines natürlichen Bitterwassers (Mergentheimer Karlsquelle) auf den Stoffwechsel bei Diabetes mellitus und Fettsucht. Zeitschr. f. klin. Med. Bd. XLV. — Ch. Bäumler, Die Balneotherapie in ihrem Verhältniss zur Gesammtmedicin. Die Therapie d. Gegenwart, November. — E. Boehr, Ueber die Behandlung Herzkranker mit Kreuznacher Bädern. Berliner klin. Wochenschr. Nr. 21 u. 22. — L. Braun, Ueber Anwendung und Heilerfolge von Hauscuren mit künstlich erhitztem Pistyaner Schlamm. Ungarische med. Revue Nr. 12. — M. Bresgen, Die Bedeutung des Wiesbadener Thermalwassers für die Erkrankungen der Athemwege. 2. Aufl. Wiesbaden. — P. Dengler, Der 30. schlesische Bädertag, Reinerz. — Engelmann, Einfluss der Kreuznacher Quellen auf die Beschaffenheit des Blutes. Veröffentl. d. Hufeland'schen Gesellsch. 23. Versamml. d. balneolog. Gesellsch., Berlin. Discussion: Koeppe. — Finck, Die Erfolge der Karlsbader Cur bei Gallensteinkranken. 74. Versamml. deutscher Naturforscher u. Aerzte in Karlsbad. Discussion: A. Korach, J. Mayer, Gans, Kraus, Hertzka. — Fresenius, Ueber den Eisengehalt des abgefüllten Lamscheider Mineralwassers. Deutsche med. Wochenschrift Nr. 47. — Th. Groedel, Ueber die physiologische Wirkung von Calcium-, Natrium- und Kaliumchlorid-Bädern, insbesondere auf den Blutdruck. Inaug.-Diss., München. — K. Grube, Ueber den Einfluss der Mineralwässer auf das Blut. 1. Mittheilung: Einfluss auf den osmotischen Druck und den Wassergehalt. Zeitschr. f. diätet. u. physik. Therapie Bd. VI. — A. Haupt, Soden am Taunus. 3. Aufl. Würzburg. — Heller, Studie über die natürlichen Salzburger Moorbäder. Salzburg. — W. Jaworski, Ueber rationelle Zusammensetzung und therapeutische Verwendung der Mineralheilwässer und der Heilbäder für Sommercuren. Klinisch-therapeutische Wochenschr. Nr. 16 u. 17. — Derselbe, Heilwässer und Heilwassertrinkstätten. Wiener med. Presse Nr. 1 u. 2. — F. Jüttner, Kritisches zur physikalisch-chemischen Untersuchung der Mineralwässer. Deutsche med. Wochenschr. Nr. 2. — Keller, Ueber die Soolbadbehandlung während der Gravidität. Veröffentlich. der Hufeland'schen Gesellschaft. 23. Versammlung der balneologischen Gesellschaft, Berlin. Discussion: Engelmann, Weiss, Kisch, Winternitz, Josionak, Keller. — Kisch, Zur Bäderbehandlung der nervösen functionellen Herzstörungen. Ebenda. — H. Koeppe, Zur physikalisch-chemischen Untersuchung der Mineralwässer. Therapeut. Monatsh., August. — Derselbe, Ueber das Verhalten der Kohlensäure und des Kalkes in Mineralwässern. Veröffentl. d. Hufeland'schen Gesellsch. 23. Versamml. d. balneolog. Gesellschaft, Berlin. Discussion: Liebreich, Koeppe. — Kopp u. Joseph,

Ein neues Verfahren zur Bereitung von Kohlensäurebädern. Deutsche med. Wochenschr. Nr. 37. — Lenné, Ueber Trinkcuren. Veröffentl. der Hufeland'schen Gesellsch. 23. Versamml. d. balneolog. Gesellschaft, Berlin. — A. Loebel, Beitrag zur Wirkung der Moorbäder bei Herzmuskelerkrankungen auf Grund von Blutdruck- und neuramöbimetrischen Messungen. Zeitschr. f. diätet. u. physik. Therapie Bd. VI. — Lorand, Ueber die Wirkung der Karlsbader Wässer auf den Diabetes. 74. Versamml. deutscher Naturforscher u. Aerzte in Karlsbad. — E. Ludwig, Th. Panzer u. R. v. Zeynek, Untersuchung der Thermalwässer des Neuen Springers, des Mühlbrunnens und der Franz-Josephs-Quelle in Karlsbad. Wiener klin. Wochenschr. Nr. 38. — E. Ludwig, Ueber die Therme von Töplitz bei Rudolfswerth in Krain. Wiener klin. Wochenschr. Nr. 23. — W. Meyerhoffer, Die chemisch-physikalische Beschaffenheit der Heilquellen. 74. Versammlung deutscher Naturforscher u. Aerzte in Karlsbad. — E. Mory, Die Fangocur und deren Indicationen. Zeitschr. f. diätet. u. physik. Therapie Bd. VI. — F. Neumann, Beobachtungen aus dem Landesbade in Baden-Baden. Deutsches Arch. f. klin. Med. Bd. LXXIII. — Nicolas, Ueber neuere Angriffe auf das Seebad und Ueberschätzung seiner irritirenden Momente. Med. Woche Nr. 10. — F. Penzoldt, Die Wirkung der Kohlensäure auf die Magenverdauung. Deutsches Arch. f. klin. Med. Bd. LXXIII. — V. Pfeifer, Die Anzeigen und Gegenanzeigen für den Curgebrauch in Wildbad Gastein. Wien u. Leipzig. — W. Pollak, Kritik der Balneotherapie der Syphilis. Wiener med. Wochenschr. Nr. 24 u. ff. — O. Rössler, Ueber natürliche Eisenwässer. Balneol: Centralzeitung Nr. 42. — Derselbe, Die Dämpfe der Badener Thermen. Ebenda Nr. 26. — P. Roethlisberger, Zum Studium der kohlensäurehaltigen Chlornatrium-Schwefelthermen von Baden (Schweiz). Zeitschr. f. diätet. u. physik. Therapie Bd. V. — B. Rohden, Die Bedeutung des Lippspringer Silicium-Kalk-Stahlbrunnens in der Phthisiotherapie. Die ärztliche Praxis Nr. 6. — D. Rothschild, Herzkranke in Soden am Taunus. Med. Woche Nr. 10. — F. Sauer, Die Art und Weise der Wirkung der Stahlbäder. München. — C. Scherk, Verwerthung anorganischer Substanzen bei Gebrauch von Mineralwassertrinkcuren. Med. Woche Nr. 38. — E. Schreiber u. Iggena, Einfluss des Levicowassers auf den Stoffwechsel. Münch. med. Wochenschr. Nr. 36. — Steiner, Zur Balneotherapie der Acne vulgaris. Veröffentl. d. Hufeland'schen Gesellsch. 23. Versamml. d. Balneolog. Gesellsch., Berlin. Discussion: Veiel. — M. Stransky, Ueber österreichische Curorte. Med. Blätter Nr. 41. — Derselbe, Ueber österreichische Curorte. III. Rohitsch-Sauerbrunn mit besonderer Berücksichtigung der „Styriaquelle". Ebenda Nr. 43. — E. Suess, Ueber das Wesen der heissen Quellen. 74. Versamml. deutscher Naturforscher u. Aerzte in Karlsbad. — K. Ullmann, Worauf beruht der Werth der Schwefelbäder in der Behandlung der Syphilis und einzelner Hautkrankheiten? Centralbl. f. d. gesammte Therapie, 20. Jahrgang, H. 7. — Vollmer, Balneologie und Dermatologie. Veröffentl. d. Hufeland'schen Gesellsch. 23. Versamml. d. balneolog. Gesellsch., Berlin.

Discussion: Steiner, Vollmer, Landerer, Winternitz, Liebreich. — B. Wendriner, Ueber den Einfluss des Neuenahrer Sprudels auf den Stoffwechsel des Menschen. Zeitschr. f. diätet. u. physik. Therapie Bd. VI. — Winckler, Ueber den Nutzen der Combination von Schmiercur und Schwefelcur bei Behandlung der Syphilis. Veröffentl. d. Hufeland'schen Gesellsch. 23. Versamml. d. balneolog. Gesellsch. Berlin. Discussion: Liebreich, Vollmer, Steiner, Winckler. — H. Winternitz, Ueber die Wirkung verschiedener Bäder (Sandbäder, Soolbäder, Kohlensäurebäder u. s. w.) insbesondere auf den Gaswechsel. Deutsches Arch. f. klin. Med. Bd. LXXII. — Wobr, Schlammbehandlung. Medicinische Woche Nr. 39 u. ff.

4. Orthopädie, Kinesiotherapie.

Von Geh. Medicinalrath Prof. Dr. A. **Hoffa** in Berlin[1]).

Allgemeines. Die bedeutendste Förderung hat die Orthopädie im vergangenen Jahre unstreitig durch die Begründung der „Deutschen Gesellschaft für orthopädische Chirurgie" erfahren, die am 1. April 1902 in Berlin erfolgte. Dieser engere Zusammenschluss der Orthopäden zum Zwecke directen Meinungsaustausches war um so mehr erforderlich, als infolge der grossartigen Ausdehnung der Chirurgie auf immer neue Gebiete die Orthopädie auf den Chirurgencongressen zu kurz kommen musste. Diesem Uebelstande ist nunmehr dadurch abgeholfen, dass den Orthopäden ein ganzer Tag für ihre Verhandlungen zur Verfügung steht. Dafür, dass sie trotz dieser „Secession" den Zusammenhang mit ihrem Mutterboden, der Chirurgie, nicht verlieren, ist durch Festlegung der Sitzungstermine in unmittelbarem Anschluss an den Chirurgencongress gesorgt. — Der erste Congress verlief in glänzender Weise und zeitigte vorzügliche Resultate, auf die im speciellen Theil noch näher einzugehen sein wird. Er zeigte die grosse Ausdehnung des Gebietes, das der moderne orthopädische Chirurg heutzutage beherrschen muss. Er kann dies, wie Hoffa in seinem Vortrage über „die Entwickelung und die Aufgaben der orthopädischen Chirurgie" ausgeführt hat, nur durch eingehendes Specialstudium der äusserst mannigfaltigen Heilfactoren erreichen, die ihm zur Verfügung stehen. Nach Möglichkeit zu vermeiden sind dabei einseitige Liebhabereien für das eine oder andere Heilverfahren, und Howorka hat ganz recht, wenn er sagt, dass der die besten Heilerfolge zu erwarten hat, der in jedem Einzelfalle das bestgeeignete Verfahren zu treffen vermag. Die Entscheidung über das zu wählende Verfahren ist nun in vielen Fällen gerade für den Orthopäden sehr schwierig. Zwar kann man im allgemeinen Haudek, der sich eingehend mit den Indicationen für die operative und Apparatbehandlung beschäftigt hat, darin beistimmen, dass hierbei die Aetiologie, die Dauer des Bestandes einer Deformität und das Alter des Patienten in Frage kommen; indessen darf nicht unerwähnt bleiben, dass öfters auch rein äusserliche Umstände berücksichtigt werden müssen, die entscheidend auf die Wahl des einzuschlagenden Heilverfahrens einwirken können.

---

[1]) Bei Abfassung dieses Referates hat mich mein Assistent Herr Dr. Pfeiffer wiederum in dankenswerther Weise unterstützt.

Eins dieser Heilmittel, die Massage, ist im letzten Jahre mehrfach der Gegenstand physiologischer Studien gewesen. So hat Ruge die Wirkung der Massage auf den Muskel untersucht und gewissermaassen eine experimentelle Begründung der Muskelmassage gegeben. Es gelang ihm, durch seine Versuche festzustellen, dass die Massage den Muskel leistungsfähiger und ausdauernder, sowie vor allem flinker zur Arbeit macht, und zwar gilt dies nicht nur für den ermüdeten, sondern auch für den frischen Muskel. Für die Praxis lässt sich hieraus der Schluss ziehen, dass die Massage auch vor grossen Kraftanstrengungen nützlich ist. Eine Vermehrung der Leukocyten, speciell der multinucleären Formen, durch die Massage konnte Ekgren constatiren. Diese Zunahme trat schon nach etwa 10 Minuten ein, und zwar insbesondere nach Bauchmassage; später liess sie wieder nach, um allmählich ganz zu verschwinden. — Ein neues Massageverfahren hat Hofmeister für Hand und Handgelenk angegeben. Es besteht darin, dass die Hand rhythmisch in metallisches Quecksilber eingetaucht wird, das mit 80%igem Spiritus überschichtet ist. Durch den Druck des Quecksilbers wird das venöse Blut und weiterhin auch die Gewebsflüssigkeit in centripetaler Richtung aus dem Gliede herausgepresst, während beim jedesmaligen Herausziehen ein Zustrom des arteriellen Blutes erfolgt. Die Vortheile des Verfahrens sind, dass es Zeit und Mühe des Arztes nicht so stark in Anspruch nimmt als die manuelle Massage und dass man oft frühzeitiger damit beginnen kann. Unangenehme Nebenwirkungen wurden nicht beobachtet. — Ueber die Verwendbarkeit Blinder zur Ausübung der Massage hat Zabludowski Versuche angestellt. Nach den dabei gewonnenen Erfahrungen waren die von ihm selbst ausgebildeten blinden Masseure nicht concurrenzfähig mit sehenden, ganz abgesehen von den Gefahren, welchen der Patient sowie der Blinde selbst ausgesetzt ist. Eine Einführung der Massage als Unterrichtsgegenstand in Blindenanstalten hat somit keinen practischen Werth. — Reiche Erfahrungen über Muskelarbeit und Muskelermüdung hat Hasebrock in seinem medico-mechanischen Zanderinstitut gesammelt. Danach tritt in Uebereinstimmung mit der unwillkürlichen Musculatur um so weniger eine Ermüdung ein, je weniger bewusste Nervenarbeit und bewusste Contractionsimpulse zur Muskelarbeit aufgewendet werden. Um so günstiger liegen in diesem Falle auch die Verhältnisse für ein Erstarken des Muskels durch die Uebung. Die manuelle Gymnastik entspricht diesen Bedingungen am wenigsten, dagegen bieten die Zanderapparate die Möglichkeit, unter möglichst geringem Auf-

Wirkung der Massage.

Massageverfahren für Hand und Handgelenk.

Verwendbarkeit Blinder zur Ausübung der Massage.

Muskelarbeit und Muskelermüdung.

wand bewusster Nervenarbeit automatisch zu arbeiten und auf diese Weise die gewünschte Kräftigung zu erreichen.

Deformitäten.

Mit den Deformitäten im allgemeinen haben sich verschiedene Autoren beschäftigt. Eine neue Statistik über 2046 Deformitäten bringt Rosenfeld; sie arbeitet von allen bisher veröffentlichten deutschen Statistiken mit den grössten Zahlenreihen und gibt somit einen der Wahrheit mehr entsprechenden Ueberblick über die Verbreitung und das Vorkommen der Deformitäten. Die modernen Ansichten über die Entstehung von Doppelmissbildungen hat Friedland in einer beachtenswerthen Arbeit niedergelegt. Danach kommt für die meisten Fälle die Spaltungstheorie in Betracht, obwohl zuzugeben ist, dass Spaltung und Verwachsung neben einander vorkommen können. Mit der experimentellen Erzeugung von Deformitäten hat sich wiederum Maas beschäftigt. Er bekennt sich voll und ganz zu der Hueter-Volkmann'schen Drucktheorie und ist der Ansicht, dass es sich bei der Entstehung von Belastungsdeformitäten um mechanisch bedingte Wachsthumsstörungen handelt, deren Grundgesetz laute: „Oertlich gesteigerter Druck hemmt die räumliche Ausdehnung des wachsenden Knochens in der Druckrichtung; aber die Knochenproduction nimmt mit unveränderter Intensität ihren Fortgang, und es kommt zu einem compensatorischen Wachsthum, dessen Richtung sich aus der physiologischen Wachsthumsrichtung sowie aus der Grösse und Richtung der Wachsthumswiderstände nach rein mechanischen Gesetzen ergibt.“ Die angeborenen Verbildungen der unteren Extremität sind von Joachimsthal im Zusammenhange beschrieben worden. Der Verfasser hat damit sein früher begonnenes Werk fortgesetzt und nunmehr auch für die angeborenen Deformitäten der unteren Extremität ein bemerkenswerthes Nachschlagewerk geschaffen, dessen instructive Abbildungen besondere Erwähnung verdienen. Einzelne casuistische Beiträge zur Lehre von den angeborenen Deformitäten haben Drehmann, Riss und Perthes geliefert. Die Frage der Ausgleichung von Knochendeformitäten hat Port studirt. Er ist dabei zu dem Schlusse gekommen, dass sich die Transformationskraft des Knochens von selbst nur beim noch wachsenden Knochen geltend machen kann, beim Erwachsenen dagegen nur nach Fracturen und bei Entzündungen, die den Knochen und das Periost wieder reactionsfähig machen. Für die Behandlung rachitischer Knochendeformitäten empfiehlt Taylor die subcutane Osteotomie als sicherste und einfachste Methode. Eine Verbesserung des dazu nöthigen Instrumentes, des Osteotoms, hat Reiner unternommen. Er nennt sein

Verfahren Circumferenz-Osteotomie, weil sein mit einem Randwulst versehenes Osteotom beim Meisseln dem Umfange des Knochens folgt. Auf diese Weise durchschlägt der Meissel hauptsächlich die Corticalis; man ist indessen genöthigt, das Instrument 2mal einzuführen. Dieser Nachtheil wird aber dadurch wieder aufgewogen, dass Nebenverletzungen der Weichtheile, Splitterungen der Schnittränder und Einklemmungen des Meissels ausgeschlossen sind.

Tuberculöse Gelenkentzündungen.

Von allen den Orthopäden interessirenden Gelenkentzündungen nimmt die tuberculöse den ersten Rang ein, und zwar nicht nur wegen der Häufigkeit ihres Vorkommens, sondern auch wegen der Mannigfaltigkeit ihrer Erscheinungen und ihrer Behandlungsmethoden. Dieser letztere Umstand hat zu einer Art Unsicherheit in der Therapie geführt, die sich besonders für den Practiker unangenehm bemerkbar macht. Diesem Uebelstande hat Port abzuhelfen versucht, indem er bestimmte Regeln aufgestellt hat für die passendste Behandlung in concreten Fällen. Eine gewisse Rolle spielt natürlich Alter und Constitution des Kranken sowie die Art der Erkrankung und des befallenen Gelenkes. Im allgemeinen lassen sich indessen nach Port folgende Gesichtspunkte aufstellen: 1. Die Tuberculose des Kindesalters bis zur Pubertät eignet sich ausschliesslich zur conservativen Behandlung. 2. Die tuberculösen Knie- und Fussgelenksentzündungen bei Erwachsenen sind zu operiren, sobald die Diagnose feststeht. 3. Die tuberculösen Erkrankungen der oberen Extremität bieten auch bei Erwachsenen günstige Aussichten für die unblutige Behandlung. 4. Bei alten Leuten ist immer die Operation am Platz, am besten die Amputation. Selbstverständlich sind stets auch die äusseren Verhältnisse der Kranken zu berücksichtigen. In Amerika scheint sich bezüglich der Behandlungsprincipien der tuberculösen Gelenkerkrankungen ein wesentlicher Umschwung zu Gunsten des aggressiven Vorgehens vollzogen zu haben; fast alle Autoren, insonderheit Phelps, sprechen sich dahin aus, dass jede mit Abscessen einhergehende Gelenkentzündung sofort zu operiren sei. Hier in Deutschland gewinnt dagegen die conservative und speciell die ambulante Behandlung immer mehr Anhänger, die auf Verbesserungen sinnen. So schlägt Wagner vor, den Hessing'schen Leimverband unter den abnehmbaren Stützapparaten tragen zu lassen, da nur dieser eine ideale Fixation ermögliche. Man kann in diesem Falle auch dem Patienten die Vortheile von Soolbädern gewähren, ohne auf die Fixation zu verzichten. Der Leimverband kann nämlich durch Aufträufeln einer Formalinlösung wasserdicht gemacht werden; eventuell kann man ihn auch durch eine Gummibinde vor dem Auf-

Tuberculöse Gelenkentzündungen.

weichen schützen. — Eine neue Spritze zu Jodoformglycerininjectionen in die erkrankten Knochenpartieen hat Mencière angegeben. Ihr Ansatz ist allseitig siebartig durchlocht, wodurch eine bessere Vertheilung der Injectionsflüssigkeit zu Stande kommt. — Von Avegno ist die für Drüsentuberculose angegebene intravenöse Injection einer Jod-Jodkalilösung mit gutem Erfolge auch für Knochen- und Gelenktuberculose angewendet worden. Irgend welche ungünstige Nebenwirkungen wurden dabei nicht beobachtet.

Chronische Gelenkentzündungen.

Die eingehendste Arbeit über chronische Gelenkentzündungen ist die Monographie von Pribram, die trotz der Fülle des in ihr enthaltenen Materials sich durch grosse Klarheit und Uebersichtlichkeit in der Anordnung des Stoffes auszeichnet. Wenn auch eine Eintheilung der einschlägigen Krankheiten vom ätiologischen Standpunkte aus als das allein Richtige erscheint, so müssen wir uns doch, bis wir über die Endursachen grössere Klarheit haben, mit anderen Classificirungen begnügen. Die Pribram'sche ebenso einfache wie practische Eintheilung ist folgende: 1. Primärer chronischer Rheumatismus, 2. secundärer chronischer Gelenkrheumatismus (im Anschluss an einen acuten Rheumatismus), 3. Osteoarthritis deformans, 4. Osteoarthritis vertebralis, 5. chronische Rheumatoide nach Infectionskrankheiten. Die Pribram'sche Arbeit trägt viel dazu bei, Klarheit in das noch sehr verworrene Gebiet der chronischen Gelenkerkrankungen zu bringen.

Sehnenplastik.

Die Sehnenplastik hat auch im vergangenen Jahre wieder viele Autoren beschäftigt. Eine zusammenfassende Darstellung ihrer Geschichte, Indicationen und Technik, sowie ihrer Resultate hat Vulpius veröffentlicht. Er hat die bisher zerstreute Casuistik gesammelt und auf diese Weise ein Nachschlagebuch geschaffen, in welchem man leicht darüber Aufschluss findet, in welcher Weise und mit welchem Erfolge die verschiedenen Autoren in gleichem Falle vorgegangen sind. Mehr theoretisch hat sich Seggel mit der Sehnenplastik beschäftigt, der histologische Studien über die Heilung von Sehnenwunden und Sehnendefecten gemacht hat. Aus seinen Untersuchungen geht hervor, dass die Sehne ein sehr ausgeprägtes Regenerationsvermögen besitzt; allerdings beginnt diese Regeneration erst secundär nach Ablauf von 8—10 Tagen, bleibt aber dann ungemein lange auf gleicher Höhe erhalten. Die Nutzanwendungen, die sich aus den Seggel'schen Untersuchungen für die operative Sehnenchirurgie ergeben, sind folgende: Zunächst ist eine lange Fixation nöthig; eine frühzeitige functionelle Inanspruchnahme, d. h. vor dem 40. Tage, erscheint nicht rationell. Da die Sehnenscheide eine grosse Rolle bei der Heilung der Sehnenwunde spielt, so garantirt ihre Intactheit einen besseren Heilungsverlauf. Ein intensives Durchflechten der Sehne mit Seidenfäden hat sich nicht als nachtheilig erwiesen. Ein solches Durchflechten schlägt Lange vor, um bei ungenügender Muskelspannung eine Verkürzung der Sehne, resp. grössere Spannung zu erzielen. Ein blosses An- oder Aufeinandernähen der Sehnenenden nach vorhergegangener Theilresection genügt gewöhnlich nicht. Mit der weiteren Anwendung seidener Sehnen hat derselbe Autor schöne Erfolge erzielt; er konnte durch anatomische Untersuchungen nachweisen, dass sich echtes Sehnengewebe um diese seidenen Sehnen herum bildet. Auf die Vortheile der ostalen Sehnenplastik hat Julius Wolff in seiner letzten Arbeit hingewiesen; durch Befestigung der verlagerten Sehne direct am Knochen kommt man der natürlichen Sehneninsertion am nächsten. Ein neues, von ihm indirecte Sehnenüberpflanzung genanntes Verfahren hat Mainzer eingeschlagen, um in 2 Fällen, in denen der abgespaltene Sehnenzipfel zu kurz war, zum Ziele zu kommen. Im ersteren Falle, einem paralytischen Pes equino-varus, vereinigte er das centrale Ende der durchschnittenen Sehne des Peroneus brevis mit der Extensorensehne, um dann einen Zipfel der Achillessehne mit der Peroneussehne zu vernähen. Er „benutzte somit die Peroneussehne zur Ausfüllung der Lücke zwischen Extensoren- und Achillessehne und zur Uebermittelung der Kraftübertragung. Die central von dem zur Herstellung der Verbindung benutzten Theile liegende Partie des Peroneus brevis war völlig ausgeschaltet." Im 2. Falle, einem Pes equino-varus nach infantiler Hemiplegie, verband Mainzer einen Theil der Achillessehne mit den Peronei longus und brevis und einen zweiten Zipfel derselben Sehne mit der des functionstüchtigen Peroneus tertius; diese letztere vernähte er dann mit der Extensorensehne. Er hat also hier die Continuität des kraftspendenden Muskels nicht unterbrochen. Der Erfolg beider Operationen war ein ausgezeichneter. Eine fernere Beobachtung Mainzer's ist, dass der Erfolg einer Transplantation bei spastischen Lähmungen rascher eintritt als bei schlaffen. Er erklärt dies daraus, dass nach der Ueberpflanzung die spastische Contraction gleichzeitig nach zwei entgegengesetzten Richtungen wirkt, sich also grösstentheils aufhebt; dadurch wird es dem schwächeren Muskel ermöglicht, eine wirkungsvolle Contraction zu vollziehen. Die vor 4 Jahren zum ersten Male von Krause ausgeführte Transplantation der Beuger des Unterschenkels auf die Patella zum Ersatz des gelähmten Quadriceps femoris hat Schanz insofern modificirt, als er die Beugesehnen durch Schlitze der Strecksehne dicht über der Kniescheibe hindurchführt, die Enden zurückschlägt und die so gebildeten Schlingen durch Drahtnähte fixirt. Seine Erfolge waren in den 8 nach dieser Methode operirten Fällen ausgezeichnet. Die vorliegenden Veröffentlichungen aus dem Auslande über das einschlägige Thema von Bülow-Hansen, Thomas, Townsend, Whitman sind rein casuistischer Art. Am meisten kommen die Vortheile dieser segensreichen Operation, der Sehnenplastik, den an spinaler Kinderlähmung Leidenden zu Gute. Indessen finden bei dieser Erkrankung auch alle sonstigen Hülfsmittel der modernen Orthopädie ihre Verwendung, weshalb Hoffa die Besprechung der heutigen Therapie der spinalen Kinderlähmung gewählt hat, um die Fortschritte zu zeigen, die sowohl die mechanische als die operative Orthopädie in den letzten Jahren gemacht hat. Freilich war es ein mühevoller Weg von den ersten Stützvorrichtungen Heine's bis zu den jetzt gebräuchlichen Schienenhülsenapparaten, die das Vollendetste darstellen, was wir zur Zeit in der Apparattechnik besitzen. Indessen hat auch der beste Apparat seine Nachtheile, so dass die Möglichkeit einer Emancipation, wie sie heutzutage die Sehnenplastik gewährt, mit Freude zu begrüssen ist. In schweren Fällen von spinalen Kinderlähmungen kann man eventuell wie Vulpius durch Combination von operativer Gelenkversteifung und Sehnenüberpflanzung den Patienten auf die Beine helfen.

Spinale Kinderlähmung.

Weniger günstige Erfolge haben die Sehnenoperationen, wie Salaghi hervorhebt, bei den cerebralen Lähmungen, der Little'schen Krankheit aufzuweisen. Dagegen hat sich eine regelrechte Quecksilbercur in einem Falle von Gallois und Springer äusserst wirksam erwiesen. Zwar bestanden bei der betreffenden Patientin keinerlei Symptome von Syphilis, indessen ist es nach der prompten Wirkung des Quecksilbers doch recht wahrscheinlich, dass es sich hier um eine specifische Erkrankung gehandelt hat. Gerade der Syphilis schiebt Bacaresse neben sonstigen Infectionen die Hauptschuld an der Little'schen Krankheit zu. Nach seinen Ausführungen gibt die schwere Geburt resp. die Asphyxie nur den letzten Anstoss zu der schon anderweitig bedingten Erkrankung. Zwei interessante Fälle von ischämischer Lähmung, die durch Knochenverkürzung geheilt sind, hat Henle auf dem Orthopädencongress demonstrirt. Beachtenswerth dabei ist noch, dass eine feste knöcherne Verbindung nur langsam eintrat; wahrscheinlich beruht dies doch auf trophischen Störungen.

Cerebrale Lähmungen.

Wenden wir uns nunmehr der speciellen Orthopädie zu, so sind zunächst einige Arbeiten zu erwähnen, die sich mit dem Schiefhalse befassen. Was die Aetiologie dieses Leidens anbetrifft, so sieht Völcker das Caput obstipum als eine intrauterine Belastungsdeformität an; die fibröse Muskeldegeneration erklärt er für die Folge einer Ischämie, die durch den Druck der Schulter auf den Hals zu Stande gekommen ist. Als Beweis führt er 4 einschlägige, in frühestem Alter beobachtete Fälle an, die ausserdem noch sonstige, sicher intrauterin erworbene Deformitäten aufwiesen. Indessen lassen sich auch bei Fällen, die erst später in die Erscheinung treten, Verbildungen nachweisen, die durch Raummangel im Uterus bedingt sind. Den entgegengesetzten Standpunkt nimmt Friedberg ein, der nur für vereinzelte Fälle den intrauterinen Entstehungsmodus anerkennt, für die Mehrzahl dagegen die durch ein Geburtstrauma bedingte pathologische Veränderung des Kopfnickermuskels als Ursache beschuldigt. Betreffs der Therapie theilt er die allgemein herrschenden Ansichten, während Hoffmann merkwürdigerweise wieder die subcutane Tenotomie empfiehlt mit der Angabe, dass bei dieser Behandlung Recidive ausgeschlossen seien. Eine Combination des musculären Schiefhalses mit angeborenem Schulterblatthochstande hat Lamm beobachtet; auch er schliesst aus diesem Zusammentreffen auf die Möglichkeit eines congenitalen Entstehens des Caput obstipum. Einen weiteren Beweis für die Berechtigung der Theorie von Kausch über die durch Cucullarisdefect bedingte Entstehung des angeborenen Schulterblatthochstandes hat Hödlmoser erbracht, der einen entsprechenden Fall publicirt hat. Dagegen bestanden wieder in 2 von Sick beschriebenen Fällen keine Muskelanomalieen, wohl aber erhebliche Formstörungen an den hochstehenden Scapulae bei gleichzeitigem unvollständigem Verschluss der Wirbelsäule. Sick erklärt daher den Cucullarisdefect nur als eine facultative Theilerscheinung einer Hemmungsbildung an Wirbeln und Schulterblatt. Für die Aetiologie des erworbenen Schulterblatthochstandes kommt nach Müller Rachitis in Betracht; zu derselben Ansicht bekennt sich auch Bender, und zwar kommt nach seiner Meinung die Deformität in diesem Falle durch eine Verkrümmung der Scapula zu Stande, indem der obere Winkel der Scapula sich am Thorax festhält, während der vergrösserte Rabenschnabelfortsatz sich unter der Clavicula festklemmt.

Schiefhals.

Angeborener Schulterblatthochstand.

Erworbener Schulterblatthochstand.

Von den Autoren, die sich mit den seitlichen Wirbelsäulenverkrümmungen beschäftigt haben, sei zunächst Schulthess erwähnt, der wohl über das grösste Material verfügt, nämlich 1140 Skoliosen. Nach seinen Curven über die Frequenzverhältnisse der skoliotischen Krümmungen in ihrer Vertheilung auf die einzelnen

Seitliche Wirbelsäulenverkrümmungen.

Regionen der Wirbelsäule ist die grösste Anzahl von Krümmungen, und zwar linksconvexen, in der Gegend des zweiten Brustwirbels beobachtet worden. Das nächste Maximum, und zwar für rechtsconvexe Biegungen, liegt in der Gegend des siebenten Brustwirbels. Linksconvexe Krümmungen sind nach Schulthess häufiger als rechtsconvexe, ihr Verhältniss ist 60% zu 40%. Die rechtsconvexen Krümmungen haben eine stärkere Tendenz, compensatorische Krümmungen zu bilden, falls sie in der Dorsalwirbelsäule liegen. In der Gesetzmässigkeit des Curvenverlaufes erblickt Schulthess einen Beweis für eine dem Körper bezw. der Wirbelsäule innewohnende Disposition zu den Ausbiegungen an den bezeichneten Stellen. Die gesetzmässige Localisation liegt in der Anatomie und Physiologie, sowie in der Mechanik der Wirbelsäule begründet. Ein insufficientes Skelett wird an diesen Stellen zuerst einknicken. In einer weiteren Arbeit hat derselbe Autor die Lovett'schen Untersuchungen über die Mechanik der lateralen Rückgratsverkrümmungen einer kritischen Nachprüfung unterzogen. Das Hauptergebniss Lovett's war die Entdeckung, dass Seitenbiegung in Anteflexion mit Convextorsion, Seitenbiegung in Retroflexion mit Concavtorsion verläuft. Schulthess hat dagegen festgestellt, dass Längsspannung, Compression in der Längsrichtung und Führung bei Seitenabbiegung in einer Ebene Momente sind, welche das von Lovett gefundene gesetzmässige Verhalten der Rotationsrichtung bei elastischen Stäben und bei der Wirbelsäule abzuändern im Stande sind. Auch Judson ist den Lovett'schen Ausführungen entgegengetreten. Nach seinen Experimenten hat Beugung und Streckung mit der Rotation gar nichts zu thun. Letztere entsteht bei Belastung dadurch, dass die Wirbelkörper beweglich sind, während die Wirbelbögen in ihrer seitlichen Verschieblichkeit behindert sind. Judson zieht aus seinen Versuchen die practische Nutzanwendung, dass man durch seitlichen Druck auf die Wirbelkörper ohne Zuhülfenahme der Rippen sowohl die seitliche Verkrümmung, wie auch die Rotation beseitigen könne. Leider ist ein solcher Druck bisher nicht ausführbar gewesen. — Auf ein bisher noch nicht gewürdigtes ätiologisches Moment hat Garrè aufmerksam gemacht, nämlich auf den Zusammenhang zwischen den Halsrippen und Skoliose. Es erscheint in der That leicht verständlich, dass das Vorhandensein einer einseitigen Halsrippe die Beweglichkeit der unteren Halswirbelsäule im Sinne der Beugung und Rotation nach der betreffenden Seite hin beeinträchtigt, und dass die wohl meist gleichzeitig bestehende Asymmetrie innerhalb der Halsmusculatur begünstigend auf die Verbiegung der Wirbel-

Skoliose bei Halsrippen.

säule einwirkt. Das Symptomenbild einer solchen Skoliose war nach Garrè folgendes: 1. Verschiebung der rechten Scapula nach oben und aussen. 2. Auffallende Asymmetrie des Halsansatzes. 3. Rechtsconvexe Skoliose, die sich vom fünften Halswirbel bis zum dritten oder vierten Brustwirbel erstreckt. 4. Compensatorische Skoliose der unteren Brustwirbelsäule. — Eine zusammenfassende Besprechung der Skoliosen auf neurogener Basis hat Hoffa auf dem Orthopädencongress gegeben. Eine Klarstellung der wichtigen Frage, wie die Skoliose bei halbseitiger Lähmung der Rückenmuskeln zu Stande kommt, brachte auch die anschliessende Discussion nicht. Vielleicht besteht die Anschauung von Lorenz zu Recht, nach der eine convexe Ausbiegung nach der Seite der gesunden Musculatur deshalb erfolgt, um den gesund gebliebenen Muskeln durch die Körperschwere eine Art Antagonismus zu geben und ihnen auf diese Weise ihre Arbeit zu ermöglichen; die Steigerung der Skoliose zu höchsten Graden beruht auf der schliesslichen Insufficienz der Musculatur gegenüber der Körperlast. — Die eingehendste Arbeit über Skoliose stammt von Wullstein, der im vergangenen Jahre seine langjährigen klinischen und experimentellen Studien über die Behandlung und Entstehung der Skoliose veröffentlicht hat. Dem reichen Inhalte dieses Werkes lässt sich im Rahmen dieser kurzen Besprechung nicht gerecht werden. Wir müssen uns begnügen zu constatiren, dass Wullstein die Berechtigung der Behandlung der Kyphoskoliose durch forcirtes Redressement mittels medicinisch-klinischer Untersuchungen und mit Zuhülfenahme von Experimenten an der Leiche nachgewiesen hat. Seine Erfolge sind glänzende. Ebenso wie Wullstein ist auch Schanz mehrfach für das forcirte Redressement eingetreten, das er mit gutem Erfolge seit einer Reihe von Jahren in dem von ihm angegebenen einfachen Rahmen ausführt. Auch Bade steht auf demselben Standpunkte, aber mit dem Unterschiede, dass er nach Beendigung der Gipsbehandlung durch späteres jahrelanges Tragen eines abnehmbaren Stützcorsetts eine Ankylose der Wirbelsäule in corrigirter Haltung erzielen will. Er vermeidet aus diesem Grunde die mobilisirende Gymnastik und empfiehlt nur Massage; auf diese Weise sollen Recidive vermieden werden. — Eine besondere Art der Wirbelsäulenverbiegung — la scoliose souple — beschreibt Chipault. Sie tritt bei schlaffen Individuen nach einer raschen Wachsthumsperiode auf und ist dadurch charakterisirt, dass sie sich schnell bis zu enormen Graden verschlimmert, dass aber die Wirbelsäule stets schmiegsam und beweglich bleibt. Hysterie scheint ausgeschlossen. Nach Chipault

Skoliosen auf neurogener Basis.

Forcirtes Redressement.

Scoliose souple

beruht diese Skoliose auf einer Schlaffheit des ligamentösen Apparates, auf einem Entwickelungsfehler im Bindegewebe. Das Redressement erhält sich selbst bei jahrelanger Behandlung nur, solange es im Verbande fixirt wird. Neue Vorschläge für die Corsettbehandlung haben Roth und Perdu gemacht. Der erstere benutzt zur Fixation der Corsetts ausser dem Becken auch die Vorderwand der concaven Seite des Brustkorbes und bedient sich zum Redressement zweier an besonderen Stangen äusserst practisch angebrachter Züge, während Perdu alle gebräuchlichen Skoliosencorsetts für schädlich erklärt und nur zwei dreieckige, über die convexe Partie verlaufende Lederstücke zum Redressement benutzt. Seine Methode ist zweifellos nur für Totalskoliosen verwendbar. — Hoeftman sah gute Erfolge von einer Zuhülfenahme der Weir-Mitchell'schen Cur, die wohl geeignet ist, den Körper gegen die bei Skoliotischen so häufige Lungentuberculose widerstandsfähiger zu machen. Auf diese Wechselbeziehungen zwischen Lungentuberculose und seitlichen Rückgratsverkrümmungen haben Kaminer und Zade aufmerksam gemacht; nach ihren Untersuchungen wiesen ³/₄ der erwachsenen skoliotischen Frauen Spitzenaffectionen auf, und ferner liess sich ein directer Zusammenhang zwischen dem Grade der Skoliose und der Schwere der Lungenaffection nachweisen.

Corsettbehandlung.

Weir-Mitchell'sche Cur bei Skoliose.

Interessante Untersuchungen über Wachsthumsveränderungen an den Wirbeln nach Spondylitis tuberculosa hat Jalowiecki vorgenommen. Er beschreibt das Präparat einer spondylitischen Wirbelsäule, das den Beweis dafür liefert, dass Veränderungen in den mechanischen Verhältnissen der Wirbelsäule dazu führen können, dass an den Stellen mit abnorm vermehrter Zugwirkung das elastische Material sich vermehrt auf Kosten des harten; es war in dem betreffenden Falle durch die Verminderung des physiologischen Druckes zu einer Reduction in der Anbildung der Knochensubstanz und zu einer stärkeren Entwickelung der Intervertebralscheiben gekommen. — 4 der glücklicherweise seltenen Fälle von Abscessbildung im hinteren Mediastinalraum hat Goldthwait beobachtet. 3mal trat dabei durch Druck auf Herz oder Vagus plötzlicher Tod ein. Auf die Diagnose verhilft die paroxysmale Dyspnoe und die schnelle und unregelmässige Herzaction. Goldthwait räth zur sofortigen Operation, durch die er seinen vierten Patienten auch wirklich gerettet hat. Die Incision macht man am besten links; gelingt die Auffindung des Abscesses nicht, so muss man wie er den Wirbelkanal eröffnen und drainiren. Ein einfaches Mittel zur Heilung des Pott'schen Buckels für nicht zu alte Fälle hat Fink vorgeschlagen. Es besteht

Spondylitis tuberculosa.

in horizontaler Lagerung im Gipsbett mit allmählich gesteigerter Unterlage von Watte. Fink heilte auf diese Weise — allerdings bei ständiger Horizontallage — binnen 1/2—1 1/2 Jahren fast all seine Patienten. — Ueber 2 Dauererfolge der Calot'schen Behandlung konnte Vulpius berichten, und zwar war die Heilung des Grundleidens wie seiner Symptome noch nach 5 Jahren zu constatiren. Auch Aliviatos hat sich zu Gunsten des forcirten Redressements ausgesprochen. Er benutzt dazu einen einfachen, von ihm selbst construirten Apparat, der aus zwei Extensionsvorrichtungen besteht, mit Hülfe deren der in Bauchlage auf zwei Stützen ruhende Patient gestreckt wird; gleichzeitig drückt eine Pelotte von oben her den Buckel ein. Ganz im Gegensatz zu diesen letztcitirten Autoren befindet sich Melun, der 29 Fälle von spondylitischem Buckel, die mit forcirtem Redressement behandelt worden waren, nachuntersucht hat. Er hat gefunden, dass in allen Fällen die krankhafte Verbiegung sich wieder entwickelt hat; die Schuld hierfür misst er den heute benutzten Stützapparaten bei, die nicht im Stande wären, die Wirbelsäule auf die Dauer gerade zu erhalten. — Auffallend zahlreiche Beobachtungen von Spondylitis typhosa konnten in Amerika gemacht werden. So liegen casuistische Beiträge von Moorehouse, Cutler, Ely und Freiberg vor. Eingehender hat sich Lorel mit der Frage der typhösen Spondylitis beschäftigt; er glaubt, dass es sich dabei um Knochenhautentzündungen in der Umgebung der austretenden Nervenwurzeln handelt. — Einen Fall von gummöser Spondylitis sah Joachimsthal; der Fall ist deswegen besonders interessant, weil hier eine vollständige Rückbildung eines beträchtlichen Gibbus eintrat. — Die Spondylitis deformans hat Goldthwait an 5 einschlägigen Fällen studirt. Danach handelt es sich dabei nur um Verknöcherungen der Bänder und Zwischenwirbelscheiben, während der benachbarte Knochen unverändert bleibt. Die Prognose des Leidens wird von Goldthwait merkwürdig günstig gestellt; selbst bei länger bestehender Krankheit und hochgradigen Deformirungen der Wirbelsäule sollen noch Heilungen zu erzielen sein. Für einzelne Fälle von chronischer Wirbelsteifigkeit hat Cassirer die musculäre Entstehung des Leidens festgestellt; es handelte sich in diesen Fällen, bei denen Gelenkerkrankungen ganz, resp. fast ganz fehlten, um chronischen Rheumatismus der Rücken-, Hüft- und Schultermusculatur.

Spondylitis typhosa.

Spondylitis gummosa.

Spondylitis deformans.

Ein anderes, äusserst wichtiges orthopädisches Leiden, die angeborene Verrenkung des Hüftgelenkes ist nach der pathogenetischen wie therapeutischen Seite hin eifrig studirt worden. Dass

Angeborene Verrenkung des Hüftgelenkes.

trotzdem noch keine vollständige Uebereinstimmung in einzelnen Punkten erzielt worden ist, liegt in der Schwierigkeit der zu lösenden Fragen. So nimmt z. B. Ludloff auf Grund eingehender anatomischer Untersuchungen für die Entstehung der angeborenen Luxation ein Missverhältniss zwischen dem embryonalen Kopf und der Pfanne an, das dem Oberschenkelkopf bei Flexions- und Adductionsstellung sehr leicht aus der Pfanne nach hinten herauszuschlüpfen erlaubt. Er folgt dabei Hoffa, der die angeborene Hüftgelenksverrenkung für ein Vitium primae formationis ansieht. Für eine andere Aetiologie erklärt sich dagegen Bender auf Grund eines einwandfreien Falles; hier war die Luxation sicher als eine intrauterine Belastungsdeformität aufzufassen. Man ist also gezwungen, anzunehmen, dass die Ursachen dieses Leidens verschieden sind. Die sonst so leichte Diagnose der Verrenkung kann bei ganz jungen Kindern zuweilen schwierig werden, zumal auch die Röntgenuntersuchung hier manchmal schwer durchzuführen ist. Nun hat Bade auf ein von ihm aufgefundenes Symptom hingewiesen, das die Diagnose erleichtert; es ist der Hochstand der Adductorenfalte zwischen Quadriceps und Adductorencoulisse auf der kranken Seite. Wenn man die Beine des Patienten mit gestreckten Knieen fest neben einander legt, so liegt der innere Endpunkt dieser Falte auf der luxirten Seite höher. Bei so jungen Kindern, speciell bei Neugeborenen scheint nach den Untersuchungen Walther's der Schenkelkopf noch in Berührung mit der Pfanne zu stehen und erst später durch die Belastung beim Gehen infolge mangelhafter Befestigung in der zu flachen Pfanne nach oben zu rutschen. Die therapeutische Aufgabe bestände in diesem Falle nur darin, den günstigen Zustand zu erhalten; Lange erstrebt dies durch das Tragenlassen eines Beckenringes. Im übrigen haben sich die therapeutischen Bestrebungen im vergangenen Jahre meist auf die unblutige Reposition beschränkt, mit der in der That gute Resultate erzielt worden sind, wie aus zahlreichen Veröffentlichungen hervorgeht. Genannt seien hier die Arbeiten von Heusner, Joachimsthal, Drehmann, Petit, Veau und Cathala, sowie von Christen Lange. Letzterer hat geglaubt, bald nach vollzogener Einrenkung eine Prognose bezüglich der Retention stellen zu können. Er misst den Winkel, bei dem während einer Adductionsbewegung die Reluxation eintritt; je grösser der Winkel ist, desto sicherer soll die spätere Retention sein. Zur weiteren Sicherung der Retention hat der leider so früh verstorbene Schede einen sinnreichen Beckengürtel angegeben, mit dessen Hülfe die Behandlung ohne allzu grosse Belästigung der Kinder eine beliebige Reihe von Jahren fortgesetzt werden kann. Um auch noch älteren, nicht mehr operablen Patienten ihre Beschwerden zu erleichtern, hat Lorenz ein Verfahren angegeben, das eine Transposition nach vorn, verbunden mit outrirter Abduction erstrebt. Es wird dabei in einer Sitzung, event. nach Tenotomie der Adductoren, eine Abduction bis zum rechten Winkel ausgeführt, das Bein stark extendirt und dann die meist vorhandene Beugecontractur des Hüftgelenkes ausgeglichen, event. gleichfalls durch Fasciomyotomie. Durch Ueberstreckung wird nun der Schenkelkopf nach vorn gebracht und in dieser Stellung durch einen für 3—4 Monate angelegten Gipsverband erhalten. Lorenz hat auf diese Weise stets grössere Ausdauer im Gehen und Verminderung des Hinkens und der Schmerzen erzielt. — Ueber die Coxitis ist wenig Neues zu berichten. Auch hier zeigt sich wieder die Neigung der amerikanischen Collegen zu operativem Vorgehen. Während die Franzosen Cayre und Billeaut der conservativen Behandlung das Wort reden, empfiehlt Bradford speciell für Fälle, in denen das Röntgenbild eine hauptsächliche Betheiligung der Pfanne zeigt, die Eröffnung, Ausschabung und Drainage des Gelenkes mit temporärer Luxation des Schenkelkopfes. Für die Behandlung einer seltenen Complication, der Luxation nach vorn, schlägt Fabre, falls vorsichtige Repositionsmanöver misslingen, die subtrochantere Osteotomie vor, event. die Resection des Schenkelkopfes. — Einen Beitrag zur Aetiologie der Coxa vara hat Haedtke geliefert. Er konnte an einem durch Resection gewonnenen Präparat vom oberen Femurende eines 17jährigen Mannes eine Wanderung der Epiphysenlinie feststellen. Die ganze Epiphysenlinie bot makroskopisch und mikroskopisch das Bild der Rachitis; es ist also die Spätrachitis neben der Kocher'schen juvenilen Osteomalacie mit Sicherheit als ätiologisches Moment für die Coxa vara adolescentium anzusehen. Zwei Formen dieses Leidens glaubt Fröhlich unterscheiden zu können, nämlich eine trochantere und eine cervicale Form, je nach dem Sitz der Verbiegung in der Nähe des Trochanters oder des Kopfes. Die essentiellen Coxa-vara-Fälle sollen die cervicale Form zeigen, während die symptomatischen, nach tuberculösen oder osteomyelitischen Entzündungen meist die trochantere Verbiegung aufweisen. Für die Therapie empfiehlt Picqué nach dem Vorgange von Jaboulay die Osteotomie oberhalb der Condylen mit nachfolgender Auswärtsrollung und Schiefstellung des Femurs nach innen. Die Zweckmässigkeit dieser Operation ist schwer einzusehen.

Coxitis.

Coxa vara.

Wenden wir uns nunmehr dem Kniegelenk zu, so ist hier

Kniegelenk.

zunächst eine Arbeit von Joachimsthal anzuführen, die sich mit der Structur, der Lage und den Anomalieen der menschlichen Kniescheibe beschäftigt. Joachimsthal konnte darin einen Beweis für die Richtigkeit des Wolff'schen Transformationsgesetzes liefern, indem bei einer Knieankylose mit Verwachsung der Patella ein Schwund der oberflächlichen, bei Bewegungen stark beanspruchten Zugbälkchen eingetreten war. Ausserdem konnte er zeigen, dass in Fällen von hochstehender Patella bei Little'scher Krankheit die normale Eintheilung der hinteren Patellarfläche in vier Facetten verloren gegangen war. Die ganze hintere Fläche hatte sich der gleichmässigen Anlagerung an den Oberschenkelknochen entsprechend in eine concav geschweifte Fläche verwandelt. — Die angeborenen Verrenkungen der Kniescheibe hat Zesas in einer sehr ausführlichen Publication besprochen. Für die Entstehung der meisten einschlägigen Fälle glaubt er eine Deformation resp. ein Fehlen des Condylus femoris lateralis beschuldigen zu dürfen; die Ursache für diese mangelhafte Entwickelung sieht er in Affectionen des Nervensystems bezw. in trophischen Störungen. Zu einer ähnlichen Anschauung ist Blencke gelangt, nur dass er ausserdem noch eine primäre fehlerhafte Anlage und Schlaffheit des betreffenden Bandapparates annimmt; für Luxationen nach oben würde dann letztere allein in Betracht kommen. — Zerreissungen des Ligamentum patellare wurden von Brintet, Klein und Herold beobachtet; alle diese Autoren, ausser dem letzteren, sprechen sich zu Gunsten frühzeitiger Massage aus, indessen hat auch Herold in seinem Falle damit ein günstiges Resultat erzielt. — Nur wenige Arbeiten liegen vor über eine der wichtigsten Kniegelenkerkrankungen, die Tuberculose. Fillipello und Lucas-Championnière sind augenscheinlich beide für die operative Behandlung eingenommen. Für erwachsene Patienten erscheint dieses Vorgehen ja auch gerechtfertigt; indessen weisen für jüngere Patienten die Statistiken der conservativen Behandlung doch bessere Zahlen auf als die der operativen, weshalb die conservative Therapie wenigstens in Deutschland das Feld beherrscht. — Für die Therapie des Genu valgum hat Codivilla wieder das forcirte Redressement empfohlen, das nach seinen Erfahrungen keine ungünstigen Nebenwirkungen hat. Ein neues Verfahren hat Krukenberg in einem Falle von hochgradigem Genu valgum mit schönem Erfolge angewendet. Er resecirte auf der convexen Seite einen Knochenkeil, den er nach Geraderichtung des Knochens in die nunmehr entstandene Lücke auf der concaven Seite implantirte. Es erfolgte primäre Heilung; das kosmetische und functionelle Resultat war ausgezeichnet.

Angeborene Verrenkungen der Kniescheibe.

Zerreissung des Ligamentum patellare.

Tuberculose des Kniegelenks.

Behandlung des Genu valgum.

Fuss-deformitäten.

Klumpfuss.

Von den letztjährigen Veröffentlichungen über Fussdeformitäten seien zuerst diejenigen besprochen, welche sich mit dem Klumpfuss befassen. Betreffs der Aetiologie des angeborenen Klumpfusses hat Vulpius wieder darauf hingewiesen, dass es sich hierbei um die Folgen einer intrauterin verlaufenen Poliomyelitis anterior acuta handeln kann; wenigstens konnte er bei Sehnenüberpflanzungen in solchen Fällen genau den gleichen Muskelbefund erheben wie bei spinaler Kinderlähmung. Für das Eingipsen nach dem manuellen Redressement hat Wieting eine Modification empfohlen, die es erlaubt, ständig unter Controlle des Auges vorzugehen. Er stellt den Fuss auf eine noch weiche Gipsplatte von Fussgrösse, die auf einem etwas grösseren Brettchen ruht. Das Brettchen liegt vorn und hinten auf Klötzen, so dass seine Mitte gut zugänglich ist. Das Bein wird nun im Knie spitzwinklig gebeugt und der Fuss durch Druck auf das Knie in leichter Dorsalflexion fest aufgepresst. Der Fuss wird nun sammt dem Brettchen von Gipsbinden umschlossen, die überall gut anmodellirt werden. Später kann das Brettchen durch Absägen vorn und hinten verkürzt werden. Eine genaue Beschreibung der Technik des modellirenden Redressements und der Fixationsverbände hat Engelmann gegeben. Eine energischere Therapie wird wiederum vom Auslande her empfohlen. So macht Lucas-Championnière die Exstirpation des grössten Theiles des Tarsus, de Forest-Willard die Astragalektomie und Ogston bei jungen Kindern die Ausschabung des Knochenkernes aus dem Talus; jeder Klumpfuss soll sich danach leicht redressiren lassen. Für die Sehnenplastik bei paralytischen Klumpfüssen schlägt Schanz vor, zweizeitig zu operiren, d. h. zuerst die Transplantation eines Zipfels der Achillessehne auf die Peronei zu machen und später erst die Verlängerung der Achillessehne. Oft wird es sich dann zeigen, dass die bestehende Spitzfussstellung zum Ausgleich der Wachsthumsstörung zweckdienlich ist und besser erhalten bleibt. Derselbe Autor hat auf ein ebenso häufiges wie lästiges Leiden, den Plattfuss und Knickfuss, aufmerksam gemacht, das noch oft verkannt wird. Der Grund dafür liegt darin, dass die früher angenommenen typischen Schmerzpunkte nicht existiren, wohl aber, wie auch Pal hervorhebt, anderweitige Symptome hervortreten, deren Sitz weit vom Fusse entfernt ist. Das Leiden entsteht, wenn die Belastung des Fussgewölbes seine Tragfähigkeit übersteigt. Klinisch findet die Entstehung des Plattfusses nach Riedinger am besten dadurch ihre Erklärung, dass man annimmt, dass der Talus infolge Rotation des Unterschenkels

Plattfuss und Knickfuss.

Plattfuss und Knickfuss.

um seine Längsachse nach innen aus dem Gerüste des Fusses herausgewälzt wird, wie dies auch thatsächlich zu beobachten ist. Mit demselben Thema hat sich auch der verstorbene Nicoladoni in seinen letzten Arbeiten beschäftigt. Er sieht die Ursache für das Einsinken des Fussgewölbes in einem Nachlassen der Gewölbespanner, d. h. der kleinen Sohlenmuskeln, die zu schwach werden, um dem Triceps surae entgegenzuarbeiten. Der Tibialis posticus hat nach seiner Ansicht mit der Erhaltung des Fussgewölbes gar nichts zu thun. Dementsprechend wäre die geeignetste Therapie: Temporäre Ausschaltung der Phase der Erhebung auf die Fussspitze entweder durch entsprechenden Schaukelapparat oder durch zeitweise Continuitätsaufhebung der Achillessehne. Zur Beurtheilung des Grades dieses Leidens haben Turner und Nieny Vorrichtungen angegeben. Ersterer hat den Apparat von Bradford und Lovett modificirt, so dass man beide Füsse und die Veränderungen durch die Belastung beobachten kann. Der Nieny'sche Apparat gestattet eine einfache Ablesung des Grades der Abknickung des Fusses. Die Technik der Fusssohlenabdrücke haben Muskat und Bettmann zu verbessern gesucht. Ersterer verwendet Hectographentinte, letzterer Celloidinpapier, auf dem der Abdruck des mit Natronlauge befeuchteten Fusses in der gewöhnlichen Art fixirt wird. Der fabrikmässigen Herstellung der Plattfusseinlagen redet Wagner das Wort; sind die Wölbungen wirklich zu hoch, so kann man durch Unterlegen von Filzstückchen unter die Ferse leicht Abhülfe schaffen.

Apparate: Operationstisch. Pendelapparat. Redressionsapparat. Oberschenkelprothese.

Zum Schluss sei in Kürze noch einiger neuer resp. verbesserter Apparate Erwähnung gethan. So hat Heusner seinen Operationstisch durch die Möglichkeit der Herausnahme der Tischplatte verbessert; Becker und Gocht haben neue Pendelapparate construirt. Einen scheerenförmigen Redressionsapparat mit elastischen Zügen hat Hübscher angegeben. Auch Lazarus hat ähnliche elastische Züge ebenso geschickt wie einfach zum Ersatz gelähmter Muskelfunctionen benutzt. Eine ausgezeichnete Oberschenkelprothese hat Engels construirt, die die Tragfähigkeit des Kniegelenks in beliebiger Beugestellung gewährleistet, ein bisher noch ungelöst gewesenes Problem. Erreicht wird dies durch eine einfache Arretirungsvorrichtung, die jedesmal bei Belastung und nur für die Dauer dieser Belastung in Wirksamkeit tritt.

Litteratur.

Aliviatos, Du traitement des gibbosités etc. Syra (Griechenland). — Avegno, Sulla cura tuberculose ossea ed articolare. Morgagni Bd. I,

Nr. 2. — Bacaresse, Considérations étiologiques sur le syndrome de Little. Thèse, Paris. — Bade, Zur Frühdiagnose der angeborenen Subluxatio und Luxatio coxae. Münch. med. Wochenschr. Nr. 34. — Derselbe, Principielles in der Skoliosenfrage. Verhandl. d. Gesellsch. f. orthop. Chir. — Becker, Zur heilgymnastischen Behandlung der Skoliose; zwei neue Pendelapparate. Zeitschr. f. orthop. Chir. Bd. X. — Bender, Zur Kenntniss des erworbenen Hochstandes der Scapula. Münch. med. Wochenschr. Nr. 9. — Derselbe, Zur Aetiologie der congenitalen Hüftgelenksluxation. Centralbl. f. Chir. Nr. 34. — Bettmann, Zur Technik der Fusssohlenabdrücke. Centralbl. f. Chir. Nr. 27. — Billeaut, Quelques donnés sur le traitement de la coxalgie. Annales de chirurgie et d'orthopédie Nr. 1. — Blencke, Ein Beitrag zur sog. congenitalen Verrenkung der Kniescheibe nach oben. Zeitschr. f. orthop. Chir. Bd. X. — Bradford, Operative dislocation of the head of the femur in tubercular disease of the acetabulum. Annals of surgery, Octobre 02. — Brintet, Traitement de la rupture du ligament rotulien. Gaz. des hôpitaux Nr. 18. — Bülow-Hansen, On senentransplantationen och plastiken. Norske Magazin for die gewidenskapen Nr. 2. — Cassirer, Ueber myogene Wirbelsteifigkeiten. Berl. klin. Wochenschr. Nr. 10, 11. — Cayre, Les appareils dans la coxalgie. Thèse, Paris. — Championnière, Traitement des tumeurs blanches du genou. Annales de chir. et d'orthopédie Nr. 8. — Derselbe, Traitement du pied bot etc. Bull. de l'acad. de médecine Nr. 5. — Chipault, La scoliose souple. Bull. et mém. de la soc. de Pédiatrie de Paris Nr. 4. — Codivilla, Ueber das forcirte Redressement des Genu valgum. Verhandl. d. Gesellsch. f. orthop. Chir. — Cutler, Typhoid spine. Boston med. and surg. journal, July 02. — Drehmann, Dauerresultate bei der Behandlung der angeborenen Hüftluxation. Verhandl. d. Gesellsch. f. orthop. Chir. — Derselbe, Ueber congenitalen Femurdefect. Verhandl. d. Gesellsch. f. orthop. Chir. — Ekgren, Das Verhalten der Leukocyten im menschlichen Blute unter dem Einfluss der Massage. Deutsche med. Wochenschr. Nr. 29. — Ely, A case of typhoid spine. Medical record, Decembre. — Engelmann, Ueber die Technik des modellirenden Redressements des Klumpfusses. Wiener med. Wochenschr. Nr. 13—14. — Engels, Eine neue Oberschenkelprothese. Arch. f. klin. Chir. Bd. LXVII. — Fabre, Les luxations en avant dans la coxalgie. Annales de chir. et d'orthopédie Nr. 8. — Fillipello, Sulla cura della tuberculose del ginocchio. Arch. di ortop. Bd. XVII, H. 3—5. — Fink, Die tuberculöse Spondylitis und die Ausgleichung des Pott'schen Buckels. St. Petersb. med. Wochenschr. Nr. 19. — de Forest-Willard, Clubfoot; astragalectomy for relapsed and inveterate cases. Internat. Kliniks Vol. III, Bd. XII. — Freiberg, An additional case of thyphoid spondylitis. American medicine Bd. IV, H. 15. — Friedberg, Zur Aetiologie und Therapie des Caput obstipum musculare congenitum. Deutsche Zeitschr. f. Chir. Bd. LXI, H. 4. — Friedland, Die modernen Ansichten über die Entstehung der Doppelmissbildungen. Preisschrift, Würzburg. — Froehlich, Contribution à la coxa vara essentielle de croissance. Révue d'orthopédie Nr. 2. — Gallois u. Springer, Maladie de Little très améliorée par le traitement mercuriel. Annales de chir. et d'orthop. Nr. 12. — Garrè, Ueber Skoliose bei Halsrippen. Verhandl. d. Gesellsch. f. orthop. Chir. — Goldthwait, Osteoarthritis of the spine; spondylitis deformans. Boston med. and surg. journal. March. — Derselbe, Abscess in the posterior mediastinum in connection with Potts disease. Transactions of the Americ. orthop. Ass. — Haedke, Zur Aetiologie der Coxa vara. Deutsche Zeitschr. f. Chir. Bd. LXVI. — Hasebrock, Ueber Muskelarbeit und Muskelermüdungen. Mittheil. aus den medico-mechanischen Zanderinstituten Nr. 1. — Haudek, Die Indicationen für die operative und Apparatbehandlung in der Orthopädie. Wien. klin. Rundschau Nr. 27 bis 29. — Henle, Zwei Fälle von ischämischer Contractur der Handbeugemuskeln, geheilt durch Verkürzung der Vorderarmknochen. Verhandl. d. Gesellsch. f. orthop. Chir. — Herold, Ueber subcutane Zerreissung des Lig. patellae. Diss. Würzburg. — Heusner, Ueber die angeborene Hüftluxation. Zeitschr. f. orthop. Chir. Bd. X. — Derselbe, Demonstration einiger neuer orthopädischer Apparate. Verhandl. d. Gesellsch. f. orthop. Chir. — Hoedlmoser, Sprengel'sche Difformität mit Cucullarisdefect und rechtsseitiger Wanderniere. Wien. klin. Rundschau Nr. 52. — Hoeftman, Skoliosenbehandlung mit Zuhülfenahme der Weir-Mitchell'schen Cur. Verhandl. d. Gesellsch. f. orthop. Chir. — Hoffa, Die Entwickelung und Aufgaben der orthopädischen Chirurgie. Deutsche med. Wochenschr. Nr. 19. — Derselbe, Ueber die orthopädische Behandlung der spinalen Kinderlähmung. Zeitschr. f. diät. u. phys. Therapie. — Derselbe, Die neurogenen Skoliosen. Verhandl. d. Gesellsch. f. orthop. Chir. — Hoffmann, True torticollis. St. Louis. — Hofmeister, Ein neues Massageverfahren. Beitr. z. klin. Chir. Bd. XXXVI. — v. Howorka, Die Aufgaben der Mechanik in der modernen Orthopädie. Aerztl. Centralztg. Nr. 48. — Hübscher, Scheerenförmige Redressionsapparate mit elastischen Zügen. Zeitschr. f. orthop. Chir. Bd. X. — Jalowiecki, Ueber Wachsthumsveränderungen an den Wirbeln nach Spondylitis tuberculosa. Zeitschr. f. orthop. Chir. Bd. X. — Joachimsthal, Ueber Spondylitis gummosa. Verhandl. d. Gesellsch. f. orthop. Chir. — Derselbe, Beitr. zur Lehre von dem Wesen und der Behandlung der angeb. Verrenkung des Hüftgelenkes. Berl. klin. Wochenschr. Nr. 36. — Derselbe, Ueber Structur, Lage und Anomalieen der menschlichen Kniescheibe. Arch. f. klin. Chir. Bd. LXVII. — Derselbe, Die angeb. Verbildungen der unteren Extremität. Fortschr. a. d. Gebiete d. Röntgenstr. Bd. VIII. — Judson, Rotary curvature of the spine. New York med. journal, Nov. — Derselbe, Ueber Stützapparate bei Rückgratsverkrümmungen. Zeitschr. f. orthop. Chir. Bd. X. — Kaminer und Zade, Die Wechselbeziehungen zwischen Lungentuberculose und den seitlichen Verkrümmungen der Wirbelsäule. Deutsche Aerztestg. Nr. 20. — Klein, Zur Kenntniss der subcutanen Sehnenzerreissung des Musc. quadriceps femoris etc. Monatsschr. f. Unfallheilk. Nr. 5. — Krause, Ersatz des gelähmten Quadriceps femoris durch die Flexoren des Unterschenkels. Deutsche med. Wochenschr. Nr. 7 u. 8. — Krukenberg, Ueber ein neues Verfahren zur Behandlung schwerer Fälle von Genu valgum. Verhandl. d. Gesellsch. f. orthop. Chir. — Lamm, Ueber die Combination von angeblichem Hochstand des Schulterblattes mit musculärem Schiefhalse. Zeitschr. f. orthop. Chir. Bd. X. — Lange (Christen), Maldelelse on Behandling af malfödt Höfteluxation ved unblodig Reposition. Hospitalstidende Nr. 34. — Lange (Fritz), Ueber ungenügende Muskelspannung. Münch. med. Wochenschr. Nr. 13. — Derselbe, Weitere Erfahrungen über seidene Sehnen. Münch. med. Wochenschr. Nr. 1. — Lazarus, Ueber die Ersetzung gelähmter Muskelfunctionen durch elastische Züge. Zeitschr. f. diät. u. physik. Ther. Bd. V. — Lord, Analysis of 26 cases of thypoid spine. Boston med. and surg. journal, July. — Lorenz, Zur Functionsverbesserung defecter Hüftgelenke. Verhandl. d. Gesellsch. f. orthop. Chir. — Ludloff, Zur Pathogenese und Therapie der angeborenen Hüftgelenksluxation. Klin. Jahrb. Bd. X. — Maas, Ueber experimentelle Deformitäten. Verhandl. d. Ges. f. orthop. Chir. — Mainzer, Ueber indirecte Sehnenüberpflanzung etc. Münch. med. Wochenschr. Nr. 21. — Melun, Die entfernten Resultate der Reducirung Pott'scher Kyphosen. Revista de chir. Nr. 3. — Mencière, Ce que doit être le traitement moderne de la tuberculose articulaire. Arch. provinciales de Chir. Nr. 10. — Moorhouse, A report of two cases of typhoid spine. Boston med. and surg. journal, July. — Müller, Ueber den angeborenen und erworbenen Hochstand des Schulterblattes. Diss. Leipzig. — Muskat, Eine neue Methode Fussabdrücke anzufertigen. Deutsche med. Wochenschr. Nr. 25. — Nicoladoni, Zur Plattfusstherapie. Deutsche Zeitschr. f. Chir. Bd. LXIII. — Derselbe, Ueber die Bedeutung des Musc. tibialis posticus und der Sohlenmusculatur für den Plattfuss. Deutsche Zeitschr. f. Chir. Bd. LXVII. — Nieny, Ueber den Knickfuss und seine Messung. Zeitschr. f. orthop. Chir. Bd. X. — Ogston, A new principle of curing clubfoot etc. Brit. med. journal, June. — Pal, Ischialgie, Meralgie und Plattfuss. Wien. klin. Rundschau Nr. 1. — Perdu, Parachèrement du traitement de la scoliose. Annales de chir. et d'orthopédie Nr. 10. — Perthes, Ueber Spalthand. Deutsche Zeitschr. f. Chir. Nr. 63. — Petit, Sur la valeur de la réduction dans les luxations congénitale de la hanche. Paris. — Phelps, The mechanical and operative treatment of tuberculous and other affections of the joints. New York med. journal, May. — Piqué, La hanche bote ou coxa vara des adolescents. Rév. de chir. Nr. 7. — Port, Die Behandlung der Gelenktuberculose. Nürnberg. — Derselbe, Ueber die Ausgleichung von Knochendeformitäten. Münch. med. Wochenschr. Nr. 48. — Pribram, Chronischer Gelenkrheumatismus und Osteoarthritis deformans. Nothnagel's Spec. Pathologie u. Therapie Bd. VIII, H. 5. — Reiner, Die Circumferenzosteotomie. Verhandl. d. Gesellsch. f. orthop. Chir. — Riedinger, Die klinische Aetiologie des Plattfusses. Ebenda. — Riss, De la luxation congénitale de la tête du radius. Thèse, Paris. — Rosenfeld, Zur Statistik der Deformitäten. Zeitschr. f. orthop. Chir. Bd. X. — Roth, Vorläuf. Mittheil. über Versuche zur Lösung der Frage eines portativen Detorsionscorsetts f. Skoliosen. Zeitschr. f. orthop. Chir. Bd. X. — Ruge, Physiologisches über Muskelmassage. Zeitschr. f. diät. u. phys. Ther. Bd. VI. — Salaghi, Della malattia di Little. Revista critica di Clinica medica Nr. 29. — Schanz, Das Redressement schwerer habitueller Skoliosen und Kyphosen. Wien. klin. Rundschau Nr. 51. — Derselbe, Ueber das Skoliosenredressement. Berl. klin. Wochenschr. Nr. 48. — Derselbe, Schmerzende Füsse. Deutsche med. Wochenschr. Nr. 42. — Derselbe, Der operative Ersatz des gelähmten Quadriceps femoris. Naturforscherverø. Karlsbad. — Derselbe, Zur Operation des paralytischen Klumpfusses. Centralbl. f. Chir. Nr. 26. — Schede, Demonstration von Apparaten z. Retention des reponirten Schenkelkopfes. Verhandl. d. Gesellsch. f. orthop. Chir. — Schulthess, Ueber die Lehre des Zusammenhanges der physiologischen Torsion der Wirbelsäule mit lateraler Biegung etc. Zeitschr. f. orthop. Chir. Bd. X. — Derselbe, Ueber die Prädilectionsstellen der skoliotischen Abbiegungen. Zeitschr. f. orthop. Chir. Bd. X. — Seggel, Ueber die Heilung von Sehnenwunden und Sehnendefecten. München. — Sick, Ueber angeborenen Schulterblatthochstand. Deutsche Zeitschr. f. Chir. Bd. LXVII. — Taylor, The surgery of rickets. The journal of the Americ. med. Ass., October. — Thomas, Ambulatory treatment of a ruptured tendo Achilles. Brit. med. journal, January. — Townsend, Deformities due to muscular paralysis. New York med. journal, May. — Turner, Eine einfache Vorrichtung zur Beurtheilung des Pes planus. Wratsch Nr. 3. — Veau und Cathala, Luxation congénitale de la hanche. Arch. de méd. des enfants Nr. 1. — Völker, Das Caput obstipum eine intrauterine Belastungsdeformität. Beitr. z. klin. Chir. Nr. 33. — Vulpius, Zur Aetiologie des angeborenen Klumpfusses. Verhandl. d. Gesellsch. f. orthop. Chir. — Derselbe, Dauererfolge des Redressements des spondylitischen Buckels. Ebenda. — Derselbe, Zur orthop. chir. Behandlung von Fällen schwerer spinaler Kinderlähmung. Beitr. z. klin. Chir. Bd. XXXIV. — Derselbe, Die Sehnenüberpflanzung. Leipzig. — Wagner, Zur fabrikmässigen Herstellung von Plattfusseinlagen. Monatsschr. f. Unfallheilk. Nr. 6. — Derselbe, Beitr. zur ambulanten Behandlung der tuberculösen Gelenkerkrankungen der unteren Extremität. Münch. med. Wochenschr. Nr. 8. — Walther, Ueber Subluxationen bei der angeborenen Hüftverrenkung. Ebenda Nr. 14. — Whitman, Operations for the relief of paralytic deformities etc. New York med. journal, May. — Wieting, Zur Redression des Klumpfusses. Deutsche med. Wochenschr. Nr. 39. — Wolff, Ueber ostale Sehnenplastik. Deutsche med. Wochenschr. Nr. 18. — Wullstein, Die Skoliose in ihrer Behandlung und Entstehung nach klin. und experimentellen Studien. Zeitschr. f. orthop. Chir. Bd. X. — Zabludowski, Ueber die Verwendung Blinder zur Ausübung der Massage. Die Krankenpflege Bd. I. — Zesas, Sur les luxations congénitales de la rotule. Rev. de chir. Nr. 8.

5. Krankenpflege.

Von Med.-Rath Prof. Dr. **Gumprecht** in Weimar.

Krankenpflegepersonal. Der Beruf der Krankenschwester ist in die socialen und wirthschaftlichen Kämpfe der Neuzeit hineingezogen, ohne dass allerdings bestimmte Gesichtspunkte für die Reform von allen Seiten gleichmässig aufgestellt wären. Schwester Elisabeth Starp will die Schwestern ganz von Mutterhäusern und Vereinen loslösen, Schreiber dagegen wünscht mehr Mutterhäuser als bisher zu haben und will dabei lieber auf neue Wege der weiblichen Krankenpflege, wie Jugendfürsorge, Industrie- und Haushaltungsschulen, verzichten. Toeplitz dagegen sieht ein Mittel gegen den immer mehr hervortretenden Schwesternmangel nur in der Beschränkung ihrer Aufgaben auf die eigentliche Krankenpflege; wenigstens die Mehrzahl der Mutterhäuser hätte diese Beschränkung zu üben, und eine kleine Zahl derselben könnte dann ausschliesslich für Kleinkinder- und Sonntagsschulen, Nähstunde und Jungfrauenvereine ihre Zöglinge ausbilden. — Das Kleid der Schwestern ist zweifellos reformbedürftig, weil es oft als Staubfänger wirkt, in einer ganzen Reihe von Krankenhäusern sind daher weisse, waschbare Oberkleider eingeführt, die allerdings — durchschnittlich fünf reine in der Woche — das Wäschebudget einer Anstalt nicht unbedeutend belasten. — Die katholische Pflege scheint noch zu überwiegen. Es arbeiten nach Berbig in Preussen 20000 katholische Schwestern auf 1000 Arbeitsfeldern und 14500 evangelische auf 5000 Arbeitsfeldern. Natürlich ertönt auch der Ruf nach Staatshülfe von vielen Seiten. Dass die Gehaltsverhältnisse der Schwestern ein staatliches Eingreifen erforderten, kann man nicht zugeben, und die meisten der nach Staatshülfe Rufenden bedenken nicht, dass mit dieser Bitte auch die Aufsicht und Ueberwachung seitens des Staates naturgemäss eintreten muss und dass es dann mit der bisherigen Selbständigkeit endgültig vorbei ist (Toeplitz). Nur in einem Punkte scheint die Staatshülfe in der That angebracht, nämlich in der Prüfung und Diplomirung der Schwestern nach einer Ausbildungszeit, die von Marie Cauer auf mindestens 3 Jahre bemessen wird. Hier hat

Kranken-schwester.

Heilgehülfen. das vergangene Jahr für die Heilgehülfen einen Vorgang geschaffen: durch Erlass des Cultusministers vom 8. März ist für diese eine staatliche Diplomirung geschaffen, welche 6 Wochen lange Ausbildung an einem grösseren Krankenhause und einen ebenso langen Massagecurs voraussetzt und neben dem Titel die Verpflichtung zu gewissen Hülfeleistungen der Krankenpflege zur Folge hat. Zur Orientirung über die reichs- und landesgesetzlichen Bestimmungen der Krankenpflege ist der von G. Meyer herausgegebene Krankenpflegekalender, der in seinem Beiheft zum ersten Male eine solche Zusammenstellung bringt, zweckmässig. Veröffentlichungen des letzten Jahres (z. B. Lembke), nach welchen angeblich das Schamgefühl der Schwestern durch die Männerpflege gröblich verletzt würde, sind aus theils thörichten, theils scandalsüchtigen Entstellungen harmloser Vorgänge hervorgegangen und einmüthig von allen Sachkennern abgelehnt worden. — Blinde für die Massage zu verwenden, schlägt Ewer vor auf Grund von Verhandlungen mit der Berliner städtischen Blindenanstalt; technisch ist die Ausbildung möglich, doch fragt es sich, ob ein lohnender Erwerb in Aussicht steht (vgl. S. 79). In Japan ziehen die blinden Masseure Abends durch die Strassen, und auf den Pfiff ihrer Flöte werden sie von den Kranken in die Häuser gerufen. — Wichtig für das Krankenpflegepersonal ist das Reichsgesetz vom 22. März 1902, wonach das rothe Kreuz, das jetzt oft zu den niedersten Reclamezwecken dient, als Aushängeschild verboten wird; die Erlaubniss zu seiner Führung wird durch die Landesregierungen ertheilt und darf Vereinen von der Tendenz der jetzigen Rothen-Kreuz-Vereine nicht versagt werden. Die vielfach mit dem rothen Kreuz hergestellten Waaren erhalten behufs Verkaufs eine Uebergangsfrist bis 1906.

Blinde für die Massage.

Das rothe Kreuz.

Anstaltsfürsorge und Anstaltsbau. Die Anstaltsfürsorge erweist sich als ein immer wichtigerer, leider recht kostspieliger Theil der Krankenpflege. Gelegentlich einer durch die Grossherzogin von Baden veranlassten Versammlung entwickelte Eschle seine Ideen über ein Arbeitssanatorium; dies soll dazu bestimmt sein, Nervenkranke, Trinker, Phthisereconvalescenten und Krüppel aufzunehmen, um sie in Landwirthschaft und Gewerben zu beschäftigen und ihnen bis zu ihrer Heilung oder auch fürs Leben Erwerb zu schaffen; insonderheit kommen Gemüse- und Futterbau, Obstcultur und Viehhaltung, ferner von den Gewerben Schreinerei, Schuhmacherei, Sattlerei in Betracht. Die Anlagekosten würden sich auf 1,2 Millionen Mark, die Betriebskosten bei 800 Pfleglingen auf 1,22 Mk.

Arbeitssanatorium.

pro Tag und Kopf, nach den Erfahrungen in Hamburg und in Hub belaufen. Von anderen werden Sonderanstalten für jede einzelne vorher genannte Classe von Kranken gefordert. Vulpius z. B., der im Auftrage der Grossherzogin von Baden eine grössere Studienreise in dieser Richtung machte, fordert Krüppelheime, die er zur Verminderung des Odiums Erziehungs- und Bildungsheime nennen will und deren Aufgabe er in der Trias „Schulunterricht, ärztliche Behandlung, gewerbliche Ausbildung“ erblickt. — Eine sehr lesenswerthe Denkschrift des Reichsgesundheitsamtes (in vielen Exemplaren bei den Behörden der Bundesstaaten verbreitet) weist die Zunahme der Nervenkrankheiten nach und betrachtet als ihre Ursache die zunehmende geistige Arbeitsleistung, die Ehelosigkeit, den Alkohol u. a. Nach allgemeiner Ansicht sind zur Zeit in fast allen Culturländern 4‰ der Bevölkerung als geisteskrank zu rechnen. Im Deutschen Reich hat sich von 1886—1897 die Zahl der Irrenanstalten von 244 auf 308 (um 26,2%), die Zahl der dort untergebrachten Personen von 42580 auf 71954 (um 69%) vermehrt. In den allgemeinen Krankenhäusern des Reiches hat sich der Zugang an „Krankheiten des Nervensystems“ innerhalb des genannten Zeitraums um 64,2% vermehrt. Da namentlich im Mittelstande die Nervenkrankheiten verbreitet sind, so empfiehlt sich die Gründung von billigen Anstalten für Nervenkranke (vergl. auch Jahresbericht 1902), die allenfalls auch andere chronisch Kranke (aber nicht Tuberculöse und nicht Geisteskranke) aufnehmen könnten; der tägliche Satz müsste etwa 2 Mk. betragen. In der Heilstätte Haus Schönow, Berlin-Zehlendorf, waren unter 445 im Jahre 1901 Verpflegten 107 männliche und weibliche Handwerker, 28 Dienstboten, 10 Krankenpfleger (Pflegesatz 4 Mk. täglich). — Die Sächsische Baugewerks-Berufsgenossenschaft hat eine Centralnervenklinik bei Leipzig geschaffen, welche 40 Betten hat und im 1. Jahre beinahe voll belegt war; der Verpflegungssatz beträgt 3,50 Mk., es herrscht vollkommene Alkoholabstinenz, Arbeitszwang und -entgelt ist vermieden; es wird aber regelmässig im Haus und Garten, sowie in der Schlosser- und Tischlerwerkstatt gearbeitet (Windscheid). — In der Heilanstalt Reiboldsgrün sind für Tuberculöse aus dem Mittelstand besondere Zimmer eingerichtet worden, deren Preise etwa in gleicher Höhe liegen, wie diejenigen der Volkssanatorien, nämlich ausser Curtaxe, Wein und Medicamenten sich auf 38 bis 40 Mk. pro Woche belaufen; in ähnlichen Anstalten kosten bei der Wahl von Einzelzimmern die Sätze in Planegg 42—49 Mk., in der Davoser deutschen Heilstätte 21—35 Mk., in Niederhausen (Nassauer

Krüppelheime.

Anstalten für Nervenkranke.

Tuberculöse aus dem Mittelstand.

Verein) 28—42 Mk., in Alland 28 Mk. (Wolff). Trotz dieses billigen Satzes werden noch Ueberschüsse erzielt, sofern auf die Verzinsung des Anlagekapitals Verzicht geleistet wird; die Ueberschüsse werden für Unbemittelte ausgegeben, ein System, das sich wohl zur Verallgemeinerung empfiehlt. — Interessant sind die Erholungsheilstätten bei Berlin (Zahn); es sind bisher 4, die aus einem grösseren Terrain mit einer Döcker'schen Baracke bestehen und für nicht eigentlich Kranke, sondern Erholungsbedürftige dienen; sie sind vom Frühjahr bis Herbst geöffnet und nehmen täglich bis zu 150 Personen auf, die dort den Tag sitzend, liegend, spazirend, spielend oder lesend verbringen. Die Krankencassen senden vielfach ihre Mitglieder hinaus und bezahlen 2,40 Mk. für den Tag gegenüber Krankengeld 2 Mk. und Krankenhaus 3 Mk. Bei diesen Sätzen werden die Mittel für den laufenden Betrieb, excl. des 3000—4000 Mk. betragenden Anlagekapitals, durch den Betrieb gedeckt; die Verpflegung über Tag, incl. 1—2½ Liter Milch ist natürlich einbegriffen und wird durch eine Schwester, eine Wirthschafterin, eine Hülfsfrau (an Personal kommt noch ein Nachtwächter dazu) vermittelt. Die Kranken fahren mit Arbeiterfahrkarten täglich hinaus, ohne draussen zu schlafen. — Mehr für die Reichen passt eine andere Art der Erholung, nämlich ein Winteraufenthalt im Hochgebirge; Erb hat ihn in St. Moritz selber versucht und empfiehlt ihn begeistert für alle Reconvalescenten, alle Ueberarbeiteten und alle durch Aufregungen und Sorgen Heruntergebrachten; die Wintersporte, das Schlittenfahren, die festlich heitere Schneelandschaft, die Geselligkeit brächten für Körper und Geist gleiche Erfrischung. — Mehrfach ist die Meinung geäussert worden, dass die in den Volksheilstätten für Lungenkranke erzielten Erfolge zu schlecht seien, um das Weiterbestehen dieser kostspieligen Art der Krankenfürsorge zu rechtfertigen. Demgegenüber hat Reiche durch eine sorgfältige Statistik dargethan, dass bei der hanseatischen Versicherungsanstalt 52,7% voraussichtlich dauernd arbeitsfähig geworden sind. Allerdings sind die Aufgaben der Krankenpflege bei Tuberculose noch wesentlich weiter zu ziehen: Es fehlen uns noch Anstalten für unheilbare Tuberculöse, sowie die Fürsorge zur Unterbringung der Familienmitglieder und die Arbeitsgelegenheit der Heilstättenentlassenen. — Von besonderen baulichen Einrichtungen aus den genannten Lungenheilstätten ist ein drehbarer Kiosk für 12—15 Insassen in Hohenhonneff (Meissen), der die Kranken von Wind, Sonne, Regen unabhängig macht, und Holzhäuschen oben in den Bäumen (Boecker), nach Art der dem

Erholungsheilstätten.

Winteraufenthalt im Hochgebirge.

Volksheilstätten.

Drehbarer Kiosk.

Holzhäuser in den Bäumen.

Kronprinzen von Rumänien gehörigen (bildlich dargestellten) Holzhäuser in Sinaia, die um ein Sanatorium herumliegend sehr gesundheitsgemässe Schlafstellen abgeben können. Ref. hat übrigens mehrfach derartige Schlafhütten im Walde, z. B. in Berke a. I., wenn auch weniger vornehm ausgestattet, bereits in Betrieb stehend gesehen. Dass sich solche Holzhäuschen ebenso gut, wie die bisherigen Wellblech- oder Döcker'schen Pappbaracken in Stunden oder Tagen aufbauen und abbauen lassen, haben auf der diesjährigen Düsseldorfer Ausstellung die Brümmer'schen Häuser und Baracken bewiesen (Dickmann).

Hebeapparat für Kranke.

Apparate und Verfahren. Ein practischer fahrbarer Hebeapparat für Kranke ist von Jacob construirt (bei E. Lentz, Berlin, N.W.); das mannshohe Heberahmengestell ist vom Bett ganz unabhängig. Er wird so herangerollt, dass er über dem Bette steht, der Patient liegt auf einer anknüpfbaren Unterlage, in der er vermittelst einer Winde hochgehoben und an anderer Stelle wieder ins Bad gelassen werden kann; in derselben Weise wird er aus dem Bad herausgehoben, die Unterlage tropft ab, kommt nur noch halbnass ins Bett, wird abgeknöpft und unter dem wieder hingelegten Patienten weggezogen, was in 2—3 Minuten vollendet ist. Eine zusammenlegbare, transportable Badewanne ist beigegeben. — Eine practische Beigabe für das Krankenbett ist ferner die Beinstütze von Ord, ein hölzerner Rahmen, verstellbar wie eine Rückenstütze, aber flacher und unter die Matratze so zu schieben, dass die Kniekehlen auf der oberen Kante des dreiflächigen Gestelles ruhen. — Mannigfache und zum Theil neue Speigläser für Brustkranke brachte die mit dem diesjährigen Tuberculosecongress verbundene Ausstellung im Berliner Reichstagsgebäude (Rosen). Zunächst gab es solche in der wenig auffallenden Gestalt von Taschentintenfässern (Berger und List in Hannover); solche Speifläschchen fallen in der Gesellschaft weniger auf und werden deshalb häufiger gebraucht; zudem ist die Oeffnung gross, der Deckel mit einer Hand aufklappbar und doch nicht so rasch aufspringend, dass das Sputum spritzt. Auf Flügge's Veranlassung hat ferner die Firma Fingerhut & Co., Breslau, allerhand Speigefässe aus Pappe construirt, die mit bestimmten Stoffen wasserdicht imprägnirt und nach dem Gebrauch verbrannt werden; so sind Taschenspeigefässe in Cigarettentaschenform (3½ Pfennig pro Stück), Spucknäpfe in Schüsselform entstanden; ausserdem sind die Speibecken, damit nicht vorbeigespuckt wird, in einfachen billigen Gestellen aufgehängt. Manche Kranke weigern sich indess, Taschen-

Beinstütze.

Speigläser.

speigefässe überhaupt zu benutzen; für diese sind von derselben Firma Taschentücher aus japanischem Seidenpapier (100 Stück 35 Pfennig) hergestellt; der Patient führt eine Anzahl bei sich; haben sie das Sputum aufgenommen, so werden sie zusammengeballt und in eine am Rockfutter befestigte Tasche aus Durit gesteckt; zu Hause werden die benutzten Taschentücher verbrannt, die Durittasche ausgekocht. — Erwähnenswerth ist aus der genannten Ausstellung noch ein Pulver (Gittelson & Co., Berlin), das vermöge seiner fettigen Beschaffenheit das Aufwirbeln von Staub beim Ausfegen verhütet, ohne doch auf irgend einem Boden Flecken zu machen. — Injectionsspritzen bilden noch immer ein Gebiet, auf dem eine Neuerung die andere drängt. Auf dem medicinischen Congress in Wiesbaden wurden von mehreren Firmen Morphiumspritzen ganz aus Glas, mit Duritkolben, Metallcanülen, in geaichtem Glasbehälter für den billigen Preis von 1 Mark verkauft. Ein theueres Injectionsbesteck hat Kustermann construirt, um allen Anforderungen der Asepsis gerecht zu werden; es enthält alle zu Campher- und Morphiuminjectionen nöthigen Utensilien, silberne Spritzen, Gläser, Alkohol, Glasstab zum Mischen u. s. w.; der Campher wird, da Oel nicht genügende Gewähr für Sterilität bietet, in alkoholischer Lösung eingespritzt, was allerdings ein je nach Empfindlichkeit stärkeres oder schwächeres Brennen verursacht. — Eine andere einfachere aseptische Spritze benutzt Dreyer (hergestellt von Loewenstein, Berlin, Ziegelstrasse); die Spritze mit aufgezogenem Stempel und aufgesetzter Canüle wird vermittelst eines kleinen Gewindes mit dem Fuss in den unteren Hülsentheil eingeschraubt und der Deckel aufgeschraubt; Hülse und Spritze sind mit 1 %iger Solveollösung gefüllt, der Spritzeninhalt wird bei Ingebrauchnahme in die Hülse entleert und zum Schluss wieder aufgesogen; ein Rosten findet nicht statt. — Ganz complicirt ist dagegen die selbstwirkende Injectionsspritze von Spiegel, die allerdings hauptsächlich für Schleich'sche Anästhesie construirt ist; sie trägt im Innern eine Feder, welche die Austreibung des Inhalts selbstthätig besorgt, so dass eine einzige Hand genügt, um die Einspritzung vorzunehmen. — Dass das Aufblasen der Luftkissen mit dem Mund nicht gerade ein Ideal der Krankenpflege darstellt, ist hinlänglich bekannt; man kann aber das Ventil mit Leichtigkeit durch ein Ventil vom Luftschlauch eines Fahrrades ersetzen und die Füllung dann mit der Fahrradluftpumpe vornehmen (Landgraf); wenn die Industrie die Ventile der Luftkissen erst mit dem Normalgewinde versieht, so kann diese Art der Füllung

Taschentücher.

Staubverhütung.

Injectionsspritzen.

Luftkissen.

überall verwendet werden. — Für besonders ängstliche Kranke sei schliesslich noch ein „blindes Thermometer" erwähnt (Vorstädter), dessen Scala über das eigentliche Thermometer übergestülpt wird; der Patient bekommt nur das Thermometer und kann seine Temperatur nicht ablesen, die Krankenpflegerin ist im Besitz der geaichten Hülse. — Eine neue Leibbinde fehlt auch dieses Jahr nicht; es gibt bisher etwa 200 verschiedene Modelle, darunter etwa ein halb Dutzend patentirte. Die neue Binde (Ostertag) besteht aus einem Mittelstück, das durch zwei Träger nach oben und durch zwei Schenkelriemen nach unten festgehalten wird. Das Mittelstück besteht aus einem hinteren starren Theil von Moleskin und aus einem vorderen elastischen Theil von kräftigem Tricot. Dieser Theil ist der wichtigste; das starke Tricot ist nach allen Seiten elastisch und verkleinert deshalb den Leib erheblich; ausserdem ist es — ein Novum solcher Binden — aus einem Stück und ohne Einlagen hergestellt; ein Hängebauch von 130—140 cm wird durch die Binde um 20—30 cm kleiner gemacht. — Eine Schutzvorrichtung gegen das Wundreiben der Schenkel, den sog. Wolf, hat Therese Prössl erfunden, „da doch so ziemlich der dritte Theil der Bevölkerung mehr oder weniger an dem genannten Uebel leidet" (?); der Schutzsattel ist ein doppeltes Schweissblatt aus gumirmirtem Tricot, die Befestigung nach oben geschieht wie durch Hosenträger, nach unten durch Schenkelspangen, die durch ein Gummiband nach dem Strumpf zu in der richtigen Lage erhalten werden; dem lästigen Einschneiden des hinteren Trägers in den Gesässspalt ist durch eine kleine verschiebbare Scheibe vorgebeugt. — Aehnlich ist auch das Princip einer neuen Unterlage gegen Decubitus (Sträter), welche sich von den bisher gebräuchlichen Unterlagen dadurch unterscheidet, dass sie alle Bewegungen des Kranken mitmacht und deshalb nicht reibt; sie besteht aus einem Filz von 10 × 12 cm mit einer Oeffnung von 4 cm, der an der Oberfläche mit Klebestoff versehen ist, vermittelst dessen er am Körper fest anhaftet (Fabrikant Serres, Hochdahl-Düsseldorf); innerhalb 2 Tagen ist die wunde Hautstelle mit einem trockenen Schorf bedeckt, der sich vor Ablauf einer Woche abstösst. — Schwererer Decubitus verlangt dagegen das permanente Bad; die Temperatur des zufliessenden Wassers beträgt 38—39 ° C., unter den Kopf kommt ein Wasserkissen, der Kranke liegt auf einem durch vernickelte Eisenklammern aufgespannt erhaltenen Segeltuch in der Wanne während des Tages, für die Nacht wird er verbunden und auf ein Wasserkissen gelegt (Hoke, Jaksch'sche Klinik). — Als

Leibbinde.

Wolf (Intertrigo).

Decubitus.

Blutentziehung. Methode für die Blutentziehung empfiehlt Rubinstein die Venenpunction mittels Spritze; nur sie erlaubt vollkommene Asepsis und genaue Dosirung, auch verhütet sie die Beschmutzung des Bettes mit Blut. Als Schröpfinstrument dienen gläserne Schröpfköpfe von 85 ccm Inhalt (bei Windler, Berlin, erhältlich), die in eine Glasröhre ausmünden; an die Glasröhre wird vermittelst eines durch Hahn verschliessbaren Gummischlauchs eine Spritze angefügt, die das Ansaugen besorgt; alles vorherige Erwärmen des Schröpfkopfes fällt weg, derselbe wird auf die scarificirte Stelle nach Bedarf nur einmal oder auch mehrere Male aufgesetzt.

Transport, Lagerung. Eine für die Krankenpflege wichtige Neueinrichtung sind die Krankenwagen der preussischen Bahn (Abeling), von denen bisher sieben in grösseren Städten stationirt sind; es sind D-Zug-Wagen, die an jeder Längsseite eine Thür zum Einstellen der Krankentrage haben; der vordere Theil des Wagens ist ein elegantes Krankenzimmer, der Bodenbelag besteht aus Filz mit Linoleumbelag, Wände und Decke sind mit Pagamoid bedeckt; am Boden des Wagens läuft die Warmwasserleitung, auf dem Verdeck befindet sich das Wasserreservoir für die Toiletten; hinter dem Krankenraum sind 2 Coupés 1. Classe für je 4 Plätze, sowie das Closet. Für die Benutzung des ganzen Wagens sind 12 Fahrkarten 1. Classe zu lösen, ausserdem wird die Leerfahrt des Wagens berechnet. — Seit dem 1. October ist auch das Rettungswesen durch die Einstellung besonderer Arztwagen der preussischen Eisenbahnen verbessert worden (vergl. Zeitschr. für Samariter- und Rettungswesen) durch den Bau besonderer Arztwagen; die Wagen haben einen Operationsraum für 8 liegende und 4 sitzende Patienten, sowie einen Verbandraum; sie sind ausser der Dampfheizung noch durch Gasofen heizbar; im Arztraum befinden sich Waschvorrichtung, Gaskocher, Instrumenten- und Verbandschrank nebst einem kleinen Instrumentarium; von einem grösseren Instrumentarium ist mit Rücksicht auf den provisorischen Charakter dieser Krankenbehandlung Abstand genommen. Die Rettungszüge geniessen bei der Beförderung den Vorrang vor allen anderen Zügen.

Krankenwagen.

Arztwagen.

Litteratur.

Berbig, Uebersicht über weibl. Krankenpflege. Frauendienst H. 1. — Boecker, Holzhäuser. Zeitschr. f. Krankenpfl., August, S. 251. — Marie Cauer, Schwesternberuf. Die Krankenpfl. 1901/2, H. 8, S. 745. — Dickmann, Brümmer'sche Holzaracken. Zeitschr. f. Krankenpfl., Dec., S. 387.

Dreyer, Aseptische Spritze. Deutsche med. Wochenschr. Nr. 28. — Eschle, Das Arbeitssanatorium München. Verlag der „Aerztl. Rundschau". — J. Fessler, Taschenbuch der Krankenpflege. München. — Hoke, Decubitusbehandlung durch permanentes Bad. Die Krankenpfl. 1901/2, Bd. I, H. 7. — P. Jacob, Krankenhebeapparat. Zeitschr. f. diät. u. physikal. Therapie, April. — Ingerle, Die Anstalten für Reconvalescenten, Erholungsbedürftige und Tuberculöse der Krankenkassen und Landesversicherungsanstalten Deutschlands. München 1901. — Kustermann, Aseptisches Injectionsbesteck. Münch. med. Wochenschr., 8. Juni. — Landgraf, Luftkissen mit Fahrradventil. Münch. med. Wochenschr. Nr. 35, 29. August. — Meissen, Drehbarer Kiosk. Zeitschr. f. Krankenpfl., Juli, S. 201. — G. Meyer, Deutscher Kalender für Krankenpflegerinnen und Krankenpfleger 1902. — George W. Ord, Kniestütze im Krankenbett. The Lancet, August 2, S. 298. — Ostertag, Leibbinde. Monatsschr. f. Geburtsh. u. Gynäkol. Bd. XV, H. 1. — Prössl, Schutzsattel gegen sog. Wolf. Aerztl. Polytechnik, August, S. 125. — Reiche, Dauererfolge der Tuberculoseheilung. Münch. med. Wochenschr. Nr. 33. — Reichsgesundheitsamt, Denkschrift über Nervenkrankheiten vom November 1902. — R. Rosen, Die Krankenpflege in der ärztlichen Praxis. Berlin. — Derselbe, Speigläser. Zeitschr. f. Krankenpfl., November, S. 354. — Rubinstein (Senator'sche Klinik), Schröpfkopf. Therap. Monatsh., Juni, S. 289. — Schreiber (Bremen), Schwesternberuf. Frauendienst S. 20. — E. Storp, Krankenschwesternberuf. Frauendienst S. 27. — Toeplitz, Schwesternberuf. Zeitschr. f. Krankenpfl. Nr. 11. — Vorstädter, Blindes Thermometer. Aerztl. Polytechnik, Mai, S. 68. — O. Vulpius, Das Krüppelheim. Heidelberg, 1902. — K. Witthauer, Leitfaden für Krankenpflege im Krankenhaus und in der Familie. Halle a. S. — Windscheid, Unfallnervenklinik. Aerztl. Sachverst.-Ztg., 1. Oct., S. 389. — Wolff-Immermann, Lungenanstalten für den Mittelstand. Zeitschr. f. Krankenpfl., März, S. 87. — F. Zahn, Erholungsstätten bei Berlin. Zeitschrift f. Krankenpfl., Februar, S. 47.

III.

Specielle Pathologie und Therapie.

I. Innere Medicin.

a) Krankheiten des Nervensystems.

Von Prof. Dr. E. Redlich in Wien.

Hirnphysiologie.

Allgemeines. Hier sollen bloss einige Arbeiten physiologischen Inhaltes kurz zur Sprache gebracht werden. Der Altmeister der Hirnphysiologie Hitzig gibt in einer Arbeit einen Ueberblick seiner Untersuchungen auf dem Gebiete der Hirnlocalisation, wobei er sich mit den gegnerischen Ansichten von Goltz, Munk, Löb u. s. w. lebhaft auseinandersetzt. Er macht hierbei mit Recht auf die Wichtigkeit anatomischer Untersuchungen der operirten Thierhirne aufmerksam, weil oft genug an von der Operationsstelle entfernten Theilen secundäre Läsionen sich finden. Während die Principien der Localisation heute als sichergestellt gelten können, seien die Detailfragen von einer Lösung noch weit entfernt. Die motorische Region ist zugleich Gefühlssphäre, aber nicht die einzige. Für die Restitution der Bewegungen nach Läsionen der motorischen Centren, die übrigens niemals eine vollständige ist, kommen die zweite Hemisphäre und subcorticale Centren und Bahnen in Betracht, die zum Theile erst für diese Functionen eingearbeitet werden müssen. Genauer beschäftigt er sich mit der Frage der Localisation des Sehvermögens und kommt zu dem Schlusse, dass ausser der sog. Sehsphäre auch von anderen Regionen, namentlich vom Gyrus sigmoideus Sehstörungen hervorgerufen werden können. Ueber die

Sehhügel.

Bedeutung des Sehhügels gibt Probst eine zusammenfassende Darstellung der neueren Ansichten. Entsprechend den zahlreichen anatomischen Verbindungen des Sehhügels, unter denen insbesondere Sehhügel-Rindenfasern und Rinden-Sehhügelfasern hervorgehoben seien, ist auch dem Sehhügel eine vielfache physiologische Bedeutung zuzuschreiben. Er ist ein wichtiges Schaltgebiet für die motorischen Impulse, indem er motorische Reize von der Rinde empfängt und den verschiedenen motorischen Haubenbahnen übermittelt; theils auch gehen solche Impulse von ihm selbst aus. Es gehen ihm von den verschiedenen sensiblen Qualitäten Reize zu, die hier eine Umschaltung erfahren, um zur Körperfühlsphäre zu gelangen. Es steht aber auch die centrale Seh- und Hörbahn und in gewissem Maasse die Riech- und Geschmacksbahn mit dem Sehhügel in Verbindung. Ueber die spinalen Athmungsbahnen hat M. Rothmann experimentelle Untersuchungen angestellt. Nach ihm verlaufen die von der Medulla oblongata zum Rückenmark gelangenden Athmungsreize zum grössten Theile im Vorderseitenstrang (nämlich die für die Zwerchfellsinnervation bestimmten Fasern), zum kleineren Theile im lateralen Theile des Vorderstranges (die für die Thoraxathmung bestimmten). Ausschaltung beider Vorder- und Vorderseitenstränge hebt die Athmung sofort auf. Frankl-Hochwart und Fröhlich bestätigen die bereits vorhandenen Angaben über die Innervation des Sphincter ani vom Cortex aus, und zwar liegt nach ihnen die wirksamste Stelle am hintersten Ende des Gyrus centralis posterior. Von hier lässt sich auch eine Relaxation des Sphincters erzielen. Die corticale Innervation ist eine beiderseitige, weshalb beim Menschen nur selten einseitige Heerde Defäcationsstörungen bedingen. Durch ihre Untersuchungen erhalten auch manche psychische Defäcationsstörungen, z. B. bei Neurasthenikern, eine physiologische Basis.

Spinale Athmungsbahnen.

Rectalsphincteren.

Gehirn. Eine grosse Reihe von Arbeiten beschäftigt sich mit der Symptomatologie der cerebralen Hemiplegie. Redlich behandelt eingehend die Dissociation der Lähmung, d. h. Freibleiben einzelner Muskeln bei der cerebralen Hemiplegie und deren Erklärung. Das Freibleiben z. B. des oberen Facialiszweiges erklärt sich vorwiegend aus einer doppelseitigen Hemisphäreninnervation des oberen Facialiszweiges, während die relativ schwache Betheiligung der unteren Extremitäten, das Freibleiben der Schlundmusculatur u. s. w. bei der cerebralen Hemiplegie aus einer beiderseitigen corticalen und subcorticalen Innervation beider Körperseiten sich erklärt. Erst wenn alle diese Innervationsquellen zerstört sind, dann leiden diese Functionen (Pseudobulbärparalyse). Die Differenzen in der Betheiligung antagonistischer Muskeln (Wernicke-Mann'scher Typus) führt Redlich in erster Linie auf physiologische Differenzen in der Stärke dieser Antagonisten zurück. Mit einem ähnlichen Thema beschäftigt sich M. Rothmann. Die Restitution der Beweglichkeit nach eingetretener Apoplexie geschieht nach ihm in der Weise, dass die Thalamus- resp. Vierhügelcentren und ihre Bahnen zum Rückenmark nach Fortfall der Pyramidenbahn allmählich die Fähigkeit wieder gewinnen, von sich aus ohne Mitwirkung der Extremitätenregion der Grosshirnrinde Bewegungsimpulse zum Rückenmark gelangen zu lassen. Es ergibt sich daraus zugleich für die Behandlung der Hemiplegie, sobald als nur irgendwie möglich durch Uebungen diese Restitution möglichst zu fördern. Die Uebungstherapie ist,

Hemiplegie.

wenn nothwendig, durch Sehnentransplantation zu unterstützen. Ausser einem hysterischen Hemispasmus der Zunge und des Gesichtes gibt es, wie Minor in einem Falle zeigt, Facialis-Hypoglossuscontractur auch bei organischer Hemiplegie. Dieselbe entwickelte sich gleichzeitig mit spastischer Contractur der Extremitäten, nachdem ein Stadium der Lähmung voranging. Mann bespricht an der Hand eines Falles, wahrscheinlich Lues cerebri, die Frage der cerebellaren Hemiplegie, die er für gesichert hält, und zwar ist sie gleichseitig mit dem Heerde. Sie soll sich von der cerebralen dadurch unterscheiden, dass der oben erwähnte Lähmungstypus letzterer fehlt. Die häufig bei Kleinhirnerkrankungen auftretende Hemiataxie, für die das Fehlen von sensiblen Störungen charakteristisch sein soll, sei zurückzuführen auf den Verlust der unbewusst bleibenden centripetalen Erregungen, die über das Kleinhirn zur motorischen Grosshirnrinde verlaufen. Die Zerstörung derselben Bahn soll die cerebellare Hemiplegie auslösen. Bezüglich der posthemiplegischen Reizerscheinungen schliesst sich Mann der bekannten Ansicht von Bonhöffer an, zumal er Uebergänge zwischen der Hemiataxie und Hemichorea finden will. An der Hand dreier einschlägiger Beobachtungen bespricht Raymond ausführlich die Frage der cerebralen Hemianopsie. Jede Läsion der centralen Sehbahn zwischen Chiasma und Hirnrinde bedingt eine homonyme Hemianopsie; die specielle Diagnose hängt von den Begleitsymptomen ab. Die hemianopische Pupillenreaction von Wernicke, charakteristisch für eine Läsion des Tractus opticus, erkennt Raymond an. Sonst finden sich noch die diagnostischen Behelfe für die Localisation der Läsion bei corticalem Sitze. Einen weiteren Beleg bietet ein Fall von linksseitiger Hemianopsie und rechtsseitiger partieller Oculomotoriuslähmung. Zur Erklärung nimmt Raymond zwei Läsionen an, eine im linken Hirnschenkel und die andere im rechten Hinterhauptslappen. Einen Fall von Balkenblutung bei einem relativ sehr jungen Individuum, 19jährigen Mädchen, der innerhalb weniger Stunden letal geendigt hatte, beschreibt Infeld. Balkenblutungen sind relativ selten, die beobachteten Fälle betreffen in der Regel den hinteren Antheil desselben. In dem beschriebenen Falle waren Krämpfe beobachtet worden, die an hysterische Krämpfe erinnerten. Infeld bespricht im Anschlusse daran die Thatsache, dass hysterische Symptome einem nicht auf Hysterie zu beziehenden, sondern durch organische Erkrankung bedingten Symptomencomplexe angehören können. Stauungspapille bei Hirnblutungen ist bekanntlich ein seltenes Ereigniss. Den 9 bekannten

Cerebellare Hemiplegie.

Hemianopsie.

Haemorrhagia cerebri.

Fällen fügt Halbey einen 10. hinzu, einen 48jährigen Mann betreffend mit rechtsseitiger Hemiplegie nach Apoplexie, bei dem 14 Tage nach Einsetzen der Apoplexie deutlich Stauungspapille nachzuweisen war, die in Atrophia nervi überging. Halbey führt dieselbe zurück entweder auf ein Hämatom der Sehnervenscheiden oder auf Steigerung des intracraniellen Druckes. Eine Obduction fehlt. Sträussler, der 8 Fälle von acuter hämorrhagischer Encephalitis beobachtete, beschäftigt sich zunächst mit der Aetiologie seiner Fälle. In zweien der Fälle zieht er als ätiologisches Moment intestinale Autointoxicationen heran. Er setzt dieses Moment in Parallele zu anderen toxischen Schädlichkeiten, die Encephalitis haemorrhagica verursachen, wie z. B. Schwefelsäurevergiftung, Alkoholismus u. s. w. Störungen der Verdauung sind auch in der Symptomatologie der Encephalitis von auffallender Häufigkeit. Es bestehen weiters nach ihm, und zwar auf dem gemeinsamen ätiologischen Boden der Koprostase, Beziehungen der Encephalitis haemorrhagica, der Korsakow'schen Psychose und des sog. Delirium acutum. Nach dem anatomischen Befunde seiner Fälle sieht Sträussler Uebergänge zwischen der Poliencephalitis haemorrhagica von Wernicke und Strümpell; durch Gefässthrombosirung kann es auch zu ausgedehnten Erweichungsprocessen kommen. Auch die Pia ist oft genug betheiligt. Hämorrhagieen gehören nicht nothwendig zum Bilde der acuten Encephalitis, sie sind der Hinweis auf eine hämorrhagische Diathese, die durch ätiologische Besonderheiten der Fälle ausgelöst ist. Auch Raimann spricht sich für den gastrointestinalen Ursprung mancher Fälle von Encephalitis aus. Sein Fall ist freilich complicirt durch eine Lymphosarkomatose des Darmes. Symptomatologisch bot der Fall ausser Hirnnervenlähmungen das Bild der Korsakow'schen (polyneuritischen) Psychose dar. Eine chronische Form von Encephalitis beschreibt Spielmann bei einem 55jährigen Arbeiter, bei dem sich nach einem Unfalle Krampfanfälle der rechten Seite und allmählich nebst rechtsseitiger Hemiplegie schwere psychische Störungen entwickelt hatten. Bei der Section fanden sich zahllose kleine Heerde im Gehirn, die histologisch das Bild der proliferirenden Encephalitis darboten. Muratow bespricht an der Hand mehrerer Fälle die infectiöse Form der Encephalitis, die er aber bloss im Gefolge anderer Infectionskrankheiten sah, während er die Encephalitis als selbständige Infectionskrankheit zurückweist. Die bacteriologische Untersuchung seiner Fälle war negativ. Anatomisch stellt diese postinfectiöse Encephalitis, die Folgewirkung von Toxinen ist, einen interstitiellen Entzündungsprocess dar, der sich im Stütz-

Acute hämorrhagische Encephalitis.

Chronische Encephalitis.

Postinfectiöse Encephalitis.

gewebe des Gehirns und den Gefässen entwickelt; daneben gibt es auch eine parenchymatöse Encephalitis. Die Encephalitis ist oft genug mit Thrombophlebitis und mit grösseren Blutungen combinirt.

Hirnabscess. Einen der seltenen Fälle von metastatischer Abscessbildung im Pons und Medulla oblongata beschreibt Kassirer. Bei einem bis dahin gesunden 39jährigen Manne entwickelte sich ohne bekannte Ursache eine pustulöse Hautaffection. Wenige Wochen später unter Fieber Hemianästhesie der linken Seite, rechtsseitige Abducensparese, rechtsseitige Facialisparese, Affection des rechten Trigeminus, Kopfschmerzen, Neuritis optica, Benommenheit. Am 7. Tage Exitus. Bei der Section fand sich ein grosser Eiterheerd, der in der rechten Hälfte des Pons lag und bis in die Medulla oblongata herabreichte. Ausserdem fanden sich Abscesse in der Leber, den Lungen. Als Quelle dieser metastatischen Abscessbildung ist möglicherweise eine vorausgegangene Perityphlitis anzuschuldigen.

Hirnsyphilis. Endarteriitis syphilitica bei einem 2 1/2jährigen hereditär syphilitischen Kinde beobachtete Heubner. Das schwächliche und schwer sich entwickelnde Kind erlitt mit 1 1/2 Jahren einen apoplektischen Insult; später traten epileptische Krämpfe, Lähmung der rechten Seite auf. Tod nach Masern. Bei der Section fanden sich hochgradige Veränderungen der linken Hemisphäre mit Verdickung der Meningen, Verschmälerung und Erweichung der Rinde; die Gefässe der Basis zeigten die Erscheinungen einer ausgesprochenen Endarteriitis syphilitica. — Eine 29jährige Frau aus der Beobachtung von Karplus, die seit Jahren an Migräne litt, bekam rechtsseitige Oculomotoriuslähmung und starb bald darauf plötzlich.

Aneurysma der Hirnarterien. Bei der Section fand sich ein Aneurysma der rechten Arteria communicans posterior mit Berstung desselben und chronische proliferirende Endarteriitis. Die Oculomotoriuslähmung war durch Compression von Seiten des Aneurysma bedingt. Möglicherweise war die ausgedehnte Gefässveränderung mit der Migräne in Zusammenhang. — Bei einer 69jährigen Frau traten plötzlich heftiger Kopfschmerz links, Rauschen im linken Ohre, linksseitige Ptosis auf. Auscultatorisch ein lautes systolisches Geräusch am Schädel, links deutlicher als rechts, das auch auf Distanz hörbar ist. Später Exophthalmus links, Oculomotorius- und Abducensparese links. Auf die Diagnose, Aneurysma der linken Carotis interna an der Hirnbasis, wurde die Unterbindung der linken Carotis communis vorgenommen. Nach vorübergehender Besserung rechtsseitige Hemiplegie und Exitus. Die Obduction bestätigte die gestellte Diagnose, der Exitus war durch eine Erweichung in der linken Hemisphäre bedingt. — Ein Gliom des vierten Ventrikels, das allmählich in das

Hirntumoren.

Gewebe der Medulla oblongata übergeht, beschreibt Becker bei einer 27jährigen Frau. Bei derselben hatten sich in rascher Folge rechtsseitige Facialis- und Abducensparese, Abnahme des Sehvermögens ohne Stauungspapille, später dysarthrische und Schluckbeschwerden entwickelt. Dann Verlust des Geschmacksinnes, Schwäche im rechten Arm und Bein, Gleichgewichtsstörungen, Acusticusläsion, Sensibilitätsstörungen. Ein Jahr nach Einsetzen der Erscheinungen Exitus. Die an den hinteren Rückenmarkswurzeln gefundenen Degenerationen führt der Verf. mit Dinkler auf Störungen des Chemismus zurück. An der Hand von 4 Fällen von Hirntumoren bespricht Bielschowsky einzelne Fragen aus der Symptomatologie der Gehirngeschwülste. Ein Tumor der Vierhügel, der vom Plexus chorioideus ausging, hatte die typischen Erscheinungen der Vierhügelgeschwülste, nämlich Ataxie und Lähmung der Augenmuskeln bedingt, ausserdem bestand Nystagmus. Trotzdem die hinteren Vierhügel mitbetheiligt waren, fehlten deutliche Störungen des Gehörs. Ein 2. Fall betraf ein Fibrom der Hirnbasis, das vor allem zu einer Compression des siebenten und achten Hirnnerven und zu einer Erweichung in der gekreuzten Pyramide geführt hatte. Klinisch bestanden Lähmung des Facialis und Taubheit am rechten Ohre, Hirndrucksymptome, cerebellare Ataxie und Parese vornehmlich der rechten Seite, welch letzterer auffälliger Befund sich aus der Erweichung in der linken Pyramide erklärte. In einem 3. Falle fand sich ein ependymäres Gliom am Boden des vierten Ventrikels mit Hydrocephalus internus und den klinischen Erscheinungen schweren Hirndrucks, taumelnder Gang, Ohrensausen und Nystagmus. Endlich ein 4. Fall, ein cavernöses Angiom am rechten Stirnpol, das klinisch Schwindelgefühl, Nackensteifigkeit, schwere cerebellare Ataxie und Augenmuskellähmungen bedingt hatte. Der Fall bietet einen Beleg dafür, dass anscheinend cerebellare Erscheinungen auch durch Stirntumoren ausgelöst werden können. Auerbach beschreibt einen grossen Stirnhirntumor bei einem 48jährigen Fräulein, bei dem zuerst psychische Störungen sich eingestellt hatten; dann trat apoplektiform Stauungspapille und Rumpfmuskelschwäche auf. Störungen des Gleichgewichtes oder des Geruchvermögens fehlten. An der Hand dieses Falles bespricht Auerbach die vielfach discutirte Frage des Auftretens von psychischen Störungen bei Stirnhirntumoren. Trotz gegentheiliger Angaben kommt er zu dem Schlusse, dass diesem Symptome eine diagnostische Bedeutung zukomme, indem der Stirnlappen als eine Associationscentrale grössten Maassstabes zu betrachten

Endotheliom. ist. Ein von den Meningen ausgehendes Endotheliom des linken rothen Kernes (zum Theile auch des rechten) bei einem 57jährigen Manne beschrieben Raymond und Cestan. Die Erscheinungen begannen mit Kopfschmerzen, denen bald complete Lähmung des linken Oculomotorius und einzelner Zweige des rechten folgte. Leichte rechtsseitige Hemiparese mit Steigerung der Reflexe, cerebellare Schwäche der rechten Seite, Sprachstörungen, Hypästhesie der rechten Seite. An der Hand dieses Falles besprechen die Autoren die auch von Mann discutirte Frage der cerebellaren Hemiparese infolge Läsion der cerebello-cerebralen Bahnen (s. o.). Henneberg und Koch beschreiben 2 Fälle multipler Fibrombildung des centralen Nervensystems, wobei insbesondere die Symptomatologie der vom Acusticus ausgehenden Neurofibrome, die sonst in der Regel einseitig sind, hier aber doppelseitig waren, besprochen werden. Die Geschwülste haben infolge ihrer eigenthümlichen Localisation ein charakteristisches Symptomenbild, aus dem insbesondere die centrale Taubheit, Facialislähmung und Kleinhirnerscheinungen hervorgehoben seien. Die Autoren rechnen mit der Möglichkeit eines operativen Eingriffes bei solchen Fällen. Ein 47jähriger Mann aus der Beobachtung Rosenblath's erkrankte plötzlich an allgemeiner Schwäche, Schwindel; später trat Stauungspapille, psychische Störungen, Agraphie, Alexie und Deorientirtheit ein. Nach etwa 3 Jahren Exitus. Die Obduction erwies einen Cysticerus racemosus des Gehirns, der auffallenderweise zu einer diffusen basalen Meningitis geführt hatte, wobei jedoch in den verdickten Meningen überall Cysticerken nachzuweisen waren; auch im Rückenmarke war es zu einer solchen Meningitis infolge Cysticerkeneinlagerung gekommen. Vielleicht liegen ähnliche Verhältnisse an den Meningen in einem von Hartmann beschriebenen Falle vor. Hier hatte sich bei einem 24jährigen Manne ziemlich rasch schwere Störung des Orientirungsvermögens und Unvermögen, Richtungsempfindungen psychisch zu verwerthen und zusammenzufassen, entwickelt. Gestört war in erster Linie das stereoskopische Sehen, während wirkliche Sehstörungen fehlten. Dazu kam Gedächtnissstörung und Verlust der zeitlichen Orientirung. Hartmann diagnosticirte eine beiderseitige Affection des Parietalhirns. Es traten dann vereinzelte Anfälle von Bewusstlosigkeit mit clonischen Zuckungen, Herabsetzung der Pulsfrequenz auf, weshalb die Lumbalpunction vorgenommen wurde. Bei derselben entleerte sich eine Cysticercusblase, weshalb die Diagnose einer Cysticerkosis des Gehirns zu stellen war. — Auf Grund einer Statistik von 88 Fällen von Hirntumoren kommt Singer zu dem Schlusse,

Multiple Fibrombildung.

Cysticerkosis.

dass bei intracraniellen Tumoren Stauungspapille öfter fehlt bei Individuen unter 40 Jahren, während sie über dieser Zeitgrenze bedeutend häufiger ist. Vielleicht hängt ihr Auftreten mit dem Zustande der Gefässe zusammen. — Die Zahl der geheilten Fälle von tuberculöser Meningitis mehrt sich in der Litteratur. So beschreibt Gross einen solchen Fall bei einem 17jährigen Manne, bei dem die typischen Erscheinungen der cerebralen Meningitis bestanden hatten und die Lumbalpunction das Vorhandensein von Tuberkelbacillen nachwies, wo dennoch die cerebralen Erscheinungen wieder vollständig zurücktraten. Einen geheilten Fall von tuberculöser Meningitis, ophthalmoskopisch nachgewiesen durch das Vorhandensein von Tuberkeln in der Chorioidea, beschreibt Thomalla, während 1 Fall von Mermann zwar nicht geheilt ist, aber nach bestandenen meningitischen Erscheinungen wieder durch 4 Monate frei von Symptomen blieb. Die Section wies denn thatsächlich das Bestehen einer tuberculösen Meningitis nach. Auf Grund einer Statistik von 27 Fällen tuberculöser Meningitis, 14 Männer und 13 Frauen, schliesst Cantley, dass für die tuberculöse Meningitis Traumen eine geringe Rolle spielen. Die Hauptquelle der Infection bildet der Respirationstract, während der Verdauungstract nur selten die Eingangspforte des Giftes darstellt; insbesondere ist Kuhmilch selten, wenn überhaupt anzuschuldigen. Beschränkung des tuberculösen Processes auf die Meningen ist ausnehmend rar. Ein operativer Eingriff kann in Ausnahmefällen als ein Mittel zur Behebung des gesteigerten Druckes in Frage kommen.

Stauungspapille.

Tuberculöse Meningitis.

Rückenmark. Panski beschreibt als acute Myelitis resp. Encephalomyelitis ein Krankheitsbild, das sich bei einem 28jährigen Manne nach Kohlenoxydgasvergiftung entwickelt hatte und unter stürmischem Fortschreiten zu spastischer Lähmung der unteren Extremitäten mit Incontinentia urinae et alvi, vasomotorischen und trophischen Störungen, Somnolenz, undeutlicher Sprache, Amnesie u. s. w. geführt hatte. Der Fall ging nach etwa 3monatlicher Dauer in nahezu vollständige Heilung über. Daran anschliessend sei ein Fall von Sölder erwähnt, eine 41jährige Frau betreffend, bei der sich nach einem Suicidversuche mit Kohlendunst Bewusstlosigkeit, tonische Krämpfe eingestellt hatten. Nach 10 Tagen psychische Störungen nach Art der polyneuritischen Psychose, allmählich einsetzende Atrophie der Musculatur aller vier Extremitäten ohne Entartungsreaction, besonders deutlich an den unteren Extremitäten. Keine Sensibilitätsstörungen. Exitus nach längerer Krankheitsdauer. Bei

Myelitis nach Kohlenoxydgasvergiftung.

Myelitis nach Kohlenoxydgasvergiftung.

der mikroskopischen Untersuchung Degeneration der Vorderhornzellen im Rückenmark, wenn auch nicht sehr ausgesprochenen Grades, degenerative Neuritis an den Nerven der oberen Extremität, während die der unteren Extremitäten zum grossen Theile normale Verhältnisse darboten. Hingegen schwere Veränderungen der Musculatur mit Verschmälerung der Fasern und fettiger hyaliner Degeneration, Vermehrung des interstitiellen Gewebes, Veränderungen, die Sölder als primär ansieht. — Für den Bestand einer chronischen Myelitis spricht sich Pick neuerdings auf Grund eines anatomisch untersuchten Falles aus, der histologisch im grossen ganzen an die acute Myelitis erinnernde Verhältnisse darbot, aber in chronischer Weise sich entwickelt hatte. Zu bemerken ist freilich, dass in diesem Falle Lues vorausgegangen war und auch cerebrale syphilitische Veränderungen nachweisbar waren, so dass Pick für die spinalen Veränderungen in ätiologischer Beziehung einen Zusammenhang mit der Syphilis annimmt. — Einen Fall von spastischer Lähmung, erst des rechten, dann des linken Beines mit Steigerung der Reflexe, Parästhesieen beschreibt Bradshaw, in dem er ein Gummi der Pia mater des Rückenmarks annimmt. Sonst finden sich noch einzelne Bemerkungen über die antisyphilitische Behandlung von spinalen Processen. — Wesentlich neue Gesichtspunkte über die Beziehungen der Syphilis zum Nervensystem, die freilich erst einer weiteren Bestätigung bedürfen, bringt eine Arbeit von Erb. Erb weist auf die Schwierigkeit der anatomischen Diagnose syphilitischer Veränderungen hin und macht darauf aufmerksam, dass die Syphilis ausser den bekannten specifischen Veränderungen im Nervensystem auch solche bedingen kann, die histologisch nichts Specifisches bieten. So können neben syphilitischer Meningitis Endarteriitis und Myelitis, Strang- und Herddegeneration sich finden, einfache Degenerationen und Atrophieen, die nichts für Syphilis Charakteristisches zeigen. Es kommen auch bei syphilitisch Inficirten zu gleicher Zeit und neben einander primäre systematische Degenerationen nicht specifischer Art und wirkliche syphilitische Alterationen vor. Als Beispiele erwähnt er Fälle von Tabes mit specifischer Meningitis, Endarteriitis u. s. w. Bei syphilitisch inficirten Individuen treten aber auch, ohne dass sich specifische Veränderungen finden würden, Sklerosen, systematische Degenerationen, Kernatrophieen u. s. w. auf. Es ist also wahrscheinlich, dass auch diese anscheinend nicht specifischen Veränderungen in directer Abhängigkeit von der Lues stehen. — Erb nimmt neuerdings das Wort zur Syphilisätiologie der Tabes und polemisirt insbesondere gegen Glaeser, der gegen dieselbe mit mehr Heftigkeit

Chronische Myelitis.

Syphilis.

als Sachverständniss ankämpft. Auch sonst weist er die gegen die Syphilisätiologie der Tabes vorgebrachten Einwände zurück. Mit Recht macht Erb darauf aufmerksam, dass die Mehrzahl der Autoren sich seiner Ansicht angeschlossen habe. Auch das vorliegende Jahr bringt in vieler Beziehung eine Bestätigung dieser Ansicht. So finden wir wieder Angaben über infantile Tabes auf hereditär syphilitischer Basis. Idelsohn z. B. beschreibt typische Tabes (Pupillenstarre, Verlust der Sehnenreflexe der unteren Extremitäten, Hypalgesie) bei einem 6jährigen Mädchen syphilitischer Eltern. Maas beschreibt 6 Fälle von Tabes bei jugendlichen Individuen im Alter von 16—26 Jahren weiblichen Geschlechtes. Bei dreien davon lagen Anhaltspunkte für hereditäre Lues vor, bei den anderen bestand die Möglichkeit einer späteren Infection. Die Tabes der jugendlichen Individuen unterschied sich nach Maas symptomatologisch in nichts von der der Erwachsenen. Auch Brooksbank beschreibt 3 Fälle von jugendlicher Tabes (einer angeblich schon bei einem Kinde von 18 Monaten) bei bestehender hereditärer Lues. Hudovernig beschreibt neuerdings Fälle von conjugaler Tabes, und zwar vier Ehepaare, bei denen allen, wenigstens beim Manne, in einem Falle auch bei der Frau, Lues vorhanden gewesen war. Nach statistischen Zusammenstellungen will Hudovernig für die conjugale Tabes einen Syphilisprocentsatz von beinahe 97 % herausbekommen. — Die Muskelatrophieen bei Tabes bespricht Müry. Sie sind häufiger, als man früher annahm, und an den unteren Extremitäten häufiger als an den oberen. In der Regel beginnen sie an den peripherischen Abschnitten der Extremitäten und setzen gewöhnlich in späteren Stadien ein. Ihre Pathogenese betreffend ist zunächst zu erwähnen, dass sie durch Erkrankungen der Vorderhörner resp., bei Zungenatrophie, des Hypoglossuskernes bedingt sein können. Häufiger sind die Muskelatrophieen ausgelöst durch eine Affection der peripherischen Nerven. Dies gilt vor allem vom pied bot tabétique. Müry selbst beschreibt einen Fall von sonst typischer Tabes, bei dem sich eine Muskelatrophie nach dem Typus Aran-Duchenne entwickelt hatte; daneben fand sich auch Hemiatrophie der Zunge. Für diesen Fall ist eine Affection der grauen Kerne wahrscheinlich. Cayla bespricht in einer eingehenden Arbeit an der Hand von 80 einschlägigen Beobachtungen die Hemiplegie bei der Tabes. Dieselbe kann transitorisch, dabei recidivirend sein, oder es handelt sich um persistirende Hemiplegieen. Die vorübergehenden Lähmungen können hysterischer, syphilitischer Natur sein oder der Tabes selbst angehören. Die dauernden Lähmungen sind durch Erweichungen, Blutungen etc.

Aetiologie der Tabes.

Conjugale Tabes.

Muskelatrophie bei Tabes.

Hemiplegie bei Tabes.

bedingt. Sie sind in der Regel schlaffe Hemiplegieen mit Erloschensein der Reflexe an den unteren Extremitäten; das Vorkommen von spastischen Lähmungen mit Reflexen oder Wiederkehr der Reflexe bei Tabes setzt er in Zweifel. Förster beschreibt einige seltenere Formen der Krisen bei Tabes, so z. B. Geschmackskrisen, Herzkrisen, Krisen im Larynx- und Acusticusgebiete. Im Anschlusse daran bespricht er die tabischen Krisen im allgemeinen und meint, dass allen folgende drei Hauptzeichen zukommen: Anfallsweises Auftreten sensibler Reizerscheinungen, dann motorische Reizerscheinungen, endlich Hypersecretion des betreffenden Organs. Bei gewissen Organen wird natürlich diese complete Form der Krise nicht auftreten können. Er findet zwischen Krisen und lancinirenden Schmerzen eine gewisse Analogie, die auch darin gegeben ist, dass den lancinirenden Schmerzen mitunter motorische Reizerscheinungen folgen, was er durch Beispiele belegt. Die in der letzten Zeit vielfach besprochene segmentale Ausbreitung der Sensibilitätsstörungen bei Tabes hat Muskens neuerdings sehr eingehend bearbeitet und belegt seine Befunde durch zahlreiche Abbildungen. Zunächst werden in der Regel die oberen Dorsalsegmente befallen, an den unteren Extremitäten L 5 und S 1. Die Ausbreitung der Sensibilitätsstörung schreitet zunächst distalwärts, später auch proximalwärts vor, wobei schliesslich beide analgetischen Bezirke in einander übergehen können. Nebstbei sei erwähnt, dass Muskens ähnliche Sensibilitätsstörungen bei Epileptikern beschrieben hat. Einen Fall von typischer Arthropathie des rechten Kniegelenkes bei einem Tabiker beschreibt Donath, bei dem im Röntgenbilde ausserdem noch die Wadenmusculatur verdickt und verdichtet erscheint, was Donath auf analoge Veränderungen der Musculatur, wie sie sich im Knochen finden, zurückführt. Bei einem 2. Fall, wahrscheinlich Lues cerebrospinalis resp. Tabes und Lues, ist eine seltenere Localisation der Arthropathie, nämlich im Ellbogengelenk und an den Fingergelenken nachzuweisen. Das Röntgenbild liess auch eine Aufhellung der Knochen erkennen, was auf Rarefication derselben zurückzuführen ist. Goldflam berichtet über einige Fälle von Tabes, die er von initialen Stadien an verfolgen konnte, und bespricht an der Hand derselben die initialen Symptome der Tabes. Die lancinirenden Schmerzen sind oft das früheste Symptom; er ist geneigt, sie auf Affection der hinteren Wurzeln zurückzuführen. Besonders eingehend bespricht er das Verhalten des Achillessehnenreflexes bei der Tabes, dem ja in der letzten Zeit besondere Aufmerksamkeit zugewendet wurde. Sein Fehlen ist

Krisen bei Tabes.

Segmentale Ausbreitung der Sensibilitätsstörungen.

Arthropathieen.

Achillessehnenreflex.

bei der Tabes mindestens von gleicher Bedeutung wie das des Patellarsehnenreflexes, ja vielleicht noch grösser, denn es gibt eine ganze Reihe von Fällen, bei denen bei erhaltenem Kniereflex der Achillessehnenreflex bereits fehlt. Combemale und de Chabert machen Angaben über die Wirksamkeit des von Negro gegen die lancinirenden Schmerzen der Tabiker empfohlenen Santonin. Sie fanden dasselbe im allgemeinen recht wirksam. Sie gaben es in Dosen von 0,10 pro die auf 4 Pillen vertheilt, aber nicht länger als etwa 5 Tage; wenn durch längere Zeit gegeben, in noch kleineren Dosen. Munter bespricht die üblichen Methoden der Hydrotherapie der Tabes und sucht, zum Theile wohl theoretisirend, die Indicationen der verschiedenen Methoden festzustellen. Ohne auf Details hier einzugehen, sei nur erwähnt, dass er dieselben in zwei Gruppen theilt, je nachdem er die Hydrotherapie als thermischen Reiz oder als Uebung verwendet haben will. Mit Recht warnt er vor extrem kalten oder heissen Proceduren. — Treupel bespricht an der Hand mehrerer Fälle einzelne Fragen aus der Pathologie der multiplen Sklerose. Hervorgehoben sei nur 1 Fall, einen 24jährigen Mann betreffend, bei dem sich nach einem Unfalle ein Krankheitsbild entwickelt hatte, das der Hysterie zu entsprechen schien. Es bestand aber auch Nystagmus, dessen Erklärung Schwierigkeiten bereitet und über den sich der Autor nicht mit Sicherheit äussern kann. 1 Fall betrifft einen 64jährigen Mann, bei dem die Symptome an sich keine sichere Differentialdiagnose zwischen multipler Sklerose und Paralysis agitans zuliessen, den Ausschlag für erstere jedoch eine bestehende Opticusatrophie gab. — Fleger beschreibt einen Fall von typischer Syringomyelie, bei dem sich ausgedehnte trophische Störungen der Haut der Finger, und Störungen der Schweisssecretion fanden, was Fleger zum Anlass nimmt, die verschiedenen trophischen Störungen der Haut zu besprechen, ohne Neues zu bringen. Während die Autoren Ingelrans und Brassart neuerdings einen Fall von sog. traumatischer Syringomyelie beschreiben, leugnet Kienböck auf Grund eines aus der Litteratur zusammengestellten Materials von 400 Fällen, dass es sichere Fälle von traumatischer Syringomyelie gibt, wobei er als Syringomyelie nur die Syringomyelia gliosa als einen chronisch progressiven Process gelten lässt. Diese Frage bedarf wegen ihrer eminent practischen Bedeutung unseres Erachtens noch einer weiteren Bearbeitung. — 1 Fall von Halbseitenläsion des Rückenmarkes, den Schittenhelm beobachtete, gab dem Autor Anlass, das Localisationsvermögen etwas genauer zu studiren. Es fand sich normales Localisationsvermögen

Therapie der Tabes.

Multiple Sklerose.

Hautveränderungen bei Syringomyelie.

Traumatische Syringomyelie.

Halbseitenläsion.

Halbseitenläsion.

an Stellen, wo Motilitätsstörung bei intacter Sensibilität bestand, andererseits völlig aufgehobenes Localisationsvermögen, combinirt mit Analgesie und Thermanästhesie bei intacter sonstiger Sensibilität und Motilität. Gleichfalls einen Fall von Stichverletzung des Rückenmarks beschreibt Fürnrohr. Hier bestand Parese des rechten Beines mit Atrophie, Babinski'scher Zehenreflex, Steigerung der Reflexe, während die Sensibilitätsstörungen beide untere Extremitäten betrafen, und zwar waren Schmerz und Temperatursinn auf der linken, Drucksinn und Lagegefühl auf der rechten Seite herabgesetzt. An der rechten Stammhälfte bestanden auch schmerzhafte Parästhesieen. —

Rückenmarkstumoren.

Meyer beschreibt einen Fall, ein 16jähriges Mädchen betreffend, bei dem im 14. Lebensjahre Schmerzen, Parästhesieen und Schwäche in der linken oberen Extremität auftraten. Ein Jahr später Parese im linken Bein, dann schlaffe Parese des rechten Armes, spastische Parese des rechten Beines, Druckschmerzhaftigkeit der Halswirbelsäule, dann Zunahme der Lähmung, Atrophie der Unterarme, Hypästhesie an der Ulnarseite beider Arme. Die klinische Diagnose führte zur Annahme eines Tumors der Häute, der vom fünften resp. sechsten Cervicalsegmente bis zum ersten bis zweiten Dorsalsegmente reicht. Die Section erwies ein Fibrosarkom, das extraspinal sass, wahrscheinlich von der Dura ausging und eine Längenausdehnung von 3 cm hatte; das Rückenmark bloss comprimirt, aber nicht infiltrirt. — Schlagenhaufer bespricht einen Fall, 61jährige Frau, bei der sich zunehmende Schwäche und Oedem des rechten Armes, später auch Parese des rechten Beines entwickelt hatte; die Sensibilität war anfangs intact. Im weiteren Verlaufe totale Lähmung aller vier Extremitäten, der Blase, des Rectums mit totaler Anästhesie der Extremitäten und des Stammes. Bei der Section fand sich ein umfänglicher Tumor am Foramen magnum (Endotheliom), der von der harten Hirnhaut ausging und das oberste Halsmark vollständig comprimirt hatte. — Zwei richtig diagnosticirte Fälle von Rückenmarkstumoren liess Oppenheim operiren. Der eine betrifft einen 40jährigen Mann, bei dem die Symptome auf einen Tumor in der Gegend der achten Dorsalwurzel links, entsprechend dem sechsten Dorsalwirbel, hingewiesen hatten. Die Operation ergab auch thatsächlich ein Fibrom von 3½ cm Durchmesser an der angenommenen Stelle. Nach vorübergehender Besserung trat Fieber ein, und es erfolgte der Exitus an eitriger Meningitis. Ein 2. Fall ging glücklicher aus. Er betrifft ein 18jähriges Mädchen, bei dem innerhalb eines halben Jahres, nachdem zunächst im Gebiete der rechten neunten bis elften Dorsalwurzel Schmerzen bestanden hatten, die

Erscheinungen einer Brown-Séquard'schen Lähmung sich entwickelt hatten. Entsprechend der Diagnose auf Affection der zehnten bis elften Dorsalwurzel wurde in der Höhe des achten Dorsalwirbels eingegangen und der Tumor, der sich als extraspinales Fibrom erwies, entfernt. Schon nach wenigen Tagen besserten sich die Erscheinungen, um schliesslich nahezu vollständig zu verschwinden. — Einen klinischen Beitrag zur Frage der hereditären spastischen Spinalparalyse liefert Kühn. Er betrifft eine Familie, wo der Vater an einer eigenartigen Gangstörung litt; von 7 Kindern litten die 3 Söhne an einer ähnlichen Erkrankung. Dieselbe begann im jugendlichen Alter, zwischen 12 und 18 Jahren, mit Gefühl von Steifigkeit an den Beinen. Im Laufe vieler Jahre, unter Remissionen, nahm die Spannung an den Beinen zu, der Gang wurde spastisch, unbeholfen, Sehnenreflexe gesteigert. Sensibilitätsstörungen spielten eine ganz geringe Rolle, Blase und Mastdarm blieben intact. Kühn beschreibt noch einen ganz ähnlichen Fall, der aber nicht familiär, sondern singulär auftrat. Er reiht diesen Fall den von Bernhardt und Strümpell beschriebenen Formen hereditärer Spinalparalyse an. — Bischof beschreibt zwei Brüder, bei denen sich vom 10. Jahre an chronisch-spastische Parese der Beine entwickelt hatte. Die Kranken wurden idiotisch, und vom 25. Jahre traten leichte bulbäre Symptome auf, sowie mehrere Jahre später Atrophie der gelähmten Musculatur. Mikroskopisch fand sich Degeneration der Pyramidenstränge im Rückenmark bis zur Medulla oblongata, leichter Schwund der Hinterstränge und leichte Atrophie der Vorderhornzellen.

Hereditäre Spinalparalyse.

Peripherische Nerven. An der Hand einschlägiger Fälle bespricht Redlich eingehend die Modalitäten, unter denen es zur sog. traumatischen Neuritis, und zwar ohne Continuitätstrennung kommt. Als solche können gelten Compression des Nerven durch den Knochen, bei Fracturen und Luxationen u. s. w., Dehnung und Zerrung des Nerven, wofür 1 Fall von Peroneuslähmung angeführt wird. Es können aber auch heftige, plötzliche Muskelcontractionen, wenn sie den Nerven gegen den Knochen drücken, zur traumatischen Lähmung führen. Auch Erschütterungen, wie sie im Rückenmark zu anatomischen Läsionen führen, können an den peripherischen Nerven Lähmungszustände herbeiführen. Im Anschlusse an einen Fall bespricht Redlich die Frage der sog. ascendirenden Neuritis und gibt die Möglichkeit einer solchen zu. Anlässlich dreier einschlägiger Beobachtungen beschreibt Schüller die Entbindungslähmungen an den oberen Extremitäten, wie sie insbesondere durch manuelle Kunsthülfe be-

Traumatische Neuritis.

Entbindungslähmungen.

dingt werden. Er macht darauf aufmerksam, dass der Lähmungstypus von der Lage, in welcher das Kind geboren wurde, abhängig ist, indem bei Beckenendlage die typische Erb'sche Lähmung sich entwickelt. Zwei der Fälle waren mit Caput obstipum combinirt, und Schüller ist mit Petersen geneigt, dieses Caput obstipum nicht etwa als traumatisch anzusehen, als coordinirt der Plexusläsion, sondern er hält es für angeboren und als prädisponirendes Moment für das Auftreten von Plexusläsionen. Die Entbindungslähmungen sind, wie einzelne der Fälle zeigen, in ihrer Prognose recht zweifelhaft. — Köster bestätigt auf Grund neuerer Beobachtungen die schon früher aufgestellte Ansicht, wonach die Schweissfasern des Gesichtes mit den Facialisfasern verlaufen, jedoch auch zugleich durch den Trigeminus vertreten werden können. Uebrigens gewinnen diese Schweissfasern des Facialis in der Regel rasch wieder ihre Integrität, so dass sich die bei Facialislähmungen vorhandenen Anomalieen der Schweisssecretion relativ rasch wieder ausgleichen. Auch die bei Facialislähmungen vorhandenen Geschmacksstörungen bilden sich in der Regel rasch wieder zurück. Alexander hatte die seltene Gelegenheit, einen Fall rheumatischer Facialislähmung anatomisch zu untersuchen. Dieselbe hatte 26 Tage gedauert, der Tod erfolgte aus anderen Gründen. Bei der Untersuchung fand sich im N. facialis, im Ganglion geniculi, der Chorda tympani degenerative Entzündung; kleinzelliges Infiltrat im Ganglion geniculi und in dem im Facialiskanal verlaufenden Abschnitte des Gesichtnerven. Trotzdem Bacterien nicht nachgewiesen werden konnten, lässt Alexander die Möglichkeit einer infectiösen Erkrankung zu, wobei die Erkältung ein prädisponirendes Moment darstellt. — Eine seltene Localisation der Bleilähmung beschreibt Köster bei einem 37jährigen Schriftsetzer, der bereits mehrfach Bleikoliken durchgemacht hatte. Hier bildete sich infolge Lähmung und Atrophie der M. interossei und lumbricales des Fusses beiderseits, besonders rechts, ein „Krallenfuss" aus. Köster nimmt eine durch die Bleivergiftung bedingte Affection der Vorderhörner als Grundlage des Leidens an. Im Verlaufe der Jahre entwickelte sich bei dem Kranken eine Art Hohlfuss. Seeligmüller bespricht einige seltene Quellen der Bleivergiftung, z. B. durch bleihaltigen Schnupftabak, dann durch Schminken, durch Abladen von gegossenen Bleiplatten (1 Fall, wo schon nach 24 Stunden Erscheinungen von Bleikolik auftraten), dann Löthen der grossen Bleikammern zur Aufbewahrung von Schwefelsäure, anhaltendes Einathmen von Hüttenrauch und Bleistaub. Er bespricht dann die saturnine Encephalo-

Facialislähmung.

Bleilähmung.

pathie, beschreibt kurz 2 Fälle und bespricht die Differentialdiagnose.

Neurosen. Zu der durch Steffens angeregten Frage, ob Hysterie und Epilepsie nicht vielleicht Uebergänge zu einander zeigen, nimmt Kaiser Stellung, indem er für eine scharfe Trennung beider Neurosen eintritt. Während die Hysterie eine psychogene Krankheit ist, ist die Epilepsie durch Autointoxication infolge abnormer Stoffwechselvorgänge bedingt, womit pathologische Veränderungen der Hirnrinde vergesellschaftet sind. Auch sollen sich bei Epilepsie und Hysterie Differenzen im Urinbefunde nachweisen lassen. Die Steffens'sche Hystero-Epilepsie ist Grand Hysterie. — Eine allgemeine Uebersicht der Epilepsie, die im wesentlichen sich auf eine Darstellung der bekannten Thatsachen beschränkt, gibt Broadbent in einer klinischen Vorlesung. Unter den ätiologischen Momenten spielt die Heredität eine grosse Rolle; er erkennt auch der erschwerten Dentition eine ätiologische Bedeutung zu, ebenso Würmern. Chipault bespricht das Auftreten Jackson'scher Anfälle in Bezug auf die Frage eines chirurgischen Eingriffes. Das Auftreten Jackson'scher Anfälle darf nicht ohne weiteres zu einem chirurgischen Eingriffe ermuntern, an sich ist es nicht beweisend für eine Affection der motorischen Rinde. Auch der Verlust des stereognostischen Sinnes spricht nicht unbedingt für eine Affection derselben oder der Parietalwindung, indem dieses Symptom auch bei Frontallappenaffectionen vorkommt. — An der Hand eines grossen Materials gibt Fischer eine Uebersicht über die chirurgischen Ereignisse, die sich infolge epileptischer Anfälle ereignen können. Die Zahl der Verletzungen im Anfalle ist eine sehr grosse, und zwar um so grösser und um so schwerer, je schwerer die Anfälle sind. Er bespricht nun die einzelnen Verletzungen im Detail, woraus einzelnes hervorgehoben werden soll. So konnte er nach Anfällen sehr häufig kleine Muskelzerreissungen constatiren, dann Läsionen peripherer Nerven durch Trauma im Anfalle; Zungenbisse fanden sich in 55 % der Fälle; die Seite, auf der die Zunge gebissen wird, soll nicht so sehr von der Localisation der Convulsionen, als vom Zustande des Gebisses abhängen. Grössere Zungenbisse sollen genäht werden. Er gibt eine Uebersicht der vorkommenden Fracturen und Luxationen und kommt zu dem Schlusse, dass bei jugendlichen und älteren Epileptikern eine durch die Epilepsie selbst herbeigeführte vermehrte Knochenbrüchigkeit sich findet, der zufolge relativ geringe Traumen ausreichen, um wiederholte Brüche an den Extremitäten-

Epilepsie.

Jackson'sche Epilepsie.

knochen herbeizuführen. Nach Fracturen sistiren häufig die Anfälle. Hernien entstehen sehr selten durch epileptische Anfälle. Schliesslich gibt Fischer detaillirte Vorschriften, wie Anstalten für Epileptiker eingerichtet sein sollen, um Verletzungen im Anfalle möglichst zu verhüten. — Die Frage der Substitution des Chlors durch Brom studirte Hondo und kam zu dem Schlusse, dass Bromsalze bei gemischter Kost rascher und intensiver eliminirt werden, wobei der Haupttheil in den ersten 10 Tagen ausgeschieden wird, der Rest jedoch erst im Verlaufe von Monaten. Ist die Kochsalzzufuhr unzureichend, so wird das Brom in viel grösserem Maasse zurückbehalten. Der Stoffwechsel wird durch Unterchlorirung, selbst wenn das Kochsalz auf 3 g pro Tag reducirt wird, nicht ungünstig beeinflusst, falls diese Unterchlorirung nicht zu lange dauert. Für die Toulouse-Richet'sche Methode der Epilepsiebehandlung bei kochsalzarmer Diät ergibt sich nach seinen Untersuchungen, dass dieselbe relativ gut vertragen wird, falls nur genügend Nahrung eingeführt wird. Bourneville und Ambard empfehlen für die Behandlung der Epilepsie, speciell der vertiginösen Anfälle Monobromcampher, von dem sie sehr günstige Resultate gesehen haben wollen. Statt des Chloralhydrats, das in der Behandlung des Status epilepticus sehr günstig wirkt, empfiehlt Hoppe das Dormiol, bekanntlich eine Composition aus Chloralhydrat und Amylenhydrat. Bei gehäuften Anfällen, beim Status epilepticus erwies es sich bei 11 Kindern, wo es zur Verwendung kam, per rectum applicirt in Dosen von 3,0 und mehr, als sehr wirksam. Lion empfiehlt statt jeder anderen Behandlung der Epilepsie die Cerebrinotherapie. Er steigt in 2—3 Wochen bis 1,8 (6 Tabletten à 0,3), und zwar jeden 3. Tag in der Frühe zu nehmen, allenfalls lässt er diese Dosis jeden 2. oder jeden Tag nehmen. Gelegentlich gab er auch daneben Sperminum Poehl innerlich. Eulenburg spricht sich über diese Therapie zwar vorsichtig, aber doch ermunternd aus. — Riedinger beschreibt 1 Fall von männlicher Hysterie, nach Trauma entstanden, bei dem ausser Sensibilitätsstörungen, psychischen Anomalieen u. s. w., Motilitätsstörungen, einem Tremor der Hände eine lähmungsartige Schwäche der das aufrechte Gehen und Stehen ermöglichenden Muskeln bestand. Es waren nicht Muskelgruppen, sondern coordinirte Bewegungen gestört, und zwar handelte es sich um eine statische Insufficienz der M. glutaei, die zu einer secundären, hysterischen Lordose geführt hatte. In einem gleichfalls traumatischen Fall von Hysterie sah Steiner ein merkwürdiges Verhalten der spinalen Reflexe an den anästhetischen unteren Ex-

Behandlung der Epilepsie.

Hysterie.

tremitäten, das der Regel widerspricht. Die Hautreflexe, speciell der Hodenreflex, waren erhalten, während die Kniereflexe während der Beobachtung verschwanden. Ob es sich hier wirklich um uncomplicirte Hysterie handelte, muss vorläufig dahingestellt bleiben. — Strasser beschreibt einen interessanten Fall, ein junges Mädchen betreffend, das seit Jahren an heftigen Magenkrämpfen und gelegentlichen leichten Magenblutungen leidet. Diese Anfälle waren häufig von ganz excessiven, innerhalb einer Viertelstunde eintretenden Temperaturerhöhungen begleitet, bis zu 43,3 Rectumtemperatur. Dann erfolgte Erbrechen, Schweiss, Aufhören der Schmerzen und innerhalb weniger Minuten ein Temperaturabfall von selbst 5°. Strasser bezeichnet diese Temperatursteigerung als nervöse Reflexfieberanfälle und macht für den Anstieg der Temperatur die vermehrte Wärmebildung durch Muskelcontractionen verantwortlich. Der Temperaturabfall ist wahrscheinlich durch die Schweissproduction bedingt. — Im Jahre 1880 beschrieb Gélineau einen eigenthümlichen Zustand, bestehend in Schlafanfällen bei einem Patienten, der vorher schon die Erscheinung gezeigt hatte, dass er bei freudigen Erregungen die Fähigkeit, sich aufrecht zu halten, verlor. In diesen zwei Erscheinungen, den Schlafanfällen von relativ kurzer Dauer und der anfallsweise auftretenden Astasie sieht Löwenfeld das Wesen der Narkolepsie, die er als einen eigenartigen Krankheitszustand auffasst und durch eine eigene Beobachtung zu stützen sucht. In seinem Falle, 17½-jähriger Mann, wurden die Schlafanfälle hauptsächlich durch das Lachen ausgelöst. — Westphal beschreibt 2 Fälle von Chorea chronica progressiva, deren einer der hereditären, sog. Huntington'schen Chorea zugehört und mit fortschreitender intellectueller Schwäche, Störungen der Affecte einherging und wobei ein Wochenbett das auslösende Moment dargestellt zu haben scheint. Im 2. Falle handelt es sich um eine chronische, nicht hereditäre Chorea bei einem 41jährigen Manne, ausgelöst durch ein Schädeltrauma. Das noch immer unklare Krankheitsbild der sog. Chorea electrica hat Bruns kürzlich eingehend besprochen. Die Litteratur weist unter dieser Bezeichnung verschiedenartige Krankheitsbilder auf. Bruns beschäftigt sich mit der Chorea electrica von Henoch und Bergeron, die bei Kindern im Alter von 7—14 Jahren auftritt und die durch blitzartige Zuckungen, die elektrisch ausgelösten Muskelcontractionen ähneln, am Kopfe, Nacken und den oberen Extremitäten charakterisirt ist. Bruns unterscheidet und belegt durch eigene Fälle drei Arten dieser Chorea electrica, nämlich eine auf

Nervöses Fieber.

Narkolepsie.

Chorea.

Chorea electrica.

hysterischer Grundlage erwachsende, eine epileptische und endlich eine Chorea electrica im eigentlichen Sinne, die den Ticformen sehr nahe steht, die er aber trotzdem, wenigstens vorläufig von diesen trennen will, insbesondere wegen ihres Beschränktbleibens auf das Kindesalter. Für die epileptischen Formen ist eine antiepileptische Therapie, für die anderen Psychotherapie, die mit der Entfernung der Kinder aus der Familie zu beginnen hat, indicirt. — Bulawski beschreibt mehrere Fälle der von Dunin aufgestellten periodischen Neurasthenie, die er als Neurasthenie, nicht etwa als leichte Formen periodischer Psychosen gelten lassen will. Excitationsstadien bei dieser periodischen Neurasthenie mit erhöhtem Thatendrange u. s. w. hält freilich auch er für zweifelhaft. Die periodische Neurasthenie unterscheidet sich von der gewöhnlichen bloss durch das periodische Auftreten der Symptome, wobei diese Anfälle wenige Stunden oder Wochen oder 1 Monat dauern können. In der Zwischenzeit sind die Kranken freilich auch nicht ganz frei von neurasthenischen Beschwerden, so dass es sich mehr um Exacerbationen handelt. Die Heredität soll bei dieser periodischen Neurasthenie keine besondere Rolle spielen. — Jendrassik glaubt, dass mit Ausnahme von Trigeminusneuralgieen die Mehrzahl der sonst beschriebenen Neuralgieen keine wirklichen Neuralgieen, sondern neurasthenische Pseudoneuralgieen sind. Dabei sollen die Schmerzen eigentlich nicht besonders heftig, sondern nur durch ihre Andauer quälend und unangenehm sein. Sie diffundiren auch sehr leicht und sind von Parästhesieen begleitet; die bei wirklichen Neuralgieen nicht selten vorkommenden objectiven Symptome fehlen. Die neurasthenischen Neuralgieen sollen ungemein hartnäckig sein, und chirurgische Eingriffe bei denselben haben keine Berechtigung.

Neurasthenie.

Das Johimbin (Spiegel) zur Behandlung der nervösen Impotenz empfiehlt Eulenburg in Form subcutaner Injectionen, wobei er anfänglich mit 0,01 beginnt und allenfalls bis 0,02 steigt; nach etwa 20 Injectionen wird eine Pause gemacht. Ueble Wirkungen hat Eulenburg nie gesehen. Auch Kühn empfiehlt das Mittel, das er in Form der Tabletten zu 0,005 verabreicht, auf Grund mehrerer Beobachtungen. — Mit Rücksicht auf seine Versuche kommt Zupnik zu der Anschauung, dass die Muskelstarre des Tetanus ihre Entstehung einer Bindung des Toxins durch die Muskeln verdankt. Bei Injectionen des Tetanusgiftes in das Lumbalmark war zur Tödtung des Thieres eine unvergleich geringere Dosis nöthig, als bei Injectionen in die Haut. Bei intraspinaler Injection subletaler Dosen fehlten Trismus, sowie dauernde Starre anderer Muskeln, vielmehr

Nervöse Impotenz.

Tetanus.

stellten sich bloss allgemeine Streckkrämpfe ein. Es ist demnach die Muskelstarre durch Bindung eines Tetanustoxins durch die Musculatur, die vermehrte Reflexerregbarkeit und die allgemeinen Krämpfe durch eine Affection der Vorderhornzellen des Rückenmarks bedingt. Während Swiecinsky nach Untersuchungen des Nervensystems von an Tetanus verstorbenen Menschen und experimentell inficirten Thieren ganz richtig angibt, dass alle bisher beim Tetanus erhobenen anatomischen Befunde am Nervensystem zweifelhaften Werth haben, will er den von ihm selbst constatirten Befunden, Erweiterungen der Gefässe und vor allem Wucherungen der Neuroglia, eine gewisse Bedeutung zuschreiben. Auch seine Angaben erscheinen recht problematisch, zumal es sich in einem Falle offenbar um eine Complication mit Gliosis spinalis handelt. — In einem von Nathan beschriebenen Falle von Tetanie bei einer 26jährigen Arbeiterin entwickelten sich an den Fingern Blasen, die zu schmerzhaften Geschwüren führten. Auch fand sich Hypästhesie im Medianusgebiete, ausserdem Cataracta incipiens. Veränderungen an Haaren und Nägeln sind bereits öfters bei Tetanie beschrieben worden. — Karplus beschreibt einen neuen Fall von periodischer Oculomotoriuslähmung, der sich bei einem 28jährigen Manne nach einem in der Kindheit erlittenen Schädeltrauma entwickelt hatte. Die Anfälle bestanden in einer auf den Oculomotorius beschränkten Lähmung, die mit Kopfschmerzen und Erbrechen einsetzte; dabei war stets der Supraorbitalis höchst druckempfindlich. Während dieser Fall von der idiopathischen Migräne abzugrenzen ist, ist ein 2. beschriebener Fall, eine 28jährige Frau betreffend, die aus einer Migränefamilie stammt und selbst seit Jahren an typischer Migräne leidet und wo gelegentlich die Migräneanfälle von Ptosis begleitet waren, zur typischen Migräne zuzuzählen. Paesler beschreibt einen 38jährigen Bleiarbeiter, der seit 2 Jahren an Migräneanfällen leidet, während welcher er das Bild der cerebellaren Ataxie darbot. Bei einem anderen Falle, hereditär mit Migräne belastet, traten nach einem Trauma Migräneanfälle auf, die von aphatischen Störungen und Pupillenerweiterung begleitet waren. In einem 3. Falle sollen während des Migräneanfalles die Pupillen reactionslos gewesen sein. Jolly beschreibt an der Hand von Selbstbeobachtungen genau das Flimmerskotom der Migräne, das sich entweder als ein binoculares centrales Skotom oder als homonyme Sehstörungen präsentirt. Während er für die hemiopischen Störungen einen vom Chiasma centralwärts gelegenen Ausgangspunkt, Tractus opticus oder Corpus geniculare annimmt, ist er geneigt, für die doppelseitigen centralen

Tetanie.

Migräne und Augenmuskellähmungen.

Skotome, sowie für einseitige, aber die Mittellinie überschreitende besondere Reizvorgänge im Chiasma selbst zu statuiren. — Goldflam bespricht an der Hand zahlreicher Fälle nochmals eingehend das Krankheitsbild der Myasthenie, um deren Erforschung er ja wesentliche Verdienste hat. Unter seinen Beobachtungen sei hervorgehoben, dass sich in einem Falle typischer Myasthenie bei der Obduction nebst einem Lymphosarkom in der Lunge, in der Musculatur eigenthümliche Infiltrate fanden, die an den von Weigert beschriebenen Befund erinnern. Goldflam hebt die Bedeutung dieses Befundes hervor, betont jedoch, dass eine endgültige Entscheidung noch nicht möglich ist. Er hebt weiter hervor, dass in einer nicht geringen Zahl von Fällen asthenischer Lähmung sich bösartige Neubildungen in verschiedenen Organen fanden. Er erwähnt, dass in einzelnen Fällen auch der Patellarreflex eine Erschöpfbarkeit zeigte, bringt weitere Details über die elektrische myasthenische Reaction, erwähnt einen Fall, der Zeichen von Basedow zeigte, und bemerkt, dass auch in anderen Fällen Bruchstücke der Basedow'schen Krankheit nachweisbar waren. Einzelne der Fälle hatten einen Verlauf von vielen Jahren, bis zu 10, in anderen erfolgte der Exitus schon nach einigen Monaten. Charakteristisch sind weiter die oft lange dauernden Remissionen. Goldflam erscheint ein nervöser Sitz des Leidens wahrscheinlicher als ein myopathischer. Ein Fall von Hödlmoser, 18jähriges Mädchen mit typischer Myasthenie, führte schon nach 1½ Jahren zum Exitus. Bei der Obduction fand sich Vergrösserung der Thymus und sog. Status lymphaticus, das Nervensystem intact, die Musculatur scheint nicht untersucht worden zu sein. — Hirschl bespricht neuerdings die schon vielfach behandelte Frage der alimentären Glykosurie bei Morb. Basedowii, die er in 20 Fällen studirte. In 6 derselben war alimentäre Glykosurie nachweisbar. Es handelte sich dabei um schwere Fälle und um einen relativ acuten Verlauf, während die Fälle von chronischem Morb. Basedowii alimentäre Glykosurie vermissen liessen. Er stellt aus der Litteratur zahlreiche Fälle von Combination von Basedow mit Diabetes zusammen; die gemeinsame Basis ist die Erkrankung der Blutdrüsen bei beiden Erkrankungen. Hirschl bekennt sich zur Lehre Möbius' über die Pathogenese des Morb. Basedowii. Einen günstigen Einfluss des Möbius'schen Antithyreoidins auf eine infolge von Basedow psychisch erkrankte Frau berichtet Schultes, insbesondere die Psychose soll sich rasch gebessert haben. Die Erscheinungen verschlechterten sich, als mit der Serumbehandlung ausgesetzt wurde. Der Exophthalmus blieb

Myasthenie.

Morbus Basedowii.

unbeeinflusst. Göbel behandelte einen Basedowkranken, indem er ihm Milch reichte, die von einer entthyreoidirten Ziege herrührte. Die eingetretene Besserung ist möglicherweise auf diese Behandlung zurückzuführen.

Therapie. In einem Vortrage bei der Naturforscherversammlung in Karlsbald gab Eulenburg eine kurze Uebersicht über einige neuere Methoden der Elektrotherapie, die in erster Linie die Starkstromtechnik für therapeutische Zwecke zu verwerthen trachten. Er erwähnt die Arsonvalisation in Form der allgemeinen und der localen Verwendung hochgespannter Wechselströme, von der günstige Resultate berichtet werden. Weiter die Anwendung monodischer Voltströme, theils in Form punktförmiger Reizung, theils als Massage oder des Voltbades. Wahrscheinlich handelt es sich dabei um die elektrische Ladung nahe befindlicher Körper durch Induction oder Influenz. Er kommt dann auf die elektromagnetische Therapie (System Konrad) zu sprechen, die ein undulirendes magnetisches Feld in Verwendung nimmt. Er schreibt derselben eine beruhigende, schlafmachende Wirkung, sowie eine Steigerung des Oxyhämoglobingehaltes zu. Endlich erwähnt er das elektrische Vierzellenbad, wobei die vier Extremitäten mittels vier einzelner Wannen den Eingangspunkt des elektrischen Stromes (galvanische, faradische und sinusoidale, resp. undulirende Ströme) bilden. Man hat damit Erfolge bei Diabetes, Neurosen, Neuralgieen etc. erzielt; kataphorische Einwirkungen liessen sich nicht nachweisen. Genauere Ausführungen über die erwähnte Arsonvalisation finden sich in einem Aufsatze von Bädecker. Bädecker bespricht an der Hand von Zeichnungen das recht complicirte Instrumentarium und die physiologischen Grundlagen dieser Methode. Er hält sie, wenn auch noch nicht nach jeder Richtung hin erprobt, immerhin einer weiteren Prüfung für würdig. Für den practischen Arzt kommen alle die erwähnten Methoden der Elektrotherapie vorläufig wegen des hohen Preises der Apparate nicht in Betracht. — Konindjy empfiehlt neuerdings die Extensionsmethode für die Therapie der Nervenkrankheiten im allgemeinen und speciell der Tabes dorsalis. Er verwendet dazu einerseits eine Modification des Sprimon'schen Suspensionsapparates, andererseits die schiefe Ebene. Bei beiden Methoden lässt sich die Zugwirkung genau berechnen und controlliren. Man beginnt bei der Anwendung der schiefen Ebene mit relativ kleinen Winkelstellungen und kurzer Dauer der Sitzungen und steigt allmählich. Selbst bei Herzkranken sollen dabei niemals unangenehme

Elektrotherapie.

Extension.

Erscheinungen aufgetreten sein. Während anfänglich jeden Tag suspendirt wird, beschränkt man sich später auf 2—3mal wöchentlich.

Litteratur.

Allgemeines.

v. Frankl-Hochwarth und Fröhlich, Ueber corticale Innervation der Rectalsphincteren. Jahrb. f. Psych. — Hitzig, Alte und neue Untersuchungen über das Gehirn. Arch. f. Psych. — Probst, Ueber die Bedeutung des Sehhügels. Wien. klin. Wochenschr. — Rothmann, Ueber die spinalen Athmungsbahnen. Arch. f. Anat. u. Phys.

Gehirn.

Auerbach, Beitrag zur Diagnostik der Geschwülste des Stirnhirns. Deutsche Zeitschr. f. Nervenheilk. — Becker, Ein Gliom des vierten Ventrikels nebst Untersuchungen über Degeneration in den hinteren und vorderen Wurzeln bei Hirndruck und Zehrkrankheiten. Arch. f. Psych. — Bielschowsky, Zur Histologie und Pathologie der Gehirngeschwülste. Deutsche Zeitschr. f. Nervenheilk. — Cautley, Observations on the etiology and morbid anatomy of tuberculous Meningitis. The Lancet. — Gross, Zur Prognose der Meningitis tuberculosa. Wien. klin. Wochenschr. — Halbey, Das Vorkommen von Stauungsneuritis bei Hirnblutungen. Dissertation. Kiel. — Hartmann, Cysticercosis cerebri diagnosticirt durch Lumbalpunction. Wien. klin. Wochenschr. — Henneberg und Koch, Ueber centrale Neurofibromatose und Acusticusneurome. Arch. f. Psych. — Heubner, Endarteriitis syphil. bei einem 2½jähr. Kinde. Charité-Annalen. — Imfeld, Ein Fall von Balkenblutung. Wien. klin. Wochenschrift. — Karplus, Zur Kenntniss der Aneurysmen an den basalen Hirnarterien. Arbeiten aus Obersteiner's Laborator. — Kassirer, Ueber metastatische Abscesse im Centralnervensystem. Arch. f. Psych. — Mann, Ueber cerebellare Hemiplegie und Ataxie. Monatsschr. f. Psych. u. Neur. — Mermann, Zur Frage der Heilbarkeit der tuberculösen Meningitis. Beitr. z. klin. Chir. — Minor, Hemispasmus glossolabialis als Späterscheinung einer organischen Hemiplegie. Festschrift f. Leyden. — Muratow, Klinischer und pathologischer Beitrag zur Lehre von der primären, nicht eitrigen Encephalitis. Monatsschr. f. Psych. — Raimann, Ein Fall von Cerebropathia psychica toxhaemica gastrointestinalen Ursprungs. Ebenda. — Raymond, Sur trois cas d'hémianopsie. Arch. de Neur. — Derselbe, Sur un cas d'association d'hémianopsie etc. Gaz. des hôp. — Derselbe und Cestan, Sur un cas de papillome epitheloïde du noyau rouge. Arch. de Neurol. — Redlich, Zur Erklärung des Lähmungstypus bei der cerebralen Hemiplegie. Jahrb. f. Psych. — Rosenblath, Ueber Cysticerkenmeningitis bei Cysticercus racemosus des centralen Nervensystems. Deutsche

Zeitschr. f. Nervenheilk. — Rothmann, Das Problem der Hemiplegie. Berl. klin. Wochenschr. — Singer, The influence of age upon the incidence of optic neuritis in cases of intracranial tumours. The Lancet. — Spielmann, Ein Beitrag zur Kenntniss der Encephalitis. Arch. f. Psych. — Sträussler, Ueber Encephalitis haemorrh. Jahrb. f. Psych. — Derselbe, Zur Aetiologie der acuten hämorrhagischen Encephalitis. Wien. klin. Wochenschr. — Thomalla, Heilung einer Meningitis tuberculosa. Berl. klin. Wochenschr.

Rückenmark.

Bischof, Pathologisch-anatomischer Befund bei familiärer infantiler spastischer Spinalparalyse. Jahrb. f. Psych. — Bradshaw, A clinical lecture on two cases of spinal cord disease consequent on syphilis. Brit. med. Journ. — Brooksbank, Three cases of early infantile tabes due to congenital syphilis and hereditary neurosis. The Lancet. — Cayla, De l'hémiplégie dans le tabes. Paris. — Combemale und de Chabert, La Santonine contre les douleurs fulgurantes du tabes et contre les névralgies. L'Echo Médical. — Donath, Beitrag zu den tabischen Arthropathieen. Wien. klin. Rundschau. — Erb, Bemerkungen zur pathologischen Anatomie der Syphilis des centralen Nervensystems. Deutsche Zeitschr. f. Nervenheilk. — Derselbe, Syphilis und Tabes. Jahrb. f. Psych. — Fleger, Beitrag zur Casuistik der Syringomyelie und über die bei dieser Krankheit vorkommenden Hautstörungen. Wien. klin. Wochenschr. — Förster, Ueber seltenere Formen der Krisen bei Tabes. Monatsschr. f. Psych. — Fürnrohr, Ein Fall von Brown-Séquard'scher Halbseitenlähmung nach Stichverletzung des Rückenmarks. Deutsche Zeitschr. f. Nervenheilk. — Goldflam, Ueber die ersten Symptome und die Bedeutung der Achillessehnenreflexe bei der Tabes. Neur. Centralbl. — Hudovernig, Ueber conjugale Tabes. Pester med.-chir. Presse. — Idelsohn, Ein Beitrag zur Frage über infantile Tabes. Deutsche Zeitschr. f. Nervenheilk. — Ingelrans und Brassart, Syringomyelie post-traumatique. L'Echo Médical. — Kienböck, Kritik der sog. traumatischen Syringomyelie. Jahrb. f. Psych. — Kühn, Klinische Beiträge zur Kenntniss der hereditären und familiären spastischen Spinalparalyse. Deutsche Zeitschr. f. Nervenheilk. — Maas, Ueber einige Fälle von Tabes im jugendlichen Alter. Monatsschr. f. Psych. — Meyer, Zur Kenntniss der Rückenmarkstumoren. Deutsche Zeitschr. f. Nervenheilk. — Munter, Die Hydrotherapie der Tabes. Deutsche med. Wochenschr. — Müry, Ueber Muskelatrophie bei Tabes dorsalis. Festschrift f. Massini. — Muskens, Studien über segmentale Schmerzgefühlsstörungen bei tabischen und epileptischen Individuen. Arch. f. Psych. — Oppenheim, Ueber einen operativ behandelten Fall von Rückenmarkstumor. Berl. klin. Wochenschr. — Derselbe, Ueber einen Fall von Rückenmarkstumor. Ebenda. — Panski, Ein Fall von acuter disseminirter Myelitis oder Encephalomyelitis nach

Kohlenoxydvergiftung mit Uebergang in Heilung. Neurol. Centralbl. — Pick, Zur Frage der chronischen Myelitis. Wien. klin. Rundschau. — Schittenhelm, Ueber einen Fall von Stichverletzung des Rückenmarks (Brown-Séquard'sche Lähmung) mit besonderer Berücksichtigung des Localisationsvermögens. Deutsche Zeitschr. f. Nervenheilk. — Schlagenhaufer, Ein intradurales Endotheliom im Bereiche der obersten Halssegmente. Arbeiten a. Obersteiner's Laborat. — Sölder, Zur Pathologie der Kohlenoxydlähmungen. Jahrb. f. Psych. — Treupel, Ueber multiple Sklerose in klinischer Beziehung und ihre Differentialdiagnose. Münch. med. Wochenschr.

Peripherische Nerven.

Alexander, Zur Klinik und pathologischen Anatomie der sog. rheumatischen Facialislähmung. Arch. f. Psych. — Köster, Eine bisher noch nicht beschriebene Localisation der Bleilähmung. Münch. med. Wochenschr. — Derselbe, Ein zweiter Beitrag zur Lehre von der Facialislähmung. Arch. f. klin. Med. — Redlich, Zur Casuistik der traumatischen Neuritis. Wien. klin. Rundschau. — Schüller, 3 Fälle von Entbindungslähmung am Arme. Wien. klin. Wochenschr. — Seeligmüller, Zur Pathologie der chronischen Bleivergiftung. Deutsche med. Wochenschr.

Sogenannte Neurosen.

Bourneville und Ambard, Nouvelle contribution à l'étude de l'épilepsie vertigineuse et a son traitement par le bromure de camphre. Arch. de Neur. — Broadbent, A Lecture of Epilepsy. Brit. med. Journ. — Bruns, Ueber Chorea electrica. Berl. klin. Wochenschr. — Chipault, Sur la valeur chirurgicale de l'épilepsie Jackonienne. Gaz. des hôp. — Eulenburg, Subcutane Injectionen von Johimbin. Deutsche med. Wochenschrift. — Fischer, Die chirurgischen Ereignisse der genuinen Epilepsie. Arch. f. Psych. — Goebel, Zur Serumbehandlung der Basedow'schen Krankheit. Münch. med. Wochenschr. — Goldflam, Weiteres über die asthenische Lähmung nebst einem Obductionsbefund. Neurol. Centralbl. — Hirschl, Beitrag zur Kenntniss des Morbus Basedowii. Jahrb. f. Psych. — Hödlmoser, Beitrag zur Klinik der myasthenischen Paralyse. Deutsche Zeitschr. f. Nervenheilk. — Hondo, Zur Frage der Substitution des Chlors durch Brom. Berl. klin. Wochenschr. — Hoppe, Die Anwendung des Dormiols bei Epileptikern. Münch. med. Wochenschr. — Jendrassik, Ueber neurasthenische Neuralgieen. Deutsche med. Wochenschr. — Jolly, Ueber Flimmerskotom und Migräne. Berl. klin. Wochenschr. — Kaiser, Die Stellung der Hysterie zur Epilepsie. Monatsschr. f. Psych. — Karplus, Migräne und Augenmuskellähmung. Jahrb. f. Psych. — Kühn, Ueber Johimbin Spiegel. Deutsche med. Wochenschr. — Lion, Weiteres über die Cerebrinotherapie der Epilepsie. Ebenda. — Löwenfeld, Ueber Narkolepsie. Münch. med. Wochenschr. — Nathan, Ueber einen Fall von

Tetanie mit trophischen Störungen im Bereiche des N. med. Prag. med. Wochenschr. — Paesler, Ueber einige seltenere Fälle von Migräne. Münch. med. Wochenschr. — Pulawski, Periodische Neurasthenie. Zeitschr. f. klin. Med. — Riedinger, Ueber eine Haltungsanomalie bei Hysterie. Münch. med. Wochenschr. — Schultes, Zur antithyreoidalen Behandlung des Basedow. Ebenda. — Steiner, Die spinalen Reflexe in der Hysterie. Ebenda. — Strasser, Nervöse Hyperthermie. Wien. klin. Rundschau. — Swiecinsky, Des lésions anatom.-pathol. dans le Tetanus. Jassy. — Westphal, Chorea chron. progr. Deutsche med. Wochenschr. — Zupnik, Ueber den Angriffspunkt des Tetanusgiftes. Wien. klin. Wochenschr.

Therapie.

Baedecker, Die Arsonvalisation. Wien. Klinik. — Eulenburg, Ueber einige neue elektrotherapeutische Methoden. Therapie d. Gegenw. — Kouindjy, Die Extensionsmethode und ihre Anwendung bei der Behandlung von Nervenkrankheiten. Zeitschr. f. phys. u. diät. Therapie.

b) Psychiatrie.

Von Prof. Dr. **A. Cramer**, Director d. psychiatrischen Klinik u. Poliklinik f. psychische u. Nervenkranke in Göttingen.

Aetiologie.

Während eine Zeit lang die Psychiatrie, soweit die Aetiologie der Geisteskrankheiten in Betracht kam, namentlich bei einzelnen psychiatrischen Schulen in einer sehr weitgehenden einseitigen Aetiologie befangen war, scheinen jetzt auch wieder mehr allgemeine Gesichtspunkte bei den ätiologischen Betrachtungen zur Geltung zu kommen. Weber untersucht eingehend die Beziehungen zwischen körperlichen Erkrankungen und Geistesstörungen und kommt zu dem Resultat, dass auf dem Boden körperlicher Erkrankungen psychische Störungen von längerer oder kürzerer Dauer entstehen können. Nur ausnahmsweise ist jedoch die körperliche Erkrankung die einzige oder doch hauptsächlichste Ursache der Psychose. Beispiele dafür sind einzelne Intoxications- und Infectionspsychosen. Auch bei diesen muss man die Einschränkung machen, dass die körperliche Schädlichkeit nicht in jedem Falle eine Psychose von bestimmtem Charakter zur Folge hat, sondern dass hier noch andere Ursachen mitwirken. In den meisten Fällen ist die körperliche Erkrankung nur ein ätiologischer Factor neben vielen anderen gleichwerthigen, manchmal nur ein sog. auslösendes Moment. Das geht auch daraus hervor, dass die betreffenden Psychosen nichts für die Entstehungsursache Charakteristisches haben und nach Behebung der schädigenden Ursache nicht verschwinden. Die dabei mitwirkende Prädisposition ist ebenfalls kein einheitlicher Factor und namentlich nicht etwa durch die hereditäre Belastung erschöpft. Vielmehr kommen hierbei in Betracht auch alle möglichen anderen den Körper schädigenden Ursachen. Auch die ätiologische Bedeutung der erblichen Belastung wird mit Recht immer mehr eingeengt, mit ganz besonderer kritischer Schärfe geht Wagner v. Jauregg vor. Er betont besonders, dass die Beweise für die ursächliche Bedeutung der erblichen Belastung an Exactheit viel zu wünschen übrig lassen und dass sich viele Mängel bei den dahin gehenden Untersuchungen geltend machen. Er hält bei Nachforschungen über die Erblichkeit „die Exhumirung von Grosseltern, sowie die Behelligung von Onkeln,

Marginalien: Körperliche Erkrankung und Geistesstörung. — Erbliche Belastung.

Tanten und Geschwistern" für ganz zwecklos. Wenn er damit vielleicht auch etwas zu weit geht, so ist doch sicher, dass die Frage nach dem Onkel und der Tante eine sehr nebensächliche ist. Für sehr richtig halten wir seine Ueberzeugung, dass in der überwiegenden Zahl der Fälle nicht eine Erkrankung, sondern nur eine Disposition zu einer Erkrankung vererbt wird. Ausserdem macht er mit Recht darauf aufmerksam, dass diese psychopathische Disposition durchaus keine einheitliche ist, sondern nicht nur quantitativ, sondern auch qualitativ sehr verschieden ist und dass gerade darauf auch das Augenmerk gerichtet werden muss. Er gibt dann im weiteren Winke, wie eine einwandsfreie Erblichkeitsstatistik angelegt werden muss. Sehr interessant ist eine Beobachtung von Schulze, welche uns zeigt, wie bei einem abgeschlossenen einsamen Leben ein Geisteskranker, von dem Fanatismus seiner krankhaften Ideen getrieben, seine ganze Umgebung dominiren und zur religiösen Ekstase bringen kann. Weshalb sich Schulze weigert, in diesem Geisteskranken einen religiös Verrückten auf imbeciller Basis zu sehen, ist dem Referenten nicht recht erfindlich. Wie in allen Fällen von derartigen Sectenbildungen, bei denen sicher immer auch eine gewisse psychische Induction eine Rolle spielt, liessen die Mitglieder der Secte, von denen allerdings zwei verstorben sind, bald von ihrer religiösen Ekstase, nachdem das Haupt der Secte, der Geisteskranke, von ihnen entfernt worden war. — Wie die meisten Fälle von geistiger Erkrankung in unmittelbarem Anschluss an die Hochzeitsnacht betreffen auch die beiden Fälle von Dost prädisponirte Individuen. Wenn man dabei bedenkt, dass eine geistige Erkrankung unmittelbar nach der Heirath, wie das auch Dost hervorhebt, verhältnissmässig recht selten ist, so wird man kaum das Recht haben, von einem „nuptialen Irresein" zu sprechen, denn wenn wirklich eine Schädlichkeit in der ehelichen Verbindung zweier Menschen läge, so müssten viel häufiger derartige Fälle beobachtet werden. — Wenn man auch darüber streiten kann, ob man von einer Geisteskrankheit bei einem Hunde sprechen kann, denn ein Hund besitzt ja nicht die zahlreichen psychischen Qualitäten, die dem geistig hochorganisirten Menschen zu eigen sind, so sind doch die Untersuchungen von Blum zum Verständniss einzelner namentlich von der Schilddrüse abhängiger psychischer Störungen sehr wichtig. Blum glaubt nachgewiesen zu haben, dass die Schilddrüse ein entgiftendes Organ ist, durch dessen Thätigkeit bestimmte, nur im Körper entstehende Gifte paralysirt werden. Bei Wegfall der entgiftenden Thätigkeit der Schilddrüse kommt es zu einer Intoxication, die in ihrer acutesten Form

Induction.

Sog. nuptiales Irresein.

Schilddrüse und psychische Störungen.

Schilddrüse und psychische Störungen.

durch die thyreoprive Tetanie repräsentirt wird. Vermag die Schilddrüse jene freien Gifte zwar noch aufzugreifen, aber nicht mehr vollkommen zu paralysiren, so kommt es zu einer Intoxication mit Thyreotoxalbumin. Hieraus resultirt ein Thyreoidismus, wozu wahrscheinlich auch die Basedow'sche Krankheit gehört. Das Gift, das die Schilddrüse normalerweise paralysirt, stammt höchst wahrscheinlich aus dem Magendarmkanal und entsteht dort bei der Eiweissfäulniss. Ernährung vorwiegend mit Fleisch hatte dementsprechend bei thyreopriven Hunden rasche und schwere Erkrankung und den baldigen Tod zur Folge, während bei Milchfütterung ein nicht unerheblicher Theil der Thiere über die Folgen des Schilddrüsenausfalls für längere Zeit hinauskam. Bei diesen länger lebenden Thieren fanden sich nun Zeichen geistiger Störung, Hallucinationen, Charakterveränderungen, Verblödung und krankhafte Bewegungsphänomene, während Krampfmomente in den Hintergrund traten. — Die Sprache ist der lebendige Ausdruck unseres geistigen Lebens, es kann uns daher nicht Wunder nehmen, dass wir Sprachfehler und Sprachstörungen häufig im Gefolge mit psychischen Störungen und mit geistigen Entwickelungshemmungen finden. Wir halten es deshalb auch für sehr richtig, wenn Oltuszewski dringend darauf hinweist, dass die Institute für Sprachstörungen, namentlich auch bei Kindern, sich eingehend mit der Psyche der Patienten zu beschäftigen haben, wenn sie nicht einseitige Resultate erzielen wollen. — Mott bespricht die Bedeutung der Syphilis für die Entstehung der Psychosen. Ausser, dass er der Syphilis bei der Entstehung anderer Geisteskrankheiten eine Bedeutung beimisst, hält er sie für die einzige und wesentliche Ursache der allgemeinen Paralyse, er stellt diese Behauptung zur Discussion, zahlreiche (11) andere Autoren stimmen ihm bei, und die Versammlung beschliesst einstimmig eine Resolution, dass die allgemeine Paralyse vorzugsweise aus der Syphilis entsteht und gesetzgeberische Maassnahmen zur Bekämpfung der Syphilis empfohlen werden müssen. — In neuerer Zeit ist vielfach der Versuch gemacht worden, die Erschöpfungspsychosen ohne weiteres auf infectiöse und aus dem Körper selbst stammende toxische Processe zurückzuführen. Räcke hat sich der Mühe unterzogen, an der Hand guter und genauer Krankengeschichten und eines ausgedehnten Studiums der Litteratur die Erschöpfungspsychosen genauer zu studiren. Er constatirt, dass die Erschöpfungspsychosen mit den Infections- und Intoxicationspsychosen manche gemeinsame charakteristische Züge tragen, z. B. die Bewusstseinstrübung, und dass sie

Sprachstörungen bei Entwickelungshemmungen.

Syphilis und Psychose.

Infectiöse und Erschöpfungspsychosen.

auch im wesentlichen einen gemeinsamen Verlauf nehmen, dass aber eine scharfe klinische Trennung zwischen Erschöpfungs- und infectiösen Psychosen sich nicht durchführen lässt und dass sich bestimmte, einer strengen Kritik standhaltende Anhaltspunkte dafür, dass auch bei den Erschöpfungspsychosen infectiöse und toxische Processe eine Rolle spielen, zur Zeit nicht gewinnen lassen. — Unter den krankhaften Zuständen, welche durch einen progressiven Charakter und eine ungünstige Prognose ausgezeichnet sind und häufig eine gewisse Aehnlichkeit mit der progressiven Paralyse haben, tritt neuerdings immer deutlicher die arteriosklerotische Atrophie des Grosshirns hervor. Es ist namentlich ein Verdienst von Alzheimer, hier klinisch und anatomisch Klarheit geschaffen zu haben. Die Aetiologie der arteriosklerotischen Hirnerkrankungen fällt mit der der Arteriosklerose überhaupt zusammen. Zweifellos ist die Syphilis ein ätiologischer Factor von der allergrössten Bedeutung für diese Erkrankung. Histologisch betrachtet, stellen die arteriosklerotischen Krankheitsheerde Heerde einer unvollkommenen Erweichung dar. Wichtig zur Diagnose sind Befunde auch in anderen Körperpartieen, welche auf Arteriosklerose deuten. Die leichteste Form ist die nervöse Form, sie ist im wesentlichen charakterisirt durch rasche psychische, vielleicht auch körperliche Ermüdbarkeit, Gedächtnissschwäche, Kopfschmerz und Schwindelanfälle. Schon zu Beginn des 4. Lebensjahrzehnts kann man das fertige Krankheitsbild beobachten, die meisten Kranken befinden sich zwischen dem 50. und 65. Lebensjahre. Oft werden die Kranken auch reizbar, zu anhaltender Arbeit, zur Weiterführung ihrer Berufsgeschäfte sind sie unfähig, nur ganz mechanische geistige Thätigkeit erscheint möglich. Meist hat die Merkfähigkeit sehr gelitten, besonders leidet das Namen- und Zahlengedächtniss. Der Kopfschmerz wird gewöhnlich in der Stirne empfunden. Die Schwindelanfälle treten spontan oder bei plötzlicher Veränderung der Körperlage beim Verlassen des Bettes, bei körperlicher und geistiger Anstrengung ein. Dabei besteht häufig Flimmern vor den Augen und Ohrensausen. Alkohol wird schlecht vertragen, meist zeigt sich ein auffallendes Schwanken in der Intensität der Erscheinungen. Die Kranken haben dabei stets volle Einsicht, dass sie schwer krank sind, und äussern die Befürchtung, blödsinnig zu werden. Diese leichte Form kann bei geeigneter Behandlung zum Stillstand kommen und auch allmählich sich wieder bessern. Absolut ungünstig in der Prognose ist die schwere Form der arteriosklerotischen Gehirnatrophie. Sie beginnt ähnlich wie die nervöse Form mit Kopfschmerz, Schwindelanfällen und Gedächtniss-

Arteriosklerotische Atrophie.

Arterio-sklerotische Atrophie.

schwäche. Bald machen sich dann eine unzufriedene, weinerliche Stimmung, Neigung zu Reizbarkeit, unbeugsamer Starrsinn und auch Zustände von rastloser Unruhe bemerkbar. Sehr häufig kommt es aber auch zu einer auffälligen Schlaffheit und einem stumpfen apathischen Verhalten. Dabei kann vorübergehend der Kranke wieder durch treffende Bemerkungen über seine Person, Lage und Verhältnisse überraschen. Das Gedächtniss ist meist schwer gestört, der Krankheitsverlauf wird in den meisten Fällen unterbrochen durch Anfälle, welche sehr verschiedenartig verlaufen können, Schwindelanfälle, leichte oder schwerere, epileptiforme oder apoplektiforme Anfälle. Im Anschluss daran entwickeln sich zuweilen Andeutungen von Heerdsymptomen, asymbolisches Verhalten, Ausfälle in der Sprache, im Gesichtsfelde, corticale Bewegungsstörungen, vorübergehende Zustände von Benommenheit, Rathlosigkeit, hallucinatorische Erregungszustände und Verwirrtheit mit tobsüchtiger Erregung. Das Krankheitsbewusstsein ist oft auffällig lange erhalten. Gelegentlich leiden die Kranken von Anfang an an schwerer melancholischer Verstimmung und heftigen Angstzuständen. Die Pupillen behalten meist ihre Reaction. Die Sprache ist gestört. Hemiparesen sind nicht selten infolge von kleinen Kapselheerden. Das Alter der Kranken schwankt zwischen 52 und 64 Jahren, die Krankheitsdauer zwischen 1 und 6 Jahren. — Die Fälle, bei denen es gelingt, bestimmte Elemente einer Geistesstörung in einer organischen Veränderung des Gehirns zu localisiren, gehören immer noch zu den Seltenheiten. In dem Erbslöh'schen Falle war allerdings der Heerd ziemlich ausgedehnt, aber doch so localisirt, dass man die vorhandenen Gesichtstäuschungen auf bis in die Occipitallappen sich erstreckende Heerde zurückführen kann. Das hervorstechendste Symptom bei dem Patienten war eine weitgehende Desorientirtheit, sie wird vom Verfasser zurückgeführt: 1. auf die transcorticale Seelensehschwäche (Abnahme der Capacität des optischen Wahrnehmungsvermögens), 2. einen Reizungszustand des alten Erinnerungsmaterials, vor allem der optischen Erinnerungsbilder, 3. Abnahme der Merkfähigkeit und 4. eine Urtheilsschwäche mässigen Grades. Dass noch eine Bewusstseinstrübung das Zustandekommen der Desorientirtheit erleichtert hat, will Erbslöh nicht annehmen. — Wie sehr manchmal ausgesprochen krankhafte Erscheinungen weit in das normale Leben hineinreichen, führt Cramer aus bei Studien über die Genese und die klinische Bedeutung der krankhaften Eigenbeziehungen und des Beachtungswahns. Indem er die Eigenbeziehung und das Gefühl, beachtet zu sein, unter normalen Verhältnissen studirt, kommt er zu dem Schluss, dass dieses

Hallucination und Heerd-erkrankung.

Gefühl immer mit dem Bewusstsein einer Insufficienz oder eines Defects in einer gewissen Beziehung zusammenhängt. Er untersucht dann weiter die verschiedenen Momente, welche unter krankhaften Verhältnissen dieses Gefühl erzeugen können: Bewusstseinsstörungen, Angst, Unruhe, Gedächtnisstörungen, Neurasthenie etc. Schliesslich führt er eingehender aus, dass namentlich bei den Zuständen von krankhafter Eigenbeziehung und Beachtungswahn, welche in paranoische Zustände hinüberleiten können, viscerale Hallucinationen im Sinne von Tamburini eine grosse Rolle spielen. Durch diese nur dunkel und undeutlich zum Bewusstsein kommenden Hallucinationen im Gebiet der Sinnesgebiete, welche uns zu einer Vorstellung über die Organgefühle verhelfen, tritt bei den Kranken die Ueberzeugung auf, dass irgend etwas verändert sei: „Es war so anders", „es war so merkwürdig", äussern sich die Patienten. Infolge dessen achten sie peinlich genau auf ihre Umgebung und kommen dabei sehr leicht zu manchmal sehr sonderbaren krankhaften Eigenbeziehungen und zu ausgesprochenem Beachtungswahn. Bei manchen Patienten bleibt die Krankheit bei der Ausbildung der Eigenbeziehungen und des Beachtungswahns stehen, bei anderen führt sie in eine ausgesprochen geistige Erkrankung hinüber. — Nur kurz sei darauf hingewiesen, dass Marandon de Montyel, welcher bereits eingehende klinische Studien zu ganz speciellen Symptomen der progressiven Paralyse geliefert hat, im Berichtsjahre in eingehender klinischer Untersuchung den Speichelfluss bei den Paralytikern studirt. Für wichtig halten wir den Hinweis von Niessl auf die Bedeutung von Stauungserscheinungen im Bereiche der Gesichtsvenen bei der progressiven Paralyse. Wenn sich seine Angaben bestätigen, so ist damit ein weiteres Symptom gegeben, das verhältnissmässig frühzeitig dazu beitragen kann, die Diagnose der progressiven Paralyse zu sichern. — Einen interessanten Beitrag zur Kenntniss der Hysterie bringt Buvat in der Beschreibung einer Hysterischen, welche eine tiefgehende Anästhesie erkennen liess, abgesehen von den Hauptterritorien, auf die gerade die besondere Aufmerksamkeit der Patientin gerichtet war. Hier bestand eine Hypersensibilität, das Bewusstsein war für den übrigen Körper vollständig verschwunden und bestand nur für diese einzige Stelle.

Krankhafte Eigenbeziehung, Beachtungswahn.

Speichelfluss bei Paralyse.

Gesichtsvenen bei Paralyse.

Hysterie.

Die Psychiatrie muss für jede exacte Untersuchungsmethode, die uns erlaubt, einen Einblick in wichtige Functionen des Centralnervensystems zu thun, stets dankbar sein. Es werden deshalb die Untersuchungen von Schäfer über das Verhalten der Cerebro-

Intracerebraler Druck.

spinalflüssigkeit bei den verschiedenen Schwachsinnsformen, wenn sie sich bestätigen, von einem bleibenden Werthe und von grosser Wichtigkeit für unsere Auffassung von der Bedeutung des intracerebralen Druckes sein. Schäfer hat durch sehr ausgedehnte Untersuchungen mit Hülfe der Lumbalpunction festgestellt, dass in den verschiedenen durch Schwachsinn ausgezeichneten psychischen Krankheitsformen die Cerebrospinalflüssigkeit fast durchweg unter abnorm hohem Druck steht und dass weiter bei Dementia paralytica im Gegensatz zu den anderen untersuchten Schwachsinnszuständen, und zwar wohl bedingt durch die mit dem Krankheitsprocess verbundene Entzündung der Meningen, die Beschaffenheit der Cerebrospinalflüssigkeit insofern von der Norm abweicht, als ihr Eiweiss den physiologischen Werth meist um ein Erhebliches übersteigt. Auch Moty hat, wie kurz erwähnt sei, einen Fall publicirt, bei dem ein langdauernder stuporöser Zustand von depressivem Charakter durch Lumbalpunction rasch geheilt worden ist. Der Fall ist leider nur sehr cursorisch mitgetheilt, so dass man sich ein bestimmtes und sicheres Urtheil über die Bedeutung des Falles nicht bilden kann.

Lumbalpunction.

Hypochondrie.

Dem Practiker, welcher häufig mit hypochondrischen Beschwerden von Seiten seiner Patienten zu thun hat, wird es willkommen sein, in kurzer, klarer Weise unter Beifügung geeigneter Krankengeschichten das Wissenswerthe über Hypochondrie zu finden. Wir können den Aufsatz von Räcke zu diesem Zwecke sehr empfehlen. Räcke betont, dass die echte Hypochondrie stets eine Hypochondria sine materia im Sinne der alten Autoren ist und weiter, dass sie eine selbständige, in sich abgeschlossene klinische Krankheitsform ist, die sich vorwiegend bei einem geschwächten Centralnervensystem, bei Neurasthenie, Hysterie und schwerer erblicher Belastung entwickelt. Die Hypochondrie nimmt einen gesetzmässigen chronischen Verlauf, zeigt häufig Remissionen und häufig Exacerbationen. Eine dauernde Heilung erscheint zweifelhaft. Dass wirklich niemals Demenz eintritt, wie Räcke meint, möchte Referent nicht unterschreiben. Wenn die Hypochondrie scheinbar in eine andere Form geistiger Störung übergeht, so hat sie wohl nur ein hypochondrisches Vorstadium dieser Psychose dargestellt. Ebenso können sich episodische hypochondrische Symptome jeder anderen Psychose beimengen. Die richtige Deutung einer solchen Pseudohypochondrie kann nur im Anfang und bei zu kurzer Beobachtungszeit Schwierigkeiten machen.

Neuerdings wird mit Recht den Gedächtnissstörungen namentlich bei Fällen von organischer Gehirnerkrankung wesentlich mehr Aufmerksamkeit geschenkt. Bei den beiden Fällen von Nitsche, von denen der eine ein Paralytiker, der andere ein Fall von Hirnsyphilis war, war die Aufmerksamkeit, die Merkfähigkeit und das Reproductionsvermögen herabgesetzt. Bei dem Paralytiker erschienen diese drei Störungen in mehr gleichmässiger Weise vorhanden, und man konnte erkennen, wie die Verminderung der Aufmerksamkeit die bestehende Gedächtnissschwäche viel schwerer erscheinen liess, als sie thatsächlich war. Beim zweiten Kranken war in hervorragender Weise die Merkfähigkeit herabgesetzt, es liess sich gut der Einfluss dieser Herabsetzung der Merkfähigkeit auf die intellectuellen Leistungen im allgemeinen studiren. Von zahlreichen Wahrnehmungen wurden gar keine, von anderen nur ganz undeutliche Erinnerungsbilder niedergelegt, und auch diese konnten nur ganz abnorm kurze Zeit festgehalten werden. Kam dazu noch eine gewisse Ermüdung, so war die Merkfähigkeit gleich Null. Auch das Schätzungsvermögen für die Zeit hatte durch Herabsetzung der Merkfähigkeit und durch die Verminderung der Zahl der Erinnerungsbilder ganz erheblich gelitten. Eine genauere Krankengeschichte und Protokoll über die zahlreichen Experimente, die mit beiden Kranken angestellt wurden, liegen bei.

Gedächtnissstörungen.

In letzter Zeit zeigt jedes Jahr, dass in der Psychiatrie auch die Therapie wesentliche Fortschritte macht. Ich habe bereits die Bettbehandlung erwähnt. Neuerdings wird mit Recht vielfach auf die Vorzüge der Dauerbäder in der Behandlung stark erregter Kranken hingewiesen. Einzelne Autoren, Wattenberg, gehen sogar so weit, dass sie von der Isolirung eines Geisteskranken überhaupt nichts mehr wissen wollen, andere wieder sind fanatische Anhänger der ausschliesslichen Behandlung der Kranken mit der erwähnten Dauerbädercur. Wie es immer ist, wenn etwas neu auftaucht, so werden auch hier mancherlei Uebertreibungen vorkommen. In ruhiger und sachlicher Weise gibt Kreuser in einem ausgezeichneten Referat einen Ueberblick über den Heilapparat der modernen Psychiatrie. Die an das Referat sich anschliessende Discussion lässt deutlich erkennen, dass namentlich die Acten über die Bedeutung der Dauerbäder noch lange nicht geschlossen sind. Kreuser wahrt die ruhige Mittellinie und lässt auch den beruhigenden Einfluss von Medicamenten, die er im einzelnen in ihrer Bedeutung bespricht, noch zu ihrem Rechte kommen. Er betont dabei, dass die mit der medicamentösen Behandlung verbundenen Gefahren bei genügender Vorsicht und Individualisirung keineswegs derart sind, dass sie ihre grundsätzliche Verwerfung gerechtfertigt er-

Therapie: Dauerbäder.

Medicamentöse Therapie.

scheinen lassen könnten. Trotz der vielen Schlaf- und Beruhigungsmittel, welche jedes Jahr bringt, ist es empfehlenswerth, auch der bereits eingebürgerten Mittel nicht zu vergessen (vgl. S. 30 ff.). Ich kann mich nur der Empfehlung, die Bumke dem Paraldehyd angedeihen lässt, in allen Stücken anschliessen. Namentlich in der Privatpraxis ist Paraldehyd sehr zu empfehlen, weil es auch in grösseren Dosen nicht zu lange Zeit regelmässig genommen, absolut unschädlich ist und verhältnissmässig rasch, namentlich bei den Patienten, die Paraldehyd noch nicht genommen, Schlaf und Beruhigung bringt. Den etwas eigenartigen Geruch, den einzelne Patienten störend empfinden, kann man durch Darreichung in Wein oder Bier leicht corrigiren. Nicht ganz kann man einverstanden sein mit dem, was Bumke über das Hyoscin schreibt. Das Hyoscin ist entschieden bei auch nur leichten Fehlern in der Dosirung ein nicht ungefährliches Mittel und wird deshalb am besten, namentlich auch in der Privatpraxis, vermieden. Denselben Erfolg und nach Ueberzeugung des Referenten ungefährlicher hat man mit Duboasin in vielen Fällen, wo eine Darreichung per os nicht möglich ist und zur subcutanen Injection geschritten werden muss. Sehr ermuthigend sind die Resultate von Gaspero, eines Assistenten von Anton (Graz), mit der Kochsalzinfusionstherapie bei Geisteskrankheit. Es kommen für diese Therapie namentlich die Erschöpfungspsychosen, die Intoxications- und Stoffwechselpsychosen in Betracht, wenn starker Kräfteverfall infolge mangelhafter Ernährung oder Abstinenz eintritt. Gewöhnlich hebt sich sehr rasch nach einigen Infusionen die starke Prostration, und es beginnt Neigung zu selbstthätiger Nahrungsaufnahme und entsprechendes Steigen des Körpergewichtes sich zu zeigen. — Zu den Aufgaben des practischen Psychiaters gehört nicht nur die Behandlung frisch erkrankter Fälle, sondern auch die Behandlung und Pflege der chronisch Geisteskranken. Diese stellen das Gros aller Geisteskranken überhaupt vor, und es kann nur als ein grosser Fortschritt begrüsst werden, wenn es gelingt, diese chronisch Kranken immer mehr entsprechend den Anforderungen der modernen Krankenpflege überhaupt unterzubringen. Referent kann den Leitsätzen von Würth über die Bettbehandlung bei solchen chronisch Geisteskranken nur zustimmen. Entschieden werden chronisch unruhige und erregte Kranke durch die dauernde Bettruhe erheblich gebessert und ihre Neigung zu Gewaltthätigkeit und Zerstörung wesentlich vermindert. Damit wird die Nothwendigkeit, Narkotica, Isolirung etc. anzuwenden, entsprechend geringer, und es wird damit die moderne Irrenanstalt auch in der

Margin notes: Paraldehyd. — Hyoscin. — Duboasin. — Kochsalzinfusionen. — Pflege chronisch Geisteskranker. — Bettbehandlung.

äusseren Erscheinung einem Krankenhause ähnlicher. Eine weitere Hauptaufgabe einer grösseren Anstalt, in der sich auch Pfleglinge befinden, ist auch eine sorgfältige Behandlung und Pflege der hinfälligen und siechen Kranken. Dies geschieht am besten in besonderen Wachabtheilungen; die Einrichtung einer solchen Wachabtheilung an der Göttinger Anstalt beschreibt Weber. — In der Therapie der älteren Psychiatrie spielt die Gynäkologie der geisteskranken Frauen eine grosse Rolle, auch vom Laienpublicum kann man wohl sagen, dass bei ausbrechender psychischer Störung die betreffenden Patienten viel lieber zum Gynäkologen als zum Nerven- oder gar Irrenarzt gehen. Es soll nicht bestritten werden, dass es eine Reihe von psychischen und nervösen Zuständen gibt, die durch Behebung eines ausgesprochenen Genitalleidens wesentlich gebessert, in seltenen Fällen sogar beseitigt werden können. Dagegen muss ich es aus naheliegenden Gründen für contraindicirt halten, im Sinne von Schulze jedes psychisch erkrankte weibliche Wesen zum Gegenstande einer gynäkologischen Untersuchung zu machen, und bin auch überzeugt, dass das Resultat einer ausgedehnteren gynäkologischen Behandlung bei Geisteskranken nicht den Erfolg haben würde, den sich Schulze davon verspricht. — Dass auch bei den Anschauungen, welche neuerdings mehrfach hervorgetreten sind (Mendel), dass die Paralyse sich in ihrem Charakter und ihrer Verlaufsart ändere, eine strenge Kritik am Platze ist, betont mit Recht Fürstner. Auch warnt er, sicher mit Recht, davor, die Bedeutung der Hinterstrangerkrankung bei der Paralyse zu überschätzen, weil einmal dadurch falsche klinische Anschauungen zum Ausdruck kommen und weiter die Untersuchung der anderen Stränge des Rückenmarks sehr vernachlässigt werden. Am Schlusse seines Aufsatzes betont Fürstner, dass wir am meisten Klarheit haben über die spinale Localisation der progressiven Paralyse, nicht aber über die Localisation der Paralyse im Gehirn. Einen wesentlichen Fortschritt zur Kenntniss der pathologischen Anatomie der rogressiven Paralyse hat in einer sehr umfangreichen und gründlichen Arbeit der bekannte Forscher der Hirnrinde, Kaes in Hamburg, gemacht. Wenn wir auch nicht genauer auf die Details seiner Arbeit eingehen können, so sei doch nachdrücklichst auf diese sehr wichtige Publication hingewiesen.

Wachabtheilungen für Sieche.

Gynäkologische Behandlung der Geisteskranken.

Pathologie der Paralyse.

Pathologische Anatomie der progressiven Paralyse

Litteratur.

Alzheimer, Die Seelenstörungen auf arteriosklerotischer Grundlage. Allgem. Zeitschr. f. Psych. Bd. LIX, H. 5, S. 659. — Blum, Ueber Geisteskrankheiten im Gefolge von experimentell erzeugten Autointoxicationen: Psychosen thyreopriver Hunde. Separatabdr. aus dem Neurologischen Centralbl. — Bumke, Paraldehyd und Scopolamin als Schlaf- und Beruhigungsmittel für körperlich und geistig Kranke. Münch. med. Wochenschrift Nr. 47, S. 1958. — Buvat, L'auto-représentation organique ou hallucination cinesthésique dans l'hystérie. Gaz. d. hôp., 25. Nov., Nr. 133, p. 1305. — Cramer, Krankhafte Eigenbeziehungen und Beachtungswahn. Berliner klin. Wochenschr. Nr. 24. — Dost, Zwei Fälle von Irresein in unmittelbarem Anschluss an die Verheirathung, nuptiales Irresein. Allgem. Zeitschr. f. Psych. Bd. LIX, H. 6, S. 876. — Erbslöh, Ueber einen Fall von Occipitaltumor, ein Beitrag zur Frage der Desorientirtheit sowie zur Frage der Localisation psychischer Störungen. Monatsschr. f. Psych. u. Neurol. — Fürstner, Zur Pathologie der progressiven Paralyse. Monatsschrift f. Psych. u. Neurol. Bd. XII. — Gaspero, Ueber die Kochsalzinfusionstherapie bei Geisteskrankheiten. Therap. Monatsh. S. 397. — Wagner v. Jauregg, Ueber erbliche Belastung. Wien. klin. Wochenschr., 30. Oct., Nr. 44. — Theodor Kaes, Zur pathologischen Anatomie der Dementia paralytica. Monatsschr. f. Psych. u. Neurol. Bd. XII. — Kreuser, Der Werth medicamentöser Beruhigungsmittel bei Behandlung von Geisteskranken. Allgem. Zeitschr. f. Psych. H. 1, S. 116. — Marandon de Montyel, Contribution à l'étude de la sialorrhée dans la paralyse générale. Gaz. d. hôp., 30. Sept., Nr. 110, S. 1085. — Mott, A Discussion on Syphilis as a cause of insanity. The Brit. med. Journal, Oct. 18, S. 1215. — Moty, Observation de stupeur lypémaniaque ancienne. Gaz. d. hôp., 14. Oct. Nr. 116, p. 1141. — E. v. Niessl, Ueber Stauungserscheinungen im Bereiche der Gesichtsvenen bei der progressiven Paralyse. Berliner klin. Wochenschr. Nr. 35. — Nitsche, Ueber Gedächtnissstörung in zwei Fällen von organischer Gehirnkrankheit. Allgem. Zeitschr. f. Psych. Bd. LIX, H. 2 u. 3, S. 211. — Oltuszewski, Vom Verhältniss der psychischen mangelhaften Entwickelung zu verschiedenen Kategorieen der Sprachstörungen. Therap. Monatsh. S. 356. — Raecke, Zur Lehre von den Erschöpfungspsychosen. Monatsschr. f. Psych. u. Neurol. Bd. XI, H. 1 u. 2. — Derselbe, Ueber Hypochondrie. Allgem. Zeitschr. f. Psych. Bd. LIX, H. 4, S. 390. — Schaefer, Ueber das Verhalten der Cerebrospinalflüssigkeit bei Dementia paralytica und einigen anderen Formen des Schwachsinns. Allgem. Zeitschr. f. Psych. Bd. LIX, H. 1, S. 84. — Schulze, Sectirerthum und Geistesstörung. Allgem. Zeitschr. f. Psych. Bd. LIX, H. 5, S. 622. — Derselbe, Gynäkologie in Irrenhäusern. Separatabdr. a. d. Monatsschr. f. Geburtsh. u. Gynäkol. Bd. XI, S. 383. — Weber, Die Beziehungen zwischen körperlichen Erkrankungen und Geistesstörungen. Alt'sche Samml., Halle a./S. — Derselbe, Ueber einige Neubauten an der Göttinger Anstalt. Sonderabdr. a. d. psych.-neurol. Wochenschr. — Würth, Die Bettbehandlung bei chronischen Psychosen. Allgem. Zeitschr. f. Psych. H. 2, S. 57.

c) Krankheiten der Athmungsorgane.

Von Prof. Dr. **Hochhaus**, Oberarzt an den städtischen Krankenanstalten in Köln.

Röntgen-strahlen.

Physikalische Untersuchungsmethoden. Die Ansichten über die diagnostische Bedeutung der Röntgenstrahlen für die Erkrankungen des Respirationstractus klären sich mehr und mehr in der Richtung, die wir schon in den früheren Berichten dieses Jahrbuchs stets betont haben. Es wird nur in den seltensten Fällen gelingen, eine schwierige Diagnose, die unseren sonstigen physikalischen Untersuchungsmethoden nicht zugänglich war, durch einen Blick auf den Fluorescenzschirm schnell zu entscheiden; aber derjenige, welcher die Untersuchung mit den X-Strahlen vollkommen beherrscht, wird häufig in der Lage sein, die bei anderen Untersuchungsmethoden strittige Diagnose in der einen oder anderen Richtung zu entscheiden und durch das Photogramm auch leicht zu demonstriren. Allerdings gehört dazu eine vollkommene Beherrschung der Methode, die jetzt schon einen ungeahnt grossen Umfang angenommen hat und nur von solchen Aerzten, die sich sehr viel oder fast ausschliesslich damit beschäftigen, ganz bewältigt wird. Welche Vorsichtsmassregeln beispielsweise bei der Diagnostik der Thoraxerkrankungen anzuwenden sind, davon gibt eine kleine Arbeit von Cowl einen trefflichen Ueberblick. Er hebt hervor, dass zu diesem Zwecke Projectionen in den verschiedensten Körperstellungen nöthig sind, sowohl bei dorsal, wie bei ventral gestellter Platte, und dass erst durch einen Vergleich aller dieser Projectionen ein richtiges Bild von dem wirklichen Verhalten der Brustorgane gewonnen werden kann. An instructiven Zeichnungen demonstrirt er, was in jeder Projection am deutlichsten hervortritt und wie sich bei jeder Aenderung der Körperlage auch das Bild entsprechend ändert. Erst wenn man über diese Verhältnisse beim normalen Menschen genau orientirt ist, dann gelingt es auch, krankhafte Veränderungen, sogar solche subtilster Natur festzustellen: wie Veränderungen der Herzgrösse und Gefässe, Ausdehnung und Beweglichkeit der Lunge, ja

Röntgenstrahlen.

sogar pleuritische Adhäsionen. Die häufig so schwierige Diagnose gerade der letzteren Affection durch die Röntgenuntersuchung behandelt v. Criegern in einer speciellen Arbeit. Es gelingt das nach seiner Erfahrung nur in den seltensten Fällen durch die directe Wahrnehmung eines Schattens, den die Pleuraschwarten hervorrufen, sondern meist durch das übereinstimmende Verhalten zahlreicher anderer Symptome, als da sind: leichte Verbiegungen der Wirbelsäule und der Rippen, Stand des Zwerchfells, mangelnde Beweglichkeit der Lungenränder und Verlagerungen der einzelnen Brustorgane. Wenn man bedenkt, wie schwierig gerade diese Diagnose auf anderem Wege zu stellen ist, so wird man eine derartige Beihülfe durch die Diaskopie sicher freudig begrüssen; allerdings ist auch hier beizufügen, dass nur ein vollkommenes Vertrautsein mit der Methode zu einem fehlerfreien Resultat führen wird und daher der practische Arzt wohl selten selber von ihr Gebrauch machen kann. — Ein verbessertes Verfahren der Percussion beschreibt Plesch. Die Verbesserung besteht darin, dass er den Mittelfinger der linken Hand im zweiten Phalangealgelenk rechtwinklig beugt und im dritten streckt und alsdann auf dem distalen Ende der ersten Phalanx percutirt. Nach seiner Meinung wirkt die Erschütterung dadurch weniger in die Breite, aber mehr in die Tiefe und gelingt es so, Infiltrate von geringerer Ausdehnung als 4 cm in Breite und Tiefe wahrzunehmen. Die Idee ist nicht ganz neu und schon früher von einigen Klinikern durch Construction von Plessimetern mit geringer Aufsatzfläche verwirklicht worden. Die Vorzüge seiner Tastpercussion vertheidigt Ebstein gegenüber den Einwendungen von Hessel, dass sie nicht mehr leiste, als die gewöhnliche Fingerpercussion, in einem mehr polemisch gehaltenen Artikel, in dem er mehrere Citate von anderen Autoren anführt, die ebenfalls in seiner Tastpercussion eine wesentliche Verbesserung sehen. — Einige practisch bemerkenswerthe Beobachtungen über die Auscultation des Respirationsapparates macht O. Rosenbach. Er betont, dass es unrichtig sei, nur bei einer Athmungsart zu auscultiren, und gerade beim Tiefathmen, was ja gewöhnlich beim Auscultiren geübt wird, sind Irrthümer recht häufig, indem 1. manche Personen, besonders weibliche, gar nicht im Stande sind, die oberen Lungenpartieen ausgiebig zu erweitern; 2. der Inspirationsact so lang hingezogen wird, dass das Athmungsgeräusch nicht stärker, sondern schwächer wird; 3. sich bei tiefer Athmung leicht störende pseudopulmonale und pseudopleurale Muskelgeräusche bilden. Deshalb auscultirt Rosenbach sowohl bei tiefer, wie bei

Neue Methode der Percussion.

Tastpercussion.

Auscultation.

möglichst schneller Respiration und beobachtet häufig, dass bei letzterer das Athmungsgeräusch deutlicher wird und das Stoss- und Absatzweise des langsamen Athmens ganz wegfällt. In manchen Fällen hat er es practisch gefunden, der Auscultation zuerst einige kräftige Muskelbewegungen voraufgehen zu lassen, um die Respiration anzuregen und insbesondere die Rasselgeräusche deutlich zu machen. Die Entstehungsweise der Athmungsgeräusche ist von J. Mareck zum Gegenstand einer eingehenden Untersuchung gemacht, die in mancher Hinsicht von den bisherigen Ansichten abweichende Resultate zu Tage gefördert hat. In Bezug auf das vesiculäre Athmungsgeräusch haben die angestellten Experimente ergeben, dass es weder ein modificirtes Kehlkopfgeräusch ist, noch auch den Schwingungen der sich ausdehnenden elastischen Lunge seine Entstehung verdankt, sondern dass es ein Stenosengeräusch ist, welches dort entsteht, wo die terminalen Bronchien in die Infundibula einmünden; der exspiratorische Theil des Athmungsgeräuschs ist nach ihm nur ein aus Resonanz hervorgegangener, vom Kehlkopfgeräusch begleiteter Schall. Das bronchiale Athmen ist, wie man auch bisher immer angenommen hat, auch nach den Versuchen Mareck's an das Kehlkopfgeräusch gebunden, welches verstärkt wird durch die Resonanz sowohl in den grösseren, wie in den kleineren Bronchien, was bei den letzteren deshalb möglich ist, weil ihre Wandungen durch die Infiltration des umgebenden Lungengewebes fester und widerstandsfähiger geworden sind. Die Rasselgeräusche bezeichnet Mareck als Knallgeräusche, welche dadurch entstehen, dass Schleimmassen von der Bronchialwand plötzlich losgelöst oder weggeschleudert werden. Das Schnurren, Pfeifen und Giemen entsteht, abweichend von der bisherigen Ansicht, durch Schwingungen von Schleimlamellen.

Entstehung der Respirationsgeräusche.

Erkrankungen der oberen Luftwege. Diejenige Methode, welche sich bei Erkrankungen der Bronchien wohl mit Recht steigernder Anwendung erfreut, sowohl zur Diagnose wie auch zur Therapie, ist die besonders von Killian inaugurirte directe Endoskopie. Der auf diesem Gebiete ungemein rührige, mit Erfolg thätige Autor gibt in einem in der Deutschen medicinischen Wochenschrift erschienenen Aufsatze eine kurze, aber klare Uebersicht sowohl der Technik wie auch der einzelnen bis jetzt errungenen Erfolge. Zur Besichtigung des Larynx wie auch bei Operationen innerhalb desselben empfiehlt er in erster Linie die von Kirstein eingeführte Autoskopie, die bei Kindern häufig in Narkose bei hängendem

Autoskopie und Bronchoskopie.

Autoskopie und Bronchoskopie.

Kopfe ausgeführt werden muss, dann aber nicht bloss eine ausgiebige Besichtigung des Larynx, sondern auch ein sicheres Operiren innerhalb desselben gestattet, wie die Casuistik zeigt. Zuweilen ist es mit dieser Methode möglich, auch die Trachea selbst zum grössten Theil zu übersehen. Viel leichter ist dies mit einem von ihm selbst angegebenen Rohre von entsprechender Länge und Weite, welches durch die Stimmritze hindurchgeführt wird und so auch den unteren Theil der Trachea zu besichtigen und daselbst zu operiren gestattet. Bei Erwachsenen genügt zur Anästhesirung eine 25 %ige alkoholische Cocainlösung; bei Kindern muss die Chloroformnarkose angewendet werden. Sitzt die Erkrankung noch tiefer im Bronchialraum, in einem der grossen Aeste, dann wird nach vorausgegangener Tracheotomie ein entsprechendes röhrenförmiges Instrument direct in einen der Hauptbronchien eingeführt, was selbst bei dem linken Hauptbronchus, der in einem ziemlichen Winkel von der Trachea abgeht, recht gut möglich ist. Die Elasticität der ganzen Lunge gestattet es, die seitliche Richtung des Bronchus durch das Instrument in eine gerade überzuführen. Mit dieser letzteren Methode — untere Bronchoskopie — hat sowohl der Verfasser wie eine Anzahl anderer Aerzte bei einer grösseren Zahl von Fällen sowohl die Diagnose der Anwesenheit von Fremdkörpern in den tieferen Luftwegen stellen, wie auch meist eine erfolgreiche Therapie daran anschliessen können. Freilich gehört zur Ausübung dieser Technik ein grosses Geschick und viel Uebung, wird daher immer nur in der Hand geübter Specialisten so schöne Erfolge aufweisen können. — Ueber die Therapie der syphilitischen Trachealstenosen verbreitet sich ausführlicher Strubell im Anschluss an einen Fall, den er in der Jenenser Klinik beobachtet hatte. Der 48jährige Kranke, der früher an Lues litt, bot die Zeichen einer ausgedehnten syphilitischen Affection beider Stimmbänder, die allmählich zur vollständigen Heiserkeit und starker in- und exspiratorischer Dyspnoe führte. Die Ausführung der Tracheotomie wurde von Geh.-Rath Riedel abgelehnt und die Dilatation mit entsprechenden Kathetern versucht, natürlich bei antisyphilitischer Behandlung. Der Erfolg war eine ziemliche Besserung, die auch in der Folgezeit noch anhielt. In der Epikrise zu diesem Falle wird die Frage behandelt, ob Kranke mit syphilitischen Trachealstenosen tracheotomirt werden dürfen oder nicht. Verfasser spricht sich entschieden dagegen aus, indem er unter Anführung einer grossen Anzahl Fälle aus der Litteratur nachweist, dass die ausgedehnten Granulationen, welche sich alsdann stets in der Trachea finden,

Syphilitische Trachealstenose.

durch Blutung und Reizung das Leben des Kranken in erheblichem Maasse gefährden. — Eine secundäre Erkrankung der Trachea und der Lungen nach Syphilis der Bronchialdrüsen beschreibt Rumpf. Der Kranke wurde mit florider Syphilis und den Zeichen einer rechtsseitigen Spitzenaffection ins Krankenhaus eingeliefert, die auch für syphilitischen Ursprungs gehalten wurde. Plötzlich trat Schüttelfrost, Fieber, starke Cyanose, Beklemmung, auf der rechten Lunge vereinzeltes umschriebenes Rasseln auf, und der Kranke starb bald unter Erscheinungen, die an multiple pneumonische Heerde denken liessen. Die Section ergab, dass als Ursache der ganzen Affection eine etwa taubeneigrosse, syphilitsch erkrankte Lymphdrüse anzusehen war, welche zur Nekrose und Perforation der Trachealwand geführt und bronchopneumonische Heerde und Gangrän der Lunge zur Folge hatte. — Die Kenntniss der Bronchiolitis fibrosa obliterans, von der wir im vorigen Jahrgang zum ersten Male berichtet, ist durch eine ausführliche Arbeit von A. Fränkel erheblich erweitert worden; besonders deshalb auch, weil in seinem Falle eine sehr vollständige Krankengeschichte der Beobachtung zu Grunde liegt. Ein 25jähriger Gelbgiesser erkrankte nach Einathmung salpetrigsaurer Dämpfe ganz plötzlich an heftiger Athemnoth und Beklemmung. Die Untersuchung ergab über beiden Lungen reichliches, theils grob-, theils feinblasiges, stellenweise auch crepitirendes Rasseln. Das Athmungsgeräusch ist vesiculär, Percussionsschall normal. Diese Erscheinungen gehen allmählich zurück, bis plötzlich nach Verlauf von 16 Tagen Dyspnoe sich in erhöhtem Grade wieder einstellt und die Pulsfrequenz auf 120 steigt. Auch jetzt ist über den meisten Partieen der Lunge crepitirendes Rasseln zu hören und eine geringe Menge blutigen Schleims wird entleert. Einige Tage darauf stirbt der Kranke bei steigender Dyspnoe und Cyanose, nachdem der Puls die Zahl 160 erreicht hatte. Die Obduction ergab, wie in den Fällen von Lange, neben spärlichen pneumonischen Heerden zahlreiche, im Parenchym zerstreute grauweisse miliare Knötchen, die sich bei der genaueren Untersuchung erwiesen als stark entzündete feine Bronchien, gefüllt mit fibrinösem Exsudat, das von der Wand her zum grössten Theil zu Bindegewebe organisirt war. Die Diagnose dieser, wie es scheint, doch recht seltenen Erkrankung ist bei der geringen Casuistik natürlich eine äusserst schwierige. Immerhin erscheint dieselbe bei längerer Beobachtung vornehmlich per exclusionem doch möglich, wie sie auch thatsächlich in dem Fränkel'schen Falle gestellt worden ist. An die Besprechung dieser Erkrankung knüpft Fränkel noch

Durchbruch einer syphilitischen Bronchialdrüse in die Lunge.

Bronchiolitis fibrosa obliterans.

interessante Ausführungen über zwei verwandte Krankheiten, das Asthma und die Bronchitis fibrinosa, die beide zu der Bronchiolitis fibrinosa viele Annäherungspunkte zeigen. Nach Fränkel ist das Asthma im wesentlichen ein reiner Desquamativkatarrh, bei dem indess die abgestossenen Epithelien sofort durch Nachwuchs ersetzt werden; dagegen finden sich bei der fibrinösen Bronchitis mehr oder weniger lange Zeit andauernde Epitheldefecte, und bei der Bronchiolitis obliterans ist die höchste Steigerung der Erkrankung eine theilweise Nekrose der Bronchialwand. Dass diese Ansicht zum grössten Theile sicher richtig ist, zeigt eine Arbeit von Hochhaus, der in der Lage war, einen länger beobachteten Fall von Bronchitis fibrinosa genauer anatomisch zu untersuchen. Die klinische Geschichte des Falles war dadurch bemerkenswerth, dass der Kranke wochenlang eine ausserordentlich grosse Menge ausgedehnter Gerinnsel, manchmal bis zu 20 an einem Tage, auswarf. Die Natur dieser Gebilde war, wie die genauere chemische und mikroskopische Untersuchung ergab, eine schleimige und keine fibrinöse, wie von Beschorner und Grandy ähnliche Fälle beschrieben sind. Der objective Befund über den Lungen ergab eine Spitzendämpfung, deren Wesen durch die Untersuchung nicht ganz aufgeklärt wurde. Der Kranke starb allmählich an Entkräftung. Die Obduction zeigte, dass der Tod hauptsächlich herbeigeführt war durch ausgedehnte sarkomatöse Entartung der portalen Lymphdrüsen. An den Lungen war über dem rechten Oberlappen eine ausgedehnte schwartige Pleuritis, die zu einer völligen Induration des ganzen Lappens mit Erweiterung sämmtlicher Bronchien geführt hatte. Bei genauerer Untersuchung zeigte sich nun, dass die Bildung von Gerinnseln sich lediglich in den erweiterten Bronchien dieses Theils der Lunge abgespielt hatte und die übrigen Partieen der Lunge frei davon waren. Das mikroskopische Bild besonders der kleineren Endbronchien zeigte eine lebhafte Entzündung der Wandung mit ziemlich starker Abschuppung des Epithels, das zum grössten Theil aber durch Nachwuchs wieder ersetzt war. Das Gerinnsel selber bestand aus Schleim, Epithelien, Leukocyten und vereinzelten Erythrocyten. Der erhobene Befund ist also wohl geeignet, die Ansichten, welche Fränkel über die Natur des krankhaften Processes in der Bronchialwand entwickelt, zu stützen, wenn auch zuzugeben ist, dass die Epitheldefecte nicht so zahlreich sind, wie es nach seiner Darstellung wohl scheinen könnte. Dass die Bronchitis fibrinosa übrigens nicht so selten ist, wie man es nach den spärlichen Publi-

Asthma. Bronchitis fibrinosa.

cationen erwarten könnte, erhellt aus einem Vortrage von Curschmann, der gelegentlich der Vorstellung eines damit behafteten Kranken berichtet, dass er selber etwa zwölf derartige Fälle beobachtet hat und dass ausserdem der Auswurf grösserer Fibringerinnsel bei Asthma und Pneumonie von ihm häufiger gesehen sei. Bei letzterer Erkrankung konnten wir selber vor kurzem die Expectoration eines bleistiftdicken, etwa 6 cm langen Gerinnsels constatiren. Nicht so häufig wird dies Ereigniss nach der Punction bei einfacher Pleuritis beobachtet. Magenau berichtet aus der Krehl'schen Klinik von einer Kranken, die nach der Punction eines umfangreichen serösen Exsudats neben einem stark schaumigen Sputum mehrere Tage grössere derbe Fibringerinnsel ausgehustet hat; sowohl Sputum wie Gerinnsel schwanden allmählich, und die Kranke genas vollkommen. Das Zustandekommen beider Erscheinungen erklärt Verfasser mit grösster Wahrscheinlichkeit durch leichte Entzündungserscheinungen, welche noch in der comprimirten Lunge vorhanden, durch den Reiz der Punction wieder zu grösserer Intensität angefacht wurden. — Die Ursache der Bronchiektasieen hat Dyke Arland bei 40 Obductionen festgestellt und gefunden, dass in 45 % eine chronische Bronchitis zu Grunde lag, in 12,5 % Pleuritis, in 10 % Pneumonie, in 7,5 % Tumorbildung, in 4 % Fremdkörper und Aneurysmen, in 15 % war anzunehmen, dass sie seit frühester Kindheit bestanden hatte. Als beste Therapie empfiehlt er die Inhalation von Kreosotdämpfen 10—60 Minuten, zuerst 2mal wöchentlich, nachher täglich. Die bisher auf operativem Wege erzielten Resultate erscheinen ihm sehr wenig befriedigend. Die besonders von Quincke für die Behandlung dieser Erkrankung empfohlene Lagerungstherapie hat Bickel in einem sehr hartnäckigen Fall von Bronchiektasie, der schon eine Menge Curen durchgemacht, sehr gute Dienste geleistet. Die Kranke hat fast ein Jahr lang die ganze Nacht hindurch mit tiefer geneigtem Oberkörper geschlafen und dadurch allmählich Husten und Sputum bis auf ein Minimum verloren. Wir möchten auf diese so einfache Therapie, deren Anwendung sich für jede chronische Lungenerkrankung mit Secretstauung in den unteren Partieen empfiehlt, hiermit nachdrücklichst hinweisen; sie gehört mit zu den hülfreichsten Behandlungsmethoden, die wir bei diesen hartnäckigen Erkrankungen besitzen.

Bronchitis fibrinosa nach Punctio pleurae.

Bronchiektasieen.

Lagerungstherapie bei Bronchiektasie.

Asthma, hervorgerufen durch Verdauungsstörungen, ist von M. Einhorn ungemein häufig beobachtet worden. Er scheidet seine Fälle in solche, in denen das Asthma in acuter Form periodisch

Asthma.

auftritt, und in eine andere Gruppe mit mehr oder weniger chronischem Verlauf, die sich aber auch wieder trennen lassen, je nachdem das Asthma sofort oder erst einige Stunden nach der Mahlzeit auftritt. Die Untersuchung der Magensecretion ergab theils normalen Befund, theils Achylia gastrica und Hyperchlorhydrie. Die Behandlung bestand in Beseitigung etwaiger vorgefundener krankhafter Magenveränderungen und in Regelung der Diät.

Tuberculose und Perlsucht.

Lungenkrankheiten. Lungentuberculose. Auch in diesem Berichtsjahre ist die Zahl der Arbeiten, welche sich mit dieser wichtigsten und häufigst vorkommenden Lungenerkrankung beschäftigen, wieder eine ungemein grosse; ein Zeichen, dass selbst auf diesem so viel bearbeiten Gebiete noch sehr viele der brennendsten und auch für die Praxis ausschlaggebenden Fragen vollkommen strittig sind. Der Kampf um die gegenseitigen Beziehungen zwischen den Bacillen der menschlichen und Thiertuberculose, der durch die bekannte Londoner Rede von Koch, die wir im vorigen Jahre referirt haben, entbrannt war, ist noch immer nicht entschieden und kann dies der Natur der Sache bei der kurzen Zeit wohl kaum sein, aber es mehren sich doch die Beobachtungen, die dahin neigen, dass die frühere und nicht die jetzige Ansicht Koch's die richtige ist, wonach beide identisch sind. M. Wolff berichtet über einen anscheinend zweifellosen Fall von primärer Darmtuberculose beim Menschen; mit dem aus der Milz entnommenen Impfmaterial gelang es ihm zuerst bei einem Meerschweinchen Tuberculose hervorzurufen und dann bei einem Kalbe typische Perlsucht; damit wäre also der Beweis erbracht, dass durch Tuberkelbacillen, die vom Menschen herrühren, Perlsucht hervorgerufen werden kann; den möglichen Einwand, dass die Bacillen bei der Passage durch den Thierkörper ihre Virulenz verändert, hält er nicht für belangreich. Bei directer Verimpfung von tuberkelbacillenhaltigem Sputum konnte er auch beim Kalbe typische Tuberculose, wenn auch in abgeschwächter Form, hervorrufen. Nebenbei erwähnt er dann, dass es ihm gelungen sei, bei Meerschweinchen durch Fütterung mit bacillenhaltiger Nahrung eine Tuberculose der Mesenterialdrüsen zu erzeugen, meist ohne jede Läsion der Darwand selber, zum Zeichen, dass der Bacillus vom Darm aus den Körper inficiren kann, ohne ihn selber irgendwie sichtlich zu verändern. Wie häufig die Infection vom Darmkanal an manchen Orten ist, zeigt eine sehr interessante Statistik von Heller, der unter 714 Sectionen von Diphtheriekindern 140mal Tuberculose constatirte, und unter diesen 140 fanden sich 58, also

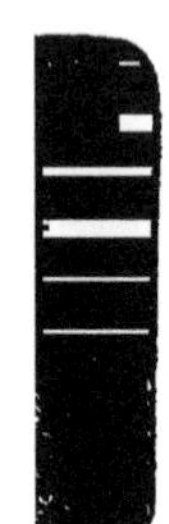

37,8 %, bei denen eine primäre Darm- resp. Mesenterialtuberculose vorlag; ein so hoher Procentsatz findet sich allerdings in anderen Statistiken kaum wieder; ein Bericht aus Boston gibt an, dass unter 220 Fällen von Diphtherie 35mal Tuberculose constatirt wurde, die in 13 Fällen (also in 37,1 %) sicher vom Verdauungskanal ausgegangen war. Ganz anders klingt ein Bericht von A. Baginsky, der unter 806 Diphtheriesectionen 144mal Tuberculose fand, die aber nur in 6 Fällen (4,12) vom Darmtractus ihren Ursprung genommen hatte. Diese Unterschiede sind allerdings sehr frappant und lassen doch wohl darauf schliessen, dass hier örtliche Verhältnisse eine grosse Rolle spielen; so scheint es mir für Schleswig-Holstein wohl sicher, dass dort die reichliche Ernährung mit Milch und Butter viel häufiger die Gelegenheit zu einer intestinalen Infection bietet, wie in anderen minder wohlhabenden Gegenden. Weiter berichtet Heller noch über einen sehr interessanten Fall von Impftuberculose. Ein Arbeiter hatte versucht die Tätowirungen auf seinen Handrücken durch Einimpfen von Milch wegzubringen. Einige Zeit nachher entstanden an diesen Stellen typische Lupusknötchen, in denen sich wenige, aber sichere Tuberkelbacillen nachweisen liessen; dass hier die Impfung mit Milch die Tuberculose hervorgerufen, scheint ziemlich zweifellos. Aus diesen vorstehenden Berichten, denen aus der Litteratur sich noch eine Anzahl beifügen liessen, geht also hervor, dass es, wie bisher auch angenommen, möglich ist, sowohl durch menschliche Tuberculose Perlsucht, wie auch umgekehrt durch perlsuchthaltiges Material menschliche Tuberculose zu erzeugen, und dass mithin alle bisherigen Vorsichtsmassregeln, welche bis jetzt gegen die letztere Eventualität getroffen sind, aufrecht erhalten werden müssen. Das scheint mir indes aus der Discussion der Frage hervorzugehen, dass die Möglichkeit der Infection durch Milch, Butter u. s. w. jedenfalls nicht so häufig ist, als man es früher wohl angenommen hat; wie das auch Weichselbaum in einem zusammenfassenden Aufsatze über den gegenwärtigen Stand der Lehre von der Entstehung und der Verhütung der Tuberculose betont, und immer wird sich unser Hauptbestreben richten müssen zur Verhütung der Gefahren, welche sich durch die Inhalation von bacillenhaltigen Sputumtröpfchen oder von verstäubtem Sputum ergeben. Ob die Inhalation in die Lungen allerdings, wie man bislang glaubte, der häufigste Infectionsmodus ist, wird auch in neuerer Zeit wiederum bestritten, und die weitere Frage: Wie gelangt der Tuberkelbacillus in die Lungen? hat im verflossenen Jahre eine Reihe bemerkenswerther Arbeiten gezeitigt. Die Discussion über diese Angelegenheit

Primäre Darmtuberculose.

Impftuberculose.

Infectionsmodus der Tuberculose.

wurde in Fluss gebracht durch zwei Publicationen, über die wir in früheren Jahrgängen dieses Jahrbuchs referirt haben. Die eine rührte von Birch-Hirschfeld her, der durch zahlreiche Obductionsbefunde den Nachweis erbrachte, dass der erste Sitz der Tuberculose meist in der Wand eines hinteren Apicalbronchus, in der Regel der rechten Seite, zu finden sei, ein Ergebniss, das nur durch Inhalation der Tuberkelbacillen zu erklären sei. Dieser aërogenen Entstehung der Tuberculose stellte Aufrecht die hämatogene gegenüber, indem er an Schnitten ganz initialer Tuberculose gefunden haben wollte, dass die Anfänge sich fast durchgehends in der Wand der kleinen Arterien nachweisen liessen, was am meisten mit einer hämatogenen Entstehung dieser Infectionskrankheit vereinbar ist. — Die Localisation der Tuberculose an der von Birch-Hirschfeld bezeichneten Stelle wurde von anderer Seite bestätigt, so von Schmorl, der darauf hinweist, dass häufig die erste Rippe bei abnormem Verlauf durch einen Druck auf die Spitzengegend die von dem hinteren oberen Bronchus versorgten Lungenpartieen an der Ausdehnung behindert, dann von Freund, der durch seine bekannten Untersuchungen nachwies, dass durch eine abnorme Verkürzung des ersten Rippenknorpels die obere Thoraxapertur stark beengt und dadurch die Excursionsfähigkeit der Spitze erheblich beeinträchtigt wird. Auf ein neues begünstigendes Moment weist Esser hin, nämlich auf den Druck, welchen geschwollene Lymphdrüsen gerade auf den hinteren oberen Spitzenbronchus ausüben können; die in- und exspiratorischen Bewegungen werden natürlich dadurch sehr behindert und das Haften des Bacillus begünstigt. Gegen die Anschauung, dass die Localisation in der Spitze, wie es von Birch-Hirschfeld u. a. beschrieben, für ein Eindringen des Tuberkelbacillus durch die Luftwege und eine primäre Ansiedelung daselbst spräche, wendet sich Ribbert. Nach seiner Ueberzeugung, die er durch zahlreiche Erfahrungen am Sectionstisch gewonnen hat, ist die primäre Erkrankung meist eine Tuberculose der Bronchialdrüsen, hervorgerufen durch Tuberkelbacillen, die zwar inhalirt, aber dann die Lunge ohne jede Läsion passirt und sich in den Drüsen festgesetzt haben, gerade so, wie wir dies von den Kohlepartikelchen schon längst annehmen. Von den Bronchialdrüsen ist nun auf dem Wege der Blutbahnen die Infection der Lungen secundär erfolgt, und zwar gerade dort am meisten, wo man bisher fast ausschliesslich die beliebteste Haftstelle der inhalirten Tuberkelbacillen annahm, an der Spitze. Dass gerade dort in den Blutwegen befindliche Bacillen sich mit Vorliebe ansiedeln, beweisen nach seiner An-

Primärer Sitz der Tuberculose.

sicht unzweifelhaft die bekannten Versuche von Baumgarten, dem es gelang, durch Einbringung vollvirulenter Bacillen in die Blase und Harnröhre von Thieren in den Lungen eine typische Spitzentuberculose hervorzurufen. Den gleichen Beweis erbringen die von ihm selber gemachten Beobachtungen bei der Miliartuberculose, dass die erste und stärkste Aussaat der Knötchen sich fast stets in der Spitze nachweisen lassen und nach unten zu sowohl Grösse, wie auch Zahl allmählich abnimmt. Die Localisation in der Spitze kann demnach nicht mehr als Kriterium der Inhalationstuberculose beim Menschen aufrecht erhalten werden, sondern findet sich ebenso bei der hämatogenen Tuberculose, und diese Art der Infection nimmt Ribbert für einen grösseren Theil der Tuberculosefälle in Anspruch, indem es ihm häufig gelang, eine ebenfalls vorhandene ältere Bronchialdrüsenaffection nachzuweisen, von der die Lungenerkrankung ohne Mühe abzuleiten war. Die Bedenken, welche sich gegen diese Anschauung erheben lassen, hat Schmorl in einer bemerkenswerthen Abhandlung zusammengefasst. Zunächst wendet er sich gegen die Anschauungen Ribbert's über die Ausbreitung der miliaren Knötchen in den Lungen. Nach seiner Beobachtung findet sich die von Ribbert urgirte Ausbreitung, wonach in der Spitze die grösseren Knötchen sich befinden, nur in einem Theil der Fälle, und dann lässt dies Verhalten sich doch auch auf andere Weise erklären. Die Thatsache, dass in der Spitze die umfangreichsten Tuberkel sich befinden, kann auch dem Umstande zuzuschreiben sein, dass dort die Wachsthumsbedingungen die besten sind, dass dort das Gewebe dem Umgreifen des tuberculösen Processes die wenigsten Widerstände bietet, und dies ist sehr wahrscheinlich, da ja Blutversorgung und die respiratorische Verschiebung in der Spitze am geringsten sind und ausserdem locale Verwachsungen diese Uebelstände noch vergrössern. Diese Stütze der Ribbert'schen Theorie ist also nach Schmorl durchaus zweifelhaft. Gegen den von Ribbert supponirten Weg der Tuberkelbacillen, durch die Lungen zu den Bronchialdrüsen und von dort zu der Spitze, wendet dann Schmorl ein, dass nirgendwo ein Wahrscheinlichkeitsbeweis erbracht worden sei, dass eine grössere Zahl von Bacillen gerade der Spitze zugeführt würden; bricht eine tuberculöse Drüse in eine Vene durch, so gelangen die Bacillen ins rechte Herz und werden von dort gleichmässig vertheilt der Lunge zugeführt; jedenfalls erscheint es dabei ausgeschlossen, dass eine grössere Zahl gerade der Spitze zugeführt wird, wie es die Ribbert'sche Anschauung will. Die gewichtigsten Gegengründe bilden aber die Fälle, welche Schmorl

Primärer Sitz der Tuberculose.

aus einer Sectionsstatistik von 4000 Sectionen Tuberculöser beibringt. Es fanden sich darunter eine grössere Anzahl von zweifellos hämatogener Lungentuberculose, bei denen die Spitzen nachweislich vollkommen verschont waren, was also durchaus gegen die Uebertragbarkeit der Baumgarten'schen Thierversuche auf den Menschen sprechen würde, und ferner konnte er nur etwa 3 Fälle finden, bei denen die Annahme der Ribbert'schen Ansicht eine Stütze findet. Dagegen war er in der Lage, in etwa 42 Fällen ganz initialer Tuberculose die von Birch-Hirschfeld beschriebenen Veränderungen an der Bronchialwand des hinteren oberen Spitzenbronchus nachzuweisen. Nach diesen Erfahrungen steht Schmorl nicht an, die Inhalation als den häufigsten Infectionsmodus der menschlichen Tuberculose anzusehen, ohne indes den hämatogenen Weg für einige wenige Fälle zu bestreiten. Die bisher geltende, auch von den meisten Aerzten als richtig erkannte Ansicht würde demnach zu Recht bestehen bleiben. — So einheitlich die Ursache der Lungentuberculose, so verschieden ist häufig die Verlaufsweise, sowohl nach der Ausdehnung wie auch nach der zeitlichen Dauer. Speciell über die schnellverlaufenden Formen gibt A. Fränkel in einem Vortrage eine lehrreiche Uebersicht. Er unterscheidet, mit Ausschluss der Miliartuberculose, zwischen circumscripten, disseminirten und mehr diffusen, acuten tuberculösen Affectionen der Lunge. Die erste Form beginnt mit einer Hämoptoe, an die sich dann meist erst die Zeichen einer Spitzenaffection anschliessen, die in der Regel stationär bleibt oder auch ausheilen kann. Ueber die Natur des primären Processes in den Lungen ist man noch nicht ganz einig; von den disseminirten Formen unterscheidet er drei Abarten: die hämoptoische, wobei nach einer Hämoptoe eine ausgedehnte Aussaat über die ganze Lunge stattfindet; die zweite Abart gleicht der ersten, nur dass die initiale Hämoptoe fehlt, während die dritte sich dadurch auszeichnet, dass vielfach die einzelnen Heerde confluiren und dann einschmelzen, ein Ereigniss, das bei Diabetikern besonders häufig eintritt. Diesen eben skizzirten disseminirten Formen steht gegenüber die lobäre oder richtiger gesagt die pseudolobuläre, acute, käsige Pneumonie; dieselbe ist meist auch eine Aspirationstuberculose, ausgezeichnet durch die Menge und Grösse der einzelnen Heerde, welche häufig zu einem grossen, einen oder mehrere Lappen einnehmenden Infiltrat zusammenfliessen, so dass der Gedanke an eine Pneumonie wohl bei der ersten Untersuchung auftauchen kann. Der weitere Verlauf klärt indes recht bald den wahren Sachverhalt auf: der Ausgang ist meist ein tödtlicher, doch ist auch in einzelnen Fällen Stillstand beobachtet worden.

Verlaufsweise der acuten Tuberculose.

Tuberculose im Säuglingsalter.

Die Schwierigkeit in der Erkennung der Lungentuberculose bei kleinen Kindern ist in der anatomischen Localisation dieser Erkrankung in den ersten Lebensjahren zu suchen. Meist pflegt dieselbe sich nicht in der Spitze, sondern in der Form einzelner Heerde an den unteren Lungenlappen zu localisiren. Einen der seltenen Fälle, wo schon im Säuglingsalter eine typische Spitzentuberculose mit Cavernenbildung in der rechten Spitze auftrat, berichtet Quirin aus der Tübinger Poliklinik. Das 5monatliche Kind fing nach einem Lungenkatarrh stärker an abzumagern und zu husten. An den Lungen war anfangs ausser einer Schallabschwächung über der rechten Lunge nichts Abnormes zu constatiren, erst nach und nach stellte sich über der rechten Spitze Dämpfung, Bronchialathmen und klingendes Rasseln ein; ausserdem konnten in dem nach einem Hustenstoss aus dem Munde ausgewischten Schleim Bacillen nachgewiesen werden. Bei der Section fand sich in der rechten Spitze eine grosse Caverne, daneben zahlreiche Heerde über sämmtlichen übrigen Lungenpartieen. Die Symptomatologie der Lungentuberculose ist auch nach einigen Richtungen hin in dankenswerther Weise erweitert worden. Studien über das Verhalten des Blutes, die von Apfelbaum angestellt werden, haben gezeigt, dass dasselbe in den einzelnen Stadien ein verschiedenes ist. In den Anfangsstadien lassen sich häufig gar keine bemerkenswerthen Veränderungen auffinden; nur bei den hoch aufgeschossenen, mageren, hereditär belasteten Anfangsphthisikern, die in der Kindheit vielfach an Scrophulose litten, ist zuweilen eine Abnahme des Hämoglobins, der Erythro- und Leukocyten deutlich. Im 2. Stadium erscheint beim ersten Anblick der Befund zuweilen ganz normal, trotz der Blässe und Schwäche der Patienten; ein genaueres Zusehen zeigt aber hier, dass der normale Zustand nur vorgetäuscht wird durch eine Entwässerung des Blutes, häufig herbeigeführt durch Nachtschweisse und Diarrhöen. Im 3. Stadium ist die Veränderung des Blutes so hochgradig, dass sie auch zahlenmässig ausgedrückt werden kann; sämmtliche Bestandtheile, mit Ausnahme der Leukocyten, sind erheblich vermindert, und bei den letzteren ist die procentuarische Zusammensetzung ebenfalls anders wie in der Norm.

Blut bei Tuberculose.

Der Stoffwechsel bei Phthisikern ist von mehreren Autoren studirt worden. Mitulescu bestimmte bei Kranken in den verschiedensten Stadien Stickstoff- und Phosphorgehalt der Nahrung wie auch des Harnes und Kothes. Er fand nun, dass in den ersten Stadien der Stoffwechsel ein ganz normaler sein kann, dass aber auch zuweilen die Einfuhr hinter der Ausfuhr zurückbleibt. Bei

Stoffwechsel bei Phthisikern.

Stoffwechsel bei Phthisikern.

fortgeschrittener Erkrankung, die mit Fieber einhergeht, war die Zersetzung des Eiweisses, gemessen an der Ausfuhr von N und P, stets grösser als die Einfuhr, und es ist selbstverständlich, dass dieses Missverhältniss um so grösser ist, je stärker die durch den Bacillus herbeigeführten Zerstörungen in der Lunge sind. Indes fand sich auch bei einem recht vorgeschrittenen Fall ein ganz normales Verhältniss zwischen Ein- und Ausfuhr; ein Zeichen also, dass auch alsdann der Organismus noch Mittel besitzt, seinen Zellbestand gegen die Krankheitsgifte zu schützen. Zu ähnlichen Resultaten kamen auch Mircoli und Soleri, die hauptsächlich das Verhalten des Harnstickstoffs bei der Phthise in den einzelnen Stadien und dann unter der Einwirkung des von Maragliano gefundenen Antitoxin studirten. Die Schlusssätze, zu denen sie gelangen, sind folgende: 1. Tiefer Harnstickstoffprocentsatz bedeutet das Bestehen einer reinen latenten Tuberculose. 2. Die Prognose bei der reinen Tuberculose ist um so günstiger, je höher das Niveau der das Verhalten des Stickstoffs ausdrückenden Zahlen ist. 3. Bei der Pyotuberculose kann ein fast ganz entgegengesetztes Verhalten beobachtet werden, indem ein hoher Stickstoffstand mit höchstgradig pyoseptikämischer Auflösung des Organismus vergesellschaftet sein kann. — Die Fiebersteigerung, welche man nach Körperbewegung häufiger bei fast fieberfreien Phthisikern beobachtet und die nach Penzoldt's Erfahrungen als diagnostisches Merkmal verwendet wurde, ist mehrfach Gegenstand der Erörterung gewesen. Ott legt sich die Frage vor, ob diese leichte Temperatursteigerung als wirkliches Fieber zu betrachten ist oder nicht; das Kriterium dafür will er in der von Krehl und Matthes bei fast allen Fieberkranken nachgewiesenen Albumosurie sehen; seine Untersuchungen liessen ihn nur in 76% seiner Fälle diese Albumosurie nachweisen, und er steht deshalb nicht an, diese Steigerung der Temperatur als Fieber anzusehen und derselben auch die diagnostische Wichtigkeit beizumessen, die ihr der erste Beschreiber Penzoldt zugeschrieben. Den entgegengesetzten Standpunkt nehmen Schröder und Brühl ein; ihre Nachuntersuchungen zeigten ihnen, 1. dass diese Temperatursteigerung nach der Arbeit bei Phthisikern und Gesunden gleich häufig und ausgesprochen vorkommt, und 2. dass die Albumosurie sich nur in einem kleinen Theil der Fälle nachweisen lässt. Irgend eine diagnostische Wichtigkeit können sie also dieser Erscheinung nicht beimessen. Vielfache eigene Erfahrung in diesem Punkte hat mir selber gezeigt, dass doch diese Temperatursteigerung bei Anfangsphthisikern ausserordentlich häufig vorkommt, und lässt es mir

Fiebersteigerung nach Bewegungen bei Tuberculose.

wahrscheinlich erscheinen, dass die Ansicht von Penzoldt und Ott zu Recht besteht. — Bauer und Roemisch beschreiben je einen Fall von Lungentuberculose, deren Verlauf durch das Auftreten von Purpura haemorrhagica merkwürdig war; in der letzteren Beobachtung war noch besonders auffallend, dass sich diese Hautaffection an eine Hämoptoe anschloss. — Ein seltenes Vorkommniss nach Hämoptoe sah Cybulski in 2 Fällen, nämlich eine sehr starke Dyspnoe, die erst schwand, als durch Husten grössere Fibringerinnsel entleert wurden. — Wir erwähnen dann noch eine Arbeit von Engel, der die Einwirkung der Lungentuberculose auf Psyche und Nervensystem gründlich schildert. Die Arbeit, welche schwer im Auszug wiederzugeben ist, zeugt von feiner Beobachtung und gründlicher Kenntniss der psychischen und nervösen Störungen der Phthisiker und kann deshalb zur Lectüre dringend empfohlen werden. — Der Werth der Serumdiagnose ist auch in diesem Jahre von mehreren Autoren studirt worden. Das Resultat, zu welchem übereinstimmend die sämmtlichen Autoren (de Grazia, Romberg, Gebhart und Torday, Rumpf und Guinard) gekommen sind, lautet dahin, dass die Reaction nicht das leistet, was Arloing und Courmont, die dieselben in die Praxis eingeführt, versprochen haben: ein sicheres Mittel zur Diagnose der Lungenphthise ist sie keineswegs; sie findet sich zwar bei dem grössten Theil der Phthisiker, wird aber sowohl im Anfangs- wie auch im Endstadium der Erkrankung häufiger vermisst; ausserdem wird die homogene Culturflüssigkeit agglutinirt sowohl von dem Serum anscheinend ganz gesunder Menschen, wie auch von der Blutflüssigkeit von Individuen, die an den verschiedensten Infectionserkrankungen (Pneumonie, Typhus) leiden. Aus der Arbeit von Romberg heben wir noch hervor, dass es ihm nie gelang bei Neugeborenen, also bei solchen, die sicher frei von Tuberculose waren, die Reaction hervorzurufen, und deshalb wirft er mit Recht die Frage auf, ob der positive Ausfall bei anscheinend Gesunden nicht doch vielleicht ein Anzeichen einer latenten, inactiv gewordenen Tuberculose sei. Eine sichere Entscheidung dieser Frage erwartet er nur von zahlreichen, nach dieser Richtung hin zu prüfenden Sectionsergebnissen. Rumpf und Guinard sind allerdings nach ihren an geheilten Tuberculösen angestellten Versuchen der Meinung, dass bei diesen die Serumreaction fast durchgehends nicht mehr zu constatiren sei. Als diagnostisches Mittel wird diese Reaction practisch einstweilen wohl nicht mehr ins Gewicht fallen. Die technischen Schwierigkeiten, welche früher besonders die Beschaffung der homogenen Tuberkel-

Purpura haemorrhagica bei Tuberculose.

Fibringerinnsel bei Hämoptoe.

Wirkung der Tuberculose auf Psyche und Nerven.

Serumdiagnose.

Serumdiagnose.

bacillenculturen machte, scheinen dank den Bemühungen von Koch und Behring jetzt überwunden. Genaue Vorschriften zur Beschaffung der Testflüssigkeit, ihrer speciellen Vorbereitung zum Zwecke des Versuchs sind bei Romberg angegeben; er weist besonders darauf hin, dass der Alkalescenzgrad und die Verdünnung derselben genau beobachtet werden müssen, um brauchbare Resultate zu erzielen.

Tuberculin.

Dagegen erfreut sich das alte Tuberculin als diagnostisches Hülfsmittel sowohl in Deutschland wie auch in England einer stets wachsenden Verbreitung. Bandelier in Deutschland und Latham in England weisen nachdrücklichst darauf hin, dass neben den physikalischen Methoden das Tuberculin unser bestes Hülfsmittel zur Feststellung beginnender Erkrankung sei; beide heben ausdrücklich hervor, dass von ihnen nie eine schädliche Wirkung beobachtet worden sei. Als beste Methode wird die von Koch auf dem Londoner Congresse angegebene empfohlen; bei der ersten Einspritzung wird 1, bei der zweiten 5, und bei der dritten werden 10 mg injicirt; tritt danach keine Reaction ein, dann soll Tuberculose nicht vorhanden sein. — Nicht um eine schon vorhandene Phthise, sondern um die Anlage zu derselben mit einiger Sicherheit constatiren zu können, hat

Thoracodynamometer.

Sticker ein Instrument construirt, das er als Thoracodynamometer bezeichnet, womit er in der Hauptsache die Grösse des durch die Inspirationsmusculatur zu überwindenden Druckes messen will, indem er von der Ansicht ausgeht, dass eine Schwäche dieser Muskeln einer der Hauptfactoren ist, welche zur Tuberculose disponiren. Das Instrument besteht, nach des Verfassers eigenen Worten, aus einer Schnellwage mit ungleichmässigem Hebel, die sozusagen auf den Kopf gestellt ist, um statt der an den Wagebalken ziehenden Schwerkraft den Auftrieb einer von unten her wirkenden Druckkraft messen zu können. Mit diesem Apparat fand Sticker bei Leuten mit einem paralytischen Thorax meist eine auffallend geringe Druckkraft der Inspirationsmusculatur; damit vergesellschaftet fand sich in der Regel Blutarmuth und die Zeichen eines wenig kräftigen Herzens. — Den Ausführungen über die therapeutischen Leistungen des Berichtsjahres möchten wir einige Bemerkungen aus einem Vor-

Heilbarkeit der Tuberculose.

trage von Hansemann über die Heilung und Heilbarkeit tuberculöser Lungenerkrankungen voranschicken. Dass die Lungentuberculose vollkommen ausheilen kann, wurde schon von Laennec und Cruveilhier angenommen, später aber vielfach wieder bezweifelt, sogar auch von Virchow, auf dessen Autorität hin diese Zweifel auch allgemeiner verbreitet wurden. Hansemann bringt durch eine ganze Anzahl von Präparaten, die er im Verlauf eines halben Jahres gesammelt, den Nachweis, dass die Tuberculose heilen und sogar vollkommen ausheilen kann. In Fällen der letzteren Art findet sich im Oberlappen nur eine strahlige Narbe, der man es an und für sich nicht ansehen kann, ob sie tuberculöser Provenienz ist oder nicht; die Localisation in der Spitze spricht indes sehr dafür. Nicht so vollkommen ist die Heilung, wenn innerhalb der Narbe sich noch käsige Massen oder kleinere Cavernen befinden. Klinisch wird man auch hier von einer Heilung reden können, wenn sie anatomisch auch nicht so perfect ist. Eine Neuinfection von solchen Stellen ist nach Verf.'s Erfahrung selten; findet man neue Tuberkel in der Nähe, dann liegt meistens eine neue Infection von aussen vor. Jedenfalls geht aus den Ausführungen v. Hansemann's hervor, dass die Lungentuberculose nicht bloss heilbar ist, sondern in einem relativ grossen Procentsatz thatsächlich ausheilt. — In der Bekämpfung der Tuberculose muss der Heilstättenbehandlung unbedingt der erste Platz eingeräumt werden, und in Anerkennung ihrer grossen Wichtigkeit ist die Zahl der Heilstätten in stetigem Wachsen begriffen. Zwar ist der erste Enthusiasmus, der hoffen wollte, dass durch diese Einrichtungen in relativ kurzer Zeit eine grössere Zahl Tuberculöser geheilt würde, verraucht und hat nüchterner Erwägung Platz gemacht; aber auch bei kritischster Betrachtung erscheinen die Erfolge noch immer recht bedeutend und wohl werth der grossen finanziellen Opfer, die sie von den Gemeinden und Krankenkassen verlangen. Zahlenmässig lassen sich die Erfolge nachweisen in einer Arbeit von Reiche, die das gesammelte Tuberculosenmaterial vom Jahre 1895—1901 umfasst, welches ihm als Vertrauensarzt der Landesversicherungsanstalt der Hansestädte unterstellt war. Von den 2273 von ihm untersuchten Lungenkranken waren 1571 über 4 Wochen in Behandlung; von diesen waren nach Abschluss der Cur voll erwerbsfähig 1364, nur in beschränktem Maasse 312, Erwerbsunfähigkeit bestand bei 66 Kranken, nur 1 Kranker starb; gleich interessant sind die Resultate der Nachforschungen nach den in früheren Jahren behandelten Kranken, die sich bei der Organisation der Versicherungsanstalt leicht ermöglichen liess, und die zeigte nun, dass bei fast 60 % aus den früheren Jahrgängen die Erwerbsfähigkeit noch erhalten war. Zu diesem günstigen Ergebniss ist allerdings hinzuzufügen, dass auch beim Eintritt eine Anzahl der Kranken noch vollkommen erwerbsfähig war. Zum Schlusse seiner Arbeit betont Reiche selber, dass es sich bei den erzielten Erfolgen wesentlich um eine Erhaltung resp. Wiederherstellung der Arbeitsfähigkeit handele, nicht um echte Hei-

Heilstättenbewegung.

Heilstätten-bewegung.

lungen. Die seien auch bei der kurzen Behandlungsdauer in den Heilstätten kaum zu erwarten; darüber hinaus müssten auch draussen noch weitere Mittel und Wege gesucht werden, um den Erkrankten vollkommene Heilung zu bringen. Dieser Gedanke findet sich noch viel schärfer ausgedrückt in einer Arbeit von Weicker, ebenfalls einem unermüdlichen Vorkämpfer für die Heilstättenbewegung. Derselbe betont ausdrücklich, dass bei der kurzen Curdauer von 13 Wochen bei den allermeisten Fällen eine Heilung garnicht zu erreichen sei; die Verhältnisse liegen ganz anders, wie in den Privatanstalten, wo die Kranken eben so lange bleiben, bis sie vollständig genesen sind; zweifellos werde immerhin schon durch die Erhaltung resp. den Wiedergewinn der Arbeitsfähigkeit Erhebliches geleistet, aber das, was uns als Ideal vorschweben muss, die wirkliche Genesung der Kranken, werde und könne nicht erreicht werden. Der Erfolg ist eben nur ein Hinausschieben des letalen Endes, die Tuberculose bleibe bestehen mit ihren Gefahren für Umgebung und Nachkommenschaft. Um dies zu verhindern, plädirt Weicker in erster Linie für die Erbauung von Schwindsuchtsasylen, in denen die unheilbaren Phthisiker untergebracht werden, um so die grösste Gelegenheit zur Ansteckung allmählich aus dem Volke zu eliminiren. Dann schlägt er an zweiter Stelle vor, dass die aus den Heilanstalten Entlassenen draussen noch weiter mit Tuberculin behandelt werden sollen, in dem er das zur Zeit rationellste und erprobteste Heilmittel der Tuberculose sieht. Noch weniger günstig als in der vorangehenden Arbeit erscheinen die Erfolge der Heilstättenbehandlung in den Erfahrungen von Hammer, die er an den Mitgliedern der Heidelberger Ortskrankenkasse gesammelt hat. Von 127 Tuberculösen wurden 79 Kranke Heilstätten überwiesen, während die übrigen zu Hause behandelt wurden. Beim Vergleich der erhaltenen Resultate zeigte sich, dass ein wesentlicher Unterschied bei den beiden Kategorieen sich nicht feststellen liess. Von den in Heilstätten Behandelten zeigten 35 % einen vollen Erfolg, von den zu Hause Gebliebenen sogar 52,7 %, während von der ersteren 38,6 % eine mittlere Besserung aufwiesen gegenüber 16,6 % der anderen Gattung. Nennenswerthe Resultate hat nach dieser Statistik die Heilstättenbehandlung nicht zu verzeichnen, und sicher wird sich in Anbetracht dessen mancher die Frage vorlegen, ob dieselbe auch die grossen finanziellen Opfer, welche sie erfordert, einigermaassen lohnt. Hammer selber zieht aus seinen Beobachtungen den Schluss, dass die Arbeitertuberculose ein ausserordentlich günstiges Object der Behandlung sei, dass die Arbeiter, deren Körper von Jugend auf an Anstrengung und an die Unbilden der Witterung gewöhnt ist, nur wenig bessere Lebensverhältnisse braucht, um wieder zu genesen; er erinnert an die jedem Practiker geläufige Erfahrung, dass die spontane Heilung der Spitzentuberculose in der Arbeiterbevölkerung gar nichts Seltenes sei, und zieht daraus den Schluss, dass man im Kampf gegen die Tuberculose auch mit einfacheren Anstalten, vielleicht ähnlich den Feriencolonieen, auskomme, um schon gute Erfolge zu erzielen. Sollten weitere Beobachtungen die Erfahrungen Hammer's bestätigen, dann würde es allerdings gerathen sein, mit dem Bau der jetzt noch immer recht theuren Heilstätten etwas vorsichtiger und langsamer zu verfahren. — Heilversuche mit Tuberculin werden, den Veröffentlichungen in der Litteratur nach zu urtheilen, nicht gerade häufig angestellt; das Misstrauen gegen dieses Mittel ist anscheinend noch immer so gross, dass man nur von vereinzelter Anwendung desselben sprechen kann; jedenfalls geniesst das Tuberculin in der Therapie lange nicht den Ruf wie in der Diagnostik. Ein begeisterter Anhänger der systematischen Anwendung dieses Mittels ist Petruschky; er glaubt, dass die heutige Bewegung nur zum Ziele führen werde, wenn allenthalben Tuberculincuren eingeführt werden. Wie Weicker hält auch er nicht gerade viel von dem kurzen Aufenthalt in der Heilstätte, sondern glaubt, dass erst draussen durch das Tuberculin der Kampf gegen die Tuberculose geführt werden müsse. Allerdings fordert die Behandlung lange Zeit; eine Cur mit einem Male durchzuführen, hält er garnicht für möglich und räth deshalb eindringlich zu der von ihm jetzt geübten etappenweisen Behandlung in Abwechselung mit der Heimstättenbehandlung. Weitere Erfolge von Tuberculin berichtet Roemisch in Arosa und Wilkinson. Beim Durchlesen der von beiden Autoren beigebrachten Krankengeschichten kann man sich indes doch nicht ganz des Gedankens entschlagen, dass derartige Erfolge wohl auch allein durch unsere bisherigen Mittel, insbesondere durch unsere physikalisch-diätetischen Mittel zu erreichen sind. Beweisend für eine besondere Wirkung des Tuberculins scheinen sie mir jedenfalls nicht zu sein. Auch Engel berichtet, dass er in den Frühstadien der Phthise vom Tuberculin mehrfach gute Erfolge gesehen hat. — Auch das Hetol erfreut sich bei einzelnen Aerzten einer gewissen Beliebtheit. Neben Landerer und seinen Schülern berichtet in diesem Jahre H. Krause gute Erfolge bei intravenöser Anwendung sowohl bei Kehlkopf- wie bei Lungenphthise. Allerdings muss die Behandlung recht lange dauern und sich auf Monate und Jahre

Tuberculin.

Hetol.

Hetol.

erstrecken. Auch Katzenstein sah in der Privatpraxis ganz eclatante gute Wirkungen besonders in Bezug auf das Allgemeinbefinden. Etwas kühler klingt schon die Empfehlung Rigner's, der nach seinen Erfahrungen an der Poliklinik in München räth, die Anwendung des Hetols bei der Tuberculose mit in Erwägung zu ziehen. Amrein in Arosa hat sich von einer besonderen Wirkung des Mittels nicht überzeugen können. — Unter den übrigen Mitteln, die, wie in jedem Jahr, auch diesmal in reichlicher Menge empfohlen worden, erwähnen wir nur kurz einige:

Zomotherapie.

Chapelle preist fast als Specificum den Gebrauch von rohem Fleischsaft, der sich in Frankreich auf die Empfehlung von Richet und Héricourt einer grossen Anwendung erfreut. Nachprüfungen dieser Therapie, die den Namen Zomotherapie führt, sind anderwärts anscheinend nicht gemacht worden.

Forcirte Ernährung Tuberculöser.

Bodswelle berichtet über die Erfolge, die er mit forcirter Ernährung bei Tuberculose erzielt hat; diese waren recht wenig ermuthigend; es gelang zwar mit Leichtigkeit, bei vielen Kranken durch reichliche Nahrungszufuhr und Ruhe eine Körpergewichtszunahme zu erzielen, indes wurden dabei weder die localen Symptome noch das Allgemeinbefinden wesentlich besser, und auch die Gewichtszunahme verlor sich bald wieder, so dass er zu dieser Art der Behandlung nicht rathen kann; auch bei uns ist man ja immer mehr und mehr von der sog. Ueberernährung der Phthisiker abgekommen; ein dauernder Erfolg wird dadurch nicht erzielt.

Arsenik.

Cybulski hat in Görbersdorf mit Erfolg die ja auch schon früher geübte Arsenikcur versucht und empfiehlt sie zur Nachahmung.

Ichthyol.

De Renzi behandelt seine Kranken mit Ichthyol (Ichthyol 10,0, Aq. menth. pip. 80, Sir. simpl. 20. MDS 1 Kaffeel. in 1 Glase Wasser z. n. mehrmals am Tage) oder mit Ichthoform oder Natr. salicyl. und ist auch mit seinem Erfolge recht zufrieden. —

Gelatineeinspritzung bei Blutungen.

Zur Behandlung der Lungenblutung räth Thieme die subcutanen Gelatineinjectionen an.

Verband bei Hämoptoe.

Niedner legt um die betroffene Brustseite einen comprimirenden Verband und hat von der so erzielten Ruhigstellung die besten Resultate gesehen.

Stahlbäder bei Tuberculose.

Zurückgreifend auf die Lehre Brehmer's, wonach in der primären Hypoplasie des Herzens eine begünstigende Ursache der Lungentuberculose zu suchen sei, empfiehlt Achert in erster Linie das Herz zu kräftigen durch kohlensäurereiche Stahlbäder. Ueber die operative Behandlung der Lungenphthise werden wir am Schlusse zugleich mit der chirurgischen Behandlung der übrigen Lungenkrankheiten berichten.

Trotzdem uns die anatomischen Veränderungen bei der Pneumonie durch zahlreiche Untersuchungen bis ins Feinste bekannt sind, ist bis jetzt doch nicht sicher entschieden, auf welchem Wege die Entzündungserreger die Lunge erreichen, wo sie innerhalb derselben ihre Angriffspunkte haben und auf welche Weise sie sich in ihr weiter verbreiten. V. Müller, von dem wir schon früher eine Arbeit über die Ausbreitung der Entzündung referirt, hat sich die Aufgabe gestellt, sowohl an experimentell hervorgerufenen Aspirationspneumonieen, wie auch an Bronchialpneumonieen und den gewöhnlichen croupösen die Herkunft und den Gang der Entzündungserreger genau zu eruiren. Als geeignetes Object zur experimentellen Untersuchung nahm er die Aspirationspneumonie bei vagotomirten Kaninchen. Die Resultate, die er erhielt, lassen sich kurz folgendermaassen zusammenfassen: die aspirirten Bestandtheile des Mundinhalts reizen die Bronchialschleimhaut zu stärkerer Secretion und Austritt von Rundzellen; im respirirenden Gewebe angelangt, erzeugen sie Hyperämie, Extravasation, Oedem und Epithelabschilferung des nächstliegenden Lungengewebes; dadurch ist es dem Infectionserreger ermöglicht, in die Alveolenwand einzudringen, von hier aus findet dann die Weiterverbreitung in die nächstliegenden Alveolenwände und in die Septen der benachbarten Endbronchen statt. Die weitere Ausdehnung erfolgt durch das Lymphsystem der Septen in die ganze Lunge hinein. In die Alveolenlichtung selber gelangen die Infectionserreger dadurch, dass sie in die Wand und die sie bekleidenden Epithelien eindringen und letztere in das Lumen abgestossen werden. Die Befunde an menschlichen Lungen mit katarrhalischer und croupöser Pneumonie ergaben, um es gleich vorweg zu nehmen, ein ähnliches Resultat. Zwar gelang der Beweis hier nicht so zwingend, wie im Thierexperiment, aber immerhin konnte Müller auch hier nachweisen, dass die Wanderung des Entzündungserregers wesentlich in den Septen und in den Lymphbahnen der Lunge vor sich geht und dass die Lunge häufig schon in ihrem Lymphsystem bis in die Pleura hinein mit Bacterien überschwemmt ist, wenn der ausgesprochen pneumonische Heerd nur klein ist. Auch die klinische Beobachtung kann für dieses Resultat ins Feld geführt werden: die heftigen Seitenstiche, welche bei der Pneumonie sich häufig ganz im Anfang einstellen, wo eine Entzündung der Pleura kaum angenommen werden kann, lassen sich ohne Zwang erklären durch die gleich zu Anfang auch das Lymphsystem der Pleura überschwemmenden Bacterien, die dort eine Lymphangitis hervorrufen, welche bei jeder respiratorischen Verschiebung die heftigsten Schmerzen erzeugt. Verfasser hat bei seinen Pneumonieen auch die im Sputum befindlichen

Pneumonie.

Verbreitungsweise der Entzündungserreger.

Pleuritische Schmerzen bei Pneumonie.

Erreger der Pneumonie.

Bacterien rein gezüchtet und als Erreger sowohl den Fränkelschen, wie den Friedländer'schen Diplococcus gefunden, häufig begleitet von Staphylokokken und Streptokokken. Es gelang ihm aber nicht, eine für den einen oder anderen der Erreger charakteristische Fiebercurve oder Verlaufsform aufzufinden. Mit der Untersuchung des Pneumonieerregers im Blute hat sich auch A. Fränkel genauer befasst. Es gelang ihm nun auch mit der von Prochasca angegebenen Methode der Blutimpfung in einer grösseren Zahl von Pneumonieen im circulirenden Blut Pneumokokken nachzuweisen, und zwar ausschliesslich den von ihm entdeckten Lancettcoccus, den auch Prochasca fast stets nachgewiesen hatte. Ein durchschlagender Unterschied im Verlauf zwischen den Fällen mit positivem und den mit negativem Blutbefund liess sich nicht feststellen, obschon bei den ersteren die Mortalität wohl etwas höher war. Trotzdem glaubt Fränkel doch, dass ein grösserer Uebertritt von Bacillen ins Blut wohl zu einer grösseren Bösartigkeit der Erkrankung führen müsse. In einem Falle seiner Beobachtung, in dem das Blut geradezu mit Bacillen überschüttet war, fand sich in einer Pulmonalvene ein vereiternder Thrombus, von dem die Pneumokokkensaat herrührte. Solche Fälle von sog. Pneumokokkensepsis können auch offenbar durch die Lungen zu Stande kommen, ohne dass an der Lunge irgend eine gröbere Entzündung beobachtet wird. Prochasca referirt 4 solcher Beobachtungen aus der Züricher Klinik, Kranke mit ausgesprochener Sepsis, die, wie die Blutimpfung nachwies, Pneumokokken zuzuschreiben war, bei denen an der Lunge nur eine Bronchitis oder vielleicht hie und da ein kleiner Entzündungsheerd nachweisbar war. — Die bereits bekannte Erfahrung, dass in der Regel bei Pneumonie Leukocytose vorhanden, bedingt durch Vermehrung der polynucleären Zellen, hat Figenscher durch Nachuntersuchungen bestätigt und auch gefunden, dass in schwereren Fällen diese Leukocytose häufiger vermisst wird. Von Interesse ist das von Fr. Schultze beobachtete Vorkommen von Pupillenstarre bei der Pneumonie. Auf der Höhe der Erkrankung werden die Pupillen enge und zeigen bei Lichteinfall keine Reaction, während bei Accommodation diese vollkommen normal ist, mithin das gleiche Verhalten wie bei der Tabes und Progressivparalyse. Wie die Erscheinung zu erklären ist, darüber kann man nur Vermuthungen haben; es wäre zu denken an meningitische Reizung, an acuten Hydrocephalus oder an Toxinwirkung. Länger bekannt ist schon das Schwinden des Patellarreflexes bei der Pneumonie. Pfaundler hat dasselbe auch bei der genuinen croupösen

Blut bei der Pneumonie.

Pneumokokkensepsis.

Leukocytose bei Pneumonie.

Pupillenstarre bei Pneumonie.

Patellarreflex bei Pneumonie.

Pneumonie der Kinder gefunden und glaubt diesem Zeichen einen gewissen diagnostischen Werth zuschreiben zu können, besonders gegenüber der Meningitis, bei welcher im Anfang der Patellarreflex stets gesteigert ist. Lüthje bestätigt die von Pfaundler beobachtete Thatsache, glaubt aber nicht, dass ihr für die Diagnose irgend welche Bedeutung beizumessen sei. Recht interessant und auch von grossem practischen Interesse sind die Beobachtungen von Hampeln über schwere Abdominalerscheinungen im Beginn einer Pneumonie oder Pleuritis. Dieselben bestanden in heftigen Leibschmerzen, Erbrechen, Obstipation und zuweilen sogar in Collaps, die sich im Beginn einer meist schweren Pneumonie oder Pleuritis einstellten. Diese Abdominalerscheinungen waren zuweilen so hervorstechend, dass die Kranken mit der Diagnose Peritonitis oder Ileus ins Krankenhaus gebracht wurden, wo eine genauere Untersuchung dann den wahren Sachverhalt aufklärte. Die Ursache dieser Nebenerscheinungen sieht Hampeln in einer Pleuritis diaphragmatica und in einer dadurch hervorgerufenen Reizung des Nervus phrenicus, von dem der Reiz zuweilen auch auf den Vagus und Splanchnicus überspringt. Auf das Vorkommen der Protalbumosen im Harn bei Pneumonie hat zuerst Lenobel hingewiesen und auch hervorgehoben, dass diese Substanz gerinnungsalterirende Eigenschaften besitze, und zwar sollten diese in günstig verlaufenden Fällen vorzugsweise die Gerinnung befördern, während sie bei ungünstig verlaufenden den gegentheiligen Effect haben sollen. Schon Lenobel wies darauf hin, dass die gewonnenen Substanzen keine einheitlichen Körper darstellen, sondern ein Gemisch von solchen; Lochbihler hat die Untersuchung darüber in diesem Sinne fortgesetzt und thatsächlich gefunden, dass es sich um Ausscheidung von mindestens drei Körpern handelt (Proto-, Heteroalbuminosen und eines Nucleoproteids). Kux sucht nun an einem grösseren Material von Pneumoniefällen festzustellen, ob die Ausscheidung dieser Körper während der Erkrankung irgend welche Gesetzmässigkeit zeige. Er trennte sie in einen in Essigsäure löslichen und einen durch Essigsäure fällbaren Körper und konnte nun in der That nachweisen, dass sie in einer Reihe von Pneumoniefällen mit normalem Verlauf in ganz typischer Weise ausgeschieden werden; die Ausscheidungscurve ist für jeden Körper verschieden.

Abdominalerscheinungen bei Pneumonie.

Protalbumosen bei Pneumonie.

Pleuritis.

Die Aufgabe, die Natur eines serösen Pleuraergusses mit einiger Sicherheit möglichst schnell festzustellen, ist trotz der vielen Hülfsmittel, die wir heute zur Untersuchung besitzen, noch immer eine recht schwierige. Am meisten hat die von Vidal und Wolff

Cytodiagnose. inaugurirte **Cytodiagnose** die Aerzte beschäftigt. **Wolff** selber hebt in einer neuen Arbeit noch einmal genauer hervor, welche morphologischen Elemente sich in einem pleuritischen Exsudat finden können. Ist das Exsudat tuberculöser Provenienz, dann finden sich meist nur Lymphocyten; es ist aber möglich, dass im Anfang der Pleuritis auch ziemlich reichliche polynucleäre Leukocyten sich vorfinden, die im Laufe der Zeiten vollkommen schwinden; lassen sich nur polynucleäre Leukocyten nachweisen, dann ist das Exsudat sicher rein entzündlicher Natur. Mit Recht macht **Wolff** auf die Schwierigkeiten aufmerksam, die die Unterscheidung der beiden Leukocytenformen von einander und von den Endothelien der Pleuren häufig mit sich bringt. Das Verweilen in der Pleuralflüssigkeit erzeugt Veränderungen, Degenerationen an den einzelnen Zellen, die ihre genaue Unterscheidung und damit eben die Cytodiagnose vollkommen unmöglich macht. Wenn dann nicht Bacterien durch das Präparat oder in der Cultur nachweisbar sind, ist eine sichere Diagnose kaum möglich, und hier bleibt nur als letztes Hülfsmittel das **Thierexperiment** übrig, über dessen Zuverlässigkeit und Technik **Grober** in einer ganz ausführlichen Arbeit berichtet. Er empfiehlt zur Sicherstellung der Diagnose Injectionen grösserer Flüssigkeitsmengen des betreffenden Exsudats in die Bauchhöhle und bespricht dabei genau die Cautelen, welche zu beobachten sind, um ein zuverlässiges Resultat zu erhalten. Der Uebelstand dieser diagnostischen Methode liegt nur in der längeren Zeitdauer, die die Feststellung braucht; wo es möglich war, ist, glaube ich, diese Methode schon längst allgemein angewendet worden. **Grober** selber hat bei 37 Fällen die Natur des Exsudats durch das Thierexperiment festzustellen gesucht und bei 25 Fällen, die klinisch der Tuberculose verdächtig waren, 12mal beim Thierversuch ein positives Resultat erzielt, dagegen bei 12 anderen, bei denen eine andersartige Aetiologie schon durch die Anamnese nahegelegt wurde, nur in 1 Falle am Thier durch Impfung Tuberculose erzeugen können. So häufig, wie man wohl nach früheren Angaben glauben konnte, scheint demnach die seröse Pleuritis doch nicht tuberculöser Natur zu sein. Es hat ja eine Zeit gegeben, wo man jedes Exsudat, in dem man weder im Ausstrich noch in der Cultur Bacterien nachwies, für tuberculös hielt, und manche glaubten, die serösen Pleuritiden seien zu über 80% durch die Tuberkelbacillen verursacht. Es scheint das doch weit über das Ziel hinausgeschossen; auch **Grober** selber konnte unter Heranziehung einer grösseren Anzahl von Fällen immerhin nur 36% als tuberculös herausrechnen. Das bestätigt auch eine zwar nur 5 Fälle umfassende

Thierexperiment bei Pleuritis.

Untersuchung bei Pleuritis exsudativa durch Baginsky. Die genaue Prüfung des Exsudats durch das Thierexperiment erwies, dass in sämmtlichen Beobachtungen keine Tuberculose vorlag, eine Thatsache, die um so schwerer ins Gewicht fällt, weil es sich hier um Kinder handelt, bei denen nach unserer sonstigen Erfahrung die Tuberculose als Ursache am ehesten vermuthet werden konnte. Nach einer Arbeit von Michaelis muss man annehmen, dass die Sterilität vieler Pleuraergüsse darauf zurückzuführen ist, dass die ursprünglich in denselben vorhandenen Bacterien allmählich degeneriren und vollkommen zu Grunde gehen, so dass sie weder durch Färbung, noch durch Cultur aufzufinden sind; sicher nachgewiesen hat er das für den Pneumococcus. Er fand nämlich bei Pleuritiden der verschiedensten Provenienz in dem Exsudat kleine Stäbchen mit abgerundeten Enden, ähnlich den Influenzabacillen, die anfangs nicht zu deuten waren; sie färbten sich zum Theil mit Löffler'schem Methylenblau gut, zum Theil aber nur unvollkommen und zeigten kein Wachsthum auf den verschiedensten Nährböden. Die Natur dieser Gebilde wurde erst klar, als er sie in anderen Exsudaten neben unzweifelhaften Pneumokokken fand und auch alle Uebergangsformen von diesen zu den kleinen plumpen Stäbchen fand. Interessant war nun, dass bei wiederholten Punctionen diese Gebilde allmählich vollkommen schwanden und zuletzt garnichts davon mehr nachzuweisen war; so können also Exsudate, die durch den Pneumococcus hervorgerufen werden, später durch Bacteriolyse vollkommen bacterienfrei erscheinen. Allerdings hat Michaelis auch gefunden, dass selbst in sicher tuberculösen Exsudaten die von ihm beschriebenen Degenerationsformen des Pneumococcus, offenbar als Ausdruck einer Secundärinfection, sich finden; dass mithin auch nicht gleich jeder pleuritische Erguss, in dem Pneumokokken gefunden werden, diesen allein seine Genese verdankt. So viel ist immerhin sicher, dass die tuberculöse Pleuritis bei weitem die häufigste ist und ihr auch klinisch die grösste Aufmerksamkeit gebührt. Weit mehr wie bei uns scheint das in Frankreich der Fall zu sein, wo man versucht, nach anatomischen Gesichtspunkten, nach der Ausbreitung des Processes die eine Erkrankung in eine Anzahl von Unterabtheilungen zu zerlegen, wie aus einer sehr interessanten Studie von Bard hervorgeht. Er unterscheidet die Pleuritiden 1. in solche, die hervorgehen aus einer localen Tuberculose der Pleura, 2. in solche, die ihren Ursprung benachbarten tuberculösen Erkrankungen der Lunge verdanken, und 3. in solche, die gleichzeitig auftreten mit tuberculöser Erkrankung anderer seröser Häute, wobei es häufig nicht zu

Degenerationserscheinungen der Bacterien im pleuritischen Exsudat.

Formen der tuberculösen Pleuritis.

Formen der tuberculösen Pleuritis.

unterscheiden ist, von welcher Stelle die Tuberculose zuerst ausgegangen ist. Von jeder dieser Hauptformen unterscheidet Bard noch einige Unterformen, die auch durch ihren besonderen Verlauf sich von einander scheiden. Vielleicht geht er in dieser Classificirung, wie so häufig die französischen Autoren, etwas zu weit, aber immerhin scheint mir die Trennung in die Hauptformen doch auch bei uns der Beachtung werth. Zum Schlusse bespricht er noch die Indicationen zur Punction, wobei er einen vermittelnden Standpunkt einnimmt und zuletzt summarisch seine Ansicht dahin zusammenfasst, die Punction könne je nachdem das beste und das schlechteste Heilmittel der tuberculösen Pleuritis sein. Einen der seltenen Fälle von productiver tuberculöser Pleuritis aus der Schrötter'schen Klinik berichtet Erben. Es handelt sich um einen linksseitigen Pyopneumothorax, bei dessen Punction sich zahlreiche Leukocyten, viele degenerirte Zellen und eine grosse Menge Tuberkelbacillen fanden; bald nach der Punction bildete sich an der Einstichöffnung ein wallnussgrosser Tumor, der exstirpirt wurde und nach seiner histologischen Beschaffenheit sich als Tuberculom erwies. Die Eigenthümlichkeit seines Falles findet Verfasser in dem enormen Gehalt der Punctionsflüssigkeit an Tuberkelbacillen und in der Tuberculombildung an der Einstichöffnung. — Eine grössere Studie über die Pleuraergüsse Herzkranker verdanken wir Barié. Differentialdiagnostisch kommen hier der Hydrothorax oder die seröse Pleuritis in Betracht. Die Entscheidung ist nach Barié in der Regel leicht, wenn man erwägt, dass der Hydrothorax fast stets doppelseitig ist und dass er nur in den vorgeschrittenen Fällen von Herzschwäche neben anderen Zeichen derselben sich einstellt; die stärkere Ausbildung, rechts oder links, richtet sich nach der Lage, die der Kranke gewöhnlich einnimmt. Die Pleuritis ist bei Herzkranken viel häufiger, stets einseitig, und zwar meist rechts; eine Erklärung dafür, die befriedigen könnte, wird nicht gegeben. Sie tritt häufig in recht frühen Stadien der Erkrankung auf, selbst dann, wenn andere Erscheinungen sich noch gar nicht auffallend bemerkbar machen. Diese klinischen Erscheinungen genügen meist schon, um die Differentialdiagnose zu stellen; sollten dennoch Zweifel obwalten, so kann die mikroskopische Untersuchung der punctirten Flüssigkeit weitere Anhaltspunkte liefern, zahlreiche Endothelzellen mit vereinzelten, meist gruppenförmig geordneten Leukocyten sprechen für Hydrothorax, während viele polynucleäre Zellen bei der Pleuritis sich finden. Am häufigsten findet sich die Pleuritis bei Aortenfehlern, bei Mistralstenosen und bei Myocarditis. Die speciellere Genese ist

Productive tuberculöse Pleuritis.

Pleuraergüsse bei Herzkranken.

im Einzelfalle verschieden; oft ist die veranlassende Ursache ein Infarct mit nachfolgender Reizung der Pleura; wenn ein Aortenfehler vorliegt, zuweilen auch ein acutes entzündliches Oedem, das gleichfalls zur Pleurareizung Veranlassung gibt; die Ursache liegt also stets im Lungenparenchym. In seltenen Fällen liegt der Sachverhalt anders; es kann auch die Ursache in einer Attacke des acuten Gelenkrheumatismus liegen, oder dieselbe Ursache, welche den Herzfehler hervorruft, hat auch die Pleuritis veranlasst, wie das bei septischer Erkrankung manchmal zutrifft. Die Prognose der Pleuritis ist meist eine gute, sie weicht den bekannten Mitteln, die wir zur Heilung besitzen. Die Aussichten des Hydrothorax sind natürlich meist wegen der Vorgeschrittenheit der begleitenden Herzerkrankung keine guten; die Behandlung der letzteren ist die Hauptsache. Während Barié die Unterscheidung von Hydrothorax und Pleuritis bei Herzkranken für wenig schwierig erachtet und die merkwürdige Thatsache fast ignorirt, dass die Ergüsse meistentheils nur rechts sind, sucht Esser aus seinen Beobachtungen besonders die Frage zu beantworten, welche Ursachen gerade die Rechtsseitigkeit der Ergüsse bewirken, und dann, ob es sich dabei um Hydrothorax oder Pleuritis handelt. Gerhardt, der früher das gleiche Thema behandelt, war der Meinung, dass diesen Ergüssen eine Mittelstellung zwischen Exsudat und Transsudat zukomme; für die Localisation fand er indes eine ihm zusagende Erklärung nicht. Esser hat drei einschlägige Fälle nach längerer klinischer Beobachtung obduciren können und bei allen 3 gefunden, dass die Lymphbahnen aus der rechten Pleura am Hilus durch stark vergrösserte Lymphdrüsen comprimirt wurden und daher eine Stauung der Lymphe aus der rechten Pleura stattfand; damit scheint allerdings eine handgreifliche Ursache für die Rechtsseitigkeit der Ergüsse, die, wie die Obduction ebenfalls lehrte, nicht auf Pleuritis beruhten, gefunden zu sein. —

Rechtsseitigkeit der Pleuraergüsse.

2 Fälle interlobulärer eitriger Pleuritis beschreibt Marchand und knüpft daran Betrachtungen über den möglichen Ausgang derselben. Sie entstehen meist nach einer Pneumonie; die Serosa zwischen den Lappen entzündet sich; durch Verwachsung wird der Erguss, der meist eitrig wird, abgekapselt und bricht dann später entweder in die Bronchien oder in die Pleurahöhle durch. —

Interlobuläre eitrige Ergüsse.

Minciotti berichtet von einem Fall, bei dem nach einer Punction eine ausgedehnte Urticaria auftrat. — Den seltenen Fall einer Verletzung der Intercostalarterie bei der Pleurapunction berichtet Fürbringer; ihm scheint dies möglich, wenn der Stich dicht unter dem unteren Rand der Rippe gemacht und der Troikart dann schief nach oben geführt

Urticaria nach Punction.

Verletzung einer Intercostalarterie bei Punctio Pleurae.

Einblasen von sterilisirter Luft in die Pleurahöhle.

wird; in den beiden von ihm beobachteten Fällen war eine Pulsation des austretenden Blutes nicht zu bemerken. — Bei besonders hartnäckigen Pleuritiden empfiehlt Vaguez, einen Theil der Flüssigkeit herauszulassen und dann in den Thorax sterilisirte Luft zu injiciren; nach seinen Beobachtungen ist dadurch die Wiederkehr des Ergusses häufig gehindert worden.

Pyopneumothorax nach Einklemmung des Colons in einem Zwerchfelldefect.

Ueber einen Pyopneumothorax mit sehr seltener Aetiologie berichtet Struppler. Der 22jährige, sehr kräftige Patient erkrankte plötzlich mit heftigen Magenschmerzen, galligem Erbrechen und Schüttelfrost. Bei der Aufnahme war die Magengegend sehr empfindlich, ebenfalls der linke Rippenbogen, sonst fand sich nichts Abnormes, ausser einer handbreiten Dämpfung über den hinteren linken Lungenpartieen. Ganz geringes Fieber. 8 Tage nach der Aufnahme war der Leib ziemlich aufgetrieben, die Leberdämpfung geschwunden, und man constatirte ausserdem über der linken Lunge unten vorn und in der Axillargegend hellen tympanitischen Schall, der bei Rechtslage tiefer wird; auscultatorisch hörte man jetzt zum ersten Male deutliches amphorisches Athmen; in der Nacht darauf starb der Kranke. Die Obduction zeigte nun, dass ein Theil des Quercolons und des grossen Netzes durch ein zweifingergrosses Loch des Zwerchfells durchgetreten und dort eingeklemmt war. Der im Pleuraraume befindliche Darm war sehr stark geschwollen, aber anscheinend intact; von diesem aus war dann die Infection des Pleuraraumes erfolgt, die zur Exsudation von etwa 1 Liter eitriger, schaumiger Flüssigkeit geführt hatte; ausserdem befand sich in der Höhle viel freies, unter hohem Druck stehendes Gas. In Fällen mit ähnlichem Verlauf wird man mithin auch an diese Aetiologie des Pneumothorax zu denken haben. — Recht selten ist auch die Veranlassung in dem von Zuppinger genauer beschriebenen Fall bei einem 2½-jährigen Kinde. Hier liess sich nachweisen, dass der Pneumothorax zu Stande gekommen war durch eine Kornähre, die das Kind aspirirt und die die Bronchien und die Lunge perforirt hatte. — Der folgende von Jochmann beschriebene Fall bietet ein seltenes Beispiel davon, wie geringe Symptome selbst ein ausgedehnter Pneumothorax machen kann. Der 22jährige Patient kam zu Fuss ins Krankenhaus mit der Angabe, dass er leichte Schmerzen auf der rechten Brustseite habe, die ihn aber so wenig belästigten, dass er bis zum selben Tage gearbeitet hatte; als Grund seines Eintritts gab er häufige Pollutionen an. Die Untersuchung ergab einen ausgedehnten rechtsseitigen Pneumothorax mit Verschiebung des Herzens und Compression der rechten Lunge, wie die beigegebenen

Pneumothorax nach Aspiration einer Kornähre.

Geringe Beschwerden bei Pneumothorax.

Röntgenbilder sehr schön zeigen. Nach 2 Monaten waren sämmtliche Symptome spontan zurückgegangen, und Patient verliess das Krankenhaus, kehrte aber 9 Tage später wieder mit allen Erscheinungen des rechtsseitigen Pneumothorax zurück. Nach 7 Wochen trat auch diesmal vollkommene Heilung ein, wie auch das Röntgenbild sehr evident zeigte. Die Aetiologie in diesem Falle ist unklar; irgend welche Zeichen für Tuberculose liessen sich nie nachweisen; die Lungenpleurafistel muss offenbar grosse Tendenz zur spontanen Heilung gehabt haben; aber welcher Natur sie war, konnte man nicht eruiren. Auf die Empfehlung von Aron hin hat Zülzer in einem Falle von Pneumothorax durch Punction und leichte Aspiration vermittelst eines Gummischlauches sehr schnelle Erleichterung und Heilung erzielt. Trotzdem man a priori von einer Aspiration nur ein Offenhalten der inneren Fistel erwarten sollte, zeigte doch die Erfahrung, dass dieselbe zur Erleichterung und Heilung des Kranken sehr viel beiträgt.

Therapie des Pneumothorax.

Einen merkwürdigen Fall von Lungengangrän, der sehr an den vorher von Zuppinger referirten erinnert, berichtet Schlechtendahl. Die Patientin, ein 8jähriges Mädchen, kam mit den Erscheinungen eines rechtsseitigen Empyems in die Klinik. Durch Thoracotomie wurden 800 ccm eines dünnflüssigen, jauchigen Eiters, der mit Gewebsfetzen durchsetzt war, entleert. Trotzdem fieberte und hustete die Kranke noch fortwährend eitrigen Schleim, in dem Lungenfetzen enthalten waren; auch r. h. u. war Dämpfung, Rasseln und Bronchialathmen. Zur Beseitigung der vorhandenen Lungengangrän wurden ausgedehnte Rippenresectionen vorgenommen und die gangränöse Partie der Lunge mit dem Paquelin verschorft. Die Kranke ging trotzdem zu Grunde. Bei der Obduction fand sich nun innerhalb des gangränösen Lungenlappens in einem Bronchus 2. Ordnung eine $5^1/_2$ cm lange Kornähre; in dem Eiter, der in der Nähe sich befand, waren deutlich Aktinomycespilze nachweisbar. Die Aetiologie ist jedenfalls sehr merkwürdig; besonders deshalb, weil die Eltern nie etwas von Husten, der doch die Aspiration einer solchen Kornähre begleiten musste, bemerkt hatten. Nach dem Befunde hätte man nun eigentlich eine Aktinomykose der Lunge und der Pleura erwarten sollen; aber davon waren keine Spuren zu entdecken, so dass man also annehmen muss, dass die Kornähre lediglich als Fremdkörper gewirkt und die Aktinomycespilze nicht zur Entwickelung gekommen sind.

Lungengangrän nach Aspiration einer Kornähre.

Bei der Probepunction einer Lunge, die von Tumoren durchwachsen war, fand Zollikofer stets eine grosse Zahl geschichteter,

Protagonkörper in Lungentumoren.

mattglänzender Körper, welche durch ihren Bau und optisches Verhalten an die Myelinkörper des Sputums erinnerten; durch die chemische Untersuchung stellte er in diesen deutlich Protagon fest. Bei der Obduction fanden sich die Lungen durchsetzt von Sarkomknoten, desgleichen die Leber, Struma, die Ovarien und die Mesenterialdrüse. In all den letzteren gelang der Protagonnachweis nicht, während er in dem Lungentumor mit Leichtigkeit gelang. Was den Ursprung dieser Myelinkörper angeht, so glaubt der Verfasser, dass dieselben von der Bronchialschleimhaut der erkrankten Lunge in abnorm starker Weise gebildet worden und der Tumor hierzu vielleicht durch mechanische Einwirkung den Anlass gegeben habe. Bei einer Probepunction des Thorax würde der reichliche Fund von Myelinkörnern im Punctat stets für eine Provenienz aus der Lunge sprechen.

Operative Behandlung von Lungenkrankheiten.

Der operativen Behandlung der Lungenkrankheiten ist in diesem Jahre, offenbar durch die Anregung der Referate von Quincke und Garrè auf dem Hamburger Congress, wieder grössere Aufmerksamkeit zugewandt worden. Die Erfolge, welche auf diesem Gebiete erzielt, sind allerdings, um das gleich vorweg zu nehmen, noch immer wenig zahlreich, geben aber doch Anlass genug, Diagnostik und Technik zu vervollkommnen zu suchen, um später bessere Resultate zu erzielen. Rigner referirt in ausführlicher Weise die Grundsätze, nach welchen A. Fränkel die Indicationen zur Operation stellt. Am meisten eignen sich zur operativen Behandlung die Fälle von acuter und subacuter Gangrän; Bedingung ist nur, dass die Höhlen gut abgegrenzt sind und der übrige Theil der Lunge wenig oder garnicht in Mitleidenschaft gezogen ist. Die grösste Schwierigkeit liegt immer in der Diagnose, denn nur zu häufig erlebt man es, dass alle die sog. classischen Zeichen einer Caverne zum Theil oder sogar vollkommen fehlen; aber so auch in letzterem Falle hält Rigner die Stellung einer richtigen Diagnose für möglich, wenn 1. eine umschriebene, womöglich von normalem Lungenschall umgebene Dämpfung besteht, 2. im Auswurf in kurzer Zeit aussergewöhnlich reichliche Parenchymfetzen auftreten, 3. das Röntgogramm mit dem physikalischen Befunde genau übereinstimmt. Die einfachen Abscesse, besonders nach Pneumonie, heilen meistens spontan, indem der Eiter expectorirt wird. Für die chronische Gangrän, Bronchiektasie und für tuberculöse Cavernen ist nach Ansicht des Verf.'s die Heilungsaussicht meist eine sehr geringe wegen der Multiplicität der Heerde. Ganz anderer Ansicht in Bezug auf die operative Behandlung der Tuberculose ist

Indicationen.

Landerer. Er berichtet über 9 Fälle von meist ausgebreiteter Tuberculose, die er operirt hat. Bei 3 hat er nach Rippenresection die Cavernen eröffnet, davon war einer anscheinend gebessert, während 2 starben. Bei den 6 übrigen Fällen beschränkte er sich nach dem Vorgange Quincke's auf ausgedehnte Rippenresectionen über den Cavernen, um dadurch die Retraction des Lungengewebs um die Caverne zu erleichtern und so eine Heilung herbeizuführen. In allen diesen Fällen glaubt er von seiner Operation wenigstens eine vorübergehende Besserung gesehen zu haben. Die Ueberzeugung, dass dem Kranken durch das chirurgische Vorgehen erheblich genützt worden sei, lässt sich indes kaum aus den vorgetragenen Resultaten gewinnen. Eine gute Uebersicht über die bisher gemachten Operationen gibt auch Rochelt, der mehrfach selber auf diesem Gebiete practisch thätig war; besonders eingehend behandelt er die Technik, in ähnlicher Weise, wie Garrè in seinem Vortrag auf dem Hamburger Congress. Eine gelungene Operation bei schon längerer Zeit bestehenden Bronchiektasie mit Schrumpfung im linken Unterlappen berichtet Treupel. Die Affection hatte sich entwickelt im Anschluss an die Aspiration einer Kornähre im 4. Lebensjahre; danach hüstelte der Kranke immerfort unter zeitweiligem starkem Auswurf von reichlichen Eitermengen. Man fand über dem linken Unterlappen eine Dämpfung mit zeitweilig klingendem Rasseln. Bei der Operation wurde nach Resection einer Rippe mit dem Paquelin in die Lunge eingegangen und die Höhle eröffnet. Nach 7 Wochen schloss sich die Lungenfistel, und der Kranke genas vollkommen.

Operative Behandlung der Tuberculose.

Operation eines Abscesses.

Litteratur.

O. Amrein, The Hetol treatment of tuberculosis. Lancet, July. — Appelbaum, Blutuntersuchungen bei Phthisikern. Berl. klin. Wochenschrift Nr. 1. — Dyke Arland, Bronchiectasis, a clinical study. Practitioner, April. — A. Baginsky, Ueber die Beziehungen der serösen Pleuritis der Kinder zur Tuberculose. Festschr. f. v. Leyden Bd. I. — Bandelier, Ueber die diagnostische Bedeutung des alten Tuberculins. Deutsche med. Wochenschr. Nr. 20. — L. Bard, Les formes cliniques de la pleurésie aiguë tuberculeuse. La Semaine méd. Nr. 24. — E. Barié, Les épanchements pleuraux chez les cardiaques. La Semaine méd. Nr. 4. — Bauer, Purpura haemorrhagica bei Tuberculose. Münch. med. Wochenschrift Nr. 18. — Ad. Bickel, Ein Beitrag zur Lagerungstherapie bei Bronchiektasieen. Festschr. f. Leyden Bd. II. — Bodswell, On the effects of forced feeding in cases of pulmonary tuberculosis and in normal individuals. The Brit. med. Journal, Febr. — Brouardel und A. Gilbert,

Traité de médecine et de thérapeutique. T. VIII, Paris 1901. — Chapelle, La viande crue et la zomotherapie. La Tribune p. 192. — Curschmann, Vortrag über fibrinöse Bronchitis. Deutsche med. Wochenschr. Nr. 18. — Cybulski, Ueber eine eigenthümliche Complication der Lungenblutung. Münch. med. Wochenschr. Nr. 39. — Derselbe, Subcutane Injectionen von Arsenik bei der Therapie der Phthise. Ebenda Nr. 33. — Dagutan, La bronchite simple chez les enfants. Gaz. hebdom. de méd. et chir. Nr. 4. — Disselhorst, Die Frage nach der Identität der Menschen- und Thiertuberculose. Münch. med. Wochenschr. Nr. 27. — M. Einhorn, Ueber Asthma dyspepticum. Zeitschr. f. klin. Med. Bd. XLV, S. 490. — H. Engel, Ueber die Behandlung der Tuberculose mit Tuberculin. Berl. klin. Wochenschr. Nr. 19. — Derselbe, Ueber den Einfluss chronischer Lungentuberculose auf Psyche und Nerven. Münch. med. Wochenschr. Nr. 33 u. 34. — F. Erben, Ein Fall von productiver tuberculöser Pleuritis. Wien. klin. Wochenschr. Nr. 42. — Esser, Ueber Pleuraergüsse bei Herzkranken. Münch. med. Wochenschr. Nr. 44. — Derselbe, Chronische Bronchialdrüsenschwellung und Lungenspitzentuberculose. Ebenda Nr. 9. — Ebstein, Nochmals die Tastpercussion. Deutsche med. Wochenschr. Nr. 39. — A. Fränkel, Ueber Bronchiolitis fibrosa obliterans nebst Bemerkungen über Lungenhyperämie und indurirende Pneumonie. Deutsches Arch. f. klin. Med. Bd. LXXIII. — Derselbe, Ueber Pneumokokkenbefunde im Blut und über das Verhalten des arteriellen Drucks bei der menschlichen Lungenentzündung. Festschr. f. Leyden Bd. I. — Derselbe, Ueber die acuten Formen der Lungentuberculose. Berl. klin. Wochenschr. Nr. 21. — W. Freund, Thoraxanomalieen als Prädisposition zu Lungenphthise und Emphysem. Therapie d. Gegenwart, Jan. — Fibiger, Uebertragung der Tuberculose des Menschen auf das Rind. Berl. klin. Wochenschr. Nr. 38. — Figenscher, Leucocytose red den croupose pneumonie. Norsk Mag for lag. Nr. 3. — F. v. Gebhardt und Törday, Ueber die Serumdiagnose der Tuberculose. Münch. med. Wochenschr. Nr. 28. — del Grazia, Die Serumdiagnose bei der Lungentuberculose. Berl. klin. Wochenschr. Nr. 11. — P. Hampeln, Ueber schwere Abdominalerscheinungen im Beginne einer Pneumonie oder Pleuritis. Zeitschr. f. klin. Med. Bd. XLV, H. 5 u. 6. — Hammer, Die Heilstättenbehandlung der Tuberculose. Münch. med. Wochenschr. Nr. 26. — v. Hansemann, Heilung und Heilbarkeit der Tuberculose. Berl. klin. Wochenschr. Nr. 32. — A. Hecht, Zur Behandlung innerer Blutungen. Therapie d. Gegenwart, Sept. — A. Heller, Ueber die Tuberculoseinfection durch den Verdauungskanal. Deutsche med. Wochenschr. Nr. 39. — Derselbe, Kleine Beiträge zur Tuberculosefrage. Münch. med. Wochenschr. Nr. 15. — H. Hochhaus, Zur Pathologie der Bronchitis fibrinosa. Deutsches Arch. f. klin. Med. Bd. LXXIV. — Jochmann, Ein eigenartiger Fall von Pneumothorax. Zeitschr. f. klin. Med. Bd. XLV. — Katzenstein, Erfahrungen über Hetolbehandlung in der allgemeinen ärztlichen Praxis. Münch. med. Wochenschr. Nr. 33. — G. Killian, Die diagnostischen u. therapeutischen Leistungen der modernen directen Untersuchungsmethoden bei Fremdkörpern in Luft- und Speisewegen. Deutsche med. Wochenschr. Nr. 36. — Kobert, Ueber die Schwierigkeiten bei der Auswahl der Kranken für die Lungenheilstätten etc. Münch. med. Wochenschr. Nr. 33. — H. Krause, Zur Behandlung der Lungen- und Kehlkopftuberculose mit Hetol. Berl. klin. Wochenschr. Nr. 42. — Kahane, Therapie der Erkrankungen des Respirations- und Circulationsapparates. Wien und Leipzig. — Landerer, Die operative Behandlung der Lungentuberculose. Münch. med. Wochenschr. Nr. 47. — A. Latham, The early diagnosis of Pulmonary Consumption with especial reference to the value of tuberculin. The Lancet, Dec. 28, 1901. — Lüthje, Zum Schwinden des Patellarreflexes bei Pneumonie. Münch. med. Wochenschrift Nr. 32. — v. Leyden und Klemperer, Deutsche Klinik am Eingang des 20. Jahrhunderts. — Marchand, De la pleurésie purulente interlobulaire. Journ. med. de Bruxelles Nr. 33. — Michaelis, Ueber Degenerationsformen von Pneumokokken in pleuritischen Exsudaten. Berl. klin. Wochenschr. Nr. 20. — Minciotti, Sul orticaria pleuritica. Gazz. degli ospedali Bd. CXXXV, 1901. — Mircoli und Soleri, Ueber den Stoffwechsel bei Tuberculösen. Berl. klin. Wochenschr. Nr. 34. — Mitulescu, Beiträge zum Studium des Stoffwechsels in der chronischen Tuberculose. Berl. klin. Wochenschr. Nr. 44—46. — v. Mering, Lehrbuch der inneren Medicin. Jena. — O. Niedner, Die Blutstillung bei Hämoptoe. Deutsche med. Wochenschr. Nr. 23. — Ott, Ist die bei Tuberculösen nach leichten Körperanstrengungen auftretende Temperatursteigerung als Fieber anzusehen? Berl. klin. Wochenschr. Nr. 6. — Penzoldt-Stintzing, Handbuch der Therapie. 3. Aufl. — M. Pfaundler, Ueber das Schwinden des Patellarreflexes bei croupöser Pneumonie im Kindesalter. Münch. med. Wochenschr. Nr. 29. — Prochasca, Ueber Pneumokokkensepsis. Deutsche med. Wochenschr. Nr. 21. — Quirin, Beitrag zur Kenntniss der Lungenphthise im Säuglingsalter. Münch. med. Wochenschr. Nr. 6. — Reiche, Die Dauererfolge der Heilstättenbehandlung Lungenschwindsüchtiger. Münch. med. Wochenschr. Nr. 33. — Ribbert, Ueber die Genese der Lungentuberculose. Deutsche med. Wochenschr. Nr. 17. — Riegner, Ueber die Indicationen zur chirurgischen Behandlung ulceröser Lungenprocesse. Deutsche med. Wochenschr. Nr. 29. — Rochelt, Beiträge zur Lungenchirurgie. Wiener klin. Wochenschr. Nr. 49. — Roemisch, Purpura haemorrhagica bei Lungentuberculose. Münch. med. Wochenschr. Nr. 2. — Romberg, Weitere Mittheilungen zur Serumdiagnose der Tuberculose. Münch. med. Wochenschr. Nr. 3. — Rosenbach, Ueber Auscultation des Respirationsapparates nebst Bemerkungen zur Pathologie der Lungenphthise. Münch. med. Wochenschr. Nr. 4. — Rullmann, Ueber eine aus Sputum isolirte pathogene Streptothrix. Münch. med. Wochenschrift Nr. 22. — Rumpf, Syphilis der Bronchialdrüsen und Usur der Trachea mit bronchopneumonischen Heerden. v. Leyden's Festschr. Bd. I. — E. Rumpf und Guinard, Ueber die Agglutination des Tuberkelbacillus und die Verwerthung dieser Agglutination. Deutsche med. Wochenschr.

Nr. 8. — Schlechtendahl, Lungengangrän nach Aspiration einer Kornähre. Münch. med. Wochenschr. Nr. 11. — Schmorl, Zur Genese der Lungentuberculose. Münch. med. Wochenschr. Nr. 33 u. 34. — Schröder und Brühl, Ueber die Beziehungen von Körperbewegungen, Körperwärme und Albumosurie zu einander und zum Fieber im Verlauf der Phthise. Münch. med. Wochenschr. Nr. 33 u. 34. — F. Schultze, Ueber das Vorkommen von Lichtstarre der Pupillen bei croupöser Pneumonie. Münch. med. Wochenschr. Nr. 38. — Sticker, Zur Diagnose der angeborenen Schwindsuchtsanlage. Münch. med. Wochenschr. Nr. 33. — Strubel, Ein Beitrag zur Pathologie und Therapie der syphilitischen Trachealstenose. Münch. med. Wochenschr. Nr. 44. — Struppler, Ueber Pyopneumothorax acutissimus bei incarcerirter Zwerchfellshernie. Münch. med. Wochenschrift Nr. 15. — Tendeloo, Studien über die Ursachen der Lungenkrankheiten, Wiesbaden. — Thieme, Behandlung der Lungenblutung mit subcutanen Gelatineinjectionen. Münch. med. Wochenschr. Nr. 5. — Treupel, Operative Behandlung gewisser Lungenerkrankungen. Münch. med. Wochenschr. Nr. 40. — Vaquet, Die Behandlung der recidivirenden Pleuritis durch Luftinjectionen in den Thorax. Deutsche med. Wochenschr. Nr. 27. V.-B. 212. — Weichselbaum, Der gegenwärtige Stand der Lehre von der Entstehung und Verhütung der Tuberculose. Wiener klin. Wochenschrift Nr. 15. — Weicker und Petruschky, Ueber Heilstätten- und Tuberculinbehandlung in gegenseitiger Beziehung. Berliner klin. Wochenschrift Nr. 4 u. 5. — A. Wolff, Untersuchungen über Pleuraergüsse. Berliner klin. Wochenschr. Nr. 6. — M. Wolff, Perlsucht und menschliche Tuberculose. Deutsche med. Wochenschr. Nr. 32. — C. Wilkinson, Tuberculin as a remedy in tuberculosis of the lungs. The Brit. med. Journ. p. 1389. — Zollikofer, Ueber den Befund von protagonhaltigen Körnern bei Probepunction des Thorax. Correspondenzbl. f. Schweizer Aerzte. — G. Zülzer, Zur Therapie des Pneumothorax. Therapie d. Gegenwart H. 12. — Zuppinger, Zur Aetiologie des Pneumothorax im Kindesalter. Wien. klin. Wochenschr. Nr. 1.

---

d) Krankheiten der Kreislaufsorgane.

Von Prof. Dr. **Ernst Romberg**, Director der medicinischen Poliklinik in Marburg.

Physiologie: Automatie des Herzmuskels.

Entsprechend den früher herrschenden Vorstellungen wurde bei einem unterhalb des Sinus abgebundenen und stillstehenden Froschherzen der Wiederbeginn der Ventrikelcontractionen nach mechanischer Reizung einer Stelle am Vorhofsseptum nahe der Atrioventriculargrenze auf eine Erregung der Bidder'schen Ganglien bezogen. Unter Leitung Tschermak's hat W. Ewald gezeigt, dass die Ganglien bei diesem Versuche fast nie getroffen werden (sie wurden bei 29 Versuchen nur 1mal mitverletzt), wohl aber regelmässig das embryonalen Typus bewahrende Verbindungsbündel zwischen Vorhöfen und Ventrikel. Damit fällt auch diese Stütze der Theorie, welche in den Herzganglien automatische Centren sieht. Auch v. Kries nimmt eine musculäre Fortleitung der Erregung im Herzmuskel auf Grund von Versuchen an, bei denen er durch Erwärmung der Vorhöfe und Abkühlung der Kammer an der Atrioventriculargrenze verschieden rasches Schlagen dieser beiden Herztheile erzielte. Für die musculäre Entstehung der Herzbewegung sprechen ferner die Beobachtungen Kuliabko's; Kaninchenherzen konnten noch 18—44 Stunden, Menschenherzen 20—30 Stunden nach dem Tode durch Durchleiten erwärmter und mit Sauerstoff gesättigter Locke'scher Flüssigkeit für einige Zeit zum Schlagen gebracht werden. Ein so langes Ueberleben nervöser Elemente ist undenkbar. Hierher gehört auch, dass nach R. Magnus die rhythmische Thätigkeit des Katzenherzens von Blut und Sauerstoff merkwürdig unabhängig ist. Das überlebende Herz schlug bei Durchleitung von erwärmtem Blute, von Sauerstoff oder Wasserstoff. Bei Durchleitung von Kohlensäure stand es still, konnte aber durch erneute Blutdurchströmung wieder belebt werden. — Die Function der extracardialen Herznerven fesselt fortgesetzt das Interesse. Namentlich sei auf die schönen Arbeiten von G. Köster und Tschermak hingewiesen, welche die ausführliche Mittheilung ihrer schon im Vorjahre erwähnten Studien über den N. depressor bringen. Dieser Nerv entspringt danach in der Wand der aufsteigenden Aorta, wird durch Drucksteigerungen in ihr erregt und veranlasst dann die bekannte Herabsetzung des allgemeinen arteriellen Druckes und die Verlangsamung der Herzthätigkeit. Er ist also kein sensibler Herznerv. Die meisten Ganglienzellen des Herzens sind nach F. B. Hofmann unipolar. Ihre Fortsätze lösen sich zwischen den Herzmuskelfasern in ein äusserst dichtes, die Muskelfasern umspinnendes Netzwerk auf, das nirgends freie Endigungen zeigt. An die Ganglienzellen treten vom Centrum herkommende Fasern mit Endkörbchen heran. Den cerebralen Ursprung der herzhemmenden Vagusfasern fan-

Herznerven.

Herznerven. den Schaternikoff und Friedenthal nicht im Accessoriuskern, wie gewöhnlich angenommen, sondern in der Gegend des Vagus- und des Hypoglossuskernes. Th. W. Engelmann hat auch in diesem Jahre in mehreren feinsinnigen Arbeiten seine Annahme weiter zu stützen versucht, dass die extracardialen Herznerven gesondert die Anspruchsfähigkeit des Herzens, das Tempo der automatischen Reizerzeugung, das Leistungsvermögen der Muskelwand und die Kraft der Herzmusculatur zu beeinflussen vermögen. Auch H. E. Hering hält das für möglich, aber noch nicht ausreichend bewiesen und glaubt, dass unter natürlichen Verhältnissen die verschiedenen Eigenschaften des Herzmuskels so eng mit einander verknüpft seien, dass man sie als Reactionsfähigkeit des Herzens zusammenfassen könne. Friedenthal glaubt, dass nach Durchschneidung aller Herznerven das Herz zu gesteigerter Arbeit nicht fähig sei, während es sich in der Ruhe wie ein normales verhält. Die Versuche sind zu kurz besprochen, um ein Urtheil über ihre Beweiskraft zu gestatten. Eine zusammenfassende Darstellung der modernen Anschauungen über Herz- und Gefässinnervation gibt Ferrier. — Es ist bisher nicht gelungen, die Gefässmusculatur des kleinen Kreislaufes zu erregen. Al. Strubell fand im v. Basch'schen Laboratorium, dass bei Thieren auf periphere Vagusreizung nach Lähmung der herzverlangsamenden Fasern durch Strophanthin der Druck in der Lungenarterie etwas stieg, dagegen im linken Vorhofe und in den Körperarterien sank und in den Körpervenen anstieg. Er bezieht die Erscheinung auf eine schwache Contraction der Lungengefässmusculatur infolge der Vagusreizung. Auch hier muss die ausführliche Publication abgewartet werden. Interessante periphere Einwirkungen des Blutdruckes auf die Gefässweite stellte Bayliss plethysmographisch an lebenden und überlebenden Organen fest. Bei arterieller Drucksenkung wurden die Gefässe weiter, bei Drucksteigerung enger. Buttersack wirft die Frage auf, ob die pulsatorische Erschütterung der Gewebszellen in den parenchymatösen Organen Stoffwechselvorgänge fördere.

Gefässe.

Untersuchungsmethoden: Herzstoss.

Martius setzte den ersten Ton nach seiner Markirmethode auf den Fusspunkt des aufsteigenden Cardiogrammschenkels, Hürthle mit Hülfe des Mikrophons auf den aufsteigenden Schenkel. Den Widerspruch erklärt K. Schmid jun. daraus, dass der Hürthle'sche Aufnahmeapparat hauptsächlich den von der Anspannung der Mitralklappen erzeugten Klappenton resonirt, nicht den Muskelton verzeichnet habe. Die übrigen Schlussfolgerungen von Schmid, der aus der Form des Cardiogramms wieder auf intracardiale Vorgänge schliesst, sind nur mit Vorsicht zu verwerthen, weil wir durch v. Frey wissen, dass die im Cardiogramm zum Ausdruck kommende Aenderung der äusseren Herzform in sehr weiten Grenzen von den intracardialen Vorgängen unabhängig ist. Moritz, Grunmach, Aug. Hoffmann haben jetzt Orthodiagraphen auch für aufrechte Haltung construirt. Moritz und Grunmach betonen, dass es wichtig sei, auch die Lage des Herzens

Percussion. Orthodiagraphie.

zur Körperoberfläche mit Hülfe bestimmter Orientirungspunkte zur richtigen Deutung des Herzschattens festzustellen. Moritz weist darauf hin, dass man die Ergebnisse der Orthodiagraphie nicht ohne weiteres zur Controlle der Herzpercussion heranziehen könne. Denn die Herzdämpfung könne sehr wohl nach rechts vergrössert sein, während der Herzschatten nur die gewöhnliche Breite zeige, weil die Percussion nicht nur die Breite des Herzens, wie die Orthodiagraphie, sondern auch sein Volum angebe. Ein voluminöseres rechtes Herz dränge aber, selbst wenn die Herzbreite dadurch nicht zunehme, die Lungen zurück. Mit solchen Verhältnissen hängt es wohl zusammen, dass Moritz mit Hülfe verweilender Percussion nur in 50% der Fälle die Herzgrenzen nach rechts und links mit dem Orthodiagramm übereinstimmen sah. C. A. Ewald hat vor längeren Jahren die Percussion des rechten Herzrandes durch gleichzeitige Auscultation über der Leber zu erleichtern gesucht. Er weist jetzt wieder auf diese den Percussionsunterschied deutlicher machende Methode hin. Ebstein betont von neuem die Zuverlässigkeit der palpatorischen Percussion. Die Ergebnisse der Bianchischen Frictionsmethode zur Bestimmung der Herzgrösse, wie sie Smith, Hornung, Pal von neuem schildern, werden durchweg abgelehnt. Grote fand unter der Leitung Riegel's, dass man symmetrische Figuren auf beiden Seiten des Brustbeins erhalte. Die Schallunterschiede hängen nur von der verschiedenen Spannung der Haut ab. Bock hat der Stärke der einzelnen Herztöne eingehendere Aufmerksamkeit, als meist üblich, gewidmet und ihre Lautheit mit dem von ihm angegebenen Oertel'schen Stethoskop gemessen, bei dem ein seitlicher, verschieden weit zu öffnender Schlitz die Herztöne bis zur Unhörbarkeit abzudämpfen gestattet. Der erste Mitralton sei doppelt so stark als der zweite Aortenton und dieser etwas stärker als der zweite Pulmonalton. Der thatsächliche Nutzen der Tonstärkemessung scheint dem Referenten nach dem übrigen Inhalt der Monographie nicht sehr wesentlich zu sein. In dankenswerther Weise hat Jaquet seinen in der Praxis am meisten eingebürgerten Dudgeon'schen Sphygmographen so modificirt, dass er jetzt nicht mehr wie früher Schleudercurven, sondern einwandsfreie Pulsbilder zeichnet. Der neue Apparat ist von dem Mechaniker Schüle im Baseler physiologischen Institut zu beziehen. Bei der Blutdruckmessung, deren Werth von Jourdin und Fischer und von Fink mit Recht betont wird, sind leider die vorjährigen Ausführungen v. Recklinghausen's noch nicht genügend berücksichtigt worden. Es ist durchweg noch mit der alten schmalen Manschette des Riva-

Herztöne.

Puls.

Puls.

Rocci'schen und des Gärtner'schen Apparates gearbeitet worden. Bei ihrer Anwendung erhält man aber, wie auch Masing hervorhebt, zu hohe Werthe. So sind die Huber'schen Resultate und die von Gross veröffentlichten Ergebnisse des so früh verstorbenen Hensen nicht als absolute Zahlen anzusehen. Weit über das Ziel hinaus geht aber Federn, wenn er den Radialisdruck in Herzhöhe nur auf 50—60 mm Hg schätzt und wenn er behauptet, dass die sensible Reizung bei der Messung den Druck in uncontrollirbarer Weise steigere. Nicht genügend berücksichtigt scheint dagegen mehrfach der oft drucksteigernde Einfluss von Dyspnoe. Volhard hat neben negativen Halsvenenpulsen hin und wieder auch präsystolische Lebervenenpulse gesehen. Er hat einen sehr handlichen einfachen Apparat zur Demonstration des zeitlichen Verhaltens der Venenpulse angegeben. Frey (Baden-Baden) hat einen Apparat nach dem Princip einer Decimalwaage construirt, mit dem der Druck in der V. dorsalis manus gemessen werden soll. Eine sehr interessante Arbeit über die verschiedene Leistungsfähigkeit von Herz und Gefässen in jüngeren und höheren Jahren hat Masing unter Leitung Dehio's geliefert. Bei älteren Leuten stieg zum Theil wohl infolge verminderter Erweiterungsfähigkeit ihrer sklerotischen Arterien der Druck bei einer bestimmten körperlichen Arbeit stärker an, fiel dann aber rascher ab, und das Herz zeigte deutlichere Ermüdungserscheinungen als bei jüngeren Leuten. Auch Masing fand, dass mit zunehmender Uebung die Drucksteigerung bei einer bestimmten körperlichen Arbeit immer geringer wird. Die Arbeit von Galli, welcher die Spaltung des zweiten Pulmonaltons für ein Zeichen verminderter Leistungsfähigkeit des rechten Herzens hält, kann übergangen werden.

Functionsprüfung.

Pathologie:

Wenden wir uns zur Pathologie, so ist noch nachträglich des bereits im vorigen Jahre erschienenen Handbuches der Erkrankungen des Herzmuskels und der nervösen Herzkrankheiten von Krehl zu gedenken. Das Werk ist auf breiter allgemein-pathologischer Grundlage aufgebaut. Es behandelt den Gegenstand in exactester und durchaus origineller Weise. Die vielen noch im Flusse befindlichen Fragen der Herzpathologie werden objectiv von allen Seiten betrachtet. Das hervorragende Werk wird von jedem mit grösstem Gewinn gelesen werden. Im Berichtsjahre erschien von den Broadbent'schen Herzkrankheiten eine deutsche Uebersetzung von Kornfeld. Die sprachlich sehr gewandte Uebertragung vermittelt uns die Anschauungen des bedeutenden englischen Klinikers. Ein Lehrbuch für den deutschen Arzt ist es aber gerade in dem wichtigsten Gebiete der ärztlichen Thätigkeit, in der Therapie, entschieden nicht.

Subjective Herzerscheinungen.

Neben der nichts Neues bringenden Zusammenstellung Londe's über Angina pectoris ist der interessanten Mittheilungen von R. Breuer, Morison und Pawinski zu gedenken. Breuer fand auffallend oft in den Antecedentien der Kranken mit Angina pectoris Lues und betont sehr richtig, dass zur Auslösung von Anfällen schon die umschriebene Sklerose kleiner Kranzarterienäste disponire. Das den Anfall selbst auslösende Moment sieht er in einem Gefässkrampf. Auf die therapeutischen Erörterungen Breuer's kommen wir nachher zurück. Die Bedeutung der Morison'schen Arbeit liegt in interessanten historischen Notizen, in der Anführung mehrerer Fälle, bei denen der Puls im Anfalle voll und langsam war, die also wieder zeigen, dass Angina pectoris nicht immer, wenn auch meist, mit Herzschwäche verknüpft ist. Pawinski theilt mehrere Beobachtungen mit, bei denen eine zweifellos organische Angina pectoris nach Eintritt einer Insufficienz der Aorten- oder der Mitralklappen besser wurde oder verschwand, ohne dass die Herzkraft merklich nachliess, und bezieht die Veränderung auf eine reichlichere Ernährung des Herzens. Auffallenderweise scheint die frühere Angabe Curschmann's, dass bei organischer Angina pectoris infolge von Coronarsklerose meist eine umschriebene Verengerung am Abgang oder im Verlaufe der Kranzarterien gefunden werde, meist nicht beachtet zu werden. Belski beobachtete bei je einem Kranken mit Coronarsklerose, mit Mitralstenose und mit rheumatischer Myocarditis während längerer Pulsintermissionen ein Fortpulsiren der Halsvenen und sieht darin mit Recht den Ausdruck von Herzcontractionen, welche an der Verbindungsstelle von Vorhöfen und Ventrikeln blockirt werden. Ascoli theilt 3 analoge Fälle bei längeren Intermissionen mit. Leider hat Silbergleit bei 2 Fällen von Bradycardie, die durch das Fehlen der Beschleunigung nach Atropin als sicher cardial, von Vagusreizung unabhängig erwiesen werden, die Venenpulsation nicht beachtet. Der Herzarythmie hat Lommel eine verdienstliche Studie gewidmet. Die Irregularität, die sich in einer merklichen Beschleunigung bei der Einathmung und in einer Verlangsamung bei der Ausathmung äussere, sei stets nervösen Ursprunges. Sie bilde auch ein grosses Contingent der Reconvalescentenarhythmieen. Dagegen sei die durch Extrasystolen hervorgerufene Arhythmie stets durch erhöhte Widerstände für die Herzarbeit oder durch organische Läsionen des Myocards verursacht. Ob die Vorhofszacke des Cardiogramms, wie Lommel annimmt, in ihrem Ursprunge genügend sicher ist, um darauf weitergehende Schlüsse zu bauen, ist wohl zweifelhaft. Zur Entscheidung

Aenderungen des Herzrhythmus.

Aenderungen des Herzrhythmus.

der Frage, ob eine Extrasystole vom Ventrikel oder vom Vorhofe ausgeht, scheint die von D. Gerhardt dafür verwerthete zeitliche Aufeinanderfolge von Carotis- und Venenpulsen einwandsfreier. Einen bemerkenswerthen Gesichtspunkt stellt ferner H. E. Hering auf, der betont, dass eine echte Herzbigeminie (grosser Puls, kurze Pause, kleiner Puls, lange Pause) durch verzögerten Uebertritt der zweiten Pulswelle in die Arterien infolge einer Verlängerung der Ventrikelanspannungszeit einen Pulsus alternans in den peripheren Arterien vortäuschen könne, bei dem die kleinere Pulswelle fast in der Mitte zwischen zwei grösseren liege. Ein echter Herzalternans sei bisher für den Menschen nicht bekannt. Es empfehle sich daher zur genaueren Analyse von Arhythmieen auch das Cardiogramm zu zeichnen. Den von Wenckebach beschriebenen Pulsus alternans hält Hering für einen P. bigeminus. In einer neuen Studie führt Quincke die frustranen Herzcontractionen, bei denen die Systole keinen erkennbaren Puls erzeugt, der Herzstoss oft abnorm hoch und der erste Herzton abnorm laut wird, an der Hand des Cardiogramms und einer Röntgenbeobachtung auf eine abnorme Combination im Zusammenwirken der Herzmusculatur zurück. Da die frustranen Contractionen bisweilen auch nach einer normal langen Diastole vorkommen, können sie nicht auf eine verminderte Füllung und einen aus diesem Grunde rascheren Contractionsablauf bezogen werden. D. Gerhardt sah dagegen bei Herzbigeminie, deren zweite Contraction völlig einer frustranen Herzcontraction gleicht, den Halsvenenpuls bei der zweiten frustranen Systole steiler ansteigen, was doch für einen rascheren Ablauf der Herzcontraction spräche.

Herzgeräusche.

Gordon hat den schon früher von Gerhardt betonten Einfluss verschiedener Körperhaltung auf die Lautheit der Herzgeräusche eingehend studirt. Organische und anorganische Mitralinsufficienzgeräusche, sowie Aortengeräusche sind nach ihm im Liegen lauter als im Sitzen. Mitralstenosengeräusche verhalten sich umgekehrt, Aorteninsufficienzgeräusche werden wenig beeinflusst. Die Auseinandersetzungen Drummond's über Herzgeräusche und andere Punkte der Herzpathologie enthalten nichts Neues. — Zu der im Vorjahre besprochenen Arbeit H. E. Hering's über die Bedeutung der Stauungshyperämie für die Entstehung der cardialen Dyspnoe ist nach einer persönlichen Mittheilung des Verf.'s nachzutragen, dass nach Hering nur für ruhende Thiere die Stauungshyperämie nicht zur Dyspnoe führt, so lange der arterielle Druck eine genügende Höhe besitzt, und dass die Abflachung der Athmung nicht auf einen Vagusreflex, sondern auf primäre Blutstauung in den Thoraxorganen

Veränderungen am übrigen Körper: Lungen.

zurückzuführen ist. Mit den bekannten auf einer, meist der rechten Seite besonders starken Pleuraergüssen Herzkranker beschäftigt sich Esser. Burwinkel bespricht die Beziehungen zwischen Herz- und Lungenleiden. Er glaubt wieder, aus den üblichen Sectionsangaben über die Herzgrösse Schlüsse auf die Grösse des Organs ziehen zu können, während doch nur vergleichende Wägungen des Herzens und des Körpers nach der Müller'schen Methode verwerthbare Schlüsse ermöglichen. Von besonderem Interesse sind die Untersuchungen Meisenburg's über das gleichzeitige Vorkommen von Herzklappenfehlern und Lungenschwindsucht aus der Leipziger Klinik, die sich auf 43365 Patienten mit 4646 Phthisikern und 760 Herzklappenfehlern erstrecken. Bei reiner Mitralinsufficienz und bei reinen Aortenfehlern fand sich Lungentuberculose entsprechend dem Alter der betreffenden Kranken, bei den überwiegend jugendlichen Mitralinsufficienzen sehr oft, bei den meist älteren reinen Aortenfehlern sehr selten. Dagegen fanden sich unter 192 Mitralstenosen mit oder ohne Insufficienz der Mitralklappen nur 2,6 % Tuberculöse (bei reiner Mitralinsufficienz 16 %, bei reiner Aorteninsufficienz 5,4 %, unter allen Kranken etwa 13 %), bei Pulmonalstenose dagegen 80 % Tuberculöse. Mit Recht zieht Meisenburg zur Erklärung dieser Unterschiede das verschiedene Verhalten des Lungenkreislaufes bei den meist decompensirten Mitralstenosen im Gegensatz zu den gewöhnlich leidlich oder vollständig compensirten Mitralinsufficienzen heran. Interessant ist auch, dass das Fortschreiten einer bereits vorhandenen Lungentuberculose durch eine später entstandene Mitralstenose nicht aufgehalten wurde. Nur die Entstehung der Lungenerkrankung ist bei Mitralstenose viel seltener. — Eine sehr fleissige Zusammenstellung der zerstreuten Casuistik über die Zuckergussleber und die damit verknüpften Entzündungen der serösen Häute, speciell des Pericards, hat O. Hess geliefert. Auch Hess verwirft den Namen pericarditische Pseudolebercirrhose als überflüssig. Es handle sich um eine Combination von Entzündung der serösen Häute und von Stauung. Jaquet, B. Lewy und Luce theilen Fälle von Adams-Stokes'scher Krankheit mit, der erste und der letzte mit autoptischem Befunde. Interessant ist, dass Jaquet keine Arteriosklerose feststellte, und dass Luce einen Tumor in der oberen Ventrikelscheidewand fand, dessen Bezeichnung als primäres Herzsarkom dem Referenten bei dem Fehlen von Metastasen und bei der früheren Lues des Kranken zweifelhaft erscheint. Es liegt nahe, eine Zerstörung des Ventrikel und Vorhöfe verbindenden Muskelbündels als Ursache der Herzstörung anzusehen. Die Veränderungen der Nervi

Entzündung der serösen Häute.

Erscheinungen von Seiten des Nervensystems.

vagi, die beim Eintritt der Nerven in die Medulla wie abgeschnitten aufhörten, sind stark als Artefact verdächtig. Interessant ist die Angabe Lewy's, dass Atropin auf die Herzverlangsamung keinen Einfluss hatte, und die Vermuthung Jaquet's, dass ein Krampf der Hirnarterien bei dem Symptomencomplexe eine Rolle spielt.

Herzmuskelerkrankungen.

D. Gerhardt hat die Herzmuskelerkrankungen der Strassburger Klinik statistisch bearbeitet und füllt mit seinen Zahlenangaben eine empfindliche Lücke der Litteratur in dankenswerther Weise aus. Als practisch wichtig sei hier hervorgehoben, dass Gerhardt unter 120 Fällen von Herzmuskelerkrankungen 66mal reine Herztöne fand, nur 46mal dauernde Arhythmie und fast stets Stauungsleber feststellte. Er sah das Ausfallen einzelner Pulse und ebenso wie Lommel einen von der Athmung abhängigen Wechsel der Pulsfrequenz viel häufiger bei Neurosen als bei organischen Störungen. Ein an der Basis des linken Ventrikels sitzendes, die Symptome einer Mitralstenose hervorrufendes Herzaneurysma vielleicht syphilitischen Ursprunges beschreibt Cominotti, ein völlig verkalktes an der gewöhnlichen Stelle, der Spitze der linken Kammer, v. Pessl. Morison betont mit Recht die individuell verschieden entwickelte Muskelkraft des Herzens, übersieht aber ihre nahen Beziehungen zur Körpermusculatur. Kisch setzt ganz richtig aus einander, dass die Herzerscheinungen bei Fettleibigen durch sehr verschiedene Ursachen herbeigeführt werden, betont aber wie früher dabei weniger das Verhalten des Herzmuskels als des den Herzmuskel um- und durchwachsenden Fettes. Das Mastfettherz und die dadurch herbeigeführten Gewebsveränderungen im Herzmuskel sind ihm die wichtigste Ursache der Herzinsufficienz bei Fettleibigen. Wieder äussert er auch die sicher nicht zutreffende Anschauung, dass der Widerstand für den Blutkreislauf durch die Vergrösserung des Gefässgebietes in dem fettreichen Körper erhöht werde. Schon das niedrige Gewicht des Herzmuskels in uncomplicirten Fällen der Art zeigt, dass das Herz hier keine erhöhte Arbeit zu leisten hat. Leick und Winckler konnten in Bestätigung der Rosenfeld'schen Annahme feststellen, dass auch das Fett des fettig degenerirten Herzmuskels nicht an Ort und Stelle aus zerfallendem Protoplasma entsteht, sondern aus den Fettdepots einwandert, wenn der Muskel primär geschädigt ist. In Verfolgung ihrer früheren schönen Studien über die innere Reibung, die Viscosität des Blutes fanden C. Hirsch und Beck, dass bei Schrumpfniere nur in der verschwindenden Minderzahl der Fälle die Viscosität erhöht war. Eine Aenderung der inneren Reibung könne also nicht die Ursache der Herzhyper-

Herzaneurysma.

Herzbeschwerden der Fettleibigen.

Herz bei chronischer Nephritis.

trophie sein. Am wahrscheinlichsten müsse sie mit Bright in einer directen Erregung der Herzthätigkeit gesucht werden.

Mit berechtigtem Nachdrucke betont Aug. Hoffmann, welcher Missbrauch vielfach mit der Annahme acuter Herzdilatationen getrieben werde. Thatsächlich seien dieselben bei vorher herzgesunden Leuten zum mindesten äusserst selten, und stets bedeuteten sie eine schwere Schädigung des Herzens. Die sich anschliessende Discussion, an der Lennhoff, v. Criegern und Rumpf sich betheiligten, bestätigte die Richtigkeit der Hoffmann'schen Ausführungen, und auch die entgegenstehenden Aeusserungen Aug. Schott's vermochten an diesem Eindrucke nichts zu ändern. Die Herzhypertrophie bei Basedow'scher Krankheit ist nach den Blutdruckmessungen Spiethoff's nicht auf eine arterielle Drucksteigerung zurückzuführen. Es fanden sich ganz wechselnde Verhältnisse.

Acute Herzdilatation.

Basedow'sche Krankheit.

Valentino und Frenkel erörtern das rhythmische Rückwärtsnicken des Kopfes (das signe de Musset) bei Aorteninsufficienz, Debove bespricht die Diagnose einer gleichzeitig vorhandenen Aorteninsufficienz und Mitralstenose. Hofbauer schildert einen neuen Fall von linksseitiger Recurrensparese bei Mitralstenose, der durch die Verringerung der Heiserkeit in Rücken- und Seitenlage bemerkenswerth war. Bleichröder empfiehlt zur Functionsprüfung der Mitralis bei der Autopsie, die Aorta zuzuhalten, Wasser in die linke Kammer zu giessen und zu sehen, ob dasselbe abfliesst. Fischer beschreibt 2 der seltenen Fälle congenitaler Mitral- und Aortenstenose, Minkowski konnte 2 classische Fälle von Persistenz des Ductus Botalli demonstriren. Esser schildert 2 Fälle von Ruptur des Ductus Botalli bei jungen Kindern. Roeder discutirt abermals den Verschlussmechanismus des Ductus Botalli. Er schreibt einer durch die spitzwinklige Einmündung des Ganges in die Aorta gebildeten Klappe die Hauptrolle dabei zu, während Scharfe (Beiträge zur Geburtshülfe u. Gynäkol., Bd. III, Heft 3) und Esser ihn nach Art eines Schlauchventils sich schliessen lassen.

Herzklappenfehler.

Congenitale Herzleiden.

Ueber die Digitalis ist im Berichtsjahre eifrig gearbeitet worden. Gottlieb und Magnus haben ihre im Vorjahre referirte Arbeit durch den Nachweis ergänzt, dass die Stoffe der Digitalisgruppe auch die Gehirnarterien verengern. Diese Verengerung tritt aber nur beim Digitoxin hervor, sonst wird sie durch die Contraction des Splanchnicusgebietes mechanisch oder reflectorisch übercompensirt und die Gehirnarterien erweitern sich. D. Gerhardt wies die erregende Wirkung der Digitalis auch auf den rechten Ventrikel, die Openchowsky geleugnet hatte, dadurch nach, dass er mehrere

Behandlung der chronischen Herzmuskelinsufficienz und der Klappenfehler: Medicamente.

Digitalis. Lungenlappen abband und den Druck in der Lungenarterie so erhöhte, während der Carotidendruck noch nicht absank. Dann stieg nach Digitalis auch der Druck in der Lungenarterie etwas an. Offenbar kommt dann die stärkere Ansaugung des Lungenblutes durch die linke Kammer, welche sonst wohl hauptsächlich eine Drucksteigerung in der Lungenarterie verhindert, weniger stark zur Geltung. Ueberraschender Weise sieht H. E. Hering in seiner Arbeit über den unregelmässigen Puls den Hauptnutzen der Digitalis in ihrer Vaguswirkung und bezieht auf die Herzverlangsamung die Vergrösserung der Diastole und die Verstärkung der Systole, obwohl er die direct erregende Wirkung auf das Herz nicht leugnet. Vom klinischen Standpunkte aus muss dagegen entschieden mit Schmiedeberg und Boehm die Verstärkung der Herzarbeit in erste Linie gestellt werden. Kurz erwähnt sei schliesslich die Angabe Benedicenti's, dass Digitalin, Convallamarin, Strophanthin bei exocardialer Anwendung das Froschherz in Diastole still stehen liessen, während sie es bei endocardialer Application bekanntlich in Systole fixiren. Mit grosser Freude ist vom ärztlichen Standpunkte das Bestreben des pharmaceutischen Laboratoriums von Siebert und Ziegenbein (Marburg) zu begrüssen, eine stets gleichmässig wirksame Digitalis und Strophanthus in den Handel zu bringen. Ebenso wie Alb. Fraenkel fand auch Ziegenbein bei Prüfung am Froschherzen sehr grosse Unterschiede in der Wirksamkeit. Er stellte ferner die beträchtliche Abnahme der Wirksamkeit bei der länger aufbewahrten Digitalis fest und fand das in der gewöhnlichen Weise aus zerschnittenen Blättern hergestellte Digitalisinfus erst in der ca. 1 ½fachen Menge ebenso wirksam wie das Pulver. Der bisher vielfach zur Auswahl guter Drogen benutzte Digitoxingehalt stand in keiner directen Beziehung zur Wirksamkeit der Droge. Entsprechend diesen Ergebnissen bringen Siebert und Ziegenbein nur solche Digitalis und solchen Strophanthus in den Handel, von deren gleichmässiger pharmakodynamischer Wirksamkeit sie sich überzeugt haben. Auch Forbes hat an der Hand ausgedehnter Litteraturstudien die sehr verschieden starke Wirkung der Digitalis zu verschiedenen Jahreszeiten festgestellt. Er fand zwar schwache Wirkung bei lange aufbewahrten Blättern zu jeder Jahreszeit, am häufigsten aber vom Frühjahr bis in den Juli, ungewöhnlich starke nur im Spätsommer bei frisch eingesammelten Blättern. Die zuerst von Groedel empfohlene lange fortgesetzte Anwendung kleiner Digitalisgaben findet immer mehr Anhänger. So lobt sie jetzt der Amerikaner Jacobi, und Alb. Fraenkel (Badenweiler) zeigte unter Leitung Gottlieb's auch experimentell, dass sich so eine lange anhaltende Pulsverlangsamung und Verstärkung der Herzaction erzielen lässt. Angaben, wie die Sharkey's, bei Aorteninsufficienzen sei Digitalis zu meiden, sind erfreulicherweise in der deutschen Litteratur nicht zu verzeichnen. Dem Schlusse Swientochowski's, alkoholische Getränke verschlechterten die Herzthätigkeit, weil dieselbe schneller werde und der arterielle Druck nur vorübergehend zunehme, wird wohl kein Arzt beipflichten können, der sich — ganz abgesehen von den dagegen sprechenden practischen Erfahrungen — der Thatsache erinnert, dass bei gleichem arteriellen Drucke sehr verschieden grosse Blutmengen in der Zeiteinheit das Herz verlassen können und dass auch bei schneller Schlagfolge das Herz bedeutend gesteigerte Arbeit leisten kann, z. B. bei körperlicher Anstrengung oder, wie die dabei entstehende Hypertrophie beweist, auch beim Morbus Basedowii.

Alkoholische Getränke.

In eingehender Weise hat Otfr. Müller Blutdruck und Pulsfrequenz bei Bädern und Douchen untersucht. Hier interessirt, dass Bäder in der Temperatur von 33—35° C. indifferent sind. Kühlere Bäder machen Drucksteigerung und Pulsverlangsamung, wärmere nach kurzer Drucksteigerung Sinken des Druckes auf oder unter den Ausgangswerth, dann abermals Druckanstieg, Bäder über 40° steigern den Druck während ihrer ganzen Dauer. Der Puls wird unter 37° verlangsamt, darüber beschleunigt. Bei künstlichen kohlensauren Bädern ist die Drucksteigerung überwiegend von der Temperatur, die Pulsverlangsamung von Temperatur und Kohlensäurgehalt abhängig. Jedenfalls verursachen sie eine Mehrarbeit des Herzens. Sie sind eine Turnstunde für das geschwächte Herz. F. Pick hat durch Bestimmung des aus einzelnen Venen ausfliessenden Blutes festgestellt, dass Erwärmung, ebenso wie Massage und passive Bewegung, den Blutstrom in den betroffenen Theilen beschleunigt, Abkühlung ihn verlangsamt. Von einer Ausbildung der technischen Einrichtungen in den mit der Behandlung Herzkranker sich beschäftigenden Curorten ist in diesem Jahre nichts bekannt geworden. Namentlich scheint über die im Berichtsjahre ausgeführten Verbesserungen in Nauheim nichts publicirt zu sein. Nur in Kreuznach hat Boehr durch Anwendung allmählich kühlerer und concentrirterer Bäder befriedigende Erfolge bei scheinbar frischen postrheumatischen Herzaffectionen, einem besonders dankbaren Object für balneotherapeutische Behandlung, erzielt. Sein Vorgehen zeigt, dass er die noch viel zu wenig bekannte Hauptsache bei der Bäderbehandlung Herzkranker, die allmähliche Verstärkung der Bäder, in glücklicher Weise auf die Kreuznacher Verhältnisse übertragen

Kohlensäurehaltige Bäder.

Entfernung von Oedemen.

hat. — Trzebinski empfiehlt zur Beseitigung von Hautödemen eine gebogene Canüle von nur 1 1/2 mm Durchmesser; sie lasse sich durch den Verband besser fixiren und belästige den Kranken weniger als eine gerade Canüle. — Mit Recht betont Vinay, dass die Gefahr der Entbindung für herzkranke Frauen ganz davon abhänge, ob die Compensation ihres Herzfehlers vollständig sei. So verlief die Entbindung bei etwa 75 % aller ca. 80 von ihm untersuchten Frauen ohne Schaden für das Herz. Aber schon die leichteste Decompensation kehrt dieses gute Verhältniss um. Bei der grossen Häufigkeit leichter Zustände von Decompensation ist die grosse Procentzahl der glücklich über die Entbindung hinweggekommenen Patientinnen Vinay's auffällig. Es ist nichts über die Diagnose, z. B. der Mitralinsufficienz gesagt. Die Hinzurechnung zahlreicher anorganischer Mitralinsufficienzen könnte aber wesentlich zu dem überraschend günstigen Ergebniss der Statistik beigetragen haben. — Bergouignan empfiehlt abermals das Huchard'sche Milchregime für arteriosklerotische Herzleiden und gibt beachtenswerthe Winke für seine Durchführung. Bei der grossen Mehrzahl der deutschen Patienten konnte Referent sich bisher nicht von dem Nutzen des Milchregimes überzeugen. Für die Behandlung der Angina pectoris ist der auf einer Reihe guter Beobachtungen fussende Vorschlag Breuer's beachtenswerth, über den Tag vertheilt 1,5—3,0 Diuretin zu geben. Die Anfälle haben danach mehrfach überraschend schnell nachgelassen. Es muss hervorgehoben werden, dass die Breuer'schen Patienten scheinbar durchweg keine Digitalis bekommen haben, die bei den leichteren, häufig wiederkehrenden Anfällen von Angina pectoris oft ebenso wirkt. Auch der Nutzen des Diuretins dürfte auf einer Anregung der Herzthätigkeit beruhen, die wir bei ihm als einer Theobrominverbindung vielleicht vermuthen dürfen. Rogovin berichtet aus der v. Leyden'schen Klinik erneut über den günstigen Einfluss von Sauerstoffinhalationen auf das subjective Befinden Herzkranker. Puls und Athmung seien verlangsamt, der Schlaf besser geworden. Anhangsweise sei der Leichenversuche Lauder Brunton's gedacht, Mitralstenosen operativ zu spalten.

Ehe.

Milchregime bei Arteriosklerose.

Symptomatische Behandlung: Diuretin.

O-Inhalation.

Paroxysmale Tachycardie.

Everington beobachtete eine 36jährige Frau mit diagnostisch unklaren Gelenkerscheinungen und sehr schwerem Allgemeinzustande, die mehrmals starke Tachycardie (192—234 Pulse) bekam. Stets liess sich die Pulsfrequenz durch einige tiefe Athemzüge auf 130 bis 108 heruntersetzen.

Herzruptur.

Cnopf beschreibt eine scheinbar spontan aufgetretene Ruptur der rechten Kammer bei einem 9—10jährigen Kinde, das 1 Jahr zuvor auf einer Treppe gestürzt war. Das Myocard erwies sich normal. Bei der grossen practischen Wichtigkeit der Herzerkrankungen nach Trauma ist die Arbeit von Ercklentz, welche unter Wiedergabe eigener Fälle die seit dem bekannten Stern'schen Buche erschienenen Publicationen zusammenstellt, besonders verdienstlich. M. B. Schmidt theilt ebenfalls unter gründlicher Verwerthung der Litteratur eine Beobachtung mit, bei der ein 85jähriger Mann durch Sturz auf die linke Seite sich eine Zerreissung der hinteren Aortenklappe, einen Einriss an der unteren Fläche des vorderen Mitralsegels und multiple, meist bis auf die Adventitia reichende Einrisse in der Aorta zuzog. Eine klinische und experimentelle Studie über die Fremdkörper im Herzen und in den grossen Gefässen veröffentlichte Marique. Die bisher bekannten 17 Fälle von Kugelthromben hat Ruez zusammengestellt. Bei starker Dilatation der linken Kammer durch gleichzeitige Aorten- und Mitralinsufficienz fand Rössle in der Spitze des linken Ventrikels einzelne Trabekel durch Druckatrophie zu Sehnenfäden umgewandelt. Eine vortreffliche Zusammenstellung der Litteratur über die Tuberculose des Herzens gab Newton Heineman auf dem internationalen Tuberculosecongress in London. Er theilte einen Fall des Giessener pathologischen Institutes mit, in dem eine tuberculöse, zu hämorrhagischem Ergusse führende Pericarditis mit Empyem der Pleura verbunden war. Sternberg beschrieb einen Conglomerattuberkel in der Wand des rechten Vorhofes. L. v. Schrötter beobachtete ein Uebergreifen von Aktinomykose aus dem Mediastinum auf das Herz. Die Erkrankung verlief mit starker interstitieller Myocarditis. Lafforgue beschreibt 2 der seltenen Fälle, bei denen das Herz durch grosse linksseitige Pleuraergüsse nicht nur nach rechts verdrängt, sondern mit der Spitze nach vorn und dann nach links herumgedreht wurde. Bei der Discussion über abnorme Verschieblichkeit des Herzens, das sog. Wanderherz und die Cardioptose wird fortgesetzt die Angabe Curschmann's über abnorme Verschieblichkeit des Herzens bei Sklerose der aufsteigenden Aorta übersehen. So erscheint z. B. bei einem beträchtlichen Theile der von Leusser als „Wanderherz" beschriebenen Fälle die Frage berechtigt, ob die abnorme Herzverschieblichkeit nicht von sklerotischen Aortenveränderungen abgehangen habe. L. Braun wendet sich ebenso, wie Referent im Vorjahre, gegen die Deutung des von Rumpf früher mitgetheilten Falles als eines Wanderherzens und sieht in ihm einen Fall von Herzinsufficienz. Bei anderen sei die Neurasthenie die massgebende Ursache der Beschwerden.

Herztrauma.

Fremdkörper.

Kugelthromben.

Abnorme Sehnenfäden.

Tuberculose.

Aktinomykose.

Vorlagerung des Herzens.

Acute Myocarditis und Endocarditis.

Die rheumatische acute Myocarditis schildern Fischer und Janot, ohne Bemerkenswerthes beizubringen. Als Curiosum sei erwähnt, dass Beusen der durch die Einathmung von Schwefelwasserstoff in Eilsen bewirkten Pulsverlangsamung (event. bis zu 20 Pulsen) das Schwinden frischer postrheumatischer Herzaffectionen zuschreibt. Litten theilt die acute Endocarditis, wie das auch Referent schon gethan hat, in die benigne und die maligne Form, und die maligne in die eitrige und nicht eitrige Endocarditis ein. Der letzten rechnet er die vom Referenten als atypisch bezeichneten über Monate hinziehenden Erkrankungen zu, bei denen Gelenkerkrankungen, Milztumor und Nephritis stark hervortreten und die nie vereiternde Metastasen machen. Hierher rechnet er auch die malignen rheumatischen Fälle. Er betont mit Recht, dass der Nachweis von Bacterien im Blute zur Annahme einer Septicopyämie im klinischen Sinne nicht genüge. Die von Klotze und Wenckebach als maligne Endocarditis beschriebenen und durch Credé'sche Silberinjectionen angeblich geheilten Fälle waren diagnostisch mehr als zweifelhaft. Es kann sich nach den vorliegenden Notizen ebenso gut um schwere rheumatische Herzaffectionen, vielleicht nicht einmal um Endocarditis gehandelt haben.

Pericarditis.

A. Fraenkel bestätigt die älteren Angaben von Schaposchnikoff und Damsch, dass das Herz bei pericarditischem Erguss nicht untersinke, sondern nur von dünner Flüssigkeitsschicht an seiner Vorderfläche bedeckt sei. Seine Empfehlung, die Punction des Herzbeutels rechts vom Sternum nahe der äusseren Grenze des pericarditischen Exsudates vorzunehmen, wenn die Dämpfung mindestens die rechte Parasternallinie überschreitet, ist für die nicht gerade häufigen Fälle mit derartig starker Ausdehnung des Herzbeutels nach rechts in Betracht zu ziehen. Für die grosse Mehrzahl der Fälle ist die Curschmann'sche Methode der Herzbeutelpunction links von der linken Brustwarzenlinie practischer, weil so gleichzeitig das meist vorhandene linksseitige pleuritische Exsudat entleert werden kann. Eichhorst sah das das Herz überkleidende Pericard in eine dicke schwielige Masse umgewandelt. Dieses „Zuckergussherz" bestand ohne analoge Veränderungen an Pleura, Peritoneum, Leber und Milz. Bein beschreibt unter sorgfältiger Litteraturverwerthung einen Fall von schwieliger Mediastinopericarditis bei einem 38jährigen Manne mit paradoxem Pulse, aber ohne inspiratorische Venenanschwellung. Von grossem Interesse ist das therapeutische Vorgehen Brauer's, die Cardiolysis, in 2 Fällen schwieliger Mediastinopericarditis. Die Herzinsufficienz beider Kranker, welche starke systolische Einziehungen der vorderen Brustwand, diastolisches Zurückfedern derselben, keinen paradoxen Puls und keine inspiratorische Venenanschwellung zeigten, wurde in erfreulichster Weise durch Resection der das Herz bedeckenden Rippen, in einem Falle auch eines Theiles des Sternums gebessert. Brauer nimmt an, dass dadurch die Herzarbeit merklich verringert worden sei.

Krankheiten der Gefässe. Arteriosklerose:

Immer noch spielt die arterielle Drucksteigerung als ein Hauptsymptom der Arteriosklerose eine grosse Rolle in der Litteratur, so z. B. in diesem Jahre wieder bei Grassmann und bei Lauder Brunton, obwohl doch schon Traube klinisch und Hasenfeld und C. Hirsch durch ihre Herzwägungen zur Genüge gezeigt haben, dass nur die Minderzahl der Arteriosklerosen mit Drucksteigerung und consecutiver Hypertrophie der linken Kammer verläuft. Windscheid schildert in anschaulicher Weise die meist nicht genügend beachteten Anfangserscheinungen der cerebralen Arteriosklerose, die verminderte geistige Leistungsfähigkeit, Kopfschmerz, Kopfdruck, Schwindel, Gedächtnissschwäche, nicht selten Intoleranz gegen Alkohol, und betont mit Recht, dass alle arteriellen Drucksteigerungen die Beschwerden vermehren. Er weist darauf hin, dass auch leichte Kopftraumen die Symptome der cerebralen Arteriosklerose auslösen können, wie dieselben überhaupt meist plötzlich begännen. Pearce Gould schildert ohne Kenntniss der grundlegenden Erbschen Arbeit die interessante Complication sklerotischer Veränderungen, die Claudicatio intermittens an Beinen und vereinzelt auch an Armen. Er sah sie bis zu 3½ Jahren der Gangrän durch Arterienverschluss vorausgehen und bestätigt so die prognostische Wichtigkeit dieser Symptome. Neusser und R. Breuer schildern analoge Fälle am Intestinaltractus infolge von Sklerose der Eingeweidearterien, die mit anfallsweisen Magen- und Darmkoliken einhergingen und durch Darmgangrän und Perforationsperitonitis schliesslich zum Tode führten. Die Fälle gehören zu der Kategorie, welcher auch der von Hasenfeld veröffentlichte Fall (Deutsches Archiv für klin. Med. 1897, Bd. 59, S. 201) zuzuzählen ist. Es scheint darnach, dass hochgradige Sklerose der Darmarterien ganz ähnliche Schmerzanfälle hervorrufen kann wie die Coronarsklerose. Therapeutisch empfiehlt Thaussig grosse Joddosen, die gefässerweiternd wirken sollen (20 ccm 25 %iges Jodipin subcutan = 5,0 Kal. jodat.) und loben Zanoni und Lattes die subcutane Einspritzung eines anorganischen Serums, einer 10fach concentrirten Lösung der wichtigsten Salze des Blutserums. Wichtiger scheint die Empfehlung des Diuretins durch Breuer auch für die Magen-

— Drucksteigerung,

— Anfangserscheinungen im Gehirn,

— Claudicatio intermittens,

— Sklerose der Darmarterien,

— Therapie.

Therapie der Arteriosklerose.

darmkoliken der Arteriosklerotiker und die immer wiederkehrende Empfehlung des Nitroglycerins, des Salpeters, der nach Lauder Brunton nur in ungereinigtem Zustande nützlich sein soll (Rp. Kal. bicarbonic. 1,8, Kal. nitric. 1,2, Natrii nitros. 0,08 in 1/2 Liter Wasser früh nüchtern). Ihnen hat sich neuerdings das Nitroerythrol (3mal täglich 0,01—0,03) hinzugesellt. Referent will nicht bestreiten, dass die von Lauder Brunton empfohlene Lösung bei vielen Arteriosklerotikern durch ihre Darmwirkung nützlich ist. Von einer specifischen Einwirkung der Nitrate und Nitrite auf die Arteriosklerose hat er sich bisher nicht überzeugen können. Wer sich für die homöopathischen Grundsätze bei Behandlung der Arteriosklerose interessirt, sei auf das im übrigen nichts Neues bringende Buch von Donner verwiesen. — Eine Hypoplasie der Aorta sah Bandel nur auf die Aorta ascendens, den Bogen und die Aorta descendens thoracica beschränkt und deutet die Veränderung als ein Stehenbleiben auf infantilem Standpunkte. — Einen nichts Besonderes bietenden Fall von Unterschenkelgangrän durch Thrombose der Schenkelarterie bei einem Diabetiker nach einer Grippe beschrieb Loeb. Die syphilitische Arteriitis ist bisher nur in der Aorta, den Herz- und Hirnarterien gefunden worden. Abramow beschreibt jetzt in einem Falle von starker Lues dieser Gefässe auch leichte von ihm als syphilitisch angesprochene Veränderungen in den Nieren- und Darmarterien. L. v. Schrötter legt für die Diagnose occulter Aneurysmen mit Recht Werth auf die laryngoskopisch nachzuweisende Recurrenslähmung, die wie bei dem Oesophaguscarcinom zeitweise schwinden könne, ferner auf die nach den Armen ausstrahlenden Schmerzen, eventuell auf das Pulsiren der Trachealwand. Holzknecht empfiehlt erneut die schräge Durchleuchtung des Thorax zur Feststellung von Aneurysmen und weist darauf hin, dass Aneurysmen meist nur kleine Pulsationen machten. Ungleichheit und Starre der Pupillen ist Babinski geneigt auf eine gleichzeitige Lues des Centralnervensystems zu beziehen. Beachtenswerth ist ein von Dorendorf geschildertes Aneurysmensymptom. Dorendorf sah die Grube über dem linken Schlüsselbein neben dem M. sternocleidomastoideus verstrichen und vorgewölbt infolge von Stauung in der V. anonyma sinistra. Im Gegensatz dazu fehlte die Erscheinung bei Aorteninsufficienz mit ebenso stark im Jugulum pulsirendem Aortenbogen. Der Unterschied bestätigt die Erfahrung, dass die blosse Erweiterung der Aorta wie bei der Aorteninsufficienz keine Compressionserscheinungen macht, sondern nur Aneurysmen dazu führen. Wieder wird eine Reihe bemerkenswerther Perforationen

Hypoplasie der Gefässe.

Thrombose.

Syphilitische Arteriitis.

Aneurysmen.

von Aneurysmen beschrieben; so von Deneke Wirbelusur und Durchbruch in die Speiseröhre, in einem anderen Falle zwischen Pleura und Brustwand, von Ziegenhagen in die V. cava superior mit Cyanose und Oedem der oberen Körperhälfte, von Minkowski ein dissecirendes Eindringen von Blut in die Oesophaguswand und Durchbruch des Bogenaneurysmas auf diesem Wege in den Cardiatheil des Magens. In diesem wie in einem anderen Falle Minkowski's gingen der tödtlichen Verblutung mehrere kleine Hämatemesen aus dem Magen, resp. dem Oesophagus voraus. Sehr interessant ist der Durchbruch des durch ulceröse Zerstörung entstandenen Aneurysmas eines Sinus Valsalvae in den rechten Ventrikel, die so hergestellte, durch systolisches Schwirren und Geräusch in der Mitte der Herzdämpfung erkennbare Communication zwischen beiden Ventrikeln, wie Kraus ihn beschrieben hat. Betheiligung der Pulmonalis und ihrer Klappen durch Aortenaneurysmen sahen Harmsen und d'Espine, Krzyszkowski und Wiczkowski beobachteten ein sackförmiges Aneurysma des Pulmonalisstammes bei offenem Ductus Botalli. Hinsichtlich der Gelatinebehandlung der Aneurysmen sprechen sich Harmsen und Werschinin günstig aus, wenigstens bezüglich der subjectiven Erleichterung, während Halpern bei drei ambulant behandelten Kranken keinen Nutzen sah. Auch in diesem Jahre wird wieder hervorgehoben, dass nur sackförmige Aneurysmen eventuell Nutzen haben können. Harmsen empfiehlt 20%ige Lösungen zu 10 ccm zu injiciren, um die Schmerzen bei der Einspritzung der grösseren bisher üblichen Mengen dünnerer Lösung zu vermeiden. O. Ziemssen empfiehlt vor allem Quecksilber- und Jodbehandlung und die Anwendung starker constanter Ströme. Wie gefährlich die Abbindung der Carotis communis oder der Aneurysma bei der Behandlung von Aortenaneurysmen ist, zeigt von neuem der Fall von Ballance. Von der Ligaturstelle hatte sich die Thrombose bis in die Carotis interna fortgesetzt, und der Kranke ging an Hemiplegie zu Grunde. — Eine sorgfältige Zusammenstellung über die Localisation der Venenthrombose bei Chlorose liefert Quenstedt. Cousier sah eine ausgedehnte Thrombose der Beinvenen nach Distorsion des Fussgelenkes. Türk demonstrirte eine Erweiterung aller Arterien am linken Arme, sehr starke Erweiterung und Schlängelung von Arterien und Venen an der linken Hand. Das Leiden bestand seit der Kindheit und hatte zu einer Verlängerung des linken Unterarms und erhöhter Temperatur in der linken Achselhöhle geführt. Die daneben bestehende Aorteninsufficienz hing wohl ätiologisch mit dieser Phleb-

Erkrankungen der Venen.

arteriektasie nicht zusammen. v. Schrötter erwähnte in der Discussion einen ähnlichen Fall eigener Beobachtung, der nach geeigneter Excision heilte.

Functionelle Störungen des Kreislaufes.

Die Frage, welchen Theil des Kreislaufes die infectiösen Gifte hauptsächlich schädigen, wird fortgesetzt discutirt. Die Anschauung des Referenten und seiner Mitarbeiter, vor allem Pässler's, dass die Toxine vor allem die Vasomotoren durch centrale Lähmung ihres Centrums im verlängerten Mark schädigen, wird von v. Stejskal in einer im Basch'schen Laboratorium ausgeführten Arbeit zwar anerkannt. Das Herz werde aber gleichzeitig, bisweilen früher als die Vasomotoren geschädigt. Die Differenz der Anschauungen liegt darin, dass v. Stejskal das Herz unmittelbar durch das Diphtherietoxin schon in der ersten Krankheitsperiode geschädigt werden lässt, während die vorgenannten Autoren eine directe Herzschädigung meist erst als Nachkrankheit der Diphtherie, als acute Myocarditis, auftreten lassen und das schliessliche Versagen des Herzens in der ersten Periode der Krankheit, auf der Höhe der Infection ganz überwiegend davon abhängig machen, dass dem Herzen aus den maximal erweiterten Gefässen nicht mehr die genügende Blutmenge zur Aufrechterhaltung seiner Thätigkeit zuströmt. Pässler und Rolly prüften nach der v. Basch'schen Technik die Versuche v. Stejskal's nach; sie bestätigten auch damit die früheren Ergebnisse von Pässler und dem Referenten. Die abweichenden Resultate v. Stejskal's erklären sich aus der Verwendung carbolsäurehaltigen Diphtherietoxins und vor allem aus der Schädigung der Thiere durch eine zu lange Versuchsdauer. Im Vergleich zu dieser functionellen Schädigung scheinen die von Komotzky experimentell festgestellten Hyperämieen und leichten Verfettungen der Intima bedeutungslos. H. Herz hat den Gefässneurosen eine eingehende Studie gewidmet, welche dieses bisher wenig zusammenfassend bearbeitete Gebiet eingehend würdigt.

Herz- und Gefässnerven.

Rosenbach und Kisch schildern das gewöhnliche Bild der Herzneurosen bei angestrengter geistiger Arbeit und bei Veränderungen an den weiblichen Genitalien. Rosenbach glaubt, dass es bei angestrengter geistiger Arbeit in gebückter Haltung zu unregelmässiger Athmung, heftigen Muskelschmerzen und Beklemmungsgefühl kommen könne. Sehr richtige Grundsätze über die Bäderbehandlung der nervösen Herzstörungen entwickelt Kisch. Er empfiehlt bei der nervösen Herzerregung überangestrengter Offiziere und nervöser Mädchen schwach kohlensäurehaltige Bäder von 32—33° C., 5 bis 8 Minuten Dauer, Sool- und Salzbäder nicht über 1—1½ %ig. Die indifferent warmen Thermen seien den leichteren vorzuziehen. Nützlich wirkten oft feuchte Einpackungen, Umschläge auf Leib und Waden, Umschläge mässiger Temperatur auf das Herz, milde Massage mit überwiegend passiven Bewegungen. Sehr wichtig sei eine den Kräftezustand hebende Ernährung.

Litteratur.

Abramow, Zur Casuistik der syphilitischen Erkrankung des Gefässsystems. Virch. Arch. Bd. CLXVIII, S. 456. — Ascoli, Ueber überzählige Venenpulse. Berl. klin. Wochenschr. Nr. 16, S. 354. — Babinski, Ungleichheit und Starre der Pupillen bei Aneurysma. Soc. des hôp. Paris, 8. Nov. 1901, ref. Wien. med. Wochenschr. Nr. 16, S. 772. — Bandel, Ein Fall von enger Aorta. Deutsches Arch. f. klin. Med. Bd. LXXII, S. 380. — Ballance, A case of aneurysm involving the innominate u. s. w. The Lancet, Nov. 1, p. 1180. — G. Bein, Zur Lehre vom Pulsus paradoxus. v. Leyden-Festschrift Berlin, S. 211. — Belski, Ueber die an der A.-V.-Grenze blockirten Systolen. Zeitschr. f. klin. Med. Bd XLIV, S. 178. — Benedicenti, Ueber die Wirkung der Stoffe der Digitalisgruppe bei exocardialer Application. Arch. f. exper. Pathol. Bd. XLVII, S. 360. — Bensen, Zur Behandlung rheumatischer Herzaffectionen. Therap. Monatshefte, März, S. 181. — Bergouignan, Le traitement rénal des cardiopathies artérielles. Gaz. des hôp. 23. Oct. Nr. 120, p. 1178. — Bleichröder, Die Functionsprüfung der Mitralklappe bei der Herzsection. Virch. Arch. Bd. CLXIX, S. 159. — H. Bock, Die Diagnose der Herzmuskelerkrankungen. Stuttgart. — Boehr, Ueber die Behandlung Herzkranker mit Kreuznacher Bädern. Berl. klin. Wochenschr. Nr. 21, S. 499 u. Nr. 22, S. 525. — Brauer, Münch. med. Wochenschr. Nr. 25, S. 1072 u. Nr. 41. — L. Braun, Ueber das „Wanderherz". Centralbl. f. inn. Med. Nr. 35, S. 873. — Breuer, Zur Therapie und Pathogenese der Stenocardie und verwandter Zustände. Münch. med. Wochenschr. Nr. 39, S. 1604, Nr. 40, S. 1654 u. Nr. 41, S. 1706. — Broadbent, Herzkrankheiten mit besonderer Berücksichtigung der Prognose und der Therapie. Nach d. 3. Aufl. des Originals deutsch übersetzt von F. Kornfeld, Würzburg. — Burwinkel, Chronische Herz- und Lungenleiden in ihren Wechselbeziehungen. Zeitschr. f. diätet. u. physikal. Therapie Bd. VI, S. 178 u. Deutsche Medicinal-Ztg. Nr. 34; Wien. med. Wochenschr. Nr. 24, S. 1150. — Buttersack, Mechanische Nebenwirkungen der Athmung und des Kreislaufs. Berl. klin. Wochenschr. Nr. 12, S. 260 u. Nr. 13, S. 286. — Cousier, Quelques réflexions sur la pathogénie des phlébites. Rev. de méd. 10 août, p. 699. — Cnopf, Die spontane Ruptur des Herzens. Festschr. d. Nürnberger Aerztevereins S. 55, ref. in Centralbl. f. inn. Med. Nr. 21, S. 550. — Cominotti, Faustgrosses basales Herzaneurysma. Wien. med. Wochenschr. Nr. 24, S. 631. — Debove, Affection cardiaque complexe intéressant les orifices aortique et mitral. Gaz. des hôp. Nr. 40, p. 397. — Deneke, Aerztl. Verein zu Hamburg, 10. Nov. 1901 u. 6. Jan. 1902, ref. in Therap. Monatsh. April, S. 205 u. 206. — Donner, Ueber Arteriosklerose. Stuttgart. — Dorendorf, Ueber ein bisher wenig beachtetes Aneurysmasymptom. Deutsche med. Wochenschr. Nr. 31, S. 554. — Drummond, Some practical remarks on the diagnosis of heart disease. The British med. Journ., Nov. 1. — Ebstein, Nochmals die Tastpercussion. Deutsche med. Wochenschr. Nr. 39, S. 700. — Eichhorst, Ueber Zuckergussherz. Deutsche med. Wochenschr. Nr. 16, S. 293. — Th. W. Engelmann, Die Unabhängigkeit der inotropen Nervenwirkungen von der Leitungsfähigkeit des Herzens für motorische Reize. Arch. f. Physiol. H. 1 u. 2, S. 103. — Derselbe, Weitere Beiträge zur näheren Kenntniss der inotropen Wirkungen der Herznerven. Arch. f. Physiol. H. 5 u. 6, S. 443. — Derselbe, Ueber die bathmotropen Wirkungen der Herznerven. Arch. f. Physiol. — Ercklentz, Beiträge zur Frage der traumatischen Herzerkrankungen. Zeitschr. f. klin. Med. Bd. XLIV, S. 413. — D'Espine, L'anévrysme de l'aorte ascendante u. s. w. Rev. de méd. 10 juillet, p. 581. — Esser, Die Ruptur des Ductus arteriosus Botalli. Arch. f. Kinderheilk. Bd. XXXIII, S. 398. — Derselbe, Ueber Pleuraergüsse bei Herzkranken. Berl. klin. Wochenschr. Nr. 44, S. 1030. — Everington, An interesting phenomenon occurring in tachycardia. The Lancet, May 10, p. 1317. — C. A. Ewald, Ueber die Bestimmung der rechten Herzgrenze durch auscultatorische Percussion. Deutsche med. Wochenschr. Nr. 20, S. 353. — W. Ewald, Ein Beitrag zur Lehre von der Erregungsleitung zwischen Vorhof und Ventrikel des Froschherzens. Pflüger's Arch. f. d. ges. Physiologie Bd. XCI, S. 20. — Federn, Ueber Blutdruckmessung am Menschen. Wien. klin. Wochenschrift Nr. 33, S. 835. — Ferrier, The heart and nervous system. The Lancet, October 25. — Fisch, Combinirte Herztherapie. Zeitschr. f. diätet. u. physikal. Therapie Bd. VI, S. 179 und Med. Blätter Nr. 16. — Fisher, Two cases of congenital disease of the left side of the heart. The British med. Journ. March 15, p. 639. — Derselbe, Rheumatic myocarditis. The British med. Journ., Sept. 27, p. 949. — Forke, Was lehrt die medicinische Casuistik über die jahreszeitlichen Schwankungen in der Stärke der officinellen Digitalisclätter. Zeitschr. f. klin. Med. Bd. XLVI, S. 377. — Alb. Fraenkel (Badenweiler), Ueber die cumulative Wirkung der Digitaliskörper. Verhandl. des Congresses f. inn. Med. S. 411. — A. Fraenkel (Berlin), Zur Lehre von der Punction des Herzbeutels. Therapie d. Gegenwart, April, S. 147. — H. Frenkel, Des secousses rythmiques de la tête chez les aortiques et chez les personnes saines. Rev. de méd. p. 664. — A. Frey, Ueber die Bedeutung der Venendruckmessung bei der diätetisch-physikalischen Behandlung der Kreislaufstörungen. Deutsches Arch. f. klin. Med. Bd. LXXIII, S. 511 u. Zeitschr. f. diätet. u. physikal. Therapie Bd. VI, S. 128. — Friedenthal, Ueber die Entfernung der intracardialen Herznerven bei Säugethieren. Arch. f. Physiol. H. 1 u. 2, S. 135. — Galli, Ueber die

Leistungsfähigkeit des Herzens. Münch. med. Wochenschr. Nr. 23, S. 953 u. Nr. 24, S. 1005. — D. Gerhardt, Ueber Herzmuskelerkrankungen. Würzburger Abhandl. a. d. Gesammtgebiet d. pract. Med. Bd. III, H. 2. — Derselbe, Ueber die Einwirkung von Arzneimitteln auf den kleinen Kreislauf. Verhandl. d. Congresses f. inn. Med. S. 328. — Derselbe, Einige Beobachtungen an Venenpulsen. Arch. f. exper. Pathol. Bd. XLVII, S. 250. — Gordon, Posture and heart murmurs. The British med. Journ. March 15, p. 636. — Gottlieb und Magnus, Ueber den Einfluss der Digitaliskörper auf die Hirncirculation. Arch. f. exper. Pathol. Bd. XLVIII, S. 262. — A. Pearce Gould, Certain diseases of the blood-vessels. The Lancet March 1, p. 576, March 15, p. 717. — Grassmann, Ueber neuere klinische Gesichtspunkte in der Lehre von der Arteriosklerose. Münch. med. Wochenschr. Nr. 9, S. 347. — Gross, Zur Kenntniss der pathologischen Blutdruckänderungen nach Beobachtungen von weil. Dr. Hensen. Deutsches Arch. f. klin. Med. Bd. LXXIV, S. 296. — Grote, Wie orientiren wir uns am besten über die wahren Herzgrenzen? Deutsche med. Wochenschr. Nr. 13, S. 221. — Grunmach und Wiedemann, Ueber die actinoskopische Methode zur exacten Bestimmung der Herzgrenzen. Deutsche med. Wochenschr. Nr. 34, S. 601. — Halpern, Zur Frage über die Behandlung der Aortenaneurysmen mit subcutanen Gelatineinjectionen. Zeitschr. f. klin. Med. Bd. XLVI, S. 13. — Harmsen, Diagnostische und therapeutische Bemerkungen zu einem Fall von Aneurysma aortae. Deutsches Arch. f. klin. Med. Bd. LXXII, S. 391. — H. E. Hering, Ueber die vermeintliche Existenz bathmotroper Herznerven. Pflüger's Arch. f. d. ges. Physiol. Bd. XCII, S. 391. — Derselbe, Ueber den Pulsus pseudo-alternans. Prager med. Wochenschr. April. — Derselbe, Bemerkungen zur Erklärung des unregelmässigen Pulses. Prager med. Wochenschr. Nr. 1, 10, 11. — H. Herz, Zur Lehre von den Neurosen des peripheren Kreislaufapparates. Berlin u. Wien. — O. Hess, Ueber Stauung und chronische Entzündung in der Leber und den serösen Häuten. Habilitationsschrift, Marburg. — C. Hirsch und Beck, Studien zur Lehre von der Viscosität (inneren Reibung) des lebenden menschlichen Blutes. Deutsches Arch. f. klin. Med. Bd. LXXII, S. 560. — Hofbauer, Recurrenslähmung bei Mitralstenose. Wien. klin. Wochenschr. Nr. 41, S. 1065. — Aug. Hoffmann, Gibt es eine acute, schnell vorübergehende Erweiterung des normalen Herzens? Verhandl. d. Congresses f. inn. Med. S. 308. — Derselbe, Ein Apparat zur gleichzeitigen Bestimmung der Herzgrenzen in Verbindung mit den Orientirungspunkten und -Linien der Körperoberfläche. Centralbl. f. inn. Med. Nr. 19, S. 473. — F. B. Hofmann, Das intracardiale Nervensystem des Frosches. Arch. f. Anat. H. 1 u. 2, S. 54. — Holzknecht, Das Röntgenverfahren in der inneren Medicin. Wien. med. Wochenschr. Nr. 16, S. 749. — Hornung, Ueber Vorzüge und Fehler der Orthodiagraphie und der Frictionsmethode bei Bestimmung der Herzgrenzen. Verhandl. d. Congresses f. inn. Med. S. 427. — Huber, Ueber Blutdruckbestimmungen. Correspondenzbl. f. Schweizer Aerzte Nr. 14,

S. 425. — Jacobi, Prolonged medication with special reference to digitalis. The Medical News, New York, January 11. — Janot, La myocardite rhumatismale aigue. Gaz. des hôp. Nr. 142, p. 1397. — Jaquet, Zur Technik der graphischen Pulsregistrirung. Münch. med. Wochenschr. Nr. 2, S. 62. — Derselbe, Ueber die Stokes-Adams'sche Krankheit. Deutsches Arch. f. klin. Med. Bd. LXXII, S. 77. — Jourdin u. Fischer, De l'importance pronostique et thérapeutique de la pression artérielle. Rev. de méd., 10 nov., p. 945. — Kuliabko, Studien über die Wiederbelebung des Herzens. Pflüger's Arch. f. d. ges. Physiol. Bd. XC, S. 461. — Derselbe, Neue Versuche über die Wiederbelebung des Herzens. Wiederbelebung des menschlichen Herzens. Centralbl. f. Physiol. Nr. 13, S. 330. — Kisch, Zur Lehre vom Mastfettherzen. Wien. med. Wochenschrift Nr. 12, S. 545. — Derselbe, Zur Bäderbehandlung der nervösen functionellen Herzstörungen. Zeitschr. f. diätet. u. physikal. Therapie Bd. VI, S. 178. — Derselbe, Marienbad in der Saison 1901 nebst Bemerkungen über uterine Herzbeschwerden. Prag. — Klotze, Endocarditis septica, geheilt durch intravenöse Silberinjection. Deutsche med. Wochenschr. Nr. 29, S. 524. — Komotzky, Recherches sur les lésions vasculaires provoquées par les toxines diphthériques. Annal. de l'Institut Pasteur T. 16, p. 156. — Köster und Tschermak, Ueber den Nervus depressor als Reflexnerv der Aorta. Pflüger's Arch. f. d. ges. Physiol. Bd. XCIII, S. 24. — Dieselben, Ueber Ursprung und Endigung des N. depressor und N. laryngeus superior beim Kaninchen. Arch. f. Anat. S. 255. — Fr. Kraus, Ueber wahres Aneurysma des Sinus Valsalvae aortae dexter. Berlin. klin. Wochenschr. Nr. 50, S. 1161. — Krehl, Die Erkrankungen des Herzmuskels. Nothnagel's specielle Pathol. u. Therapie Bd. XV, I. Theil, 1. Abth., Wien. — v. Kries, Ueber eine Art polyrhythmischer Herzthätigkeit. Arch. f. Physiol. H. 5 u. 6, S. 477. — Kryszkowski, Aneurysma des Stammes der Pulmonalarterie und multiple Aneurysmen ihrer Verästelungen bei Persistenz des Ductus Botalli. Wien. klin. Wochenschr. Nr. 4, S. 92. — Lafforgue, Déplacement vers la droite et inversion du coeur. Gaz. des hôp. Nr. 125, p. 1225. — Lauder Brunton, Ueber die Anwendung von Kaliumnitrat und -Nitrit bei chronischer Steigerung der Arterienspannung. Deutsche med. Wochenschr. Nr. 16, S. 280. — Derselbe, Preliminary note on the possibility of treating mitral stenosis by surgical methods. The Lancet, Feb. 8, p. 352. — Leick und Winkler, Die Herkunft des Fettes bei Fettmetamorphose des Herzfleisches. Arch. f. experim. Pathol. Bd. XLVIII, S. 163. — Leusser, Ueber Wanderherz. Münch. med. Wochenschr. Nr. 26, S. 1095. — B. Lewy, Ein Fall von Adams-Stokesscher Krankheit. Zeitschr. f. klin. Med. Bd. XLVII, S. 321. — Litten, Ueber Endocarditis. Deutsche med. Wochenschr. Nr. 21, S. 369 u. Nr. 22, S. 395. — Loeb, Gangrän des linken Unterschenkels durch Thrombose der Arteria femoralis (wahrscheinlich grippaler Natur) bei einem Diabetiker. Zeitschr. f. klin. Med. Bd. XLVII, S. 507. — Lommel, Klinische Beobachtungen über Herzarhythmie. Deutsches Arch. f. klin. Med. Bd. LXXII,

S. 215 u. S. 465. — Londe, De l'angoisse. Rev. de méd., 10 oct., speciell p. 874. — Luce, Zur Klinik und pathologischen Anatomie des Adams-Stokes'schen Symptomencomplexes. Deutsches Arch. f. klin. Med. Bd. LXXIV, S. 370. — Magnus, Die Thätigkeit des überlebenden Säugethierherzens bei Durchströmung mit Gasen. Arch. f. experim. Pathol. Bd. XLVII, S. 200. — Marique, Recherches sur les corps étrangers du coeur et des gros vaisseaux. Bruxelles. — Masing, Ueber das Verhalten des Blutdruckes des jungen und des bejahrten Menschen bei Muskelarbeit. Deutsches Arch. f. klin. Med. Bd. LXXIV, S. 253. — Meisenburg, Ueber das gleichzeitige Vorkommen von Herzklappenfehlern und Lungenschwindsucht. Zeitschr. f. Tuberculose u. Heilstättenwesen Bd. III, S. 378. — Minkowski, Persistenz des Ductus Botalli, Aneurysma dissecans des Oesophagus. Münch. med. Wochenschr. Nr. 17. — Morison, On cardiac inadequacy. The Lancet, April 19, p. 1098. — Derselbe, On the nature, causes and treatment of cardiac pain. The Lancet, Nov. 1; Nov. 29, p. 1173 etc. — Moritz, Ueber orthodiagraphische Untersuchungen am Herzen. Münch. med. Wochenschr. Nr. 1, S. 1. — Otfried Müller, Ueber den Einfluss von Bädern und Douchen auf den Kreislauf beim Menschen. Deutsches Arch. f. klin. Med. Bd. LXXIV, S. 316 u. Verhandl. d. Congresses f. inn. Med. S. 408. — E. Neusser, Zur Symptomatologie gastrointestinaler Störungen bei Arteriosklerose. Wien. klin. Wochenschr. Nr. 38, S. 965. — Newton Heineman, Tuberculosis of the heart. The Lancet, Dec. 28, p. 1792 u. Transactions of the British Congress on Tuberculosis, held at London, Juli 1901. — Pal, Zur Technik der Grenzbestimmung der Organe mittels Transsonanz. Wien. med. Wochenschr. Nr. 8, S. 358. — Pässler und Rolly, Experimentelle Untersuchungen über die Natur der Kreislaufstörung im Collaps bei acuten Infectionskrankheiten. Münch. med. Wochenschrift Nr. 42. — Pawinski, Der „Self help" des Organismus in gewissen Fällen von Angina pectoris. Die Heilkunde, Mai—Juni. — v. Pesel, Ueber ausgedehnte Verkalkung der Wandung eines partiellen Herzaneurysmas. Münch. med. Wochenschr. Nr. 23, S. 956. — Fr. Pick, Ueber den Einfluss mechanischer und thermischer Einwirkungen auf Blutstrom und Gefässtonus. Verhandl. d. Congresses f. inn. Med. S. 303. — Quenstedt, Ueber Venenthrombose bei Chlorose. Diss. Tübingen. — Quincke, Zur Kenntniss der frustranen Herzcontractionen. v. Leyden-Festschr. Bd. I. — Roeder, Die Histogenese des arteriellen Ganges. Arch. f. Kinderheilk. Bd. XXXIII, S. 147. — Rogovin, Klinische und experimentelle Untersuchungen über den Werth der Sauerstoffinhalation. Zeitschr. f. klin. Med. Bd. XLVI, S. 337. — Rosenbach, Ueber myogene Pseudostenocardie. Therapie d. Gegenwart Nr. 2. — Rössle, Ueber abnorme Sehnenfäden des Herzens. Deutsches Arch. f. klin. Med. Bd. LXXIV, S. 219. — Ruez, Ueber Kugelthromben des Herzens. Diss. Marburg. — Schaternikoff und Friedenthal, Ueber den Ursprung und den Verlauf der herzhemmenden Fasern. Arch. f. Physiol. H. 1 u. 2, S. 53. — K. Schmid, jun., Herzkammersystole und Pulscurve. Pflüger's Arch. f. d. ges. Physiol.

Bd. XCI, S. 265. — M. B. Schmidt, Ueber traumatische Herzklappen- und Aortenzerreissung. Münch. med. Wochenschr. Nr. 38, S. 1565. — Th. Schott, Ueber Blutdruck bei acuter Ueberanstrengung des Herzens. Verhandl. d. Congresses f. inn. Med. S. 416 u. Wien. med. Wochenschr. Nr. 16, S. 737. — L. v. Schrötter, Ueber Aktinomykose des Herzens. Verhandl. d. Congresses f. inn. Med. S. 205. — Derselbe, Zur Diagnose der in der Brusthöhle verborgenen Aortenaneurysmen. Wien. klin. Wochenschrift Nr. 38, S. 967. — Seymour J. Sharkey, The cardiac muscle from a clinical point of view. The Lancet, Dec. 6, p. 1522. — H. Silbergleit, Beitrag zur Lehre von der cardialen Bradycardie. Zeitschr. f. klin. Med. Bd. XLVIII, S. 145. — Smith, Ueber den heutigen Stand der functionellen Herzdiagnostik und Herztherapie. Berliner Klinik H. 166, April. — Spiethoff, Blutdruckmessungen bei Morbus Basedowii. Centralbl. f. inn. Med. Nr. 34, S. 849. — K. Sternberg, Conglomerattuberkel in Wand des rechten Vorhofes. Wien. med. Wochenschr. Nr. 13, S. 623. — v. Stejskal, Kritisch-experimentelle Untersuchungen über den Herztod infolge von Diphtherietoxin. Zeitschr. f. klin. Med. Bd. XLIV, S. 367. — Strubell, Ueber vasomotorische Einflüsse im kleinen Kreislaufe. Verhandl. d. Congresses f. inn. Med. S. 404. — Swientochowski, Ueber den Einfluss des Alkohols auf die Blutcirculation. Zeitschr. f. klin. Med. Bd. XLVI, S. 284. — Thaussig, Zur Kenntniss der Gefässwirkung des Jod (bes. Jodipin). Wien. med. Wochenschr. Nr. 29, S. 1399. — Trzebinski, Ueber die operative Behandlung der Hydrops-Anasarka. Zeitschr. f. klin. Med. Bd. XLVI, S. 204. — Türk, Phlebarteriektasie an linker Hand. Wien. med. Wochenschr. Nr. 9, S. 425. — Valentino, Des secousses rythmiques de la tête chez les aortiques. Rev. de méd. p. 462. — Vinay, Herzleiden und Ehe. Die Krankenpfl. 1901/1902, H. 8, S. 676. — Volhard, Ueber Venenpulse. Verhandl. d. Congresses f. inn. Med. S. 394. — H. F. Wenckebach, Eine wirksame Behandlung der septischen Endocarditis. Therapie d. Gegenwart, Februar, S. 65. — Derselbe, Zur Analyse des unregelmässigen Pulses. Zeitschr. f. klin. Med. Bd. XLIV, S. 218. — Werschinin, Beitrag zur Frage der Behandlung der Aneurysmen mittelst subcutaner Gelatineinjectionen (russisch). Russki Archiv Pathologii etc. Bd. XIII, H. 4 u. 5, ref. in Russische med. Rundschau Nr. 1, S. 49. — Windscheid, Die Beziehungen der Arteriosklerose zu Erkrankungen des Gehirns. Münch. med. Wochenschr. Nr. 9, S. 345. — Zanoni u. Lattes, Alcuni risultati di cure dell' arteriosclerosi col siero inorganico di Trunececk. Gazz. degli ospedali e delle clin. Nr. 6, ref. in Centralbl. f. inn. Med. Nr. 21, S. 559. — Ziegenbein, Ueber die physiologische Wirkung der Digitalis und Strophanthusdrogen. Berichte d. Deutschen Pharmaceutischen Gesellsch. 12. Jahrg., H. 8, S. 335. — Derselbe, Werthbestimmung der Digitalisblätter. Arch. d. Pharm. Bd. CCXL, H. 6, S. 454. — Ziegenhagen, Aneurysma aortae mit Durchbruch in Vena cava superior. Therapeutische Monatsh., März, S. 146. — O. Ziemssen, Zwei Aorta-Aneurysmen. Verhandl. d. Congresses f. inn. Med. S. 569.

e) Krankheiten der Verdauungsorgane.

Von Prof. Dr. A. **Schüle** in Freiburg i. B.

Das erhöhte Interesse, welches den Erkrankungen des **Oesophagus** neuerdings entgegengebracht wird, documentirt sich auch dieses Jahr in verschiedenen Publicationen. Für die Oesophagoskopie (und auch Gastroskopie) plaidirt Kelling, dessen Instrument biegsam ist. Einhorn beschreibt ein neues Oesophagoskop, welches an seinem distalen Ende eine „kalte" elektrische Lampe trägt. Das Rohr selbst ist starr und wird im Sitzen des Patienten eingeführt. Harmer anästhesirt mit 20%iger Cocainlösung vor der Untersuchung. Er berichtet über 50 Fälle, welche theils Fremdkörper, theils Stricturen, theils Neurosen betrafen. Ernstere Verletzungen sollten bei der Methode nicht vorkommen. Rosenheim beschreibt Dilatationen des Oesophagus auf nervöser Basis, verursacht entweder durch Atonie der Speiseröhre oder durch Cardiospasmus. Das Leiden beginnt meist mit Druck in der Brust während des Schluckens. Erbrechen bringt Erleichterung. Morgens findet man den Magen leer, den Oesophagus dagegen gefüllt. In den restirenden Massen, welche stark riechen, bildet sich Milchsäure. Als Therapie empfiehlt Rosenheim abendliche Waschung des Sackes und Irrigation mit 0,5- bis 2‰iger Argentumlösung. Feste Nahrung wird besser geschluckt als weiche, z. B. Purée. Oelinjectionen können bei Reizzuständen nützlich sein, ebenso Bromwasser. Lewinsohn hält die auf Atonie beruhenden Dilatationen prognostisch für gutartiger als die durch Cardiospasmus verursachten. Zusch beschuldigt als Ursachen der Speiseröhrenerweiterung die Oesophagitis, den Cardiospasmus, die Atonie. Die Krankheit entwickelt sich manchmal auf der Basis angeborener Anomalieen (Vormagen). Der Eingang in den Magen liess sich in solchen Fällen mit weichen Sonden relativ leicht erreichen. — Etwas sonderbar sieht sich das Modell an, welches Spiegel als Ersatz nach Resection des Oesophagus empfiehlt. Ueber dem Schlauch, welcher das proximale Oesophagusende mit dem distalen verbindet, befindet sich eine gleitende Rolle, welche derart construirt ist, dass ihre Bewegungen bis zu einem gewissen Grade den

Oesophaguserkrankungen

Oesophagoskopie.

Dilatatio oesophagi.

Künstlicher Oesophagus.

Schluckact nachahmen. — Adamkiewicz will 4 Fälle von Oesophaguscarcinom mittels Cancroin geheilt haben, was jedoch von anderer Seite ernstlichen Widerspruch erfährt. Dagegen scheint auf gutartige Stenosen das Thiosinamin einen gewissen Einfluss auszuüben. Telecky injicirte drei Striche einer 15%igen alkoholischen Lösung und fand danach, dass bereits consolidirte Narben dehnbarer wurden, frische brachen allerdings wieder auf, was die Indication für die Anwendung des Mittels einschränkt. — Die chirurgische Behandlung des Cardiospasmus empfiehlt Cahen. Er theilt einen Fall mit, der so hartnäckig war, dass nach vergeblichen Dilatations- und Sondirungsversuchen eine Magenfistel nach Witzel angelegt wurde. Sondirung ohne Ende, Drainage der Cardia, Ausspülung des Sackes am distalen Ende brachte Besserung und endlich Heilung des verzweifelten Falles.

Cancroin. Thiosinamin. Cardiospasmus.

Physiologie des Magens.

Magen. Ueber die Physiologie des Magens sind auch in diesem Jahre einige bemerkenswerthe Arbeiten erschienen. Penzoldt studirte den Einfluss der Kohlensäure auf die Magenverdauung. Er fand, dass die Digestion der Amylaceen durch CO_2 beschleunigt wurde, die des Fleisches ebenfalls, aber in etwas geringerem Maasse. Die Salzsäuresecretion wurde durch CO_2 etwas angeregt. Cloetta fütterte Hunde desselben Wurfes theils mit Milch, theils mit Fleisch. Nach einigen Wochen untersuchte er die Secretion: die Milchhunde hatten keine freie Salzsäure, wohl aber die mit Fleisch gefütterten Thiere. Mikroskopisch waren die Magendrüsen völlig gleich. v. Mering untersuchte die Beeinflussung der motorischen Magenfunction durch die verschiedenen Körperlagen. Er fand, dass die Motilität bei Rechtsseitenlage am besten war, ebenso auch bei schnellem Gehen. Relativ am ungünstigsten wirkte Sitzen und Stehen. Uebrigens soll nach H. Singer auch die Somatose anregend auf die Magenbewegungen wirken. Heinrich studirte die Proteolyse bei gleichzeitiger Darreichung von Kohlehydraten und fand, dass im Magen des Gesunden gekochtes Rindfleisch zu $^1/_8$ innerhalb 1 Stunde gelöst wurde. Zusatz von Amylaceen begünstigte die Eiweissverdauung im Magen etwas. Die Secretion des gesunden Magens war durch Gewürze anfangs etwas angeregt, dann aber gehemmt. Die Mucosa scheint durch scharfe Substanzen wie Paprika, Senf, Ingwer ziemlich erheblich gereizt zu werden, die Salzsäuresecretion nimmt aus diesem Grunde ab, ebenso leidet angeblich auch die Motilität (Korczynski). Practisch dürfte also von der Verordnung von Gewürzen etc. bei Magenkranken überhaupt am besten ganz abzusehen sein. Mit der Bestimmung der Salzsäure, diesem Lieblingskind der Magendiagnostik aus vergangenen Tagen, befasst sich eine Arbeit von Riegler. Die Details derselben sind für den Practiker ohne besonderes Interesse. Sahli hat eine detaillirte Methode ausgearbeitet, welche es ermöglichen soll, die Menge des nach einer Stunde secernirten Magensaftes, sowie die Quantität des in den Darm geschafften Chymus zu bestimmen. Ebenso kann die freie wie die gesammte Salzsäure leicht titrirt werden (nach den üblichen Methoden). Sahli gibt eine geröstete Brodsuppe (300 ccm) und lässt nach 60 Minuten exprimiren. Die Restbestimmung geschieht nach der Mathieu-schen Formel, die Fettanalyse nach der Methode von Gerber. Kociczkowsky fand bei einer Nachprüfung, dass sich das Fett der Suppe im Magen nicht homogen vertheile, auch seien die dem Fundus entnommenen Chymusproben denen aus der Pars pylorica nicht gleich, woraus auf mangelhafte Durchmischung im Magen geschlossen werden könnte. Bönniger hat ähnliche Einwände gegen die Methode vorgebracht. Nach eigenen Untersuchungen muss auch ich constatiren, dass die homogene Mischung der Suppe öfters zu wünschen übrig liess. Die Genauigkeit des Verfahrens wird hierdurch allerdings wesentlich beeinträchtigt, indes könnte diesem Missstande vielleicht durch eine andere Composition des Probeessens abgeholfen werden. Jedenfalls verdient die höchst geistreich ausgedachte Methode weitere Beachtung und Nachprüfung. — Zum Nachweis der Milchsäure empfiehlt Bönniger die Mehlsuppe von Boas, welche nach 2½ Stunden exprimirt werden soll. Am Aetherauszug wird die Milchsäurereaction angestellt (10%ige Eisenchloridlösung). — Nach Knapp kann man die Magencontouren sehr leicht ohne Hülfsmittel sehen, indem man sich an das Kopfende des Bettes stellt und das Abdomen des möglichst flach gelagerten Patienten von oben her betrachtet. (Ist wohl jedem Untersucher schon längst bekannt. D. Ref.) — Die topische Diagnostik der Magengeschwülste erfährt durch Glässner eine interessante Erweiterung. Bei Fundustumoren fand Glässner die Pepsin- und Labsecretion vermindert; bei Pylorusgeschwülsten war das Lab normal vorhanden, das Pepsin verringert. Abnahme der Lab- und Pepsinsecretion spricht nach Glässner für Fundustumoren, Verminderung des Pepsins bei erhaltenem Labferment für Pylorusgeschwülste. Boas theilt mit, dass er des öftern eine Steifung des Magens gefunden habe, wenn er den gefüllten Fundus in der Hohlhand strich. Diese Steifung mit nachfolgendem Zusammenfallen

Functionsprüfung des Magens.

Milchsäurereaction.

Magendiagnostik.

Magensteifung.

spreche für Pylorusstenose, bei myasthenischer Dilatation ist sie nicht zu beobachten. Den (herabgesunkenen) Pylorus fand Obraczow manchmal palpabel in Form eines Cylinders, der horizontal und schief oberhalb des Nabels zu liegen kam. Der Tumor wechselte rasch seine Consistenz, wobei ein feines Kollern zu hören war. Elsner kommt nochmals auf das im letzten Jahre so vielfach besprochene, diagnostisch sehr bemerkenswerthe Plätschergeräusch zu sprechen. Dem Einwand von Schüle, dass Elsner's Patienten meist neurasthenische Individuen gewesen wären, bei denen also eine nervöse Atonie leichten Grades sehr natürlich sei, sucht Elsner dadurch zu begegnen, dass er Frauen untersuchte, welche keine subjectiven Magenbeschwerden hatten. 26 von diesen zeigten Plätschergeräusche. — Kuhn fand im Mageninhalt einer an (benigner) Pylorusstenose leidenden Kranken grünlich gefärbte Zellen von Leukocytengrösse. Im Brutschrank entwickelte sich eine dunkelgrüne Pilzcultur. Die Keime zeigten sich in der Cultur gegen Salzsäure widerstandsfähig. Verfasser supponirt eine Hefe- oder Algenart, welche mit dem Trinkwasser in den Magen gelangt sein muss. — Die Pathologie und Therapie des Ulcus ventriculi hat ganz besondere Beachtung gefunden, wie die Verhandlungen des Wiesbadener Congresses für innere Medicin darthun. Wesentlich Neues ist allerdings auf keinem Gebiete zu Tage gefördert worden. Fleiner besprach die Kussmaul'sche Cur mit grossen Dosen Wismuth, die sich wohl überall allmählich eingebürgert hat. Pariser ersetzt das Wismuth durch Creta alba, Talcum, Magnesia usta. Er empfiehlt lebhaft das Arg. nitricum. Vor dem Verschwinden der dorsalen Druckpunkte sei kein Ulcus geheilt. Ageron gibt Oel mit Dermatol (!). Hämorrhagische Erosionen behandelt Mintz mit Argent. nitr. und Bismuth. subnitr. Ewald fand bei 34 % der Magengeschwüre Hyperacidität, bei 57 % normale Verhältnisse; 9 % waren hypacide. Die Milchsäure fehlte immer. In der Hälfte der Fälle kam Blutbrechen vor. Das Ulcus beginnt oft mit Erosionen. Schmerzen sind häufig, aber nicht immer vorhanden. A. Schmidt sucht sich die Entstehung der Ulcera peptica durch Erschlaffungszustände der Muscularis zu erklären, durch welche dieselbe verhindert werden, sich gut zu contrahiren. Gerade bei der Chlorose, die zu Ulcus so sehr disponirt, seien atonische Zustände des Magens sehr häufig. Ob nach Traumen echte Magengeschwüre entstehen können, ist noch zweifelhaft. Silbermark bringt einen casuistischen Beitrag (Stoss mit dem Epigastrium gegen eine Tischkante), welcher für einen

Plätschergeräusch.

Pilze im Magen.

Ulcus ventriculi.

ätiologischen Zusammenhang zu sprechen scheint. Przewoski sah Ulcera bei einem Tuberculösen in der Nähe des Pylorus (Gastritis tuberculosa). Mathieu beschreibt Geschwüre, die sich bei der Autopsie eines Urämikers fanden. Es sind indes nicht immer ausgebildete Geschwüre, welche Blutungen verursachen; auch aus punktförmigen Blutstellen können abundante Hämorrhagieen erfolgen (speciell bei Hämophilie, vicariirenden Menses, Appendicitis, Cholelithiasis etc.). Was die chirurgische Behandlung der Magenulcera betrifft, so ist Sahli kein Freund derselben. Bei organischer Pylorusstenose ist die Gastroanastomose allerdings am Platze. Bei Magenblutungen möge besser nicht operirt werden. Unsichere Fälle soll man nicht chirurgisch anfassen, sondern als Ulcera behandeln. Das souveräne diätetische Mittel bleibt die Milch. — Nach Magenperforationen kann oft mit Erfolg operirt werden, selbst 4 Tage nach Eintritt der Katastrophe (Wiesinger). Peterson und Machol geben folgende Indicationen zur Operation: 1. Absolute Anzeigen: a) Pylorusstenose mit Insufficienz, b) acute Blutungen, c) Verdacht auf Carcinom. 2. Relative Anzeichen (wenn interne Behandlung erfolglos war): atonische Insufficienz, Gastralgieen, unstillbares Erbrechen, chronische Blutungen. Von sehr gutem Erfolg war das chirurgische Eingreifen begleitet bei einem Fall von Gastritis phlegmonosa, den Langemann beschreibt: Der 18jährige Patient erkrankte an den Erscheinungen von Ulcus ventriculi. Die Operation ergab Röthung, Infiltration der Magenwand, Peritonitis. Keine Perforation. Tamponade des Abdomens. Heilung. Im Zusammenhang hiermit möge noch die Mittheilung Platz finden, dass Winiwarter die Gastrotomie vornahm wegen Hämatemesis infolge von traumatischer Ruptur der Magenmucosa (Stoss in das Epigastrium). Der Patient wurde geheilt. Die Beziehungen zwischen Krebs und Magenulcus studirte Hirschfeld an der Hand grosser Statistiken. Er konnte die alte Schulansicht, dass ca. 5—6 % der Ulcera später krebsig wurden, nicht verificiren und meint, dass das Zusammentreffen beider Affectionen ein mehr zufälliges sei. Die Frage des Zusammenhangs zwischen Magengeschwür und Pylorospasmen bespricht J. Kauffmann an der Hand eines Falles von Ulcus carcinomatosum des Pylorus. Der Pförtner war verdickt, spastisch contrahirt. Dabei bestand Hypersecretio continua, welche der Verfasser als directe Folgeerscheinung des krampfhaften Pylorusverschlusses anspricht. — Relativ wenig Publicationen liegen über die Secretionsanomalieen des Magens vor. Die Hyperacidität ist nach Illoway keine blosse Neurose, sondern direct verursacht durch Nicotin und Alkoholmiss-

Chirurgische Behandlung des Ulcus ventriculi.

Krebs und Ulcus.

Secretionsanomalieen.

Hyperacidität. brauch. Die Ernährung ist bei dem Leiden im allgemeinen eine gute. Was die Diät anbelangt, so wird stickstoffreiche Nahrung empfohlen. Einhorn weist auf die nervösen Beschwerden bei Hyperchlorhydrie hin (Schwindel, Kopfschmerz etc.). Auch er räth zu eiweissreicher Kost, daneben zu Natron bicarb., Magnesia usta, Argent. nitr. Küttner discutirt die Frage, ob man berechtigt sei, die Achylia gastrica als eigenes Krankheitsbild anzuerkennen und kommt auf Grund eingehender Würdigung eigener Beobachtungen sowie der Litteratur zu dem Resultate, dass es z. Z. unmöglich sei, die Achylia gastrica abzutrennen von der durch Katarrh resp. durch atrophische Processe der Magenmucosa bedingten Secretionsinsufficienz. Korn weist an der Hand mehrerer Fälle darauf hin, dass bei demselben Individuum die verschiedenartigsten Secretionsverhältnisse beobachtet werden können. Diese „Heterochylie" ist meist Hauptsymptom der nervösen Dyspepsie, kann jedoch auch bei organischen Affectionen beobachtet werden. — Die Diagnostik der Magencarcinome ist durch eine werthvolle Mittheilung von Boas bereichert worden. Nach ihm sprechen kleinere (occulte) Blutbeimengungen in den Faeces caet. par. für Carcinom, Fehlen derselben gegen ein solches (Weber'sche Blutprobe). Die Behauptung Leser's, dass bei Carcinomen der inneren Organe besonders häufig Hautangiome vorkommen, konnte Gebele nicht bestätigen. Emerson fand im künstlichen Verdauungsgemisch, dass der Carcinomsaft einen Einfluss auf die Salzsäurebindung besitze. Im Carcinom ist wohl ein autolytisches, basenbildendes Ferment, das Eiweiss verdauen kann. Eine höchst interessante Uebersicht über den Verlauf des Magencarcinoms bei operativer und nicht operativer Behandlung gibt Krönlein. Er rechnet als Durchschnittsdauer des Magenkrebses 9 Monate heraus. Nicht operirt hat der Kranke ca. 102 Tage zu leben, nach Probelaparotomie 114, nach Gastroenterostomie 198 Tage. Die Gastrektomie gewährt eine Lebensdauer von 580 Tagen. Ein Mann lebt nach der vor 8 Jahren vorgenommenen Operation noch heute. Ueberhaupt gehört den chirurgischen Eingriffen bei Magenkrankheiten ein recht grosses Gebiet. A. Huber fand die meisten Carcinomfälle zwischen dem 40. und 50. Lebensjahre. Bei Resection des Tumors hatte er 10% Mortalität, bei Gastroenterostomie 24%. Er räth zur Operation bei stenosirenden Tumoren und bei solchen, die mit ihrer Umgebung nicht verwachsen sind. — Syphilitische Magentumoren können mit Carcinom verwechselt werden, eine antiluetische Cur bessert die Beschwerden (Einhorn). — Das Kapitel der Magendilatationen und der Atonie hat mehrfache

Achylia gastrica.

Heterochylie.

Carcinoma ventriculi.

Besprechungen erfahren. A. Pick behandelt die Atonie mit Massage, Hydrotherapie. Bei Verdacht auf Autointoxication gibt er mehr vegetabile Diät. Gegen Hyperacidität wird Natr. bicarb. verordnet. Hyperästhesie gegen Flüssigkeit indicirt Nährklystiere. Saundberg hält die atonische Dilatation für einen häufigen Zustand, dessen Ursache oft Neurasthenie ist. Die Behandlung soll dementsprechend eine wesentlich allgemeine, antineurasthenische sein. Gastroenterostomie wird nicht empfohlen. Gleichzeitig bestehende Obstipation muss behandelt werden. Stagnation ist durch 1—2malige Spülungen zu beseitigen. Thomson erklärt die acute Magendilatation durch eine plötzliche Lähmung des Magens. Auch Peritonitis sei durch Läsion der nervösen Geflechte des Abdomens im Stande, Magenlähmung zu erzeugen. Rosenbaum hält atonische Ektasie auf dem Boden musculärer Insufficienz wohl mit Recht für ein seltenes Leiden. Allgemeine Schwäche disponirt zur Magenerschlaffung. Fundusatonie soll Plätschergeräusch, Atonie der Pars pylorica motorische Insufficienz erzeugen. — Ueber die nervöse Dyspepsie liegen Arbeiten von Strümpell und Schüle vor. Strümpell bespricht die Diagnose „nervös“. Das Wort sei schlecht gewählt, da man bei ihm an die peripherischen Nerven denkt. Anacidität und Hyperacidität sind oft „nervös“, aber die Secretionsanomalie erklärt die Beschwerden nicht, da andere Menschen mit derselben chemischen Abnormität sich ganz wohl befinden. Statt „nervös“ sollte man „functionell“ sagen. Bei vielen Menschen entsteht das Leiden auch auf Grund eines gestörten Vorstellungslebens: psychogener Ursprung der Krankheit. Schüle unterscheidet schwere und leichtere Formen der Secretionsneurosen. Plätschern findet sich sehr oft und wird auf leichte atonische Zustände bezogen. Die hypacide Form ist nach Schüle die häufigste. Die Differentialdiagnose gegen Carcinom fällt oft sehr schwer. Therapeutisch kommen in erster Linie hydriatische Proceduren und Hochgebirgsaufenthalt in Frage, speciell für die hypaciden Formen. Dyspeptische Beschwerden können nach Sommer durch Genitalleiden entstehen, besonders Hyperacidität durch Retroflexio. H. Müller theilt eine interessante Beobachtung über Meryoismus mit: Vater und Sohn waren Wiederkäuer. ¼ Stunde nach Tische fing das Emporsteigen der Speisen an, die nochmals durchgekaut wurden. Genuss hatten die Kranken erst beim Wiederkäuen. Wenn die Speisen anfingen sauer zu werden, hörte der Meryoismus auf. — 2 Fälle von totaler Schrumpfung des carcinomatösen Magens theilt Cackovic mit. Die Magengegend ist bei diesem Zustand eingesunken, die Sonde

Dilatatio, Atonia ventriculi.

Dyspepsia nervosa.

Meryoismus.

Magen-schrumpfung.

stösst bald an. Die Kranken ertragen nur sehr wenig Essen. Als ultimum Refugium käme die Jejunostomie mit Ausschaltung des Magens in Frage. Partielle Schrumpfungen (Carcinom, Narben, Adhäsionen) können zum „Sanduhrmagen" führen. Das Erbrechen erfolgt dann in Partieen, nicht in einem Guss. Bei Ausspülungen fliesst das Wasser zuerst klar ab, erst später kommen wieder Speisereste. Aufblähung oder Durchleuchtung lassen ungleichmässige Bilder mit Einschnürungen entstehen (Decker). — Zur Therapie der Magenkrankheiten wäre noch zu bemerken, dass A. Schmidt bei Hypacidität vom Fleischgenuss abräth, da Fleisch schlecht zerkleinert wird. Hyperacide ertragen es besser. Die Bettruhe ist ein vorzügliches Mittel zur Behandlung von Hyperacidität. Abends ist Brei mit etwas Braten bei solchen Zuständen zu empfehlen. Zucker bleibt am besten ganz weg aus der Diät der Dyspeptiker, da derselbe die Säure- und Enzymabscheidung herabsetzt (Morgan). Die Magenausspülungen sind nach Rosenbach bei Neurosen des Magens zu empfehlen, indes warnt Mathieu mit Recht vor dem übertriebenen Spülen. Bei blossem Katarrh und normaler Motilität ist die Auswaschung unnötig. Perutz konnte, wie er berichtet, durch Magendarmspülungen einem Patienten mit perniciöser Anämie, der noch ausserdem an Achylia gastrica litt, wesentliche Besserung bringen. Pylorospasmus, Pylorusstenosen sollen nach Cohnheim durch Ol. oliv. (100—150 ccm, auch leer zu trinken) günstig zu beeinflussen sein. Nervöse Affectionen bleiben von dem Verfahren unbeeinflusst. — Stiller bespricht nochmals sein „Costalzeichen". Die zehnte Rippe, welche de norma fixirt ist, fluctuirt bei manchen Individuen. Dies ist ein Zeichen congenitaler Disposition (atonischer Habitus).

Diätetik.

Enteroptose.

Enteroptose und nervöse Dyspepsie sind nach Stiller identisch. Einzelne „Ptosen" zu behandeln hält er für zwecklos, die Therapie muss stets die ganze (abdominelle) Neurasthenie berücksichtigen. Was das hereditäre Element in der Magenpathologie betrifft, so fand Jung, dass 35% magenkranker Familien keinerlei Aehnlichkeit in ihren Affectionen darboten. Enteroptose wurde bei 32% als Familienkrankheit beobachtet. 65% der Verwandten hatten ähnliche Krankheiten, z. B. 2 Geschwister Achylia gastrica etc. Sehr bemerkenswerthe Beobachtungen theilt Rosenheim mit über Foetor ex ore intestinalen Ursprungs. Abgesehen nämlich von Mund- und Oesophaguskrankheiten, welche Geruch aus dem Munde erzeugen, sind auch intestinale Affectionen (Zersetzungen im Magen, Resorption übelriechender Darmgase) im Stande, Foetor ex ore zu bewirken. Auf lactovegetabile Diät bessert sich der Zustand oft ganz erheblich.

Foetor ex ore.

Darm.

Die Darmkrankheiten finden sich in mehrfachen Publicationen behandelt. So befasste sich O. Kraus mit der Anatomie der Ileocöcalklappe. Er zeigte an Präparaten, dass bei Lufteintreibungen die Klappe sich gegen das Colon, nicht aber umgekehrt öffnet. Manchmal ist die Valvula ileocoecalis auch insufficient, dann ist das Colon abnorm weit oder gestreckt. Weiss polemisirt gegen Herz, der gesagt hatte, die Klappe halte die Darmgase wie ein Siphon zurück. Reach fand, dass Traubenzucker, Rohrzucker, Maltose, per Rectum eingeführt, zum Theil resorbirt und im Organismus verbrannt werden. Hemmeter beschäftigte sich mit dem Studium der Antiperistaltik. Stärke und Holzkohle, in physiologischer Kochsalzlösung suspendirt, wandern nach 7—12 Stunden in den Magen. Fasten beschleunigt die Antiperistaltik, Diarrhöen und Obstipation verlangsamen dieselbe. Die Gegenbewegung ist meist „wandständig", während die Kothsäule sich im entgegengesetzten Sinne central fortbewegt. — Zur Diagnose des Dickdarmkrebses bemerkt Crämer, dass Koliken, kleine Blutungen, Unregelmässigkeiten in der Defäcation schon den Verdacht auf eine maligne Neubildung erwecken können. Bei chronisch entstandenen Stenosen tritt „Darmsteifung" und eine Art „Schüttgeräusch" auf. Die bandartige Form der Fäces rührt von den Darmcontractionen her, nicht von der Stenose als solcher. Explorationen mittels des Speculums von Kelly werden warm empfohlen. — Die Enteritis membranacea besprechen F. Schilling und M. Forster. Jede Enteritis kann nach Schilling bei allgemeiner Neurasthenie von Hypersecretion begleitet sein. Forster empfiehlt die Bäder von Plombière gegen das Leiden, ferner Argent. nitricum, in verzweifelten Fällen Colotomie zur Ruhigstellung des Darmes. — Darmfäulniss, Darmdyspepsie, dyspeptische Diarrhöen erfahren von drei Autoren eine eingehende Besprechung. Bachmann fand, dass die Darmfäulniss herabgesetzt wurde, wenn die Eiweissration auf Kosten einer lactovegetabilen Diät vermindert wurde. Faber ist seinerseits wieder weniger für die Milch eingenommen, ihm bewährte sich mehr die Hafergrütze. Gleichzeitige Obstipation ist zu behandeln. Häufig sind Magenaffectionen nichts anderes als die Folge- und Begleiterscheinungen von Darmanomalieen (wie übrigens auch umgekehrt. Der Referent). Die Arbeit von Schütz befasst sich mit den chronischen dyspeptischen Diarrhöen. Die Stühle sehen schlagrahmartig aus, riechen sauer, gährend. Es finden sich unverdaute Reste von Fleisch und Kohlehydraten. Primäre Magenstörungen sind stets zu beachten! Therapeutisch empfiehlt sich event. Hungerkost, jedenfalls Minderung

Physiologie.

Diagnose des Dickdarmkrebses.

Enteritis membranacea.

Darmdyspepsie.

der Fleischrationen oder gänzliches Verbot desselben. Als Diät eignen sich wässrige Mehlabkochungen, Beeftea, Eier. — Bei einer syphilitischen Dünndarmstenose beobachtete Rosenfeld Spritzgeräusch und Darmsteifung in der Gegend der Flexura coli dextra. Jodkali war ohne Erfolg, Heilung brachte erst die Resection des Dünndarmtheiles. Reach sah Stenose des Duodenums, durch eine Narbe verursacht, welche infolge einer Gallenblasenperforation entstanden war. Ileus durch eingeklemmten Gallenstein beschreibt Karewski. Wohlbefinden und Occlusionserscheinungen können je nach der Einklemmung abwechseln. Bei der Diagnose ist zu berücksichtigen, dass die Störung des Allgemeinbefindens oft eine relativ unbedeutende ist, was zu Fehlschlüssen Veranlassung geben kann. Sievers beobachtete einen Fall, der klinisch als Darmverschluss imponirte (Meteorismus, Schmerzen, Tenesmus ohne Darmblutungen); bei der Autopsie fand sich eine Embolie der Art. mesaraica superior. Folet berichtet über einen Zustand, der wegen des Tympanites und der heftigen Schmerzen als Appendicitis oder Darminvagination gedeutet werden konnte. Verfasser denkt an „Enterospasmus". Sehr interessant sind die Ausführungen von Ortner über die Angiosklerose der Darmarterien. Dieselbe soll öfters die Ursache heftiger Leibschmerzen sein, welche besonders im Colon ascendens und transversum localisirt sind. Der Sympathicus ist dabei sehr druckempfindlich. Therapeutisch hat sich besonders Diuretin bewährt. Die Ursache dieses Symptomencomplexes ist nach Ortner nicht Ischämie, sondern wahrscheinlich sind Läsionen der inneren Gefässschichten für ihn verantwortlich zu machen („Gefässkoliken"). — Das Krankheitsbild der spastischen Obstipation wird von v. Sohlern in Erinnerung gebracht. Schmerzhafte Spasmen begleiten die Verstopfung. Der Darm fühlt sich versteift an. Die Stühle sind zäh, kleinkalibrig. Meteorismus fehlt. Therapeutisch empfiehlt sich Ruhe, reizlose Kost, Bromkali, Wärme auf das Abdomen, event. Chloralhydrat in Oel als Clysma. Drastica sind ganz zu vermeiden. — Die Therapie der Darmkrankheiten ist im verflossenen Jahre sehr eingehend behandelt worden. Besonders die Anwendung des Atropin bei Ileus war Gegenstand mehrerer Publicationen. Ripperger kommt auf Grund von 40 Fällen aus der Litteratur zu dem Resumé, dass Atropin bei Obturationsileus gut, bei Strangulationsileus erfolglos ist. Aehnlich sprechen sich Honigmann und Ostermaier aus. Honigmann gibt 1/2—1 mg Belladonna, aber nur bei Obturationsileus. Wenn nach den ersten 2 Tagen kein Stuhl und keine Flatus erfolgen, dann soll probelaparotomirt werden;

Darmstenose.

Enterospasmus.

Angiosklerose der Darmarterien.

Obstipatio spastica.

Therapie der Darmkrankheiten.

von der Euphonie darf der Arzt sich nicht bestechen lassen! Weber gab bei Ileus paralyticus Atropin bis 1 cg pro die. Diese grosse Toleranz erklärt Verfasser aus dem Umstande, dass die Patienten meist schon Opium vorher bekommen hatten. War dies nicht der Fall, so dürfte mit Atropin nur bis 5 mg gestiegen werden. Harrison kehrte wieder zur alten Methode mit Mercurius vivus zurück und gab davon 4 Tage lang ein halbes Pfund mit Opium zusammen. Unter Abgang von Blähungen besserte sich das Befinden. Nach 9—10 Tagen ging das Hydrarg. wieder ab. — Die chronische Dysenterie behandelte Kuznitzky mit rectalen Spülungen mit Kalium permang. 1:4000 2mal $^3/_4$ Liter täglich. Woodhull empfiehlt bei Dysenterie Ipecacuanha in Dosen bis zu 3,0 (!) mit Opium. Bei Erbrechen soll die Gabe wiederholt werden. — Salomon und Köppen sahen von der Darreichung des Pankreon (5mal 0,25 pro die) sehr gute Erfolge bei pankreatogener Steatorrhoe, Pankreasdiabetes, Achylia gastrica, Enteritis chronica, Gastritis atrophicans. — Die Behandlung der Obstipation nimmt in der Litteratur der Darmaffectionen einen relativ grossen Raum ein. Ebstein, Hösslin, Vamossy, Unterberg, Hess empfehlen das Purgatin (Purgen) als milde und prompt wirkendes Abführmittel. Durchschnittliche Dosis etwa 1—1,5 g bei Erwachsenen. Es soll als „Schiebemittel" wirken, d. h. den festen Koth vorwärts bewegen. Der Urin wird roth gefärbt. Nierenreizung soll nicht auftreten. Das Emodin (0,1 pro dosi) wirkt ebenfalls gut, ist aber sehr theuer. Schilling wendet bei Verstopfung den elektrischen Strom an. Bei Spasmen wird mit der Anode labil auf das Colon gewirkt, bei Atonie elektrisirt Schilling den Splanchnicus 3 Minuten (Kathode auf dem fünften Brustwirbel, bis zu den Lendenwirbeln hinabgleitend). Colon und Rectum können auch faradisirt werden. Ismar Boas hat bei hartnäckiger Verstopfung infolge von psychischem Shock bei Neurasthenikern (sog. „neurogene oder emotionelle" Obstipation) gute Erfolge von Ruhecuren gesehen. Der Kranke soll isolirt werden und sich ganz ruhig halten. Gegen spastische Stuhlverhaltung sind Oelklysmen von Nutzen. Gumprecht gibt bei erschwerter Defäcation folgenden Handgriff an: Es werden der zweite und dritte Finger der linken Hand gespreizt um die Analöffnung gelegt. Man drückt nun von aussen her durch die Haut, ohne die Finger in die Analöffnung zu bringen, die ersten harten Kothballen heraus, wodurch die Defäcation wesentlich erleichtert wird. — Zum Schlusse mögen noch die Parasiten des Darmes kurze Erwähnung finden. Becker sah 2 Krankheitsfälle, welche durch Trichocephalus dispar her-

Atropin bei Ileus.

Dysenterie.

Pankreon.

Behandlung der Obstipation: — Purgatin,

— Emodin,

— Elektricität,

— Ruhecur,

— Handgriff.

Darmparasiten.

vorgerufen waren. Der Hämoglobingehalt war stark vermindert; es bestand Schwindel, Leibweh, Herzklopfen, ferner fanden sich Magendarmerscheinungen. Benzinklystiere, 5 Tropfen auf 1000 g Wasser täglich applicirt, brachten Besserung. Eisen war gegen die Anämie erfolglos geblieben. Naab weist darauf hin, dass Kinder mit Ascariden oft schwere Hirnsymptome (Zähneknirschen) darbieten, welche an Meningitis denken lassen. Nachts besteht Salivation, auch Fieber kann vorkommen. Santonin ist das beste Vermifugum. Schlesinger und Weichselbaum beschrieben einen Fall von Fliegenlarvenkrankheit, welcher tödtlich endete. Die blutigen, dysenterischen Stühle zeigten reichliche Maden. Als Gegenmittel werden empfohlen: Filix mas, Santonin, Calomel, Naphthalin, Magenspülungen mit Thymollösung. Man solle bei jeder dysenterieartigen Erkrankung an Myiasis denken. Sehr heftige Enteritis erzeugte die Infection von Amoeba coli felis bei einem 21jährigen Studenten, welcher in Kiautschau erkrankte. Die Therapie bestand in Tanninklysmen, Chinin, Methylenblau, Macerationen von Cortex Simarubae mit Cortex Granati ana 10,0, Einläufen mit 0,4%iger Chininlösung.

Appendicitis.

Die Pathologie und Therapie der Appendicitis beschäftigt die Internisten wie Chirurgen noch immer in unverringerter Lebhaftigkeit. Die Diagnose, ob es sich um ein eitriges oder nicht eitriges Exsudat handelt, lässt sich durch die Blutuntersuchung mit einiger Sicherheit stellen. Leukocytose spricht für Eiter (Wassermann). Riedel bespricht mit gewohnter Präcision und Lebhaftigkeit das Krankheitsbild der Appendicitis. Er meint, dass in Deutschland 150000 Menschen seit 1870 an Appendicitis gestorben wären. Man hätte einen grossen Theil derselben retten können. Die Prognose des acuten Anfalls hängt davon ab, ob der Appendix vor demselben in Adhäsionen eingehüllt war oder nicht. Acute eitrige Entzündung eines nicht durch Adhäsionen geschützten Appendix ist sehr selten, dann aber auch eminent gefährlich. Sind Verwachsungen da, dann tritt Infiltration auf: dies ist das Bild der alten „Typhlitis“, die mit Eis und Opium behandelt wurde. Liegt der Appendix atypisch, dann kann der Tumor fehlen, ebenso wird derselbe vermisst, wenn der Wurmfortsatz nicht in Adhäsionen eingehüllt ist oder wenn er weit von der Fossa iliaca entfernt perforirt; die Resistenz verschwindet, sobald Gas in den Abscess eintritt. Zur Aetiologie der Appendicitis weist Weber darauf hin, dass ein ursächlicher Zusammenhang bestehe zwischen Angina tonsillaris und Blinddarmentzündung; in 8 Fällen seiner Casuistik war ein solcher Causalconnex unverkennbar. Auch Oxyuris vermicularis ist (nach Rammstedt) schon als Ursache einer Entzündung des Appendix erkannt worden. Thévenot beschreibt einen Fall, der als chronisch recidivirende Appendicitis imponirte. Die Operation ergab aber Aktinomykose, Nachbehandlung mit Jodkali. Zypkin weist darauf hin, dass gelegentlich Blutbrechen bei Appendicitis auftreten könne. Er nimmt als Grund für dasselbe eine allgemeine Infection des Organismus an. Ob man zur Bekämpfung des Blutens operiren soll, lässt Verfasser dahingestellt, möchte es eher ablehnen. Reizenstein hat einen subphrenischen Abscess im Anschluss an Appendicitis beobachtet: Eine Perforation des Proc. vermiformis hatte eine Peritonitis verursacht, welche bis auf den subphrenischen Abscess ausheilte. Betreffs der Therapie der Appendicitis haben sich die extremen Internisten und die allzu operationslustigen Chirurgen allmählich auf einer mittleren Linie geeinigt. Die medicinische Behandlung der Appendicitis übt Bourget in einer sehr eigenartigen Weise aus, die wohl bei vielen Kopfschütteln erregt haben mag. Bourget wäscht im ersten Stadium des Anfalls das Cöcum und den Dickdarm täglich aus und gibt reichlich Ricinusöl. In einer etwas zu kräftig ausgefallenen Polemik empfiehlt dagegen Gläser das classische Opium. Burnet räth zu heissen Terpentinumschlägen, die er dem Eis vorzieht. Am schwierigsten und am eifrigsten discutirt wird stets die Frage bleiben: Wann soll man operiren? Sandler operirt bei acuter Perforationsperitonitis (einen geheilten derartigen Fall theilt auch Evans mit) und bei Bildung von Eiter, den er aus frequentem Puls bei niederer Temperatur diagnosticirt. Auch Bäumler, dem wir eine, auf langjährige Erfahrungen fundirte Bearbeitung der Perityphlitis verdanken, spricht sich für die Operation dann (aber erst dann!) aus, wenn Eiter sich gebildet hat. Bäumler ist ein Gegner der Abführmittel, da die Typhlitis „stercoralis“ in Wirklichkeit nicht vorkomme. Es gibt keinen Koth zu entfernen, der Entzündung machen könnte. Höchstens verordnet man bei gefülltem Rectum 100—150 g Olivenöl. Was die „Geschwulst“ betrifft, so besteht sie aus verklebten Darmnetzpartieen. Statt des Opiums empfiehlt Bäumler Morphiuminjectionen, welche nur bei stärkeren Schmerzen zu wiederholen sind. Auf das Abdomen kommen Leiter'sche Röhren. Ob der Process in Vereiterung ausgeht, hängt von der Form und Lage des Appendix und dem Grade der Entzündung ab. Ochsner tritt für rectale Ernährung bei Appendicitis ein, die er bei Brechneigung mit Magenspülungen combinirt. Durch dieses Regimen sollen alle (!) Complicationen vermieden werden, als da sind: Peritonitis, Salpingitis,

Endocarditis etc. (?). — Ueber die Behandlung der tuberculösen Peritonitis durch Operation spricht Hagopoff. Die ascitische Form gibt günstige Resultate. Bei hochgradiger Darm- oder Lungentuberculose soll man nicht operiren. Pneumokokkenperitonitis ist sehr selten, aber meist sehr bösartig. Sie wird oft mit Perityphlitis verwechselt. Möglicherweise ist auch der Wurmfortsatz die Eingangsstelle der Pneumokokken in das Peritoneum. Häufig mag die Entzündung auch eine primär hämatogene sein.

Peritonitis.

Weiler beschreibt einen vom Ductus choledochus ausgehenden subphrenischen Abscess. Es trat Perforation in die rechte Lunge ein, wodurch das Sputum bilirubinhaltig wurde.

Subphrenischer Abscess.

Die Fälle von Banti'scher Krankheit werden in der casuistischen Litteratur etwas häufiger. Hocke beschreibt eine Affection, welche an den Banti'schen Symptomencomplex erinnerte, aber wahrscheinlich syphilitischer Natur war (Milz-, Lebertumor, Blutbrechen, Lymphämie, vermindertes Hämoglobin). J. Barr hält Banti'sche Krankheit, Anaemia splenica, Cachexia und Pseudoleucaemia splenica, Splenomegalie für identisch. Bei Banti'scher Krankheit ist der Milz-Lebertumor primär. Barr hält die Banti'sche Krankheit für eine „motorische Parese des Splanchnicusgebietes". Er empfiehlt Darmantiseptica, Tonica, eventuell Splenektomie (!).

Banti'sche Krankheit.

Lazarus machte an Hunden Experimente über die Verwundbarkeit des Pankreas. Die Drüse blutet sehr leicht, da sie reich vascularisirt ist und wenig Stützgewebe besitzt. Cysten bilden sich infolge von Erweichungsprocessen nach Fettnekrosen, bei cirrhotischen Wucherungen, welche Gänge abschnüren, endlich durch Selbstverdauung nach Traumen. Teleky theilt einen Fall von Pankreasdiabetes und Icterus gravis mit. Eine Pancreatitis chronica mit Neubildung von Bindegewebe führte zu Schrumpfung und Occlusion des Ductus choledochus. Der Diabetes ging dem Icterus voran. Therapeutisch käme bei ähnlichen Fällen ein chirurgischer Eingriff in Frage.

Pankreas.

Leber. Bei künstlich durchbluteter Leber fand Töpfer keine Anhäufung von Abbauproducten, wohl aber bei gleichzeitiger Durchblutung von Leber und Darm und nach Nierenexstirpation. Die Leber kann also nur unter Zuhülfenahme des Verdauungsapparates einen Abbau der zugeführten Eiweisskörper vollziehen. Vorher müssen die Eiweissstoffe in der Darmwand besonders „präparirt" sein.

Leber. Physiologie.

Leber-cirrhose.

— Bei Lebercirrhose auftretende Magenblutungen sind meist auf geplatzte Varicen der Magenvenen zu beziehen. Curschmann weist auf eine solche Beobachtung hin und bespricht auch die Bahnen des collateralen Kreislaufs (Magenvenen, V. suprarenalis sinistra, untere Hohlvene). Boas behauptet, dass in der Gegend des zehnten Brustwirbels, 8 cm rechts von demselben, der Thorax auf Klopfen und Faradisiren schmerzhaft sei. Dies Symptom weise auf Cholelithiasis hin. Ehret und Stolz brachten sterile Glaskugeln und Wattebäusche in die Gallenblase von Hunden und fütterten dann schlechtes Fleisch: einige der Thiere starben an eitriger Cholecystitis. Die Keime wandern offenbar aus dem Darm in die Gallenblase ein. Um dies zu ermöglichen, muss aber der Gallenstrom gehemmt sein. C. Gerhardt fand bei Cholelithiasis manchmal den Schmerz in die Gegend der linken Niere localisirt, welche während des Anfalls anschwellen kann. Gallensteine in der freien Bauchhöhle sind sehr grosse Seltenheiten. Gallenaustritt in die Bauchhöhle macht keine Peritonitis, führt aber durch Resorption von Gallensäuren zum Tode. Ryska berichtet über einen Patienten, der mit Icterus, Fieber, Delirien, Hautblutungen ad exitum kam. Es fand sich Verschluss des Ductus choledochus infolge von Darmkatarrh. Clemm empfiehlt als Cholagogon das Eunatrol. Die Kost hat viel Albumen zu enthalten. Abends soll Milch mit Butterbrod genossen werden. Ehrlich spült bei Gallenretention den Magen mit Wasser aus, giesst dann 500 g 1‰ige Argentum nitricum-Lösung ein (40—50° C. heiss!), welche nach ½—2 Minuten wieder ablaufen muss. Argentum nitricum sei ein starkes Cholagogum. Wieg erklärt sich die acute gelbe Leberatrophie aus einer bacteriellen Infection der Leber und der Gallenwege; diese führt dann zu acuter Degeneration des Drüsenparenchyms. Die psychischen Störungen werden auf Toxinwirkungen zurückgeführt. Hess hat in einer sehr umfangreichen Arbeit die Stauung und chronische Entzündung in der Leber und den serösen Höhlen behandelt. Er meint, dass eine rein cardiale Cirrhose klinisch eine interstitielle Hepatitis vortäuschen kann. Das von F. Pick zuerst beschriebene Bild der pericardialen Pseudolebercirrhose hänge weniger mit Pericarditis chronica zusammen als mit einer Polyserositis; neben anderen serösen Häuten sei dann auch das Pericard afficirt. — Um den Blutkreislauf in der Leber zu fördern, hatte Möbius seinerzeit tiefe Inspirationen empfohlen. Walz weist nach, dass die Leber bei ruhiger Bauchhaltung ruhig steht. Bei mässiger Inspiration flacht sich die Convexität ab, die Leber wird comprimirt. Bei forcirter Inspiration erschlafft die Gallenblase, die

Cholelithiasis.

Acute gelbe Leber-atrophie.

Acute gelbe Leberatrophie.

Leber wird comprimirt, das Blut nach der Cava hin gedrängt. Wichtig für den Blutkreislauf in der Leber ist Inspiration plus Exspiration. H. Strauss gibt bei acuten infectiösen Lebererkrankungen Bäder von 27° C.; reichliche Flüssigkeitszufuhr ist zu empfehlen; Venaesection kann in Frage kommen. Bei katarrhalischem Icterus soll vorsichtig massirt werden, Trinkcuren werden gelobt; kalte Klysmen können durch Steigerung der Darmperistaltik auf die Leberfunction günstig einwirken.

Litteratur.

Oesophagus. Magen. Darm.

Adamkiewicz, Presse médicale Nr. 17. — Agéron, Diagnostisch-therapeutische Bemerkungen zum Magengeschwür. Münch. med. Wochenschrift Nr. 30. — W. Bachmann, Ein Beitrag zur Kenntniss der Darmfäulniss. Zeitschr. f. klin. Med. Bd. XLIV. — Chr. Bäumler, Klinische Erfahrungen über die Behandlung der Perityphlitis. Deutsches Arch. f. klin. Med. Bd. LXXIII. — E. Becker, Ueber die durch Trichocephalus dispar verursachten Krankheitszustände. Deutsche med. Wochenschr. Nr. 26. — Boas, Ueber Magensteifung. Deutsche med. Wochenschr. Nr. 10. — Derselbe und A. Kachmann, Weitere Beiträge zur Lehre von den occulten Magenblutungen. Arch. f. Verdauungskrankh. Bd. VIII, H. 1 u. 2. — Ismar Boas, Ruhecuren zur Behandlung schwerer Obstipationen. Die Krankenpflege H. 3. — D. Bönniger, Ueber die Sahli'sche Methode der Functionsprüfung des Magens. Münch. med. Wochenschr. Nr. 43, S. 1786. — Bourget, Die medicinale Behandlung der Perityphlitis. Therap. Monatsh., Mai. — J. Burnet, The medical treatment of appendicitis with notes of three illustrative cases. Lancet, October. — D. Cackovic, Ueber totale Verkleinerung (Schrumpfung) des Magens und über Jejunostomie. Arch. f. klin. Chir. Bd. LXV, H. 2. — Cahen, Zur chirurgischen Behandlung des Cardiospasmus. Münch. med. Wochenschr. Nr. 11. — Campbell, Thomson, Einige ergänzende Bemerkungen über die acute Magendilatation. Lancet, August. — M. Cloetta, Zur Kenntniss der Salzsäuresecretion. Münch. med. Wochenschr. Nr. 32. — P. Cohnheim, Die Heilwirkung grosser Dosen von Olivenöl bei organischen und spastischen Pylorus- und Duodenalstenosen und deren Folgezuständen. Therapie d. Gegenwart H. 2. — Coyon, Les fermentations gastriques. Gaz. d. hôp. Nr. 97. — F. Crämer, Zur Diagnose des Dickdarmcarcinoms. Münch. med. Wochenschr. Nr. 24. — J. Decker, Zur Diagnose des Sanduhrmagens. Ebenda Nr. 37. — W. Ebstein, Ueber das Emodin und Purgatin als Abführmittel. Therapie d. Gegenwart, Januar. — Einhorn, Bericht über einen Fall von syphilitischer Magengeschwulst. Ebenda S. 2005. — Derselbe, Ueber Hyperchlorhydrie.

Aerztliche Praxis Nr. 12. — Derselbe, Ueber ein neues Oesophagoskop. Berl. klin. Wochenschr. Nr. 51. — Elsner, Noch einmal das Plätschergeräusch. Ebenda Nr. 12. — Emerson, Der Einfluss des Carcinoms auf die gastrischen Vorgänge. Deutsches Arch. f. klin. Med. Bd. LXXII, H. 5 u. 6. — H. Evans, A case of fulminating appendicitis with general septic peritonitis. Operation. Ebenda. 29. — C. Ewald, Ueber die Diagnose des Magengeschwürs. 20. Congress f. inn. Med., Wiesbaden. — Kuno Faber, Ueber Darmdyspepsie. Arch. f. Verdauungskrankh. Bd. VIII, H. 1 u. 2. — Fleiner, Die Behandlung des Magengeschwürs. Münch. med. Wochenschr. Nr. 22—24. — Folet, Occlusion intestinale par enterospasme. L'Echo médical. — M. Forster, Colitis membranacea. Edinb. med. journal, Februar. — Gebele, Ueber Angiome und ihren Zusammenhang mit Carcinomen. Münch. med. Wochenschr. Nr. 4. — Glässner, Zur topischen Diagnostik der Magengeschwulst. Berl. klin. Wochenschr. Nr. 29. — Gumprecht, Die Erleichterung der Stuhlentleerung durch einen äusseren Handgriff. Die Krankenpflege Nr. 3. — Harmer, Klinik der Oesophagoskopie. Wien. klin. Wochenschr. Nr. 35. — Kean Harrison, Zwei erfolgreich mit Quecksilber behandelte Fälle von acutem Darmverschluss. Brit. med. journal, 26. April. Refer. — E. Heinrich, Untersuchung über den Umfang der Eiweissverdauung im Magen des Menschen auch bei gleichzeitiger Darreichung von Kohlehydraten. Münch. med. Wochenschrift S. 2003. — Hemmeter, Beiträge zur Antiperistaltik des Darmes. Arch. f. Verdauungskrankh. Bd. VIII. — Hess, Zur klin. Würdigung einiger neuer Abführmittel. Therapie d. Gegenwart Nr. 6. — Hirschfeld, Die Beziehung zwischen Magengeschwür und Magenkrebs. Wiesbadener Congress f. inn. Med. — F. Honigmann, Behandlung des Ileus mit Belladonnapräparaten. Centralbl. f. d. Grenzgebiete d. Med. u. Chir. Nr. 7. — Hösslin, Ueber ein neues Abführmittel „Purgatin". Münch. med. Wochenschrift Nr. 32. — A. Huber, Ueber chirurgische Hülfe bei Magenkrankheiten. Corresp.-Bl. f. Schweizer Aerzte. — Illoway, Hyperacidität (Peracidität, Hyperchlorhydrie). Eine klin. Studie. Arch. f. Verdauungskrankh. Bd. VIII. — Franz Jung, Die Häufigkeit und Erblichkeit von Magen-Darmbefunden in Familien. Ebenda Bd. VIII, H. 1 u. 2. — Karewski, Ueber Gallensteinileus. Berl. klin. Wochenschr. Nr. 10. — J. Kauffmann, Zur Frage des Magensaftflusses und der Krampfzustände bei chron. Magengeschwür. Deutsches Arch. f. klin. Med. Bd. LXXIII. — A. Keiler, Perityphlitis und Gravidität. Münch. med. Wochenschr. Nr. 18. — G. Kelling, Ueber Oesophagoskopie, Gastroskopie und Cölioskopie. Münch. med. Wochenschr. Nr. 7. — Knapp, Wie man die Magencontouren ohne Hülfsmittel sehen kann. Deutsche med. Wochenschr. Nr. 18. — E. Kociczkowsky, Ueber die klinische Verwerthbarkeit der Sahli'schen Methode zur Functionsprüfung des Magens. Ebenda Nr. 25 u. 26. — Köppen, Pankreon bei chron. Enteritis. Therapie d. Gegenwart, Nov. — v. Korczynski, Ueber den Einfluss der Gewürze auf die secretorische und motorische Thätigkeit des Magens. Wien. med. Wochenschr. Nr. 18. — Korn, Ueber Heterochylie.

Arch. f. Verdauungskrankh. Bd. VIII. — O. Kraus, Zur Anatomie der Ileocöcalklappe. Wien. klin. Wochenschr. Nr. 19. — Krönlein, Ueber den Verlauf des Magencarcinoms bei operativer und nicht operativer Behandlung. Arch. f. klin. Chir. Bd. LXVII, H. 3. — A. Kühn, Vorkommen von grünen, entwickelungsfähigen Pflanzenkeimen im Magen und deren diagnostische Bedeutung. Centralbl. f. klin. Med. Nr. 28. — L. Kuttner, Zur Frage der Achylia gastrica. Zeitschr. f. klin. Med. Bd. XLV, H. 1 u. 2. — S. Kuznitzky, Zur Behandlung der Dysenterie. Ref. Ebenda Nr. 18. — Langemann, Eine operative Heilung von Gastritis phlegmonosa diffusa. Grenzgebiete der Medicin Bd. IX. — Lewinsohn, Zur Lehre von der chronischen Erweiterung der Speiseröhre. Berl. klin. Wochenschr. S. 1070. — A. Mathieu, Les abus du lavage de l'estomac. Gaz. des hôp. Nr. 134. — Derselbe, Sur un cas d'ulcérations urémiques de l'estomac et de l'intestin grêle. Arch. générale de médecine Bd. I. — J. v. Mering, Ueber den Einfluss verschiedener Körperlagen auf die motorische Function des Magens. Therapie d. Gegenwart, Mai. — W. Meyer, Was können wir bei acuter Appendicitis diagnosticiren? New Yorker med. Monatsschrift Nr. 7. — S. Mintz, Ueber hämorrhagische Magenerosionen. Zeitschr. f. klin. Med. Bd. XLVI, H. 1—4. — Mittheilungen über das weitere Schicksal einer Speiseröhrenkrebskranken, welche mit Cancroin Adamk. behandelt wurde. Deutsche med. Wochenschr. S. 813. — Morgan, Zucker als solcher in der Diät der Dyspeptiker. Arch. f. Verdauungskrankh. Bd. VIII. — E. Moser, Ueber parenchymatöse Magenblutungen. Münch. med. Wochenschrift Nr. 44. — R. Müller, Bericht über eine Wiederkäuerfamilie. Ebenda, 5. Aug. — P. Naab, Reflexkrämpfe bei Ascaris lumbricoides. Ebenda Nr. 19. — Obraczow, Ueber die Palpation des Pylorus. Deutsche med. Wochenschr. Nr. 43. — Ochsner, Vermeidbare Appendicitiscomplicationen. Münch. med. Wochenschr. Nr. 8. — Ortner, Zur Klinik der Angiosklerose der Darmarterien (Dyspragia intermittens angiosclerotica intestinalis). Wien. klin. Wochenschr Nr. 44. — P. Ostermaier, Zur Darreichung des Atropins. Münch. med. Wochenschr. Nr. 36. — Pariser, Einige Bemerkungen zur Behandlung des Ulcus ventriculi. Deutsche med. Wochenschr. Nr. 16. — F. Penzoldt, Die Wirkung der Kohlensäure auf die Magenverdauung. Deutsches Arch. f. klin. Med. Bd. LXXIII. — D. Perutz, Ein Beitrag zur Behandlung schwerer Anämieen gastro-intestinalen Ursprungs. Münch. med. Wochenschr. Nr. 3. — Petersen und Machol, Beiträge zur Pathologie und Therapie der gutartigen Magenkrankheiten. Beitr. z. klin. Chir. H. 33. — Alois Pick, Ueber Magenatonie. Wien. med. Presse Nr. 6 u. 7. — Przewoski, Gastritis tuberculosa. Virch. Arch. Bd. CLXVII. — Rammstedt, Oxyuris vermicularis als Ursache acuter Appendicitis. Deutsche med. Wochenschr., 18. Dec. — F. Reach, Ueber die Resorption von Kohlehydraten von der Schleimhaut des Rectums. Arch. f. exper. Path. u. Pharmak. — Derselbe, Zur Casuistik der Duodenalstenosen. Wien. klin. Wochenschr. Nr. 39. — Reizenstein, Linksseitiger subphrenischer Abscess im Anschluss an eine perforirte Blinddarmentzündung. Aerztl.

Verein Nürnberg, 6. Febr. — Riedel, Wie oft fehlt die typische Dämpfung in der rechten Fossa iliaca bei der Appendicitis? Berl. klin. Wochenschrift Nr. 31. — E. Riegler, Eine neue gasometrische Bestimmungsmethode der Chlorwasserstoffsäure im Magensaft. Deutsche med. Wochenschrift Nr. 25. — A. Ripperger, Zur Atropinbehandlung des Ileus. New Yorker med. Monatsschr. Bd. XIV, Nr. 5. — M. Robson, The radical treatment of chronic intestinal tuberculosis with suggestion for treatment in more acute disease an in tuberculous peritonitis. Lancet, 27. Sept. — O. Rosenbach, Die Magensonde als Mittel localer und psychischer Therapie. Zeitschr. f. Krankenpflege I, 5. — D. Rosenbaum, Ueber Atonie des Magens und ihr Verhältniss zur motorischen Insufficenz. Deutsche med. Wochenschr. Nr. 25. — F. Rosenfeld, Die syphilitischen Dünndarmstenosen. Berl. klin. Wochenschr., 7. April. — Rosenheim, Foetor ex ore gastrischen Ursprungs. Therapie d. Gegenwart, Nov. — Derselbe, Ueber Erweiterung des Oesophagus ohne anatomische Stenose, sog. idiopathische. Berl. klin. Woch. 17, III. — Sahli, Ueber ein neues Verfahren zur Untersuchung der Magenfunctionen. Ebenda, 21. April. — Derselbe, Zur chirurgischen Behandlung des Magengeschwürs. Corresp.-Bl. f. Schweizer Aerzte Nr. 12. — H. Salomon, Zur Organotherapie der Fettstühle bei Pankreaserkrankung. Berl. klin. Wochenschr. Nr. 3. — R. Saundberg, Beobachtungen über atonisch-motorische Insufficienz und Dilatation des Magens: ihre Ursache, Diagnose und Behandlung. — F. Schilling, Enteritis membranacea und Colitis mucosa. Centralblatt v. Noorden. — Derselbe, Elektrische Behandlung der habituellen Obstipation. Centralbl. f. Stoffwechsel- u. Verdauungskrankh. Nr. 14. — H. Schlesinger und Weichselbaum, Ueber Myiasis intestinalis. Wien. klin. Wochenschr. — A. Schmidt, Beiträge zur Diätotherapie bei Magen- und Darmkrankheiten. Münchner med. Wochenschr. Nr. 6 u. 7. — Derselbe, Zur Pathogenese des Magengeschwürs. Wiesbadener Congress f. inn. Med. — Schüle, Ueber die nervöse (functionelle) Dyspepsie. Zeitschr. f. pract. Aerzte. Nr. 19. — Schütz, Ueber chronische dyspeptische Diarrhöen und ihre Behandlung. Sammlung klin. Vortr. (Volkmann) Nr. 318. — Sendler, Ueber den Zeitpunkt der Operation bei Perityphlitis. Münch. med. Wochenschr. Nr. 26. — R. Sievers, Zur Kenntniss der Embolie der A. mesaraica superior. Berl. klin. Wochenschr., 3. März. — Silbermark, Rundes Magengeschwür nach Trauma. Wien. med. Wochenschr. Nr. 21. — D. H. Singer, Ueber den Einfluss der Somatose auf die Magenmotilität. Therap. Monatsh. Bd. XVI, October. — v. Sohlern, Obstipatio spastica. Berlin. klin. Wochenschr. S. 915. — A. Sommer, Ueber den Zusammenhang dyspeptischer Beschwerden mit Erkrankungen des weiblichen Genitalapparates. Centralbl. f. klin. Med. Nr. 9. — Spiegel, Ein künstlicher Oesophagus. Berl. klin. Wochenschr. Nr. 5. — v. Strümpell, Einige Bemerkungen über das Wesen und die Diagnose der sog. nervösen Dyspepsie. Deutsches Arch. f. klin. Med. Bd. LXXIII. — Talma, Zur Kenntniss der Tympanitis.

Berl. klin. Wochenschr. Nr. 5. — Telecky, Wien. med. Wochenschr. Nr. 8. — Thévenot, Actinomycose appendiculaire. Actinomycose isolée de la paroi abdominale. Gaz. des hôp. 90. — Frederik Treves, Ueber Entzündung des Wurmfortsatzes. Lancet, 28. Juni. — D. E. Unterberg, Beiträge zur abführenden Wirkung des Purgens. Therapie d. Gegenwart, Mai. — Z. v. Vamossy, Ueber ein neues Abführmittel (Purgen). Ebenda, Mai. — Wassermann, Ueber das Verhalten der weissen Blutkörperchen bei einigen chirurgischen Erkrankungen, insbesondere bei Appendicitis. Münch. med. Wochenschr. Nr. 18. — A. Weber, Die Atropinbehandlung des Ileus. Deutsche med. Wochenschr. 6. II. — D. H. Weber, Zur Kritik der Beziehungen der Angina tonsillaris zur Entzündung des Wurmfortsatzes. Ebenda Nr. 52. — Wiesinger, Ein Fall von Magenperforation mit allgemeiner Peritonitis. Operation 4 Tage nach Beginn des Leidens. Heilung. Ebenda Nr. 5. — Woodhull, Der Werth der Ipecacuanha bei der Dysenterie. Therap. Monatsh. H. 7. Refer. — L. Zorn, Beiträge zur Kenntniss der Amöbenenteritis. Deutsches Arch. f. klin. Med. Bd. LXXII. — Zusch, Ueber spindelförmige Erweiterung der Speiseröhre im untersten Abschnitt. Ebenda Bd. LXXIII. — Zypkin, Ueber Blutbrechen bei Appendicitis. Centralbl. f. Stoffwechsel- u. Verdauungskrankh. v. Noorden Nr. 9.

Peritonitis. Banti'sche Krankheit.

James Barr, Ueber 3 Fälle von Banti'scher Krankheit. Lancet, August. — Hagopoff, A propos de l'intervention chirurgical dans les péritonites tuberculeuses. Revue internat. de la tuberculose. — E. Hocke, Ueber ein an den Banti'schen Symptomencomplex erinnerndes Krankheitsbild, wahrscheinlich hervorgerufen durch congenitale Lues. Berl. klin. Wochenschr., 21. April. — De Quervain, Zur Aetiologie der Pneumokokkenperitonitis. Corresp.-Bl. f. Schweizer Aerzte Nr. 15.

Leber.

v. Arx, Ueber Gallensteinruptur in die freie Bauchhöhle. Corresp.-Bl. f. Schweizer Aerzte Nr. 19. — Boas, Beiträge zur Kenntniss der Cholelithiasis. Münch. med. Wochenschr. Nr. 15. — D. Clemm, Ueber Verhütung und innere Behandlung des steinbildenden Katarrhs im besonderen, sowie zu Gallenstauung führenden Erkrankungen des Gallensystems im allgemeinen. Therap. Monatsh., April. — Curschmann, Ueber tödtliche Blutungen bei chron. Pfortaderstauung. Deutsche med. Wochenschr., 17. April. — Ehret und Stolz, Ueber experimentelle Cholecystitis und Cholangitis autoinfectiösen Ursprungs. Berl. klin. Wochenschr. Nr. 6. — F. Ehrlich, Ausspülung des Magens mit Höllensteinlösung ein therapeutisch und diagnostisch wirksames Cholagogon. Münch. med. Wochenschr. Nr. 14. — C. Gerhardt, Bemerkungen über Gallensteinkolik. Deutsches Arch. f. klin. Med. Bd. LXXIII. — Hess, Ueber Stauung und chron. Entzündung in der Leber und den serösen Höhlen. — P. Lazarus, Trauma und Pankreascyste. Leyden-Festschrift. — E. Ryska, Ein Fall von Icterus catarrhalis mit letalem Ausgang. Progrès méd. XXVIII. — B. Stiller, Zur Lehre von der Enteroptose und ihres Costalzeichens. Deutsche med. Wochenschr. Nr. 21 u. 22. — H. Strauss, Physikalische Therapie der Erkrankungen der Leber und der Gallenblase. Handbuch der physikal. Therapie. — K. Teiche, Fall von Pyopneumothorax subphrenicus. Prager med. Wochenschr. Bd. XXVII, Nr. 7. — Telecky, Pankreasdiabetes und Icterus gravis. Wien. klin. Wochenschr. Nr. 29. — D. Töpfer, Ueber den Abbau der Eiweisskörper in der Leber. Ebenda Nr. 11. — D. Walz, Ueber die Beeinflussung der Leber durch das Zwerchfell und über Lebermassage. Münch. med. Wochenschr., 10. Mai. — Weiler, Zur Casuistik gallenhaltiger subphrenischer Abscesse. Wien. klin. Wochenschr. Bd. XV, Nr. 14. — v. Wieg, Ueber einen Fall von acuter gelber Leberatrophie und die dabei auftretenden psychisch-nervösen Störungen. Ebenda Nr. 12. — D. F. Winiwarter, Ein Fall von Gastrotomie wegen Blutung infolge von traumatischer Ruptur der Magenschleimhaut. Ebenda Nr. 52.

f) Krankheiten der Harnorgane.

Von Geh. Med.-Rath Prof. Dr. **Fürbringer** und Dr. **H. Stettiner** in Berlin.

Chemische Untersuchungsmethoden des Harns.

Nierenkrankheiten. Beginnen wir den diesjährigen Bericht mit den klinisch-chemischen Untersuchungsmethoden des Harns, so haben wir, nachdem wir in den letzten Jahren über eine grössere Anzahl neuer Reactionen berichten konnten, in diesem Jahre nur weniges zu registriren. Ganz practisch erscheint ein von Stich angegebenes leicht transportables Holzetui mit Reagentien zur Ausführung der Eiweiss- und Zuckerreaction. — Dass man ohne jedes Handwerkzeug auch bei Vorhandensein nur einiger Tropfen Urin am Krankenbette sich schnell über das Vorhandensein von Eiweiss orientiren kann, darauf macht Z. Bychowsk aufmerksam. Das wohl schon von diesem oder jenem angewendete Verfahren besteht darin, dass man heissem, in irgend einem durchsichtigen Gefässe (Schnaps-, Weinglas) befindlichem Wasser einen Tropfen Harn zufügt, wobei im positiven Falle eine namentlich auf schwarzem Hintergrunde deutlich sichtbare opalescirende Trübung entsteht, die man durch Hinzufügen eines Tropfens Essigsäure von einer Phosphatwolke unterscheiden kann. Weniger für den Practiker in Betracht kommend ist ein neues Verfahren von A. Jolles zur quantitativen Eiweissbestimmung, das aber doch hier kurz Erwähnung finden mag. Die Methode, welche bei einiger Uebung 2½—3 Stunden Zeit beanspruchen soll, beruht auf der volumetrischen Bestimmung des Stickstoffes, aus dessen Gewicht, multiplicirt mit dem Factor 7,68, dann das Gewicht des Eiweisses in der angewendeten Harnmenge gefunden wird. Der Hauptvortheil der gewichtsanalytischen Methode besteht also in der kürzeren Zeitdauer und darin, dass keine Wage zur Ausführung gebraucht wird. Der Practiker wird sich ja meist mit der Bestimmung des Eiweissgehalts mit dem Esbach'schen Albuminimeter begnügen. Desgleichen wird sich für ihn meist eine quantitative Indicanbestimmung erübrigen, womit keineswegs die Bestrebungen von H. Strauss, für klinische Zwecke eine schnell ausführbare (nur 15—20 Minuten

Eiweissreactionen am Krankenbett.

Quantitative Eiweissbestimmung.

dauernde) Methode zur quantitativen Indicanbestimmung gefunden zu haben, herabgesetzt werden soll. Sein Verfahren, welches sich auf dem den colorimetrischen Methoden eigenen Princip aufbaut, dass man das nach Benutzung gleicher Mengen von Urin und von Reagens (Obermayer) gebildete Indigoblau mit Chloroform erschöpfend extrahirt und die Farbe des Chloroforms mit einer Testfarbe vergleicht, hat sich ihm in einer langen Reihe von Untersuchungen bewährt. Dass die üblichen Indicanreactionen durch Zusatz schon geringer Mengen von Formalin gestört werden, constatirte Jaffé, als er einem ungemein indicanreichen Urin behufs Conservirung für Demonstrationszwecke etwas Formalin zugesetzt hatte. Diese Erfahrung gab ihm Veranlassung, den Einfluss des Formaldehyds überhaupt auf den Nachweis normaler und pathologischer Harnbestandtheile festzustellen. Es ergab sich daraus die wichtige Thatsache, dass der Formaldehyd zur Conservirung des Urins zum Zwecke der Harnanalyse in den meisten Fällen ungeeignet ist, da er, wie die Indicanreaction, auch viele andere wichtige Reactionen, wie die auf Harnsäure, Acetessigsäure, Pentosen, in gewisser Weise auch auf Eiweiss stört oder gänzlich aufhebt, während er sich andererseits für den Nachweis einiger Bestandtheile, wie des Harnstoffes, der Gallenfarbstoffe, vielleicht auch für quantitative Bestimmungsmethoden verwerthen lassen wird. Dagegen ist er, wie Gumprecht schon 1896 feststellte, geeignet zur Conservirung von Harnsedimenten, abgesehen von den Uratsedimenten, welch letztere bei Zusatz von 1—2% Formaldehyd in kurzer Zeit, jedenfalls im Laufe einiger Stunden völlig verschwinden. Eine einfache Methode zur sofortigen quantitativen Bestimmung der Harnsäure im Urin durch Titriren mit Jod ist von J. Ruhemann angegeben worden. Er glaubt, dass es ihm gelungen ist, die Fehlerquellen, die bisher bei der Jodtitrirung gemacht sind, zu vermeiden und behauptet dies auch gegenüber den Angriffen von G. Gabritschewsky und Berding. Während die Werthe, welche letzterer bei Vergleich der Ruhemann'schen und Ludwig-Salkowski-Kjeldahl-schen Bestimmung gefunden hat, eine Differenz von 0,026—0,088% ergeben, hat W. Hanson bei dem Vergleiche beider Methoden nur solche von 0,006—0,015% erhalten. Auf Grund seiner Untersuchungen hat nun Ruhemann ein Messinstrument, dem er den Namen „Uricometer" gibt, construirt, welches in 30—45 Minuten die Bestimmung der Harnsäure durch directes Ablesen der empirisch gewonnenen eingravirten Zahlen ermöglicht. Als Reagentien benutzt er an Stelle des bisher üblichen Chloroforms Schwefelkohlenstoff und

Quantitative Indicanbestimmung.

Formaldehyd und Conservirung des Harns.

Quantitative Harnsäurebestimmung.

Uricometer.

Uricometer. eine Jodlösung (Jodi 1,5, Kali jod. 1,5, Spir. absol. 15,0, Aq. dest. 185,0). Je nachdem der Schwefelkohlenstoff noch intensiv dunkel-violett oder bereits rosaartig gefärbt ist, setzt man mehr oder weniger Urin tropfenweise zu. Die Reaction ist beendet, wenn der Indicator milchweiss ist. Nicht nur die Bestimmung der Harnsäure, sondern sämmtlicher Purinkörper bezweckt der von Walker Hall angegebene Purinometer. Als Reagentien dienen die Ludwig'sche Magnesiamischung und eine ammoniakalische Silberlösung. Nach 24 Stunden liest man die Höhe des Niederschlages in Cubikcentimetern ab und berechnet daraus durch Multiplication mit einem empirischen Factor 0,001 den Procentgehalt des Harns an Purinkörpern.

Purinometer.

Functionelle Untersuchungsmethoden. Kryoskopie.

Einen breiten Raum in dem Berichtsjahre nehmen die functionellen Untersuchungsmethoden ein. Wiederum ist es Kümmell, der auf Grund seines reichhaltigen Materials die Bedeutung der kryoskopischen Untersuchung des Blutes und des mit dem Ureterkatheter aufgefangenen Urins der beiden Nieren für die Nierenchirurgie darthut. Andere, an ihrer Spitze J. Israel, stehen diesen Untersuchungsmethoden sowohl, wie auch der Casper-Richter'schen Phloridzinmethode sehr skeptisch gegenüber. Israel warnt davor, zu übersehen, dass auch diese Methoden nur mit mehr oder weniger grossen Wahrscheinlichkeiten, nicht aber mit Sicherheiten rechnen. Unberechtigt erscheint die von Pielicke auf Grund einer Beobachtung, in welcher er eine Nierenreizung nach Phloridzininjection beobachtet hat, ausgesprochene Warnung vor Anwendung derselben, da, wie auch Eug. Warschauer ausführt, der Zusammenhang zwischen Phloridzininjection und Nierenreizung nicht bewiesen ist. Dass auch die Phloridzinmethode in einigen Fällen im Stiche gelassen, ist von Rovsing constatirt und auch von Casper zugegeben, wenn auch er, Richter, Friedr. Strauss und andere, diese Fälle nur als ganz verschwindende Ausnahme gegenüber einer grossen Anzahl von Fällen bezeichnen konnten, in welchen die aus den functionellen Untersuchungsmethoden gezogenen Schlussfolgerungen sich als richtige erwiesen haben. Namentlich Friedrich Strauss hat die von Casper und Richter gefundenen Thatsachen bestätigen und erweitern können. Es ist bereits wiederholt darauf hingewiesen, dass alle diese Methoden sich ergänzen. Wie schwer es ist, auf Grund einer einzigen derselben sich ein richtiges Bild zu machen, zeigt der von Stockmann veröffentlichte Fall, in welchem trotz normalen Gefrierpunktes des Blutes die Section das Vorhandensein nur einer Niere ergab, welche in hohem Grade erkrankt war

Phloridzinmethode.

und in welchem nur der plötzlich eingetretene Tod die auf Grund der Gefrierpunktsbestimmung beabsichtigte Nephrektomie dieser einen Niere verhindert hatte. Cystoskopie und Ureterenkatheterismus war in diesem Falle nicht möglich gewesen. Jedenfalls bedürfen die functionellen Untersuchungsmethoden noch eines weiteren Ausbaues. Illyes und Kövesi haben durch Einführung des Verdünnungsversuches denselben eine weitere Ergänzung zu geben versucht. Die Ergebnisse ihrer Untersuchungen lassen sich in Folgendem zusammenfassen: Die Verzögerung des Eintrittes der Verdünnung, der Unterschied in der während derselben Zeit secernirten Harnmenge, die relative Beständigkeit der moleculären Concentration, die sich durch eine grössere Flüssigkeitsaufnahme nicht beeinflussen lässt und in einer beschränkten Veränderung der Gefrierpunktserniedrigung sich kundgibt, weisen auf eine Functionsverminderung hin. Die Nachtheile der Methode liegen hauptsächlich darin, dass der Ureterkatheter lange liegen bleiben muss. Gerade eine ausserordentliche Abkürzung des Ureterenkatheterismus wird durch ein von Loewenhardt angegebenes Verfahren erstrebt, welcher die elektrische Leitfähigkeit des Urins zur Bestimmung der Nierenfunction benutzt und dazu einen einfachen Apparat construirt hat. Die Leitfähigkeit des Urins nimmt mit der zunehmenden Functionsunfähigkeit bezw. Erkrankung einer Niere ab. Die Differenz beider Seiten gibt über das Verhältniss der Thätigkeit beider Nieren Aufschluss. So sehen wir auf diesem Gebiete ein gewaltiges Vorwärtsstreben, das nicht nur der Pathologie und Therapie der Nierenerkrankungen, sondern auch der Physiologie der Niere zum Nutzen gereichen möge. Denn vorläufig sind wir auch noch von der völligen Erkenntniss der physiologischen Function der Niere weit entfernt, wenn wir auch, wie Dreser ausführt, wissen, dass dieselbe nicht mit der Production des Harns erschöpft ist, sondern die ganze Wasserbilanz des Körpers, den Alkalescenz- resp. Säurezustand des Organismus zu regeln hat. Was den ersten Theil dieser Function betrifft, so stehen sich, wie Dreser ebenfalls ausführt und auch aus den Untersuchungen zur Physiologie und Pharmakologie der Nierenfunction von Otto Loevi hervorgeht, die Ludwig'sche und Heidenhain-Bowmann'sche Theorie nicht mehr als Gegensätze gegenüber. Sowohl Filtration, als Secretion findet statt, eine Secretion nicht im gewöhnlichen Sinne der Drüsensecretion, sondern eine solche, bei welcher die active, vitale Thätigkeit der Zellen der Harnkanälchen eine besondere Rolle spielt. Die Zellschicht, welche die Capillaren überzieht, verhindert, wie Dreser weiter ausführt, im

Verdünnungsversuch.

Elektrische Leitfähigkeit des Urins.

Physiologische Nierenfunction.

Physiologische Nierenfunction.

gewöhnlichen das Uebertreten von Eiweiss aus dem Blute. Eine Empfindlichkeit aber des Glomerulusüberzuges, abnorme Porenweite des Epithels desselben, angeborene Eigenthümlichkeit des Epithelüberzuges werden zu Albuminurie führen, ebenso wie eine Reihe experimenteller Eingriffe (Verletzungen am Boden des vierten Ventrikels, Durchschneidung der vorderen, Reizung der hinteren spinalen Wurzeln u. s. w.), Vergiftungen (Strychnin, Blei) u. a. Albuminurie herbeiführen können. Nach Dreser sowohl wie nach v. Leube ist man berechtigt, von einer physiologischen Albuminurie zu sprechen. Letzterer unterscheidet 1. Individuen, welche unter völlig normalen Verhältnissen auch ohne Einwirkung der die Albuminurie begünstigenden Factoren (Stehen, Körperanstrengungen, nervöse Einflüsse) in jedem (auch im Nacht-) Urin Eiweiss entleeren (gesunde Menschen mit absolut undichtem Nierenfilter); 2. Individuen, welche nur, wenn sie ausser Bett sich befinden und die genannten Factoren wirksam sind, Eiweiss im Harn entleeren (gesunde Menschen mit relativ undichtem Nierenfilter); 3. Menschen, bei welchen selbst unter den genannten Verhältnissen der Harn eiweissfrei bleibt (Menschen mit relativ dichtestem Nierenfilter). v. Leube steht also im wesentlichen auf demselben Standpunkte, den er bereits vor 25 Jahren eingenommen. Neuere Untersuchungen an 100 Soldaten und die grosse Anzahl der über dieses Thema erschienenen Abhandlungen, zu welchem ja auch der an erster Stelle genannte Referent wiederholt das Wort genommen hat, haben denselben nur befestigen können. Allerdings verlangt er die grösste Vorsicht bei Stellung der Diagnose, und er selbst gibt einem Lebensversicherungs- oder Heirathscandidaten ein bindendes Urtheil erst dann ab, wenn er das betreffende Individuum ein Jahr und darüber beobachtet hat und während dieser Zeit sich von dem constanten Fehlen jedes auf Nephritis deutenden Symptoms mehrfach überzeugt hat. Nicht zur physiologischen Albuminurie gehört die Albuminurie im Jünglingsalter, die Pubertätsalbuminurie. Dieselbe stellt eine Entwickelungskrankheit dar, wird durch schlechte Beschaffenheit des Blutes oder einen leichten Grad von Herzinsufficienz bedingt; sie ist bei geeigneter Behandlung heilbar im Gegensatz zur physiologischen Albuminurie, welche eben gesunde Menschen betrifft und daher keiner Behandlung bedarf. Den für diese Form am häufigsten gebrauchten Namen „cyklische Albuminurie“ möchte v. Leube fallen lassen im Gegensatz zu den meisten Autoren, welche sich gerade dieser Bezeichnung mit Vorliebe bedienen, wie auch L. Kuttner in seiner Abhandlung über Albuminuria minima und cyklischer

Physiologische Albuminurie.

Pubertätsalbuminurie.

Albuminurie, in welcher er das Vorkommen einer physiologischen Albuminurie in Abrede stellt, weil er dazu die Mengen des ausgeschiedenen Eiweisses für zu grosse hält. Alle drei Eiweissarten, sowohl Nucleoalbumin, wie Serumalbumin, wie Serumglobulin, finden sich in dem Urine bei diesen Albuminurieen, und aus dem alleinigen Auftreten der einen oder anderen liessen sich bisher keine Schlüsse ziehen. v. Leube hat beobachtet, dass bei nicht sehr anstrengender Arbeit zumeist nur Nucleoalbumin im Harn aufzutreten pflegt. Was die Quantität des Eiweisses im Harn betrifft, so sprechen, nach v. Leube, Mengen von 0,1% oder mehr gegen die Annahme einer physiologischen Albuminurie. Der „orthostatischen Albuminurie" stellt Rolleston drei Betrachtungen von „hypostatischer Albuminurie" gegenüber. In liegender Stellung zeigte der Urin Eiweiss, welches beim Aufstehen verschwand. In allen 3 Fällen handelte es sich um Vergrösserung der Milz, die in liegender Stellung durch Druck auf die Nierengefässe zu Stauungen in den Nieren geführt hatte. Zur Frage der alimentären Albuminurie hat Ascoli Untersuchungen angestellt, indem er das Schicksal des dem Organismus einverleibten Eiweisses mit Hülfe der biologischen Präcipitinreaction verfolgte. Er ermittelte, dass Eiweiss, in mässigen Mengen genossen, bei gesunden Individuen keine Albuminurie verursacht, trotzdem es im kreisenden Blute noch nachweisbar ist, bei Nierenkranken hingegen in den Harn übergeht und dort neben dem Bluteiweiss nachgewiesen werden kann. Dasselbe geschieht bei gesunden Menschen bei übermässigem Genusse oder bei subcutaner Injection von Eiereiweiss. v. Leube wiederholte den Versuch bei Individuen mit physiologischer Albuminurie und stellte einen Unterschied fest, je nachdem die Eier im Liegen oder im Stehen genossen wurden. Im letzteren Falle trat neben Serumalbumin Ovalbumin im Harn auf. — Die Albuminurie in der Schwangerschaft hat J. Veit durch Thierversuche zu klären gesucht. Durch Einbringen von genügend grossen Mengen Placenta in die Bauchhöhle von Kaninchen konnte er Albuminurie erzeugen. Veränderungen im Blutserum Schwangerer glaubt er darauf zurückführen zu können, dass das Blut Zellen aus der Peripherie des Eies aufnehme. Diese veränderte Blutbeschaffenheit könne zu Albuminurie und Schwangerschaftsniere führen.

Hypostatische Albuminurie.

Eiereiweiss und Albuminurie.

Albuminurie der Schwangerschaft.

Während man früher besonderen Werth bei der Differentialdiagnose zwischen physiologischer Albuminurie und Nephritis auf die Anwesenheit von Cylindern im Sediment legte, so hat man namentlich seit Einführung der Centrifuge auch in eiweissfreien Urinen wiederholt Cylinder nachweisen können. So hat auch Craun-

Cylindrurie. dyk in 109 eiweissfreien Urinen 20mal, also in 18 % hyaline und granulirte Cylinder gefunden. Experimentell konnte Wallerstein bei Hunden durch künstlich erzeugte Gallenstauung reine Cylindrurie hervorrufen und der Senator'schen Erklärung der Bildung der hyalinen Cylinder aus den Epithelien der Harnkanälchen einen weiteren Stützpunkt geben. Eine kurze Uebersicht über das Auftreten von Albumosurie gibt Senator. Er trennt das bei Myelomen und Lymphosarkomen des Knochens sich zeigende Auftreten des Bence-Jones'schen Eiweisskörpers von der eigentlichen Albumosurie, die entweder eine enterogene oder alimentäre oder eine hämatogene oder histogene sein könne.

Albumosurie.

Wenden wir uns jetzt der Nephritis selbst zu, so ist zunächst einiges über die Aetiologie derselben zu registriren. Einen bemerkenswerthen Fall von traumatischer Nephritis, welchem Begriff die innere Medicin stets skeptisch gegenüber gestanden, hat B. Curschmann beschrieben. Er zählt zur Gruppe jener langwierigen Ausscheidungen von Eiweiss und Cylindern, bei denen es nie zur Ausbildung sonstiger nephritischer Symptome kommt. Das Trauma war im genannten Falle — Patient wurde von einer Windenkurbel mit grösster Gewalt zu Boden geschleudert — ein schweres; unmittelbar nach demselben war ein grosses Hämatom in der rechten Nierengegend festzustellen. Hier ist wohl auch der Ort, der durch sorgfältige eigene Untersuchungen an zwei Nephritikern von Ekgren festgestellten Thatsache zu gedenken, dass der Eiweissgehalt des Harns unter dem Einfluss der Massage eine nicht unerhebliche Zunahme aufwies. Auch G. Edlefsen schiebt dem Trauma eine Bedeutung für Entstehung von Nierenstörungen zu. Er analysirt genau einen Fall, in welchem nach einer äusseren Gewalteinwirkung Symptome auftraten, die dem Bilde einer Nephritis entsprachen und dem Begutachter die Frage vorlegten, ob eine alte Nephritis vorlag oder ob sich eine solche im Anschluss an das Trauma entwickelt hatte. Er glaubt, dass thatsächlich eine durch das Trauma herbeigeführte subcutane Nierenverletzung die Schädigung verursacht habe. — Das häufigste Moment für die Entstehung einer Nierenentzündung bilden die Infectionskrankheiten. Dass auch das syphilitische Gift solche hervorrufen kann, wenn auch natürlich nicht jede Albuminurie bei einem Syphilitiker als Nephritis aufgefasst werden darf, ist bereits bekannt und liegen neue Beobachtungen in dieser Beziehung von Erich Hoffmann, Waldvogel und Max Wagner vor. Es dürfen nur solche Fälle als sicherer Beweis für die Existenz einer syphilitischen Nephritis angesehen werden, in welchen 1. keine Krankheit durchgemacht ist, welche häufig mit

Traumatische Nephritis.

Syphilitische Nephritis.

Nephritis complicirt ist, 2. Syphilis, deren sichere Zeichen noch während des Auftretens von viel Eiweiss (in dem Fall von Hoffmann 7—8,5 %), Cylinder und Oedem nachweisbar sind, dem Auftreten der Nierenaffection vorausging (die Zeit des Auftretens der acuten Nephritis nach den Allgemeinerscheinungen schwankt meist zwischen mehreren Wochen und einigen Monaten, doch gibt es auch eine Nephritis syphilitica praecox, die gleichzeitig mit dem ersten Exanthem auftritt), 3. eine Quecksilbercur zu einem schnellen Schwinden der nephritischen Symptome führt. Auf der Senatorschen Klinik wird beim Bestehen einer Albuminurie die Quecksilbercur mit der Hälfte der sonst üblichen Dosis begonnen und bei Besserung derselben nach einiger Zeit zu vollen Dosen übergegangen. Jedenfalls besitzen wir auch der syphilitischen Nephritis gegenüber in dem Quecksilber ein specifisches Mittel, das im allgemeinen die Prognose günstig, abgesehen von der Möglichkeit des Auftretens von Recidiven, gestalten wird, wenn es auch Fälle gibt, in denen die Krankheit einen höchst bedrohlichen, ja tödtlichen Verlauf nimmt, wie in 5 von den 14 von Wagner berichteten Fällen, von denen allerdings 4 mit 3 Todesfällen nicht mit Hg behandelt waren. Ueber das Auftreten von Nephritiden im Verlaufe von und im Anschluss an Anginen nicht specifischer Natur macht Sigogne Mittheilungen. Er betont, dass dasselbe oft beinahe epidemisch sei und die Schwere der Nephritis, deren Verlauf oft ein schleichender sei, von der Schwere der anginösen Infection abhängig sei. 2 Fälle von typhöser Nephritis, welche letal verliefen und in denen die eigentlichen typhösen Darmerkrankungen gering waren, beschreibt Scheib. Auf den Unterschied im Verlauf der Nephritiden bei Erwachsenen und Kindern machte Heubner erneut aufmerksam und betont im Anschluss an einen ausführlich mitgetheilten Fall, wie schwierig bei Kindern sowohl wie bei Erwachsenen oft die Rubricirung des Krankheitsbildes und die Stellung einer genaueren anatomischen Diagnose ist. Auch die neueren Untersuchungsmethoden, wie die Harnkryoskopie, führt uns vorläufig in dieser Beziehung noch nicht viel weiter, wenn auch von einer Anordnung derselben in dem von H. Strauss angeregten Sinne bei genauer Regulirung der Wasser- und Salzzufuhr noch weitere Aufschlüsse zu erwarten sind, wie ja hier überhaupt noch immer neue Thatsachen entdeckt werden, wie die von Sommerfeld und Roeder festgestellte Verschiedenheit der Gefrierpunktswerthe des Harns der Säuglinge und des der Erwachsenen. Mehr klärend sowohl für das Verständniss der inneren Vorgänge bei der Nephritis als auch befruchtend auf die therapeutischen Maassnahmen

Anginöse Nephritis.

Typhöse Nephritis.

Nephritis bei Kindern.

Harnkryoskopie bei Nephritis.

Blut-untersuchungen bei Nephritis.

bei derselben haben die eingehenden Untersuchungen von H. Strauss am Blutserum und an Transsudaten Nierenkranker gewirkt, deren Resultate er in einer Monographie und in verschiedenen Abhandlungen dargelegt hat. Er fand den Retentions- bezw. Reststickstoff, sowie den Harnsäure- und Ammoniakgehalt bei den Fällen von chronischer interstitieller Nephritis bedeutend höher (meist mehr als doppelt so gross) als bei normalen Fällen oder bei Fällen von chronisch parenchymatöser Nephritis. Dabei war der Harnsäure- und der Ammoniakgehalt meist absolut, aber kaum je procentual erhöht, ausser bei Urämie. Der Salz- und Aschegehalt schwankte innerhalb nur geringer Grenzen. Die moleculäre Concentration der Blutflüssigkeit war bei der chronisch parenchymatösen Form nicht, bei der interstitiellen ebenfalls nicht oder nur in geringem Maasse, bei Urämie meistens erhöht. Die Serotoxicität endlich zeigte sich bei den Fällen von chronisch interstitieller Nephritis grösser als bei denen von chronisch parenchymatöser.

Compensation.

Die Compensation dieser gesetzten Störungen, welche unsere therapeutischen Maassnahmen unterstützen muss, scheint nach Strauss bei den chronisch parenchymatösen Formen in der Art zu erfolgen, dass eine Verdünnung der Retenta innerhalb der Blutbahn und der Gewebssäfte erfolgt, während bei den chronisch interstitiellen Nephritiden die Compensation durch eine Erhöhung der Herzthätigkeit und durch die Polyurie geleistet wird.

Urämie.

Bezüglich der Urämie haben die Untersuchungen ergeben, dass es sich dabei vorwiegend um eine Retention stickstoffhaltiger, zum Eiweissmolecül in Beziehung stehender Körper handelt, die auf chemischem Wege eine Giftwirkung entfalten.

Elektrische Leitfähigkeit des Blutserums.

Zur weiteren Klärung der Lehre von der Urämie werden Untersuchungen von Bickel über die elektrische Leitfähigkeit des menschlichen Blutserums, welche nicht erhöht ist und daher ebenfalls die moleculäre Concentration des Blutserums auf die Retention von Molecülen, die nicht Salze, Basen und Säuren sind, zurückführt, beitragen, ebenso wie die lehrreichen und interessanten Versuche von G. Ascoli und F. Figari

Nephrolysine.

über Nephrolysine, auf welche hier nur kurz hingewiesen werden soll.

Therapie der acuten Nephritis.

— Die Therapie der acuten Nephritis muss einmal die Bekämpfung der primären Infectionsquelle, wie R. Renvers von neuem betont, im Auge haben, zweitens die Störungen berücksichtigen, die durch die Schädigung des Nierenparenchyms eintreten, vor allem also die Beladung des Blutes mit den Schlacken des Stoffwechsels zu vermeiden suchen (Anregung der Hautthätigkeit durch hydropathische Maassnahmen, Anregung der Schweisssecretion durch Zufuhr von heissem Zuckerwasser oder leicht aromatischen Thees, Anregung der Darmthätigkeit mit salinischen Abführmitteln und warmen Enteroklysmen von physiologischer Kochsalzlösung), drittens durch Regelung der Diät dafür sorgen, dass möglichst wenig neue Stoffwechselproducte im Blut auftreten, was dadurch zu erreichen ist, dass der Calorieenbedarf im wesentlichen durch Kohlehydrate und Fette gedeckt wird und die Nahrung reizlos ist, ferner, dass der Stoffwechsel ein möglichst geringer (Bettruhe) ist, endlich die Flüssigkeitszufuhr durch Einführung von etwa 2 Liter Flüssigkeit (per os oder bei Brechneigung per anum) regeln, was gleichzeitig auf die Diurese wirkt und in vielen Fällen die Anwendung eigentlicher Diuretica ersparen wird, falls nicht die Beschaffenheit des Pulses die Anwendung von Digitalis und Strophanthuspräparaten indicirt erscheinen lässt. Demgegenüber will v. Noorden die Wasserzufuhr namentlich in schweren Fällen mit stark daniederliegender Harnsecretion (Anurie und Oligurie) ebenso wie die Nahrungszufuhr überhaupt auf das geringste Maass (ca. $^1/_2$ Liter Milch pro die) beschränken, eine Maassnahme, die sich natürlich nur etwa 4—5 Tage durchführen lässt. Im übrigen lässt er zur Bekämpfung des Durstes Eisstückchen schlucken, kleine Mengen von Wasser (eventuell mit Zusatz von Cognak) esslöffelweise nehmen und sucht Wasser durch Schwitzen aus den Geweben zu entziehen. In den Fällen, in denen die Wassersecretion der Nieren zwar beschränkt, aber nicht dem Versiegen nahe gebracht ist, gibt er $1^1/_2$ Liter Milch mit Zusatz von etwas kohlensaurem Kalk und $^3/_8$ Liter süssen Rahms, eventuell Reis, Gries, Maizena, Cakes, Zwieback mit Butter, Fruchtsäfte, Traubensaft. Die Wasserzufuhr braucht jetzt nicht mehr so ängstlich beschränkt zu werden, Schwitzproceduren hält er bei nicht mehr vorhandenem Oedem für überflüssig. Im Abheilungsstadium endlich der acuten Nephritis gibt v. Noorden mehr Milch, bis zu $2^1/_2$ Liter, kleine Mengen frischen Rahmkäse, Weintrauben, Ei oder Fleisch. Als Getränk empfiehlt er unvergohrenen Traubensaft. Bestehen noch Oedeme sind Schwitzcuren oder langdauernder Aufenthalt in trockenem, warmem Klima zu empfehlen. Die Regulirung der Flüssigkeitszufuhr hält v. Noorden auch bei der Schrumpfniere für höchst wichtig und will sie allmählich auf $^5/_4$—$^3/_4$ Liter, „alles, was fliesst, eingerechnet", beschränken, während Strauss andererseits die Wichtigkeit der Flüssigkeitszufuhr in den Fällen, welche eine gute Leistungsfähigkeit des Herzmuskels besitzen, hervorhebt. Demgemäss lässt auch v. Noorden an einem Tage der Woche den Patienten so viel Wasser trinken, als er will und schaltet alle 2—3 Monate 1—2 „Trinkwochen" ein, eventuell mit Mineralwasser-

Therapie der chronischen Nierenentzündung.

Schrumpfniere.

verbrauch. Ueberhaupt empfiehlt es sich, ähnlich wie es auch der an zweiter Stelle genannte Referent in leichten Fällen von Diabetes zu thun pflegt, Zeiten mit strenger Diät mit Zeiten freierer diätetischer Verordnungen abwechseln zu lassen, wie auch Rzetkowski auf Grund von Stoffwechselversuchen bei chronischen Nierenentzündungen vorschlägt. Die wesentlichsten Forderungen für die Behandlung der Schrumpfniere bestehen im Fernhalten schädlicher Einflüsse von den Nieren (unter den Gewürzen, die vermieden werden sollen, hebt v. Noorden Sommerrettige, nach deren Genuss er wiederholt Hämaturie auftreten sah, und englischen Bleichsellerie hervor, während er Spargel gestattet, desgleichen Kaffee, Thee, Tabak in geringen Mengen; vor dem regelmässigen Genuss von starken Fleischbrühen und Fleischextracten, von „Haut-gout-Fleisch" warnt er, während er im übrigen entsprechend auch den Untersuchungen von Kaufmann und Mohr die Auswahl unter den Fleischsorten nicht beschränkt), Kräftigung des ganzen Körpers, Schonung des Herzens auf der einen, Kräftigung des Herzmuskels auf der anderen Seite (weshalb sich auch ein Alkoholverbot nicht strenge durchführen lässt). Der Schonung des Herzens ist auch in den Fällen von chronisch parenchymatöser Nephritis die grösste Aufmerksamkeit zuzuwenden, da, wie H. Strauss ausführt, der Uebergang mancher Fälle von chronisch parenchymatöser Nephritis in die secundäre Schrumpfniere zum Theil von der Beschaffenheit des Herzmuskels bezw. seiner Fähigkeit, eine vermehrte Leistung zu entfalten, abhängt. Auch legt er wohl mit Recht grossen Werth unter dem Gesichtspunkte der Entgiftung auf die frühzeitige und häufige Punction von hydropischen sowie von Höhlenergüssen. Auch die chirurgische Behandlung des Hydrops anasarca hat wieder ihre Parteigänger gefunden; einmal in Trzebinski, der als Indication eine Hautwassersucht anspricht, die auf die üblichen Cardiaca und Diuretica nicht reagirt. Seiner Stellungnahme zu den einzelnen Methoden liegt nur zum kleineren Theil eigene Erfahrung zu Grunde. Dann hat Citron einen sinnreichen, freilich etwas complicirten Apparat nach dem Princip einer aspirirenden Woulff'schen Flasche construirt, mit welchem er einen desolaten, bereits aufgegebenen Fall von Bright'scher Krankheit gerettet. Weiter fordert H. Strauss, dass der Aderlass, für dessen Ausführung bei Urämie auch Renvers eintritt, nicht erst bei manifester Urämie, sondern bereits früher anzuwenden sei, und glaubt speciell bei chronischen interstitiellen Nephritiden nicht nur manche prophylaktische, sondern auch manche direct curative Wirkung er-

Chronische parenchymatöse Nephritis.

Chirurgische Behandlung des Hydrops.

Aderlass bei Urämie.

reicht zu haben. Ueber einen eigenthümlichen Urinbefund bei Eklampsie und Urämie berichtet H. Cramer. Es handelte sich um eine Emulsionsalbuminurie, d. h. um eine Harntrübung, die durch Emulsion von Eiweisskörpern, denen Allantoin und Harnsäure beigemischt war, bedingt war. Da sämtliche drei beobachtete Fälle letal verliefen, scheint die Emulsionsalbuminurie ein Zeichen für den nahen ungünstigen Ausgang zu sein, worüber weitere Beobachtungen Aufklärung geben werden. Wie bereits oben erwähnt, ist bei der Anwendung von Diureticis bei Nierenerkrankungen grösste Vorsicht erforderlich. Ueber Agurin, ein neues Diureticum, eine Verbindung von Theobrominnatrium mit Natrium aceticum, liegen Mittheilungen von Reye, welcher in einem Falle von chronisch interstitieller Nephritis eine auffallend günstige Wirkung erzielte, von Hess, welcher es auf Grund mannigfacher Eigenbeobachtungen für einen unter Umständen werthvollen Ersatz des Diuretins hält, und von Nusch vor, nach dem chronisch parenchymatöse Nephritis eine Contraindication für Darreichung des Mittels ist, während bei interstitieller eine Steigerung der Diurese erzielt werden kann. Ehe wir uns der chirurgischen Behandlung der Nephritiden zuwenden, sei noch auf die zusammenfassende Auseinandersetzung von H. Fehling über die Bedeutung der Nierenkrankheiten für Schwangerschaft und Geburt hingewiesen. Die chirurgische Behandlung der Nephritis hängt mit der Frage zusammen, einmal ob es essentielle Hämaturieen gibt, zweitens ob es eine einseitige Nephritis gibt. Was die erste Frage anbetrifft, so scheint ebenso sicher, dass es in der That essentielle Hämaturieen gibt, wie die Thatsache, dass nicht alle als solche beschriebenen Fälle vor der Kritik bestehen können. Interessante Beiträge zur idiopathischen Nierenblutung liefert Leonard G. Guthrie. Er kennt eine Familie, in welcher 4 von 5 Kindern an solchen Hämaturieen litten; von diesen heiratheten 2 und 5 von den 7 Kindern der einen Frau, sämtliche 3 Kinder der anderen Frau litten wiederum an Hämaturieen. Durch dieses und noch andere Beispiele kommt er zu dem Schlusse, dass es eine hereditäre angeborene essentielle Hämaturie gibt. Eine operative Behandlung ist in solchen Fällen nicht angezeigt. Die Frage, ob es eine einseitige parenchymatöse oder interstitielle Nephritis gibt, ist noch nicht entschieden. Kümmell konnte trotz seines grossen Materials ein Vorkommen derselben nicht constatiren, während Fr. Straus u. a. dieselbe beobachtet haben. Zu einer Aufsehen erregenden Discussion des Themas Nierenkolik, Nierenblutung und Nephritis ist es zwischen

Emulsionsalbuminurie bei Urämie.

Diuretica.

Agurin.

Chirurgische Behandlung der Nephritis.

Essentielle Hämaturieen.

Nierenspaltung.

Senator und J. Jsrael aus Anlass der durch letzteren berichteten überraschenden Erfolge der probatorischen Nephrotomie gekommen. Senator nimmt den Begriff der einseitigen Nephritiden nur für Nierenentzündungen per contiguitatem, nicht aber für die Bright'sche Krankheit an. Er erhebt Einspruch gegen die Anschauung, dass congestive Nierenschwellungen Koliken und Blutungen erzeugen sollen. In der grossen Mehrzahl der Israel'schen Fälle sei statt der genannten Schwellung ein weicher und schlaffer Zustand der Nieren gefunden und Morbus Brightii vermisst worden. Eine durch die Operation gesetzte Entzündung sei nicht geeignet, eine schon bestehende Nephritis zu heilen. Bei Blutungen sei das beste Mittel zur Entspannung in diesen selbst gegeben. Nur bei gehindertem Abfluss erachtet Senator die Spaltung als angezeigt, allenfalls auch bei Anurie aus unbekannter Ursache. Vermuthlich haben die Koliken mit den vorgefundenen Verwachsungen in Zusammenhang gestanden. Israel verwahrt sich dagegen, dass er die Spaltung bei der Bright'schen Niere empfohlen habe. Nicht dauernde Spannungszustände, sondern acute Congestionen habe er im Auge gehabt. Das Gebiet der essentiellen Nierenblutungen sei Schritt für Schritt eingeengt und (was G. Klemperer bestreitet) die angioneurotische Hypothese unberechtigt. Seine Operationsresultate seien Dauererfolge, 50% der Kranken gesund geworden; die vereinzelten Todesfälle dürften bei der Neuheit des Verfahrens nicht entmuthigen. — Die Waage dürfte bei so mangelhafter Einigung der beiden erfahrenen Autoren noch lange zwischen Skepsis und Vertrauen schwanken. Dies gilt auch für ein anderes neues operatives Verfahren, die Decapsulatio renum, wie sie von G. M. Edebohls empfohlen wird. Dieser Autor würde jeden Patienten mit Morbus Brightii operiren, vorausgesetzt, dass er keine unheilbaren Complicationen hat, dass er eine Narkose ertragen kann und dass er ohne Operation voraussichtlich noch mindestens einen Monat zu leben vermag. In mehr oder minder günstigem Sinne für ein operatives Eingreifen bei Morbus Brightii sprechen sich Lennander, Rovsing, Pousson, Guitéras u. a. aus. Eine präcise Indicationsstellung zu geben, ist bisher nicht möglich. Im übrigen sei auf den Bericht über Nierenchirurgie hingewiesen. Wir stehen, wie Dennis richtig betont, mit diesen Dingen erst im Anfang der Entwickelung. Lehrreich für die mannigfaltige Entstehungsweise von Hämaturieen ist der von F. Suter veröffentlichte Fall, in welchem ähnlich, wie in den früher von Fenwick beobachteten Fällen (vergl. d. Jahrbuch 1901, S. 248) eine Teleangiektasie des Nierenbeckens

Entkapselung.

Hämaturie und Teleangiektasie des Nierenbeckens.

Ursache der Blutung war und der durch Nephrektomie zur Heilung kam. Die Differentialdiagnose von aus anderen Ursachen und durch Nephrolithiasis bedingten Hämaturieen, wie überhaupt die Pathogenese der Nierensteinkrankheit, wird in klarer, eingehender Weise von Johannes Dsirne erläutert. Die Feststellung von Steinen mit Hülfe des Röntgenverfahrens hat neue Fortschritte aufzuweisen, wie Albers-Schoenberg und Robert Kienböck mittheilen. G. Klemperer empfiehlt bei Nierensteinen vieles Trinken (150 bis 200 ccm stündlich) und Streichung der Ureteren und Erschütterung der Nierengegend und empfiehlt namentlich das letztere Verfahren zur weiteren Prüfung. (Der Wirkung des Glycerins steht er skeptisch gegenüber.) 75 % von Nierensteinkranken kann man auf diese Weise von ihren Steinen befreien, während bei den restirenden 25 % die Frage eines operativen Eingriffes in Betracht kommt. Als absolut dringliche Indication für ein solches hält er nur die totale Anurie und die acut einsetzende Pyämie. Im übrigen will er die Entscheidung dem Patienten selber überlassen und nur bei eitriger Pyelitis und Calculosis zu einer Operation zurathen. Der Untersuchungen G. Klemperer's über Entstehung und Verhalten der oxalsauren Niederschläge im Urin ist bereits im vorigen Jahresberichte (S. 250) gedacht. Rosin ist es gelungen, auf Grund jener experimentellen Ergebnisse die pathologische Oxalurie in einem Falle zu beseitigen, indem er eine Diät verordnete, die möglichst wenig Oxalsäurebildner (Spinat, Kohl, Thee, Cacao) enthielt und reich an Flüssigkeit war, zur Einschränkung des Kalkgehalts Milch und Eier verbot und andererseits durch Darreichung kleinerer Mengen Magnesiasalz den Magnesiagehalt erhöhte.

Nierensteine.

Oxalurie.

Die Frage der Ausscheidung von Bacterien durch die Nieren ist oft und eingehend behandelt worden, und doch ist die Frage noch strittig, ob der Durchtritt von Bacterien aus dem Blute in den Harn stets eine Läsion der Nierensubstanz zur Folge hat. Neue von Paul Asch angestellte Versuche an Hunden mit Pyocyaneus, Pyogenes aureus, Bacterium coli und lactis aërogenes haben zu dem Ergebnisse geführt, dass die normale Niere keine dieser Bacterien ausscheidet, die Ausscheidung von solchen auf eine Erkrankung des uropoetischen Systems hinweist. Diese ganze Frage ist für die Entstehung der Pyelitiden von hoher Bedeutung, von denen nur ein Theil auf ascendirendem Wege, ein grosser Theil auf metastatischem Wege entsteht. Ausführlich wird das auch in der lesenswerthen Abhandlung von Marcuse über Pyelitis und Pyelonephritis bei Gonorrhoe besprochen. Er macht auch darauf aufmerksam, dass

Ausscheidung von Bacterien durch die Nieren.

Pyelitis.

Pyelitis. eine Pyelitis auch ohne directe Behandlung des Nierenbeckens und der Niere heilen kann und es sich bei der Therapie zunächst stets darum handeln wird, die Ursachen zu beseitigen. Später kommt reichlicher Genuss von abgekochtem Wasser und Localbehandlung mit Hülfe des Ureterkatheters in Betracht. Ueber Heilungsvorgänge bei disseminirten infectiösen Nephritiden insbesondere bei der Pyelonephritis, berichtet O. Brucauf. — Die Veröffentlichungen über Nierentuberculose im Berichtsjahre sind im wesentlichen nur casuistischer Natur, so dass sich ein Eingehen auf dieselben erübrigt. Auf die Arbeit von Guihal über die Nieren Tuberculöser (chronisch parenchymatöse Nephritis und Amyloidniere) sei kurz hingewiesen. Die Auseinandersetzungen von Dsirne über Hydrolythiasis, Hydro- und Pyonephrose sind schon erwähnt. Ueber intermittirende Hydronephrose macht J. Michalski auf Grund von 133 aus der Litteratur gesammelten und 8 eigenen Beobachtungen Mittheilung. Die Therapie muss die Beseitigung der Ursache (Dislocation der Niere, Nieren- bezw. Ureterstein, primäre oder secundäre Veränderungen am Ureter, Compression oder Verlegung desselben, Trauma) event. auf operativem Wege erstreben, da Spontanheilung nur in äusserst seltenen Fällen beobachtet wurde. — Was die Entstehung der Wanderniere betrifft, so macht Fritz Loeb erneut auf Grund von Untersuchungen an 280 Individuen, die ihm von Albu zur Verfügung gestellt sind, darauf aufmerksam, dass die verschiedenen von den Autoren herangezogenen ätiologischen Factoren (Beschäftigungsart und Lebensweise, häufig auf einander folgende Geburten, Traumen, Hernien, Prolapse, Abmagerung, Welkheit der Bauchdecken, Hängebauch, Leberschwellung, Schnüren, Magenerweiterung, menstruelle Hyperämieen, Zunahme des Gewichts der Niere) zumeist nur die Bedeutung von Hülfsmomenten haben, die nur auf dem Boden einer Disposition (asthenischer Habitus) bei der Ausbildung der Wanderniere mitzuspielen im Stande sind. Fr. Glénard betont, dass die Wanderniere meist nur eine Etappe in dem von ihm beschriebenen Krankheitsbilde der Enteroptose sei. Er unterscheidet vier Stadien derselben: 1. das der Dyspepsie, 2. das des ren mobilis, 3. das der allgemeinen Enteroptose, 4. das der secundären allgemeinen Ernährungsstörungen. Auf die Schwierigkeit der Differentialdiagnose zwischen Wanderniere und Gallensteinen macht Marwedel aufmerksam. Eine Zusammenstellung seiner eigenen Erfahrungen über Wandernieren mit einer Besprechung sämmtlicher seit der ersten Veröffentlichung über Nephropexie von Eugen Hahn im Jahre 1881 erfolgten Arbeiten auf diesem Gebiete gibt G. M. Edebohls.

Margin notes: Nierentuberculose. Hydronephrose. Wanderniere.

Die Mortalität berechnet Edebohls bei sämmtlichen Autoren auf 1,5—2,5 %, seine eigene auf 1,55 %. Hier sei auch auf die ausführlichen und klaren Darlegungen von Robert Müllerheim über die diagnostische und klinische Bedeutung der congenitalen Nierendystopie, speciell der Beckenniere hingewiesen. Er unterscheidet drei Grade von Nierendystopieen: solche infolge von ausgebliebenem Ascensus (Beckenniere), infolge von unvollendetem Ascensus (Wanderung bis zu dem untersten Lendenwirbel), infolge schräg verlaufendem Ascensus. Als diagnostische Hülfsmittel dienen ausser der Palpation hauptsächlich die Messung beider Ureteren mittels Katheterismus, obgleich, wie J. Israel hervorhebt, eine Schlängelung im Verlauf der Ureteren zu Täuschungen führen kann. Ergänzende Mittheilungen zu seinen vorjährigen Veröffentlichungen (vergl. d. Jahrbuch S. 253) zur Diagnostik des Niereninfarcts macht Rudolf Schmidt. Dem dort Gesagten ist hinzuzufügen, dass er eine ausgesprochene Hyperästhesie und Hyperalgesie im Ausbreitungsgebiet des N. ileo-hypogastricus als pathognomisch für das Bestehen eines Niereninfarctes hält.

Nierendystopie.

Niereninfarct

Die die Nierentumoren betreffenden Veröffentlichungen fallen in das Gebiet der Nierenchirurgie.

Nierentumoren.

Krankheiten der unteren Harnwege. Die Aetiologie der Cystitis spielt nach wie vor eine grosse Rolle in der Litteratur. Es sei hier zunächst der Arbeiten von B. Goldberg gedacht. Mit Recht unterscheidet er die Cystitiden nicht katheterisirter Personen von den Katheterisirungscystitiden. Bezüglich der ersteren kommt er zu dem Schlusse, dass man auch bei den vermeintlichen Autoinfectionen nach der Möglichkeit eines externen Mikrobienimportes suchen solle. Ferner haben seine Versuche ergeben, dass die Urethralmikrobien bei der Kathetercystitis nur in einem verschwindenden Bruchtheile der Fälle eine Rolle spielen, dass auch die Kathetercystitis keine urethrale Infection sei, dass vielmehr bei einer Harninfection nach Katheterismus immer die allergrösste Wahrscheinlichkeit bestehe, dass der Katheter inficirt war. Zu ähnlichen Resultaten kommt F. Suter für die Secundärinfection bei Tuberculose des Harntractus, die nach 12 von ihm untersuchten Fällen übereinstimmend mit den Anschauungen von Rovsing und Melchier im Gegensatze zu Albarran von der Häufigkeit und der Sauberkeit der instrumentellen Behandlung abhängig ist. Ueber die Kathetersterilisation hat Goldberg eine sehr grosse Reihe von Versuchen angestellt, die er in einer historisch-kritischen Studie vorführt. Be-

Aetiologie der Cystitis.

Katheter-sterilisation.

züglich der Zuverlässigkeit der Methoden zur Kathetersterilisation kommt er zu folgenden Schlüssen: dass von flüssigen Antisepticis Katheter in der Zeit, welche sie darin zubringen können, ohne unbrauchbar zu werden, sterilisirt werden können, ist unerwiesen. Weiche Katheter lassen sich durch 24stündige Einwirkung von Formaldehyddämpfen bei 12° sterilisiren. Durch strömenden Wasserdampf von 100° C. sind Katheter jeder Art zu sterilisiren. Am einfachsten erreicht man sichere Sterilisation durch Auskochen in Wasser während 5—10 Minuten, wozu Zusätze entbehrlich sind, da es allen Anforderungen entsprechende elastische Katheter gibt, die 25—100-maliges Auskochen vertragen. Gebrauchte Katheter sind unmittelbar nach dem Gebrauch mit heissem Seifenwasser innen und aussen sorgfältig zu reinigen. — Während über die Bacteriologie der menschlichen Harnblase eine sehr umfangreiche Litteratur besteht (auch Faltin gibt wieder einen Bericht über 86 bacteriologisch untersuchte Fälle), existiren über das Vorkommen von Protozoen in derselben nur spärliche Nachrichten. Einen neuen Beitrag dazu liefert Paul Bautz in seiner Mittheilung über Trichomonas vaginalis in der weiblichen Harnblase. Er meint, dass sich mancher Fall von hartnäckigem Reizzustand der Blase, welcher trotz sorgsamster Behandlung nicht schwindet, als durch Trichomonas vaginalis bedingt aufklären würde, wenn man den katheterisirten Urin im warmen Zustand untersuchen würde. — Die Veränderungen der Blase, wie sie im cystoskopischen Bilde sich in zwei von ihm beobachteten Fällen darboten, bei Cystitis dissecans gangraenescens beschreibt W. Sterckel. Margouliès macht auf Grund von 3 Beobachtungen Mittheilungen über Syphilis der Harnblase. Es kommen Ulcerationen, Gummata und syphilitische Cystitis vor. Die Diagnose wird hauptsächlich auf Grund der Anamnese und der Erfolge einer antisyphilitischen Behandlung zu stellen sein. Auf die casuistischen Mittheilungen von Kawetzki und Christopherson über Ulcus simplex vesicae, von A. Berliner über die Teleangiektasieen der Blase sei hier nur kurz hingewiesen. Ueber die sog. Cystitis cystica und über einen Fall von cystischem Papillom der Harnblase macht Otto Zuckerkandl ausführliche Mittheilungen. Er glaubt, dass der erste Anstoss zur Veränderung der Blasenschleimhaut in diesen Fällen darin besteht, dass unter Einwirkung eines krankhaften Reizes die zelligen Elemente des Blasenepithels eine pathologische Secretion entfalten, oder dass Zellen des Epithels, die in der Norm nichts mit Secretion zu thun haben, zu secretorischen Organen sich umwandeln und Veranlassung zur Bildung von intraepithelialen Bläschen und

Cystitis durch Trichomonas vaginalis.

Cystitis dissecans gangraenescens.

Syphilis der Harnblase.

Ulcus simplex vesicae.

Teleangiektasieen der Blase.

Cystitis cystica.

Krypten, in weiterer Folge zur Proliferation des Epithels in typischer Weise liefern. Die Symptome und Diagnose der Blasensteine, welche nicht immer die drei Cardinalsymptome (Hämaturie, Schmerzen und Störungen beim Harnlassen) hervorrufen, bespricht M. Melchior. Besonders charakteristisch ist, dass Bewegungen die Beschwerden hervorrufen oder steigern. In allen diesen Fällen wird die Cystoskopie Aufklärung bringen. Bei dieser Gelegenheit sei auch auf die lehrreiche Veröffentlichung von B. Goldberg über die Erfahrungen, die er bei der Cystoskopie gesammelt hat, hingewiesen. Auf die Wichtigkeit der peinlichsten Asepsis, welche bei allen instrumentellen Eingriffen der Harnblase erforderlich ist, haben wir schon hingewiesen. Da dies nicht immer streng durchzuführen ist, so empfiehlt sich oft die prophylaktische Anwendung von „Harnantisepticis", welche andererseits ja auch eine ausgedehnte Anwendung in therapeutischer Beziehung finden. Experimentelle Untersuchungen über solche Mittel hat O. Sachs angestellt, welche ergaben, dass bei innerer Darreichung von Antisepticis, die in den Urin übergehen, dieser entwickelungshemmende und bacterientödtende Eigenschaften erhält. Urotropin erwies sich als das am wirksamste Mittel (4,0 und mehr pro die). Dem Urotropin nahe stand Acidum salicylicum, das aber in den erforderlichen Dosen öfters unangenehme Nebenwirkungen veranlasst. Oleum santali ostindici, Methylenblau, Salol, Balsamum copaivae, Acidum camphoricum und bisweilen auch Oleum terebinthinae zeigten in grossen Dosen deutlich entwickelungshemmende Wirkung, Kalium chloricum, Acidum boricum, Folia uvae ursi keine erkennbare Wirkung. Ueber Urotropin haben auch Arthur Goetze und Gottlieb Salus Versuche angestellt, die ebenfalls seine gute Wirkung, namentlich in höheren Dosen zeigen. Doch glauben sie nicht, dass diese auf die Formaldehydentwickelung im Harn zu beziehen sei, da dasselbe im frisch entleerten Harn von ihnen nicht nachgewiesen werden konnte. Auch Czyrmianski und Syrus bestätigen die Vorzüge des Urotropins vor anderen Mitteln. Als gutes Antisepticum für die urologische Praxis zu Spülflüssigkeit in Lösungen von 1:10000 bis 1:5000 wird von Paul Asch und Warschauer das Hydrargyrum oxycyanatum empfohlen. Zum Schlusse sei noch auf die Mittheilung von A. v. Frisch über die Anwendung von Adrenalin in der urologischen Praxis hingewiesen, dessen anämisirende Wirkung sowohl als Unterstützung bei operativen Eingriffen, als auch als therapeutisches Agens ausgenutzt werden kann.

Blasensteine.

Cystoskopie.

Harnantiseptica.

Adrenalin.

Litteratur.

M. Ascoli, Ueber den Mechanismus der Albuminurie durch Eiereiweiss. Münch. med. Wochenschr. Nr. 10. — G. Ascoli und F. Figari, Ueber Nephrolysine. Berl. klin. Wochenschr. Nr. 24 u. 27. — Paul Asch, Das Hydrargyrum oxycyanatum in der urologischen Praxis. Wiener klin. Rundschau Nr. 47. — Derselbe, Ueber die Ausscheidung der in die arterielle Blutbahn injicirten Bacterien durch die Niere. Centralbl. f. d. Krankh. d. Harn- u. Sex.-Org. H. 5, 6 u. 12. — Albers-Schoenberg, Ueber eine Compressionsblende zum Nachweis von Nierensteinen mittels Röntgenstrahlen. Verhandl. d. Deutschen Gesellsch. f. Chir. — Paul Bautz, Trichomanas vaginalis in der weiblichen Harnblase. Monatsschr. f. Urol. H. 8. — Alfred Berliner, Die Teleangiektasieen der Blase. Deutsche Zeitschr. f. Chir. Bd. LXIV, H. 5 u. 6. — Berding, Zur Frage der Harnsäurebestimmung. Berl. klin. Wochenschr. Nr. 26. — A. Bickel, Experimentelle Untersuchungen über den Einfluss der Nierenausschaltung. Zeitschrift f. klin. Med. Bd. XLVII, H. 5 u. 6 und Zur Lehre von der elektrischen Leitfähigkeit des menschlichen Blutserums bei Urämie. Deutsche med. Wochenschr. Nr. 28. — O. Brucauf, Ueber die Heilungsvorgänge bei disseminirten infectiösen Nephritiden, insbes. bei der Pyelonephritis ascendens. Diss. Breslau. — Z. Bychowsk, Eine einfache und enpfindliche Eiweissprobe. Deutsche med. Wochenschr. Nr. 2. — L. Casper, Functionelle Untersuchungsmethoden. Deutsche Gesellsch. f. Chir., Freie Chirurgenvereinigung, Deutsche med. Wochenschr. Nr. 43. — Christopherson, Single Non-Tuberculous ulcer of the bladder. The Brit. med. journ., March 29. — Citron, Mechanische Behandlung des Hydrops. Deutsche med. Wochenschr. Nr. 35. — M. Craundyk, Ueber das Vorkommen hyaliner und granulirter Cylinder in eiweissfreien Urinen. Corresp.-Bl. f. Schweizer Aerzte S. 299. — H. Cramer, Ueber einen eigenthümlichen Urinbefund (Emulsionsalbuminurie) bei Eklampsie und Urämie. Münch. med. Wochenschr. Nr. 3. — H. Curschmann, Ueber traumatische Nephritis. Münch. med. Wochenschr. Nr. 38. — Czyrmianski, Die Wirkung des Urotropins als Harnantisepticum. Allg. Wien. Ztg. Nr. 38. — W. A. Dennis Renal tension. St. Paul med. Journ. Nr. 3. — Dreser, Physiologische Albuminurie. Verhandl. d. Naturforsch. u. Aerzte in Karlsbad. — Johannes Dsirne, Beiträge zur Nephrolithiasis, Hydro- u. Pyonephrose. Monatsber. f. Urologie H. 5 u. 6. — G. M. Edebohls, Die chirurgische Behandlung des chronischen Morbus Brightii. Monatsber. f. Urologie H. 2. — Derselbe, The technics of nephropexie. Annales of surgery, Februar. — Edlefsen, Nierenquetschung oder Nierenentzündung? Münch. med. Wochenschr. Nr. 5 u. 6. — Ekgren, Einfluss der Massage auf den Albumengehalt des Urins bei Nephritis. Deutsche med. Wochenschr. Nr. 9. — R. Faltin, Kurzer Bericht über 86 bacteriologisch untersuchte Fälle von Infection der Harnwege. Centralbl. f. d. Krankh. d. Harn- u. Sex.-Org. H. 3. — H. Fehling, Die Nierenkrankheiten in ihrer Bedeutung für die

Schwangerschaft und die Geburt. Mittheil. a. d. Grenzgebieten zwischen Chir. u. Med. Bd. IX. — A. v. Frisch, Adrenalin in der urologischen Praxis. Wien. klin. Wochenschr. Nr. 31. — G. Gabritschewsky, Ueber eine neue Reaction auf einige reducirende Substanzen. Berl. klin. Wochenschrift Nr. 21. — Fr. Glénard, Etapes de la théorie eentéoptesique du rein mobile. Le Progrès méd. Nr. 2. — Arthur Goetze und G. Salus, Zur Wirkung des Urotropins. Zeitschr. f. klin. Med. Bd. XLV. — B. Goldberg, Beiträge zur Aetiologie der Cystitis. Monatsh. f. pract. Dermatol. Bd. XXXV. — Derselbe, Bacteriuria vesicalis postgonorrhoica durch Bact. lactis aërogenes. Centralbl f. klin. Med. Nr. 13. — Derselbe, Beimpfung und Abimpfung von Kathetern. Ebenda Nr. 15. — Derselbe, Zur Frage der urethrogenen Harninfection. Ebenda Nr. 20. — Derselbe, Die Kathetersterilisation. Centralbl. f. d. Krankh. d. Harn- u. Sex.-Org. H. 8. — Derselbe, Cystoskopische Erfahrungen. Münch. med. Wochenschr. Nr. 28. — M. E. Guihal, Le rein des tuberculeux. Gaz. des hôp. Nr. 10. — R. Guitaras, The Surgical treatment of Bright's disease. New York med. Journal Nr. 20. — Gumprecht, Conservirung der Sedimente. Centralbl. f. klin. Med. Nr. 16. — Leonard G. Guthrie, Idiopathic or congenital, hereditary and family Haematuria. The Lancet, May 3. — Walker Hall, The clinical estimation of urinary purins by means of the purinometer. The British med. Journ., Nov. 1. — W. Hanson, Ueber den klinischen Werth der quantitativen Harnsäurebestimmung nach der Methode von J. Ruchmann. Diss. — Hoffmann-Salkowski, Ueber Nephritis syphilitica praecox mit enormer Albuminurie. Berlin. klin. Wochenschr. Nr. 6, 2 u. 9. — Hess, Agurin. Therapie d. Gegenwart H. 6 — Heubner, Demonstrationen in der Gesellschaft der Charietéärzte. Berl. klin. Wochenschr. Nr. 34. — Jaffé, Ueber den Einfluss des Formaldehyds auf den Nachweis normaler und pathologischer Harnbestandtheile. Therapie d. Gegenwart H. 4. — A. Jolles, Ueber neue Methoden der Blut- und Harnuntersuchung. Wien. klin. Wochenschr. Nr. 19. — G. v. Illyés und G. Koevesi, Der Verdünnungsversuch im Dienste der functionellen Nierendiagnostik. Berl. klin. Wochenschr. Nr. 15. — J. Israel, Ueber die Leitungsfähigkeit der Kryoskopie des Blutes, des Harns und der Phloridzinmethode. Freie Vereinigung der Chir. Berlins. Deutsche med. Wochenschr. Nr. 42. — Derselbe, Nierenkolik, Nierenblutung und Nephritis. Ebenda Nr. 9 (vergl. Senator). — Kaufmann und Mohr, Ueber die Anwendung der verschiedenen Fleischsorten. Zeitschr. f. klin. Med. Bd. XLIV, H. 5 u. 6. — E. L. Kawetzki, Ulcus simplex der Harnblase und rundes Magengeschwür. Pract. Wratsch, 24 cit. in Centralbl. f. Chir. 32. — Robert Kienböck, Zur radiographischen Diagnose von Nierensteinen. Wien. klin. Wochenschr. Nr. 50. — G. Klemperer, Vibriationsmassage zur Durchtreibung von Nierensteinen. Therapie d. Gegenwart H. 10. — Derselbe, Die Behandlung der Nierensteinkrankheit, ibid. H. 12. — Kümmell, Die Grenzen erfolgreicher Nierenexstirpation und die Diagnose der Nephritis nach kryoskopischen Erfahrungen. Verhandl. d. Deutschen

Gesellsch. f. Chir. — Küster, Chirurgie der Nieren, der Harnleiter und der Nebennieren. Deutsche Chir. Lief. 52b. — L. Kuttner, Albuminuria minima und cyklische Albuminurie. Deutsches Arch. f. klin. Med. Bd. XLVII, H. 5 u. 6. — Lennander, Wann kann acute Nephritis, mit Ausnahme der tuberculösen, Veranlassung zu chirurg. Eingriffen geben und zu welchen? Mittheil. a. d. Grenzgebieten d. Chir. u. Med. Bd. X. — F. Loewenhardt, Elektrische Leitfähigkeit des Urins und functionelle Nierendiagnostik. Deutsche Gesellsch. f. Chir. — W. v. Leube, Ueber physiologische Albuminurie. Therapie d. Gegenwart H. 10. — F. Loeb, Untersuchungen über die Aetiologie des ren mobiles. Diss. inaug. Leipzig. — Otto Loevi, Untersuchungen über Physiologie und Pharmakologie der Nierenfunction. Arch. f. experim. Pathol. u. Therapie Bd. XLVIII, H. 5 u. 6. — Marcuse, Ueber Pyelitis und Pyelonephritis auf Grund von Gonorrhoe. Monatsber. f. Urologie H. 3. — Margouliès, Syphilis de la vessie. Annales des maladies génito-urin. H. 4. — Marwedel, Wanderniere und Gallensteine. Beitr. z. klin. Chir. Bd. XXXIV. — J. Michalski, Ueber Hydronephrosis intermittens. Beitr. zur klin. Chir. Bd. XXXV. — M. Melchior, Ueber Symptome und Diagnose der Blasensteine. v. Langenbeck's Arch. Bd. LXVII. — R. Müllerheim, Ueber die diagnostische und klinische Bedeutung der congenitalen Nierendystopie, spec, der Beckenniere. Berl. klin. Wochenschr. Nr. 48—50. — v. Noorden, Ueber die Behandlung der acuten Nierenentzündung und der Schrumpfniere. Sammlung klin. Abhandlung. über Pathol. u. Therapie der Stoffwechsel- u. Ernährungsstörungen. H. 2. — A. Nusch, Agurin, ein neues Diureticum. Münch. med. Wochenschr. Nr. 51. — Oscar Pielicke, Nierenreizung durch Phloridzin. Centralbl. f. d. Krankh. d. Harn- u. Sex.-Org. H. 10. — A. Poussin, De l'intervention chirurgicale dans les néphritis médicales. Ann. des mal. des org. génito-urin. H. 5 bis 7. — R. Renvers, Zur Behandlung der acuten Nierenentzündungen. Therapie d. Gegenwart H. 3. — Reye, Agurin. Heilkunde H. 6. — Richter, Discussion in der Freien Vereinigung der Chirurgen Berlins. Deutsche med. Wochenschr. Nr. 43. — Rollesten, A Note on hypostatic albuminuria of splenic urogin. The Lancet, March 1. — H. Rosin, Ueber die rationelle Behandlungsmethode der Oxalurie. Therapie d. Gegenwart H. 7. — Rovsing, Wann und wo müssen die chron. Nephritiden operirt werden? Mittheil. a. d. Grenzgeb. d. Chir. u. Med. Bd. X. — Derselbe, Discussion. Deutsche Gesellsch. f. Chir. — J. Ruhemann, Eine einfache Methode zur sofortigen quantitativen Bestimmung der Harnsäure im Urin. Berl. klin. Wochenschr. Nr. 2, 3 u. 30. — Rzetkowski, Zur Lehre des Stoffwechsels bei chronischer Nierenentzündung. Zeitschr. f. klin. Med. Bd. XLVI. — Otto Sachs, Experimentelle Untersuchungen über Harnantiseptica. Wien. klin. Wochenschr. Nr. 17 u. 18. — Scheib, Typhöse Nephritis. Prager med. Wochenschr. Nr. 22. — Rudolf Schmidt, Zur Diagnostik des Niereninfarctes. Wien. klin. Wochenschr. Nr. 25. — Senator, Ueber Albumosurie. Med. Woche Nr. 15. — Derselbe, Nierenkolik, Nierenblutung und Nephritis. Deutsche med. Wochenschr. Nr. 8 u. 9

(vergl. J. Israel). — Siogne, La néphrite au cours et dans la convalescence des angines aigues non spécifiques. Gaz. des hôp. Nr. 3. — Sommerfeld und Roeder, Zur osmotischen Analyse des Säuglingsharns. Berl. klin. Wochenschr. Nr. 22 u. 23 und Verhandl. Deutscher Naturforsch. u. Aerzte in Karlsbad. — Stich, Eiweiss- und Zuckerreaction am Krankenbette. Münch. med. Wochenschr. Nr. 26. — Stockmann, Ist die Gefrierpunktsbestimmung des Blutes ein ausschlaggebendes Mittel für die Nierenchirurgie? Monatsber. f. Urologie H. 10. — Derselbe, Veränderungen der Blase nach Cystitis dissecans gangraen. Ebenda H. 4. — Friedrich Strauss (Frankfurt a. M.), Zur functionellen Nierendiagnostik. Untersuchungen über Physiologie und Pathologie der Nierenfunction. Berl. klin. Wochenschr. Nr. 9, Deutsche Gesellsch. f. Chir., Münch. med. Wochenschrift Nr. 29. — H. Strauss, Die chronischen Nierenentzündungen in ihrer Einwirkung auf die Blutflüssigkeit und ihre Behandlung. Berlin. — Derselbe, Zur blutreinigenden Function der Nieren. Berl. klin. Wochenschr. Nr. 23. — Derselbe, Die Harnkryoskopie in der Diagnostik doppelseitiger Nierenkrankheiten. Zeitschr. f. klin. Med. Bd. XLVII, S. 8 u. 6. — Derselbe, Osmodiätetik. Therapie d. Gegenwart H. 10. — Derselbe, Zur Methodik der quantitativen Indicanbestimmung. Berl. klin. Wochenschr. Nr. 16. — F. Suter, Ueber einseitige renale Hämaturie, bedingt durch Teleangiektasieen des Nierenbeckens. Centralbl. f. d. Krankh. d. Harn- u. Sex.-Org. — Derselbe, Ueber Secundärinfection bei der Tuberculose der Harnorgane. Ebenda H. 12. — Trzebinski, Ueber die operative Behandlung des Hydrops anasarca. Zeitschr. f. klin. Med. Bd. XLVI. — J. Veit, Albuminurie in der Schwangerschaft. Berlin. klin. Wochenschr. Nr. 22 u. 23. — Max Wagner, Ueber parenchymat. Nephritis bei Lues. Münch. med. Wochenschr. Nr. 50 u. 51. — Waldvogel, Nephritis syphilitica acuta. Deutsche med. Wochenschr. Nr. 44. — Wallerstein, Ueber reine Cylindrurie bei künstlich erzeugter Gallenstauung. Berl. klin. Wochenschr. Nr. 14. — Warschauer, Einige Bemerkungen über Phloridzin. Monatsber. f. Urologie H. 11. — Derselbe, Hydrarg. oxycyanatum als Spülflüssigkeit bei Cystoskopie. Ebenda H. 2. — Zuckerkandl, Ueber Cystitis cystica und einen Fall von cyst. Papillom der Harnblase. Ebenda H. 9.

g) Acute allgemeine Infectionskrankheiten und Zoonosen.

Von o. Honorarprofessor Dr. **Hermann Vierordt** in Tübingen.

Infectionskrankheiten. Von Schriften mehr allgemeinen Inhalts, die sich freilich zum kurzen Referat nicht eignen, seien erwähnt (s. Litteratur) die von E. Marx aus der Bibliothek v. Coler und die originelle auf 25jährige Untersuchungen gegründete Monographie von El. Metschnikoff über die Immunität bei Infectionskrankheiten, worin der Verfasser seine mehr vitalistische Phagocytentheorie erläutert und im letzten Grunde aus der „Empfindlichkeit der Zellen, welche alle Lebensäusserungen der Thier- und Pflanzenwelt beherrscht", die Immunität erklärt. Auch die experimentellen Erfahrungen Pässler's und Rolly's sind der Erwähnung werth, wonach im Collaps bei acuten Infectionskrankheiten — es wurden Versuche hauptsächlich mit Diphtherietoxin und Pneumokokken gemacht — die Lähmung der Vasomotoren in erster Linie in Betracht kommt, das Herz jedoch seine Leistungsfähigkeit länger beibehalten, sogar durch vermehrte Arbeit den Absturz des arteriellen Drucks eine Zeit lang aufhalten kann. Immerhin ist auch directe Schädigung des Herzmuskels zwar nicht bei den Pneumokokken, aber doch bei der Diphtherieintoxication anzunehmen. Möglich, dass hieraus fernerhin Winke für die Therapie abzuleiten sind.

Immunität bei Infectionskrankheiten.

Wesen des Collapses.

Complicationen des Scharlachs.

Von schweren Complicationen des Scharlachs wissen verschiedene Aerzte zu berichten, so (vergl. Jahrbuch 1902, S. 260) R. Seubert über Gangrän bei einem 7jährigen Kind, welche eine hohe Amputation des linken Oberschenkels erforderte, Kölle über Lidgangrän, Trouchaud über maligne Scarlatina mit „Sinusitis", die trotz „nasaler Antisepsis" bei einem 12jährigen Knaben am Ende der 2. Krankheitswoche zu einer operativen Eröffnung des rechten Sinus maxillaris und frontalis führte; innerhalb eines Monats trat vollständige Heilung ein. — Aus einer Budapester Statistik von Grósz über 168 Scharlachfälle des dortigen Kinderspitals seien erwähnt, dass bei einer Gesammtmortalität von 26 = 15,48 % 53 Fälle von Angina necrotica und 28 Fälle von Nephritis beobachtet wurden. Auf Milchdiät (Milch und Milchspeisen) wurde besonderes Gewicht gelegt. Im übrigen sind bei der Scharlachbehandlung verschiedent-

Diät bei Scharlach.

liche Versuche mit Streptokokkenserum gemacht worden, von Moser mit einem Wiener Serum, das von direct geimpften Pferden genommen wurde, während Ad. Baginsky Aronson'sches durch fortgesetzte Thierpassage virulenter gemachtes Serum verwandte. Moser, welcher gegenüber fünf anderen Wiener Spitälern mit 13,09 % Mortalität unter dem Einfluss des Serums bloss 9 % hatte, hebt besonders auch die rasche und günstige Beeinflussung des Allgemeinbefindens, förmliche Euphorie bei rechtzeitiger Injection hervor; Baginsky dagegen meint, rasche kritische Entfieberungen kämen auch ohne Serumeinspritzung nicht so selten vor, spricht sich aber in Beziehung auf das von ihm angewandte, langsam, aber immerhin nachhaltig wirkende, von Nebenwirkungen freie Serum in vorsichtiger Weise dahin aus, dass „die Herrn Collegen es wagen dürfen, mit dem neuen Aronson'schen Serum ihre Scharlachkranken zu behandeln". C. S. Engel hat in einem Fall von schwerem Scharlach mit Tonsillardiphtherie, nachdem schon Serum antidiphthericum ohne Erfolg injicirt war, am 6. Tag einem fast schon moribunden, soporösen, cyanotischen 6jährigen Knaben mit bestem Erfolg 8 ccm frisches Blutserum aus einem Schröpfkopf eingespritzt. — Gegen Nephritis scarlatinosa will Tobeitz von Terpentin — pro die 15--25 Tropfen auf 1- oder 2mal — guten Erfolg gesehen haben; unter 195 Scharlachfällen mit 6 Todten fand er nur 3mal Albuminurie.

Streptokokkenserum bei Scharlach.

Normales Blutserum bei schwerem Scharlach.

Therapie der Nephritis.

Als Analogon zur bekannten Dauerhaftigkeit des Scharlachgiftes berichtet O. Lehmann über Tenacität des Maserngiftes. 1 Jahr nach einer ein kleines Dorf völlig durchseuchenden Epidemie von Masern — alle Leute unter 20 Jahren wurden ergriffen — erkrankten zwei neu hereingezogene Personen, ein Mädchen von 12 und ein Jüngling von 21 Jahren. — C. Leiner beobachtete bei einem masernkranken Kinde den Pemphigus contagiosus und konnte durch Ueberimpfung des Blaseninhaltes das typische Krankheitsbild der Impetigo contagiosa erzeugen. Diese eigenartige, vielleicht aus der Beschaffenheit der Haut zu erklärende Disposition der Masernkranken (und Neugeborenen) harrt noch der Deutung. — Einen Fall von linksseitiger totaler Hemiplegie am 15. Krankheitstag bei einem früher gesunden Mädchen berichtet Alessin: es trat eine nach 9 Tagen beginnende langsame Besserung ein. E. A. Dent hat an offenkundigen leichten Scharlach sich anschliessende Masern bei zwei Kindern (Geschwistern) beobachtet; er wirft die Frage auf, ob nicht die „fourth disease", deren Charakterbild in der Symptomatologie noch bedeutend schwankt und welche bald als Schar-

Tenacität des Maserngiftes.

Pemphigus contagiosus bei Masern.

Hemiplegie bei Masern.

Scharlach zugleich mit Masern bei Kindern.

„Fourth disease".

lach, Rötheln oder als besondere, durch lange Incubation (9 bis 21 Tage), niedrige Pulsfrequenz, Mangel der Nierencomplication ausgezeichnete Krankheit angesehen wird (Duker), nicht mit solchen Doppelinfectionen zu erklären sei. — Als ein Masern und Scharlach im Kindesalter differentiell scheidendes Kriterium kann das Verhalten des Blutes gelten, welches nach Reckzeh bei Scharlach stets Eosinophilie, bei Masern Verminderung der eosinophilen Zellen und erst lange nach der Entfieberung normale oder hochnormale Werthe aufweist. Weiterhin kommt bei Masern Hypo-, bei Scharlach Hyperleukocytose als charakteristischer Befund vor.

Blut bei Masern und Scharlach.

Pocken-ähnlicher Ausschlag bei Austern-vergiftung.

Eine Austernvergiftung, welche Pocken vortäuschte, beobachtete Ch. Fraser an einem Matrosen. Dieser hatte am Abend des 13. Juli Austern gegessen, bekam am 16. ein roseolaähnliches fleckiges Exanthem (rash) im Gesicht und wurde Tags darauf für pockenkrank erklärt. Fraser, der ihn am 18. sah, fand den Ausschlag in deutlichem Rückgang, ohne jegliche Neigung zur Bläschenbildung, nur noch geringe Röthung. Obwohl der Ausschlag noch weiter zurückging, wurde an diesem Tag prophylaktisch geimpft, die Impfung schlug an. Desgleichen berichtet Fraser, dass bei einer Epidemie unter 1400 Fällen 60 fälschlicherweise als Pocken angesehen worden seien, darunter Impetigo, Acne, Scabies, Urticaria, Jodexanthem. Zur immer noch strittigen Frage der Vaccine generalisata vera liefert L. Merk einen Beitrag. Nach der Revaccination eines 21jährigen Lehrers traten am 5. Tag, beginnend an der Brustwand, am Hodensack und an der rechten Augenbrauengegend Vaccinepusteln auf, die am 13. Tage nur noch als schwach geröthete Stellen erkennbar waren. Die übrige Körperhaut war vollkommen gesund und ausserordentlich rein, während sonst gerade die mit Ekzem combinirte und dann diffus wuchernde Vaccine als Hauptrepräsentant der generalisirten Vaccine gilt. Zweckmässig wäre es allerdings, die Bezeichnung der echten Vaccine generalisata für das innerhalb 14 Tagen erfolgende Auftreten von echten Vaccinepusteln auf vorher ganz gesunder Haut zu beschränken.

Allerlei Hautausschläge für Pocken angesehen.

Vaccine generalisata

Bei den schon im vorigen Jahrbuch (S. 260) aufgeführten Complicationen der vielfach für so unschuldig gehaltenen Varicellen sei bezüglich der Nephritis varicellosa nach Bahans' Ausführungen hervorgehoben, dass sie allerdings ziemlich seltener ist, als die scarlatinöse Nephritis, aber immerhin in leichten, wie selbst tödtlichen Fällen vorkommt. Im allgemeinen ist sie gutartig, doch ist nach dem Erwähnten eine Vernachlässigung der Varicellen und Varicellen-

Nephritis varicellosa.

kranken schwer zu verantworten. Lacasse berichtet über einen Fall von varicellöser Arthritis bei einem 2jährigen Knaben. Während sonst bei Varicellen Polyarthritis häufiger ist, handelte es sich hier um eine eitrige (Streptokokken!), übrigens nach Operation völlig zur Heilung gelangende Entzündung ausschliesslich des rechten Kniegelenkes. Lacasse hat 20 andere Beobachtungen aus der Litteratur sammeln können. Swoboda versucht einen Beitrag zur Lösung der Variola-Varicellenfrage beizubringen, eine auch practisch, nicht bloss theoretisch wichtige, schon 200 Jahre alte Frage, in der zwar die Dualisten numerisch die Oberhand haben, ohne dass die Gründe und Einwände der Unitarier durchweg widerlegt sind. Mindestens wissen die Impfgegner aus dem Bestehen des Zwiespaltes immer wieder Kapital für ihre unverantwortliche Agitation zu schlagen. Swoboda lehnt es ab, distincte morphologische Verschiedenheiten zwischen beiden Affectionen aufzustellen, welche es thatsächlich nicht gibt, so dass der einzelne Fall nicht immer leicht zu beurtheilen ist. Während man stets zugab, dass echte Variola unter dem Bilde der Varicellen verlaufen könne, wird vom Verfasser betont, dass Varicellen, zumal bei Erwachsenen „so verlaufen können, dass sie in nichts von schweren und schwersten Pockenfällen zu unterscheiden sind"; sie wären als Varicella varioliformis zu bezeichnen, wie auch Swoboda selbst eine dahin gehende Beobachtung mittheilen kann: von drei Schwestern bekam die eine diese schwere, ganz wie Blattern verlaufende — sogar der „Pockengeruch" fehlte nicht —, die beiden anderen leichte Varicellen, eine mit masernartigem Vorexanthem, das bei Variola sonst selten ist. Nirgends sonst waren Variolafälle vorgekommen; auch fiel die nach einigen Wochen vorgenommene Impfung positiv aus (bei 2 Knötchen, 1mal schöne Pusteln). Der Satz von der Immunität der Erwachsenen gegenüber Varicellen lässt sich nicht aufrecht erhalten. Da aber diese Form, die auch den Kinderärzten meist entgeht, bei den Erwachsenen als Varicella varioliformis verlaufen kann, wie denn auch bei Varicella so gut wie bei Variola alle Formen und Abstufungen vorkommen, und da, wie gesagt, weder eine morphologische noch eine klinische Trennung zwischen echten und Windpocken durchzuführen ist, so bleibt nur die ätiologische Unterscheidung übrig. Lässt man eine Varicella varioliformis zu, wie sie schon „der alte Heim" anerkannte und diagnostisch zu verwerthen wusste, so würde immerhin manche bisher schwer erklärbare Thatsache durchsichtiger, namentlich auch das Haften der Impfung oder der Ausbruch echter Pocken nach erst kurz zuvor überstandener

Arthritis varicellosa.

Varicella varioliformis.

Aetiologische Dualität der Varicellen und Variola.

vermeintlicher Variola. Wenn also die ätiologische Dualität neben der „Unität der morphologischen und klinischen Eigenthümlichkeiten" angenommen wird, so wäre damit die Variola-Varicellenfrage, obwohl die Kenntniss des specifischen Krankheitserregers noch aussteht, bis zu einem gewissen Grade erledigt. Entgegen dem Vorschlage, bei blatternähnlicher Varicella gerade wie bei Pocken vorzugehen (Lenhartz), will Swoboda im Gegentheil kurz vorher mit Erfolg Vaccinirte, welche scheinbar Variola bekommen, nicht in das Pockenspital verweisen, wo die vorher an Varicella varioliformis Erkrankten erst recht echte Blattern bekommen könnten, wie manche Fälle aus der Litteratur darthun. Frühzeitige Controllimpfung eines Erkrankten ist von besonderem Werth, da ein eventuelles Haften der Impfung im Sinne der Varicella zu verwerthen ist. Auch die prophylaktische Impfung der Ungeimpften oder vor langer Zeit Geimpften ist anzurathen.

Aus der reichen Typhuslitteratur des Jahres seien ausser einigen monographischen Arbeiten, wozu der Anhang zu vergleichen ist, zunächst etliche ätiologische Momente hervorgehoben. So berichtet

Localer Typhusherd.

C. A. Ewald über einen Typhusherd. Es handelte sich um 5 Erkrankungsfälle, welche aller Wahrscheinlichkeit nach an zwei bestimmte Zimmer einer Wohnung gebunden waren. Trotz vorgenommener Desinfection ging die Erkrankung wiederholt, zuletzt noch nach 20 Monaten, auf neue in die Wohnung eingezogene Bewohner über. Eine eigenartige Ansteckung beschreibt Kopriwa von der Artilleriekaserne in Laibach. Hier erkrankte lediglich die Mannschaft, deren Speisetische an einer bestimmten Mauer standen. Diese war von einer defecten, 1,9 m entfernten Senkgrube her mit den Infectionskeimen durchtränkt worden, welche ein aus den Manövern zurückkehrender Soldat in die Kaserne eingeschleppt hatte.

Sammelmolkereien als Typhusverbreiter.

Bezüglich der Sammelmolkereien als Typhusverbreiter hat R. Behla fremde und eigene Beobachtungen gesammelt. Im Kreise Malmedy wurden 1897 73, 1899 116 Fälle auf diese Art der Verbreitung zurückgeführt, wie denn nach den Veröffentlichungen Schlegtendal's und Ricken's im ganzen 39 solche Epidemieen (l. c. S. 13) bekannt geworden sind. Es wäre also diesen Grossbetrieben, in welchen die Milch aus einer grösseren Zahl von kleinen Lieferungen zusammengegossen wird, die Auflage der Pasteurisirung der Milch zu machen, auch wäre auf etwaigen Typhus im Hause der Lieferanten von Obrigkeits wegen zu achten. — Die Diagnose, womöglich Frühdiagnose des Typhus, eine an sich gewiss wichtige, vom vielbeschäftigten Practiker freilich nicht immer durchzuführende

Typhusdiagnose.

Sache, setzt immer noch die Arbeitskräfte in Bewegung. Polacco und Gemelli, welche bei 50 Typhusfällen stets positiven Befund von Eberth'schen Bacillen in den Roseolen mit einer leicht modificirten Neufeld'schen Methode hatten, treten für diese ein, legen allerdings Gewicht darauf, dass mit einem „Vaccinostyle Maréchal" etwas von der Gewebssubstanz der Roseolen abgeimpft werde. 12 bis 16 Stunden nach der Einbringung in die Bouillonröhrchen hat man schon reichliche Vermehrung des Bacillus. Aehnliche Erfahrungen machte Seemann, der in 34 Fällen 98 Roseolen anschnitt und untersuchte. In 8 Fällen gelang der Bacillennachweis in den Roseolen früher, als die Gruber-Widal'sche Reaction eintrat. Schottmüller legt wieder mehr Gewicht auf die Blutuntersuchung, welche ihm intra vitam in 80—84 % der Fälle ein positives Resultat ergab. Das der Armvene entnommene Blut ist mit Agar zu mischen (Kühnau). Seine Anschauung, wonach die Veränderungen im lymphatischen Apparat des Darms auf Metastasen durch Einschleppung auf dem Blutweg beruhen, soll nicht übergangen werden, auch nicht seine Erfahrung, dass eine Vermehrung der Bacillen intra vitam im Blut sich nicht nachweisen lässt. — Strada und Pasini berichten über die Methode Piorkowski's zur bacteriologischen Diagnose des Abdominaltyphus. Das Material für den Nährboden ist alkalisch gewordener Urin, dem ½ % Pepton und 33 % Gelatine zugesetzt werden. Aus den gekochten und filtrirten Massen werden Nährböden hergestellt, die auf (21—) 22° gehalten werden müssen, die Achillesferse der Methode. Entgegen anderen Autoren loben Strada und Pasini die Methode, welche innerhalb 24 Stunden eine sichere Diagnose zu stellen gestatte. Jedenfalls aber dürften die früher erwähnten Methoden um einiges einfacher sein. — Auch die einst so hoch gepriesene, jedenfalls als unfehlbares diagnostisches Hülfsmittel nicht mehr anzuerkennende Gruber-Widal'sche Reaction wird mit ausgedehnterer Erfahrung auf ihren wahren Werth geprüft. Sicher kann die Reaction gelegentlich direct zur Fehldiagnose führen, wie in dem Falle von F. Lommel. Es handelte sich um einen unter dem Bilde des Typhus verlaufenden, durch die Section aufgedeckten Fall von Puerperalfieber bei einer 32jährigen Frau; das Blutserum zeigte prompte Agglutination bei 1 : 80 Verdünnung, welche bisher als leidlich beweisend für Abdominaltyphus galt. Möglich, dass, wie Lommel annimmt, ein im weiblichen Genitalkanal bei fieberhaften Erkrankungen nicht so selten anzutreffendes Bacterium coli von besonders starker Virulenz mit im Spiele war. Hichens constatirte positive Widal'sche Reaction bei einem 16jährigen Knaben,

Typhusdiagnose.

der an Lebercirrhose starb, einige Tage vor dem Tode, bei Abwesenheit von Fieber. Mir selbst ist im Laufe des Jahres der Fall begegnet, dass bei einer mit Milzschwellung, Diarrhoe und Widal'scher Reaction (1:100) aufgenommenen Kranken, bei der sich eine vorher ganz geringfügige Lungenaffection zu einer Tuberculose mit Cavernen und Darmgeschwüren entwickelte, bei der 7 Wochen später vorgenommenen Section der seiner Zeit von mir diagnosticirte Typhus nur noch aus der gerunzelten, also jedenfalls früher grösseren Milz und verdächtiger Pigmentirung einzelner, in der Hauptsache nunmehr durch die Tuberculose veränderter Geschwüre vermuthet, aber nicht mehr erwiesen werden konnte. Typhusbacillen waren neben den Tuberculosebacillen nicht mehr festzustellen. Dass aber klinisch ausgesprochener Typhus ohne (anatomische) Darmerscheinungen existiren kann, hat A. Blumenthal bei einer Frau beobachtet, welche 6 Tage nach einem Abort starb. Aus der vergrösserten Milz liessen sich Typhusbacillen züchten.

Typhus ohne Darmerscheinungen.

Dikrotismus im Typhus.

C. Oddo und V. Audibert widmen dem Dikrotismus im Typhus eine Abhandlung; sie führen ihn auf das Zusammenwirken des Herzerethismus, der Herabsetzung der arteriellen Contractilität und den verminderten Gefässdruck zurück. Gefunden wurde er in 68%, häufiger bei schweren als bei leichten Fällen. Im allgemeinen nimmt er im Verlauf der Krankheit ab und pflegt, so wie er zusammen mit plötzlicher Temperatursteigerung auftritt, mit der Defervescenz zu verschwinden; bei mittlerem Blutdruck ist er am häufigsten, verschwindet aber bei hohem und wieder bei niedrigem Druck. Bei schweren Herzstörungen fehlt er fast regelmässig. Von Complicationen und selteneren Vorkommnissen sei erwähnt die interessante Beobachtung F. Glaser's, mit welcher die im letzten Jahrbuch (S. 266) mitgetheilte Selbstbeobachtung Fürnrohr's zu vergleichen wäre. Ein Bacteriologe, welcher sich mit hochvirulenten Typhusculturen beschäftigte, acquirirte einen Typhus und im Anschluss an ihn ein rechtsseitiges pleuritisches Exsudat mit virulenten Typhusbacillen, welches in ein Empyem überging, das zunächst aspirirt wurde, später aber, am 86. Krankheitstage, mit der Expectoration von ca. 200 cm Eiter spontan ausheilte. Glaser vertritt mit A. Fränkel die Ansicht, dass die auch sonst betonte stärkere Blutfärbung des Sputums — vergl. hierzu Jahrbuch 1902, S. 6, 135, 258 — nicht immer eine (typhöse) Pneumonie bedeuten müsse, sondern auch einem hämorrhagischen Infarct entsprechen könne, wofür ein Beispiel mit Sectionsbefund beigebracht wird. Jedenfalls ist Desinfection des Sputums nöthig, da die Bacillen nach

Typhöses Empyem.

Jehle in unschuldigeren und uncomplicirten Bronchitiden vorkommen und noch nach Ablauf der eigentlichen Typhuserkrankung längere Zeit in der Reconvalescenz nachweisbar bleiben. Hier mag erwähnt werden, dass Jehle im Blute von Föten aus typhuskranken Müttern keine Bacillen auffinden konnte und dass, auch wenn die Erkrankung der Mutter in die 2. Hälfte der Schwangerschaft fällt, das fötale Blut kein oder nur geringes Agglutinationsvermögen besitzt. Angina typhosa wird von Bendix und Bickel in einer seltenen Form, am 18. Krankheitstage bei einem mittelschweren Typhus auftretend, beschrieben: leicht prominente, scharf umgrenzte, grau verfärbte Flecke auf der Mundschleimhaut, verbunden mit heftigen Halsschmerzen. Aus dem Belag konnten Typhusbacillen gezüchtet werden. Eigenartige nervöse Erscheinungen beobachtete Hödlmoser in der 3. Typhuswoche bei einem 46jährigen Lehrer. Bei ungefähr normaler Harnmenge, eiweissfreiem Harn und niedriger, vielleicht normaler Temperatur traten Anfälle von urämisch-eklamptischem Charakter auf, die mehr auf toxische Einflüsse als die übliche Meningitis serosa bezogen wurden. Aphasie im Verlauf des Typhus beobachtete Colbertaldo in 3 Fällen, welche, wie gewöhnlich, Kinder betrafen. Sie dauerte von 2 Tagen bis zu 6 Wochen. Für diese prognostisch günstige Aphasie nimmt Colbertaldo ebenfalls eine toxische Aetiologie an. Ungewöhnlich als Complication ist eine von Ash berichtete ileocöcale, nach Eröffnung des Abdomens leicht zurückzubringende Intussusception, während der Reconvalescenz, vielleicht infolge der Verdichtung der Wand des unteren Ileums entstanden. Von seltenen Complicationen und Folgekrankheiten des Typhus seien einige weitere interessante herausgehoben. Bei einer 38jährigen Typhuskranken beobachte Mc Conkey einen rechtsseitigen Mammaabscess, in dessen Eiter sich zahlreiche, auf Meerschweinchen überimpfbare Typhusbacillen fanden. Einen vom Typhusbacillus verursachten Hirnabscess (s.S.254) im linken Schläfenlappen bei einer 49jährigen Lehrerin beobachtete Mc Clintock, einen Leberabscess bei einem 22jährigen Seesoldaten C. Perthes. Am 65. Tage eines leichten Typhus machte er die ersten Erscheinungen. Eine derartige directe Abhängigkeit vom Typhus ist bislang nur in 10 Fällen constatirt. Die Vereiterung einer Echinococcuscyste unter dem Einflusse des Typhusbacillus beschreiben Hühn und Joanovic. Der Fall betraf einen viel mit Hunden verkehrenden 29jährigen Waldhüter. Erst bei der mit Erfolg ausgeführten Operation fand man im Eiter, der neben Typhusbacillen auch Staphylo- und Streptokokken enthielt, die Hydatiden. Auch

Typhusbacillen im Respirationsapparat.

Negativer Blutbefund bei Föten typhuskranker Mütter.

Angina typhosa.

Nervöse Anfälle im Typhus.

Aphasie bei Typhus.

Intussusception.

Mammaabscess.

Hirnabscess.

Leberabscess.

Vereiterter Echinococcus.

Ulceration der Gallenblase.

die bei einem 27jährigen Mann von Ash beobachtete Geschwürsbildung im Fundus der Gallenblase (ohne Gallensteine!) mit Perforation und tödtlicher allgemeiner Peritonitis ist ein ausserordentlich seltener Befund. Eine Spondylitis typhosa (vergl. voriges Jahrbuch, S. 265) der Lendenwirbelsäule beschreibt Pallard, Fälle von complicirender, auf Diphtheriebacillen beruhender Noma (s. u.) (gute Abbildungen!) bei zwei Geschwistern J. Sailer. Das ältere von 15 Jahren starb an der schweren Typhusinfection. Und schliesslich sei eine peripherische Ulnarislähmung nicht vergessen, die Liepelt nach einem mittelschweren Abdominaltyphus bei einem 20jährigen Gärtner auftreten sah. Im ganzen sind in der Litteratur weitere 11 Fälle bekannt geworden; verschiedene, wie auch dieser neue, sind nicht ganz zur Heilung gebracht worden. In therapeutischer Beziehung sei die medicamentöse Behandlung des Typhus abdominalis mit Lactophenin erwähnt, wie sie C. Freiherr v. Schuler in 450 Fällen, wo er aus äusseren Gründen keine Bäder anwenden konnte, übte. Er gab gewöhnlich je 1 g 8 Uhr Morgens, 3 Uhr Mittags, 8 Uhr Abends, bei nachlassendem Fieber nur noch 2 und schliesslich 1 g. Ausser der antipyretischen Wirkung wird eine günstige Beeinflussung der nervösen Symptome und des Magen-Darmkanals (durch die sich abspaltende Milchsäure?) hervorgehoben. 2mal wurden Schüttelfröste beim Wiederanstieg der Temperatur nach künstlicher starker Remission beobachtet. Auch von den gelegentlich erwähnten Complicationen seien angeführt: 2 Hirnabscesse (1 mit Erfolg operirt) und 1mal Noma. Woroscholsky will von gereinigten Schwefelblumen gute Erfolge gesehen haben; Erwachsene 2stündlich 1,25 und bis 10 g pro die, Kinder 0,3—0,5 2stündlich, bis 4 g täglich. Die Diarrhoe wurde eher vermindert. „Milderung, Linderung sämmtlicher klinischer Erscheinungen“ und allmähliches Sinken der Temperatur war zu beobachten. Der Diagnose und chirurgischen Therapie der typhösen Darmperforation und Perforationsperitonitis widmet Miclescu eine längere Abhandlung. Zu den prophylaktischen Impfungen gegen Typhus (vergl. Jahrbuch 1901, S. 259) wurden von englischer Seite neue Beiträge geliefert, von Crombie und A. E. Wright. Ersterer beobachtete an insgesammt 250 Officieren, wovon 112 geimpft waren, bei den Geimpften eine Morbidität an Typhus von 28,5%, bei den Nichtgeimpften von 22%, bei solchen, die früher den Typhus durchgemacht, 10,3%. Anders Wright, der bei 547 in Afrika dienenden, ungeimpften Soldaten 23 schwere Typhen — 7mal mit tödtlichem Ausgang —, bei 200 Geimpften nur 3 leichte beobachtete

Spondylitis typhosa.

Noma bei Typhus.

Ulnarislähmung nach Typhus.

Lactophenin bei Typhus.

Sulfur depuratum beim Typhus.

und in der zweiten Mittheilung die Mortalität der Geimpften nur halb so hoch veranschlägt als die der Nichtgeimpften.

Dem Abdominaltyphus droht im Paratyphus (Schottmüller) ein nicht zu verachtender klinischer Concurrent und Doppelgänger zu erwachsen. Auf die älteren Beobachtungen Schottmüller's ist früher schon hingewiesen worden (Jahrbuch 1901, S. 258). Schon wird von einer Endemie von Paratyphus aus Eibergen (Holland) berichtet (Feyfer und H. Kayser) mit klinischer und bacteriologischer Beschreibung. Es waren im ganzen 14 Fälle, auf vier Hausepidemieen vertheilt, 1 Fall eine fieberlos verlaufende Mischinfection von Typhus- und Paratyphusbacillen. Es werden bereits zwei Typen (A u. B) des Paratyphusbacillus unterschieden, welche zwar beide Zucker vergähren, aber durch ihr Wachsthum sich unterscheiden: A bildet fast farblose, zarte, glänzende Colonieen, B dicke, weissliche u. s. w. — Aus der Symptomatologie sei hervorgehoben: kurzes Prodromalstadium von 1—4 Tagen, im ganzen gutartiger Verlauf — auch ambulatorische Fälle kommen vor —, im Beginn Angina häufig, typische Temperaturcurve (Fieber zuerst remittirend, dann intermittirend), Puls der Temperatur entsprechend, fast immer Diarrhoe, Bronchitis häufig, durchschnittliche Dauer 20 Tage, Roseolen in 56%, Milzschwellung in 42% der Fälle, in 66% Diazoreaction des Urins. Die Diagnose hat sich auf die Agglutinationsprobe oder auf Bacterienzüchtung zu stützen. Die gewöhnliche Widal'sche Probe mit echten Typhusbacillen fällt stets negativ aus. Brion und H. Kayser beschreiben ebenso ein typhusähnliches Bacterium im Blut bei einer 16jährigen Arbeiterin; dieses Bacterium agglutinirt den aus dem Blut cultivirten Bacillus in der Verdünnung 1 : 1000, nicht aber den Eberth'schen Bacillus. Auch hier wird Paratyphus angenommen, während Rud. Schmidt (Klinik Neusser), der ein pyämisches, nicht typhusähnliches Krankheitsbild bei einem 33jährigen Buchhalter beobachtete, diese mit allgemeiner Bacteriämie einhergehenden Fälle als „Paratyphusbacillosen" führen will, die auch mit mehr localen dysenterischen Symptomen (Kruse, Shiga, Flexner) vorkommen; den Schottmüller'schen Paratyphus — Kurth's Bacillus Bremensis febris gastricae — mit typhusartigem Verlauf will er den „Paracolibacillosen" zuweisen. Meltzer gibt übrigens der Bezeichnung Paratyphus gegenüber dem von Gwyn gewählten Namen „Paracolon" den Vorzug. In Amerika, von wo nicht wenige Fälle der neuen Infectionskrankheit gemeldet werden, sind beide Bezeichnungen promiscue im Gebrauch; die Augustnummer des American Journal of the medical sciences enthält von drei Autoren, Johnston,

Epidemie von Paratyphus.

Symptome des Paratyphus.

Bacterium im Blut.

Paratyphusbacillosen.

Hewlett, Longcope, Mittheilungen von zusammen 7 derartigen Fällen; letzterer bringt einen Sectionsbefund bei (intra vitam keine Widal'sche Reaction!), aus dem das Fehlen einer Schwellung der Solitärfollikel und demgemäss jeglicher Geschwürsbildung hervorzuheben ist.

Meningitis bei Influenza.

Influenza. Aus der Symptomatologie sei die Meningitis bei Influenza erwähnt, von der, mit 2 neuen Fällen von Ghon, im ganzen 12 bekannt geworden sind, davon 8 Kinder. Der Nachweis von Bacillen gelang nach dem Tod im Meningealexsudat nicht mehr, im 2. Fall (8monatliches Kind) auch nicht trotz Constatirung in der Lumbalflüssigkeit während des Lebens. Interessante Complicationen der Influenza stellen die Blasenblutungen dar, wie sie Isidori bei einer 73jährigen Frau am 5.—6. Tag, Breton in 3 Fällen am 3.—4. Tag beobachtet haben. Letzterer sah mit dem Auftreten der Blasenerscheinungen die sonstigen Influenzasymptome schwinden.

Blasenblutungen bei Influenza.

Aetiologie des Gelenkrheumatismus.

Die Aetiologie des acuten Gelenkrheumatismus hat A. Menzer in einer Monographie behandelt. Er lehnt die Annahme eines specifischen Krankheitserregers ab und sieht im Rheumatismus mit anderen eine septische Erkrankung, welche zumeist an den Mandeln ihren Einbruch in den Körper vollzieht. Die nachweisbaren Streptokokken (s. auch Jahrbuch 1902 S. 268) haben nichts Charakteristisches. Auch die specifische Wirkung der Salicylsäure wird verneint. Dagegen hat Menzer von dem (Tavel'schen) Antistreptokokkenserum bei acutem und chronischem Gelenkrheumatismus, besonders auch bei letzterem, gute Erfolge zu verzeichnen, ohne üble Nebenerscheinungen. — Fritz Meyer nimmt eine eigenartige Streptokokkeninfection an, 0,5 μ im Durchmesser betragende Diplokokken, die im Gelenkexsudat sich finden. Kühn hat auf eine Distorsion des Fussgelenkes hin Affectionen auch anderer Gelenke mit Fieber und Betheiligung des Endocards beobachtet und möchte dem Trauma eine gewisse ätiologische Bedeutung für den Gelenkrheumatismus als auslösende Ursache zumessen.

Trauma und Gelenkrheumatismus.

Dysenterie, Amöbenenteritis.

Die Dysenterie und Amöbenenteritis hat durch G. Hoppe-Seyler eine gedrängte monographische Darstellung erfahren. Gerade die letzteren, wie überhaupt die Protozoenerkrankungen des Darms, gewinnen mehr und mehr an Bedeutung; zur Untersuchung sollten möglichst frische, noch warme Stuhlgänge benutzt werden, da die Amöben rasch bewegungslos werden und dann schwer zu finden sind. Vedder und Duval wollen den Kruse'schen Pseudodysenteriebacillus als „Bacillus dysenteriae Shiga" als alleinigen, allerdings ab und zu variirenden Erreger der Dysenterie in allen ihren „Formen", wie sie in den verschiedenen Ländern beobachtet werden.

Aetiologie der acuten Dysenterie.

aufstellen. Auch zwischen sporadischer und epidemischer Ruhr soll ein principieller Unterschied nicht obwalten. Die namentlich auch in bacteriologischer Hinsicht bemerkenswerthen Beobachtungen und Untersuchungen über die Ruhr (Ruhrepidemie auf dem Truppenübungsplatz Döberitz 1901 und Ruhr im ostasiatischen Expeditionscorps) kommen zu ähnlichen Schlussfolgerungen. Die verschiedenen schon beschriebenen Mikroorganismen (Shiga, Kruse Flexner) sind unter sich und mit dem Döberitzer Ruhrbacillus gleichartig. Auch Kriege fand bei drei Ruhrepidemieen in Barmen 1899—1901 (474 Kranke mit 11% Mortalität, die meisten Erkrankungen im August und September) stets den Kruse'schen Bacillus. Eine Verbreitung durch das Trinkwasser war nicht nachzuweisen. Als Folgeerscheinungen der Ruhr nennt Haasler Peritonitis bei ausgedehnteren Darmgeschwüren, Leber- und Milzabscess, häufig Pleuritis, Stenosen und Knickungen des Darms.

Folgeerscheinungen der Ruhr.

Malaria. Die überaus zahlreichen Publicationen über Malaria betreffen zumeist die fremde, mindestens ausserdeutsche. Das einheimische Wechselfieber hat in mancher Beziehung eine Sonderstellung. Die Malariacurve pflegt ihr Maximum nach R. Koch „etwa 8 Wochen, nachdem die Maximaltemperatur 27° dauernd erreicht oder überstiegen hat," zu gewinnen. In Deutschland verläuft die Curve der Neuerkrankungen anders als in anderen Ländern, als beispielsweise in Italien, wo in Rom das Maximum in den August fällt. Bei uns ist die Akme im Frühsommer, wo die Aussentemperatur zur Reifung der Malariaparasiten nicht ausreicht. E. Martini hat 1901 die Malaria in Wilhelmshaven studirt und gefunden, dass die Verhältnisse gegen früher sich geändert haben, wo, wie z. B. 1860/69, die Arbeiter in ungeheizten Baracken ohne Bodenraum untergebracht waren. Damals fiel das Maximum in den Spätsommer, 20—25 Tage nach dem andauernden Maximum der Aussentemperatur. Jetzt sind Heizungsvorrichtungen vorhanden, Anopheles findet sich auch während des Winters im Keller, und so werden schon im März kleine Hausepidemieen beobachtet. Von Interesse ist ein von M. Otto berichteter, in unseren Breiten (Krakau) erworbener Fall von Schwarzwasserfieber bei Quartana. Der jetzt 42jährige Kranke war früher gegen ein anderes Leiden mit Chinin in grossen Gaben behandelt. Nach 0,5 Chinin. sulf. typische acute Hämoglobinurie. Dies würde allerdings sehr zu Gunsten der Auffassung des Schwarzwasserfiebers als Chininintoxication sprechen; das Chinin löst sozusagen im malariakranken Blut die Hämoglobinurie aus. Gegen den von Löffler behaupteten Antagonismus zwischen Malaria und

Malariacurve in Deutschland.

Malaria in Wilhelmshafen.

In Europa erworbenes Schwarzwasserfieber

Malaria und Carcinom.

Carcinom bringen sowohl J. Goldschmidt als Spitzly Beweise bei. Ersterer zeigt, dass auf Madeira, wo keine Malaria, allerdings auch kein Anopheles vorkommt, Carcinom sehr selten ist, und Spitzly fand während eines 8jährigen Aufenthaltes auf Surinam bei endemischer Malaria viel Carcinom (Brustdrüse, Zunge, Halsdrüsen, Blase, Penis). Das Carcinom verlief bei Malariakranken nicht anders als sonst. Von G. B. Ferguson wird die Behandlung der chronischen Malaria mit subcutaner Injection von Chininum hydrobromatum empfohlen, welches sich durch Löslichkeit auszeichnet. Auch hartnäckige Malaria soll mit sechs Injectionen zu 3 grains = 0,19 g des im 6fachen Wasser gelösten Chininsalzes geheilt werden. Injectionsstelle am besten die Glutäen.

Chininum hydrobromatum gegen Malaria.

Diphtherieheilserum angezweifelt.

Die Erfolge des Diphtherieheilserums werden von Kassowitz in consequenter Weise angezweifelt; er hebt die völlige Werthlosigkeit der (an sich eben schwankenden) relativen Mortalität für die Beurtheilung des Heilwerthes des Diphtherieserums nachdrücklichst hervor, auch leugnet er einen, seiner Ansicht nach nicht bewiesenen Parallelismus zwischen Virulenz des Löffler'schen Bacillus und Schwere der Erkrankung. Dem Serum billigt er weder heilende noch immunisirende Eigenschaften zu. Andererseits weist E. Müller an grossem Material (90 deutsche Städte mit 12 Millionen Einwohner) unter Vergleich von 6 Jahren Vorserum = mit 6 Jahren Serumperiode eine rapide Abnahme der Diphtheriemortalität seit 1895 (Beginn der allgemeinen Anwendung des Behring'schen Serums) nach; sie ist, doch wohl unter dem Einfluss dieser Behandlung, auf etwa $^{1}/_{3}$, verglichen mit der früheren Zeit, gesunken. Auch F. Siegert findet bei der Diphtherie in den Wiener Kinderspitälern von 1886—1900 mit 17626 Fällen eine vorher nicht bekannte Abnahme der Mortalität (für operirte und nicht operirte Fälle) seit 1894/95. In anderen Ländern hat man dieselben Erfahrungen gemacht. — Nach Süsswein gehen die Diphtheriebacillen im Verdauungskanal zunächst unter Einwirkung des Magensaftes zu Grunde; weiterhin kommt die Einwirkung der Galle, des Darmsaftes und die antagonistische Wirkung des Bacterium coli in Betracht, so dass im Koth die Bacillen nicht mehr nachweisbar sind. In der That ist auch Magendiphtherie sehr selten.

Diphtheriemortalität in Deutschland, — in Wiener Spitälern.

Schicksal der Diphtheriebacillen im Darm.

Aktinomykose des Herzens.

Zoonosen. Die Casuistik der Aktinomykose mehrt sich in steigendem Maasse und von überall her, aus Frankreich, Deutschland, der Schweiz, Amerika werden Fälle berichtet. L. v. Schrötter beobachtete ausgedehnte Aktinomykose des Herzens bei einem

49jährigen Mann. Ausser der Thoraxwandung, der Lunge, dem Mediastinum waren besonders auch die Vorhöfe des Herzens, weniger der linke Ventrikel, am rechten nur das Epicard, mit Drüseninfiltraten durchsetzt. Eine interstitielle Myocarditis erklärte die klinischen Erscheinungen von Seiten des Herzens. Auch Fütterer (Chicago) sah eine Aktinomykose des Herzens, allerdings ohne klinische Erscheinungen. Eine primäre Actinomycosis cutis beobachtete Ign. Böhm am Hinterhaupte eines 25jährigen Fleischers. Es bildete sich ein Abscess, der gespalten wurde; mit Jodtinctur erfolgte, ohne innere Medication, in 2 Monaten Heilung. Charakteristische Drusen liessen sich nachweisen. Als weniger bekannte Erscheinungsform der Aktinomykose des Menschen beschreibt Brabec die in Tumoren, meist der Ileocöcalgegend, aber auch sonst am Darm auftretende Aktinomykose, das Aktinomykom, von dem er 2 operativ behandelte Fälle mittheilt. Daske berichtet über einen Fall von Appendicitis actinomycotica, der ihm pyämisch zu Grunde ging. In therapeutischer Beziehung ist die oft vorgeschlagene Jodkaliumtherapie zu erwähnen, die neuerdings wieder von Siegfr. Marcus beleuchtet worden ist.

Actinomycosi cutis.

„Aktinomykom".

Appendicitis actinomycotica.

Lyssa. Eine 20monatliche Incubation beobachteten Rees und Rowlands an einem 68jährigen Mann, bei dem trotz 19tägiger, 3 Wochen nach dem Hundebiss beginnender Behandlung im Institut Pasteur eine in 4 Tagen tödtlich verlaufende Wuth ausbrach. Ebenso berichten Kasparek und Tenner über einen ein 7jähriges Mädchen betreffenden Fall, wo 7 Monate nach Pasteur'scher, in Wien durchgeführter Impfung die Wuth zum Ausbruch kam. Krokiewicz entnahm einer 20jährigen, im 8. Monate schwangeren, 10 Wochen nach dem Biss an Wuth gestorbenen Taglöhnersfrau Theile des Rückenmarkes, welche, unter die Dura mater von Kaninchen verimpft, typische Wuth erzeugten. Das Experiment gelang nicht mit dem Rückenmark des Kindes, wodurch ein Uebertritt des Wuthgiftes durch die Placenta von der Mutter auf das Kind unwahrscheinlich wird.

Tollwuth trotz Pasteur'scher Impfung.

Wuthgift tritt nicht durch die Placenta.

Litteratur.

Allgemeines. E. Marx, Experimentelle Diagnostik, Serumtherapie und Prophylaxe der Infectionskrankheiten. Berlin. — El. Metschnikoff, Die Immunität bei Infectionskrankheiten. Deutsch von Jul. Meyer. Mit 45 Fig. Jena. — Pässler und Rolly, Münch. med. Wochenschr. Nr. 42.

Scharlach. Ad. Baginsky, Berlin. klin. Wochenschr. Nr. 48 u. 49. — Engel, Therapeutische Monatsh., September. — Grósz, Arch. f. Kinderheilk. Bd. XXXIV, S. 46. — H. Kölle, Ein Fall von Lidgangrän nach Scharlach mit Conjunctivitis diphtherica. Diss. Giessen. — Moser, Wien. klin. Wochenschr. Nr. 41. — R. Seubert, Münch. med. Wochenschr. Nr. 2. — Tobeitz, Arch. f. Kinderheilk. Bd. XXXIV, S. 206. — Trouchand, L'Écho médical du Nord Nr. 20.

Masern. Dent, The British med. Journ., Nov. 15. — Lehmann, Deutsche med. Wochenschr. Nr. 5. — Leiner, Jahrb. f. Kinderheilk. u. physische Erziehung Bd. LV, S. 316. — Reckzeh, Zeitschr. f. klin. Med. Bd. XLV, S. 107 u. 201.

Pocken. Fraser, The British med. Journ., Sept. 6; ebenda Dec. 20. — Merk, Wien. klin. Wochenschr. Nr. 26.

Varicellen. M. P. V. Bahans, Contribution à l'étude de néphrite varicelleuse. Thèse de Bordeaux 1901/1902. — H. Lacasse, Gazette hebdomadaire de médecine et de chirurgie Nr. 28. — N. Swoboda, Wien. klin. Wochenschr. Nr. 47.

Abdominaltyphus. W. H. Corfield, The Milroy Lectures on the etiology of typhoid fever and its prevention. London (auch Lancet, March 22, April 5 u. 12). — Fürbringer, Abdominaltyphus. Encyclopädische Jahrbücher d. gesammt. Heilk. N. F. I. Jahrg. Berlin u. Wien 1903, S. 1—9. — Ash, British med. Journ., May 3; ebenda August 30 (Gallenblase). — Behla, Die Sammelmolkereien als Typhusverbreiter. Jena (Sonderdruck aus klin. Jahrb. Bd. X). — Bendix und Bickel, Deutsche med. Wochenschrift Nr. 23. — R. W. Mc Clintock, The American Journal of the medical sciences. April. — Colbertaldo, Gazzetta deglio spedali Nr. 60. — Mc Conkey, British med. Journ., Sept. 13. — A. Crombie, The Lancet, May 3. — C. A. Ewald, Internationale Beitr. z. 70. Geburtstage v. Leyden's Bd. I, Berlin, S. 125. — F. Glaser, Deutsche med. Wochenschrift Nr. 44. — Hichens, Lancet, April 26. — Hühn und Joanovic, Liecnicki viestnik Nr. 2 (kroatisch). Aus Centralbl. f. inn. Med. Nr. 13. — Hödlmoser, Wien. klin. Wochenschr. Nr. 23. — Jehle, ebenda Nr. 9 (Sputum), Nr. 20 (fötales Blut). — J. Kopriwa, Liecnicki viestnik Nr. 2. Aus Centralbl. f. inn. Med. Nr. 13. — Liepelt, Berlin. klin. Wochenschr. Nr. 27. — Lommel, Münch. med. Wochenschr. Nr. 8. — Miclescu, Therapeutische Monatsh., Nov., Dec. — Oddo und Audibert, Gaz. des hôp. Nr. 78. — Pallard, Revue méd. de la Suisse romande. Août. — Perthes, Deutsche Zeitschr. f. Chir. Bd. LXIII, S. 111. — J. Petruschky Deutsche med. Wochenschr. Nr. 12. — R. Polacco und E. Gemelli, Centralbl. f. inn. Med. Nr. 5. — Sailer, Am. Journal of med. sciences, January. — Schottmüller, Münch. med. Wochenschr. Nr. 38. — Freiherr v. Schuler, Berl. klin. Wochenschr. Nr. 41. — C. Seemann, Wien. klin. Wochenschr. Nr. 22. — Strada und Pasini, Gazzetta degli ospedali e delle cliniche Nr. 6. — J. Woroschilsky, Therapeutische Monatsh., Nov., Semaine médicale Nr. 28. — Wright, Lancet, April 5, Sept. 6.

Paratyphus. H. Brion und H. Kayser, Münch. med. Wochenschr. Nr. 15. — F. M. G. de Feyfer und H. Kayser, ebenda Nr. 41 u. 42. — Meltzer, New Yorker med. Monatsschr. Bd. XIII, 1901, Nr. 12. — Rud. Schmidt, Wien. klin. Wochenschr. Nr. 49.

Influenza. A. Breton, Gaz. des hôp. Nr. 54. — Ghon, Wien. klin. Wochenschr. Nr. 26 u. 27. — Isidori, Gazzetta degli ospedali Nr. 24.

Acuter Gelenkrheumatismus. Kühn, Aerztl. Sachverständ.-Ztg. — Menzer, Die Aetiologie des acuten Gelenkrheumatismus nebst kritischen Bemerkungen zu seiner Therapie. Berlin (Bibliothek v. Coler XIII). — Derselbe, Zeitschr. f. diätet. u. physikal. Therapie Bd. VI, Zeitschr. f. klin. Med. Bd. XLVII, H. 1 u. 2. — Fritz Meyer, ebenda Bd. XLVI, S. 311.

Dysenterie. Beobachtungen und Untersuchungen über die Ruhr. Berlin 1902. (Veröffentlichungen aus dem Gebiete des Militär-Sanitätswes. H. 20.) — Haasler, Deutsche med. Wochenschr. Nr. 2 u. 3. — Hoppe-Seyler, Dysenterie und Amöbenenteritis. Die deutsche Klinik Bd. II, S. 133—168 (Liefer. 36). — Kriege, Deutsches Arch. f. klin. Med. Bd. LXXIII. — E. B. Vedder und C. W. Duval, Journal of the exper. med., February.

Malaria. G. B. Ferguson, The British med. Journ., Febr. 22. — Goldschmidt, Deutsche med. Wochenschr. Nr. 28. — Martini, Zeitschr. f. Hygiene u. Infectionskrankh. Bd. XLI, H. 1. — Otto, Deutsche med. Wochenschr. Nr. 4. — Spitzly, British med. Journal, January 4.

Diphtherie. Kassowitz, Therap. Monatsh., October. — E. Müller, Jahrb. f. Kinderheilk. u. phys. Erziehung Bd. LV, S. 389. — Siegert, ebenda S. 80. — Süsswein, Wien. klin. Wochenschr. Nr. 6.

Aktinomykose. Böhm, Arch. f. Dermatologie u. Syphilis Bd. LIX, H. 3. — A. Brabec, Wien. klin. Rundschau Nr. 48 u. 49. — O. Daske, Ueber einen Fall von Appendicitis actinomycotica mit Ausgang in Pyämie. Diss. Greifswald. — Marcus, Beiträge zur Behandlung der Aktinomykose mit besonderer Berücksichtigung der Jodkaliumtherapie. Diss. Breslau. — L. v. Schrötter, Verhandl. des (20.) Congresses f. inn. Med. S. 208. — Fütterer, ebenda S. 208.

Lyssa. Th. Kasparek und K. Tenner, Berlin. klin. Wochenschr. Nr. 36. — A. Krokiewicz, Wien. klin. Wochenschr. Nr. 6. — H. Rees und D. C. Rowlands, The Lancet, June 21.

h) Stoffwechselkrankheiten.

Von Prof. Dr. **Wilhelm His**, Director der medicinischen Klinik in Basel.

Aufbau der hohen Fettsäuren aus Zucker.

Fettsucht. Ueber den Aufbau der hohen Fettsäuren aus Zucker stellt Magnus-Levy eine ansprechende Hypothese auf, wonach aus dem Zucker entstehende Milchsäuremolecüle auf dem Umwege über den Acetaldehyd zu Buttersäure (was experimentell erwiesen ist) und zu höheren Fettsäuren zusammentreten. Rubner, Wolpert und Kuschel hatten Gelegenheit, an einem Knabenpaar, von dem der eine fettleibig, der andere mager war, die Stoffwechsel- und Energiebilanz aufzustellen. Das Resultat sprach gegen eine constitutionelle, d. h. dem Protoplasma eigenthümliche Herabsetzung des Oxydationsvermögens, vielmehr war die Fettleibigkeit durch die Trägheit und das relativ grössere Nahrungsbedürfniss des Fetten hinreichend erklärt. Dieses Resultat ist wichtig, weil gerade die Fettsucht der Kinder vielfach auf verminderte Stoffwechselenergie zurückgeführt wurde. C. Gerhardt empfiehlt Natrium boricum 0,25—1,0 3mal täglich als unterstützendes Mittel bei Entfettungscuren zu weiteren Versuchen.

Stoffwechsel- und Energiebilanz.

Natrium boricum bei Entfettungscuren.

Zucker- und Eiweissproben.

Diabetes. Zur Ausführung von Zucker- und Eiweissproben hat Stich unter Verwendung von Hartspiritus einen besonders compendiösen Taschenapparat angegeben (käuflich bei Grübler u. Cie., Leipzig). — Ueber die Zuckerbildung im diabetischen Körper liegen zwei neue Beiträge vor. Nebelthau hatte früher in Bestätigung Röhmann'scher Versuche gefunden, dass milchsaures Ammoniak, Asparagin, Benzamid, citronen- und ameisensaures Ammoniak bei hungernden Hühnern glykogenvermehrend wirken. Er vermuthete, dass dieselben Stoffe beim Diabetiker die Zuckerausfuhr steigern müssten, und fand dies für das Acetamid und das Asparagin an pankreaslosen Hunden bestätigt, während citronensaures Natron jeden Einfluss vermissen liess. Diese Versuche deuten auf die Möglichkeit, dass der Zucker des Diabetikers synthetisch aus Spaltungsproducten des Eiweisses entstehen könne. Lüthje bestätigt die Angabe Cremer's, dass Glycerin beim diabetischen Hunde die

Glykolyse.

Zuckerausfuhr steigert, und findet denselben Einfluss für das Lecithin. Indessen dürfen diese Resultate nicht im Sinne einer Zuckerbildung aus Fett gedeutet werden, denn Olivenöl blieb wirkungslos, obwohl es doch eine Glycerincomponente enthält. Bezüglich des Lecithins wären die hieran besonders reichen Nahrungsmittel wie Eigelb oder Hirnsubstanz auf ihren Einfluss beim Diabetiker zu prüfen. Lépine erhielt aus dem Harn pankreasloser Hunde ein Leukomain, dessen Einspritzung bei Meerschweinchen mehrtägige Glykosurie erzeugte. Er deutet diese Erscheinung im Sinne seiner Hypothese, derzufolge im Blut diabetogene Substanzen entständen, die durch das Pankreas entgiftet werden. Indessen dürfte, wie Bendix und Bickel mit Recht betonen, diese Hypothese mit Vorsicht aufzunehmen sein. Ebenso zurückhaltend spricht sich Hess aus. Die Ursachen der alimentären Glykosurie (vergl. Jahrbuch 1902) sind sehr mannigfach. Bendix zeigt, dass narkotisirte Hunde schon nach 30 g Amylaceen Zucker ausscheiden. Den Mechanismus versuchte Schlesinger aufzuklären: Unterbindung des Ductus thoracicus an Hunden erhöhte (nach anfänglicher Verminderung) die Assimilationsgrenze beträchtlich, offenbar weil der bei Ueberschwemmung des Darms eintretende Uebergang des Zuckers in den Brustgang nun verhindert war; Unterbindung des Ductus choledochus verminderte die Toleranz der Hunde erheblich, auch dann, wenn der Ductus thoracicus gleichzeitig unterbunden war. Dies deutet Schlesinger in dem Sinne, dass die Schädigung der Leber Ursache der alimentären Glykosurie sei und dass Individuen der Art, wie schon Naunyn annahm, des Diabetes verdächtig seien. Dafür spricht auch, dass Schlesinger's Hunde mit Choledochusverschluss nach Darreichung von Lävulose Traubenzucker ausschieden, wie dies die Diabetiker thun. — Das Verhalten der Lävulose im Körper fesselt die Aufmerksamkeit, seitdem H. Strauss die Intoleranz der Leberkranken diesem Zucker gegenüber entdeckt hat. Bruining bestätigte diese Angabe; von 11 Lebercirrhosen schieden 10 nach Darreichung von Lävulose einen Theil dieses Zuckers aus, während Dextrose bei 15 Leberkranken nur 2mal im Harn erschien. Dagegen erzeugte Rohrzucker häufig Glykosurie, und zwar trat nicht Lävulose, sondern Dextrose im Harn auf: ein weiterer Beleg für die Verschiedenartigkeit des Verhaltens der Zuckerarten im Organismus. Ferranini bestätigt die Lävulosurie der Leberkranken. Zu sehr bemerkenswerthen Resultaten kamen Rosin und Laband. Sie wenden zum Nachweis der Lävulose die Siwanoff'sche Reaction an (feuerrothe Färbung nach Erhitzen gleicher Theile Harn, rauchender

Alimentäre Glykosurie.

Lävulose und Glykosurie.

Lävulose und Glykosurie.

Salzsäure und einigen Körnchen Resorcin). Nachdem eine Reihe von Diabetikerharnen positiv reagirt hatten, gelang es Rosin und Laband, nach dem Verfahren von C. Neuberg (Darstellung eines Methyl-Phenylosazons) die Lävulose in nicht unerheblicher Menge aus dem Harn als Osazon zu gewinnen. Auch im Blutserum konnte ihre Anwesenheit nachgewiesen werden; schliesslich fanden sie einen Fall von reiner Lävulosurie: 51jährige Arbeitersfrau, deren Schwester diabetisch gestorben war, litt an diabetischen Beschwerden, Durstgefühl, Hautjucken, Mattigkeit, früher auch Polyurie; der Harn enthielt neben sehr wenig Dextrose erhebliche Mengen Lävulose. Auffallenderweise wurde durch Verfütterung von 100 g reinem Fruchtzucker deren Menge nicht vermehrt. Auch das Blutserum war reich an Lävulose. Es handelt sich somit um eine eigenartige, von der Nahrung unabhängige Anomalie des Kohlehydratstoffwechsels. —

Glykuronsäure.

Ein weiterer reducirender Bestandtheil, die Glykuronsäure, kommt bekanntlich im Harn als gepaarte Verbindung vor und wird, nach Spaltung des Paarlings durch Kochen mit Mineralsäuren, mittels der Trommer'schen oder Orcinprobe nachgewiesen. Bial zeigt indessen, dass die Spaltung durch Mineralsäuren unvollkommen sei; verstärkt man die katalytische Wirkung durch Zusatz von Eisenchlorid, dann ist die Spaltung eine vollständige, und nun lässt sich die Glykuronsäure in jedem normalen Harn mit Leichtigkeit nachweisen (2 ccm Harn mit 4 ccm rauchender Salzsäure, einer Messerspitze Orcin und einem Tropfen Liquor ferri sesquichlor. 1—2 Minuten gekocht; dunkelbraungrüne Verfärbung mit grünem Schaum. Amylalkohol zieht einen rein grünen Farbstoff mit charakteristischem Absorptionsspectrum aus). Auch der Stuhl enthält erhebliche Mengen gepaarter Glykuronsäuren. Leider mangelt bisher eine brauchbare Methode zur quantitativen Bestimmung, und die Angaben P. Mayer's über vermehrte Ausscheidung der Glykuronsäure sind als unerwiesen zu betrachten. —

Pentosurie.

Zum Nachweis der Pentosen (vergl. Jahrbuch 1902) hat v. Alfthan eine neue Methode ausgearbeitet, welche erlaubt, die Pentosen unabhängig von der Glykuronsäure (welche die Orcinprobe ebenfalls gibt) nachzuweisen. Der Harn wird mit Natronlauge und Benzoylchlorid versetzt, die ausgefallenen Benzoylester der Kohlehydrate auf dem Filter gesammelt, mit Natriumäthylat verseift und filtrirt: Phloroglucin- oder Orcinreaction im Filtrat deutet mit Sicherheit auf Pentosen. Genaueres über die Ausführung der Orcinreaction findet sich bei Brat, zugleich mit einem neuen Fall von Pentosurie, einer 62jährigen Frau, die wegen angeblicher Zuckerkrankheit (0,5 % Zucker) eine Cur in Karlsbad brauchte, fortwährend schlechter wurde und neben örtlichen Leiden, besonders an allgemeiner Schwäche und Niedergeschlagenheit litt. Ein Bruder war ebenfalls Pentosuriker. Mit Recht fordert Brat die Mitwirkung der practischen Aerzte zur besseren Kenntniss der Häufigkeit und Symptomatologie der eigenthümlichen Anomalie. Bendix und E. Ebstein prüften den Pentosengehalt des Organismus und schätzten ihn auf 20—30 g; diabetische Organe unterscheiden sich nach Ebstein nicht von denen des Gesunden. — Das Pankreas enthält eingelagert in das secernirende Drüsenparenchym eigenthümliche Gebilde ohne Ausführungsgang, die von Langerhans 1869 entdeckten Inseln. Diese gleichen in Bezug auf Gefässversorgung einem Nierenglomerulus, in Bezug auf die zelligen Elemente den sog. Blutgefässdrüsen mit innerer Secretion, z. B. der Hypophysis cerebri, den Nebennieren oder den Glandulae parathyreoideae. Ueber die Beziehungen dieser Gebilde zum Diabetes haben Weichselbaum und Stangl, M. B. Schmidt, Hansemann u. a. Untersuchungen angestellt und in einer so grossen Reihe von Diabetesfällen krankhafte Veränderungen an ihnen gefunden, dass ihr Zusammenhang mit dem Diabetes, wenngleich nicht sicher, so doch recht wahrscheinlich ist. Weichselbaum und Stangl fassen die Gründe folgendermaassen zusammen: 1. Es sind von ihnen in allen Fällen . . . constant bestimmte Veränderungen in den Inseln gefunden worden, und zwar solche, welche die Function derselben herabzusetzen oder aufzuheben geeignet waren, während sie bei Nichtdiabetikern zu fehlen pflegen; 2. haben die übrigen Autoren in allen von ihnen untersuchten Fällen von Diabetes oder in einem mehr minder ansehnlichen Bruchtheil derselben gleiche oder ähnliche Veränderungen, wie Weichselbaum und Stangl nachgewiesen; 3. kommen beim Pankreasdiabetes im übrigen Pankreasgewebe entweder gar keine oder häufig bloss solche Veränderungen vor, welche an Intensität den Veränderungen an den Inseln bedeutend nachstehen oder mit Rücksicht auf die experimentellen Untersuchungen v. Mering's und Minkowski's keine ausreichende Erklärung für das Zustandekommen des Diabetes geben würden; 4. macht die Entwickelungsgeschichte und histologische Structur der Inseln sehr wahrscheinlich, dass letztere eine ganz andere Function haben dürften als das eigentliche Drüsenparenchym des Pankreas; 5. beweisen experimentelle Untersuchungen und Befunde bei nicht diabetischer Atrophie des Pankreas, dass sich die Inseln gegenüber der den Pankreasdiabetes erzeugenden Noxe ganz anders verhalten als gegenüber jenen Schädlichkeiten, welche die übrigen Formen von Pankreasatrophie verursachen können. In Uebereinstimmung damit

Pankreasdiabetes.

Pankreasdiabetes.

fand Steinhaus bei 12 Fällen von Lebercirrhose 11mal Cirrhose des Pankreas mit zum Theil starker Zerstörung des Parenchyms, aber stets unveränderten Bau der Langerhans'schen Inseln. Keiner der Kranken war diabetisch gewesen. Die Angabe Blum's, dass Nebennierensaft Thiere diabetisch macht, ist auch von Samberger bestätigt worden. Blum hat seine Untersuchungen fortgesetzt und dieselbe Wirkung wie mit frischem Extract, mit v. Fürth's Suprarenin und dem von Parker und Davis fabricirten Adrenalin erzielt. Sein Schüler Metzger wies Hyperglykämie nach, die bei einem Kaninchen 1 % (!) erreichte. Das Gift wirkt also nicht wie Phloridzin auf die Niere, sondern auf Pankreas oder Leber. Blum vergleicht es mit der Piqure. Bezüglich des Phlorhizindiabetes zeigt Loewi, dass dessen Intensität von der Dosis des Phlorhizins abhängt, so dass mit der Menge des zugeführten Zuckers auch die Giftdosis gesteigert werden muss, soll die Zuckerausfuhr entsprechend steigen. Auch glaubt Loewi nachweisen zu können, dass Zucker und Glykuronsäure aus ungleicher Quelle stammen, so dass die letztere weder als Stoffwechselproduct, noch als Vorstufe des Zuckers gedeutet werden kann. — Ein Analogon zu dem im Vorjahr besprochenen Nierendiabetes bildet die Glykosurie nach Chromvergiftung. Pal sah 8 Wochen nach der Vergiftung vorübergehend kleine Mengen Zucker auftreten. Kossa zeigt, dass bei Thieren alle Chromsäureverbindungen, besonders das Kaliumbichromat, Glykosurie ohne Hyperglykämie erzeugen. Das Chrom tritt also in die Reihe der Schwermetalle, die wie Sublimat und die Uransalze eine renale Glykosurie verursachen. — Untersuchungen über den Stoffwechsel schwerer Diabetiker liegen vor von Hesse und Rumpf, beide mit Rücksicht auf die Herkunft des Zuckers eingehend discutirt. Im Vorjahr bereits wurde die Bedeutung des Minkowskischen Quotienten besprochen, d. h. des Verhältnisses zwischen Zucker und Stickstoff im Harn, und die Abstammung desjenigen Zuckers erwogen, der über die aus dem Eiweiss möglicherweise entstehende Menge hinaus abgeschieden wird, und Umber's Vermuthung angeführt, dass das Körpereiweiss des Diabetikers vielleicht nur seine Kohlehydratgruppe abspalte, den Rest aber wieder zum Anzatz im Körper bringe. Hesse zeigt denn, dass das Verhältniss D : N in gar keinem directen Verhältniss zur N-Zufuhr steht und dass z. B. bei erheblicher Unterernährung grosse N-Mengen im Körper zurückgehalten werden können. Die Harnstickstoffzahl lässt aber gar keinen Schluss zu auf die in Zersetzung befindliche Eiweissmenge; die lebhaften vielfach variablen und complicirten Vorgänge des inter-

Phlorhizindiabetes.

Glykosurie nach Chromvergiftung.

Stoffwechsel schwerer Diabetiker.

mediären Stoffwechsels können aus den dabei abfallenden Endproducten, den Schlacken des Stoffwechsels, allein nicht übersehen werden. Auch Rumpf erkennt die Bedeutung des Minkowskischen Quotienten nicht an; er zeigt aber an zahlreichen Beispielen, dass im Laufe der Zeit gewaltige Zuckermengen ausgeschieden werden können, deren Abstammung aus dem Körpereiweiss bei den beobachteten Körpergewichtsverhältnissen durchaus unwahrscheinlich ist. Es müssen also ausser dem Eiweiss noch andere Zuckerquellen im Körper vorhanden sein; solange dieselben nicht anderswie bekannt werden, ist Rumpf noch immer geneigt, sie im Fett zu suchen, obwohl auch die neueren Untersuchungen Loewi's gegen diese Annahme sprechen. — Den Zusammhang von Psoriasis und Diabetes hat W. Pick von neuem geprüft, indem er 50 Psoriatiker und 50 andere chronisch Hautkranke auf alimentäre Glykosurie untersuchte; von ersteren wiesen nur 2, von letzteren 3 nach Verabreichung von 100 g Traubenzucker im Urin Zucker auf. Nach der Zusammenstellung von Strauss muss die Combination von Diabetes mit Tabes als zufälliges Vorkommniss bezeichnet werden. Anders, wenn die Tabes die Oblongata ergreift, dann kann Glykosurie als bulbäres Symptom auftreten. Einen Fall dieser Art beschreibt E. Meyer von einem 60jährigen Tabiker mit linksseitiger Abducensparese und doppelseitiger Opticusatrophie. Der Zuckergehalt des Urins betrug 3—5 % und erwies sich als unabhängig von der Art der Nahrung. Dennoch handelt es sich wahrscheinlich um eine tabische Kernaffection am Boden des vierten Ventrikels, „gewissermaassen um eine tabische Piqure“. — Für die Genese diabetischer Hautaffectionen interessant ist der Fall von Ehrmann: ein diabetischer Arbeiter in einer Hefefabrik erkrankt an pustulösem Ekzem; in den Blasen finden sich Hefepilze. Deren Reincultur erzeugte an anderen Körperstellen des Patienten Pusteln, nicht aber an anderen Individuen. Die diabetische Diathese hatte somit den Boden für die pathogene Wirkung der Hefepilze vorbereitet. — M. Loeb beobachtete Gangrän des linken Unterschenkels infolge Thrombose der Arteria femoralis, doch war diese nicht durch den Diabetes, sondern im Anschluss an eine fieberhafte Erkrankung, wahrscheinlich Influenza, aufgetreten. Hartmann gelang es, den gangränösen Fuss eines Diabetikers zu erhalten, indem er die vereiterten Gelenke und Sehnenscheiden eröffnete, vorher war Amputation vorgeschlagen, aber vom Patienten abgelehnt worden. Die Gefahren der Operationen an Diabetikern werden vielfach übertrieben. Llevellyn hat in 75 % gute Erfolge gehabt; wichtiger als die Höhe der Zuckerausscheidung

Psoriasis und Diabetes.

Diabetes mit Tabes.

Hefepilze bei diabetischer Hautaffection.

Thrombose der Art. femoralis.

Operationen bei Diabetikern.

ist der Nachweis von Aceton oder Acetessigsäure für die Prognose.

Therapie des Diabetes.

Zur Therapie des Diabetes hat das verflossene Jahr wenig Neues beigefügt. v. Noorden, Schlesinger, Kolisch und Jacobsohn betonen übereinstimmend, wie wichtig es ist, den Diabetiker mit dem zulässigen Minimum an Eiweiss zu ernähren; dies ist nach Kolisch

Diät.

am leichtesten bei vegetarischer Diät zu erreichen; Jacobsohn empfiehlt das Roboratbrod, v. Noorden gibt an, dass Eiereiweiss am wenigsten, Muskelfleisch am meisten kohlehydratbildende Gruppen enthält, und empfiehlt, jeweilen nur eine einzige Eiweissart in die Nahrung aufzunehmen. Von Haferkost sah er öfters auffallende Herabsetzung der Glykosurie, die bei Rückkehr zu anderen Kohlehydraten wieder auf die frühere Höhe anstieg.

Säurevergiftungstheorie des Coma.

Die Säurevergiftungstheorie wird auch von Pavy acceptirt, wobei dieser offen lässt, ob es sich um eine reine Säurewirkung oder um eine specifische Giftwirkung handle. Nach seiner durch 22 Beispiele belegten Erfahrung meint er, die Gegenwart von Zucker im Blut sei geeignet, den diabetischen Process aus dem einfachen Stadium mangelhafter Kohlehydratverwerthung in das Stadium des Eiweisszerfalles überzuführen, und zeigt, wie häufig durch strenge Diätbeobachtung die abnormen Säuren aus dem Urin verschwinden. Rumpf dagegen bringt allerlei Einwendungen gegen die Säuretheorie des Coma und weist namentlich auf das Missverhältniss hin, das zwischen Säureresp. Ammoniakausscheidung im Harn und dem Auftreten comatöser Symptome in manchen seiner Fälle besteht: „wenn das dyspnoische Coma einmal bei geringer Acidosis auftreten und weiterhin bei ganz schwerer Acidosis lange Zeit fehlen kann, so müssen bei der Hervorrufung der Schlusskatastrophe noch andere Factoren mitspielen". Besondere Bedeutung legt Rumpf dem Zustand der Nieren bei. Sie sind bei der Mehrzahl der Diabetiker erkrankt, doch steht die Schwere der Nephritis in keiner Beziehung zum Coma. Dagegen ist prognostisch sehr wichtig das Auftreten der Külz-Aldehoff'schen Comacylinder: fein contourirter, blasser, oft stark granulirter, oft wie abgebrochen aussehender Gebilde, die bei oft minimaler Albuminurie als Vorläufer des Coma erscheinen und mit Schwinden der gefahrdrohenden Symptome sich wieder verlieren. Rumpf zählt Beispiele auf, in denen diese Cylinder bei Einführung strenger Diät zugleich mit nervösen Symptomen erschienen, bei Milderung der Diät wieder verschwanden. Domanowsky und Reimann kommen zu ähnlichen Ergebnissen.

Quantitative Bestimmung der Harnsäure.

Gicht. Obwohl die quantitative Bestimmung der Harnsäure durch den Nachweis, dass dieser Stoff im Gichtharn nicht vermehrt ist, sehr an Interesse verloren hat, tauchen doch alljährlich Vorschläge zur raschen Bestimmung auf. Ruhemann benutzt dazu das Jodbindungsvermögen der Harnsäure und misst diejenige Quantität Harn, die einer gegebenen Menge Jodlösung das Jod völlig entzieht. Die Resultate sollen genau sein, was indessen bei der Vielheit jodbindender Stoffe im Harn unwahrscheinlich ist und von Berding und von Hansen durch besondere Untersuchungen widerlegt wird. Lecorché u. a. hatten aus dem abweichenden Verlauf vieler Infectionskrankheiten, besonders der Tuberculose bei Gichtikern geschlossen, dass der Harnsäure antiseptische Functionen innewohnten. Die Versuche von Bendix erwiesen indessen das Gegentheil; Zusatz von Harnsäure zu Nährböden beeinflusst das Wachsthum der Bacterien in keiner Weise. In Ergänzung der Arbeiten von Burian und Schur und Löwi haben Kaufmann und Mohr das Verhalten der Alloxurkörper bei Gesunden und Kranken untersucht. Sie anerkennen den Unterschied endogener und exogener Alloxurkörper, wollen aber den ersteren im Gegensatz zu Burian und Schur innerhalb ziemlich weiter individueller Grenzen variiren lassen; wichtig ist der Nachweis, dass deren Maass durch Darreichung calorieenreicher, N-freier Nahrung weit unter die Norm herabgedrückt werden kann; diese Nahrungsmittel scheinen also wie auf den Gesammtstickstoff, so auf den Nucleinbestand des Körpers ersparend zu wirken. Der exogene Alloxurkörperwerth schwankt nicht nur nach der Art des Nahrungsmittels, sondern auch nach der momentanen Disposition des Individuums. Von den verschiedenen untersuchten Krankheiten zeigen acute und chronische Gicht, Diabetes, Nephritis und Lebercirrhose normale Werthe für die Harnalloxurkörper, Leukämie und croupöse Pneumonie, d. h. die Krankheiten mit starkem Leukocytenzerfall, erhöhte Zahlen. In ihren Stoffwechselversuchen an Gichtkranken finden Kaufmann und Mohr gleich früheren Autoren und gleich Reach und Waldvogel so wechselnde Verhältnisse für Stickstoffbilanz, Phosphorsäure- und Alloxurkörperausscheidung, dass ihre Ansicht zweifellos berechtigt ist, wenn sie die Deutung der gewonnenen Zahlen — Ansatz oder Retention einerseits, Einschmelzen von Körpersubstanz oder Anschwemmung von Schlackenstoffen andererseits — für sehr schwierig halten. — Dass der acute Gichtanfall meist unter Fieber verläuft, ist bekannt; Doebert zeigt, dass auch chronische Gichtiker bei Nachschüben, Exacerbationen, ja selbst nach dem Transport erhöhte Tempe-

Gicht und Infectionskrankheiten.

Verhalten der Alloxurkörper.

Fieber bei Gicht.

raturen oft aufweisen. Interessant ist die Beobachtung einer fieberlos verlaufenden croupösen Pneumonie bei einem Arthritiker. — Als neues Gichtmittel wird das Anhydrit der Chinasäure (Neusidonal) von Huber und Lichtenstein empfohlen, das ebenfalls die tägliche Harnsäuremenge verringern soll. Bezüglich der Diät werthvoll ist der Nachweis von Kaufmann und Mohr, dass dunkles Fleisch nicht mehr Harnsäure liefert als weisses. Die daran geknüpften therapeutischen Folgerungen sind indessen nach Ansicht des Referenten wohl anfechtbar, Wahl und Zubereitung der Fleischsorte sind nicht nach theoretischen Erwägungen oder zweifelhaften chemischen Untersuchungen, sondern mit Rücksicht auf den Zustand der Verdauungsorgane zu leiten, und dafür sind die Erfahrungen nicht an Spitalpatienten, sondern an den empfindlicheren Kranken höherer Stände zu gewinnen. Auffällig, aber noch mit Vorsicht zu verwerthen ist die mehrfach beobachtete Erscheinung, dass nach Darreichung reichlicher Mengen nucleinreicher Nahrung (Thymus, Pankreas) acute Gichtanfälle aufgetreten sind. Aehnliches beobachtete Referent auch nach Gebrauch des angeblich so wirksamen Lithions.

Therapie: Neusidonal. Diät.

Anhangsweise sei noch der Kalkgicht gedacht, einer chronischen Affection mit Ablagerung von kohlensaurem Kalk in Muskeln, Sehnenscheiden und Umgebung der Gelenke. Wildbolz hat dieselbe beschrieben und die Litteratur gesammelt.

Kalkgicht.

Litteratur.

Fettsucht. Magnus-Levy, Verhandl. d. Physiol. Gesellsch. Berlin, 15. März. — C. Gerhardt, Therapie d. Gegenwart, Juni. — Rubner, Wolpert und Kuschel, Beiträge zur Ernährung im Knabenalter. Berlin 1902.

Diabetes. v. Alfthan, Berlin. klin. Wochenschr. Nr. 8, Arch. f. exper. Pathol. Bd. XLVII. — Bendix, Centralbl. f. Stoffwechselkrankh., März. — Derselbe und Bickel, Deutsche med. Wochenschr. Nr. 1 u. 10. — Bial, Deutsche med. Wochenschr. Nr. 15; Zeitschr. f. klin. Med. Bd. XLVII. — Blum, Pflüger's Arch. Bd. XC. — Brat, Zeitschr. f. klin. Med. Bd. XLVII. — Bruining, Berlin. klin. Wochenschr. Nr. 25. — Domanowsky und Reimann, Zeitschr. f. Heilkunde Bd. XXII, F., S. 226. — E. Ebstein, Centralbl. f. Stoffwechselkrankh. Nr. 21. — Ehrmann, Wien. med. Wochenschrift Nr. 43. — Ferranini, Centralbl. f. inn. Med. Nr. 17. — Hartmann, Deutsche med. Wochenschr. Nr. 19. — Hess, Münch. med. Wochenschr. Nr. 35. — Hesse, Zeitschr. f. klin. Med. Bd. XLV. — Jacobsohn, Deutsche med. Wochenschr. Nr. 18. — Kolisch, Wien. med.

Wochenschr. Nr. 21 u. 22. — Kossa, Pflüger's Arch. Bd. LXXXVIII, S. 627. — Lépine, Berlin. klin. Wochenschr. Nr. 16. — Llevellyn, Lancet, 17. Mai. — Loeb, Zeitschr. f. klin. Med. Bd. XLVII. — Loewi, Arch. f. experim. Pathol. Bd. XLVII. — Lüthje, Münch. med. Wochenschrift Nr. 39. — Metzger, Münch. med. Wochenschr. Nr. 12. — E. Meyer, Münch. med. Wochenschr. Nr. 37. — Nebelthau, Münch. med. Wochenschrift Nr. 22. — v. Noorden, Wien. med. Presse Nr. 40. — Pahl, Wien. med. Wochenschr. Nr. 18. — Pavy, Lancet, 12. Juli, 9. August. — Pick, Berlin. klin. Wochenschr. Nr. 3. — Rosin und Laband, Deutsche med. Wochenschr. Nr. 22 u. 23; Zeitschr. f. klin. Med. Bd. XLVII. — Rumpf, Zeitschr. f. klin. Med. Bd. XLV. — Samberger, Wien. klin. Rundschau Nr. 29. — M. Schmidt, Münch. med. Wochenschr. Nr. 2. — Schlesinger, Zeitschr. f. diätet. u. physikal. Therapie Bd. VI, H. 6. — Steinhaus, Deutsches Arch. Bd. LXXIV. — Stich, Münch. med. Wochenschrift Nr. 26 u. 27. — H. Strauss, Fortschr. d. Med. Nr. 8. — Weichselbaum und Stangl, Wien. klin. Wochenschr. Nr. 38.

Gicht. Bendix, Zeitschr. f. klin. Med. Bd. XLIV. — Berding, Berlin. klin. Wochenschr. Nr. 26. — Doebert, Disser. Leipzig. — Hansen, Fortschr. d. Med. Nr. 13—15. — Huber und Lichtenstein, Berlin. klin. Wochenschr. Nr. 28. — Kaufmann und Mohr, Deutsches Arch. Bd. LXXIV. — Lewitt, Deutsche med. Wochenschr. Nr. 38. — Reach, Münch. med. Wochenschr. Nr. 29. — J. Ruhemann, Berlin. klin. Wochenschrift Nr. 2 u. 3; Fortschr. d. Med. Nr. 22. — Waldvogel, Centralbl. f. Stoffwechselkrankh. S. 111. — Wildbolz, Corresp.-Bl. f. Schweizer Aerzte Nr. 8.

i) Krankheiten des Blutes.

Von Prof. Dr. E. **Grawitz**, dirig. Arzt am städtischen Krankenhause in Charlottenburg.

Methodik der Blutuntersuchungen. Die Fehler der meisten sog. Hämoglobinometer, welche zumeist auf einfacher Farbvergleichung des Blutrothes mit einer Normalfarblösung beruhen, sind bekannt und haben zu vielen falschen Schlüssen in der Hämatologie geführt. Es ist daher erfreulich, dass neuerdings von Sahli ein Hämometer construirt ist, welcher in seiner Ausstattung dem Apparate von Gowers sehr ähnlich ist, aber sich dadurch auszeichnet, dass die zu untersuchende Blutprobe durch Verdünnung mit einer HCl-Lösung in Methämoglobin übergeführt wird und mit einer Standardlösung verglichen wird, die ganz vortrefflich dem Farbton der Blutlösung entspricht. Hierdurch wird der grosse Uebelstand der früheren Apparate vermieden, dass der grössere oder geringere Gehalt des Blutes an Oxy- resp. reducirtem Hämoglobin die Farbe des Blutes veränderte. Bestimmungen mit dem Sahli'schen Apparate erfordern zur Ausführung nur wenig Minuten, so dass dieser Hämometer sich sehr für die Zwecke der Praxis eignet. (Erhältlich bei E. Leitz, Berlin.) Für die Zählung der Leucocyten, deren numerischen Verhältnissen neuerdings ein fast übertriebenes Gewicht beigelegt wird, sind zwei neue Zählkammern mit verschiedener Anordnung der Quadrate construirt worden, die eine von Türk (angefertigt von Reichert in Wien), die andere von Breuer (angefertigt von Zeiss), ausserdem wird noch eine dritte von Preitetschensky in Moskau beschrieben. Alle diese Kammern sollen die Fehler der bisherigen Apparate verringern. — Zu Alkalescenzuntersuchungen am Blute empfiehlt Brandenburg das diffusionsunfähige, an Eiweiss gebundene Alkali von dem diffusiblen Alkali durch Dialyse zu trennen. Er bezeichnet die Menge diffusiblen Alkalis in 100 ccm Blut als „die Alkalispannung des Blutes" und fand, dass dieselbe bei Krankheiten ziemlich constant blieb, während die Gesammtalkalescenz erheblich schwankte. Während die letztere bei Gesunden durchschnittlich nach Brandenburg 300 mg NaOH betrug, war

Hämometer von Sahli.

Leucocytenzählapparate.

Alkalescenzbestimmung nach Brandenburg.

Kristallographischer Blutnachweis.

die Alkalispannung durchschnittlich 60 mg NaOH. — Zum **krystallographischen Blutnachweis** für allerkleinste Mengen eingetrockneten Blutes, bei denen die **Teichmann'sche** Häminprobe nicht mehr positive Resultate gibt, empfiehlt **Stryzowski** folgendes Reagens: Eisessig, Wasser, Alkohol je 1 ccm versetzt mit 8 **Tropfen Jodwasserstoffsäure** (spec. Gew. 1,5). Das trockene Blutobject wird auf einen Objectträger aufgetragen, mit einem Deckglas bedeckt, vom Rande des letzteren her mehrere Tropfen des Reagens zugesetzt und über einer kleinen Spiritusflamme ca. 10 Secunden lang gekocht. Es bilden sich dann die bekannten kleinen, braunen, rhombischen Hämatinkrystalle. Das Reagens soll sich nicht länger als 14 Tage halten. Für **Blutfärbungen** empfehlen **May** und **Grünwald** folgendes neue Verfahren: 1 Liter 1‰iges Eosin wird mit 1 Liter 1‰igem Methylenblau medicinale gemischt, nach einigen Tagen mittels Saugpumpe filtrirt, das Filter mit destillirtem Wasser gewaschen. Der trockene Filterrückstand bildet einen blättrigen **neuen Farbstoff**, welcher am besten in Methylalkohol concentrirt gelöst wird und nunmehr auf das ausgestrichene Blutpräparat für ca. 2 Minuten aufgebracht wird, **ohne dass das Präparat vorher fixirt zu werden braucht**. Die Färbung soll sehr schön distinct sein und besonders auch die basische Componente des Stoffes an den Kernen, Malariaparasiten und der körnigen Degeneration der Erythrocyten zum Ausdruck kommen. — Zusammenfassende Anleitungen zur Ausführung der verschiedenen chemischen, physikalischen, mikroskopischen Blutuntersuchungen sind in diesem Jahre erschienen 1. von C. S. **Engel**, „Leitfaden zur klinischen Untersuchung des Blutes", und 2. von E. **Grawitz**, „Methodik der klinischen Blutuntersuchungen."

Blutfärbung nach May und Grünwald

Basophil gekörnte rothe Blutzellen.

Die Blutzellen. Die Frage nach dem Vorkommen und der **Bedeutung basophil gekörnter rother Blutzellen** ist auch in diesem Jahre eifrig discutirt worden. **Löwenthal** fand bei Meerschweinchen, deren Blutzellen augenscheinlich besonders leicht von dieser Veränderung betroffen werden, eine regelmässige Vermehrung dieser punctirten Zellen bei Einwirkung klimatischer Schädlichkeiten, wie kalter und feuchter Temperatur, so dass der Gedanke nahe liegt, dass das Hämoglobin der Zellen durch derartige Einflüsse geschädigt werden kann, wodurch sich vielleicht die Entstehung mancher Anämie infolge von klinischen Schädlichkeiten erklären liesse. Ausserdem fand **Löwenthal**, dass ähnlich wie durch **Blei**- auch durch Cer- und **Zinkvergiftungen** das vermehrte Auftreten von granulirten Erythrocyten begünstigt wird. Auch **Cancino** fand nach Injection von

Basophil gekörnte rothe Blutzellen.

Blei-, Zink-, Silber- und Goldsalzen eine Vermehrung dieser Zellen. Die degenerative Natur dieser basophilen Körnungen und damit ihre Bedeutung für die Erkennung anämisirender Schädlichkeiten ist neuerdings wieder von P. Schmidt in Zweifel gezogen worden, welcher sich in einer Broschüre ausschliesslich mit diesem Gegenstande beschäftigt. Schmidt beruft sich besonders auf seine Erfahrung, dass nach Ueberstehen von Schwarzwasserfieber und auch in der Reconvalescenz von Malaria die gekörnten Erythrocyten vermehrt gefunden werden und glaubt, dass sie eher ein Ausdruck von Jugendlichkeit der Zellen, als der Degeneration sind. Es liegt indes auf der Hand, dass gerade das Blut Malariakranker äusserst ungeeignet für das Studium dieser Frage ist, da nach A. Plehn bei Malaria auch basophile Körner von ganz anderer Bedeutung in den rothen Blutkörperchen auftreten und ausserdem Giftstoffe der Parasiten eine Rolle spielen, deren Wirksamkeit weder nach der Zeit noch nach Art bisher genügend bekannt ist. G. Schmidt übergeht vollständig die Frage, weshalb z. B. nach schweren äusseren Blutungen, wo doch die reinsten Verhältnisse in Bezug auf Blutregeneration vorliegen, diese körnigen Bildungen nicht auftreten. Nach allen bisherigen Publicationen muss an dem degenerativen Charakter dieser Zellen festgehalten werden und, wenn Reither gelegentlich auch bei Gesunden vereinzelte solche Zellen antraf, so ist dies doch weiter nicht verwunderlich, da ja bei jedem Menschen wohl vorübergehend deletäre Einflüsse auf die Blutzellen einwirken können, ohne dass eine ausgesprochene Krankheit besteht. S. Talma beobachtete 8 Kranke mit intraglobulärer Methämoglobinbildung, die wahrscheinlich durch Giftstoffe hervorgerufen war, welche im Darme gebildet waren. Das blaurothe Aeussere dieser Kranken, mit einem Stich ins Bräunliche, führte zur Untersuchung des Blutes, in dem Methämoglobin innerhalb der Erythrocyten nachgewiesen wurde, ohne dass eine Lösung der Zellen und Uebertritt des Met-Hb ins Serum vorhanden gewesen wäre. Die sonstigen Symptome waren verschiedenartig, alle 8 Kranke genasen. Im Urin liess sich nach der Methode von Bouma ein oxydirender Körper nachweisen, welcher als Methämoglobinbildner anzusehen war und wahrscheinlich auf Bacterieneinwirkung im Darme zurückzuführen war.

Intraglobuläre Methämoglobinbildung.

Leukocyten

Ueber den Bau der Leukocyten liegt eine vergleichende Untersuchung aus dem Thierreiche von Meinertz vor, welche ergibt, dass die als Granula bezeichneten Gebilde im Zellleibe der Leukocyten der verschiedensten Thiere, welche übrigens bei manchen Thieren in Form von Stäbchen auftreten, keineswegs strenge Trennungen in oxyphile, neutrophile, besophile etc. Granula gestatten, vielmehr ausserordentlich häufig gemischt in einer Zelle vorkommen und die verschiedensten Uebergänge zeigen, so dass sie nicht als Träger einer specifischen Function angesehen werden können. Auch für das menschliche Blut macht E. Grawitz (Klinische Pathologie des Blutes, II. Aufl.) darauf aufmerksam, dass die feinen Granula der polynucleären Zellen oft so auffällig oxyphil sich färben, dass sie nach dieser Eigenschaft eher zu den eosinophilen Zellen gerechnet werden müssten. Die ganze Abstammungslehre der Leukocyten wird von diesem Autor in einer von der Ehrlich'schen Anschauung abweichenden Weise ausführlich behandelt. Eine weitere umfangreiche Abhandlung über das genealogische System der Leukocyten bringt Pappenheim. In Bezug auf den diagnostischen Werth der Leukocytenbefunde bei Malaria und Typhus führt Rogers auf Grund zahlreicher Beobachtungen aus, dass ein Anwachsen der kleinen Lymphocyten über 40% der Gesammtleukocyten für Typhus und gegen Malaria spricht, dass dagegen eine Vermehrung der grossen mononucleären, ebenso wie das Auftreten von Myelocyten und starke Herabsetzung der Erythrocytenzahl für Malaria spricht. Die Angabe von Curschmann, dass bei Appendicitis das Auftreten einer Leukocytose für Eiterung im Gebiete des Wurmfortsatzes spreche und somit stets zur Operation auffordere, ist von Wassermann, Küttner, Coste, Kühn u. a. m. nachgeprüft worden. In einer Reihe von Fällen konnte die Erfahrung von Curschmann bestätigt werden, und Wassermann z. B. berichtet, dass in einigen Fällen wesentlich auf die Leukocytose hin eine Eiterung diagnosticirt und thatsächlich bei der Operation gefunden wurde. Dagegen wird ebenso berichtet, dass sich nicht selten Abscesse fanden ohne nennenswerthe Leukocytose, sodass also ein negativer Befund nicht gegen Eiterung spricht. Es kann infolge dessen der Satz von Coste, dass eine leichte oder vorübergehende Leukocytose auf einen circumscripten Process am Processus und ein seröses Exsudat schliessen lässt, keine Gültigkeit beanspruchen. Auf Grund zahlreicher Untersuchungen über Leukocytose bei Eiterungen, speciell bei Perityphlitis, warnt E. Grawitz vor weitgehenden Schlüssen aus diesen Untersuchungen, da nicht selten schwerste innere Eiterungen ohne Leukocytose verlaufen, so dass die folgenschwere Entschliessung zu einem chirurgischen Eingriffe nicht im allgemeinen an das unsichere Symptom der Leukocytose gebunden werden kann, sondern höchstens — und auch hier nur mit Vorbehalt — bei wirklich hoch-

Leukocyten bei Malaria und Typhus,

— bei Appendicitis,

Leukocyten bei Appendicitis,

— in der Schwangerschaft.

gradiger Leukocytose. Dagegen kann das Fehlen derselben unter keinen Umständen das ärztliche Handeln beeinflussen. Während der Schwangerschaft fanden Zangemeister und Wagner, was schon früher bekannt war, zumeist eine leichte Leukocytose, die sich während der Geburt regelmässig steigerte, ganz besonders aber in der Nachgeburtsperiode, wohl durch die Nachwehen, anstieg und auch im Wochenbett meist anhielt. Durch Resorption zersetzter Lochien können starke Leukocytosen eintreten, eine diagnostische Bedeutung für die Erkennung eines Wochenbettfiebers messen die Autoren — sehr mit Recht — den Leukocytenzählungen nicht zu.

Blutveränderung durch Unterernährung.

Das Blut im Ganzen. Kieseritzky hat die Frage, ob durch Unterernährung eine Anämie entstehen kann, unter Leitung von E. Grawitz experimentell bearbeitet. Bekannt ist, dass durch absolute Nahrungsentziehung das Blut infolge von Wasserverlust eingedickt wird, Kieseritzky fand aber, dass, wenn man nach einigen Tagen der Abstinenz eine Nahrung reicht, aus welcher wohl der Wasserverlust gedeckt werden kann, die aber sonst an Nährstoffen ungenügend zusammengesetzt ist, die Zeichen einer wirklichen Anämie, d. h. Verringerung der Zellen, Wasserzunahme im Gesammtblute und Plasma auftreten und dass diese Anämie noch bestehen bleibt, wenn auch später genügende Nahrung gereicht wird und das Körpergewicht zur Norm zurückgekehrt ist. Aus diesen Versuchen geht hervor, dass Unterernährung zu einer hydrämischen Anämie führt, und ferner die interessante Thatsache, dass beim Einsetzen reichlicher Ernährung zuerst die stabilen Körpergewebe ihren Verlust an Wasser und dann auch an Eiweiss decken, während das Blut erst zuletzt seinen Verlust ausgleicht.

Hb-Gehalt in der Säuglingsperiode.

Die von v. Bunge ermittelte Thatsache, dass das Neugeborene mit einem relativ hohen Hämoglobingehalt den Uterus verlässt und während der Ernährung mit der sehr eisenarmen Milch seinen Eisenbedarf der Hauptsache nach aus aufgestapelter Eisenreserve in der Leber und anderen Organen deckt, ist von Abderhalden neuerdings durch sorgfältige Analysen an neugeborenen Kaninchen und Ratten bestätigt worden. In der Säuglingsperiode nimmt der relative Hämoglobingehalt ab, um beim Uebergang zu eisenhaltiger Nahrung rasch zu steigen, und das nicht an Hb gebundene Eisen wird während der Säuglingsperiode von Tag zu Tag geringer, ohne Zweifel, weil es zum Aufbau von Hb verwendet wird. Bei localen hydrotherapeutischen Maassnahmen fanden Laqueur und Löwenthal sowohl am Orte der Application, wie an entfernteren

Stellen Alterationen der Blutmischung, bestehend in rasch vorübergehender Vermehrung der rothen Zellen bei erregenden und heissen Umschlägen. Ausserdem trat meistens am Orte der Application locale Vermehrung der Leukocyten ein, während dieselben an entgegengesetzten Körperstellen vermindert erscheinen. Die viel discutirte Frage nach dem Verhalten des Blutes im Höhenklima findet immer noch zwei verschiedene Interpretationen, deren erste dahin geht, dass in der Höhe eine wirkliche Zunahme der rothen Blutkörperchen durch vermehrte Neubildung stattfindet, während die andere Ansicht im Gegensatze hierzu nur eine scheinbare, vorübergehende Erythrocytenvermehrung durch physikalische Aenderungen der Blutmischung annimmt. Die erstere Theorie wird nach wie vor von Jaquet, besonders aber von van Voornveld vertreten, welcher auf Grund einiger Blutzählresultate im Hochgebirge in rein theoretischen Raisonnements zu der Annahme gelangt, dass die rothen Blutkörperchen hauptsächlich (!) im Mark der Knochen gebildet, daselbst oder in der Milz und Leber (!) in Vorrath gehalten werden und bei Abnahme des O_2-Druckes vermehrt in die Circulation geworfen werden, bei Zunahme des Sauerstoffdruckes dagegen wieder in diesen Organen retinirt werden. Gegenüber diesen und ähnlichen vagen Hypothesen früherer Autoren, welche mit unseren anatomischen und klinischen Kenntnissen über die Blutbildung im directen Gegensatze stehen, sind zwei bedeutungsvolle Arbeiten von Abderhalden über die Einwirkung des Höhenklimas auf die Zusammensetzung des Blutes erschienen, welche sich auf zahlreiche mit grösster Sorgfalt ausgeführte quantitative Hämoglobinanalysen bei Thieren beziehen, die einerseits in Basel (266 m ü. d. M.) andererseits in St. Moritz (1856 m) gehalten wurden. Hierbei fand sich, dass beim Uebergange in das Hochgebirge die Zahlen der Zellen und des Hämoglobingehaltes genau proportional steigen und bei der Rückkehr in die Ebene wieder abnehmen, dass dagegen keine wesentliche Aenderung des Gesammthämoglobins auftritt, so dass also die Vermehrung nur eine relative ist. Abderhalden nimmt mit v. Bunge an, dass diese Veränderungen in der Blutzusammensetzung durch Aenderungen in der Weite der Blutgefässe bedingt werden, und fand in der That, dass das Serum in der Höhe concentrirter ist, was dafür spricht, dass ein an festen Bestandtheilen ärmeres Plasma aus den Gefässen in die Gewebe gepresst wird. (Nebenbei sprechen diese exacten Resultate zum Theil auch für die Hypothese von E. Grawitz, wonach im Höhenklima durch vermehrte Wasserabdunstung eine

Hydropathische Einwirkungen.

Einwirkung des Höhenklimas.

vorübergehende Eindickung des Blutes stattfindet.) Bei 10stündigem Aufenthalte im Luftballon in Höhen bis zu 5000 m fanden v. Schrötter und N. Zuntz nicht die geringsten morphologischen Veränderungen im Blute im Gegensatze zu einer Angabe von Gaule, welcher Producte der Kerntheilung hierbei beobachtet haben will, eine bisher von niemand sonst in der Höhe gemachte Entdeckung. (Vgl. S. 58 ff.)

Perniciöse Anämie.

Die perniciösen Anämieen. In Bezug auf die Diagnose perniciöser Anämieen kommt Körmöczi auf Grund mehrerer Beobachtungen zu der Ansicht, dass nicht die Megaloblasten die entscheidende Rolle spielen, wie dies von Ehrlich und seinen Schülern angenommen wird, sondern dass auch Blutbilder wie bei secundären Anämieen vorhanden sein können. Bezüglich der Aetiologie ist eine Beobachtung von Reckzeh interessant, welche einen Mann betraf, der 30 Jahre lang eine Tänie im Darme beherbergt hatte. Der Verfasser ist der Ansicht, dass, wenn auch die Tänie allein die perniciöse Anämie nicht bedingt habe, was bei dem häufigen Vorkommen dieser Würmer sonst öfters beobachtet werden müsste, doch eine Disposition zur Entstehung des Leidens durch die Anwesenheit dieses Schmarotzers gegeben sei. Hamel beobachtete einen mit schwersten Blutveränderungen verlaufenden Fall, bei dem gleichzeitig chronischer Saturnismus, Potatorium, häufiges Nasenbluten und schlechte Ernährung die Krankheit hervorgerufen hatten. v. Decastello beobachtete auffällige Pigmentanomalieen der Haut bei dieser Krankheit und kommt auf Grund eigener und fremder Untersuchungen zu dem Schlusse, dass bräunliche Pigmentanhäufungen manchmal den spinalen Sensibilitätszonen entsprechend bei perniciöser Anämie auftreten, in manchen Fällen aber auch schon jahrelang vorher bestanden haben können. In Bezug auf die Therapie bestätigt Perutz die von anderer Seite berichteten günstigen Erfolge einer diätetischen Behandlung unter intensive Magen-Darmspülung

Leukämie.

Leukämie. Die Lehre von der Leukämie ist wieder durch verschiedene casuistische Beiträge bereichert worden, unter denen eine Beobachtung von H. Hirschfeld und Alexander bemerkenswerth ist bei einem Manne mit mittelschwerer Anämie, aus welcher sich unter Abnahme der rothen und rapiden Zunahme der weissen Zellen eine in 14 Tagen zum Tode führende myeloide Leukämie entwickelte. Wie immer war die Aetiologie dieser acuten Aenderung des Krankheitszustandes völlig dunkel. Gemeinsames Vorkommen von Leukämie und Tuberculose beschrieben Parker, sowie Hirschfeld und Tobias, und zwar war in dem Falle der letzteren anscheinend durch den leukämischen Process eine Eruption miliarer

Tuberkel an Lungen, Pleuren, Drüsen und Milz, ausgehend von alten tuberculösen Heerden der Lunge, begünstigt worden.

Ueber die Genealogie und Classification der Leukocytenformen bei Leukämie gibt die „Klin. Pathologie des Blutes" von E. Grawitz in der neuen Auflage, sowie eine neuere Arbeit von Pappenheim Auskunft. Beide Autoren stehen auf dem Standpunkt von E. Neumann, dass die anatomische Grundlage der Leukämie stets eine Erkrankung des Knochenmarks bildet, so dass die Bezeichnung als „myelogene" Leukämie ein Pleonasmus ist. Milz- und Lymphdrüsenschwellungen sind secundäre Erscheinungen, und die Leukocyten des leukämischen Blutes sind daher stets in erster Linie Typen der Markzellen mit einer verschieden starken Beimischung von Zellen des lymphatischen Systems. In der Mehrzahl der chronischen Fälle und in wenigen acuten Fällen finden sich alle Formen der Knochenmarksleukocyten, wie grosse blasse einkernige ohne Granulation, kleinere basophile einkernige mit beginnender Granulation, einkernige neutrophile, eosinophile und basophile in buntem Gemisch, so dass diese Formen nach dem Blutbefunde als „gemischtzellige Leukämie" bezeichnet werden. In anderen Fällen prävaliren einkernige, basophile Formen ohne Granulation, welche in ihren kleineren Formen zum Theil aus dem lymphatischen System, im übrigen aber ebenso aus dem Knochenmark stammen und daher nicht als „lymphatische", sondern als „lymphoide" (Grawitz) oder „Lymphocyten-Leukämie" (Pappenheim) bezeichnet werden müssen.

Chlorom.

Eine eigenartige Rolle in der Lehre von der Leukämie spielen Geschwülste von grasgrüner Farbe, welche sich meist am Kopfe von irgend einer Stelle des Skeletts aus entwickeln, besonders häufig die Augenhöhlen ausfüllen und damit zu enormem Exophthalmus führen, ausserdem aber hämorrhagische Diathese und leukämische Blutveränderung bewirken. Rosenblath beschreibt 2 solche Fälle, welche wie gewöhnlich jugendliche Individuen betrafen, ausführlich nach der klinischen Richtung unter Beifügung einer vortrefflichen Abbildung eines mit exorbitantem Exophthalmus verbundenen Falles, und Risel bringt die anatomischen Untersuchungsergebnisse eines dieser Patienten. Beide Fälle zeigten das Blutbild, welches am häufigsten bei acuter Leukämie vorkommt und durch das Prävaliren einkerniger Zellen mit basophilem Leibe charakterisirt ist; sie verliefen wie die acute Leukämie in kurzer Frist von wenig Monaten tödtlich. Risel rechnet die Chlorome zur Classe der Lymphosarkome und vermag nach eingehender Berücksichtigung der ziemlich umfangreichen Litteratur eine befriedigende Erklärung für die Entstehung der Grünfärbung nicht zu geben.

Pseudoleukämie. Die sehr verworrene Lehre von den pseudoleukämischen Erkrankungen wird unter ausführlicher Motivirung

Pseudoleukämie

seines Standpunktes von E. Grawitz in folgender Weise vereinfacht: Während bei der Leukämie das Knochenmark primär und in vielen Fällen das lymphatische System einschliesslich Milz secundär erkrankt ist, liegt bei Pseudoleukämie keine Erkrankung des Markes vor, vielmehr beschränkt sich der Process auf das lymphatische System. Das Charakteristicum dieser Erkrankungen bilden lymphatische Schwellungen mit Neigung zu Metastasen und progrediente Kachexie. Weder der Blutbefund, noch die anatomische Veränderung der geschwollenen Drüsen liefern die diagnostischen Kriterien, denn der Blutbefund zeigt überhaupt keine besonderen Veränderungen, wie auch neuerdings Webb betont, und die von Pinkus als charakteristisch angesehene Lymphocytenvermehrung findet sich keineswegs in allen Fällen. Die Pseudoleukämie gehört überhaupt nicht zu den eigentlichen Blutkrankheiten, sondern das Blut ist lediglich wie alle Gewebe von der allgemeinen Kachexie mitbetroffen, und erst in den vorgeschrittenen Fällen findet man deutliche Anämie. Die Krankheit beginnt, wie schon Trousseau zeigte, mit einem oft jahrelangen Stadium der solitären Drüsenschwellung, die oft am Halse ohne Allgemeinsymptome besteht, dann tritt oft in rapider Weise Propagation der Drüsenschwellungen und Kachexie ein. Grawitz ist der Ansicht, dass die Lymphdrüsen eine innere Secretion, wie andere drüsige Organe ausüben, dass bei lange bestehender Drüsenhyperplasie eine Ueberproduction dieses Secretes mit Giftwirkung auf den Gesammtorganismus und Reizwirkung auf das ganze lymphatische System eintritt, wodurch der Symptomcomplex der Pseudoleukämie erzeugt wird. Er räth daher zur rechtzeitigen Exstirpation suspecter Drüsentumoren, so lange sie noch begrenzt sind. Am besten lässt sich die Richtigkeit dieser Annahme bei den solitären Milzschwellungen mit Kachexie (Splenomegalie, Banti'sche Krankheit) prüfen, denn hier lässt sich durch Exstirpation des geschwollenen und Giftstoffe producirenden Organs die ganze Kachexie beseitigen. Aus der Praxis wird eine derartige Heilung durch Milzexstirpation neuerdings von Erbkam berichtet.

Hämorrhagische Diathesen. Wallis liess zur Ausführung von Zahnextractionen bei zwei Hämophilen Calciumchlorid in Dosen von 0,6 g 3mal täglich eine Woche hindurch nehmen, wonach die Operation ohne nennenswerthe Blutung verlief. Hesse empfiehlt mehrmonatlichen Gebrauch von 200 g 10%iger Gelatine mit Fruchtsäften zur Hebung der hämophilen Diathese.

Litteratur.

Abderhalden, Zeitschr. f. physiol. Chemie Bd. XXXIV, H. 5 u. 6. — Derselbe, Zeitschr. f. Biolog. Bd. XLIII. — Breuer, Berlin. klin. Wochenschr. Nr. 41. — Brandenburg, Deutsche med. Wochenschr. Nr. 5. Cancino, Ricerche sperim. sulle granulazioni basofile. Genova. — Coste, Münch. med. Wochenschr. Nr. 49. — Decastello, Wien. klin. Wochenschr. Nr. 52. — Erbkam, Deutsche med. Wochenschr. Nr. 39. — E. Grawitz, Klin. Pathologie des Blutes, nebst Therapie, 2. Aufl. — Hamel, Deutsche med. Wochenschr. Nr. 16 u. 17. — Hirschfeld und Alexander, Berlin. klin. Wochenschr. Nr. 11. — Hirschfeld und Tobias, Deutsche med. Wochenschr. Nr. 6. — Hesse, Therapie der Gegenwart, Sept. — Jaquet, Arch. f. experim. Pathol. Bd. XLV. — Kieseritzky, Deutsche Aerzte-Ztg. H. 4. — Körmöczi, Deutsche med. Wochenschr. Nr. 1. — Küttner, Centralbl. f. Chir. Nr. 26. — Kühn, Münch. med. Wochenschr. Nr. 49. — Laqueur und Löwenthal, Zeitschr. f. diätet. u. physikal. Therapie. Bd. VI, H. 4. — Löwenthal, Deutsche med. Wochenschr. Nr. 15. — May und Grünwald, Centralbl. f. inn. Med. Nr. 11. — Meinertz, Virch. Arch. Bd. CLXVIII. — Pappenheim, Zeitschr. f. klin. Med. Bd. XLVII. — Parker, British med. Journ. p. 1136. — Perutz, Münch. med. Wochenschr. Nr. 3. — Preitettschensky, Berlin. klin. Wochenschr. Nr. 47. — Reckzeh, Berlin. klin. Wochenschr. Nr. 29 u. 30. — Rosenblath und Risel, Deutsches Arch. f. klin. Med. Bd. LXXII. — Rogers, British med. Journ., 5. April. — Reither, Wien. klin. Wochenschr. Nr. 47. — Sahli, Congr. f. inn. Med. — P. Schmidt, Experim. Beitr. z. Pathol. d. Blutes. — v. Schrötter und Zuntz, Pflüger's Arch. Bd. XCII. — Stryzowski, Therap. Monatsh., Septbr. — Talma, Berlin. klin. Wochenschr. Nr. 37. — Türk, Wien. klin. Wochenschr. Nr. 28. — v. Voornweld, Pflüger's Arch. Bd. XCII. — Wassermann, Münch. med. Wochenschr. Nr. 17 u. 18. — Wallis, British med. Journ., 14. Mai. — Webb, ibid., 27. Sept. — Zangemeister und Wagner, Deutsche med. Wochenschr. Nr. 31.

2. Chirurgie
(einschliesslich der Unfalls- und Kriegschirurgie).

Von Dr. **Paul Wagner,** Privatdocent an der Universität Leipzig.

Allgemeine Chirurgie. Die Narkosenfrage scheint insofern gelöst, als der Aether ohne Zweifel als Betäubungsmittel weniger gefährlich ist als das Chloroform. Auch nach den Untersuchungen von C. Hofmann ist der Aether dem Chloroform principiell als Narkoticum vorzuziehen, weil er keine oder nur sehr geringfügige Schädigungen der inneren Organe hervorruft, die dem Chloroform selbst bei vorsichtigster Dosirung noch anhaften. Gegenüber der irrationellen Aethererstickungsmethode verdient die tropfenweise Verabreichung des Aethers den Vorzug. Da beim erwachsenen Menschen hierdurch nur ausnahmsweise eine für Operationszwecke genügende Narkose zu erzielen ist, so muss dem Aether eine entsprechende Dosis Morphium subcutan vorausgeschickt werden. Die Morphium-Aethertropfnarkose ist mit den gewöhnlichen Mitteln ausführbar und den practischen Bedürfnissen angepasst. Auch Witzel ist ein Anhänger der Tropfmethode der Aethernarkose; ³/₄—1 Stunde vor Einleitung der Narkose erhält der Kranke Morphium. Eine Reizung der Luftwege durch den Aether braucht überhaupt nicht einzutreten, wenn wir mit zweckbewusster Technik und nach guter prophylaktischer Vorbereitung der Luftwege verfahren und wenn der Zustand der letzteren auch nach der Narkose sorgsame Beachtung erfährt. Drei Punkte sind ausschlaggebend: 1. Desinfection des Mundes und der Luftwege vor der Narkose; 2. Lagerung des Kranken während der Betäubung mit tiefliegendem Kopfe, stark hintenüber gebeugtem Nacken; 3. die Ventilation der Luftwege durch systematische Athembewegung nach der Operation.

Aethertropfnarkose.

Eine sog. minimale Narkose wendet Riedel schon seit mehr als 20 Jahren bei kleineren chirurgischen Eingriffen, speciell bei der Reposition von Radius- und Knöchelbrüchen an. Er gebraucht hierzu fast immer Chloroform. Der Kranke muss nüchtern sein, dann genügen 80—100 Tropfen Chloroform in 2 Minuten verabreicht, um jede Schmerzempfindung

Minimale Narkose bei kleinen chirurgischen Eingriffen.

zu beseitigen, wenn der Kranke auch noch alles merkt, was mit ihm vorgeht. Da bei Idiosynkrasie gegen Chloroform Vergiftungsfälle schon bei Beginn der Narkose ganz vereinzelt vorgekommen sind, so wird man Aether in Tropfenform geben, wenn man ganz sicher gehen will; es wirkt aber weit langsamer. Blos berichtet über die im grossen und ganzen sehr günstigen Erfolge, die v. Beck mit der Schneiderlin'schen Scopolamin-Morphiumnarkose erzielt hat. In ²/₃ der Fälle wurden geradezu ideale Narkosen ohne jede Inhalation erreicht. Physiologisch ist der Antagonismus zwischen Scopolamin und Morphium ein vollkommener bis auf die gleichmässig anästhesirende und hypnotische Wirkung beider, die sich summirt. Wir haben demnach theoretisch ein Narkoticum von ganz ausgezeichneten Eigenschaften, das vor allem die Körpergewebe, namentlich das Herz und die Nieren nicht alterirt. Schicklberger kommt auf Grund seiner Erfahrungen über die Morphin-Scopolaminnarkose zu folgenden Ergebnissen: Das Scopolamin scheint zwar ein verlässliches Anästheticum, aber kein gleiches Narkoticum im Sinne einer genügenden Muskelentspannung zu sein. Nur für solche Fälle, für die eine allgemeine Anästhesie unbedingt erforderlich oder erwünscht erscheint, Chloroform und Aether aber zugleich contraindicirt sind, ist die Scopolamin-Morphinnarkose anzuwenden. Auch für die Einleitung der Inhalationsnarkose bei sehr unruhigen Kranken würde sich eine einmalige Dosis ¹/₂—1 Stunde vorher meistens empfehlen. Die Cocainisirung des Rückenmarks nach Bier ist auch in der Mikulicz'schen Klinik versucht worden; Stumme hat hierüber eingehende Mittheilung gemacht. Die sehr unangenehmen Neben- und Nachwirkungen, sowie die Unzuverlässigkeit des Verfahrens sind die Veranlassung gewesen, dass trotz mancher ausgezeichneten Analgesieen von dem Bier'schen Verfahren wieder Abstand genommen wurde. Die unangenehmen und zum Theil gefährlichen Nachwirkungen der Rückenmarks-Cocainisation sind nach den Erfahrungen von Schwarz nicht vorhanden, wenn man an Stelle des Cocains 0,05 Tropacocain in den Rückenmarkskanal injicirt. Schwarz zieht die Rachitropacocainisation jeder Art von Inhalationsnarkose überall, wo es angeht, vor. Zu wiederholten Malen wurde bereits die Frage angeregt, ob nicht die Kohlensäure auf Grund ihrer anästhesirenden Wirkung als Narkoticum in der Chirurgie Eingang finden könne. Nach den von Rothschild angestellten Thierversuchen verbietet sich dieser Vorschlag in praxi ohne weiteres von selbst, einmal wegen der so ausserordentlich deletären Wirkung auf Athmung und Blutdruck, die bei Ueberschreitung eines vorher

Schneiderlin'sche Scopolamin-Morphiumnarkose

Cocainisirung des Rückenmarks nach Bier.

Medullare Tropacocainanalgesie.

nicht genau zu bestimmenden Zeitpunktes nicht mehr zur Norm zurückkehren und trotz Aussetzens der Narkose constant weiter wirken, sodann wegen der nach Kohlensäurenarkosen von Rothschild stets beobachteten toxischen Nephritis und der in ihrer Tragweite immerhin nicht gleichgültigen Veränderungen an Lungen und Pleuren.

Kohlensäure-narkose.

Auf Grund ausgedehnter klinischer und experimenteller Arbeiten bringt Marcinowski den Nachweis, dass das Eucain B dem Cocain unbedingt überlegen und ausgenommen bei iritischen Processen stets an Stelle des Cocains angewendet werden sollte. Das α-Eucain ist von den meisten mit Recht schon vollkommen verworfen worden. Zum Gebrauche sollen alle Lösungen ausnahmslos auf Bluttemperatur gebracht werden. Die Lösungen sind unbegrenzt haltbar und vertragen wiederholtes Kochen und Sterilisiren ohne jede chemische Veränderung. Das Eucain B wirkt leicht antibacteriell. „Vergiftungen mit Cocain, wo man Eucain anwenden konnte, sind als Kunstfehler zu betrachten.“ — In der diagnostischen Verwendung der Röntgenstrahlen in der chirurgischen Praxis sind auch wieder Fortschritte zu verzeichnen, die sich aber in der Hauptsache auf technischem Gebiete bewegen. Die therapeutischen Erfolge der Röntgenstrahlen sind in Lupusfällen unbestritten; bei Sarkomen und Carcinomen können mittels der Radiotherapie unter Umständen auffallende Besserungen erzielt werden. Die Fälle von angeblicher dauernder Heilung von wirklich malignen Geschwülsten durch Röntgenstrahlen sind mit grosser Vorsicht aufzunehmen. — Bacteriologische Blutuntersuchungen bei chirurgischen Eiterungen mit besonderer Berücksichtigung des Beginns der Allgemeininfection sind in grösserer Anzahl von Bertelsmann angestellt worden. Bei manifester Allgemeininfection gelang es fast immer, die Erreger im Blute nachzuweisen, auch wenn die Erkrankung metastasirenden Charakter trug. Begünstigend für das Eindringen der Bacterien ins Blut wirkt allgemeine Schwächung des Kranken, eitrige Einschmelzung, localer Gewebstod im Bereiche des primären Heerdes. Prognostisch ist das Auftreten von Bacterien im Blut von übler Vorbedeutung, doch gelang es auch, Kranke zu retten, die mehrere hundert Keime in 15 ccm Blut hatten.

Eucain B.

Röntgenstrahlen.

Bacteriologische Blutuntersuchungen bei chirurgischen Eiterungen.

Hofmeister empfiehlt ein neues Massageverfahren, das in gewissen Fällen, und zwar ganz besonders bei der Hand, als Ergänzung der manuellen Massage dienen soll. Die Methode besteht in der Quecksilbermassage, d. h. in dem rhythmischen tiefen Eintauchen des Gliedes in metallisches Quecksilber. Die Wirkung der Quecksilbermassage ist eine ausserordentlich gleichmässige; der Ein-

Neues Massageverfahren.

fluss auf Schwellung und Gelenksteifigkeit ganz bedeutend. — Mit dem neuen Ersatzmittel für Jodoform, dem Vioform, sind auch in der Schede'schen Klinik sehr günstige Erfahrungen gemacht worden, über die Schmieden ausführlicher berichtet. Das Vioform besitzt die guten Eigenschaften des Jodoforms ohne seine Schattenseiten. Es ist sterilisirbar, ohne dabei zersetzt zu werden oder seiner werthvollen Eigenschaften verlustig zu gehen. Eine vollkommen sichere und sehr einfache Methode zur Sterilisirung und sterilen Aufbewahrung des Catgut will Claudius gefunden haben. Das rohe Catgut wird, aufgespult, in eine wässrige 1%ige Jod-Jodkaliumlösung gebracht. Nach 8 Tagen ist das Catgut gebrauchsfertig, wird aber in derselben Flüssigkeit weiter aufbewahrt. Kurz vor dem Gebrauch wird es mit 3%igem Carbolwasser oder einer indifferenten sterilen Flüssigkeit abgespült. — Vor ungefähr Jahresfrist hatte Braatz, namentlich auf Untersuchungen von Rubner gestützt, die Behauptung aufgestellt, dass die nunmehr seit einem Jahrzehnt überall eingeführten Schimmelbusch-Lautenschläger'schen Desinfectionsapparate auf Grund falscher Principien gebaut und in ihrer Wirkung unzuverlässig seien. Borchardt hat deshalb in der v. Bergmann-schen Klinik eingehende Controlluntersuchungen angestellt und gefunden, dass die betreffenden Apparate alle die Anforderungen erfüllen, die wir heutzutage an einen zuverlässigen Desinfectionsapparat zu stellen haben, vorausgesetzt, dass an Stelle der alten Schimmelbusch'schen Verbandtrommeln besser construirte Einsätze genommen werden. — Nach den von Küttner mitgetheilten klinischen Erfahrungen und nach dem Ausfall des Thierexperimentes ist es zweifellos, dass die Tavel'sche Salzsodalösung wie jede Sodalösung bei subcutaner Verabreichung Gangrän der Haut verursachen kann. Gegenüber der allgemein brauchbaren und auch in höherer Concentration und grosser Menge unschädlichen Kochsalzlösung muss die Tavel'sche Salzsodalösung jedenfalls zurücktreten. — Die Erfahrungen der letzten Jahre haben mit Sicherheit ergeben, dass das Heil der Schusswunden in der möglichst frühzeitigen aseptischen Occlusion liegt. Diese Aufgabe ist auch unter schwierigen Verhältnissen ausführbar, nur muss ein einheitlicher typischer Wundverband in der ersten Linie verwendet werden. Der Trockenverband ist schon wegen seiner unvergleichlichen Einfachheit das Ideal eines Kriegsverbandes. v. Bruns hat vorgeschlagen, die Wunden mit einer antiseptischen Paste — Xeroformpaste — zu schliessen, die zweierlei Eigenschaften haben muss: 1. Wundflüssigkeiten leicht in sich aufzunehmen und in den Deckverband zu leiten; 2. rasch einzutrocknen. Das übrige

Vioform.

Catgut-sterilisirung.

Desinfection unserer Verbandstoffe.

Tavel'sche Salzsoda-lösung.

Erster Verband auf dem Schlachtfelde

Material zum ersten Verbande ist in den Verbandpäckchen enthalten, die sich als unentbehrlich für das Schlachtfeld in modernen Kriegen erwiesen haben. Nur möchte v. Bruns dem Verbandpäckchen noch zwei Streifen von Kautschukheftpflaster beigefügt haben, da die Binde zur Befestigung des Verbandes vielfach unzureichend ist. Zur schonenden Nachbehandlung septischer Operirter empfiehlt Küttner ganz besonders den feuchten Verband. Seine schmerzstillende Wirkung ist ganz eclatant. Ist die acute Entzündung demarkirt, Secretion und Schmerzhaftigkeit geringer geworden, so tritt der Salbenverband in sein Recht, weil er die Haut schont, besser ableitet als ein trockener Verband und für den Kranken den Verbandwechsel erträglicher gestaltet. — Unter Beibringung mehrerer neuer Beobachtungen hat Lotheissen 66 Fälle von Embolie der Lungenarterie nach Verletzungen und operativen Eingriffen zusammengestellt, von denen 55 mit dem Tode endeten. Am häufigsten trat die Embolie nach Fracturen ein. Das gereiftere Alter und das männliche Geschlecht waren bevorzugt. Die Thromben stammten in der Regel aus den Venen der unteren Extremität. — Von 213 Kranken mit genuiner Epilepsie, bei denen die totale und beiderseitige Resection des Halssympathicus vorgenommen wurde, sind nur 8 über 3, 17 seit 1—2 Jahren geheilt geblieben. Wenn auch die Sympathicusresection bisher etwas bessere Resultate geliefert hat als die Behandlung mit Bromsalzen, so kann doch über den Werth dieser neuen Operation noch kein endgültiges Urtheil abgegeben werden. Rasumowsky hatte 9mal Gelegenheit, bei corticaler Epilepsie zu operiren. In dem einen Falle handelte es sich um eine rein traumatische Epilepsie — Heilung über 8 Jahre constatirt —; in einem anderen Falle fand sich eine Porencephalocele — Tod 40 Tage nach der Incision und Drainage. Die übrigen sieben Kranken wurden sämmtlich nach Horsley mit Entfernung von Hirncentren operirt. Die Resultate dieser meist über 3 Jahre beobachteten Fälle waren 2mal sehr gut und dauernd, 1mal weniger gut, 2mal zweifelhaft und 2mal negativ. — Die ausserordentlich günstigen Erfolge, die v. Beck bei der operativen Behandlung der diffusen eitrigen Peritonitis erzielt hat — von 100 Operirten starben 46 —, haben ihn dazu veranlasst, die Perityphlitisoperation nicht einseitig auf den freien Intervall oder den Abscess zu beschränken, sondern sie auch bei der Perityphlitis-Peritonitis rechtzeitig vorzunehmen. Denn durch Abwarten erleben diese Fälle meist weder einen freien Intervall mehr, noch wandeln sie sich zu einem der Operation günstigeren Abscess um. Die Prophylaxis einer diffusen

Nachbehandlung septischer Operationen.

Embolie der Lungenarterie nach Verletzungen und operativen Eingriffen.

Operative Behandlung der Epilepsie.

Trepanation bei corticaler Epilepsie.

Operative Behandlung der diffusen eitrigen Peritonitis.

Peritonitis besteht am besten darin, alle Fälle von Perityphlitis, bei denen Verdacht auf Gangrän und Perforation vorliegt, sofort im Anfall zu operiren und so für die Entfernung des gefährlichen Krankheitsheerdes durch die Resection des gangränösen Wurmfortsatzes Sorge zu tragen. Nach den Darlegungen von v. Hippel ist die Laparotomie auch im Kriege eine nothwendige und nützliche Operation, die sich bei geeigneter Organisation sicher durchführen lässt. Sie ist theils primär, namentlich wegen Blutungen, theils secundär, namentlich bei Peritonitis, indicirt bei den durch das Kleinkalibergeschoss verursachten Bauchverletzungen und bei perforirenden Artillerieverletzungen des Bauches. Der Hauptverbandplatz ist für die Ausführung der Laparotomie nicht der geeignete Ort, nicht sowohl wegen Zeitmangels und Undurchführbarkeit der Asepsis, als vielmehr wegen der meist bestehenden Unmöglichkeit, im geschlossenen Raum zu operiren, und wegen der Nothwendigkeit eines Transportes nach der Operation. Die Laparotomie soll deshalb im Feldlazareth ausgeführt werden, in das die Verletzten direct zu transportiren sind. — Die practische Verwerthbarkeit der Netzplastik beschränkt sich nach Hermes auf folgende Fälle: 1. zur Unterstützung der Nahtlinie bei Organen der Bauchhöhle, wenn irgend welche Bedenken bezüglich der Sicherheit der Nahtanlegung bestehen; 2. bei Anwendung des Murphyknopfes, wenn aus irgend welchen Gründen die Bauchhöhle tamponirt werden soll; 3. bei Defecten des Magen-Darmtractus, die auf anderen Wegen nicht zum Verschluss gebracht werden können. — Nach den Erfahrungen von Lanz werden die Gefahren der Taxis noch immer sehr unterschätzt, indem die schwere Schädigung einer eingeklemmten Darmschlinge allzusehr der Einklemmung als solcher, viel zu wenig der Malträtirung durch die Taxis in die Schuhe geschoben wird. Bei der gegenwärtigen Entwickelung der chirurgischen Technik und bei der Sicherheit unserer aseptischen Wundbehandlung sollte bei jeder incarcerirten Hernie sofort die Herniotomie und im Anschluss daran die Radicaloperation vorgenommen werden. Der trotz strengster aseptischer Maassnahmen noch immer häufig gestörte Wundverlauf nach Herniotomieen gestaltet sich nach den Erfahrungen von Samter dann ausserordentlich günstig, wenn man eine mässige Wundcompression mit einer mechanischen Fixirung im Bereiche des Operationsgebietes — Schiene vom Nabel bis zum Knie — combinirt. Es wird dadurch die Ansammlung von Wundsecret in der Tiefe verhütet und gleichzeitig der mechanische Schutz der Hautnaht, sowie der Wundverklebung in der Tiefe erreicht. — Die Ver-

Laparotomie im Kriege.

Practische Verwerthbarkeit der Netzplastik.

Weg mit der Taxis!

Wundverlauf nach Bauchoperation.

Verfahren, um Fremdkörper aus dem unteren Theil der Speiseröhre vom Magen aus zu entfernen.

fahren, die uns heute zur Entfernung von Fremdkörpern aus dem unteren Oesophagusabschnitt vom Magen her zu Gebote stehen, sind nach v. Hacker folgende: 1. das Verfahren des Fingereinbindens nach Wilms, eine wesentliche Verbesserung des früher sehr unsicheren Einstülpungsverfahrens; 2. das Verfahren der Instrumenteneinführung durch eine kleine Oeffnung des vorgezogenen Magens; 3. das Verfahren der Handeinführung in den vorgezogenen geöffneten Magen; 4. das Verfahren der Handeinführung in den provisorisch herausgenähten und eröffneten Magen. — Hofmeister hat mit Erfolg in 2 Fällen eiserne Fremdkörper mittels des grossen Hirschberg-schen Handmagneten aus der Harnblase entfernt. Der mit einer gebogenen Eisensonde, in Form eines kurzschnabeligen Katheters, versehene Magnet kann seine Wirkung nur dann mit Erfolg ausüben, wenn der Fremdkörper in der Blase freibeweglich ist. — In den Fällen von periostaler Sehnenverpflanzung, in denen der verpflanzte Muskel zu kurz, oder auch die Sehne des kraftspendenden Muskels sehr dünn war, hat Lange mit bestem Erfolge seidene Sehnen verwandt. Die seidene Sehne und mit ihr der kraftspendende Muskel dürfen rücksichtslos in stärkste Spannung versetzt werden, ohne dass eine Nekrose zu befürchten ist. Lange hat bisher 56mal seidene Sehnen bei seinen Sehnenverpflanzungen verwendet; alle 56 Sehnen sind primär eingeheilt, obgleich einzelne 20 cm lang waren. Die künstlichen Sehnen genügen allen Ansprüchen. Vertrauen zur Dauerhaftigkeit kann man nur dann haben, wenn die seidene Sehne von echtem Sehnengewebe umwachsen wird, das nach einer eventuellen Ausstossung der Seidenfäden die Functionen der Sehne allein übernehmen kann. — Gelingt es uns, bei der so häufigen Thrombophlebitis des Unterschenkels die hohe Unterbindung, besser Resection der Saphena auszuführen, ehe sie thrombosirt ist — das wird sich in der Mehrzahl der Fälle ermöglichen lassen —, mit nachfolgender Auslösung der phlebitischen Unterschenkelvenen, so genügen wir einer dreifachen Indication: die Gefahr des Fortschreitens der Thrombose mit ihren Folgen, die locale Erkrankung am Unterschenkel, und das Grundleiden, die Varicen mit ihren möglichen Folgen werden beseitigt. In diesem Sinne erscheint W. Müller die Thrombophlebitis bei Unterschenkelvaricen nicht, wie meist angenommen wird, eine Gegenindication, sondern eine Indication zu den modernen Varicenoperationen zu sein. — Nach den Erfahrungen von Samter darf die Exarticulatio pedis gegenüber der Amputatio cruris mit dem Zirkelschnitt als eine empfehlenswerthe Operation bezeichnet werden, die indicirt erscheint, wenn die Pirogoff'sche

Elektromagnet zur Entfernung eiserner Fremdkörper aus der Harnblase.

Seidene Sehnen.

Operative Behandlung infectiöser und benigner Venenthrombosen.

Exarticulatio pedis mit dem Zirkelschnitt.

resp. Syme'sche Operation entweder technisch nicht ausführbar ist, oder sonstige Bedenken hinsichtlich der Ernährung des Fersenlappens bestehen. — In einem Aufsatze über die Behandlung und Operation der Muskelbrüche hebt Steudel hervor, dass, wenn auch bei plötzlich entstandenen Muskelbrüchen die conservative Behandlung einige Aussicht bietet, doch auch hier die operative Abtragung des Muskelbruches mit nachfolgender Fasciennaht gerechtfertigt ist. Die Nachbehandlung nach der Operation besteht in einem gefensterten Gipsverband. Nach den Untersuchungen von Schulz haben alle bisher in der Litteratur beschriebenen Fälle von Myositis ossificans traumatica ihren Ursprung vom Periost genommen. Das rapide und ausgedehnte Wachsthum der Tumoren, wie auch der bei sonst grosser Ausbreitung kleinbasige Zusammenhang mit dem Knochen sind kein Beweis gegen die periostale Genese, weil vom Perioste ausgehende Knochenneubildungen vorkommen, die eine gewöhnlichen Exostosen fremde, erhöhte Wachsthumsenergie und dabei nur kleine Verbindungen mit dem Knochen besitzen können. In der v. Bruns'schen Klinik kamen im Laufe der Jahre 5 Fälle von traumatischen Exostosen zur Beobachtung; die Ursache der Knochenneubildung war stets in einer einmaligen äusseren Gewalteinwirkung gegeben. Ob man berechtigt ist, die Tumoren unter die echten Neubildungen zu rechnen, ist nach Schuler's Ansicht noch zweifelhaft. Es bleibt ferner unentschieden, ob die Tumoren eines vollständigen spontanen Rückganges fähig sind. Sicher ist dagegen, dass die Knochentumoren nach ihrer rapiden Entwickelung in ein stationäres Stadium eintreten können, dass sich ferner in der Knochenwunde nach der Operation Recidive auszubilden pflegen. Mit Rücksicht darauf ist Schuler trotz der zufriedenstellenden Operationsresultate geneigt, nicht mehr die Forderung aufrecht zu erhalten, dass überall und unter allen Umständen operirt werden muss. — Nach den Erfahrungen von Thommen hat die frühzeitige Operation bei schweren Bauchcontusionen, die ja thatsächlich oft Läsionen des Magen-Darmtractus ernster Natur bedingen, ihre wohlbegründete Berechtigung. Eine Reihe von Beobachtungen und Thierexperimenten zeigen, dass Darmperforationen nach Bauchcontusionen schneller von tödtlicher Peritonitis gefolgt sind, als solche ohne Bauchcontusion. Thommen nimmt an, dass die functionellen Schädigungen des Bauchfells — Störung der Resorptionsthätigkeit, Beeinträchtigung der antibacteriellen Eigenschaften —, die durch die Contusion hervorgerufen werden, den schweren Verlauf bedingen. Nach den statistischen Untersuchungen v. Würthenau's tritt in

Muskelbrüche.

Sog. traumatische Myositis ossificans.

Traumatische Exostosen.

Bauchcontusionen.

Behandlung penetrirender Bauchwunden.

der Kriegspraxis bei den penetrirenden und perforirenden kleinkalibrigen Gewehrschussverletzungen des Abdomens die exspectativ-operative, bei grosskalibrigen die operative Behandlung durch Laparotomie in den Vordergrund. Die Laparotomie ist bei Unterleibsverletzten mit beginnender Peritonitis oder Anzeigen innerer Verblutung grundsätzlich in jedem Fall vorzunehmen. Bei Bauchschussverletzten mit Friedenswaffen ist die möglichst baldige Laparotomie angezeigt, auf jeden Fall jedoch sofort bei Sicherstellung der Diagnose auf Perforation vorzunehmen. Der exspectativen Behandlung Bauchverletzter der Friedenspraxis in leichten Fällen, namentlich bei Stichverletzungen, gebührt nur dann der Vorzug, wenn die Möglichkeit geboten ist, bei eventuell beginnender Peritonitis oder drohender innerer Verblutung in jedem Zeitpunkte sofort zur Laparotomie zu schreiten. — Die primäre Knochennaht hat ihre hauptsächlichste Bedeutung bei complicirten Fracturen; bei nicht complicirten Fracturen soll sie nach der Meinung von Völcker nur unter ganz bestimmten Indicationen zur Ausführung kommen. Wie sie allgemein zugelassen ist bei Fracturen der Patella, des Olecranon und des Kiefers, so kommt sie in Frage bei Diaphysenfracturen der Extremitäten, die durch die sonst gebräuchlichen Methoden nicht in guter Stellung zu erhalten sind, besonders wenn es sich um jugendliche Individuen handelt. Schräg- und Rotationsbrüche des Unterschenkels, des Oberarms, sowie Fracturen der Vorderarmknochen sind in erster Linie hierher zu zählen. Auch bei Interposition von Weichtheilen und bei zweifachen Brüchen einer Extremität ist die primäre Knochennaht indicirt. Für die Behandlung der Oberschenkel- und Oberarmfracturen Neugeborener und kleiner Kinder benutzt Dollinger abnehmbare Gipsschienen, die aus zehn Lagen feuchter Gipsbinden hergestellt werden. Die Vorzüge dieser Verbandmethode, namentlich bei Oberschenkelfracturen, bestehen darin, dass die Neugeborenen mit dem Verbande herumgetragen und bequem gestillt werden können. Grössere Kinder brauchen nicht fortwährend zu liegen, sondern können einen Theil des Tages sitzend verbringen. Der Hauptvortheil aber ist der, dass die Bruchenden vollkommen gut adaptirt und fixirt sind, so dass man mit Sicherheit auf Consolidation ohne Verkürzung und in gerader Stellung rechnen kann. — In der König'schen Klinik kamen 3 Fälle von Blutergelenken zur Beobachtung, die von Mermingas eingehend beschrieben werden. Die charakteristischen Merkmale dieser Erkrankung sind: Entstehung ohne vorherige Schädigung oder nach ganz leichtem Trauma; Befallenwerden eines oder beider Knie-

Behandlung der Fracturen mit primärer Knochennaht.

Behandlung der Oberschenkel- und Oberarmfracturen Neugeborener und kleiner Kinder.

Blutergelenke.

gelenke; zunächst keine oder nur vorübergehende functionelle Störungen; grosse Neigung zu Recidiven im gleichen oder in anderen Gelenken; Verdickung des Gelenkes mit oder ohne Schmerzen, zu der sich eine mehr oder weniger entwickelte Bewegungsbeschränkung gesellt; Stellungsanomalieen im Sinne der Subluxation und der Valgus- resp. Varusstellung. Die Therapie besteht in der Immobilisation des Gelenkes in möglichst günstiger Stellung. — Im Gegensatze zu den meisten Infectionen, die mit localen Schmerzen an der Infectionsstelle beginnen, setzt das Erysipeloid, wie Tavel auf Grund seiner Untersuchungen hervorhebt, ziemlich plötzlich mit einer schmerzhaften Schwellung und intensiven Röthung der ganzen Nachbarschaft ein. Das echte Erysipeloid vereitert nicht und unterscheidet sich dadurch von den meisten gewöhnlichen Strepto- und Staphylokokkeninfectionen. Das Erysipeloid kriecht in die Tiefe, ähnlich wie das Erysipel in der Haut. Im Gegensatze zu letzterem macht es nicht tägliche oder periodische Invasionen, sondern ergreift ziemlich rasch ein gewisses Gebiet, um dann da eine Zeitlang festzusitzen. In den leichteren Fällen ist das Allgemeinbefinden nicht betheiligt. Bei entsprechender Behandlung — absolute Ruhe des Gliedes in Hochlagerung, locale Applicationen von Ungt. cinereum und Ichthyol — verläuft die Krankheit ziemlich rasch. Einen guten Ueberblick über die bisher erzielten therapeutischen Erfolge beim Tetanus gibt Vallas. Den grössten Werth misst er der prophylaktischen Serumtherapie bei. Bei systematischer Anwendung derselben würde der Tetanus gerade so aus der menschlichen Pathologie verschwinden, wie die Pocken nach der Vaccination. Da eine allgemeine Präventivimpfung bei der grossen Seltenheit des Tetanus nicht angängig ist, muss sie auf die Fälle von verdächtigen, d. h. also stark gequetschten, mit Erde oder anderen Fremdkörpern verunreinigten Wunden beschränkt bleiben. Auch bei der Behandlung des ausgebrochenen Tetanus bildet die Serumtherapie noch immer das beste Hülfsmittel, namentlich in chronischen Fällen mit langsamer Entwickelung. Am besten sind subcutane Injectionen; ausnahmsweise kann das Serum auch intravenös injicirt werden. Die cerebralen und subarachnoidealen Injectionen nützen nichts und sind direct gefährlich. Chloral und Carbolsäure sind symptomatische Mittel, die namentlich gegen die Contracturen wirken. Bisher ist in 6 Fällen nach subcutanen Gelatineinjectionen Tetanus beobachtet worden. In 4 von diesen Fällen entstand an der Injectionsstelle Gangrän, in einem Falle nur ein kleiner Abscess, in dem 6. Falle wurde nur ein vorübergehendes Erythem an der Injectionsstelle

Erysipeloid.

Behandlung des Tetanus.

Tetanus nach Gelatine-injectionen.

beobachtet. In allen Fällen trat der tödtliche Tetanus 5—7 Tage nach der Injection auf. Diese Tetanusinfectionen nach Gelatineinjectionen beruhen auf einer fehlerhaften, nicht genügenden Sterilisation der Gelatine. Nach den Untersuchungen von Krause wird durch fractionirte Sterilisation der Gelatinelösung an 5 auf einander folgenden Tagen je eine halbe Stunde im strömenden Dampfe bei 100° C. eine absolut sichere Gelatinelösung gewonnen. Auf Grund von 60 eigenen Beobachtungen von menschlicher Aktinomykose hält v. Baracz daran fest, dass der Strahlenpilz als eine einheitliche specielle Pilzart betrachtet werden muss. Er dringt in den menschlichen Organismus nicht durch die Zähne ein, sondern nur durch die Schleimhaut des Verdauungs- oder des Respirationstractus; ausnahmsweise dringt er durch die Cutis ein. Den Ueberträger des Pilzes bilden pflanzliche Fremdkörper im trockenen Zustande, meistentheils Getreidegrannen, Strohfragmente, die mit den Sporen des Pilzes inficirt sind und in den Magen gelangen oder durch die Luft aspirirt werden. Die operative Therapie der Aktinomykose dürfte sich auf breite Incision, Excochleation und antiseptische Tamponade der äusseren, leicht zugänglichen Heerde beschränken; hierzu kommen parenchymatöse Einspritzungen von Jodtinctur oder 20 %iger Lapislösung. Auf Grund von 7 Fällen von Infectionen mit gasbildenden Bacterien, die Albrecht in der Gussenbauer'schen Klinik beobachtete, kommt er zu dem Schlusse, dass diese Infectionen bei Operationen, die unter allen Cautelen der Aseptik und Antiseptik ausgeführt werden, durch Zimmerstaub zu Stande kommen können. Bei Reininfectionen beobachtet man vorwiegend Intoxicationserscheinungen; bei Mischinfectionen entsteht in solchen Fällen das typische Bild des Gasbrandes. Die einzige therapeutische Maassnahme besteht in solchen Fällen darin, dem Eiter ungehinderten Abfluss zu verschaffen. Unter kritischer Würdigung der bisher vorliegenden Untersuchungen sucht Stolz die Frage zu beantworten, welchen Mikroorganismen in der Aetiologie der Gasphlegmone des Menschen eine Rolle zukommt. Das Ergebniss seiner Untersuchungen fasst er dahin zusammen, dass der Welch-Fränkel'sche Gasbacillus — ein anaërober, unbeweglicher Buttersäurebacillus — in der Aetiologie der Gasinfectionen die Hauptrolle spielt. Auf die einzelnen anderen in Betracht kommenden Mikroorganismen entfallen bis jetzt nur ganz vereinzelte Beobachtungen. — In der Heidelberger chirurgischen Klinik sind in den letzten Jahren 8 Fälle von miliarer Impftuberculose nach Exstirpation tuberculöser Lymphomata colli beobachtet worden. Trotz dieser allerdings vollkommen

Aktinomykose des Menschen.

Infectionen mit gasbildenden Bacterien.

vereinzelt dastehenden Beobachtungen steht Wittmer auf dem Standpunkte, dass die Exstirpation die wirksamste und empfehlenswertheste Behandlungsmethode der Lymphomata colli ist, die grundsätzlich angestrebt werden muss. Die Exstirpation ergibt 52,4—54,0 % Dauerheilungen. An einem sehr grossen Krankenmaterial hat Finkelstein Untersuchungen über die Tuberculose der Lymphdrüsen angestellt. Bei bereits verlötheten, sehr grossen und zerfallenen Drüsen ist ein Erfolg nur von der operativen Behandlung zu erwarten. Von localen Mitteln wirkt nur Wärme gut. Dagegen bewirken Injectionen von Tuberculin, Arsen, Chlorzink, Argent. nitric. eine Beschleunigung des Zerfalls, aber keine Resorption der Geschwülste. Die Enucleation ist mit möglichster Sorgfalt vorzunehmen, und zwar nach vorheriger Freilegung der Vene. — Während die Behandlung des Rankenangioms mit Alkoholinjectionen vielfach lebhaften Anklang gefunden hat, so ist andererseits über die Erfolge dieses Schwalbe'schen Verfahrens bei gewöhnlichen Angiomen recht wenig bekannt geworden. Honsell möchte deshalb die Aufmerksamkeit von neuem auf diese in ihrer Technik so ausserordentlich einfache Behandlungsweise inoperabler tiefsitzender Angiome lenken, und zwar an der Hand eines Falles der Tübinger chirurgischen Klinik, bei dem die Schwalbe'schen Injectionen in consequenter Weise und mit unerwartet gutem Erfolge durchgeführt worden sind. Bekanntlich hat Leser kürzlich behauptet, dass das Auftreten von Angiomen eine gewöhnliche Begleiterscheinung des Carcinoms sei. Auf Veranlassung von Angerer hat Gebele die Leser'schen Angaben nachgeprüft und gefunden, dass sich das Auftreten von Angiomen diagnostisch nicht verwerthen lässt; keinesfalls lässt sich daraus ein Symptom für Carcinom construiren. Labhardt hat interessante Untersuchungen über die Dauerheilungen des Krebses angestellt, die ihn zu folgenden Schlussfolgerungen geführt haben: Von den an Carcinomen operirten Patienten, die gesund ins 4. Jahr nach der Operation eingetreten sind, erkrankt noch ein erheblicher Procensatz an Recidiven, und zwar meist an Narbenrecidiv. Diejenigen Carcinome, die am meisten zu Spätrecidiven neigen, sind die, die schon an und für sich einen langsameren, relativ benignen Verlauf haben, d. h. die Scirrhen. Die Spätrecidive verdanken ihre Entstehung Theilen der Geschwulst, die bei der ersten Operation zurückgelassen wurden. Jemand, der einmal an einem Carcinom operirt wurde, bleibt für die Dauer seines Lebens in Gefahr, ein Recidiv zu bekommen; allerdings nimmt die Wahrscheinlichkeit mit den Jahren immer mehr ab.

Tuberculose der Lymphdrüsen.

Alkoholinjectionen bei inoperablen Angiomen.

Zusammenhang der Angiome mit Carcinom.

Dauerheilungen des Krebses.

Geheilte Schädelschüsse.

Specielle Chirurgie. Kopf. Es ist jetzt ziemlich sichergestellt, dass man beim Eindringen kleiner Geschosse, deren propulsive Kraft nicht so gross ist, der 5-, 6- und selbst 9 mm-Geschosse ins Gehirn, am besten thut, für rasche Heilung der Wunde durch Vermeidung jeder Infection zu sorgen und die Kugel im Hirn einheilen zu lassen. v. Bergmann hat kürzlich 3 sehr instructive Fälle dieser Art mitgetheilt, die zugleich auch die grossen Schwierigkeiten zeigen, ein Geschoss, das nahe dem Knochen an der Schädelbasis sitzt, zu entfernen, selbst nach genauester Ermittelung seines Sitzes durch die Röntgenstrahlen. Das Feld der chirurgischen Behandlung von Hirngeschwülsten ist nach v. Bergmann's Meinung verhältnissmässig eng. Es beschränkt sich auf die Centralwindungen. Hier gibt es sichere Diagnosen und dauernde Heilungen. 3 allerdings ungünstig ausgegangene Fälle werden vom Verfasser mitgetheilt. Verlässt man dieses dem Scalpell und Trepan eroberte Gebiet, so muss man auf überraschende Irrungen und folgenschwere Fehlschlüsse gefasst sein. Am besten geglückt sind hier noch die Eingriffe bei Tumoren des Stirnhirns. Ein günstig verlaufener Fall wird ausführlich mitgetheilt. Lexer berichtet aus der v. Bergmann'schen Klinik über 15 Fälle von Exstirpation des Ganglion Gasseri. 12 Kranke sind vollkommen genesen, darunter 9 ohne Störungen am Auge. Für die schweren Trigeminusneuralgieen, die mit weniger gefährlichen Eingriffen nicht zu beherrschen sind, bleibt Krause's Operation als das letzte, zwar gefährliche, aber in den meisten Fällen mit vollem Erfolg gekrönte Mittel. Im ganzen betrug die operative Mortalität von 201 Operationen 17%; von den Ueberlebenden können 93,4% als dauernd geheilt angesehen werden. Die Gersuny'schen Vaselininjectionen sind in der v. Angerer'schen Klinik bei 5 Kranken mit Sattelnasen mit stets zufriedenstellendem Erfolge angewendet worden. Die Prothesen wurden, wie Wassermann hervorhebt, ca. 1 Monat nach ihrer Bildung knorpelhart und zeigten während der ganzen Zeit weiterer Beobachtung weder Veränderung der Consistenz, noch Schwund der Masse oder irgendwelche Verschiebung und Senkung. Auf Grund eines grossen Krankenmateriales hebt Janowsky hervor, dass die Lippenkrebsoperationen zur Zahl der ungefährlichen gehören und die Heilungsbedingungen der Operationswunden so günstig sind, dass die grösste Zahl derselben im Zeitraum von 9—15 Tagen per primam heilt. Die Lymphdrüsen der Submental- und Submaxillarregion müssen in jedem Falle mit entfernt werden; auch vor der Resection des Unterkiefers darf man gegebenen Falles nicht zurückschrecken. End-

Casuistik operativer Hirntumoren.

Exstirpation des Ganglion Gasseri.

Kosmetische Behandlung von Sattelnasen mit Vaselininjectionen.

Lippenkrebs.

gültige günstige Heilungsresultate beobachtete Janowsky in 49% seiner Fälle. In der v. Bergmann'schen Klinik sind während eines 10jährigen Zeitraumes 118 Patienten mit Geschwülsten des Oberkiefers aufgenommen worden (53 Carcinome, 34 Sarkome, 14 Epuliden etc.). Ueber 87 Kranke, die operirt wurden, berichtet Stein. 47mal wurde die Totalresection eines Oberkiefers vorgenommen: operative Mortalität 7 = 14,8%; Dauerheilungen 6 = 12,5%. Die Dauerheilungen betrafen nur Sarkomfälle. 23mal wurde die partielle Resection vorgenommen: 1 Kranker starb im Anschluss an die Operation, 12 wurden dauernd geheilt. Trotz der ungünstigen Endergebnisse vertritt Stein die Meinung, dass man einem Kranken mit bereits vorgeschrittener bösartiger Geschwulst des Oberkiefers die Operation anrathen soll. Dass die Operation der angeborenen Gaumenspalte womöglich in einer Sitzung vorgenommen werden soll, wird jetzt wohl allgemein anerkannt; Zweifel herrschen dagegen noch immer, in welchem Lebensalter man am besten operirt. Nach den von Kassel mitgetheilten Erfahrungen aus der v. Mikulicz'schen Klinik sprechen eine Menge, nicht zum geringsten auch pädagogische Gründe dafür, die Kinder so früh, als es ohne besondere Gefahr möglich und auch technisch gut ausführbar ist, zu operiren, womöglich noch bevor die Sprache in ihrer geistigen Entwickelung eine allzu grosse Rolle spielt. Man wird allen Postulaten wohl am besten gerecht, wenn man die Operation im Alter zwischen 2—4 Jahren ausführt, je nachdem die Kinder körperlich und geistig mehr oder weniger entwickelt sind.

Operation der Geschwülste des Oberkiefers.

Operative Behandlung der angeborenen Gaumenspalte.

Hals. Die Bezeichnung „Caput obstipum" will Völcker für das Krankheitsbild reservirt wissen, das durch eine fibröse Contractur des M. sternocleidomastoideus und eine skoliotische Schiefheit des Gesichts- und Gehirnschädels gekennzeichnet ist, häufig angeboren vorkommt, jedenfalls aber nie nach vollendetem Wachsthum auftritt. Nach seinen Untersuchungen erklärt Völcker das Caput obstipum für eine intrauterine Belastungsdeformität. Die Annahme einer durch intrauterine Raumbeengung bedingten intrauterinen Ischämie durch Druck der Schulter auf den Hals bietet für alle Schwierigkeiten der Erklärung des angeborenen Schiefhalses eine befriedigende Lösung. Eine sehr eingehende Arbeit über die Anatomie und Klinik der Struma maligna verdanken wir Ehrhardt. Bezüglich der Therapie kommt er zu dem Schlusse, dass die einzige Behandlungsart des malignen Kropfes, die Aussicht auf radicale Heilung bietet, die operative ist, d. h. die Entfernung des malignen Neoplasmas. Die neuere Casuistik bietet eine ganze Reihe von Operationsfällen, die länger als 4 Jahre recidivfrei geblieben sind.

Caput obstipum.

Anatomie und Klinik der Struma maligna

Unter Mittheilung einer einschlägigen Beobachtung hebt v. Hacker hervor, dass bei den schweren circulären Narbenstricturen der Trachea das beste Resultat erreicht wird durch die Excision der verengten Stelle der Trachea und die vollständige circuläre Naht der Enden in einem Acte. Als Nahtmateriel hat sich Catgut bewährt. Wo es möglich ist, empfiehlt sich vor der Resection die Ausführung der Tracheotomie an tieferer Stelle. Die Ausführung der Operation ist am besten in hängender Kopflage vorzunehmen.

Resection der Luftröhre.

Die Halsrippen machen in der überwiegenden Mehrzahl der Fälle keine Erscheinungen. Wenn aber Symptome auftreten, so sind es Circulationsstörungen durch die Nachbarschaft zur Subclavia oder Plexussymptome. Die letzteren Fälle sind nach den Erfahrungen von Borchardt die für einen chirurgischen Eingriff dankbarsten und geeignetsten. Man soll dann operiren, womöglich ehe sich Atrophieen entwickelt haben. Zu beachten ist, dass Halsrippen auch mit anderen Nervenkrankheiten combinirt vorkommen, besonders mit Syringomyelie.

Symptomatologie der Halsrippen.

Thorax. Nach einwandsfreien Erfahrungen, die in der v. Brunsschen Klinik gesammelt worden sind und über die Küttner berichtet, ergibt sich, dass jedes Mammacarcinom, bei dem bereits vergrösserte Supraclaviculardrüsen fühlbar sind, eine absolut ungünstige Prognose gibt, dass auch bei gründlichster Operation nicht die geringste Aussicht auf eine dauernde Heilung besteht. Die prophylaktische Ausräumung der Supraclaviculardrüsen, wie sie z. B. Halsted empfiehlt, eventuell sogar mit Resection des Schlüsselbeines, ist keine berechtigte Operation.

Operation des Brustkrebses bei vergrösserten Supraclaviculardrüsen.

Um die Lunge bei chronischem Empyem wieder functionsfähig zu machen, ist von Fowler, Delorme u. a. die Methode der Decortication angegeben worden, d. h. die Lunge wird durch Abschälen der pleuritischen Schwarten zur Wiederentfaltung und die Empyemhöhle dadurch zum Schlusse gebracht. Kurpjuweit hat aus der Litteratur 51 solcher Decorticationsfälle zusammengestellt und berichtet ausserdem über 5 gleiche von Garrè ausgeführte Operationen. In über der Hälfte der Fälle wurde Heilung, resp. Besserung erzielt. Es empfiehlt sich deshalb in jedem Falle von chronischem Empyem die Decortication zu versuchen.

Decortication der Lunge bei chronischem Empyem.

Jordan stellt für die Behandlung veralteter Empyeme auf Grund seiner Erfahrungen folgende Sätze auf: Bei wirklich veralteten Empyemfisteln ist in der grössten Mehrzahl der Fälle nur durch die Schede'sche Thoraxresection Heilung herbeizuführen. Die Resection muss radical durchgeführt werden, soll sie erfolgreich sein; partielle Eingriffe sind zwecklos. Findet sich die Pleura pulmonalis schwartig degenerirt, so soll sie

Thoraxresection bei Empyemfisteln.

in jedem Falle, zur möglichsten Unterstützung des Erfolges, excidirt resp. gespalten werden (Combination der Thoraxresection mit der Entrindung der Lunge). Die Entrindung der Lunge allein ist in ihrem Erfolge unsicher. Bei tuberculösen Empyemfisteln sind operative Eingriffe nur in besonders günstigen Fällen angezeigt. Enderlen hat mit Erfolg ein verschlucktes Gebiss aus dem Oesophagus auf dem Wege durch das hintere Mediastinum entfernt. Der Ausführung der Operation vom hinteren Mediastinum aus sind enge Grenzen gezogen; sie ist im wesentlichen beschränkt auf Fremdkörper, die auf keine andere Weise zu entfernen sind oder die den Oesophagus bereits perforirt haben, sowie auf die sehr seltenen Divertikel im unteren Theile des Oesophagus, falls sie einer palliativen Behandlung trotzen und nicht Verwachsungen unüberwindliche Hindernisse bieten. Der Operation am Oesophagus ist die Gastrostomie vorauszuschicken. Einen klinisch und pathologisch-anatomisch genau untersuchten Fall von subacut verlaufender traumatischer Herzruptur mit Tod am 9. Tage theilt Ebbinghaus mit. Er gibt im Anschluss an seine Beobachtung einen Beitrag zur Lehre von den traumatischen Erkrankungen des Herzens. Schwere Contusionen des Thorax, vor allem von dessen linker Seite, können zur Herzruptur führen, und zwar bei genügender Elasticität des Thorax ohne gröbere Verletzungen der Brustwand. Die Rupturen können als Analogon zu den Ueberstreckungsbrüchen anderer Organe (Schädeldach, Niere, Milz) zunächst als incomplete Risse die endocardialen Partieen der Herzwand betreffen und von hier aus im Laufe von Tagen durch Einwühlen des Ventrikelblutes in die Herzwand und dadurch bedingte Schädigung derselben allmählich complet werden. Mit dem Aufhören von anfangs bestehenden unbestimmten Herzerscheinungen ist keineswegs jede Gefahr beseitigt. Die allmähliche Erweiterung des Risses kann ohne deutliche klinische Symptome geschehen. — Bei der Spina bifida müssen wir vom klinischen Standpunkte aus 3 Arten unterscheiden: die Myelocele, die Myelocystocele, die Meningocele. Wie Bockenheimer hervorhebt, steht v. Bergmann jetzt auf dem Standpunkte, alle 3 Formen der Spina bifida zu operiren, und zwar so bald als möglich, soweit sich die Operation mit dem Allgemeinzustand vereinbaren lässt. Fälle mit schweren Missbildungen und mit ausgedehnten Lähmungen sind natürlich von der Operation ausgeschlossen. Die operativen Ergebnisse waren verhältnissmässig günstig, weniger die endgültigen Resultate. Für die Radicaloperation der Spina bifida empfiehlt G. B. Schmidt folgende neue Methode: Freilegung der Cyste, Involution des Sackes

Chirurgie des hinteren Mediastinum.

Traumatische Erkrankungen des Herzens.

Spina bifida.

Radical-operation der Spina bifida.

und Verschluss der Knochenlücke. Der Sack wird nicht eröffnet oder excidirt, sondern nur durch Punction entleert, in toto aber erhalten und zum Verschluss der Knochenlücke benutzt. Ueber eine verhältnissmässig reichhaltige Casuistik in der Rückenmarkschirurgie verfügt der leider verstorbene Eugen Hahn. Nach seinen Erfahrungen beantwortet er die sehr schwierige Frage, ob man überhaupt und in welchen Fällen und wann man bei Compressionsfracturen der Wirbelsäule operiren soll, dahin: bei Bogenfracturen so früh wie möglich, bei Durchquetschungen nach Körperfracturen mit Luxationen gar nicht, bei Compressionsfracturen, die sich durch Gibbusbildung documentiren, wenn innerhalb einer Reihe von Monaten keine Besserung eintritt. Alle intramedullaren Tumoren bezw. Erkrankungen müssen von jedem Operationseingriff ausgeschlossen werden. Es bleiben daher nur die subduralen und extraduralen Erkrankungen für operative Eingriffe übrig.

Rückenmarkschirurgie.

Bauch. Nach den Erfahrungen Heuck's sollte in allen Fällen von sehr starken Verätzungen der Speiseröhre und des Pylorus, bei denen die Stauung des Mageninhaltes auf einen völligen Verschluss hindeutet, sofort mit der Jejunostomie auch die Gastroenterostomie gemacht werden, weil dadurch der Magen am besten drainirt wird und weil bei so intensiver Verätzung der Pförtner später wohl nie wieder weit genug werden wird. Die hintere Gastroenterostomie zu machen anstatt der vorderen, dürfte wohl unter allen Umständen sich empfehlen, damit man später bei der etwaigen Gastrostomie zur retrograden Dilatation nicht durch sie behindert ist. Petersen und Machol berichten über 104 Kranke mit gutartigen Magenaffectionen, die in der Heidelberger chirurgischen Klinik operirt wurden. Es wurden ausgeführt 80 Gastroenterostomieen (5 †), 11 Pyloro- resp. Duodenoplastiken (1 †), 4 circuläre Pylorusresectionen (2 †), 7 Excisionen bei Ulcus (3 †). Die wichtigsten Symptome, die zur Operation drängten, waren Pylorus- bezw. Duodenalstenosen (79 Fälle), Gastralgieen (18 Fälle), Blutungen (5 Fälle). 11 Kranke = 9,5% starben im Anschluss an die Operation. Die Indicationen zu einem operativen Eingreifen bei gutartigen Magenerkrankungen sind folgende: 1. Absolute Anzeigen: a) Pylorusstenosen mit schwerer mechanischer Insufficienz, stetem Sinken des Körpergewichts u. s. w.; b) acute Blutungen; c) Verdacht auf Carcinom. 2. Relative Anzeigen (d. h. eintretend nach vergeblicher sachgemässer und consequenter interner Behandlung): a) atonische mechanische Insufficienz schweren Grades; b) schwere Gastralgieen und unstillbares Erbrechen (bei frischem Ulcus, Ulcus-

Verätzungen der Speiseröhre und des Magens.

Operative Therapie der gutartigen Magenkrankheiten.

narbe, Perigastritis, Adhäsionen); c) chronische Blutungen. Nach den Erfahrungen, die Schloffer aus der Wölfler'schen Klinik mittheilt, ist bei den gutartigen, nicht complicirten Erkrankungen des Magens — Ulcus ventriculi, entzündlichem Pylorustumor, narbiger Pylorusstenose — die Gastroenterostomie als operatives Normalverfahren zu betrachten. In Ausnahmefällen kann die Pyloroplastik an die Stelle der Gastroenterostomie treten. Ist die Pylorusstenose mit Sanduhrmagen combinirt, so müssen beide Magensäcke mit dem Darm, entweder direct oder indirect, in Communication gesetzt werden. In Bezug auf die Technik der Gastroenterostomie empfiehlt Schloffer die Gastroenterostomia antecolica anterior, die bei gutartigen Erkrankungen immer mittels der Naht ausgeführt und mit der Braun-schen Anastomose combinirt wird. Von im ganzen 21 Totalexstirpationen des Magens wegen maligner Erkrankung endeten nach den Angaben v. Herczel's nur 4 infolge der Operation mit dem Tode. Ueber die Endresultate kann man noch nichts Sicheres aussagen. Jedenfalls hat der Magen keine unersetzlichen Functionen; bei ausgebreiteter carcinomatöser Degeneration ist deshalb unter bestimmten Verhältnissen die Totalexstirpation gerechtfertigt. Auf Grund von 264 eigenen Beobachtungen von Magencarcinom hat Kroenlein ausgerechnet, dass das Magencarcinom ohne Operation durchschnittlich nach 1 Jahre zum Tode führt. Die Gastroenterostomie verlängert das Leben des Carcinomkranken durchschnittlich um 3 Monate, die Gastrektomie, sofern sie von Recidiv gefolgt ist, durchschnittlich um 17½ Monate. Von den 13 noch lebenden Gastrektomirten waren 1 seit 8, 1 seit 4, 2 seit 3, 3 seit 2 Jahren ohne Recidiv. 6 Kranke standen im 1. Jahre seit der Gastrektomie und waren noch recidivfrei. Will man bei der Gastroenterostomie fehlerhafte Darmlagerungen vermeiden, so darf man nach den Erfahrungen Steinthal's die zuführende Darmschlinge nicht viel länger nehmen, als die Entfernung der Plica duodeno-jejunalis zur Anastomosenstelle beträgt. Damit wird die prophylaktische Enteroanastomose hinfällig. Dies ist nur bei der hinteren Gastroenterostomie möglich, deshalb ist sie die Operation der Wahl. Wer eine ideale Anastomosenöffnung erzielen will und vor unerwarteten Complicationen sicher sein möchte, darf den Murphyknopf bei der hinteren Gastroenterostomie ruhig anwenden. Experimentelle Untersuchungen an Thieren, die Albeck über die Todesursache bei Dünndarmstrangulation angestellt hat, haben ergeben, dass der Tod oft ohne Peritonitis, wahrscheinlich durch eine Vergiftung vom Darm aus eintritt. Da die Krankheitsbilder der Thiere mit denen der Menschen sehr grosse

Operative Behandlung gutartiger Magenerkrankungen.

Totale Exstirpation des carcinomatösen Magens.

Verlauf des Magencarcinoms bei operativer und nicht operativer Behandlung.

Gastroenterostomie.

Todesursache bei Dünndarmstrangulation.

Aehnlichkeit haben, ist bei letzteren dieselbe Todesursache sehr wahrscheinlich. Bei der Therapie des inneren Darmverschlusses ergaben bisher diejenigen Verfahren die günstigste Prognose, die in erster Linie auf die Beseitigung der Circulationsstörung und die Entlastung des überfüllten Darmes hinwirken. Damit die Mortalität der an innerem Darmverschlusse leidenden Kranken herabgesetzt werde, ist es nach den Erfahrungen Hepner's nothwendig, 1. dass sofort, nachdem die Diagnose mit Sicherheit oder auch nur Wahrscheinlichkeit gestellt worden ist, die chirurgische Behandlung in den Vordergrund der Betrachtung gestellt wird; 2. dass der Forderung, den Darm von seinem gestauten Inhalt zu befreien, die gleiche Wichtigkeit beigemessen wird, wie der, durch Palpation eine genaue Diagnose vor der Operation zu stellen. Nach den Erfahrungen der Hallenser chirurgischen Klinik, die von Haasler mitgetheilt werden, ist bei der Behandlung der chronischen Darminvagination das sicherste therapeutische Verfahren die Resection im gesunden Darm mit primärer Darmnaht. Sie entfernt den geschädigten Darm und damit den Anlass für Folgeerkrankungen (Ulceration, Stenose, Perforation, Peritonitis); sie beseitigt den Darmtheil, in dem das Grundleiden, das die Invagination veranlasste, seinen Sitz hat und eliminirt damit den Ausgangspunkt der Recidive. Bei Darminvaginationen in das Rectum, die nicht zurückgehen, gleichviel, ob sie durch einen gut- oder bösartigen Tumor herbeigeführt oder auf andere Weise entstanden sind, empfiehlt Herbing das von Mannsell und Trendelenburg angegebene Verfahren zur Exstirpation hochsitzender Mastdarmcarcinome mittels Laparotomie. Fälle von Darmverschluss durch ein Meckel'sches Divertikel finden sich in der Litteratur 195. Operirt wurden 111 Kranke, von denen 32 genasen. Eine ausgiebige Besserung der Mortalität des Darmverschlusses durch das Divertikel ist nach Hilgenreiner nur dadurch zu erwarten, dass man grundsätzlich jeden Fall von Darmverschluss als chirurgische Erkrankung auffasst und auch bei bereits eingetretener Peritonitis die Laparotomie vornimmt. Auf Grund von Erfahrungen aus der Graser'schen Klinik empfiehlt Langemak bei grossen, an der Grenze der Operabilität stehenden Cöcaltumoren als präliminare Operation die Darmausschaltung vorzunehmen und dieser dann später die Exstirpation des ausgeschalteten Darmes sammt Tumor folgen zu lassen. Nach den Anschauungen von Wette ist die einfache Appendicitis in den meisten Fällen Gegenstand interner Behandlung; die recidivirenden Formen sind durch Entfernung des Wurmfortsatzes zu heilen.

Innerer Darmverschluss.

Darminvagination.

Darminvagination in das Rectum.

Darmverschluss durch das Meckel'sche Divertikel.

Darmausschaltung als präliminare Operation vor Exstirpation grosser Cöcaltumoren.

Appendicitis.

Bei der perforativen Appendicitis ist unter allen Umständen so bald als möglich zu operiren. Auch bei der recidivirenden Form der perforativen Appendicitis ist im acuten Anfalle zu operiren, da dieser dieselben Gefahren birgt, wie ein erster acuter Anfall. Im freien Intervall sind alle Fälle öfters recidivirender Appendicitis zu operiren. Die Entfernung des Wurmfortsatzes ist möglichst bei allen Operationen anzustreben. Narkotica sind im acuten Anfall zu vermeiden, da sie das Krankheitsbild verschleiern. Nach den Erfahrungen von Blos über die Entzündungen des Wurmfortsatzes sind es namentlich zwei Cardinalsymptome, die zu einem sofortigen operativen Eingriffe drängen: die Schwere der Allgemeinstörung und das Vorhandensein der sog. Schmerztrias von Dieulafoy: Hyperästhesie der Haut, reflectorischer Widerstand der Bauchmusculatur, Schmerzhaftigkeit des Mac Burney'schen Punktes, resp. des Peritoneums. Je zeitiger in solchen Fällen operirt wird, um so günstiger ist die Prognose. In der Nachbehandlung ist das Atropin neuerdings das souveräne Mittel. Die Opiumbehandlung ist unter allen Umständen zu verwerfen. Weitere Anhänger der Frühoperation bei Appendicitis sind Payr und Sprengel. Nach ersterem hat die Frühoperation eine Mortalität von ca. 2%, die exspectative Behandlung von ca. 12,0%. Dieser Unterschied allein sollte genügen, alles daran zu setzen, um die Kranken möglichst frühzeitig zur chirurgischen Behandlung und zur Entfernung des erkrankten Organs zu bekommen. Sprengel möchte mit immer wachsender Wahrscheinlichkeit behaupten, dass die Frühoperation ein sicheres Mittel darstellt, die Appendicitisfälle ohne Betheiligung des Peritoneums zu coupiren und zugleich ebenso schnell und sicher wie die Intervalloperation radical zu heilen. Während Rotter früher nicht eher zur Radicaloperation der Perityphlitis schritt, bis nicht wenigstens drei Anfälle vorhergegangen waren oder nach einem überstandenen Anfall eine dauernde Empfindlichkeit oder Reizbarkeit des Wurmfortsatzes zurückgeblieben war, schlägt er jetzt allen jugendlichen Kranken schon nach einem Anfalle die Operation vor, wenn der Kranke 4—5 Wochen nach überstandenem Anfalle vollkommen fieberfrei geblieben ist. Die Gründe hierfür sind, wie Koch hervorhebt, folgende: Nach Ablauf von 4—5 Wochen fieberfreier Zeit operirt man aseptisch. Es besteht keine Gefahr der Infection der Bauchhöhle bei dem Aufsuchen und Entfernen des Processus. Die Versorgung des Processusstumpfes durch die Naht ist eine exacte und fast ideale. Man kann die Bauchwunde primär schliessen und durch eine sorgfältige Etagennaht einen später eintretenden Bauchbruch vermeiden. Von den

Chronische recidivirende Perityphlitis.

200 von Rotter Operirten starb nur 1 = 0,5% Mortalität. Bei der Entstehung der diffusen adhäsiven Peritonitis infolge von Appendicitis müssen wir nach den Erfahrungen von Karewski zwei Arten unterscheiden. Bei der einen beginnt die Erkrankung von vornherein unter allgemeiner Infection des gesammten Bauchfells. Es kommt zu einer diffusen Ausscheidung fibrinöser Massen, die dann schwere Störungen der Darmthätigkeit hervorrufen. In anderen, offenbar viel zahlreicheren Fällen handelt es sich um eine verschleppte perforative Appendicitis, die zunächst nur eine circumscripte Eiterung hervorgerufen hat, dann aber zu einer continuirlichen, schleichenden und lang dauernden Fortentwickelung entzündlicher Vorgänge an der Serosa führt, die keine Ausscheidungen flüssiger Substanzen, sondern solche fibroplastischer Natur nach sich zieht. Die Erkrankung führt zur Aufhebung der Peristaltik und dadurch zum Ileus. Die Prognose ist schlecht; von den 18 Kranken Karewski's konnten nur 4 gerettet werden. Für die Therapie der Appendicitis beweist die Geschichte der adhäsiven diffusen Peritonitis, dass ausschliesslich die Resection des Wurmfortsatzes eine rationelle Behandlung aller schweren Anfälle genannt werden kann. —

Diffuse adhäsive Peritonitis infolge von Appendicitis.

Gussenbauer hat nachgewiesen, dass die bei Herniotomieen vorkommenden Lungenaffectionen meist embolischen Ursprungs sind. Für die bei Perityphlitisoperationen beobachteten Lungencomplicationen betont Sonnenburg ebenfalls den embolischen Charakter. Während es sich bei der acuten Perityphlitis meist um infectiöse Emboli handelt, kommen bei der chronischen Form namentlich marantische Thromben in Frage.

Lungencomplicationen bei Appendicitis.

Die Incarceration des Wurmfortsatzes gehört zu den seltenen Erkrankungen; dass sie aber, entgegen der Ansicht Sonnenburg's, wirklich vorkommt, beweisen eine Anzahl einwandsfreier Beobachtungen, u. a. auch ein kürzlich von Barth mitgetheilter Fall. In allen bisher operirten Fällen, fast stets handelte es sich um Schenkelbrüche, war stets ein sehr gut entwickeltes Mesenteriolum vorhanden. Die Incarcerationserscheinungen bei freier Darmpassage sind wahrscheinlich eine Folge der Quetschung des Darms und seiner Nerven. Eine sichere Diagnose wurde in allen bisher bekannten Fällen erst während der Operation gemacht. — In der Breslauer chirurgischen Klinik wurden nach den Angaben von Rothe innerhalb der letzten 10 Jahre 146 Fälle incarcerirter Hernien behandelt: in 12 Fällen gelang die Taxis, in 97 Operationsfällen konnte der Bruchinhalt einfach reponirt werden; in 35 Fällen wurde schon brandig gewordener Darm als Bruchinhalt vorgefunden. v. Mikulicz macht die Radicaloperation

Brucheinklemmung des Proc. vermiformis.

nach dem Bassini'schen Verfahren; bei den gangränösen Hernien betrachtet er als das Normalverfahren die Resection. Von 20 Resectionen endeten 11 tödtlich. Von den verschiedenen Methoden der Radicaloperationen von Leistenbrüchen ist nach den Untersuchungen von Matanowitsch das Czerny'sche Verfahren bei Hernien kleiner Kinder wegen Einfachheit und guter Dauerresultate unentbehrlich. Das Kocher'sche Verfahren leistet ebenfalls gute Dienste in seinem engeren Indicationsgebiete, d. h. bei mittelschweren und uncomplicirten Fällen. Bei schwereren Fällen und bei einfacher liegenden incarcerirten Hernien leistet die Bassini'sche Radicaloperation das Meiste, und da sie den anderen Methoden auch sonst nicht nachsteht, verdient sie als das Normalverfahren angesehen zu werden. In der weiland Albert'schen chirurgischen Klinik wurden in einem Zeitraum von 5 Jahren 800 Leistenhernien nach der Methode von Bassini radical operirt, darunter 70 bei Frauen. 466 Kranke konnten nach über 2 Jahren nachuntersucht werden; es fanden sich nur 35 = 7,5% Recidive. Bei den 35 recidivirten Fällen war 10mal Eiterung eingetreten, 25 Fälle waren per primam intentionem geheilt. Die reactionslose Heilung ist demnach nicht das einzige entscheidende Moment für den guten Dauererfolg. Nach Goldner muss man als Recidiv ansehen, wenn durch den äusseren Leistenring wieder ein Bruch vortritt, wenn eine deutliche Lücke in der Muskelnarbe vorhanden ist und wenn sich eine Cruralhernie auf der operirten Seite entwickelt. Wegen der Ungleichmässigkeit der anatomischen Verhältnisse hält es v. Baracz für richtiger, die Lumbalhernien nicht nach der Bruchpforte, sondern nach den ätiologischen Momenten einzutheilen. Er unterscheidet congenitale, traumatische, nach Senkungsabscessen und spontan entstandene Lumbalhernien. Die Bruchpforte der Lumbalhernien entspricht nicht dem Petit'schen Dreieck, sondern dem von Lesshaft beschriebenen, das unterhalb der zwölften Rippe liegt. Die traumatischen Lumbalhernien können durch Ruhe und Pelotte heilen; sonst muss operativ vorgegangen werden: Muskelplastik mit gestielten Muskellappen. — Die hochsitzenden Mastdarmcarcinome sind nach Wiesinger's Ansicht entweder Carcinome des Colon pelvinum oder Grenzcarcinome der Pars pelvina recti und der des Colon. Ihre operative Prognose ist ausserordentlich viel ungünstiger als die der tiefsitzenden Krebse. Wiesinger hat die operative Mortalität dadurch günstiger gestaltet, dass er zunächst nach Witzel's Methode einen bleibenden Anus praeternaturalis am Colon descendens anlegt und dadurch die Kothstauung gründlich beseitigt, ehe er die Radical-

Zur Statistik der incarcerirten Hernien.

Bassini'sche Radicaloperation bei Leistenbrüchen.

Lumbalhernien und seitliche Bauchhernien.

Behandlung hochsitzender Mastdarmcarcinome.

Behandlung hochsitzender Mastdarmcarcinome.

operation, und zwar möglichst ausgiebig, vornimmt. Der Darmstumpf wird im oberen Wundwinkel vernäht; die grosse Wundhöhle wird tamponirt. Von 11 nach dieser Methode von Wiesinger Operirten ist keiner im Collaps gestorben; 2 starben 2 resp. 6 Wochen nach der Operation an Bronchitis resp. Erschöpfung. Auf Grund der Erfahrungen, die an der Wölfler'schen Klinik gemacht worden sind, stellt Lieblein folgende Sätze über die Technik der Radicaloperation des Mastdarmkrebses auf: 1. In allen Fällen, in denen die Lage der Geschwulst die Resection des erkrankten Rectumabschnittes gestattet, ist diese Operation und nicht die Amputation auszuführen. 2. Durch die Resection des Rectums und nachfolgende Vereinigung der Darmenden sind wir im Stande, die Continenzverhältnisse der Kranken entweder zu völlig normalen oder zu nahezu normalen zu gestalten. 3. Der Eintritt der Continenz ist an die Rückkehr der Sensibilität der Rectalschleimhaut gebunden. 4. Zur Blosslegung des erkrankten Rectums sind möglichst einfache Voroperationen zu wählen; mit Ausnahme der Exstirpation des Steissbeines sind Knochenoperationen möglichst zu vermeiden. An Stelle der sacralen Methoden ist der weniger eingreifende Parasacralschnitt Wölfler's, der ebenfalls gute Zugänglichkeit zu den hochgelegenen Mastdarmabschnitten bietet, zu wählen. 5. Die Verwendung der Wölfler'schen Operationshandschuhe hat gerade bei der Mastdarmexstirpation eine auffallende Besserung der Wundverhältnisse in Bezug auf Vermeidung der Infection zur Folge gehabt. — Aus den Erfahrungen der Rostocker chirurgischen Klinik, wie sie von Ehrich mitgetheilt werden, geht hervor, dass das Ligaturverfahren wesentliche Vorzüge vor den übrigen Methoden der Radicaloperation der Hämorrhoiden besitzt. Wenn die Excision die besten Endresultate aufzuweisen hat, der Kauterisation durch ihre unbeschränkte Verwendbarkeit ein besonderer Werth zukommt, so ist die Ligatur beiden durch die Einfachheit der Technik und der Nachbehandlung weit überlegen und bietet eine grössere Sicherheit gegen Complicationen der verschiedensten Art, ohne in ihren Enderfolgen der Kauterisation nachzustehen. Wenn auch die nach der Excision der Hämorrhoiden erzielten Erfolge unzweideutig erheblich besser sind als die nach der Kauterisation, so ist doch stets im Auge zu behalten, dass, wie Talke ganz besonders hervorhebt, bei der Excision die Fälle uncomplicirt sein müssen. Dagegen hat das alte v. Langenbeck'sche Verfahren den Vorzug der ausgedehntesten Verwerthbarkeit; auch gleichzeitig vorhandene Hautfissuren und Prolapse mässiger Ausdehnung können in derselben Sitzung unter Benutzung des gleichen

Radicaloperation des Mastdarmkrebses.

Ligaturbehandlung der Hämorrhoiden.

Endresultate der v. Langenbeck'schen Hämorrhoidenoperation.

Instrumentariums mit operirt werden. Für die **Behandlung der verletzten Pankreasdrüse** stehen zwei Verfahren zur Verfügung: die Tamponade und die Naht. Die Tamponade wurde vor kurzem von Hahn in einem Falle mit Erfolg angewandt. Sicherer als die Tamponade ist die Naht der Pankreaswunde, die Küttner bei einem 24jährigen Kranken mit Erfolg vorgenommen hat. Küttner möchte die Naht als das Normalverfahren empfehlen, weil sie mit Sicherheit die Blutung stillt und den Austritt von Pankreassecret verhindert oder doch zum mindesten sehr beschränkt. Die Naht ist schnell und leicht auszuführen. — Die Talma'sche Operation, die Stauung im Pfortadergebiet durch Bildung neuer Collateralen dadurch zu beseitigen, dass Adhäsionen zwischen Peritoneum und Netz, resp. den sonst dabei in Betracht kommenden Organen hergestellt werden, ist auch von Kümmell 7mal vorgenommen worden, und zwar bei drei Kranken mit ganz entschiedenem Erfolge. Ob es uns möglich sein wird, durch die Talma'sche Operation eine Heilung der Lebercirrhose herbeizuführen, bezweifelt Kümmell. Wohl aber gelingt es uns, durch die Bildung von Collateralbahnen in vielen Fällen die Stauung im Pfortadersystem zu beseitigen und vor allem das damit verbundene, für den Kranken lästigste Symptom, den Ascites, auf lange Zeit zu beseitigen. — Die Hauptgefahren schwerer **Leberrupturen** sind nach den Erfahrungen von Finkelstein die Blutung, die Infection und der Gallenverlust oder die Resorption der Galle in das Blut. Die Behandlung der Leberrupturen muss ein zweifaches Ziel anstreben: die Stillung der Blutung und die Ableitung der Galle nach aussen. Das beste Mittel hierzu ist die Tamponade. Von 21 in Genesung ausgegangenen Fällen wurden 14 mit Tamponade behandelt. Bei **Stich-Schnittwunden der Leber** ist nach Grekow als das normale Verfahren zur Blutstillung die Naht anzusehen, vorausgesetzt, dass die Verletzung dem Auge zugänglich gemacht werden kann. Bei tiefen Verletzungen der Leber, besonders bei solchen, die die obere Oberfläche betreffen und mit Verletzung der grösseren Blutgefässe und gewöhnlich mit gewaltiger Blutung einhergehen, ist die Tamponade anzuwenden. — Eine grössere Zusammenstellung der bisher beobachteten Fälle von **subcutaner und percutaner Milzverletzung** liegt von Berger vor. Die Hauptgefahr aller Verletzungen liegt in der Blutung, und es ist deshalb in der Regel die schleunige Vornahme der Laparotomie indicirt. Der radicalen Methode der gänzlichen Entfernung der verletzten Milz stehen die conservativen Methoden — Blutstillung mit Erhaltung des Organs durch Naht, Verschorfung, Tam-

Verletzungen des Pankreas.

Chirurgische Behandlung des Ascites bei Lebercirrhose.

Leberrupturen.

Stich-Schnittverletzungen der Leber

Milzverletzungen und deren chirurgische Behandlung.

ponade — gegenüber. Die Splenektomie ist unter normalen Verhältnissen das schnellste und sicherste Verfahren; nur die Leukämie bildet eine absolute Contraindication gegen die Splenektomie. Die Casuistik der laparotomirten Kranken umfasst 90 Milzrupturen (39 gestorben), 18 Schusswunden (11 gestorben) und 19 Stich-Schnittwunden (2 gestorben). Von 14 Splenorrhaphieen endeten 2, von 10 Tamponaden 1 tödtlich.

Splenektomie bei primärem Milzsarkom.

Splenektomieen wegen primärem Milzsarkom sind nur erst einige wenige Male vorgenommen worden. Ein zunächst günstig ausgegangener Fall ist kürzlich von Simon mitgetheilt worden. Dieser hebt hervor, dass man bei Milzsarkom gegebenen Falles eine Radicaloperation behufs anzustrebender Dauerheilung vornehmen müsse und nicht erst einen Eingriff nach Auftreten schwerer Beschwerden zwecks temporärer Besserung.

Partielle Milzresection unter Anwendung des Wasserdampfes als Blutstillungsmittel.

Sneguireff hat bei einer 29jährigen Kranken wegen eines cavernösen Angioms das eine Drittel der Milz resecirt und die ausserordentlich starke arterielle und parenchymatöse Blutung der Wundfläche mittels strahlenden Wasserdampfes zum Stehen gebracht. Zur völligen Blutstillung waren 12 Minuten nothwendig. Die verbrühte Schnittfläche stellte sich als bräunlich grün gefärbt dar. Die Kranke genas. —

Intraperitoneale Blasenzerreissung.

Für alle Fälle von intraperitonealer Blasenruptur, bei denen es noch nicht zur Ausbildung von Peritonitis gekommen ist, besteht die absolute Indication zur Laparotomie und Blasennaht. Ist aber bereits Peritonitis vorhanden, wenn der Kranke in chirurgische Behandlung kommt, so empfiehlt Ledderhose auf Grund seiner Erfahrungen ein mehr exspectatives Verfahren: Verweilkatheter, Incision und Drainage von Flüssigkeitsansammlungen in der Bauchhöhle, resp. von abgekapselten peritonitischen Exsudaten. Die Blasennaht ist dabei zu unterlassen. —

Blasensteinoperationen.

400 Blasensteinoperationen hat v. Frisch in einem 10jährigen Zeitraume vorgenommen, und zwar 306 Lithotripsieen mit 8 = 2,6 % und 94 hohe Blasenschnitte mit 12 = 12,7 % Mortalität. Nach v. Frisch's Meinung sind Blasensteine durch Litholapaxie zu operiren; nur wenn gegen diese eine Contraindication vorliegt, ist die Sectio alta zu machen. Contraindicationen für die Zertrümmerung sind: sehr grosse Steine, denen die Blase eng anliegt; sehr harte Steine; Divertikelsteine, die nicht aus der Tasche entfernt werden können; Steine um Fremdkörper, die nicht zertrümmert werden können; Prostatahypertrophie, die die Instrumente nicht passiren lässt; schwere Cystitis mit Betheiligung der Nieren. — Kümmell hat bisher 170 Operationen an den Nieren und Ureteren ausgeführt. Von diesen Nierenoperationen wurden die in den letzten 2¼ Jahren zur Behandlung

gekommenen Kranken vor dem Eingriffe kryoskopisch untersucht, so dass bei 50 später operirten Fällen die genaue Gefrierpunktsbestimmung des Blutes, meistens auch die Untersuchung jeder einzelnen Niere durch den Ureterenkatheterismus vorgenommen wurde. Ein Todesfall wegen Insufficienz der anderen Niere ist bei diesen kryoskopisch untersuchten Fällen nicht vorgekommen. Als Grenzwerth, der eine operative Entfernung des einen Organs nicht mehr gestattet, erscheint nach den Erfahrungen Kümmell's der Blutgefrierpunkt von 0,60. Kümmell hat denn auch 35 Kranke mit interstitieller und parenchymatöser Nephritis untersucht und stets eine auffallende Gefrierpunktserniedrigung des Blutes und Urins gefunden. Eine einseitige Nephritis hat Kümmell bis jetzt niemals constatiren können. — In einer grösseren, aus der Schede'schen Klinik stammenden Arbeit bespricht Schmieden die Erfolge der Nierenchirurgie. Er hat aus der Litteratur 2100 Nierenoperationen zusammengestellt, darunter 1118 Nephrektomieen und 700 Nephrotomieen. Von ersteren wurden 722 lumbal (22,9 % gestorben) und 365 abdominal (33,2 % gestorben) ausgeführt. Von den Nephrotomieen waren 626 lumbal (13,8 % gestorben) und 57 abdominal (29,8 % gestorben). Im letzten Jahrzehnt haben sich die Erfolge der Nierenchirurgie nach jeder Richtung hin gebessert. Der von verschiedenen Autoren ausgesprochenen Ansicht, dass die Nephrotomie kein harmloser Eingriff sei, wird auch von Langemak beigepflichtet, und zwar auf Grund experimenteller Untersuchungen. Versuche an Kaninchen ergaben, dass bei genügender Tiefe jeder an beliebiger Stelle in die Niere, gleichgültig in welcher Richtung geführte Schnitt einen Infarct erzeugt, dessen Grösse der der durchtrennten Arterie entspricht. — Grössere Zusammenstellungen über Nierenverletzungen liegen von Waldvogel aus der Königschen Klinik und von Goldstein aus der Hahn'schen chirurgischen Abtheilung vor. Beide Autoren betonen, dass man in der grossen Mehrzahl der Fälle von Nierentraumen, eingeschlossen die Schussverletzungen, mit conservativer Behandlung auskommt. Namentlich kann die Nephrektomie sicher oft durch Naht und Tamponade ersetzt werden. — Nach den Untersuchungen von Marwedel kann eine rechtsseitige Wanderniere alle Symptome eines Gallensteinleidens hervorrufen, ohne dass eine Erkrankung der Gallenwege selbst, insbesondere Gallensteine bestehen. Es kann aber infolge rechtsseitiger Nephroptose schliesslich auch zu Gallenstauung und Steinbildung kommen. Muss in solchen Fällen wegen der Gallensteine oder anderer abdominaler Affectionen die Laparotomie

Kryoskopie bei Nephrektomie und Nephritis.

Nierenchirurgie.

Folgen der Nephrotomie.

Nierenverletzungen.

Wanderniere und Gallensteine.

ausgeführt werden, so empfiehlt es sich in der gleichen Sitzung vom Bauchschnitte aus eine operative Transfixation der Niere vorzunehmen. — In einer Arbeit über intermittirende Hydronephrose, die sich auf 141 Fälle stützt, hebt Michalski hervor, dass die Therapie erstreben muss, die Ursache der Erkrankung zu entfernen, was gewöhnlich auf operativem Wege möglich ist. Wenn dies nicht gelingt, so ist durch palliative Maassnahmen dem Kranken Erleichterung zu verschaffen. Pyonephrosen müssen eröffnet werden; die Nephrektomie ist nur in einzelnen bestimmten Fällen indicirt.

Hydronephrosis intermittens.

Pels-Leusden berichtet aus der König'schen Klinik über 2 Fälle von Nierenbeckengeschwülsten. Es handelte sich beide Male um epitheliale Geschwülste von papillärem Bau, die makroskopisch gutartig erschienen, ihrem klinischen Verhalten und mikroskopischen Befunde nach aber als bösartige bezeichnet werden mussten. Die multiplen papillären Nierenbeckengeschwülste sind fast immer maligne und indiciren die radicale Entfernung des Organs sammt dem Ureter, da es in letzterem nicht gar selten zu einer Aussaat von Geschwulstkeimen kommt.

Nierenbeckengeschwülste.

— Nach den Erfahrungen von Jaffé kann sich zu leichten Formen eitriger Erkrankungen eine relativ benigne Form des metastatischen Nierenabscesses hinzugesellen. Diese nur einseitig und nicht multipel auftretenden Abscesse sitzen in der Nierenrinde, haben keine Beziehungen zum Nierenbecken, führen aber öfters zu einer metastatischen Paranephritis.

Metastatische Paranephritis.

Cahn hat einige interessante Beobachtungen mitgetheilt, die das Gemeinsame haben, dass die Eiterungen um die Niere herum scheinbar spontan, in Wahrheit nach Furunkeln sich entwickelten, d. h. der Furunkel bildete die Eingangspforte für die Eiterorganismen. In einem anderen Falle von Paranephritis war wahrscheinlich eine folliculäre Angina vorausgegangen.

Paranephritis und Pyonephrose nach Hautfurunkeln.

— Nach den Auseinandersetzungen von Wolff ist der Leistenhoden bei Retentio iliaca und inguinalis nicht erst dann zu operiren, wenn die über kurz oder lang niemals ausbleibenden, erheblichen Beschwerden eingetreten sind, sondern schon dann, wenn er noch keine besonders grossen Beschwerden gemacht hat, also kurz unter allen Umständen. Die Operation selbst bei Retentio iliaca und inguinalis, mag es sich um kindliche oder erwachsene Individuen handeln, mag es sich um entzündliche Schwellungen handeln oder nicht, und mag gleichzeitig eine Hernie vorhanden sein oder nicht, muss jedesmal in der Transposition des Testikels in das Scrotum bestehen. Die Exstirpation muss auf diejenigen Fälle beschränkt bleiben, in denen ein malignes Neoplasma im Leistenhoden in seinen Anfängen oder bereits in

Blutige Vorlagerung des Leistenhodens in das Skrotum.

voller Entwickelung vorhanden ist. Als eine neue Operation zur Heilung der Ectopia testis congenita empfiehlt Katzenstein, durch Vernähung des Hodens an den Oberschenkel eine sichere Fixation des Hodens in normaler Höhe zu erreichen. Diese Fixation muss so lange bestehen bleiben, bis der Samenstrang genügend gedehnt und ein Zurückschnellen des Hodens nicht mehr zu befürchten ist. Durch Deckung der an der Unterfläche des neugebildeten Hodensackes befindlichen Oeffnung mit einem Hautlappen aus dem Oberschenkel wird die dehnbare Tunica dartos, die sonst leicht wieder zusammenschrumpft, gedehnt erhalten; es wird also eine plastische Vergrösserung des Hodensackes erzielt. — Neben v. Bruns, v. Baumgarten u. a. vertritt ganz besonders auch v. Büngner die ascendirende Verbreitungsweise der männlichen Genitaltuberculose. Zur Radicalbehandlung der auf den Hoden und die Hodenhälfte des Samenleiters beschränkten Tuberculose empfiehlt v. Büngner die hohe Castration, d. h. die Castration mit Evulsion des Vas deferens; zur Behandlung der über den ganzen Genitaltractus einschliesslich der Samenblase und Prostata verbreiteten Tuberculose in erster Linie die intracanaliculäre Jodoformglycerininjection allein oder in Verbindung mit der hohen Castration, und erst in zweiter Linie die operative Ausrottung des Genitaltractus einer Seite auf der ganzen Länge seines Verlaufes. Auf Grund eingehender pathologisch-anatomischer und experimenteller Untersuchungen haben in neuerer Zeit namentlich Bruns und Baumgarten die Berechtigung der Castration bei Hodentuberculose nachgewiesen. Berger berichtet aus der chirurgischen Abtheilung von Trzebicky über 50 Kranke mit Hodentuberculose, von denen 35 einseitig, 9 doppelseitig castrirt wurden. Von diesen 44 Castrirten sind 26 = 40,4 % dauernd geheilt. — An einem sehr grossen Materiale von Prostatikern hat Rovsing alle die verschiedenen Behandlungsmethoden erprobt. Er empfiehlt bei Kranken, die bisher noch nicht behandelt worden sind und die an einer mittelstarken, partiellen Retention leiden oder dem ersten Anfall einer Totalretention ausgesetzt sind, zunächst eine regelmässige Katheterbehandlung. Handelt es sich um noch nicht behandelte Kranke mit sehr grossen Mengen Residualharns, so ist sobald als möglich die Vasektomie resp. die Prostatektomie vorzunehmen. Dasselbe gilt für Kranke, die bereits längere Zeit vergeblich mit dem Katheter behandelt worden sind. Bei Kranken mit Totalretention, Cystitis und einer Prostata, die bei der Katheterisation oft Schwierigkeiten bereitet, ist sofort die Cystostomie und

Ectopia testis congenita.

Tuberculose der männlichen Geschlechtsorgane.

Castration bei Hodentuberculose.

Behandlung der Prostatahypertrophie.

gleichzeitig oder später die Vasektomie vorzunehmen. Wo alle Versuche misslingen, ein natürliches Uriniren wieder herzustellen, hat man die Wahl zwischen Cystostomie und regelmässiger Katheterisation; letztere ist bloss bei besser situirten Kranken durchführbar.

Bursitis subacromialis.

Extremitäten. Die sero-fibrinöse Entzündung der Bursa subacromialis hat ungeachtet ihrer Häufigkeit bisher wenig Beachtung gefunden. Wie Küster hervorhebt, ist die Affection auch deshalb besonders wichtig, weil sie eine der gewöhnlichsten Ursachen der Schulterversteifung darstellt. Ist die Krankheit richtig erkannt, so ist die Behandlung meist recht dankbar. Im acuten Stadium Jodtinctur und Ruhe, im chronischen Stadium passive Bewegungen, Massage u. s. w. — Nach den Untersuchungen von Weber ist bei irreponiblen Ellbogenluxationen aller Altersstufen die Arthrotomie, die die früheren anatomischen Verhältnisse wieder herstellt, als Normaloperation anzusehen. Am besten benutzt man hierzu den äusseren Schnitt nach Kocher. Die Resection ist nur in den seltenen Fällen indicirt, wo die Arthrotomie nicht zum Ziele geführt hat. — In den Fällen von Spina ventosa, wo eine typische Diaphysenerkrankung vorliegt, erzielt man mittels der freien Autoplastik nach der Methode von Müller (Rostock) sehr günstige Ergebnisse. Timann beschreibt das Verfahren folgendermaassen: In Blutleere wird die erkrankte Diaphyse total exstirpirt, meist mit dem Perioste; der so entstandene Defect wird durch ein etwas grösseres Stück aus dem unteren Ende der Ulna ersetzt. Dieses etwa 1/2 cm breite, 2—3 mm dicke Stück wird sorgfältig mit dem zugehörigen Perioste ausgemeisselt und unter möglichster Extension des betreffenden Fingers zwischen die stehen gebliebenen Gelenkenden eingepflanzt. Die Resultate sind sehr befriedigend, wie sich auch aus Controlluntersuchungen mittels Radiographie ergibt. Eingehende pathologisch-anatomische Untersuchungen über die Dupuytren'sche Fingercontractur sind in jüngster Zeit von Janssen angestellt worden. Man hat es bei dieser Aponeurosenerkrankung zu thun mit einer fleckweisen Hyperplasie des Bindegewebes, die von den Wandungen kleinster Gefässe ihren Ausgang nimmt und deren Schicksal die Schrumpfung ist. Aetiologisch spielt das Trauma jedenfalls keine Rolle. Eine sichere Heilung ist nach den Erfahrungen von Lexer nur dadurch zu erhoffen, dass man neben der Entfernung der ganzen Aponeurose grössere Strecken der bedeckenden Haut oder auch die ganze Haut der Vola opfert, wo sie mit der Fascie verwachsen war. Nach den Erfahrungen, die an der Wölfler'schen Klinik mit der Operation der Dupuy-

Operative Behandlung veralteter Ellbogenluxationen.

Behandlung der Spina ventosa mittels freier Autoplastik.

Dupuytren'sche Fingercontractur.

tren'schen Fingercontractur gemacht worden sind, kommt es, wie Doberauer hervorhebt, vor allen Dingen darauf an, die Hautgangrän zu vermeiden, weil durch diese Complication der Operationserfolg sehr in Frage gestellt oder ganz vereitelt werden kann. Deshalb ist jede Lappenbildung als bedenklich zu erachten; sicherer ist es, bloss Längsincisionen in die Haut zu machen. Der Schnitt muss stets bis auf die Grundphalange des Fingers geführt werden, um den betreffenden Fortsatz der Aponeurose mit zu entfernen. Nach der Operation ist eine länger dauernde Nachbehandlung mit Massage und passiven Bewegungen dringend nöthig. — Unter Beckenluxationen haben wir nach den Untersuchungen von Linser zwei Arten zu unterscheiden: die Luxation der einen Beckenhälfte mit Lösung der Symphysis pubis und sacroiliaca und die Verrenkung des Kreuzbeines mit oder ohne Trennung der Schambeinfuge. Beide Luxationen sind ausserordentlich selten. Die Luxationen des Kreuzbeines sind fast immer, die der einen Beckenhälfte in nahezu der Hälfte der Fälle von tödtlichem Ausgange begleitet gewesen. Sie sind häufig durch Fracturen der Beckenknochen complicirt. Therapeutisch ist baldige Reposition angezeigt; es kommen jedoch auch Fälle von spontaner Reduction vor, die die sonst so leichte Diagnosenstellung vereiteln können. Pels-Leusden hat 75 Schenkelhalsfracturen mittels Röntgenstrahlen untersucht. Die meisten Brüche des Schenkelhalses und der Trochanterengegend entstehen als Biegungsbrüche. Alle weiteren Vorgänge, wie Einkeilung und Zertrümmerung, Trochanterabsprengung, sind secundärer Natur. Eine echte Coxa vara traumatica ist nicht immer die Folge einer vollständigen oder unvollständigen Fractur im Bereiche der Epiphysenlinie am Kopf, sondern kann auch, und zwar nicht selten, nach Brüchen im eigentlichen Schenkelhalse und in der Linea intertrochanterica entstehen.

Becken-luxationen.

Schenkelhals-fracturen.

Litteratur.

v. Albeck, Experimentelle und klinische Untersuchungen über die Todesursache bei Dünndarmstrangulation. Arch. f. klin. Chir. Bd. LXV, H. 3. — P. Albrecht, Infectionen mit gasbildenden Bacterien. Arch. f. klin. Chir. Bd. LXVII, H. 3. — R. v. Baracz, Ueber die Aktinomykose des Menschen auf Grund eigener Beobachtungen. Arch. f. klin. Chir. Bd. LXVIII, H. 4. — Derselbe, Ueber die Lumbalhernien und seitliche Bauchhernien (Laparocelen). Arch. f. klin. Chir. Bd. LXVIII, H. 3. — A. Barth, Ueber Brucheinklemmung des Processus vermiformis. Deutsche Zeitschr. f. Chir. Bd. LXIII, H. 1 u. 2. — B. v. Beck, Weitere Erfahrungen über operative Behandlung der diffusen und eitrigen Peritonitis. Beitr. z. klin. Chir. Bd. XXXIV. — E. Berger, Die Verletzungen der Milz und ihre chirurgische Behandlung. Arch. f. klin. Chir. Bd. LXVIII, H. 3. — L. Berger, Zur Castration bei Hodentuberculose. Arch. f. klin. Chir. Bd. LXVIII, H. 4. — E. v. Bergmann, Geheilte Schädelschüsse. Deutsche med. Wochenschr. Bd. XXVIII, Nr. 14. — Derselbe, Zur Casuistik operativer Hirntumoren. Arch. f. klin. Chir. Bd. LXV, H. 4. — Bertelsmann, Ueber bacteriologische Blutuntersuchungen bei chirurgischen Eiterungen. Arch. f. klin. Chir. Bd. LXVII, H. 4. — Blos, Ueber die Entzündungen des Wurmfortsatzes. Beitr. z. klin. Chir. Bd. XXXII, H. 2. — E. Blos, Ueber die Schneiderlin'sche Scopolamin-Morphiumnarkose. Beitr. z. klin. Chir. Bd. XXXV, H. 3. — J. Blumberg, Ueber das Ballonsymptom bei Darmocclusion. Deutsche Zeitschrift für Chir. Bd. LXVI, H. 1 u. 2. — Ph. Bockenheimer, Zur Kenntniss der Spina bifida. Arch. f. klin. Chir. Bd. LXV, H. 3. — M. Borchardt, Symptomatologie und Therapie der Halsrippen. Berlin. klin. Wochenschr. Bd. XXXVIII, Nr. 51. — Derselbe, Die Desinfection unserer Verbandstoffe. Arch. f. klin. Chir. Bd. LXV, H. 2. — P. v. Bruns, Der erste Verband auf dem Schlachtfelde. Arch. f. klin. Chir. Bd. LXVII, H. 3. — v. Büngner, Ueber die Tuberculose der männlichen Geschlechtsorgane. Beitr. z. klin. Chir. Bd. XXXV, H. 1. — A. Cahn, Ueber Paranephritis und Pyonephrose nach Hautfurunkeln. Münch. med. Wochenschr. Bd. XLIX, Nr. 19. — M. Claudius, Eine Methode zur Sterilisirung und zur sterilen Aufhebung von Catgut. Deutsche Zeitschr. f. Chir. Bd. LXIV, H. 5 u. 6. — G. Doberauer, Ueber die Dupuytren-sche Fingercontractur. Beitr. z. klin. Chir. Bd. XXXVI, H. 1. — J. Dollinger, Die Behandlung der Oberschenkel- und Oberarmfracturen Neugeborener und kleiner Kinder. Deutsche Zeitschr. f. Chir. Bd. LXV, H. 5 u. 6. — H. Ebbinghaus, Ein Beitrag zur Lehre von den traumatischen Erkrankungen des Herzens. Deutsche Zeitschr. f. Chir. Bd. LXVI, H. 1 u. 2. — O. Ehrhardt, Zur Anatomie und Klinik der Struma maligna. Beitr. z. klin. Chir. Bd. XXXV, H. 2. — E. Ehrich, Zur Ligaturbehandlung der Hämorrhoiden. Beitr. z. klin. Chir. Bd. XXXV, H. 2. — Eigenbrodt, Tetanus nach subcutaner Gelatineinjection. Mittheil. a. d. Grenzgeb. d. Med. u. Chir. Bd. X, H. 5. — Enderlen, Ein Beitrag zur Chirurgie des hinteren Mediastinum. Deutsche Zeitschr. f. Chir. Bd. LXI, H. 5 u. 6. — B. K. Finkelstein, Beiträge zur Frage der Tuberculose der Lymphdrüsen. Arch. f. klin. Chir. Bd. LXV, H. 2. — Derselbe, Beitrag zur Frage der Leberrupturen. Deutsche Zeitschr. f. Chir. Bd. LXIII, H. 3 u. 4. — A. v. Frisch, 400 Blasensteinoperationen. Wien. klin. Wochenschr. Bd. XV, Nr. 13—15. — Gebele, Ueber Angiome und ihren Zusammenhang mit Carcinomen. Münch. med. Wochenschr. Bd. XLIX, Nr. 4. — S. Goldner, 800 Radicaloperationen nach Bassini und deren Endresultate. Arch. f. klin. Chir. Bd. LXVIII, H. 1. — Goldstein, Ueber die in den letzten 20 Jahren auf der chirurg. Abtheilung des städt. allgem. Krankenhauses im Friedrichshain vorgekommenen Nierenverletzungen. Deutsche Zeitschr. f. Chir. Bd. LXV, H. 1. — J. J. Grekow, Beitrag zur Casuistik der Stich-Schnittverletzungen der Leber. Deutsche Zeitschr. f. Chir.

Bd. LXIII, H. 3 u. 4. — B. Grohé, Weiterer Beitrag zur Nierenchirurgie. Arch. f. klin. Chir. Bd. LXVI, H. 1. — Haasler, Ueber Darminvagination. Arch. f. klin. Chir. Bd. LXVIII, H. 3. — v. Hacker, Zur Frage des zweckmässigsten Verfahrens, um Fremdkörper aus dem unteren Theil der Speiseröhre vom Magen aus zu entfernen. Beitr. z. klin. Chir. Bd. XXXII, H. 2. — Derselbe, Resection der Luftröhre mit primärer circulärer Naht wegen hochgradiger, ringförmiger Narbenstrictur. Beitr. z. klin. Chir. Bd. XXXII, H. 2. — E. Hahn, Ueber Rückenmarkschirurgie. Deutsche Zeitschr. f. Chir. Bd. LXIII, H. 5 u. 6. — E. Hepner, Zur Diagnose und Therapie des inneren Darmverschlusses. Beitr. zur klin. Chirurgie Bd. XXXVI, H. 2. — Herbing, Darminvagination in das Rectum infolge von Carcinombildung im S romanum. Arch. f. klin. Chir. Bd. LXVIII, H. 4. — Em. v. Herczel, Beitrag zur totalen Exstirpation des carcinomatösen Magens. Beitr. zur klin. Chir. Bd. XXXIV. — Hermes, Zur practischen Verwerthbarkeit der Netzplastik. Deutsche Zeitschr. f. Chir. Bd. LXI, H. 5 u. 6. — G. Heuck, Zur Behandlung der Verätzungen der Speiseröhre und des Magens mit Gastroentero- und Jejunostomie. Beitr. z. klin. Chir. Bd. XXXIV. — A. Hildebrandt, Beobachtungen über die Wirkungen des kleinkalibrigen Geschosses aus dem Boerenkriege 1899—1900. Arch. f. klin. Chir. Bd. LXV, H. 3. — H. Hilgenreiner, Darmverschluss durch das Meckel'sche Divertikel. Beitr. z. klin. Chir. Bd. XXXIII, H. 3. — v. Hippel, Ueber die Laparotomie im Kriege. Arch f. klin. Chir. Bd. LXVIII, H. 3. — E. Hoffmann, Ueber Verschluss von Defecten am knöchernen Schädel durch der Nachbarschaft entnommene Knochenplättchen. Deutsche med. Wochenschr. Bd. XXVIII, Nr. 33. — C. Hofmann, Zur Anwendung des Aethers als allgemeines Betäubungsmittel; Aethertropfnarkose. Deutsche Zeitschr. f. Chir. Bd. LXV, H. 5 u. 6. — Hofmeister, Ueber die Verwendung des Elektromagneten zur Entfernung eiserner Fremdkörper aus der Harnblase. Beitr. z. klin. Chir. Bd. XXXV, H. 3. — F. Hofmeister, Ein neues Massageverfahren. Beitr. z. klin. Chir. Bd. XXXVI, H. 2. — B. Honsell, Ueber Alkoholinjectionen bei inoperablen Angiomen. Beitr. z. klin. Chir. Bd. XXXII, H. 1. — Derselbe, Ueber aseptische und antiseptische Pasten- und Salbenverbände. Arch. f. klin. Chir. Bd. LXVII, H. 3. — M. Jaffé, Indication und Prognose der Operation des Mastdarmkrebses. Mit einem Beitrag zur Modification der Operationsmethoden. Arch. f. klin. Chir. Bd. LXVII, H. 1. — Derselbe, Zur Chirurgie des metastatischen Nierenabscesses. Mittheil. a. d. Grenzgeb. d. Med. u. Chir. Bd. IX, H. 4 u. 5. — L. J. Janowsky, Zur Frage des Lippenkrebses. Arch. f. klin. Chir. Bd. LXV, H. 2. — P. Janssen, Zur Lehre von der Dupuytren'schen Fingercontractur u. s. w. Arch. f. klin. Chir. Bd. LXVII, H. 4. — Jordan, Ueber Thoraxresectionen bei Empyemfisteln und ihre Endresultate. Beitr. z. klin. Chir. Bd. XXXIV. — J. Israel, Nierenkolik, Nierenblutung und Nephritis. Deutsche med. Wochenschr. Bd. XXVIII, Nr. 9. — Karewski, Ueber diffuse adhäsive Peritonitis infolge von Appendicitis. Arch. f. klin. Chir. Bd. LXVIII, H. 1.

— W. Kassel, Zur operativen Behandlung der angeborenen Gaumenspalte. Beitr. z. klin. Chir. Bd. XXXV, H. 2. — M. Katzenstein, Eine neue Operation zur Heilung der Ectopia testis congenita. Deutsche med. Wochenschr. Bd. XXVIII, Nr. 52. — J. Koch, Erfahrungen über die chronische recidivirende Perityphlitis auf Grund von 200 Radicaloperationen. Arch. f. klin. Chir. Bd. LXVII, H. 2. — P. Krause, Ueber die Gefahr der Tetanusinfection bei subcutaner Anwendung der Gelatine zu therapeut. Zwecken und ihre Vermeidung. Berl. klin. Wochenschr. Bd. XXXIX, Nr. 29. — Kroenlein, Ueber den Verlauf des Magencarcinoms bei operativer und nicht operativer Behandlung. Eine Bilanzrechnung. Arch. f. klin. Chir. Bd. LXVII, H. 3. — H. Kümmel, Die chirurgische Behandlung des Ascites bei Lebercirrhose. Deutsche med. Wochenschr. Bd. XXVIII, Nr. 14. — Derselbe, Die Grenzen erfolgreicher Nierenexstirpation und die Diagnose der Nephritis nach kryoskopischen Erfahrungen. Arch. f. klin. Chir. Bd. LXVII, H. 3. — Kurpjuweit, Ueber die Decortication der Lunge bei chronischem Empyem. Beitr. z. klin. Chir. Bd. XXXIII, H. 3. — E. Küster, Ueber Bursitis subacromialis. Arch. f. klin. Chir. Bd. LXVII, H. 4. — H. Küttner, Durch Naht geheilte Stichverletzung des Pankreas. Beitr. z. klin. Chir. Bd. XXXII, H. 1. — Derselbe, Ist die physiologische Kochsalzlösung durch die Tavel'sche Salzsodalösung zu ersetzen? Beitr. z. klin. Chir. Bd. XXXV, H. 1. — Derselbe, Schonende Nachbehandlung septischer Operationen. Beitr. z. klin. Chir. Bd. XXXV, H. 2. — Derselbe, Das Operiren im Aetherrausch. Beitr. z. klin. Chir. Bd. XXXV, H. 3. — Derselbe, Welche Aussichten bietet die Operation des Mammacarcinoms bei vergrösserten Supraclaviculardrüsen? Beitr. z. klin. Chir. Bd. XXXVI, H. 2. — A. Labhardt, Zur Frage der Dauerheilungen des Krebses. Beitr. z. klin. Chir. Bd. XXXIII, H. 3. — F. Lange, Weitere Erfahrungen über seidene Sehnen. Münch. med. Wochenschr. Bd. XLIX, Nr. 1. — O. Langemak, Die Darmausschaltung als präliminare Operation vor Exstirpation grosser Cöcaltumoren. Deutsche Zeitschr. f. Chir. Bd. LXII, H. 3 u. 4. — Derselbe, Die Nephrotomie und ihre Folgen. Beitr. z. klin. Chir. Bd. XXXV, H. 1. — O. Lanz, Weg mit der Taxis! Münch. med. Wochenschrift Bd. XLIX, Nr. 5. — Ledderhose, Zur Behandlung der intraperitonealen Blasenruptur. Arch. f. klin. Chir. Bd. LXVII, H. 4. — E. Lexer, Zur Operation des Ganglion Gasseri nach Erfahrungen an 15 Fällen. Arch. f. klin. Chir. Bd. LXV, H. 4. — V. Lieblein, Zur Statistik und Technik der Radicaloperationen des Mastdarmkrebses. Beitr. z. klin. Chir. Bd. XXXIII, H. 2. — P. Linser, Ueber Beckenluxationen. Beitr. z. klin. Chir. Bd. XXXV, H. 1. — G. Lotheissen, Zur Embolie der Lungenarterie nach Verletzungen und operativen Eingriffen. Beitr. z. klin. Chir. Bd. XXXII, H. 3. — Marcinowski, Das Eucain B. Deutsche Zeitschr. f. Chir. Bd. LXV, H. 5 u. 6. — G. Marwedel, Wanderniere und Gallenstein. Beitr. z. klin. Chir. Bd. XXXIV. — Matanowitsch, Die Dauerresultate der Bassini'schen Radicaloperation der Leistenbrüchen. Beitr. z. klin. Chir. Bd. XXXIV. — K. Mermingas, Beitrag zur Kenntniss der Blutergelenke. Arch. f. klin. Chir. Bd. LXVIII, H. 1. — J. Michalski, Ueber Hydronephrosis intermittens. Beitr. z. klin. Chir. Bd. XXXV, H. 1 u. 2. — A. Müller, Hundert Fälle von Perityphlitis. Arch. f. klin. Chir. Bd. LXVI. — W. Müller, Zur operativen Behandlung infectiöser und benigner Venenthrombosen. Arch. f. klin. Chir. Bd. LXVI. — E. Payr, Beiträge zur Frage der Frühoperation bei Appendicitis. Arch. f. klin. Chir. Bd. LXVIII, H. 2. — F. Pels-Leusden, Ueber die sogen. Schenkelhalsfracturen. Arch. f. klin. Chir. Bd. LXVI. — Derselbe, Ueber papilläre Tumoren des Nierenbeckens in klinischer und pathologisch-anatomischer Hinsicht. Arch. f. klin. Chir. Bd. LXVIII, H. 3. — Petersen und Machol, Beiträge zur Pathologie und Therapie der gutartigen Magenkrankheiten. Beitr. z. klin. Chir. Bd. XXXIII, H. 2. — W. J. Rasumowsky, Eine neue conservative Operation am Hoden. Arch. f. klin. Chir. Bd. LXV, H. 3. — Derselbe, Zur Frage der Trepanation bei corticaler Epilepsie. Arch. f. klin. Chir. Bd. LXVII, H. 1. — Riedel, Die minimale Narkose bei kleinen chirurgischen Eingriffen. Berlin. klin. Wochenschr. Bd. XXXIX, Nr. 27. — J. Riedinger, Die ambulatorische Behandlung der Beinbrüche. Würzburger Abhandlg. Bd. II, H. 9. — H. Rothe, Beitrag zur Statistik der incarcerirten Hernien. Beitr. z. klin. Chir. Bd. XXXIII, H. 1. — O. Rothschild, Ueber Kohlensäurenarkose. Beitr. z. klin. Chir. Bd. XXXV, H. 2. — Rovsing, Die Behandlung der Prostatahypertrophie. Arch. f. klin. Chir. Bd. LXVIII, H. 4. — O. Samter, Ueber den Wundverlauf nach Bruchoperationen. Arch. f. klin. Chir. Bd. LXVIII, H. 2. — Derselbe, Ueber Exarticulatio pedis mit dem Zirkelschnitt. Arch. f. klin. Chir. Bd. LXVIII, H. 2. — K. Schicklberger, Beiträge zur Morphin-Scopolaminnarkose. Wien. klin. Wochenschr. Bd. XV, Nr. 51. — H. Schloffer, Die an der Wölfer'schen Klinik seit 1895 operirten Fälle von gutartiger Magenerkrankung. Beitr. z. klin. Chir. Bd. XXXII, H. 2. — G. B. Schmidt, Ueber die Radicaloperation der Spina bifida. Beitr. z. klin. Chir. Bd. XXXIV. — V. Schmieden, Die Erfolge der Nierenchirurgie. Deutsche Zeitschr. f. Chir. Bd. LXII, H. 3 u. 4. — V. Schneider, Klinische Erfahrungen über Vioform. Deutsche Zeitschr. f. Chir. Bd. LXI, H. 5 u. 6. — H. Schuler, Ueber traumatische Exostosen. Beitr. z. klin. Chir. Bd. XXXIII, H. 2. — F. Schulz, Zur Kenntniss der sog. traumatischen Myositis ossificans. Beitr. z. klin. Chir. Bd. XXXIII, H. 2. — K. Schwarz, Erfahrungen über 100 medullare Tropococain-Analgesieen. Münch. med. Wochenschr. Bd. XLIX, Nr. 4. — H. Senator, Nierenkolik, Nierenblutung und Nephritis. Deutsche med. Wochenschr. Bd. XXVIII, Nr. 8. — W. Simon, Splenektomie bei dem primären Sarkom der Milz. Beitr. z. klin. Chir. Bd. XXXV, H. 2. — F. Sneguireff, Ein Fall von partieller Resection der Milz unter Anwendung des Wasserdampfes als Blutstillungsmittel. Arch. f. klin. Chir. Bd. LXV, H. 2. — E. Sonnenburg, Lungencomplicationen bei Appendicitis. Arch. f. klin. Chir. Bd. LXVIII, H. 2. — Sprengel, Versuch einer Sammelforschung zur Frage der Frühoperation bei acuter Appendicitis und persönliche Erfahrungen. Arch. f. klin. Chir. Bd. LXVIII, H. 2. — A. F. Stein, Zur Statistik und Operation der Geschwülste des Oberkiefers. Arch. f. klin. Chir. Bd. LXV, H. 2. — C. Steinthal, Erfahrungen über Gastroenterostomie. Beitr. z. klin. Chir. Bd. XXXIV. — Steudel, Zur Behandlung und Operation der Muskelbrüche. Beitr. z. klin. Chir. Bd. XXXIV. — E. Sthamer, Zur Frage der Entstehung von Magengeschwüren und Leberinfarcten nach experimentellen Netzresectionen. Deutsche Zeitschr. f. Chir. Bd. LXI, H. 5 u. 6. — A. Stieda, Zur Casuistik der isolirten subcutanen Rupturen des M. biceps brachii und über einen Fall von Sartoriusriss. Deutsche Zeitschr. f. Chir. Bd. LXV, H. 5 u. 6. — A. Stolz, Die Gasphlegmone des Menschen. Beitr. z. klin. Chir. Bd. XXXIII, H. 1. — E. G. Stumme, Unsere Erfahrungen über die Cocainisirung des Rückenmarks nach Bier. Beitr. z. klin. Chir. Bd. XXXV, H. 2. — L. Talke, Ueber Endresultate der v. Langenbeck'schen Hämorrhoidenoperation. Beitr. z. klin. Chir. Bd. XXXIII, H. 1. — Tavel, Das Erysipeloid. Deutsche Zeitschr. f. Chir. Bd. LXI, H. 5 u. 6. — Thommen, Klinische und experimentelle Beiträge zur Kenntniss der Bauchcontusionen und der Peritonitis nach subcutanen Darmverletzungen. Arch. f. klin. Chir. Bd. LXVI. — C. Timann, Die Behandlung der Spina ventosa mittels freier Autoplastik. Beitr. z. klin. Chir. Bd. XXXVI, H. 1. — F. Trendelenburg, Ueber die chirurgische Behandlung der puerperalen Pyämie. Münch. med. Wochenschr. Bd. XLIX, Nr. 13. — M. Vallas, Traitement du tétanos. Gaz. des hôp. Bd. LXXV, Nr. 118. — F. Völker, Das Caput obstipum — eine intrauterine Belastungsdeformität. Beitr. z. klin. Chir. Bd. XXXIII, H. 1. — Derselbe, Behandlung der Fracturen mit primärer Knochennaht. Beitr. z. klin. Chir. Bd. XXXIV. — Waldvogel, Ueber Nierenverletzungen. Deutsche Zeitschr. f. Chir. Bd. LXIV, H. 1—3. — M. Wassermann, Ueber die kosmetische Behandlung von Sattelnasen mit Vaselininjectionen. Beitr. z. klin. Chir. Bd. XXXV, H. 3. — F. Weber, Ueber die operative Behandlung veralteter Ellbogenluxationen. Deutsche Zeitschr. f. Chir. Bd. LXIV, H. 1 u. 2. — Wette, Ueber Appendicitis, unter besonderer Berücksichtigung der chirurgischen Indicationsstellung. Arch. f. klin. Chir. Bd. LXVI. — Wiesinger, Zur Behandlung hochsitzender Mastdarmcarcinome. Deutsche Zeitschr. f. Chir. Bd. LXI, H. 5 u. 6. — Wilms, Ueber Spaltung der Niere bei acuter Pyelonephritis mit miliaren Abscessen. Münch. med. Wochenschr. Bd. XLIX, Nr. 12. — G. J. Winter, Beiträge zur operativen Behandlung der Epilepsie. Arch. f. klin. Chir. Bd. LXVII, H. 4. — H. Wittmer, Ein Beitrag zur Kenntniss der Beziehungen der acuten Miliartuberculose zur Operation tuberculöser Lymphomata colli. Beitr. z. klin. Chir. Bd. XXXIII, H. 3. — O. Witzel, Wie sollen wir narkotisiren? Münch. med. Wochenschr. Bd. XLIX, Nr. 48. — J. Wolff, Ueber die blutige Verlagerung des Leistenhodens in das Scrotum. Deutsche med. Wochenschr. Bd. XVIII, Nr. 14. — Würth v. Würthenau, Die modernen Principien in der Behandlung der penetrirenden Bauchwunden. Beitr. z. klin. Chir. Bd. XXXIV.

3. Geburtshülfe und Gynäkologie.

Von Privatdocent Dr. **J. Klein**, Lehrer an der Hebammenschule
in Strassburg i. E.

Geburtshülfe.

Desinfection der Hände.

Allgemeines. Auch in diesem Berichtsjahr wird der Kampf zu Gunsten der Ahlfeld'schen Heisswasserseife-Alkoholdesinfection fortgesetzt, und zwar in erster Linie von Ahlfeld selbst, welcher in seine Methode ein unbegrenztes Vertrauen setzt und, nebenbei gesagt, die Gummihandschuhe als Modesache betrachtet, dann von R. Schäffer, Rieländer und Fett. Die beiden letzteren Autoren haben experimentell und mikroskopisch nachgewiesen, dass der Alkohol die Haut in ihrer ganzen Dicke imbibirt und bis weit in das Bindegewebe eindringt, was wässrige Lösungen nicht thun. Ebenfalls experimentell beweist H. Füth die Vorzüge einer 3‰igen Quecksilbercitratäthylendiaminlösung, die sich besser bewährte als die Mikulicz'sche Seifenspiritusdesinfection. Lysoform hält Hammer für unbrauchbar als Desinficienz, da selbst 5%ige Lösungen alle Culturen von Milzbrand und Staphylokokken, Bact. coli noch nach 15 Minuten Einwirkung aufkommen liessen; Vertun nimmt es gegen ihn in Schutz. Die Gummihandschuhe sterilisirt Goldspohn mit Formaldehyd, nachdem er sie innen mit Borsäurepulver bestreut hat. Nach dem Anziehen der Handschuhe giesst er 15 g Alkohol zu 50 bis 55° hinein und lässt, sobald derselbe bis in die Finger vorgedrungen ist, den Ueberschuss herauslaufen. Handkeime, welche bei etwaigem Anstechen der Handschuhe während der Operation hervortreten könnten, sollen dadurch unschädlich gemacht werden. Dass die Handkeime nie völlig ausgeschlossen werden können, die Scheidenkeime aber bedeutungslos sind in Betreff der Wochenbettsmorbidität, sucht Krönig zu beweisen. M. W. Gleiss kommt mit ihren bacteriologischen Händeuntersuchungen ebenfalls zu dem Schluss, dass die Wochenbettsmorbidität mit der wachsenden Keimzahl der Hände wächst. Auch Baumm glaubt, dass die Bewegung der Wochenbettsmorbidität keineswegs mit dem jeweiligen, angewendeten oder unterlassenen Desinfectionsverfahren zusammenhängt. Noninfection und gründliche mechanische Reinigung der Hände und Instrumente ist die Hauptsache. Die Wahl des Desinficienz ist von untergeordneter Bedeutung. B. Wolff und J. Meyer haben bei Hunden durch die Einwirkung flüssiger Luft auf die inficirte Vaginal- und Uterusschleimhaut stets ein Heruntergehen der Fiebertemperatur bis zur Norm bewirkt und möchten Versuche bei septischen Processen des Uterus und der Vagina beim Menschen anempfehlen. Im Vaginalsecret von 40 Schwangeren fand Bergholm keine der gewöhnlichen eiterbildenden Bacterien, weder Staphylokokken, noch Streptokokken, noch Bacterium coli. Die einzige pathogene Art war der Gonococcus (Neisser). In der Vulva dagegen kamen 31mal Staphylococcus cereus albus und 10mal Bacterium coli vor. J. Hertzka hat die Versuche von Sticher nachgemacht und glaubt nicht an das Eindringen von Badewasser in die Scheide von Schwangeren und Gebärenden, dennoch will er das Bad supprimiren und durch Waschungen ersetzen. Weder die normale noch die pathologische Schwangerschaft an und für sich sind für H. Keller eine Gegenanzeige für Solbäder. — Als Sedativum und Anästhetikum in der Geburtshülfe versuchte v. Steinbüchel die Scopolamin-Morphiumnarkose. Er empfiehlt subcutane Injectionen von 0,0003 Scopolamin. hydrobromic. (Merck) mit 0,01 Morph. mur. und wartet mit der Verabfolgung der zweiten Dosis mindestens 2 Stunden. Die Wirkung tritt nach 1/2 Stunde ein und erreicht in 1—1 1/2 Stunden ihren Höhepunkt. — Zum Zwecke des Unterrichts hat Sellheim einen configurablen Kindsschädel hergestellt, indem er den Schädel auseinandernimmt, die Schädelkapsel durch Seidenfäden zusammenhält und in das Innere eine doppelte Gummiblase, die aufgeblasen werden kann, einfügt. Ein neues gynäkologisches Demonstrations- und Uebungsphantom verdanken wir L. Knapp. — Vaginal wendet Voigt den Braunschen Ballon an zur Erhaltung des Fruchtwassers bei erhaltener wie bei gesprungener Blase, zur Vorbereitung der Weichtheile und zur Verstärkung bereits vorhandener Wehen. Die intrauterine Ballonbehandlung erklärt V. Zimmermann für unentbehrlich bei künstlicher Unterbrechung der Schwangerschaft, zur Erweiterung des Muttermundes bei pathologischen Verhältnissen, bei Placenta praevia und Eklampsie. H. Pape erhält mit dem Ballon durch Druckschwankungen, indem er plötzlich etwas Wasser ablässt, deutliche Wehenverstärkungen. Modificationen der Krause'schen Bougie haben Peri und Hink ersonnen. Peri hat eine doppelläufige, hohle Bougie mit olivenförmigem Ende sich construirt, durch welche er,

Desinfection der Scheide.

Wannenbäder.

Solbäder.

Anästhesie in der Geburt.

Unterrichtsmittel und Instrumente.

Ballonbehandlung.

Krause'sche Bougie.

um den thermischen mit dem mechanischen Reiz zu combiniren, heisses Wasser zu 50° durchleiten kann. Hink's Bougie hat den Vortheil auskochbar zu sein, da sie aus Detert's Durit mit einer Klaviersaite als Kern besteht. A. Scheib wendet die elastische Metallbougie nach Knapp an. Die Vorzüge derselben sind: absolute sichere Sterilisirbarkeit, grössere Biegsamkeit und baldiger Weheneintritt. Mit grossem Enthusiasmus ist von verschiedenen Seiten her das vierarmige, metallische Dilatatorium Bossi's aufgenommen worden zur schnellen Erweiterung des Muttermundes, namentlich bei Eklampsie, Placenta praevia, künstlicher Frühgeburt, protrahirter Geburt infolge vorzeitigen Blasensprungs mit abnormer Rigidität des Muttermundes und hochgradiger Phthise mit Cyanose und Dyspnoe, da es in 20—30 Minuten nach Leopold gelingt, ohne Zerreissung des Muttermundes denselben so zu öffnen, dass die Zange angelegt werden oder die Wendung vorgenommen werden kann. Die grösste Erfahrung und die besten Erfolge mit diesem Instrument hat Leopold, der bereits 17 Fälle veröffentlicht hat; ihm folgen L. Knapp ebenfalls mit mehreren Publicationen, Langhoff, Lederer und Keller. Andere Autoren, selbst solche, die bei Eklampsie damit die Sectio caesarea einschränken zu können glauben, wie Wagner, Rissmann und Bischoff, machen auf die Gefahr der Cervixrisse aufmerksam, da die Muttermundsränder dick bleiben, nicht verstreichen und nach Entfernung des Instrumentes wieder etwas zusammenfallen. Andere wieder schlagen Verbesserungen an dem Instrumente vor, indem sie statt vier Arme acht anbringen, so O. Kaiser und V. Frommer. A. Mueller hält seinen eigenen schon früher angegebenen Metalldilatator für den besten und handlichsten und hat besonders damit gute Dauererfolge bei künstlicher Frühgeburt erzielt. Von 41 Fällen blieben 20 Kinder am Leben. — Eine neue Leibbinde mit Schulterträgern und Schenkelriemen bringt Ostertag auf den Markt. H. Gloeckner gibt eine Milchpumpe mit Glasballon an, an welchem ein mit Glashahn armirtes Glasrohr angebracht ist, wodurch die abgezogene Milch, vermittelst eines auf die Glasröhre befestigten Schlauchstückes dem Kind direct zugeführt, oder aber bequem und sauber in eine Saugflasche übergefüllt werden kann.

Dilatatorium Bossi's.

Leibbinde.

Milchpumpe.

Schwangerschaft. Der Vorschlag B. Schultze's, bei der Bestimmung der Schwangerschaft die Kalender- und Schwangerschaftsmonate abzuschaffen und nach Schwangerschaftswochen zu rechnen, scheint wenig Anklang zu finden. J. Lachs meint, dass nach

Schwangerschaftsmonate oder -wochen.

Hippokrates und überhaupt vom geschichtlichen Standpunkte aus die Schwangerschaftsmonate mehr Berechtigung haben als die Schwangerschaftstage oder Wochen. Aehnlich wie v. Winckel im Vorjahre kommen H. Füth und Zweifel zu dem Schlusse, dass in einem Siebentel der Fälle die Schwangerschaft über 302 Tage, die obere Grenze des B. G.-B., dauert und dass eine Erweiterung dieser Grenze für Fälle von übermässig grossen Kindern, die mehr als 4000 g Gewicht und mehr als 52 cm Länge haben, nöthig wäre. — Die Berechtigung der zwei Hegar'schen Schwangerschaftszeichen: Compressibilität des unteren Uteruskörperabschnittes und Bildung einer Querfalte in der vorderen Wand des Corpus uteri, hat Sellheim an einem 3monatlich graviden, frisch exstirpirten Uterus experimentell begründet und hat im Anschluss daran ein Gummimodell fabricirt, an welchem diese Erscheinungen leicht demonstrirbar sind. — Die Untersuchungen Hahl's an 36 Schwangeren über das Verhältniss der weissen Blutkörperchen während der Schwangerschaft, Geburt und Wochenbett führen zu dem Ergebniss, dass während der letzten Tage der Schwangerschaft die Leukocyten etwas vermehrt sind, mit dem Anfang der Geburtswehen eine ziemlich starke Hyperleukocytose eintritt und während des Wochenbettes die Hyperleukocytose wieder gleichmässig abnimmt. — Aus den Versuchen von Jägerroos geht hervor, dass während der Schwangerschaft und auch während der Lactation der Organismus bestrebt ist, durch eine strenge Sparsamkeit die verursachten gesteigerten Stickstoffausgaben aufzuwägen. Nach Max Stolz besteht eine leichte Acetonurie, der physiologischen entsprechend, auch bei der Schwangeren, Kreissenden und entbundenen Frau. Diese Acetonurie ist durchaus unbeständig und wechselt häufig. Vermehrte Acetonurie findet man oft im Verlaufe der Schwangerschaft ohne jedes Symptom und ohne pathologische Ursache, sie ist durchaus physiologisch und ist nicht als Zeichen des Fruchttodes verwerthbar. In einigen Fällen endouterinen Todes der Frucht constatirte dagegen Merletti eine Zunahme der physiologischen Schwangerschaftsurobilinurie. In der zweiten Hälfte der Schwangerschaft sah O. Schaeffer bei derselben Patientin in 6 Schwangerschaften Icterus mit Diarrhöen, Urobilinurie, Hämoglobinurie, Prurigo und wehenartige Zusammenziehungen auftreten. Er erklärt diese Erscheinungen durch Erythrocytenschwäche und vermehrte Hämocytolyse, welche deshalb in der zweiten Hälfte des fötalen Lebens eintritt, weil zu dieser Zeit die Frucht grösserer Mengen Kalkphosphate (beginnende Ossification) bedarf. Die Kalksalze sind aber vorwiegend in den rothen Blut-

Schwangerschaftsdauer.

Schwangerschaftszeichen.

Hyperleukocytose in der Schwangerschaft.

Eiweiss, Phosphor und Salzumsatz in der Schwangerschaft.

Acetonurie in der Schwangerschaft.

Urobilinurie in der Schwangerschaft.

Icterus in der Schwangerschaft.

körperchen enthalten und werden von denselben, nachdem sie hämolytisch zerfallen sind, dem Blutserum abgegeben, während der Farbstoff in der Leber in Gallenstoffe umgewandelt wird. Aus diesem physiologischen Process wird ein pathologischer, wenn es sich, wie im vorliegenden Falle, um eine infolge von Malaria ganz abnorm zur Hämocytolyse neigende Gravida handelt. Die Albuminurie in der Schwangerschaft führt Veit auf Eizellendeportation zurück, da er experimentell durch Einbringen von Placenta in die Bauchhöhle von Kaninchen Albuminurie entstehen sah. Scholten und Veit halten es daher für wünschenswerth, dass man bei Albuminurie in der Schwangerschaft untersuche, ob Zottendeportation vorliege. Damit wird man auch die Eklampsieätiologie fördern. Auch W. Poten's Studien über Verschleppung von Chorionzotten verdienen Berücksichtigung. Er äussert sich, wie folgt: Die Verschleppung abgerissener Chorionzotten oder deren Epithel in die mütterlichen Blutbahnen ist sehr häufig und fehlt wahrscheinlich bei keiner Schwangerschaft. Bei normaler Schwangerschaft gehen die verschleppten Zotten symptomlos zu Grunde. Der Choc en retour und die postconceptionelle, luetische Infection des Kindes ist durch die Zottenabreissungen in befriedigender Weise zu erklären. Bei maligner Entartung des Chorions (Blasenmole, Syncytiom) können Verschleppungen von Zottentheilen zu metastatischer Geschwürsbildung führen. — Zur Unterstützung der Gusserow'schen Theorie, dass das Fruchtwasser von den Nieren des Fötus herrühre, führt Silberstein einen Fall von Zwillingsgeburt an, wo der eine Zwilling Oligo-, der andere Polyhydramnie aufwies. Herz, Nieren und Blase waren bei dem polyhydramniotischen Zwilling bedeutend mehr entwickelt als beim oligohydramniotischen. Ebenfalls hierher gehört ein Fall von Missgeburt, den uns B. Wolff schildert, wo bei Fehlen der Urethra die Harnblase des Fötus durch angesammelten Urin stark ausgedehnt sich fand. — In 5 Fällen von habituellem Absterben der Frucht, in denen sicher Syphilis auszuschliessen war, erzielte Jardine mit Kali chloric. sehr gute Erfolge und zieht diese Behandlung der künstlichen Frühgeburt vor. Er gab 3mal täglich 0,5 nach dem Essen, vom 3. Schwangerschaftsmonat ab bis zu Ende. — Bei einer durch Carcinom des Uterus complicirten Gravidität ist nach Wagner die einfache vaginale Totalexstirpation des Uterus die beste Therapie in den ersten 4 Schwangerschaftsmonaten, im 5. und 6. Schwangerschaftsmonat ist zuerst ein Ablassen des Fruchtwassers nöthig. Später, wenn das Kind lebensfähig ist, ist Sectio caesarea vaginalis indicirt. Bei Fibromyomen, die mit Schwangerschaft com-

Albuminurie in der Schwangerschaft.

Herkunft des Fruchtwassers.

Habituelles Absterben der Frucht.

Carcinom in der Schwangerschaft.

Myom in der Schwangerschaft.

plicirt sind, möchte Bäcker — Verfasser hat 6 Fälle beobachtet — stets mittels Totalexstirpation oder supravaginaler Amputation den Uterus mit dem Tumor entfernen, ausgenommen da, wo die Patientin entschieden das Fortbestehen der Gravidität wünscht. — Pathologisch-

Abort.

anatomisch sucht K. Hegar die Aborte in zwei Gruppen einzutheilen. Zur ersten Gruppe gehören die Aborte mit Erkrankung der mütterlichen Eihäute (interstitielle Degeneration der Decidua), zur zweiten die Erkrankung der fötalen Abschnitte (Degeneration der Zotten). Beiden gemeinsam ist die Degenerationszone zwischen mütterlichen und fötalen Bestandtheilen, nämlich in der Langhans'schen Zellschicht und in der obersten Schicht der Decidua serotina. Die subchorialen Hämatome, die in den ersten Monaten der Gravidität nach dem Tode des Embryo entstehen, sind nach Endelmann Folgen von Allgemeinkrankheiten des Organismus. Ueber Indicationen des künstlichen Abortus, Verhütung und Therapie des Abortus geben uns Hofmeier, W. A. Freund, Sellheim und W. Hahn aus-

Extrauterinschwangerschaft.

gezeichnete Rathschläge. — Dass bei der Einbettung des Eies in der Tube oder im Eierstock keine Decidua sich bilde, berichten übereinstimmend H. Füth, Heinsius, Lange und K. Franz. Warum bei der Bildung der Hämatocelen das Blut sich nicht resorbirt, erklärt Busse damit, dass er annimmt, dass das Blut meist nicht in flüssiger Form, sondern in Gestalt von festen Gerinnseln aus der Tube in die Peritonealhöhle tritt und die Resorption deshalb unterbleibt, weil das Bauchfell des Beckens bei den Tubarschwangerschaften vielfach infolge von chronischen Entzündungen seine Resorptionsfähigkeit eingebüsst hat. Delagénière hält die tubouterinen oder interstitiellen Schwangerschaften darum für gefährlicher als die gewöhnlichen Tubargraviditäten, weil die Infectionsgefahr aus dem Cavum uteri mehr zu befürchten ist. Für active Intervention bei Tubargraviditäten, und zwar für recht frühzeitige Cöliotomie sprechen sich Dobbert, Carwardine, v. Braun-Fernwald und Harrison aus; zum vaginalen Weg und eventuell zur conservativen Therapie neigen mehr v. Scanzoni, P. Strassmann und Schenk.

Junge Erstgebärende.

Geburt. Palotai hat unter 17169 Geburten 25 I-parae, die zur Zeit der Geburt ihr 16. Lebensjahr noch nicht erreicht hatten zusammengestellt und gefunden, dass sowohl Schwangerschaft als auch Geburt und Wochenbett vollständig normal verliefen. — Albuminurie ist in den letzten 3 Schwangerschaftsmonaten sehr häufig, in 10—40% der Fälle und ganz besonders in den letzten 2 Wochen.

Frauen mit Albuminurie in der Schwangerschaft bekommen häufiger als andere Geburtsalbuminurie. Die Zunahme der Albuminurie während der Geburt wird wahrscheinlich durch Blutdrucksteigerung bei der Wehenthätigkeit bedingt. So äussert sich Zangemeister. — Zur Aetiologie des Fiebers unter der Geburt glaubt H. Müller nur an Infection, oder locale Entzündung, oder Retention der Secrete, sonst gibt es nach ihm keine functionelle, durch die Muskelarbeit des Uterus u. s. w. bedingte Temperatursteigerung. — Unter 30 Fällen von Drillingsgeburten fand Saniter nur 2mal eineiige Früchte, 14mal zweieiige und 9mal dreieiige. In 2 Fällen von Foetus papyraceus hat v. Lichem versucht, durch Bestimmung der Knochenkerne im Röntgenbilde das Alter der Föten festzustellen. — Vagitus uterinus vernahm Reidhaar bei Lufteintritt in den Uterus durch Einführen eines Metreurynters. — Es empfiehlt Palm auf Grund von Thierexperimenten und klinischen Versuchen ein neues Mutterkornpräparat, das Spasmotin (Chrysotoxinnatrium) Jacobi's in subcutanen Dosen von 0,075—0,025 selbst in früheren Geburtsperioden zur Geburtserregung, eventuell sogar zur künstlichen Frühgeburt. Metroglycerin oder 10%iges steriles Metroglycerin ist nach Tischer ein ungiftiges, chemisch complicirtes Glycerin, welches mit Gelatine vermischt wehenerregende und blutstillende Eigenschaften besitzt. Es wird in einer Menge von 50 g bei Aborten und 100 g bei Geburten zu intrauterinen Injectionen, wie sie Pelzer angegeben, mit Katheter und Spritze angewandt, und zwar sowohl bei Wehenschwäche als auch bei uterinen Blutungen. — Eine Aenderung in der geburtshülflichen Nomenclatur schlägt H. Bayer vor, indem er statt unteres Uterinsegment „Cervicalsegment" und statt Strictur „Contractio praevia" zu sagen wünscht. — Fussvorfall bei Schädellage behandelt Nadler nach folgenden Principien: 1. Repositionsversuche. 2. Wendung bei beweglichem Kopf. 3. Zange oder Perforation bei feststehendem Kopf. Zum Beweis der Existenzberechtigung der Positio verticalis (Mittelscheitellage Kehrer's) beschreibt A. Mueller einen solchen Fall. Entgegen der Lehre, dass bei einer Hinterscheitelbeineinstellung, die sich nicht in Kürze selbst oder durch irgend eine Therapie in günstigere Einstellung verwandelt, zu wenden oder zu perforiren ist, hat Zangemeister durch exspectative Behandlung bessere Resultate zu verzeichnen. Auf 10 Fälle verliefen 7 günstig, und zwar 2 ganz spontan, 2 spontan nach Symphyseotomie, 1 mit Wendung und 2 mit Sectio caesarea. Nur 2mal musste das lebende und 1mal das abgestorbene Kind perforirt werden. In der Stettiner Entbindungsanstalt kamen, wie Bauer uns mittheilt, auf 1600 Ge-

Albuminurie bei der Geburt.

Fieber unter der Geburt.

Drillingsgeburten.

Fötus papyraceus.

Vagitus uterinus.

Spasmotin.

Metroglycerin.

Cervicalsegment und Contractio praevia.

Fussvorfall bei Schädellage.

Positio verticalis.

Hinterscheitelbeineinstellung.

Geburten bei engem Becken.

burten nur 49 enge Becken, und zwar hauptsächlich platte Becken vor, wobei noch 36mal spontane Geburten eintraten. In der Bonner Klinik wurden nach Reifferscheid unter 2480 Geburten 150 enge, und zwar ebenfalls hauptsächlich platte Becken notirt. Der Verfasser steht nicht auf dem Standpunkte Pinard's in Betreff des Kaiserschnitts und will daher noch häufig die künstliche Frühgeburt und die Perforation angewandt wissen. Nicht so Krönig, welcher mehr zur Symphyseotomie und zum Kaiserschnitt neigt. Zu Gunsten der Wendung spricht auf Grund von 320 Fällen Krull. Er meint: Die Wendung mit sich anschliessender Extraction beim engen Becken und mittelgrossem Kinde kann mit Erfolg für Mutter und Kind ausgeführt werden bei einem platten und plattrachitischen Becken und beim allgemein verengten, plattrachitischen Becken bis zu einer Conj. diag. von 9 cm, beim allgemein verengten Becken bis zu 9 $^1/_2$ cm, bei Erstgebärenden ist womöglich die Wendung zu vermeiden. Zur

Perforation.

Technik der Perforation gibt O. Fränkel ein neues trepanförmiges Perforatorium an. Bei vorderer Gesichtslage (Kinn hinten) oder Stirnlage (Stirn hinten), wenn der Kopf im Beckeneingange schon

Zange bei Gesichts- und Stirnlagen.

fixirt ist oder in der Beckenhöhle steht, will W. Stroganoff bei dringender Indication seitens der Mutter oder des Kindes eine Probeanlegung der Zange gestatten, um die Drehung des Kinnes oder der Stirn zu befördern. Die Drehung ist natürlich schrittweise und langsam und mit mässiger Kraftanwendung auszuführen; bei Misslingen derselben, Perforation. Während der Geburt ist nach Seitz

Prolapsus uteri.

ein bestehender Prolapsus uteri gravidi zu reponiren und reponirt durch Tamponade oder Kolpeurynter zurückzuhalten. Sehr oft werden manuelle Dilatation oder Incisionen der Cervix wegen Cervixhypertrophie und Rigidität des Os externum nöthig, ebenso wie Zange oder Wendung oder Perforation. Während dieser Eingriffe ist ein Zurückhalten des Uterus mit beiden Händen durch einen Assistenten geboten. Für die Behandlung der Complication der Ge-

Geburt bei Ovarialtumor.

burt mit Ovarialtumoren stellt M. Semon folgende Regeln auf: Jeder Versuch einer operativen Entbindung per vias naturales vor Beseitigung des Hindernisses ist ein Fehler. Die Beseitigung kann geschehen: a) durch Reposition, b) durch Punction und Incision per vaginam, c) durch Ovariotomia abdominalis intra partum. Letzterer

Dammriss.

Eingriff ist der beste. M. Walthard glaubt grössere Dammrisse dadurch verhüten zu können, dass bei der Extraction des Kopfes durch die Vulva stets der natürliche Austrittsmechanismus nachgeahmt und die Extraction so langsam als möglich gemacht wird, ferner die Zange, sobald als der Ritgen'sche Handgriff ausführbar ist, abgenommen wird. G. Kien hat 3 Fälle von Rectovaginalrupturen bei spontaner Geburt gesehen, und er erklärt dieselben durch ein Platzen des Scheidenrohres, bedingt durch die Fixation des Geburtsschlauches durch den straffen Scheideneingang und die äusserst rigide Dammmusculatur. Bei atonischen Blutungen und Cervixrissen klemmt M. Henkel von der Scheide aus das parametrane Gewebe mit der A. uterina durch Muzeux'sche Klemmen beiderseits ab und lässt die Klemmen 12—24 Stunden liegen. 6mal ist er auf diese Art mit Erfolg vorgegangen. Einen neuen Handgriff zur Blutstillung post partum verdanken wir Laserstein. Der Uterus wird dabei um seine Längsaxe spiralförmig in der Uhrzeigerrichtung gedreht und auf die Symphyse gedrückt gehalten. Die Vortheile dieser Methode sind: leichte Ausführbarkeit, absolute Sicherheit, leichtes Halten des Uterus in dieser Stellung, Vermeidung der Infectionsgefahr. Die Tamponade des puerperalen Uterus möchte Chrobak nicht ganz verwerfen, aber die Hauptsache dabei ist, dass sie gut ausgeführt sei. Eine rasche Verblutung nach der Geburt sah Ahlfeld, wobei die Section keine andere palpable Todesursache ergab, als vermehrten Wassergehalt des Blutes und Mangel an Fibrinogen. Dass die grössere Häufigkeit der Uterusrupturen bei Mehrgebärenden durch das Auseinanderreissen und Weiterreissen einer von einer früheren Geburt herrührenden Narbe seine Erklärung finden kann, glaubt Peham. Für die Behandlung der completen sowohl als auch der incompleten Rupturen bei der Entbindung gibt entschieden die Laparotomie die besten Resultate. Darüber sind Törngren, Krebs, Amann jr., Draghiesco und Cristeanu einig. Was die Art der Operation betrifft, so gehen die letzteren am weitesten, indem sie für complete wie für incomplete Rupturen die abdominale, totale Hysterektomie verlangen. Für die Behandlung der completen Rupturen wünscht auch Amann die abdominale Totalexstirpation und stellt folgende Regeln auf: a) Acute Verblutungsgefahr (bei ungünstigen äusseren Verhältnissen): Drainage, eventuell Porro (bei günstigen Verhältnissen), Naht oder abdominale Totalexstirpation. b) Mässige oder keine Blutung: Drainage und später, wenn nöthig, abdominale Totalexstirpation oder vaginale Totalexstirpation. Je rascher der operative Eingriff erfolgt, um so besser. Bei alter Inversio uteri puerperalis, wo keinerlei Taxis mehr hilft, ist Oui's Verfahren, nach Kolpohysterotomia anterior den Uterus zu reponiren, wohl empfehlenswerth, während Küstner bei seinen Angaben, die hintere Wand des Uterus nach Eröffnung des Douglas zu spalten, beharrt. — In das Dunkel, welches die Pathogenese und

Rectovaginalrisse.

Blutungen bei der Geburt.

Uterusruptur bei der Geburt.

Inversio uteri puerperalis.

Eklampsie. Aetiologie der Eklampsie umhüllt, dringen sehr divergente Lichtstrahlen ein. A. Dienst sieht in der verminderten Eliminationsfähigkeit der Abfallstoffe durch die mütterliche Niere den Hauptgrund für die Eklampsie. G. Schmorl legt neben den Nierenveränderungen grosses Gewicht auf die häufig vorkommenden Leberveränderungen. Fehling glaubt, dass dieselben Toxine, welche das Nierenepithel schädigen, die Eklampsie durch Reizung der corticalen Ganglien bewirken. Blumreich und L. Zuntz suchen in der Constitution des Gehirnes bei Graviden ein Moment, welches Reize viel gefährlicher macht. Blumreich hat durch Experimente an graviden und nicht graviden Kaninchen nach Exstirpation beider Nieren die Ueberzeugung gewonnen, dass die Eklampsie sicher nicht als eine Urämie zu betrachten ist. Er spricht von einer specifischen Reizempfindlichkeit des Gehirns Schwangerer. W. Albert und H. Müller streiten sich um die Priorität, die Eklampsie als eine Intoxication, welche durch Stoffwechselproducte von Mikroorganismen der Decidua verursacht ist, erklärt zu haben. Mangel an Antitoxin bedingt nach Weichardt die Eklampsie, er hofft, dass es gelingen wird, ein Eklampsieheilserum zu gewinnen. Ascoli hat zwei syncytiolytische Serumarten durch Behandlung von Kaninchen mit Meerschweinplacenten und mit Kaninchenplacenten, also ein Heterosyncytiolysin und ein Isosyncytiolysin gefunden, mit welchem er, besonders in subduraler Application, eklampsieähnliche Krämpfe hervorbringen konnte. Der von ihm gelieferte Nachweis, dass die nach Einführung von Placentargewebe im Organismus auftretenden Syncytiotoxine im Stande sind, ein an die Eklampsie erinnerndes Krankheitsbild hervorzurufen, legt angesichts der heute wohl feststehenden Verschleppung von Placentarzellen in die mütterlichen Blutbahnen den Gedanken nahe, dass derartige Cytotoxine bei der Entstehung der Eklampsie eine Rolle spielen mögen. B. Stroganoff verharrt auf seiner Infectionstheorie. Herrgott, Frühinsholz, Jeandelize und Nicholson glauben an die Möglichkeit eines thyreoidalen oder parathyreoidalen Ursprungs der Eklampsie. Nicholson gibt daher stets in den Fällen von Urinsuppression Thyreoidextract und daneben Kochsalzinfusionen. Geschichtlich stellt Mouton fest, dass an die fötale Theorie der Eklampsie neben Fehling auch der Name van den Hoeven zu knüpfen sei, da derselbe schon 1896 (Fehling erst 1899) seine bezüglichen Ansichten veröffentlichte. Auf therapeutischem Gebiete bringen uns die Arbeiten von Francis, Veit, v. Braitenberg und Ostrcil nichts Neues. Für den Kaiserschnitt bei Eklampsie treten Loewenstein und v. Guérard warm ein, während Galabin denselben bei dieser Indication einschränken will. Bumm verfügt über 13 Fälle von vaginalem Kaiserschnitt mit einem Todesfall an Eklampsie. Im ganzen hat er 5mal wegen Eklampsie, 2mal wegen Cervixcarcinom, 2mal wegen Nephritis, 1mal wegen Chorea, 1mal wegen Placenta praevia und 2mal wegen Torpidität des Uterus und absoluter Wehenlosigkeit bei künstlicher Frühgeburt operirt. Es geht aus dieser Zusammenstellung hervor, dass er die Indicationen des Kaiserschnitts sehr ausgedehnt hat und auf den Standpunkt gekommen ist, jede Eklamptische sofort nach dem ersten Anfall zu operiren. Auch die künstliche Frühgeburt, wenn ein torpider Uterus auf alle Reizmittel garnicht oder nur schlecht reagirt, auf diese Art zu beenden, ist eine grosse Neuerung. Er ist immer mit der Spaltung der vorderen Cervixwand allein ausgekommen und nennt dies Verfahren Hysterotomia vaginalis anterior. Jahreiss hat 2mal bei Eklampsie den Dührssenschen vaginalen Kaiserschnitt, 1mal mit Erfolg ausgeführt. Mit dem Fundalschnitt nach Fritsch sind Jurowski und Munro Kerr zufrieden. Letzterer findet bei demselben die Extraction des Kindes viel leichter. Entgegengesetzte Schlüsse zieht H. Curschmann in seiner sehr gründlichen Publication. Er sieht bei dem Fundusschnitte keine Vortheile, weder anatomisch wegen der Blutgefässe, noch bezüglich Contraction und Blutstillung, noch in der Verkleinerung des Schnittes und Adaption der Wundränder. Beim queren Schnitt sei eher Neigung zu Verwachsungen mit dem Darm vorhanden, die Extraction des Kindes und der Eihäute sei schwieriger. Zum Sparen von Blut während des Einschneidens der Uteruswand gebraucht Murdoch Cameron ein flaches, grosses Hartgummipessar, welches er auf den Uterus fest drückt und innerhalb dessen er dann den Schnitt führt. Wegen narbiger Atresie der Scheide nach Schwefelsäureätzung hat Lévêque die Totalexstirpation des Uterus mit Erfolg für Mutter und Kind unternommen. Wegen der gebotenen Eile hat Kleinhans bei Abort im 4. Monat, wo wegen hochgradiger, osteomalacischer Beckenverengerung die Ausstossung des Eies per vias naturales unmöglich war, nur die supravaginale Amputation statt der Totalexstirpation ausgeführt. Der eifrigste Verfechter der Symphyseotomie bleibt Zweifel, welcher dieselbe an Stelle der künstlichen Frühgeburt, der Zange am hochstehenden Kopfe, der prophylaktischen Wendung und des Kaiserschnittes zu setzen sich bemüht. Auch technisch schlägt er Verbesserungen dieser Operation vor, durch bessere Drainage des Cavum Retzii, in welchem sehr oft früher trotz Austamponirens mit Gaze Secret-

Kaiserschnitt.

Symphyseotomie.

retention sich einstellte. Er will jetzt die Vagina mit einem Troikart vom Cavum aus durchstechen und nach unten drainiren oder noch besser, die Scheide vermeidend, durch die grosse Schamlippe hindurch. van de Velde möchte die Symphyseotomie durch die Hebotomie (d. i. Pubiotomie) verdrängen, ebenso Gigli durch seinen Lateralschnitt durch das Os pubis. Auf dem internationalen Gynäkologencongress in Rom wurden die Indicationen zur künstlichen Unterbrechung der Schwangerschaft von Hofmeier, Pinard, Rein, Schauta, Simpson und Bossi genau besprochen, wesentlich neue Gesichtspunkte sind aber nicht zu verzeichnen. — Zur Kenntniss der pathologischen Anatomie der Placenta liefern uns Solowij, Wodarz, Pitha und Vassmer interessante Beiträge. Nach Solowij bilden die Gefässveränderungen (Endo-, Peri- und Mesovasculitis) sowie die Bindegewebswucherung und Neubildung von Gefässen bei der Placentitis fibrosa den auffallendsten Befund dar. Histogenetisch stellt die Placentitis fibrosa denselben Process wie der weisse Infarct dar. In ätiologischer Beziehung scheint Syphilis den allermeisten Placentarveränderungen zu Grunde zu liegen. Wodarz stellt für die Placenta circumvallata eine neue Theorie auf, nach welcher die aus dem Eiinneru centrifugal wirkende Kraft das Amnion unter dem starken Fibrinring nach dem weichen Placentargewebe hin ausstülpt. Pitha und Vassmer beschäftigen sich mit den Placentarcysten, deren Entstehung den weissen Infarcten gleichkommt. Das Wachsthum der Placenta machen Hitschmann und Lindenthal von einem eigenartigen Gewebe, welches das Ei umhüllt, dem Trophoblasten abhängig. Bondi's Untersuchungen der Nabelgefässe gipfeln darin, dass dieselben reich an elastischer Substanz sind. Die Ringmusculatur verengt das Gefäss, die Innenmusculatur treibt das Endothel buckelartig hervor und bringt somit Verschluss des Lumen zu Stande.

Künstliche Frühgeburt.

Nachgeburt.

Wochenbett. Dass es in der That eine physiologische Pulsverlangsamung im Wochenbett gibt, beweist O. Fellner. Die Wochenbettsmorbidität erklärt Zangemeister durch Resorptionsvorgänge infolge von Zersetzung der Lochien durch Saprophyten. Die Antisepsis übt einen Einfluss auf septische Erkrankungen (Mortalität), nicht aber auf Resorptionsfieber (Morbidität) aus. 120 normale Wöchnerinnen hat K. Franz bacteriologisch untersucht und kommt zu Schlussfolgerungen, die denen von Döderlein und Winternitz diametral entgegenstehen. In den ersten Wochenbettstagen fand er die Uterushöhle in 40% und in den weiteren Tagen in 63% keim-

Pulsverlangsamung.

Morbidität.

Keimgehalt des puerperalen Uterus.

haltig. Gefunden wurden 12mal Staphylokokken, 9mal Streptokokken, 1mal Bact. coli u. s. w. Ganz ähnlich fallen die Untersuchungen Schauenstein's aus, welcher in 64% der Fälle die Uterushöhle keimhaltig fand und in der Hälfte der Fälle Streptokokken nachwies. Infolge dieser Thatsachen glaubt Stolz, dass das Wochenbettfieber nicht allein durch das Vorhandensein pathogener Keime, sondern durch ihre Virulenz bedingt sei. Andererseits spricht Walthard von einer bacteriotoxischen Endometritis, welche durch Toxine entsteht, die von im Uterus virulenzlos vegetirenden Bacterien und Kokken hervorgebracht werden können. Burckhardt glaubt an eine endogene Infection, d. h. an Infection auf hämatogenem Wege, da er in 2 Fällen von Pneumonie im Wochenbette Kokken im Uterusgewebe und in einem 3. Fall den Pneumococcus Fränkel vorfand. Galabin hebt die Verwandtschaft von Erysipel mit Puerperalfieber hervor und würde ein Serum von Erysipel stammend für nützlicher halten als ein solches von anderen Streptokokkenquellen. Eine seltene Complication des Wochenbettfiebers sah E. Dietz, indem nach leichter manueller Placentarlösung unter hohem Fieber fünf grosse und tiefe Phlegmonen an den oberen und unteren Extremitäten entstanden, die nach Incision in Heilung übergingen. Die Bedeutung der Schüttelfröste im Wochenbette hat Bucura auf Grund von 28758 Geburten mit 2541 Fieberfällen, wobei 78mal Schüttelfröste auftraten, eingehend studirt: zwei bis fünf Schüttelfröste sind ebenso wenig für Pyämie als auch für andere Puerperalerkrankungen pathognomisch. Erst mehr als fünf Schüttelfröste finden sich ausschliesslich bei Pyämie. Septikämie kann ebenso gut mit Schüttelfrösten verlaufen, als auch ohne; letzteres ist allerdings das häufigere. Wenn auch Schüttelfröste für keine Puerperalerkrankungen charakteristisch sind, so beeinflussen sie doch die Prognose insofern, als die Mortalität mit der Anzahl der Schüttelfröste zunimmt. In Bezug auf Prophylaxis des Wochenbettfiebers hält Hofmeier an der Virulenz der Scheidenkeime fest und verlangt daher die nöthige Desinfection. Im Ergotin, 3mal täglich in Dosen von 0,10—0,18 subcutan angewandt, sieht Solt ein Prophylacticum und Specificum des Puerperalfiebers. Bei Febris sub partu oder Eihautretentionen ist Wormser nicht mehr Anhänger der Excochleatio uteri, sondern nur bei Blutungen. Wernitz will die Sepsis mit Hegar'schen Einläufen von ½—1%iger Kochsalzlösung bekämpfen. Zweck der Methode ist, durch reichliche Flüssigkeitszufuhr Transpiration und damit Temperaturabfall hervorzurufen. Dadurch würde das Herz gekräftigt und zugleich der Darm gereinigt

Wochenbettfieber.

Therapie des Wochenbettfiebers.

werden. Credé'sche Argentumsalbe hat Pulvermacher mit Erfolg in 2 Fällen angewandt, und zwar je 30 g in Dosen zu 4 g, nach jedem Schüttelfrost eingerieben. Reidhaar verzeichnet einen Erfolg mit intravenöser Anwendung des Collargol Credé zusammen mit Marmorek'schem Serum. Eingehende Besprechung der Hysterektomie in der Behandlung der puerperalen Infection fand in der Naturforscherversammlung in Karlsbad statt von Seiten von Fehling, Leopold, Treub, W. A. Freund u. A. Alle waren der Ansicht, dass nur dann, wenn sicher der Uterus allein die Quelle der Infection ist, operirt werden dürfe. Diese Indication würde aber selten auftreten. In demselben Sinne theilt uns Baisch 5 Fälle aus der Döderlein'schen Klinik mit, wovon 3 durch die Totalexstirpation des septischen Uterus geheilt wurden. In einem Falle von Sepsis bei Prolapsus uteri gravidi mit Decubitusgeschwüren wurde die Operation verweigert, die Section zeigte aber eine auf das Endometrium beschränkte Infection, so dass sicherlich die vorgeschlagene Totalexstirpation Heilung gebracht hätte. In einem anderen Falle von Sepsis nach Abort ging Patient 6 Tage nach der Totalexstirpation des Uterus, welche 21 Tage nach dem Abort und 15 Tage nach Beginn des Fiebers vorgenommen wurde, zu Grunde. Bei den 3 geheilten Fällen handelte es sich um Placentarretention bei einem Uterus septus mit multiplen Fibromen: es wurde sofort abdominal operirt; ferner um Retention von Placentarresten: es wurde 25 Tage nach der Geburt vaginal operirt; ferner um Sepsis bei geschwürigem Totalprolaps des graviden Uterus: es wurde die vaginale Totalexstirpation des kreissenden Uterus ausgeführt. Sehr schwierig ist die Beantwortung der Frage: wann soll operirt werden? Bei Totalprolapsen, bei welchen unter der Geburt die Infection zu Stande kommt, ist jedenfalls sofort nach Eintritt des Fiebers zu operiren. Sonst soll nicht zu früh, d. h. erst, wenn eine spontane Heilung ausgeschlossen erscheint, aber auch nicht zu spät operirt werden. Ob die Fälle je nach der Art der Infection günstiger oder ungünstiger liegen, lässt sich noch nicht beantworten. Im allgemeinen lässt sich eine präcise Indicationsstellung für die Operation der Totalexstirpation des septischen Uterus bis jetzt noch nicht geben. A. Sippel verlangt bei Indicatio vitalis auch die Operation bei der puerperalen Pyämie mit Resection der thrombosirten Venae spermaticae und uterinae und beansprucht gegen W. A. Freund das Prioritätsrecht, da er schon 1894 (Freund sprach erst 1896 darüber) diesen Vorschlag machte. Langstein und Neubauer sprechen von einer Autolyse des puerperalen Uterus, d. h. sie haben gefunden, dass

Hysterektomie des septischen Uterus.

dem puerperalen Uterus die Fähigkeit inne wohnt, die coagulablen Eiweisskörper zu nicht mehr coagulablen stickstoffhaltigen Substanzen abzubauen.

Lactation.

Die reflectorischen Beziehungen zwischen Mammae und Genitalia muliebria theilt Pfister in zwei Kategorieen ein. Echte Reflexe sind die Mamma-Genitalreflexe, wie z. B. die Uteruscontractionen durch Reizung der Mammae. Die genito-mammalen Reflexe dagegen sind keine eigentlichen Reflexe, sondern Folgen einer unbekannten Kraft. — Den constatirten Rückgang der Brustnahrung in Berlin im Gegensatz zu Paris und München schreibt H. Neumann dem Aufschwung des Soxhletapparates zu. — In dem Fehlen eines Fermentes, welches die Storch'sche Reaction gibt, glaubt A. Nordmann einen positiven, chemischen Befund für die Unverträglichkeit der Muttermilch gefunden zu haben, M. Thiemich lässt dies jedoch nicht aufkommen, da er überhaupt die Inconstanz der Storch'schen Reaction beweist. — Ahlfeld hat seit 2 Jahren keinen Fall von Mastitis gesehen, da er prophylaktisch bei jeder Schwangeren jeden 2. Tag Waschungen der Warzen und der Warzenhöfe mit Wasser und dann nach Abtrocknung Betupfungen mit 10%igem Tanninalkohol vornehmen lässt. — Hochgradige Pubertätshypertrophie beider Mammae hat E. Pflanz beschrieben und abgebildet.

Lungenschwimmprobe.

Neugeborene. Hitschmann und Lindenthal behaupten, dass in Lungen von Neugeborenen, die nicht geathmet haben, durch anaërobe Bacillen Gas gebildet werden kann. Der positive Ausfall der Lungenschwimmprobe, insofern die Wirksamkeit gasbildender Bacterien nicht auszuschliessen ist, kann also nicht entscheiden, ob das Kind gelebt hat oder nicht. Ihnen stimmt Krönig vollständig zu. Ungar widerspricht dem, indem er anführt, dass nur bei verzögerten Geburten oder bei geburtshülflichen Eingriffen oder vielem Touchiren u. s. w. ein Keimgehalt des Uterus eintreten kann, was aber nicht bei heimlichen Geburten, auf die es gewöhnlich bei der Lungenschwimmprobe ankommt, möglich ist. In der Mitte steht Haberda, für welchen die Lungenschwimmprobe für sich allein in der That nichts beweist, da das ganze Verhalten der Lungen zu berücksichtigen ist. Den Meconiumpfropf hat H. Weil auf 500 Geburten nur einmal beobachtet. Entgegen Cramer will also das Fehlen des Meconiumpfropfes nichts heissen. Forensisches Interesse hat auch die von v. Westphalen beobachtete doppelte Ruptur der Nabelvene mit doppelter Hämatombildung bei spontaner Geburt. Die Blutung entstand aus einem Riss, der 5 cm vom Nabel

Meconiumpfropf.

Ruptur der Nabelvene.

entfernt war. Gegen Cramer und Hirsch nehmen E. Runge und Leopold die Credéisirung der Neugeborenen in Schutz, die Hauptsache dabei ist aber, dass genau nach Credé's Vorschriften verfahren werde und nicht die Höllensteinlösung durch Oeffnen und Schliessen der Lider auf die Cornea verrieben werde, da sonst leicht Argentumkatarrhe entstehen. Holtschmidt, Döllner, Fuhrmann und Oswald haben nur günstige Erfolge mit der subcutanen Injection von mehrmals (2—4mal) 10—15 ccm 2%iger Gelatinelösung bei der Melaena neonatorum zu verzeichnen. Bei einem schwer asphyktischen Kinde hat Schücking durch die Nabelvene 50 g einer Lösung von 0,5 Natriumfructosat und 0,7 Kochsalz auf 100 g mit Erfolg infundirt. Das Natriumfructosat wirkt nach ihm direct aufs Herz und dadurch indirect aufs Athemcentrum. Dass die Clavicularfracturen Neugeborener bei spontaner Geburt viel häufiger sind, als bisher angenommen, hebt G. Riether hervor, indem er 65 Fälle bei spontanen Geburten feststellte. Die Prognose ist eine sehr gute. Bei geburtshülflichen Schädelinfractionen rathen Villard und Pinatelle, chirurgisch vorzugehen und mit einem Spatel den eingedrückten Knochen zu beheben. Sie hatten dies mit Glück bei einem Bruch des Stirnbeins versucht. F. Lichtenberg hat an 70 präparirten Kinderleichen die Beweglichkeit des Beckens geprüft. Er fand, dass das Becken des Neugeborenen durch passive Bewegungen seines Trägers derart veränderlich ist, dass der Beckeneingang bei Rückenlage eine rundliche, bei Walcher'scher Hängelage eine längsovale und beim Sitzen eine querovale Gestalt annimmt. Diese Veränderungen sind beim Knabenbecken relativ grösser als beim Mädchenbecken.

(Margin notes: Credéisirung. — Melaena neonatorum. — Infusion durch die Nabelvene. — Clavicularfracturen. — Schädelinfractionen. — Kinderbecken.)

Hebammenreform.

Zur Hebammenreform ergreift nun auch M. Runge das Wort und sieht hauptsächlich in der mangelhaften Vorbildung, im mangelhaften Unterricht und in der mangelhaften Bezahlung der Hebammen die wichtigeren Uebelstände. Besonders in puncto Ausbildung der Hebammen greift Fehling H. W. Freund an, letzterer bleibt aber auf seinem Standpunkt stehen und vertheidigt ihn mit Glück. Aehnlich wie Freund denkt H. Walther, da er es für die Pflicht des Hebammenlehrers hält, die Hebammen mit den Erscheinungen gewisser Frauenkrankheiten bekannt zu machen, damit sie die Frauen früher als bisher an einen Arzt verweisen.

Gynäkologie.

Allgemeine Pathologie und Therapie. L. Kleinwächter hat bei 6981 Patientinnen 373mal den Zeitpunkt feststellen können, wo die Geschlechtsorgane aufhörten zu functioniren. 180mal trat die Altersatrophie zu früh auf; bei der Hälfte hörte die Periode in normaler Zeit auf; bei 40 Frauen später als normal. 13 wurden noch nach 45 Jahren gravid. Bei Sterilität und mangelhafter Sexualempfindung hat Chrobak mit Laminariadilatation gute Erfolge gesehen. Zum Zwecke der künstlichen Sterilisation präparirt Kooks aus der vorderen und aus der hinteren Muttermundslippe zwei kleine Lappen aus der Schleimhaut heraus, die dann wie eine kleine Klappe das Eindringen von Sperma verhindern sollen. Bei Hämophilie und bei unheilbar kranken Frauen, wie z. B. bei Tuberculose oder Nephritis chronica, empfiehlt L. Pincus seine Castratio uterina atmocaustica, während A. E. Neumann, die psychische Depression beim Ausbleiben der Regel befürchtend, in solchen Fällen die Keilexcision der Tubenecken vorzieht. Völlige Entfernung der gesunden Tuben nahm Ehrendorfer in einem Falle von Tuberculosis pulmonum vor. Zur Vertheidigung der Atmokausis gegenüber der Curette ergreifen L. Pincus und auch O. Falk nochmals das Wort. Seinen im Vorjahre angegebenen Belastungskolpeurynter hat L. Pincus, um einen directen Druck auf die Portio zu vermeiden, insofern modificirt, als er dem Ballon eine herzförmige Gestalt gegeben. Noch einfacher, ohne Gebläse und ohne einen zweiten Kolpeurynter erhält Holz eine automatische Massage durch den intraabdominalen Druck vermittelst eines Gummiballes, der mit Wasser gefüllt werden kann und der durch einen Celluloidring hindurch in die Vagina eingeführt und zurückgehalten wird. Dieser Apparat kann 2—3 Tage liegen bleiben. Zur Application localer Kälte im weiblichen Genitaltractus bedient sich Stroynowski eines hohlen Metallknaufes, der gegen die Portio eingeführt wird und in den zwei biegsame Bleiröhren zum Zufluss und Abfluss von Eiswasser einmünden. Um die Phototherapie in der Gynäkologie anwenden zu können, hat Curatulo ein Speculum angegeben, in welchem eine elektrische Lampe angebracht werden kann. Er gebraucht dasselbe bei Sterilität, Exsudaten, Cervixulcerationen u. s. w. Ein bequemes, kürzeres Speculum mit weiterer äusserer Oeffnung hat Theilhaber sich construiren lassen. Tamponadescheidenhalter nennt Rudolph einen Scheidenhalter, dessen Griffttheil hohl ist und eine Tamponrolle enthält, die abgewickelt werden kann ohne Berührung der Scheidenwände. Auf seine vorjährigen Versuche zur Verwerthung der Dauerhefe kommt W. Albert zurück und bestätigt seine guten Resultate bei Katarrhen. Den Uterus will er eventuell nach Menge mit 30—50%igem Formalin, die Vagina dagegen mit Hefe behandeln. O. Abraham

Menopause. Sterilität. Sterilisation. Atmokausis. Belastungskolpeurynter. Locale Kälte. Phototherapie. Neues Speculum. Tamponadescheidenhalter. Hefe.

stellt fest, dass die Hefe im Stande ist, Gonokokken zu tödten und bereitet sich Vaginalkugeln aus lebender Hefe, Asparagin und Gelatine mit Ol. paraffin. überzogen. Das Asparagin soll die Wirkung der Hefe erhöhen. A. Duke bedient sich bei Auskratzungen einer doppelten Curette, die von beiden Seiten kratzt und deren Blätter verstellbar sind. Hey Groves verwendet zur digitalen Untersuchung des Uterus oder zur Einführung von Instrumenten in denselben ein dreiblätteriges Dilatatorium, dessen zwei Blätter in die Uterussubstanz sich einhaken und dessen drittes Blatt den Uteruskanal offen hält. Anstatt der Playfair'schen Sonde gebraucht Littauer ein kleines Nickelstäbchen ohne Griff, welches mit einer Zange angefasst wird, Glockner dagegen eine geschlitzte Uterushohlsonde. Letzterem verdanken wir auch einen neuen Apparat zur Cervix- und Uterusbehandlung mit flüssigen Medicamenten. Zur Verhütung der Cystitis bei Frauen hat Rosenstein sich einen Katheter ausgedacht mit einer Schutzhülse von 8 cm Länge, welche in die Harnröhre eingeführt wird und durch welche der Katheter in die Blase gleitet, so dass derselbe jede Berührung mit Infectionskeimen der Urethra sicherlich vermeidet. Mit der Heissluftttherapie greift Polano — die hohen Temperaturen von 150° hat er aber verlassen und wendet nur noch Temperaturen von 120—125° an — nicht nur alte, steinharte Exsudate oder incidirte Exsudate, sondern auch Infantilismus und Amenorrhoe, Aktinomykose, Fisteln nach tuberculöser Peritonitis und sogar Gonorrhoe der Adnexe an. Selbst bei frischen Exsudaten gebraucht Dützmann den Apparat Polano's. In ähnlichen Fällen verwendet Eisenberg Ausspülungen von 30—40 Liter Wasser zu 40—50° C. Unter Ventroskopie versteht v. Ott die Beleuchtung der Bauchhöhle mit einer elektrischen Stirnlampe durch die Vagina hindurch bei schwierigen Kolpotomieen. Zu diesem Zwecke wird die Patientin in starke Trendelenburg'sche Lage gebracht und werden nach Spreizung der Vagina mit Speculis die Bauchdecken durch einen in Nabelhöhe angesetzten Muzeux abgezogen, so dass die Därme noch mehr zurücksinken. Die Gefahren der Tavel'schen Kochsalz-Sodalösung bei subcutaner Anwendung schildert Baisch, indem er 6 Fälle von Gangrän dabei sah, diejenigen der Gelatineinjection Gradenwitz, der dabei einen Fall von Tetanus erlebte. Der suprasymphysäre Bogenschnitt nach Küstner findet in v. Fellenberg einen warmen Anhänger. Er hat ihn bei 70 Laparotomieen angewandt, K. Heil nur 14mal, hat aber niemals ein Hämatom nachher entstehen sehen, da er nach der Operation 24—36 Stunden lang einen schweren Sandsack auflegt, während von Fellenberg

Curette. Uterus-dilatatorium. Uterussonde. Doppelkatheter. Heissluft-therapie. Ventroskopie. Kochsalz-Sodainfusion. Suprasymphysärer Schnitt.

15mal Hämatom zu verzeichnen hatte. Daniel ist mit dem suprasymphysären Fascienquerschnitt nach Pfannenstiel zufrieden. Er wandte ihn 15mal an. Neue Nähapparate verschiedener Systeme, bei denen es hauptsächlich darauf ankommt, dass das Nähmaterial garnicht berührt zu werden braucht, haben erfunden: Eisenberg, E. Kurz, Czerwenka, O. Kaiser und V. Frommer. Als Nervinum, Antihystericum, Hypnoticum, Antidysmenorrhoicum und bei Ausfallerscheinungen im Klimax ordinirt Freudenberg das Valyl in Gelatinekapseln.

Nähapparate.

Valyl.

Aeussere Geschlechtsorgane. Mit histologischen Untersuchungen von Kraurosis, Pruritus und Elephantiasis vulvae haben zahlreiche Autoren, wie Rosenstein, Trespe, O. Kreis, W. Darger, Czerwenka und Bamberg, sich befasst. Im allgemeinen kommen alle überein, dass es sich um einen chronisch entzündlichen Process der Haut und des Unterhautbindegewebes handle mit degenerativen Veränderungen der Epidermis und des Coriums. Bei der Elephantiasis mit chronischen Ulcerationen dürfte nach Bamberg nicht Tuberculose, sondern Lues das ätiologische Moment abgeben.

Kraurosis vulvae.

Scheide. Zwei Fälle von absolutem Mangel der Scheide, wo die Harnblase unmittelbar der vorderen Rectumwand anlag, schildert Donati.

Scheidendefect.

Mutterhals. A. Glockner unterscheidet drei Formen der primären Cervixtuberculose: 1. Form der miliaren Tuberkel; 2. diffuse tuberculöse Infiltration mit Neigung zum käsigen Zerfall resp. fibröser Umwandlung; 3. papilläre Cervicaltuberculose. Zur Diagnose der Cervicaltuberculose gelang es Alterthum in Schnitten Tuberkelbacillen nachzuweisen. Nach Hengge hat das papilläre Carcinom der Cervix Aehnlichkeit mit Papilloma vesicae; Klein nennt es Carcinoma cervicis papillare seu uvaeforme.

Cervixtuberculose.

Cervixcarcinom.

Gebärmutter. L. Pincus warnt davor, bei Amenorrhoe geschlechtsreifer Mädchen dieselben ohne jede Anamnese oder Untersuchung monatelang medicamentös zu behandeln und verlangt bei langdauernder, wenn auch symptomloser Amenorrhoe Exploratio interna. Theilhaber verharrt auf seinem Standpunkt, dass tetanische, ringförmige Contractionen am inneren Muttermund die Veranlassung der dysmenorrhoischen Schmerzen sind und kommt dabei auf seine Resectio orificii interni zurück. Theoretisch will F. Linder die

Amenorrhoe.

Dysmenorrhoe.

Frage der nasalen Dysmenorrhoe in suspenso lassen, practisch hat aber die nasale Therapie mit Cocain Erfolge. Odebrecht ist grosser Freund der Formalinbehandlung der chronischen Endometritis nach Menge. Er ätzt 8—10mal, alle 5—10 Tage mit 50%igem Formalin mit der Playfair'schen Sonde. Hey Groves verwendet zu diesem Zwecke Laminaria, die mit medicamentöser Gelatine (Hydrargyr. bijodat. und Zinc. sulf.) überzogen sind. Die Uterusgonorrhoe greift Savor mit Dilatation des Uterus und Auswischen desselben mit 10%iger Protargollösung an. Metritis hysterica, d. h. Hyperästhesie der Cervix und des Cervixkanals ohne Entzündung will Vedeler in 13 Fällen mit Faradisation geheilt haben. Eine besondere Art seniler, hämorrhagischer, leukocytärer Hyperplasie der Gebärmutterschleimhaut beobachtete S. Gottschalk in 2 Fällen. Es waren gutartige, flache Erhebungen in der Mucosa uteri durch regressive Veränderungen der Arterien bedingt. Theilhaber und A. Meier stellen auf Grund mikroskopischer Untersuchungen des Mesometriums eine eigene Eintheilung der sog. Insufficientia uteri mit Menorrhagieen und Fluor auf. Sie unterscheiden: 1. Hypoplasia uteri muscularis (Métrite des vierges); 2. Myodegeneratio uteri; 3. Myofibrosis uteri; 4. Adnexuterus; 5. Uterus myomatosus; 6. Subinvolutio uteri. — Schulze-Vellinghausen konnte zwei Uteri nach instrumenteller Perforation mikroskopisch untersuchen und fand, dass nicht allein Atrophie, Anämie und Tuberculose oder Erweichungsheerde, oder maligne Neubildungen für die Perforation prädisponirende Momente sind, sondern Veränderungen der Uterusmusculatur durch Auseinanderdrängung, ödematöser und exsudativer Durchtränkung derselben infolge von primären Gefässerkrankungen (Sklerose der Uterinarterien nach Reinicke). — Die Principien einer Carcinomstatistik sind nach Winter folgende: 1. Berechnung der primären Resultate; 2. Berechnung der Dauerresultate; 3. der Operabilitätsprocente; 4. der absoluten Heilungsresultate. Wertheim ist aber damit nicht einverstanden, dass bei Berechnung der Dauererfolge die palliativ oder unvollständig Operirten von der Gesammtzahl der Operirten abgezogen werden. A. Glockner theilt uns die Enderfolge mit von 260 Fällen, die radical operirt werden konnten. 47, d. i. 35,6%, blieben geheilt. In einer anderen Arbeit über die Dauerresultate der operativen Behandlung bei Uteruscarcinom mit Schwangerschaft berechnet er 25% Dauerheilungen. Ein seltenes, gleichzeitiges Vorhandensein von Drüsen- und Plattenepithelkrebs im Corpus uteri führt uns Emanuel vor. Scheinbar primäre, in Wirklichkeit aber metastatische Krebserkrankungen der inneren

Endometritis.

Uterusperforation.

Uteruscarcinom.

Geschlechtsorgane bei Tumorbildung in den Abdominalorganen kommen häufig vor. In praxi räth daher C. Römer dem Operateur, bei Ovarialcarcinom auf die anderen Organe und bei Magen- oder Gallenkrebs auf die Ovarien sein Augenmerk zu richten. Hellendall kommt auf Grund eines Falles von Adenocarcinoma corporis uteri mit Metastasen am Introitus vaginae zu dem Schluss, dass trotz allem Anschein, der zu Gunsten einer Inoculationsmetastase spräche, die Ausbreitung des Carcinoms auf retrogradem Wege in discontinuirlicher Weise in den Venen und in den Lymphbahnen erfolgt ist und dass für sämmtliche bekannten Fälle von sog. Impfmetastase in der Scheide nach Corpuscarcinom durchaus nicht der exacte Nachweis, dass eine Impfmetastase vorliegt, geführt worden ist. Dass nicht bloss nach, sondern auch während der Blasenmolenschwangerschaft durch venöse oder retrogradvenöse Embolie ein primäres Chorioepitheliom ausserhalb des Bereiches der Einsiedelung entstehen kann, beweist uns Zagorjanski-Kissel. Den vaginalen Weg bei der Totalexstirpation des carcinomatösen Uterus ziehen immer noch vor: Kroemer, Schauta, Staude und v. Mars. Schauta operirt mittels des Schuchardt'schen Paravaginalschnittes und glaubt, dass er damit dasselbe wie mit der abdominalen Operation leisten kann; Staude hält ebenso viel von seiner doppelseitigen Scheidenspaltung; v. Mars ist sehr für die Döderlein'sche neue Operationsweise eingenommen. Die mediane Spaltung des Uterus verwendet übrigens Krönig bei der vaginalen sowohl als auch bei der abdominalen Totalexstirpation. v. Franqué erinnert daran, dass die supravaginale Amputation nach Schroeder für beginnende Cancroide an Berechtigung wieder gewonnen hat, seitdem die radicale, abdominale Operation auf den Schild erhoben worden ist. Für die abdominelle Exstirpation des carcinomatösen Uterus erheben sich die Stimmen von Wertheim, v. Herff, Döderlein, Krönig, Poten, v. Rosthorn, J. A. Amann jr., Mackenrodt, Kleinhans und G. Klein. So lange als möglich extraperitoneal zu operiren, versuchen v. Herff, Poten, Mackenrodt und Amann mit ihren eigenen, zum Theil im Vorjahre schon erwähnten Methoden. Auch auf dem internationalen Gynäkologencongress in Rom sprechen sich bei der Discussion über die chirurgische Behandlung des Uteruskrebses Operateure wie Cullen, Jonnesco, Wertheim, W. A. Freund, Jacobs, Mackenrodt, Morisani, Poten, G. Klein und andere für den abdominalen Weg aus. Zur palliativen Behandlung des Uteruscarcinoms hat Krönig 8mal mit Erfolg die doppelseitige Unterbindung der A. hypogastrica und ovarica, eventuell auch noch die A. ligamenti rotundi unterbunden. Dass diese Operation schon 1896 und 1897 von Pryor empfohlen worden sei, weist Kleinwächter nach. — Einen seltenen Fall von Druckatrophie der Mucosa uteri, so dass nicht einmal mehr die Menstruation auftrat, beobachtete Volk bei einem mannskopfgrossen Myom der vorderen Uteruswand. Was die Wahl der Operation bei Myomen betrifft, so befürwortet Olshausen sehr warm die Enucleation und schränkt daher den vaginalen Weg zu Gunsten des abdominalen ein, da nur letzterer Uebersicht und Klarheit geben kann. Ebenfalls Anhänger der Laparomyomotomie sind Schwarzenbach, welcher 87 Enucleationen, 109 supravaginale Amputationen und 15 Totalexstirpationen zusammenstellt, Heinricius, welcher auch mehr zu der supravaginalen Amputation neigt, Abuladze, welcher für conservative Operationsmethoden spricht, H. Spencer, welcher die Doyen'sche Methode bevorzugt, M. Cameron und andere. Für Thorn, Martin und A. Hegar ist die vaginale Operation die Operation der Wahl, sei es vaginale Enucleation, sei es vaginale Totalexstirpation. — Bei geschlechtsreifen Frauen will Dirmoser wegen der Geburtsstörungen die Retroflexio uteri nicht mehr durch Vaginalfixation corrigiren, sondern durch die Alexander'sche Operation bei beweglichem und durch die Ventrofixation nach Olshausen bei fixirtem Uterus. Ungefähr ähnlichen Behandlungsprincipien folgen Nieberding, Andersch und Koblank. Dagegen nennt Kreutzmann die Ventrofixation eine unphysiologische, irrationelle und gefährliche Operation und will nur die Alexander'sche Operation oder bei nicht zeugungsfähigen Frauen die vaginale Fixation anwenden. Nach Bulius bringt die Alexander-Adam'sche Operation den Uterus nicht in normale Anteversio-flexio, sondern in Streckstellung. Goldspohn macht auch bei fixirtem Uterus eine sog. erweiterte Alexander'sche Operation, die er „bi-inguinal celiotomy" nennt. Er eröffnet nämlich den Leistenkanal so weit, dass er mit einem oder zwei Fingern ins Peritoneum eingehen und die Adhäsionen zerstören oder sogar Tube oder Ovarium hervorziehen und entfernen kann. Die Scheiden- und Gebärmuttervorfälle operirt Baumm durch Collumamputation, combinirt mit Blasenraffung und Scheidendammplastik. Die Blasenraffung macht er entweder nach Gersuny oder durch Matratzennähte von oben her vermittelst eines Einschnittes über der Symphyse. Eine eigene Operation, die Hysterokataphraxis, übt Catterina aus. Zwei Silber- oder Golddrähte werden nach Laparotomie um den Uterus herumgelegt und dann unter der Haut geknüpft; ein Draht geht durch

Myoma uteri.

Retroflexio uteri.

Prolapsus uteri.

die Ligamenta lata hindurch, der andere, obere, durch die Ligamenta rotunda. An einer allgemeinen Discussion über die operative Behandlung des Prolapsus uteri in der British medical Association nehmen die bekanntesten englischen Gynäkologen theil, nämlich Berry Hart, Edebohls, Jessett, Smyly, Mac Cann, Inglis Parsons, Bishop, Tennant, Edge und Galabin. Wir entnehmen derselben aber nichts von besonderem Interesse. — Semmelink beobachtete einen Fall, wo das Corpus uteri durch ein hartes, schweres, verkalktes Myom der hinteren Wand um 3mal 180° von der Cervix abgedreht war.

Axendrehung des Uterus.

Eierstock. Eine Blasenmole bei beiderseitigen Ovarialcystomen sah Baumgart; er glaubt daher, dass ihre Aetiologie vielleicht in einer primären doppelseitigen Eierstockserkrankung im allgemeinen zu suchen sei. Dickgallertige Ovarialcystome können nach Gottschalk zu Pseudomyxoma peritonei führen. Die Untersuchungen von Neck und Nauwerk gipfeln darin, dass die Wilms'sche Darstellung, wonach die Dermoidcysten des Ovariums aus Ei und Follikel hervorgehen müssen, aus embryologischen und histologischen Gründen verlassen werden muss. Die meisten doppelseitigen, soliden, malignen Ovarialtumoren sind nach Schlagenhaufer Carcinome, und zwar metastatische. Wenn Mamma, Uterus und Vagina ausgeschlossen werden können, sitzt gewöhnlich die primäre Geschwulst im Magen, Darm oder Gallenwegen. Sarkome und Endotheliome der Ovariums fand Stauder 20mal auf 295 Ovariotomieen, d. i. 7%! Bei der supravaginalen Amputation und bei der vaginalen Totalexstirpation des Uterus ist in den Augen Werth's der Erfolg bei der Conservirung der Eierstöcke in Bezug auf das spätere Befinden der Operirten ein unsicherer.

Ovarialcystom.

Dermoide.

Maligne Ovarialtumoren.

Conservirung der Ovarien.

Tube. Die Durchgängigkeit der Tube für die Sonde konnte Ahlfeld bei Gelegenheit einer Ventrofixation feststellen. Die Tube war 10 cm weit zu sondiren ohne Verletzung des Uterus. Typhusbacillen im schleimig-eitrigen Secret der Tube fand Koch; er glaubt, dass sie auf uterinem Wege hineingelangten. Der Nachweis von Gonokokken in den tiefen Schichten der Tubenwand gelingt nur selten, weil nach Ansicht von Kraus meist nur chronische Fälle operirt werden, bei welchen die Gonokokken als Involutionsformen im Eiter und Gewebe vorhanden, aber mikroskopisch nicht mehr diagnosticirbar sind. Von demselben Verfasser stammt eine Beobachtung von Tubentuberculose, wo die Infection der Tube auf eine

Sondirung der Tube.

Typhusbacillen in der Tube.

Gonokokken in der Tube.

Tuberculose.

Tubencarcinom.

Adnexeiterungen.

Appendicitis tuberculosa zurückzuführen ist. Primäre Tubencarcinome sind von Graefe und Stolz notirt. In 122 Fällen von eitrigen Affectionen der Adnexe sah Jung 18% Mortalität, meist infolge von Laparotomieen, er neigt daher mehr zu Incision und Drainage.

Intraabdomineller Druck.

Brandschorfe.

Staphylokokkenperitonitis.

Freie Tumoren der Bauchhöhle.

Genitaltuberculose.

Bauchfell. Bauchwand. Beckenbindegewebe. Eine längere Polemik über die Frage: Was ist intraabdomineller Druck? eröffnet R. Meyer, indem er die Existenz desselben negirt und behauptet, dass der Druck zu jeder Zeit und an jedem Punkt der Bauchhöhle verschieden gross sein kann. Kossmann und Hagen-Torn widersprechen ihm. Experimentell hat K. Franz nachgewiesen, dass Brandschorfe in der Bauchhöhle eine Disposition für die Entstehung von Adhäsionen schaffen und ein begünstigendes Moment für die Entstehung einer Infection darstellen. Eine Staphylokokkenperitonitis nach Stieldrehung einer Ovarialcyste, wobei die Herkunft der Kokken unbekannt blieb, konnte Tiburtius durch Laparotomie heilen. Zwei Fälle von soliden Tumoren unbekannten Ursprungs, die frei in der Bauchhöhle lagen und nur durch Adhäsionen noch ernährt wurden, beschreibt Prüsmann. Der eine Tumor war ein Fibrosarkom, der andere ein Fibrom. Primäre Genitaltuberculose halten Martin und Amann für sehr fraglich, Ahlefelder für häufiger, als bisher geglaubt. Auf 649 aufgenommene Kranke kamen 13 Fälle von Tuberculose der Genitalien vor. Sellheim sucht zu beweisen, dass man in den meisten Fällen in der Lage ist, die Genitaltuberculose zu erkennen. Anamnese, Spuren vorausgegangener tuberculöser Erkrankungen, Feststellung einer zur Zeit noch bestehenden tuberculösen Erkrankung anderer Organe, mangelhafte Ausbildung im allgemeinen und vielfache Entwickelungsstörungen, wie mangelhafte Circulation, abnormes Wachsthum der Epidermisgebilde, mangelhafte Entwickelung der Genitalien u. s. w. sind Hülfsmittel dazu. Sicherheit bringt der Nachweis der Tuberculose des Bauchfells durch Constatirung der Hegar'schen Knötchen, der Tuberculose der Scheide und Portio mit dem Speculum, der Tuberculose der Tuben durch das Befühlen der rosenkranzförmigen Windungen und Verdickungen, der Tuberculose der Uterusschleimhaut durch Auffinden von Tuberkelbacillen. Bei der Behandlung spielt die Allgemeinbehandlung eine grosse Rolle, dann die locale und zuletzt die operative Behandlung. Am besten sind die radical operirten Frauen daran. Sellheim räth daher, wenn man einmal gezwungen ist, zum Messer zu greifen, am besten immer die Entfernung der Adnexe sammt dem Uterus per laparotomiam anzustreben. Zu Laparotomieen bedient sich Stoeckel eines Fritsch'schen Bauchspeculums mit Gewichtszug von 8—10 Pfund, welches er ein sich selbst haltendes Bauchspeculum nennt. Um den Bauchraum zu verkleinern und Bauchbrüche zu verhindern, näht Heidenhain die linke Bauchwand unter die rechte und die rechte über die linke und erhält somit eine Art Doppelung der Bauchdecken. Die Parametritis posterior ist in den Augen A. Mueller's eine Darmerkrankung, d. h. sie geht ebenso wie die Periproktitis meist von einer Erkrankung des Rectums an der Stelle aus, wo es von den uterosacralen Bändern umschlossen wird; nur selten ist der Uterus der Ausgangspunkt der Krankheit. W. A. Freund hat seine früheren Befunde von Neuritis prolifera des Ganglion Frankenhäuser und deren Einfluss auf Reflexneurosen und Hysterie bei Parametritis chronica atrophicans neuerdings durch neue Untersuchungen bestätigt gefunden.

Bauchspeculum.

Doppelung der Bauchdecken.

Parametritis.

Harnwege. Pyelitis hat Graefe mit Glück mit Methylenblau, 2mal täglich 0,10 behandelt, während van de Velde, der es intramusculär einspritzte in Dosen von 0,05, wegen Reizung der Mucosa vesicae davor warnt. Bei Ureterfisteln und Ureterverletzungen, wenn die vaginale Plastik, oder Ureterimplantation in die Blase oder Ureteroraphie oder Implantation in den Darm oder in den anderen Ureter nicht möglich sind, befürwortet Stoeckel die Nephrektomie. Perlis hält die Uretero-ureteroraphia transversa, die ihm 2mal gelang, für den besten aller Vorschläge. Die Anwendung des Cystoskops ist unbedingt nöthig, um die Diagnose der Tuberculose in der weiblichen Blase zu sichern. Diese Angabe, die Stoeckel im Vorjahre machte, bestätigt Krönig vollauf. Traumatische Granulome der Blase mit Blutungen sind, wie Kolischer angibt, am besten mit Scheere, Curette und Galvanocauter mit Zuhülfenahme des Cystoskops zu operiren. Mac Cann hat zur Heilung einer Blasenfistel eine eigene, neue Methode ersonnen. Nach Spaltung der Vagina und Abpräpariren von zwei Lappen hat er aus der Cervix einen Lappen zum Bedecken und Vernähen der Fistel herauspräparirt und dann darüber die Vaginallappen wieder vernäht. Enuresis nocturna curirt Parnell durch Dilatation der Urethra und Betupfen des Blasenhalses und der Urethra mit Arg. nitric.-Lösung 0,50—2,50 auf 30,0. Als Antigonorrhoicum empfiehlt Jacobi das Chinolinwismuthrhodanat Edinger (Crurin. pur.) in 1/2%iger Suspension zur Injection. Vgl. auch S. 289 ff.

Pyelitis.

Ureterfisteln.

Tuberculose der Blase.

Granulome.

Blasenfistel.

Enuresis.

Gonorrhoe.

Litteratur.

Geburtshülfe.

F. Ahlfeld, Ergänzungsblatt 3 und 8 zum preussischen Hebammen-Lehrbuch. Centralbl. f. Gyn. Nr. 32. — Derselbe, Die Zuverlässigkeit der Heisswasser-Alkohol-Händedesinfection. Monatsschr. f. Geb. u. Gyn. Bd. XVI, H. 5. — Derselbe, Verblutung im Anschluss an die Geburt. Beitrag zur Aetiologie der Postpartum-Blutungen. Zeitschr. f. Geb. u. Gyn. Bd. XLVII, H. 2. — Derselbe, Zur Prophylaxe der puerperalen Mastitis. Zeitschr. f. Geb. u. Gyn. Bd. LXVII, H. 2. — W. Albert, Die Aetiologie der Eklampsie. Arch. f. Gyn. Bd. LXVII, H. 2. — J. A. Amann jr., Die abdominale Totalexstirpation bei completer Uterusruptur. Münch. med. Wochenschr. Nr. 11. — A. Ascoli, Zur experimentellen Pathogenese der Eklampsie. Centralbl. f. Gyn. Nr. 49. — J. Bäcker, Sechs Fälle von Fibromyoma uteri, complicirt mit Schwangerschaft. Centralbl. f. Gyn. Nr. 38. — Baisch, Zur Indicationsstellung für die Totalexstirpation des septischen Uterus. Beitr. z. Geb. u. Gyn. Bd. VI, H. 3. — Bauer, Die engen Becken im Material der Stettiner Entbindungsanstalt. Monatsschr. f. Geb. u. Gyn. Bd. XV, H. 3. — P. Baumann, Fünf Jahre Wochenbettstatistik. Arch. f. Gyn. Bd. LXV, H. 2. — H. Bayer, Cervicalsegment und Contractio praevia. Ein Vorschlag zur geburtshülflichen Nomenclatur. Centralbl. f. Gyn. Nr. 10. — Hjalmar Bergholm, Ueber Mikroorganismen des Vaginalsecretes Schwangerer. Arch. f. Gyn. Bd. LXVI, H. 3. — C. W. Bischoff, Beitrag zur Anwendung des Bossischen Dilatatoriums. Centralbl. f. Gyn. Nr. 47. — Ludwig Blumreich, Ueber den Einfluss totaler Urinverhaltung auf den Organismus gravider und nicht gravider Thiere. Arch. f. Gyn. Bd. LXVI, H. 2. — Derselbe und L. Zuntz, Experimentelle und kritische Beiträge zur Pathogenese der Eklampsie. Arch. f. Gyn. Bd. LXV, H. 3. — Joseph Bondi, Ueber den Bau der Nabelgefässe. Monatsschr. f. Geb. u. Gyn. Bd. XVI, H. 3. — M. Bossi, Die Indicationen zur künstlichen Unterbrechung der Schwangerschaft. Internat. Gynäkolog.-Congr. in Rom. — Joseph v. Braitenberg, Beitrag zur Casuistik der Eklampsie. Wien. klin. Wochenschr. Nr. 7. — Richard v. Braun-Fernwald, Zur Aetiologie, Diagnostik und Therapie der Extrauteringravidität. Arch. f. Gyn. Bd. LXVI, H. 3. — Constantin J. Bucura, Ueber die Bedeutung des Schüttelfrostes im Wochenbett mit besonderer Berücksichtigung der Pyämie. Monatsschr. f. Geb. u. Gyn. Bd. XVI, H. 4. — Büttner, Die Eklampsie im Grossherzogthum Mecklenburg-Schwerin während der Zeit vom 1. Juli 1881 bis 31. Dec. 1891. Arch. f. Gyn. Bd. LXV, H. 2. — E. Bumm, Zur Technik und Anwendung des vaginalen Kaiserschnittes. Centralbl. f. Gyn. Nr. 52. — Otto Burckhardt, I. Die endogene Puerperalinfection. II. Puerperalinfection mit Pneumococcus Fränkel. Beitr. z. Geb. u. Gyn. Bd. V, H. 3. — Otto Busse, Ueber die Bildung der Hämatocelen. Monatsschr. f. Geb. u. Gyn. Bd. XVI,

H. 1. — Murdoch Cameron, Remarks on fifty cases of caesarean section. The British med. Journ., Oct. 11. — Thomas Carwardine, A clinical lecture on early extrauterine pregnancy. The British med. Journ., Jan. 11. — R. Chrobak, Zur Tamponade des puerperalen Uterus. Wien. klin. Wochenschr. Nr. 38. — Fritz Curschmann, Bietet der quere Fundalschnitt bei der Sectio caesarea (G. Fritsch) gegenüber dem Längsschnitt durch die Corpuswand Vortheile? Monatsschr. f. Geb. u. Gyn. Bd. XVI, H. 2, 4 u. 5. — H. Delagénière, De la grossesse tubo-utérine ou interstitielle. Deux observations. Arch. provinc. de chirurg. 1. Mai. — Arthur Dienst, Kritische Studien über die Pathogenese der Eklampsie auf Grund pathologisch-anatomischer Befunde, Blut- und Harnuntersuchungen eklamptischer Mütter und deren Früchte. Arch. f. Gyn. Bd. LXV, H. 2. — Emil Dietz, Eine seltene Complication des Puerperalfiebers. Arch. f. klin. Med. Bd. LXXIII. — Th. Dobbert, 60 Fälle in frühen Entwickelungsstadien unterbrochener Tubenschwangerschaften. Arch. f. Gyn. Bd. LXVI, H. 1. — Max Döllner, Zur Therapie der Melaena neonatorum. Münch. med. Wochenschr. Nr. 21. — Draghiesco u. Cornelius Cristeanu, Sur le traitement des ruptures utérines avec une statistique de 77 cas. Annales de gyn., Février. — Z. Endelmann, Beitrag zur Casuistik und pathologischen Anatomie der sog. subchorialen Hämatome. Beitr. z. Geb. u. Gyn. Bd. VI, H. 2. — H. Fehling, Kritische Betrachtungen über Vorschläge zur Hebammenreform. Arch. f. öffentl. Gesundh. in Elsass-Lothr. Bd. XXI, H. 9. — Derselbe, Die Nierenerkrankungen in ihrer Bedeutung für Schwangerschaft und Geburt. Mittheil. a. d. Grenzgebieten der Med. u. Chir. Bd. IX, H. 4 u. 5. — Derselbe, Die Hysterektomie in der Behandlung der puerperalen Infection. Monatsschr. f. Geb. u. Gyn. Bd. XVI. — Derselbe, Die Hysterektomie in der Behandlung der puerperalen Infection. Naturforsch.-Versammlg. in Karlsbad. — Ottfried Fellner, Ueber die physiologische Pulsverlangsamung im Wochenbett. Monatsschr. f. Geb. u. Gyn. Bd. XV, H. 2. — K. Fett, Ein weiterer Beitrag zum mikroskopischen Nachweis vom Eindringen des Alkohols in die Haut bei der Heisswasser-Alkoholdesinfection. Zeitschr. f. Geb. u. Gyn. Bd. XLVII, H. 3. — Louis A. Francis, The treatment of puerperal eclampsia. The British med. Journ., Jan. 11. — Oscar Frankl, Zur Technik der Perforation. Centralbl. f. Gyn. Nr. 19. — K. Franz, Ueber Einbettung und Wachsthum des Eies im Eierstock. Beitr. z. Geb. u. Gyn. Bd. VI, H. 1. — Derselbe, Zur Bacteriologie des Lochialsecretes fieberfreier Wöchnerinnen. Beitr. z. Geb. u. Gyn. Bd. VI, H. 3. — W. A. Freund, Die Hysterektomie in der Behandlung der puerperalen Infection. Naturforsch.-Vers. in Karlsbad. — Derselbe, Die künstliche Unterbrechung der Schwangerschaft. Ihre Indicationen und ihre Methodik. Die deutsche Klin. am Eing. des 20. Jahrh. — H. W. Freund, Bemerkungen zur Kritik meiner „Vorschläge zur weiteren Reform des Hebammenwesens" durch Herrn Prof. Fehling. Arch. f. öffentl. Gesundh. in Elsass-Lothr. Bd. XXI, H. 9. — Victor Frommer, Ein neuer geburtshülflicher Dilatator. Centralbl. f. Gyn. Nr. 47. — Frühinsholz und Jeandelize, Die thyroparathyroidale Insufficienz und die Eklampsie. Internat. Gynäk.-Congress in Rom. — H. Füth, Beiträge zur Händedesinfection. Centralbl. f. Gyn. Nr. 39. — Derselbe, Ueber die Dauer der menschlichen Schwangerschaft. Centralbl. f. Gyn. Nr. 39. — Derselbe, Ueber Ovarialschwangerschaft. Beitr. z. Geb. u. Gyn. Bd. VI, H. 3. — E. Fuhrmann, Beitrag zur Gelatinebehandlung der Melaena neonatorum. Münch med. Wochenschr. Nr. 35. — Galabin, A discussion on the modern indications for caesarean section. The British med. Journ., Oct. 11. — Derselbe, The annual variation of puerperal fever compared with that of some allied diseases. The Lancet, June 14. — Leonardo Gigli, Lateralschnitt durch das Os pubis. Centralbl. f. Gyn. Nr. 48. — Maria Wilhelmine Gleiss, Händedesinfection und Wochenbetterkrankungen. Inaug.-Diss., Strassburg 1901. — H. Gloeckner, Neue Apparate. Centralbl. f. Gyn. Nr. 51. — A. Goldspohn, A preliminary report on sterilization of rubber gloves by formaldehyd gas, and on the use of mild antiseptics inside the gloves. Americ. Medicine Vol. III, Nr. 23. — v. Guérard, Sectio caesarea bei Eklampsie. Centralbl. f. Gyn. Nr. 49. — Albin Haberda, Zur Frage des Beweiswerthes der Lungenprobe. Arch. f. Gyn. Bd. LXVII, H. 1. — Carl Hahl, Untersuchungen über das Verhältniss der weissen Blutkörperchen während der Schwangerschaft, der Geburt und dem Wochenbett. Arch. f. Gyn. Bd. LXVII, H. 3. — Wilhelm Hahn, Die Verhütung und Therapie des Abortus. Wien. med. Presse Nr. 44. — Fritz Hammer, Einiges über die Verwendbarkeit des Lysoforms in der Geburtshülfe. Centralbl. f. Gyn. Nr. 17. — Harrison, Remarks upon ectopic gestation, studied especially with reference to diagnosis and indications of treatment. The British med. Journ., Oct. 11. — Fritz Heinsius, Ueber tubare Einbettung des menschlichen Eies. Monatsschr. f. Geb. u. Gyn. Bd. XV, H. 3. — Derselbe, Beiträge zur Lehre von der Tubargravidität, insbesondere zur Lehre von der Einbettung des Eies in der Tube. Zeitschr. f. Geb. u. Gyn. Bd. XLVI, H. 3. — Karl Hegar, Pathologisch-anatomische Beiträge zur Lehre vom Abort. Beitr. z. Geb. u. Gyn. Bd. VI, H. 2. — Max Henkel, Blutungen nach der Geburt und ihre Behandlung. Zeitschr. f. Geb. u. Gyn. Bd. LXVII, H. 2. — A. Herrgott, Myxoedéme, parturition et éclampsie. Annales de gyn., Juillet. — Joseph Hertzka, Ueber das Eindringen von Badewasser in die Scheide von Schwangeren und Gebärenden und über die Zweckmässigkeit des Bades bei denselben. Monatsschr. f. Geb. u. Gyn. Bd. XVI, H. 3. — Adolf Hink, Auskochbare Bougie zur Krause'schen Methode. Centralbl. f. Gyn. Nr. 50. — F. Hitschmann und O. Th. Lindenthal, Ueber das Wachsthum der Placenta. Centralbl. f. Gyn. Nr. 44. — Dieselben, Zur Frage der Verwerthbarkeit der Lungenschwimmprobe bei Keimgehalt der Uterushöhle. Arch. f. Gyn. Bd. LXVI, H. 2. — M. Hofmeier, Die Indicationen zur künstlichen Unterbrechung der Schwangerschaft. Internation. Gynäkol.-Congress in Rom. — Derselbe, Die Indicationen zur künstlichen Unterbrechung der Schwangerschaft wegen Nephritis. Monatsschr. f. Geb. u.

Gyn. Bd. XVI. — Derselbe, Zur Verhütung des Kindbettfiebers. Münch. med. Wochenschr. Nr. 18 u. 19. — Holtschmidt, Die subcutane Gelatineinjection bei Melaena neonatorum. Ebenda Nr. 1. — B. H. Jägerroos, Studien über den Eiweiss-, Phosphor- und Salzumsatz während der Gravidität. Arch. f. Gyn. Bd. LXVII, H. 3. — Jahreiss, Zwei vaginale Kaiserschnitte bei Eklampsie. Centralbl. f. Gyn. Nr. 35. — Robert Jardine, The use of potassium chlorate in the treatment of cases of habitual death of the fetus in the later months of pregnancy. The British med. Journ., Oct. 11. — D. Jurowski, Beiträge zur Casuistik des Kaiserschnittes nach Fritsch. Centralbl. f. Gyn. Nr. 5. — O. Kaiser, Zur schnellen Erweiterung des Muttermundes nach Bossi. Centralbl. f. Gyn. Nr. 41. — Keller, Erfahrungen über die schnelle Dilatation der Cervix nach Bossi. Arch. f. Gyn. Bd. LXVII, H. 3. — Hermann Keller, Ueber die Solbadbehandlung während der Gravidität. Deutsche Medicinalztg. Nr. 32. — Munro Kerr, Further experiences of Fritsch's fundal incision in caesarean section. The British med. Journ., Oct. 11. — Georg Kien, Ueber die Entstehungsweise der Rectovaginalrupturen bei spontaner Geburt. Monatsschr. f. Geb. u. Gyn. Bd. XV, H. 4. — F. Kleinhans, Ueber eine seltene Indication zur supravaginalen Amputation des Uterus. Monatsschr. f. Geb. u. Gyn. Bd. XV, H. 3. — Ludwig Knapp, Ein gynäkologisches Demonstrations- und Uebungsphantom. Centralbl. f. Gyn. Nr. 12. — Derselbe, Zur Casuistik des Accouchement forcé unter Anwendung von Bossi's Dilatator. Ebenda Nr. 35. — Derselbe, Zum Accouchement forcé mittels Metalldilatatoren. Ebenda Nr. 47. — Derselbe, Zur Frage des Accouchement forcé durch instrumentelle Aufschliessung des Muttermundes. Wien. klin.-therap. Wochenschrift Nr. 41. — Koslenko, Ein Fall von Geburt bei Uterus bicornis duplex. Centralbl. f. Gyn. Nr. 2. — Julius Krebs, Ueber Gebärmutterzerreissungen während der Geburt. Monatsschr. f. Geb. u. Gyn. Bd. XVI, H. 2. — Krönig, Bemerkungen zu dem Aufsatz von Sticher: „Handsterilisation und Wochenbettsmorbidität". Zeitschr. f. Geb. u. Gyn. Bd. XLVI, H. 3. — Derselbe, Zur Casuistik der Schwangerschaft im rudimentären Nebenhorn des Uterus (Uterus bicornis unicollis). Laparotomie, nicht Amputation des schwangeren Nebenhornes, sondern Dilatation durch den Uterus hindurch und Ausräumung. Centralbl. f. Gyn. Nr. 2. — Derselbe, Geburtsleitung beim engen Becken. Münch. klin. Wochenschr. Nr. 32. — Derselbe, Zur Frage der Verwerthbarkeit der Lungenschwimmprobe bei Keimgehalt des Uterus. Monatsschr. f. Geb. u. Gyn. Bd. XVI, H. 3. — Krull, Ueber die Wendung mit sich anschliessender Extraction beim engen Becken auf Grund von 320 Fällen. Arch. f. Gyn. Bd. LXVII, H. 2. — Otto Küstner, Die blutige Reinversion des Uterus durch Spaltung der hinteren Wand nach Eröffnung des hinteren Douglas. Beitr. z. Geb. u. Gyn. Bd. V, H. 3. — Johann Lachs, Die 10 Schwangerschaftsmonate in geschichtlicher Beleuchtung. Centralbl. f. Gyn. Nr. 12. — W. Lange, Beiträge zur Frage der Deciduabildung in der Tube bei tubarer und intrauteriner Gravidität. Monatsschr. f. Geb. u. Gyn. Bd. XV, H. 1. — H Langhoff, Ueber einen Fall von Erweiterung des Muttermundes mit Bossi's Dilatator bei Eklampsie. Centralbl. f. Gyn. Nr. 47. — Langstein und Neubauer, Ueber die Autolyse des puerperalen Uterus. Münch. med. Wochenschr. Nr. 30. — Laserstein, Neue Art der Blutstillung post partum. Internation. Gynäkol.-Congress in Rom. — Otto Lederer, Ueber die forcirte Erweiterung des Muttermundes mittels des Dilatatoriums von Bossi. Arch. f. Gyn. Bd. LXVII, H. 3. — Leopold, Ueber die schnelle Erweiterung des Muttermundes mittels des Dilatatoriums von Bossi. Arch. f. Gyn. Bd. LXVI, H. 1. — Derselbe, Zur schnellen vollständigen Erweiterung des Muttermundes mittels des Dilatatoriums von Bossi, namentlich bei Eklampsie. Centralbl. f. Gyn. Nr. 19. — Derselbe, Die Hysterektomie in der Behandlung der puerperalen Infection. Naturforsch.-Versammlg. in Karlsbad. — Derselbe, Die Hysterektomie bei der Puerperalinfection. Monatsschr. f. Geb. u. Gyn. Bd. XVI. — Derselbe, Zur Verhütung der Augenentzündung der Neugeborenen durch Credèisirung. Berlin. klin. Wochenschr. Nr. 33 u. 34. — E. Lévêque, Opération césarienne, suivie de l'ablation complète de l'utérus et des annexes, avec issue heureuse pour la mère et pour l'enfant. Intervention pendant le travail à terme, nécessitée par une atrésie cicatricielle du vagin survenue au cours de la grossesse. Annal. de gyn., Janvier. — v. Lichem, Zwei Fälle von Foetus papyraceus. Centralbl. f. Gyn. Nr. 6. — Fritz Lichtenberg, Ueber die Beweglichkeit des Beckens von Neugeborenen. Beitr. z. Geb. u. Gyn. Bd. VI, H. 2. — Hans Loewenstein, Drei Fälle von Kaiserschnitt bei Eklampsie. Centralbl. f. Gyn. Nr. 5. — C. Merletti, Urobilinurie bei Schwangeren und Vermehrung derselben in Fällen endouterinen Fruchttodes. Centralbl. f. Gyn. Nr. 16. — J. M. C. Mouton, Zur Geschichte der fötalen Theorie über die Ursachen der Eklampsie. Centralbl. f. Gyn. Nr. 42. — A. Mueller, Zur schnellen Erweiterung des Muttermundes mit Metalldilatatoren. Centralbl. f. Gyn. Nr. 47. — Derselbe, Zur Casuistik der Positio verticalis (Mittelscheitellage Kehrer's). Monatsschr. f. Geb. u. Gyn. Bd. XVI, H. 5. — Derselbe, Die Dauererfolge der künstlichen Frühgeburt. Naturforsch.-Versammlg. in Karlsbad. — Hermann Müller, Zur Aetiologie des Fiebers unter der Geburt. Arch. f. Gyn. Bd. LXV, H. 2. — Derselbe, Ueber die Entstehung der Eklampsie. Arch. f. Gyn. Bd. LXVI, H. 2. — Jakob Nadler, Ueber Fussvorfall bei Schädellage. Corresp.-Bl. f. Schweizer Aerzte S. 205. — H. Neumann, Ueber die Häufigkeit des Stillens. Deutsche med. Wochenschr. Nr. 44. — O. Nicholson, Puerperal eclampsia in the light of thyroid inadequacy and its treatment by thyroid extract. The British med. Journ., Oct. 11. — A. Nordmann, Ueber einen positiven, chemischen Befund bei Unverträglichkeit der Muttermilch. Monatsschr. f. Geb. u. Gyn. Bd. XV, H. 2. — W. Ostertag, Ueber eine neue Leibbinde und deren Wirkungsweise. Monatsschr. f. Geb. u. Gyn. Bd. XV, H. 1. — A. Ostreil, Beitrag zur Therapie der Eklampsie. Arch. f. Gyn. Bd. LXVII, H. 3. — E. Oswald, Zur Gelatinebehandlung bei Melaena neonatorum. Münch. med. Wochenschr. Nr. 47.

— Oui, Des opérations conservatrices dans la cure de l'inversion utérine puerpérale ancienne. Annales de gyn., Avril. — H. Palm, Untersuchungen über die Bedeutung des Mutterkornes und seiner Präparate für die Geburtshülfe, mit specieller Berücksichtigung des Sphacelotoxins. Arch. f. Gyn. Bd. LXVII, H. 3. — A. Palotai, Ueber Erstgebärende unter 16 Jahren. Centralbl. f. Gyn. Nr. 52. — H. Pape, Zur künstlichen Frühgeburt bei Beckenenge; modificirte Technik der Metreuryse und ihre Erfolge. Beitr. z. Geb. u. Gyn. Bd. VI, H. 1. — H. Peham, Ueber Uterusrupturen in Narben. Centralbl. f. Gyn. Nr. 4. — A. Peri, Una modificazione alla candeletta Krause-Tibone. — M. Pfister, Ueber die reflectorischen Beziehungen zwischen Mammae und Genitalia muliebria. Beitr. z. Geb. u. Gyn. Bd. V, H. 3. — E. Pflanz, Pubertätshypertrophie beider Mammae. Centralbl. f. Gyn. Nr. 2. — E. Pinard, Die Indicationen zur künstlichen Unterbrechung der Schwangerschaft. Internation. Gynäkol.-Congress in Rom. — W. Poten, Die Verschleppung der Chorionzotten. Arch. f. Gyn. Bd. LXVI, H. 3. — Pulvermacher, Ueber die Anwendung der Credé-schen Argentumsalbe bei puerperaler Sepsis. Internation. Gynäkol.-Congress in Rom. — Reidhaar, Beitrag zur Behandlung der puerperalen Sepsis. Monatsschr. f. Geb. u. Gyn. Bd. XVI, H. 4. — Derselbe, Ein Fall von Vagitus uterinus. Centralbl. f. Gyn. Nr. 6. — Reifferscheid, Ueber Geburten bei engem Becken. Festschrift f. Fritsch, Leipzig. — G. Rein, Die Indicationen zur künstlichen Unterbrechung der Schwangerschaft. Internation. Gynäkol.-Congress in Rom. — A. Rieländer, Der mikroskopische Nachweis vom Eindringen des Alkohols in die Haut bei der Heisswasser-Alkokoldesinfection. Zeitschr. f. Geb. u. Gyn. Bd. XLVII, H. 1. — G. Riether, Clavicularfracturen Neugeborener bei spontaner Geburt. Wien. klin. Wochenschr. Nr. 24. — P. Rissmann, Ueber die schnelle Erweiterung der Cervix mit dem Dilatatorium Bossi. Centralbl. f. Gyn. Nr. 28. — M. Runge, Ein Wort zur Hebeammenreform. Monatsschrift f. Geb. u. Gyn. Bd. XVI, H. 3. — E. Runge, Die Erfolge der Credéisirung Neugeborener. Berlin. klin. Wochenschr. Nr. 20. — R. Saniter, Drillingsgeburten. Eineiige Drillinge. Zeitschr. f. Geb. u. Gyn. Bd. XLVI, H. 3. — v. Scanzoni, Ueber die Dauerresultate bei conservirender Behandlung frühzeitig unterbrochener Extrauteringraviditäten in den ersten Schwangerschaftsmonaten. Arch. f. Gyn. Bd. LXV, H. 3. — O. Schaeffer, Ein Beitrag zur Aetiologie des wiederkehrenden Icterus graviditatis. Monatsschr. f. Geb. u. Gyn. Bd. XV, H. 6. — R. Schaeffer, Der Alkohol als Händedesinfectionsmittel. Berlin. klin. Wochenschr. Nr. 9. — W. Schauenstein, Zur Bacteriologie des puerperalen Uterussecretes. Beitr. z. Geb. u. Gyn. Bd. V, H. 3. — Schauta, Die Indicationen zur künstlichen Unterbrechung der Schwangerschaft. Internation. Gynäkol.-Congress in Rom. — A. Scheib, Bericht über sechs Fälle von künstlicher Frühgeburt mittels elastischer Metallbougie nach Knapp. Wien. klin. Wochenschr. Nr. 32. — Schenk, Zur Therapie der Extrauteringravidität. Naturforsch.-Versammlg. in Karlsbad. — G. Schmorl, Zur Lehre von der

Eklampsie. Arch. f. Gyn. Bd. LXV, H. 2. — R. Scholten und Veit, Weitere Untersuchungen über Zottendeportation und ihre Folgen. Centralbl. f. Gyn. Nr. 7. — A. Schücking, Infusion durch die Nabelvene. Centralbl. f. Gyn. Nr. 28. — B. Schultze, Ueber die 10 Schwangerschaftsmonate. Centralbl. f. Gyn. Nr. 2. — L. Seitz, Ueber Prolaps des schwangeren Uterus, insbesondere dessen Therapie sub partu. Beitr. z. Geb. u. Gyn. Bd. VI, H. 2. — Sellheim, Configurable Kindsschädel. Beitr. z. Geb. u. Gyn. Bd. V, H. 3. — Derselbe, Experimentelle Begründung der Hegar'schen Schwangerschaftszeichen. Modell eines graviden Uterus. Beitr. z. Geb. u. Gyn. Bd. V, H. 3. — Derselbe, Principien und Gefahren der Abortbehandlung. Münch. med. Wochenschr. Nr. 10. — M. Semon, Ueber Complication der Geburt mit Ovarialtumoren. Monatsschr. f. Geb. u. Gyn. Bd. XVI, H. 3. — A. Silberstein, Die Herkunft des Fruchtwassers im menschlichen Ei. Arch. f. Gyn. Bd. LXVII, H. 3. — A. R. Simpson, Die Indicationen der künstlichen Unterbrechung der Schwangerschaft. Internation. Gynäkol.-Congress in Rom. — A. Sippel, Die operative Behandlung der puerperalen Pyämie. Centralbl. f. Gyn. Nr. 50. — Solt, Ergotin als Prophylacticum und Specificum beim Wochenbettfieber. Therapeut. Monatsh., Februar. — A. Solowij, Zur Kenntniss der pathologischen Anatomie der Placenta. Monatsschr. f. Geb. u. Gyn. Bd. XVI, H. 4. — F. Stähler, Vorderer Uterus-Scheidenschnitt nach Rühl bei einer Geburtscomplication, bedingt durch tiefe Vaginaefixur mit Fibromyomenucleation und Cervixplastik. Centralbl. f. Gyn. Nr. 7. — v. Steinbüchel, Vorläufige Mittheilung über die Anwendung von Scopolamin-Morphium-Injectionen in der Geburtshülfe. Centralbl. f. Gyn. Nr. 48. — M. Stolz, Die Acetonurie in der Schwangerschaft, Geburt und im Wochenbette, als Beitrag zur physiologischen Acetonurie. Arch. f. Gyn. Bd. LXV, H. 3. — Derselbe, Studien zur Bacteriologie des Genitalkanals in der Schwangerschaft und im Wochenbette. Naturforsch.-Versammlg. in Karlsbad. — P. Strassmann, Die operative Entfernung der Eileiterschwangerschaft von der Scheide her. Berlin. klin. Wochenschr. Nr. 25 u. 26. — Derselbe, Placenta praevia. Arch. f. Gyn. Bd. LXVII, H. 1. — B. Stroganoff, Ueber die Behandlung und Pathogenie der Eklampsie. Internation. Gynäkol.-Congress in Rom. — W. Stroganoff, Zur Frage über die Anwendung der Zangen bei der vorderen Gesichts- und Stirnlage. Monatsschr. f. Geb. u. Gyn. Bd. XV, Ergänzungsheft. — M. Thiemich, Ueber die Storch-sche Reaction der Frauenmilch. Monatsschr. f. Geb. u. Gyn. Bd. XVI, H. 1. — W. Tischer, Metroglycerin, ein locales ungiftiges Uterinum, als Ersatzmittel für Secale cornutum. Monatsschr. f. Geb. u. Gyn. Bd. XV, Ergänzungsheft. — A. Törngren, Zwei Fälle von Laparotomie wegen spontaner Uterusruptur bei der Entbindung. Centralbl. f. Gyn. Nr. 1. — H. Treub, Die Hysterektomie in der Behandlung der puerperalen Infection. Naturforsch.-Versammlg. in Karlsbad. — E. Ungar, Zur Frage der Verwerthbarkeit der Lungenschwimmprobe bei Keimgehalt der Uterushöhle. Centralbl. f. Gyn. Nr. 27. — W. Vassmer, Zur Aetiologie der

Placentarcysten. Arch. f. Gyn. Bd. LXVI, H. 1. — J. Veit, Ueber Albuminurie in der Schwangerschaft. Berlin. klin. Wochenschr. Nr. 22 u. 23. — Derselbe, Ueber die Behandlung der Eklampsie. Therap. Monatsh., April. — van de Velde, Die Hebotomie. Centralbl. f. Gyn. Nr. 37. — Vertun, Lysoform als Antisepticum. Centralbl. f. Gyn. Nr. 30. — Villard u. Pinatelle, Sur un cas d'enfoncement obstétrical de tout le frontal avec fracture, guéri par le relèvement sanglant. Annal. de gyn., Mars. — Voigt, Die vaginale Anwendung der Braun'schen Blase in der Geburtshülfe. Arch. f. Gyn. Bd. LXVI, H. 1. — Wagner, Erfahrungen mit dem Dilatatorium von Bossi. Centralbl. f. Gyn. Nr. 47. — Derselbe, Ueber die Therapie bei Gravidität, complicirt durch Carcinom des Uterus. Monatsschr. f. Geb. u. Gyn. Bd. XV, H. 5. — Walthard, Zur Prophylaxe und Naht des Rectum-Damm-Vaginalrisses (Dammriss III. Grades, completer Dammriss) und der Rectovaginalfistel. Corresp.-Bl. f. Schweizer Aerzte Nr. 2 und 3. — Derselbe, Die bacteriotoxische Endometritis. Zeitschr. f. Geb. u. Gyn. Bd. XLVII, H. 2. — H. Walther, Die Krankheiten der Frauen in übersichtlicher Darstellung für Hebammen. Berlin. — Weichardt, Experimentelle Studien über die Eklampsie. Deutsche med. Wochenschr. Nr. 35. — H. Weil, Ueber die Bedeutung des Meconiumpfropfes beim Neugeborenen. Deutsche med. Wochenschr. Nr. 43. — J. Wernitz, Zur Behandlung der Sepsis. Centralbl. f. Gyn. Nr. 6 u. 23. — v. Westphalen Doppelte Ruptur der Nabelvene mit doppelter Hämatombildung bei spontaner Geburt. Centralbl. f. Gyn. Nr. 12. — Wodarz, Zur Kenntniss vom Bau der Placenta circumvallata. Centralbl. f. Gyn. Nr. 50. — B. Wolff, Zur Kenntniss der Missgeburten mit Erweiterung der fötalen Harnblase. Arch. f. Gyn. Bd. LXV, H. 2. — B. Wolff und J. Meyer, Die Einwirkung flüssiger Luft auf die inficirte Vaginal- und Uterusschleimhaut bei Hunden. Arch. f. Gyn. Bd. LXV, H. 2. — E. Wormser, Die Excochleatio uteri im Wochenbette. Corresp.-Bl. f. Schweizer Aerzte Nr. 20. — W. Zangemeister, Ueber Albuminurie bei der Geburt. Arch. f. Gyn. Bd. LXVI, H. 2. — Derselbe, Klinische Beiträge zur Frage der Wochenbettsmorbidität. Zeitschr. f. Geb. u. Gyn. Bd. XLVII, H. 3. — Derselbe, Ueber Hinterscheitelbeineinstellung. Beitr. z. Geb. u. Gyn. Bd. VI, H. 3. — V. Zimmermann, Die intrauterine Ballonbehandlung in der Geburtshülfe. Monatsschr. f. Geb. u. Gyn. Bd. XVI, H. 1. — Zweifel, Bemerkungen zu vorstehendem Aufsatz (von H. Füth). Centralbl. f. Gyn. Nr. 39. — Derselbe, Die Symphysiotomie mit besonderer Drainage des Spatium praevesicale sive Cavum Retzii per vaginam. Centralbl. f. Gyn. Nr. 13 und Beitr. z. Geb. u. Gyn. Bd. VI, H. 1.

Gynäkologie.

O. Abraham, Zur Behandlung der weiblichen Gonorrhoe mit Hefe. Monatsschr. f. Geb. u. Gyn. Bd. XVI, H. 6. — Abuladze, Zur Frage der conservativen Operationsmethode bei interstitiellen und submucösen Fibromyomen des Uterus mittels Laparotomie. Monatsschr. f. Geb. u. Gyn. Bd. XV, Ergänzungsheft. — Ahlefelder, Klinische und anatomische Beiträge zur Genitaltuberculose des Weibes. Monatsschr. f. Geb. u. Gyn. Bd. XVI, H. 3. — Ahlfeld, Ueber Durchgängigkeit der Tuben. Centralbl. f. Gyn. Nr. 41. — W. Albert, Sterile Dauerhefe und ihre vaginale Verwendung. Centralbl. f. Gyn. Nr. 32. — Alterthum, Zur Pathologie und Diagnose der Cervixtuberculose. Centralbl. f. Gyn. Nr. 8. — J. A. Amann jr., Zur Technik der transperitonealen Exstirpation des carcinomatösen Uterus mit Beckenausräumung, mit besonderer Berücksichtigung der Ureterdeckung und der Drainage der Beckenhöhle. Monatsschr. f. Geb. u. Gyn. Bd. XVI, H. 3. — Derselbe, Ueber Genitaltuberculose. Internation. Gynäkol.-Congress in Rom. — Andersch, Dauererfolge der operativen Retroflexio- und Prolapsbehandlung. Arch. f. Gyn. Bd. LXV, H. 2. — Apelt, Ueber die Endotheliome des Ovariums. Beitr. z. Geb. u. Gyn. Bd. V, H. 3. — Baisch, Ueber die Gefährlichkeit der Tavel'schen Kochsalz-Sodalösung bei subcutaner Anwendung. Deutsche med. Wochenschr. Nr. 35 u. 36. — Bamberg, Ueber Elephantiasis vulvae chronica ulcerosa (syphilitica). Arch. f. Gyn. Bd. LXVII, H. 3. — Baumgart, Blasenmole bei beiderseitigen Ovarialcystomen. Centralbl. f. Gyn. Nr. 4. — Baumm, Die operative Behandlung des Scheiden- und Gebärmuttervorfalles. Arch. f. Gyn. Bd. LXV, H. 3. — Bishof, A discussion on the operative treatment of prolapsus uteri. The British med. Journ., Oct. 11. — A. Bluhm, Ein weiterer Beitrag zur Kenntniss der polypösen Schleimdrüsencystome des Labium minus. Centralbl. f. Gyn. Nr. 5. — Bulius, Zur Topographie des Uterus und der Blase nach Alexander-Adams' Operation. Centralbl. f. Gyn. Nr. 3. — Cameron, The past and present treatment of uterine fibroids. The British med. Journ., Oct. 11. — Mac Cann, A discussion on the operative treatment of prolapsus uteri. The British med. Journ., Oct. 11. — Catterina, Ueber die Hysterokataphraxis. Centralbl. f. Gyn. Nr. 26. — Chrobak, Ueber Sterilität. Wien. klin. Wochenschr. 1901, Nr. 51. — Cullen, Die chirurgische Behandlung des Uteruskrebses. Internation. Gynäkol.-Congress in Rom. — Curátulo, Ein Speculum für Vaginalhysterotherapie. Centralbl. f. Gyn. Nr. 21. — Czerwenka, Beitrag zur pathologischen Anatomie der Vulvitis (Pruritus vulvae). Monatsschrift f. Geb. u. Gyn. Bd. XVI, H. 6. — Derselbe, Ein Nähinstrument mit Seidenbehälter. Centralbl. f. Gyn. Nr. 36. — Daniel, Ueber den suprasymphysären Fascienquerschnitt nach Pfannenstiel. Centralbl. f. Gyn. Nr. 15. — Darger, Zur Kenntniss der Kraurosis vulvae. Arch. f. Gyn. Bd. LXVI, H. 3. — Dirmoser, Die Vaginae- und Ventrifixationen des Uterus. Monatsschr. f. Geb. u. Gyn. Bd. XV, H. 6. — Döderlein, Ueber abdominelle Exstirpation des carcinomatösen Uterus nach Wertheim. Centralbl. f. Gyn. Nr. 26. — Donati, Casuistische Beiträge zum Scheidendefect. Centralbl. f. Gyn. Nr. 8. — Dützmann, Diagnose und Behandlung der Exsudate. Monatsschr. f. Geb. u. Gyn. Bd. XVI, H. 1. — Duke, The curette in endometritis and incomplete abortion. The British med.

Journ., March 1. — Edebohls, A discussion on the operative treatment of prolapsus uteri. The British med. Journ., Oct. 11. — Edge, A discussion on the operative treatment of prolapsus uteri. The British med. Journ., Oct. 11. — Ehrendorfer, Beitrag zur tubaren Sterilität. Beitr. z. Geb. u. Gyn. Bd. VI, H. 1. — Eisenberg, Zur conservativen Behandlung der chronischen Entzündungen der weiblichen Beckenorgane. Naturforsch.-Versammlg. in Karlsbad. — Derselbe, Ein neuer, einfacher Nähapparat. Centralbl. f. Gyn. Nr. 20. — Emanuel, Ueber gleichzeitiges Vorkommen von Drüsenkrebs und Hornkrebs im Uteruskörper, zugleich ein Beitrag zur Histogenese der primären Hornkrebse. Zeitschr. f. Geb. u. Gyn. Bd. XLVI, H. 3. — Falk, Ein Beitrag zum anatomischen Material der Atmokausis. Monatsschrift f. Geb. u. Gyn. Bd. XV, H. 1. — v. Fellenberg, Ueber den suprasymphysären Bogenschnitt nach Küstner. Centralbl. f. Gyn. Nr. 15. — v. Franqué, Zur chirurgischen Behandlung des Uteruskrebses. Centralbl. f. Gyn. Nr. 37. — K. Franz, Ueber die Bedeutung der Brandschorfe in der Bauchhöhle. Zeitschr. f. Geb. u. Gyn. Bd. XLVII, H. 1. — Freudenberg, Valyl. Der Frauenarzt, 16. Mai. — W. A. Freund, Die chirurgische Behandlung des Uteruskrebses. Internation. Gynäkol.-Congress in Rom. — Derselbe, Zur pathologischen Anatomie der Parametritis chronica atrophicans. Ein Beitrag zur Lehre von den nervösen Störungen, speciell von der Hysterie. Naturforsch.-Versammlg. in Karlsbad. — V. Frommer, Ein neues Instrument zum Nähen der Fisteln und Wunden in beschränkten Hohlräumen. Berlin. klin. Wochenschr. Nr. 26. — Galabin, A discussion on the operative treatment of prolapsus uteri. The British med. Journ., Oct. 11. — Glockner, Zur papillären Tuberculose der Cervix uteri und der Uebertragung der Tuberculose durch die Cohabitation. Beitr. z. Geb. u. Gyn. Bd. V, H. 3. — Derselbe, Ueber Uteruscarcinom und Schwangerschaft mit besonderer Berücksichtigung der Dauerresultate der operativen Behandlung. Beitr. z. Geb. u. Gyn. Bd. VI, H. 2. — Derselbe, Die Enderfolge der Uterusexstirpation beim Gebärmutterkrebs. Beitr. z. Geb. u. Gyn. Bd. VI, H. 2. — Gloeckner, Neue Apparate. Centralbl. f. Gyn. Nr. 51. — Goldspohn, The surgical treatment of complicated but aseptic retroversions of the uterus in fruitful women. The Journ. of the Americ. med. Associat., July 5. — Gottschalk, Eine besondere Art seniler, hämorrhagischer, leukocytärer Hyperplasie der Gebärmutterschleimhaut. Arch. f. Gyn. Bd. LXVI, H. 1. — Derselbe, Zur Histogenese der dickgallertigen Ovarialcystome. Arch. f. Gyn. Bd. LXV, H. 3. — Gradenwitz, Tetanus nach Gelatineinjection. Centralbl. f. Gyn. Nr. 37. — Graefe, Ueber einen Fall von grossem Blasenstein nebst Bemerkungen zur Behandlung der chronischen Pyelitis. Centralbl. f. Gyn. Nr. 13. — Derselbe, Ein Fall von primärem Tubencarcinom. Centralbl. f. Gyn. Nr. 51. — Groves, Gelatine-coated laminaria tents. The British med. Journ., March 29. — Derselbe, An intrauterine three-bladed vulsellum Forceps. Ibidem. — Hagen-Torn, Was ist intraabdomineller Druck? Centralbl. f. Gyn. Nr. 34. — Hart, A discussion on the operative treatment of prolapsus uteri. The British med. Journ., Oct. 11. — A. Hegar, Operation der Fibromyome des Uterus. Münch. med. Wochenschrift Nr. 47. — Heidenhain, Ueber Verkleinerung des Bauchraumes und Verhinderung von Bauchbrüchen durch Doppelung der Bauchdecken. Centralbl. f. Gyn. Nr. 1. — Heil, Zur Vermeidung der Hämatombildung nach Küstner's suprasymphysärem Kreuzschnitt. Münch. med. Wochenschr. Nr. 45. — Heinricius, Ueber Myomotomie mit retroperitonealer Behandlung des Stieles nach Chrobak. Arch. f. Gyn. Bd. LXVII, H. 2. — Hellendall, Ueber Impfcarcinose am Genitaltractus. Beitr. z. Geb. u. Gyn. Bd. VI, H. 3. — Hengge, Ueber das papilläre Carcinom der Cervix. Monatsschr. f. Geb. u. Gyn. Bd. XV, H. 1. — v. Herff, Zur Drüsenausräumung bei Carcinoma uteri. Beitr. z. Geb. u. Gyn. Bd. VI, H. 1. — Holz, Ein einfacher Apparat zur Kolpeuryntermassage. Deutsche med. Wochenschr. Nr. 34. — Jacobi, Chinolinwismuthrhodanat Edinger (Crurin. purum pro injectione) als Antigonorrhoicum. Deutsche med. Wochenschr. 1901, Nr. 52. — Jacobs, Die chirurgische Behandlung des Uteruskrebses. Internation. Gynäkol.-Congress in Rom. — Jessett, A discussion on the operative treatment of prolapsus uteri. The British med. Journ., Oct. 11. — Jonnesco, Die chirurgische Behandlung des Uteruskrebses. Internation. Gynäkol.-Congr. in Rom. — Jung, Zur Behandlung eitriger Affectionen der Adnexe und der Beckenbindegewebe. Naturforsch.-Versammlg. in Karlsbad. — Kaiser, Ein neues Nähinstrument. Centralbl. f. Gyn. Nr. 41. — G. Klein, Carcinoma uteri. Naturforsch.-Versammlg. in Karlsbad. — Derselbe, Die chirurgische Behandlung des Uteruskrebses. Internation. Gynäkol.-Congress in Rom. — Kleinhans, Erfahrungen über die abdominale Radicaloperation des Gebärmutterkrebses. Naturforsch.-Versammlg. in Karlsbad. — Kleinwächter, Einige Worte über die Menopause. Zeitschr. f. Geb. u. Gyn. Bd. XLVII, H. 1. — Derselbe, Randbemerkung zu Krönig's Mittheilung: „Die doppelseitige Unterbindung der A. hypogastrica etc." Centralbl. f. Gyn. Nr. 49. — Koblank, Beiträge zur Behandlung der Retroversio-flexio uteri. Zeitschr. f. Geb. u. Gyn. Bd. XLVII, H. 1. — Koch, Typhusbacillen in der Tube. Monatsschr. f. Geb. u. Gyn. Bd. XVI, H. 2. — Kocks, Zur Sterilisationsfrage. Centralbl. f. Gyn. Nr. 37. — Kolischer, Traumatische Granulome der weiblichen Blase. Centralbl. f. Gyn. Nr. 10. — Kossmann, Was ist intraabdomineller Druck? Centralbl. f. Gyn. Nr. 27. — Kraus, Tuberculose des Appendix und rechtsseitiger Adnexe. Monatsschr. f. Geb. u. Gyn. Bd. XV, H. 2. — Derselbe, Nachweis von Gonokokken in den tiefen Schichten der Tubenwand. Monatsschr. f. Geb. u. Gyn. Bd. XVI, H. 2. — Kreis, Kraurosis und Ulcus rodens vulvae. Corresp.-Bl. f. Schweizer Aerzte Nr. 1. — Kreutzmann, Ist die Annähung der Gebärmutter an die vordere Bauchwand (Ventrofixation, Ventrifixur des Uterus) eine berechtigte Operation? Centralbl. f. Gyn. Nr. 50. — Kroemer, Klinische und anatomische Untersuchungen über den Gebärmutterkrebs. Arch. f. Gyn. Bd. LXV, H. 3. — Krönig, Zur Technik der abdominellen Totalexstirpation des carcinomatösen Uterus. Monatsschr.

f. Geb. u. Gyn. Bd. XV, H. 6. — Derselbe, Die doppelseitige Unterbindung der A. hypogastrica und ovarica zur palliativen Behandlung des Uteruscarcinoms. Centralbl. f. Gyn. Nr. 41. — Derselbe, Die mediane Spaltung des Uterus bei der vaginalen und abdominellen Totalexstirpation desselben. Centralbl. f. Gyn. Nr. 3. — Derselbe, Zur Diagnose der Tuberculose der weiblichen Blase. Centralbl. f. Gyn. Nr. 19. — Kurz, Ein einfacher Nähapparat. Centralbl. f. Gyn. Nr. 28. — Langstein und Neubauer, Ueber die Autolyse des puerperalen Uterus. Münch. med. Wochenschrift Nr. 30. — Linder, Ueber nasale Dysmenorrhoe. Münch. med. Wochenschr. Nr. 22. — Littauer, Ein kleines Nickelstäbchen zum Gebrauch keimfreier Watte bei der Gebärmutterätzung. Centralbl. f. Gyn. Nr. 13. — Mackenrodt, Laparotomia hypogastrica extraperitonealis zur Heilung des Gebärmutterscheidenkrebses und des Mastdarmkrebses. Berlin. klin. Wochenschr. Nr. 38. — Derselbe, Die chirurgische Behandlung des Uteruskrebses. Internation. Gynäkol.-Congress in Rom. — v. Mars, Einige Bemerkungen über die Uterusexstirpation durch die Scheide unter Berücksichtigung der Methode Döderlein's. Wien. klin. Wochenschr. Nr. 12. — A. Martin, Sollen Myome vaginal oder abdominal angegriffen werden? Centralbl. f. Gyn. Nr. 14. — Derselbe, Ueber Genitaltuberculose. Monatsschrift f. Geb. u. Gyn. Bd. XVI u. Internation. Gynäkol.-Congress in Rom. — R. Meyer, Was ist intraabdomineller Druck? Centralbl. f. Gyn. Nr. 22. — Derselbe, Zur Frage: Was ist intraabdomineller Druck? Centralbl. f. Gyn. Nr. 36. — Morisani, Die chirurgische Behandlung des Uteruskrebses. Internation. Gynäkol.-Congress in Rom. — A. Mueller, Parametritis posterior. Eine Darmerkrankung. Centralbl. f. Gyn. Nr. 9. — Neck und Nauwerk, Zur Kenntniss der Dermoidcysten des Ovariums. Monatsschr. f. Geb. u. Gyn. Bd. XV, H. 5. — Neugebauer, Ein interessanter Fall von zweifelhaftem Geschlecht eines erwachsenen, als Frau verheiratheten Scheinzwitters. Centralbl. f. Gyn. Nr. 7. — A. E. Neumann, Zur Frage der künstlichen Sterilität phthisischer Frauen. Centralbl. f. Gyn. Nr. 12. — Nieberding, Ueber die Behandlung der Versioflexionen des Uterus. Würzburg. — Odebrecht, Die Formalinbehandlung der chronischen Endometritis nach Menge. Centralbl. f. Gyn. Nr. 49. — Olshausen, Ueber die Wahl der Operationen bei Myomen. Centralbl. f. Gyn. Nr. 1. — v. Ott, Die Beleuchtung der Bauchhöhle (Ventroskopie) als Methode bei vaginaler Cöliotomie. Centralbl. f. Gyn. Nr. 31. — Parnell, A suggestion for the treatment of enuresis in females. The British med. Journ., Jan. 11. — Parsons, A discussion on the operative treatment of prolapsus uteri. The British med. Journ., Oct. 11. — Perlis, Zur Ureterenchirurgie. (Zwei Uretero-ureterorhaphiae transversae.) Monatsschrift f. Geb. u. Gyn. Bd. XV, H. 3. — L. Pincus, Zur Castratio uterina atmocaustica bei Hämophilie. Centralbl. f. Gyn. Nr. 22. — Derselbe, Der Belastungskolpeurynter. Centralbl. f. Gyn. Nr. 36. — Derselbe, Das Verhältniss der Atmokausis und Zestokausis zur Curettage und ihre Heilfactoren. Monatsschr. f. Geb. u. Gyn. Bd. XVI, H. 4. — Derselbe,

Castratio mulieris uterina. Castratio uterina atmocaustica. Centralbl. f. Gyn. Nr. 8. — Derselbe, Zur Amenorrhoe dem Alter nach geschlechtsreifer Mädchen. Centralbl. f. Gyn. Nr. 52. — Piollet, Tumeur mélanique de la région clitoridienne. Gaz. des hôp. Nr. 82. — Polano, Zur Anwendung der Heissluftherapie in der Gynäkologie. Centralbl. f. Gyn. Nr. 37. — Poten, Die quere Eröffnung des Bauchfells, besonders bei der abdominellen Entfernung des Uteruskrebses. Centralbl. f. Gyn. Nr. 28. — Derselbe, Die chirurgische Behandlung des Uteruskrebses. Internation. Gynäkol.-Congress in Rom. — Prüsmann, Zwei Fälle von soliden Tumoren der Bauchhöhle unbekannten Ursprungs. Beitr. z. Geb. u. Gyn. Bd. VI, H. 3. — Römer, Ueber scheinbar primäre, in Wirklichkeit metastatische Krebserkrankung der inneren Geschlechtsorgane bei Tumorbildung in Abdominalorganen. Arch. f. Gyn. Bd. LXVI, H. 1. — Rosenstein, Ein Doppelkatheter zur Verhütung der Cystitis bei Frauen. Centralbl. f. Gyn. Nr. 22. — Derselbe, Ueber Kraurosis vulvae. Monatsschr. f. Geb. u. Gyn. Bd. XV, H. 2. — v. Rosthorn, Ueber neuere Bestrebungen und Erfahrungen über die operative Behandlung des Gebärmutterkrebses. Wien. klin. Wochenschr. Nr. 1. — Rudolph, Der Tamponadescheidenhalter. Centralbl. f. Gyn. Nr. 18. — Savor, Ueber die Anwendung des Protargols zur Behandlung der Uterusgonorrhoe. Die Heilkunde, April. — Schauta, Die Operation des Gebärmutterkrebses mittels des Schuchardt'schen Paravaginalschnittes. Monatsschr. f. Geb. u. Gyn. Bd. XV, H. 2. — Schlagenhaufer, Ueber das metastatische Ovarialcarcinom nach Krebs des Magens, Darms und anderer Bauchorgane. Monatsschr. f. Geb. u. Gyn. Bd. XV, Ergänzungsheft. — Schulze-Vellinghausen, Beitrag zur instrumentellen Perforation des Uterus. Centralbl. f. Gyn. Nr. 27. — Schwarzenbach, Die Myomfälle der Frauenklinik in Zürich in den letzten 13 Jahren. Beitr. z. Geb. u. Gyn. Bd. VI, H. 1. — Sellheim, Diagnose und Behandlung der Genitaltuberculose. Beitr. z. Geb. u. Gyn. Bd. VI, H. 3 und Naturforscher-Versammlg. in Karlsbad. — Semmelink, Ueber Axendrehung des Uterus. Beitr. z. Geb. u. Gyn. Bd. V, H. 3. — Smyly, A discussion on the operative treatment of prolapsus uteri. The British med. Journ., Oct. 11. — Spencer, Total abdominal hysterectomy (Especially by Doyen's Method for fibromyoma uteri). The British med. Journ., Oct. 11. — Staude, Ueber Totalexstirpation des carcinomatösen Uterus mittels doppelseitiger Scheidenspaltung. Monatsschr. f. Geb. u. Gyn. Bd. XV, H. 6. — Stauder, Ueber Sarkome des Ovariums. Zeitschr. f. Geb. u. Gyn. Bd. XLVII, H. 3. — Stoeckel, Ein sich selbst haltendes Bauchspeculum. Centralbl. f. Gyn. Nr. 4. — Derselbe, Weitere Erfahrungen über Ureterfisteln und Ureterverletzungen. Arch. f. Gyn. Bd. LXVII, H. 1. — Stolz, Zur Kenntniss des primären Tubencarcinoms. Arch. f. Gyn. Bd. LXVI, H. 2. — Stroynowski, Ein Apparat zur Application localer Kälte im weiblichen Genitaltracte. Centralbl. f. Gyn. Nr. 50. — Tennant, A discussion on the operative treatment of prolapsus uteri. The British med. Journ., Oct. 11. — Theilhaber, Das Wesen der Dysmenorrhoe. Centralbl.

f. Gyn. Nr. 3. — Derselbe, Ein neues Speculum. Centralbl. f. Gyn. Nr. 34. — Theilhaber und Meier, Die Variationen im Bau des Mesometriums und deren Einfluss auf die Entstehung von Menorrhagieen und von Fluor. Arch. f. Gyn. Bd. LXVI, H. 1. — Thorn, Ueber vaginale Myomotomieen und das Verhältniss der Enucleation zur Totalexstirpation. Centralbl. f. Gyn. Nr. 11. — Tiburtius, Staphylokokkenperitonitis nach Stieldrehung einer Ovarialcyste; Laparotomie, Heilung. Beitr. z. Geb. u. Gyn. Bd. VI, H. 1. — Trespe, Beitrag zur Kraurosis vulvae. Arch. f. Gyn. Bd. LXVI, H. 2. — Vedeler, Metritis hysterica. Arch. f. Gyn. Bd. LXVI, H. 1. — Veit, Ueber Tuberculose der weiblichen Sexualorgane und des Peritoneum. Monatsschr. f. Geb. u. Gyn. Bd. XVI. — van de Velde, Behandlung der Cystopyelitis mit Methylenblau. Centralbl. f. Gyn. Nr. 23. — Volk, Ueber einen Fall totaler Schleimhautatrophie des Uterus. Centralbl. f. Gyn. Nr. 51. — Werth, Untersuchungen über den Einfluss der Erhaltung des Eierstocks auf das spätere Befinden der Operirten nach der supravaginalen Amputation und vaginalen Totalexstirpation des Uterus. Klin. Jahrb. Bd. IX. — Wertheim, Kurzer Bericht über eine 3. Serie von 30 Uteruskrebsoperationen. Centralbl. f. Gyn. Nr. 10. — Derselbe, Zum Aufsatz Winter's: Ueber die Principien der Carcinomstatistik. Centralbl. f. Gyn. Nr. 9. — Derselbe, Die chirurgische Behandlung des Uteruskrebses. Internation. Gynäkol.-Congress in Rom. — Winter, Ueber die Principien der Carcinomstatistik. Centralbl. f. Gyn. Nr. 4. — Zagorjanski-Kissel, Ueber das primäre Chorioepitheliom ausserhalb des Bereiches der Einsiedelung. Arch. f. Gyn. Bd. LXVII, H. 2.

---

4. Augenkrankheiten.

Von ao. Professor Dr. **Horstmann** in Berlin.

Structur der Iris.

Von den **anatomisch-physiologischen Arbeiten** möge hier zunächst die Arbeit von Wölfflein „Ueber die Structur der Iris" Erwähnung finden. Verfolgt man unter dem Cornealmikroskop die Trabekeln einer blauen Iris bis an ihr Ende, so findet man daselbst in vielen Fällen, dass sie nicht spontan aufhören, wie das bei den pupillarwärts ziehenden Trabekeln der Fall zu sein pflegt, sondern im Gegentheil eine Verbreiterung, eine Art Anschwellung darbieten, die Wölfflein mit dem Namen eines normalen Irisknötchens bezeichnet. Dieselben haben wie die Trabekeln fast ausnahmslos eine weisse Farbe und kommen am häufigsten nahe dem ciliaren Irisrande vor. Sie erscheinen als ein Convolut von feinen, gewundenen, weissen Strängen, welche innig mit einander verfilzt erscheinen. Es wäre nicht fernliegend, in den prominirenden Trabekeln und den daran sich anschliessenden Knötchen obliterirte Gefässe der Membrana pupillaris perseverans zu erblicken. — Asayama hat an einer Reihe normaler menschlicher Augen die Structur des Ligamentum pectinatum einer erneuten Untersuchung unterzogen. Der Hauptantheil des Ligamentum pectinatum, das Plattenwerk, besteht aus schichtenweise zusammengelegten Platten, die aus breiten und dünnen Balken zusammengesetzt sind, zwischen welchen wiederum Lücken und Spalten gelegen sind. Jeder Balken wird aus feinen Fasern gebildet, die von einer glasig homogenen Substanz zusammengehalten werden. Die Feinheit der Fasern scheint mit dem Lebensalter zuzunehmen. Bei Neugeborenen ist die Faserung noch sehr undeutlich. Während das Plattenwerk nach hinten zu dick und mehrschichtig ist, wird es nach vorn zu immer dünner. Das sog. innere Balkennetz, welches das Plattenwerk des Ligamentum pectinatum von der Vorderkammer trennt, besteht aus an allen Seiten gleich dicken cylindrischen Balken. — Haab konnte, sobald man in einem dunkeln Raum, der nur durch eine Lampen- oder Kerzenflamme erleuchtet war, die Flamme so vor sich stellt, dass sie etwas seitwärts steht und man an ihr vorbei den Blick ins Dunkle richtet, wenn bei gleichbedeutender Blickrichtung die Aufmerksamkeit auf die Flamme gerichtet wird, eine kräftige Contraction der Pupille beider Augen beobachten. Kann man, ohne die Fixation der dunkeln Wand im mindesten zu ändern, seine Aufmerksamkeit recht nachhaltig im indirecten Sehen weiter dem Flammenbild zuwenden, so bleibt die Pupille ebenso lange verengt. Sobald sich aber die Aufmerksamkeit

Ligamentum pectinatum.

Hirnrindenreflex der Pupille.

dem Fixationspunkt widmet, so dilatirt sich die Pupille wieder, obgleich während der ganzen Zeit genau dieselbe Lichtmenge in die Augen fällt und jede Accommodations- und Convergenzbewegung ausgeschlossen ist. Nach Haab hat man es hier mit einem Reflex zu thun, der durch die Hirnrinde geht, während die gewöhnlichen Pupillenreflexe auf Licht, Accommodation, Convergenz u. s. w. wohl meist durch Untercentra vermittelt werden; von der Hirnrinde müssen alsdann absteigende Fasern zum Oculomotorius verlaufen, deren Erregung sich in den Pupillarfasern derselben fortsetzt, und diese Erregung kommt dadurch zu Stande, dass in der Hirnrinde etwas vorgeht, was den durch die Opticusfasern anlangenden Reiz auf jene absteigenden Fasern hinüberziehen lässt. — v. Oppholzer nimmt für das normale Farbensystem drei Elementarempfindungen in dem Sinne an, dass zur Empfindung einer Farbe wenigstens zwei Elementarempfindungen verschmolzen in das Bewusstsein treten müssen, während bei der physischen Wirkung nur einer Elementarempfindung die farblose Grau-Weissempfindung eintritt. Das Substrat der durch die Theorie verlangten drei differenten Erregungen benachbarter Opticusfasern sucht Oppholzer in der chronischen Differenz zwischen benachbarten Zapfen, indem er die Plättchen der Zapfenaussenglieder als Strahlenfilter betrachtet. Das so filtrirte Licht fällt dann auf die Pigmentepithelschicht, dem Oppholzer lichtpercipirende Fähigkeit zuschreibt. Erst von dieser Schicht soll der Lichtreiz auf die Stäbchen und Zapfen fortgeleitet werden, um von hier aus in den Opticusfasern centralwärts vorzudringen. — Nagel hat die Wirkung des Santonins auf den Farbensinn Grünblinder am eigenen Sehorgan geprüft. Bei Santoninvergiftung liess sich weder eine Lähmung der „Roth-" noch „Violettcomponente" feststellen. Die kurzwelligen Farben des Spectrum erscheinen unverändert, während die langwelligen bei genügender Kleinheit der Felder auf schwarzem Grunde weisslich, auf hellem Grunde ebenfalls unverändert erscheinen. Beim Anblicken dunkler Flächen tritt leuchtendes Violettsehen auf; indem dieses sich zu den kleinen Farbenfeldern langwelligen Lichtes auf dunkelm Grunde hinzumischt, erscheinen die letzteren weiss. Die Entstehung des Weissempfindens rothen oder gelben Lichtes ist gleich derjenigen, die durch eine Mischung von Blau und Roth bei Dichromaten hervorgerufen werden kann. Nagel kommt demnach zu dem Schlusse, dass die Störung des Farbensinns bei Santoninvergiftung nicht auf einem Lähmungs-, sondern einem Reizzustande des Sehorgans beruht, der vor allem im Violettsehen zum Ausdruck kommt. Einen analogen, allerdings schnell vorübergehenden Reizzustand konnte Nagel an seinem eigenen Auge erzeugen, indem er etwa 10 Secunden den Blick gegen eine helle Fläche richtete und dann kleine farbige Felder auf dem dunkeln Hintergrunde im Ocularrohre des Farbenmischapparates betrachtete; Roth und Grün erschienen ihm dann ebenfalls zunächst Weiss, während der Hintergrund anscheinend blaue Farbe angenommen hatte; die Einwirkung diffusen weissen Lichtes ruft somit beim Grünblinden einen im Blausehen sich äussernden Reizzustand hervor. — Nagel stellte seiner Zeit die

Grundzüge einer Farbentheorie.

Wirkung des Santonins auf den Farbensinn.

Blendungsschmerz.

Ansicht auf, dass der Blendungsschmerz auf der heftigen Zusammenziehung der Iris beim Einfall intensiven Lichtes entstehe, und sieht den Beweis für die Richtigkeit seiner Anschauung darin, dass in seinem homatropinisirten Auge der Blendungsschmerz gefehlt habe. Nach den Untersuchungen von Römer hingegen existirt ein Blendungsschmerz in gesunden Augen nicht. Er eserinisirte ein Auge und setzte dann beide Augen grellem Lichte aus. Doch war trotz der grossen Blendung niemals Schmerz im Auge zu spüren. Die etwa auftretenden Schmerzen sind keine Blendungsschmerzen, sondern beruhen darauf, dass die geringste Accommodationsanstrengung im nicht eserinisirten Auge genügt, um in dem unter Eserinwirkung stehenden Auge eine maximale Contraction des Ciliarmuskels auszulösen und diese macht Schmerzen. — Durch Versuche an neun Leichen, denen Wasser in die Arterien geleitet war, konnte Heine 4mal eine deutliche Wirkung auf die Pupille nachweisen. Es trat Miose auf unter deutlichem Verwaschensein der Iriszeichnung, ein Umstand, der darauf hindeutet, dass eine Gewebsläsion der Iris mit Blut- oder Wasseraustritt in das Irisstroma vorlag; es handelte sich also nicht mehr ausschliesslich um eine stärkere Füllung der Gefässe. Hieraus ist zu schliessen, dass selbst starke arterielle Drucksteigerung in vivo die Pupillengrösse nicht nennenswerth beeinflusst. Auch durch Versuche am lebenden Thier liess sich keine Beeinflussung der Pupillenweite durch Steigerung des arteriellen Druckes intra vitam nachweisen. Der intraoculare Druck hingegen wird durch den arteriellen Druck beeinflusst. — Nach den Untersuchungen von Koster gibt die Bulbuswand nach Erhöhung des intraocularen Druckes nur sehr wenig nach, besonders der vordere, conisch gebildete Abschnitt des Auges erleidet sozusagen keine Veränderung. Der Raum des Auges sucht sich zu vergrössern, indem zuerst bei den niederen Druckstufen die hintere, ziemlich flache Wand etwas nach aussen verschoben wird, während bei den höheren Druckstufen diese Stelle sich noch mehr nach aussen bewegt, aber zugleich die äquatorielle Gegend, besonders die temporale obere und untere Seite, sich mehr dem Innern des Auges nähern. Diese Formveränderung wird durch die Ausdehnung der Sclera und durch das Bestreben des Auges, sich der Kugelform zu nähern, verursacht.

Einfluss des intraarteriellen Druckes auf die Pupillarweite.

Beziehung der Drucksteigerung zur Volumzunahme am normalen menschlichen Auge.

Infection vom Conjunctivalsack und der Nase.

Um die Möglichkeit der Infection des Auges vom Bindehautsack aus zu prüfen, exstirpirte Stork Thieren den Thränensack oder verbrannte mit dem Galvanocauter die Thränenpunkte. Alsdann träufelte er eine Stunde lang alle 2—3 Minuten je 1—2 ccm einer Bouilloncultur von Bac. pyocyaneus, Prodigiosus und Staphylococcus aureus in den Conjunctivalsack. Nach einer Stunde wurde der letztere mit sterilisirtem Wasser abgespült und die Umgebung des Auges möglichst gereinigt, darauf eine Stelle der Hornhaut galvanocaustisch angebrannt, das Kammerwasser bezw. der Glaskörper abgezogen und Platten angelegt. Es wuchsen nun in wechselnder Zahl die eingepfropften Mikroben. Da aber bei diesen Experimenten auf solche Weise Verunreinigungen schwerer zu vermeiden sind, luxirte Stork den Bulbus, hielt ihn luxirt fest und entnahm ihm dann Kammerwasser und Glaskörper. Hierbei wird eine Verunreinigung viel sicherer vermieden. Nur bei einem Thiere fanden sich jetzt auf der Platte, die aus dem Glaskörper geimpft war, eine grosse Menge Keime. Dieses eine positive Resultat ist gegenüber den übrigen negativen nicht beweisend. Weiter injicirte Stork 15 Thieren, nachdem er die Thränenabführwege undurchgängig gemacht hatte, eine Stunde lang alle 3—5 Minuten Bouillonculturen in die Nase. Bei keinem dieser Versuche wurde ein positives Resultat erzielt. Hiernach ist es als sicher anzunehmen, dass durch die unverletzte Conjunctiva des Kaninchens die benutzten Bacterien nicht innerhalb einer Stunde in den Bulbus einwandern können; ebenso wenig kommen solche Keime von der Nase aus bei verschlossenem Thränenwege in das Innere des Auges. Diese Versuche bestätigen die Resultate von Bono und Frisco nicht. — Axenfeld empfiehlt, vor allen Bulbusoperationem auf Anomalieen der Thränenwege zu achten. Vor allen Operationen, mag der Patient auch keine Reizerscheinungen seitens der Bindehaut bieten, nimmt er eine diagnostische Durchspülung der Thränenwege mit physiologischer Kochsalzlösung vor. Ist dabei noch eine durchgängige Stenose nachzuweisen, so lässt sich durch wiederholte Spülung wohl noch eine ausreichende Reinigung erzielen. Besteht aber Totalstenose, mit oder ohne eigentlicher Dakryocystitis, so ist die Exstirpation des Thränensackes die beste Prophylaxe gegen die drohende Operationsinfection. Da nun bei den sog. Berufsverletzungen des Auges eine grosse Anzahl jahraus jahrein durch hinzutretende Sepsis zum Theil oder gänzlich verloren geht, ist es nöthig, bei den arbeitenden Massen, die gerade am meisten diesen Verletzungen ausgesetzt sind, jeden kranken Thränensack zeitig zu entfernen.

Prophylaxe septischer Infection des Auges.

— Tornatola glaubte durch eine Reihe von Versuchen nachweisen zu können, dass eine endogene toxische Wundentzündung des Auges vorkommt. Da indessen bei diesen Versuchen der Verdacht nahe lag, dass die Infection eine äussere war, so unterzog Schimamura dieselben einer erneuten Prüfung. Er suchte die Wunden so anzulegen, dass sie vor einer Verunreinigung einer secundären Infection von aussen her möglichst gesichert waren. Zunächst brachte er einer Reihe von Kaninchenaugen unter strengsten aseptischen Cautelen eine Wunde bei. Alsdann injicirte er den Thieren durch Filtration gewonnene

Endogene toxische Wundentzündung.

Endogene toxische Wundentzündung.

Toxine von Bacterium coli commune, des Bacillus pyocyaneus und des Staphylococcus pyogenes aureus subcutan oder in die Vene oder intraperitoneal. In keinem Falle trat eine Reaction an der Wunde des Auges auf, selbst wo die Injection mehrfach wiederholt worden war. Auch in den Fällen, wo das Thier zu Grunde ging, liess sich keine Reaction am Auge feststellen, vorausgesetzt, dass die Wunde daselbst so angelegt war, dass eine secundäre Infection von aussen vermieden wurde. Durch diese Versuche wird die Behauptung von Tornatola, es liesse sich eine experimentelle, toxische endogene Wundentzündung am Auge hervorrufen, widerlegt. Dieselbe beruht wahrscheinlich auf ektogener Secundäraffection bezw. Reizung vom Conjunctivalsack aus, welche bei der von Tornatola angewandten Methode leicht möglich erscheint. — Nach den Untersuchungen von v. Pflugk sind die Cilien des normalen Auges mit wenigen Ausnahmen mit Mikroorganismen dicht besetzt. Durch Waschen des Lidrandes und der Cilien mit Seife, sterilem Wasser und sterilen Tupfern ist es nicht möglich, die Anzahl der an den Cilien haftenden Keime wesentlich zu vermindern, insbesondere ist es ausgeschlossen, lediglich durch Seifenwaschung eine Cilie so vollständig von ihrem Keimgehalt zu befreien, dass sie als steril betrachtet werden kann. Dagegen ist es möglich, durch kräftiges mehrmaliges Abwaschen mit einem sterilen Benzintupfer die Cilien von sämmtlichen ihnen anhaftenden Keimen zu befreien. Dieselbe Wirkung auf den Keimgehalt der Cilien wie Benzin haben auch andere fettlösende Flüssigkeiten, wie Aether und Alkohol. Doch stehen dieselben bei Operationen am Auge dem Benzin wesentlich nach, da sie stärker reizend wirken. Da es somit möglich ist, die Cilien von ihrem Keimüberzug zu befreien, so ist die Epilation, sowie das Abschneiden derselben entbehrlich. — Die infectiöse Augenentzündung nach perforirenden Bulbusverletzungen localisirt sich, wie Schirmer nachweist, in einem oder mehreren Theilen der Uvea oder im Glaskörper. Sie tritt hier in dreifacher Form auf, als Uveitis serosa, als Uveitis fibrinosa oder als Uveitis purulenta. Beim Glaskörperabscess findet man anatomisch Hyperämie und Infiltration in Netz- und Aderhaut. Die drei Uveitisformen sind nicht scharf von einander geschieden, sondern gehen in einander über oder existiren neben einander im gleichen Auge; speciell ist die klinisch als Uveitis fibrinosa erscheinende Entzündung nicht selten mit Eiterung im Glaskörper verbunden. Diese Combination, welche die Prognose sehr verschlechtert, ist bei Undurchsichtigkeit der brechenden Medien zu vermuthen, wenn bei einer bis in den Glaskörper

Desinfection der Cilien.

Perforirende Bulbusverletzungen.

reichenden Verwundung reichliches Vorderkammerexsudat und Druckempfindlichkeit des Ciliarkörpers innerhalb weniger Tage sich entwickelt. Die Prognose ist bei Uveitis serosa eine gute, bei der Uveitis fibrinosa und Uveitis purulenta eine leidlich gute; es gelingt durch Einverleibung hoher Quecksilberdosen bei beiden Erkrankungen fast zwei Drittel der Augen mit grösserem oder geringerem Sehvermögen zu erhalten. Operative Eingriffe sollen stets auf längere Zeit hinausgeschoben werden, da sonst leicht Recidive eintreten. Zumal bei der Uveitis fibrinosa sollte man stets ein Vierteljahr nach Ablauf der Entzündung warten, ehe man operirt.

Subconjunctivale Injection von Jodipin.

Durch eine Reihe von Versuchen von subconjunctivaler Injection von Jodipin in das Kaninchenauge konnte Naegeli nachweisen, dass dasselbe die Injection von 0,2—1 g 10 % und 25 % Jodipin sehr gut verträgt. Doch dürfen nur kleinere Dosen genommen und in grösseren Zeitabständen injicirt werden, wenn das Thier keine Vergiftungserscheinungen zeigen soll. Von der injicirten Jodmenge lässt sich im Bulbus 1/2—2 p. M. oder 0,17—0,25 mg Jod pro Gramm Auge nachweisen. Das Jod findet sich in allen Partieen des Auges, jedoch in wechselnden Procentverhältnissen. Auch durch subcutane Jodipininjectionen gelangen annähernd gleiche Dosen Jod ins Auge. Nur muss ein grösseres Quantum Jodipin eingespritzt werden. Auch bei subconjunctivalen Injectionen von 5 %iger Jodkaliumlösung trifft man ähnliche Dosen Jod im Auge. Practisch werden letztere kaum ausgeführt werden, weil sie infolge des relativ starken Salzgehaltes sehr schmerzhaft sein würden und zu häufig wiederholt werden müssten. Die Wirkung des im Bulbus gefundenen Jods wird voraussichtlich keine antibacterielle, d. h. desinficirende sein, hingegen wird sie in Verbindung mit der mechanischen Wirkung der Einspritzung ein sehr energisches Resorptionsmittel sein, hauptsächlich in der Resorption pathologischer Substanzen. Jedenfalls lassen subconjunctivale Jodipininjectionen beim Menschen günstige Heilwirkungen erwarten. — Von den neueren Mitteln möge zunächst das Dionin Erwähnung finden. Szurow benutzte 1—5 %ige Dioninlösungen, auch eine 1 %ige Lösung nach Atropineinträufelung, die gelbe Quecksilbersalbe mit Beimengung von 3—5 %igem Dionin. Die Resultate waren bei den verschiedenen Hornhautleiden sehr befriedigend. Die Zerstörung der Hornhaut wurde durch Dionin gehemmt, schnelle Heilung und bis zu einem gewissen Grade eine Aufhellung bestehender Trübung begünstigt. Besonders nützlich erwies sich Dionin bei mykotischen Hornhautgeschwüren mit Eiter in der Vorderkammer. Bei Iritis ist Dionin in Verbindung

Neue Mittel: Dionin.

Neue Mittel: Dionin.

mit Atropin von Nutzen. Bei Krankheiten der tieferen Augentheile bleibt Dionin wirkungslos. Bei Entfernung von Fremdkörpern hat Szurow durch Dionin nie eine vollständige Schmerzlosigkeit erlangt. Das Mittel verursacht jedesmal Conjunctivalödem. Bei grösseren Augenoperationen ist es contraindicirt. Nach den Erfahrungen von Batalow verursacht Dionin, in Lösung oder Pulverform in den Conjunctivalsack eingeführt, Gefühl von Brennen, Thränenabsonderung und oft nicht entzündliche Chemose. Das Dionin ist kein Mioticum. Die nach seiner Einführung auftretende Pupillenveränderung ist nur eine Reflexerscheinung. Auf die Accommodation wirkt es garnicht; der intraoculare Druck wird nicht erhöht. Es begünstigt die Diffusion aus dem Conjunctivalsack in die Vorderkammer, auch die Aufsaugung frischer Hornhauttrübungen, Phlyktänen, episkleritischer Heerde und Hornhautinfiltrate. Die intensive analgetische Wirkung der 10 %igen Dioninlösung äussert sich in allen Fällen, besonders bei Iridocyclitis, acutem Glaukom und ähnlichen Processen. — Nach Reynold mildert das Adrenalin ciliare Schmerzen bei allen Formen von Keratitis, Iritis und selbst Cyclitis. Es verringert ferner die intraoculare Spannung und hellt interstitielle Trübungen der Hornhaut auf. Auch bei Erkrankungen des Thränenapparates ist es sehr brauchbar. Kirchner empfiehlt Adrenalin (1:1000) bei katarrhalischen Randgeschwüren der Cornea; auch bei Glaukom in Verbindung mit Mioticis sah er davon Erfolg. — Nach Galezowski ist das von Gautier dargestellte Natrium cacodylicum auch bei manchen Erkrankungen des Auges sehr werthvoll. Dasselbe wird als Augentropfen bei phlyktänulärer Hornhautentzündung 2- bis 3mal eingeträufelt (Vaselin. liquid. 15,0, Cocain. mur. 0,25, Natr. cacodylicum 0,15). — Schuschesinsky erhielt bei Anwendung von Lösungen des Sozo-Jodol-Natriums (3 %—6 %) und des Sozo-Jodol-Zinc. (1—5 %) vortreffliche Resultate bei acuter und Exacerbationen chronischer Conjunctivitis. Die Absonderung verlor sofort ihren eitrigen Charakter und schwand bald vollständig, ebenso wie die subjectiven Erscheinungen. — Salffner unterzog 14 Fälle von ekzematöser Keratitis der Jequiritolbehandlung, und zwar solche chronischer Natur. Gewöhnlich wiesen mehr oder minder grosse Hornhautflecke auf früher durchgemachte Hornhautveränderungen hin, meist war auch Pannus vorhanden. Fast alle Fälle haben vorher kürzere oder längere Zeit jeglicher Therapie getrotzt. Nach Beendigung der Jequiritolcur waren die dichten Trübungen stets etwas aufgehellt, auch ekzematöse Processe bildeten sich zu-

Adrenalin.

Natrium cacodylicum.

Sozo-Jodol-Natrium.

Jequiritol.

rück. Weniger günstig war das Resultat bei den durch parenchymatöse Processe verursachten Hornhauttrübungen. Nach Hummelheim hat das Jequiritol dieselbe Heilwirkung wie Jequirity. Doch hat es den Vortheil, dass es eine genaue Dosirung und gleichmässige Steigerung der Abrinwirkung gestattet, sowie eine dauernde Schädigung des Auges sicher vermeiden lässt. Die Anwendung empfiehlt sich bei Trachom und Pannus trachomatosus. Angewandt wurde das Präparat in 0,5—2 %iger Lösung in Tropfenform. — Arlt empfiehlt bei Trachom Cuprum citricum als 5—10 %ige Salbe. Dieselbe wird recht tief in den Bindehautsack gebracht und darauf die Massage ausgeführt. — Nach Jackson war Schweinitz einer der ersten, der auf den Werth des Trikresols als Antisepticum in der Augenheilkunde aufmerksam machte. In Lösung von 1 : 1000 wirkt es sicher und ist reizlos, jedenfalls reizloser als Sublimat (1:10000) oder Formol-Aldehyd. Als Grundlage für Atropinlösung ist es sehr brauchbar, da es kaum irgendwelche Beschwerden hervorruft. Nach ausgedehntem Gebrauch des Trikresols ist Jackson zu der Ansicht gelangt, dass es für das Auge unschädlich ist, dass es eine antiseptische haltbare Lösung darstellt, die beim Auswaschen des Conjunctivalsackes eine ausgesprochen keimtödtende Wirkung zeigt.

Cuprum citricum.

Trikresol.

Auf Grund langjähriger Erfahrungen ist Schreiber der Ansicht, dass die Kurzsichtigkeit zwischen dem 7. und 14. Lebensjahre, da gerade in diesen Jahren das Fortschreiten derselben ein beängstigendes ist, voll corrigirt werden muss, falls sie 1,25 ° und darüber beträgt, bei schwächeren Graden ist es nicht nothwendig. Die Vollcorrection einer Myopie von 1,25 bis 6,5 Diopt. erscheint schon aus dem Grunde wünschenswerth, weil die Kinder mit dieser Myopie bereits zu den gefährlichen gehören können und dieselben ohne Correction nicht mehr im Stande sind, dem Demonstrationsunterricht in der Schule zu folgen. Die verordneten Gläser sind in Brillenfassung zu tragen, möglichst als periskopische Gläser zu verschreiben, etwa vorhandener Astigmatismus ist zu corrigiren. Bei Verdacht auf Accommodationskrampf ist Atropin in Anwendung zu bringen. Bei Vollcorrection ist darauf zu achten, dass die Kinder ein genügendes Accommodationsgebiet besitzen. Eine vorhandene Insufficienz der Recti interni wird, wenn sie nicht zu hochgradig ist, gewöhnlich sehr günstig durch die Vollcorrection beeinflusst, unter Umständen kann man das Concavglas mit Prismen combiniren. Eine Myopie von mehr als 6,5 Diopt. wird von Fall zu Fall für die Vollcorrection für geeignet zu erachten sein. Bei Kurzsichtigen von 20 Jahren und darüber, welche bis dahin keine vollcorrigirenden

Correction der Kurzsichtigkeit.

Correction der Kurzsichtigkeit.

Gläser getragen haben, ist von einer Vollcorrection Abstand zu nehmen, da erfahrungsgemäss die Myopie von dieser Altersstufe an stationär zu sein pflegt und in diesen Fällen, namentlich bei stärkeren Myopiegraden, die Vollcorrection wegen der dadurch hervorgerufenen Mikropie und wegen asthenopischer Beschwerden nicht vertragen wird. Vom 40. Lebensjahre ab ist der in diesem Alter auftretenden Presbyopie Rechnung zu tragen und für die Nähe stets ein um 2,5—3,0 Diopt. schwächeres Concavglas zu wählen, als für die Ferne gebraucht wird. Für die Fälle, welche trotz Vollcorrection eine Zunahme der Kurzsichtigkeit zeigen, werden entsprechende Allgemeincuren zu verordnen sein. Es handelt sich alsdann meist um anämische, schnell wachsende, scrophulöse Individuen. Nach den Ausführungen von Voigt verdient bei der operativen Behandlung der hochgradigen Myopie die primäre Linearextration den Vorzug vor der Discision, da hierbei zwei operative Eingriffe zur Vollendung des Heilverfahrens ausreichen, wodurch die Heilungsdauer sehr wesentlich verkürzt und die Infectionsgefahr verringert wird, ausserdem sie eine grössere Schonung des Glaskörpers gestattet und die schweren, oft recht bedenklichen glaukomatösen Zustände viel weniger häufig und fast nur nach einer vorzeitigen Nachstardiscision sich einstellen. Letztere ist möglichst erst dann vorzunehmen, wenn resorptionsfähige Linsenmassen nicht mehr vorhanden sind. Die spätere Wiederbildung eines Nachstarhäutchens verschlechtert die Prognose der Myopieoperation nicht. Es ist in der Regel die Operation beider Augen anzustreben, weil erst in Vergrösserung der Arbeitsdistanz den Fortschritten der Myopie entgegengearbeitet wird und promptes Binocularsehen erzielt werden kann. Zur Operation soll in der Regel zuerst das sehuntüchtige Auge gewählt werden. Wenn ein Auge aus irgend einem Grunde, vor allem durch Netzhautablösung vernichtet ist, soll das andere nur auf dringenden Wunsch des Patienten und bei strengster Indicationsstellung der Operation unterworfen werden. Die Gefahr einer späteren Netzhautablösung wird in einem myopischen Auge durch die Entfernung der Linse nicht vergrössert. Ein weiteres Fortschreiten der Myopie konnte in den operirten Augen nicht nachgewiesen werden.

Operative Behandlung der Myopie.

Reflectorischer Nystagmus.

Rose berichtet über 6 Fälle von erworbenem Nystagmus, welcher reflectorisch von der Conjunctiva bezw. Cornea bei sonst gesunden, normal sehenden Individuen ausgelöst werden kann. In allen wurden durch periphere Reizung des Trigeminus bezw. der Conjunctiva und Cornea clonische Krämpfe im Bereiche des Oculomotorius ausgelöst, die durch Entfernung der bestehenden Schädlichkeit zum Schwinden gebracht wurden. Diese Zuckungen befielen nicht nur die äusseren Augenmuskeln, sondern auch die Pupille. Es handelt sich hier um einen durch Reizung eines sensiblen Nerven hervorgerufenen reflectorischen Vorgang. Der Reiz verläuft durch die sensible Trigeminuswurzel, das dorsale Längsbündel zu dem Oculomotorius. — Nach der Ansicht von Peters wird bei den Bergarbeitern durch die Rückwärtsbeugung des Kopfes, zu der sich eine gewisse Aufwärtsbeugung der Bulbi als compensatorische Bewegung gesellt, eine andere Vertheilung der Endolymphe im Vestibularapparate unter dem Einflusse der Gravitation geschaffen. Nach Analogie mit zahlreichen Versuchen an Menschen und Thieren resultirt schon hieraus eine passive Bewegung nach oben, die in der forcirten Aufwärtsbewegung der Augen aufgeht. Einer Abwärtsbewegung des Kopfes nach vorangegangener Rückwärtsbewegung würde eine passive Bewegung der Augen nach unten entsprechen. Dauert nun die starke Rückwärtsbewegung des Kopfes monate- und jahrelang täglich 8 Stunden und länger an, dann bildet sich gewissermaassen ein neuer Gleichgewichtszustand heraus, in welchem rückwärtsgebeugter Kopf und aufwärtsgewendete Augen der sonstigen Körperhaltung, die eine mehr oder weniger senkrechte ist, sich angepasst haben. Wird nun bei der Rückkehr von der Arbeit die Kopfhaltung und Augenstellung eine geradeaus gerichtete, dann wird durch die veränderte Gleichgewichtslage ein Reiz im Vestibularapparat ausgelöst, der sich auf reflectorischem Wege auf den centralen Apparat der Augenmuskeln erstreckt. Dieser Reizzustand im Muskelapparat bleibt zunächst latent; um ihn manifest zu machen, bedarf es neuer Reize und dazu derjenigen Augenbewegung, welche am ungewohntesten ist und auf dem Wege gesteigerter Innervation in Action tritt, der Aufwärtswendung.

Nystagmus der Bergleute.

zur Nedden theilt die Randgeschwüre der Hornhaut in zwei Hauptgruppen, die secundären, welche im Anschluss an Conjunctivitis phlyctaenulosa und als Folge von Conjunctivitis blennorrhoica entstehen. Die primären sind nicht auf ein Conjunctivalleiden zurückzuführen. Sie können ohne bekannte Ursache entstehen, wie die Schmidt-Rimpler'sche chronische periphere Furchenkeratitis und vielleicht auch das Fuchs'sche auf uratischer Diathese beruhende Randgeschwür. Sie können aber auch durch Infection hervorgerufen werden, wobei als Infectionsträger nur ein von zur Nedden beschriebener Bacillus in Betracht kommt. Bei dieser Form gibt es wiederum zwei Gruppen, von denen die

Randgeschwüre der Hornhaut

Rand-geschwüre der Hornhaut.

eine durch das isolirte Auftreten eines ovalen, sichel-, hufeisen- oder ringförmigen Ulcus charakterisirt ist, während für die andere das multiple Auftreten meist runder, kleiner Infiltrate mit theilweise nachfolgender Geschwürsbildung und oft stärkerer secundärer Mitbetheiligung der Conjunctiva an dem Krankheitsprocess das wesentliche Merkmal bildet. Uebergänge und Abweichungen unbedeutender Art, sowie Complicationen kommen wie bei allen Krankheiten so auch hier vor, jedoch sind die klinischen Krankheitsbilder in den meisten Fällen deutlich genug ausgeprägt, um den Typus desselben ohne grosse Schwierigkeit erkennen zu können. — Nach Fuchs entstehen zuweilen in dicken Narben der Hornhaut Geschwüre, welche stark eitrig belegt sind und auf deren Grunde man mitunter kleine Kalkplättchen ganz lose liegend findet. Diese Geschwüre haben die Eigenthümlichkeit rasch in die Tiefe zu greifen und nicht bloss zur Perforation, sondern auch auffallend häufig zur Panophthalmitis zu führen. Arlt hat diese Geschwüre in degenerirten Narben als atheromatöse Geschwüre bezeichnet. Denselben liegt eine Nekrose des schlecht ernährten Narbengewebes zu Grunde, sei es nur in seinen oberflächlichen Schichten, sei es in den schweren Fällen, in seiner ganzen Dicke. Der Anstoss zur Nekrose wird durch Einwanderung von Bacterien gegeben, welche durch die krankhafte Beschaffenheit des Epithels begünstigt wird. Die nekrotischen Theile werden durch sequestrirende Eiterung abgestossen, welche sich von hier sehr häufig in die Tiefe fortpflanzt. — Nach Groenouw besteht die knötchenförmige Hornhautentzündung im Auftreten zahlreicher, kleiner, rundlicher oder zackiger, grauer, nicht confluirender Trübungen in dem übrigen klaren Hornhautgewebe. Die grösseren Trübungen erreichen kaum $^1/_4$ mm Durchmesser; zwischen ihnen liegen viel kleinere, fast staubförmige graue Punkte. Die Flecken nehmen hauptsächlich die centralen Hornhautpartieen ein und lassen den Rand mehr oder weniger frei. Die grösseren Knötchen wölben das Epithel etwas empor und bedingen so eine unregelmässige Krümmung der Hornhautoberfläche. Die Trübungen scheinen allmählich ohne Entzündungserscheinungen zu entstehen; sie bleiben jahrelang unverändert. Fuchs beobachtete 8 Fälle dieser seltenen Erkrankung und konnte so das klinische Bild desselben ergänzen und richtig stellen. Hauptsächlich wird das männliche Geschlecht von ihr befallen. Die grösseren Flecke nehmen in der Regel die Mitte der Hornhaut ein und sind von unregelmässiger Form, die kleineren liegen zwischen den grösseren und gruppiren sich kreisförmig um diese. Die Flecke verändern sich

Ulcus atheromatosum corneae.

Knötchenförmige Hornhauttrübung.

im Laufe der Jahre, sie gruppiren sich anders, vereinigen sich zu grösseren Flecken oder verschwinden, während neue Flecke entstehen. Neben den unscheinbaren Flecken besteht in allen Fällen eine diffuse Trübung der übrigen Hornhaut. Bei der anatomischen Untersuchung eines mit einem Trepan entfernten Stückchens Hornhaut fand Fuchs, dass die oberen Hornhautlamellen in grosser Ausdehnung gequollen waren, an umschriebenen Stellen aufgefasert, eine amorphe Substanz sich eingelagert hatte und eine durch Tinction sich verrathende Veränderung der darunter liegenden Lamellen bestand. Der ganze Process ist als eine Alteration des Stoffwechsels der oberflächlichen Hornhautlamellen anzusehen.

Sympathicus-resection bei Glaukom.

Nach Hoor ist beim Glaucoma inflammatorium acutum die Resection des Sympathicus überhaupt zu verwerfen, ausser es würde die Iridektomie ganz entschieden verweigert, oder es habe dieselbe an dem ersten Auge direct geschadet, oder schliesslich, wenn trotz vollkommen correct ausgeführter Iridektomie das Glaukom fortbesteht oder recidivirt und die bei Fortbestand oder Recidiv des Leidens ausgeführte Sklerotomie sich als nutzlos erwiesen hat. Bei Fortbestand oder Recidiv des Leidens nach einer nicht correct ausgefallenen Iridektomie ist dieser unter Zuhülfenahme von miotischen Mitteln, eventuell in der Narkose eine zweite, thunlichst correcte Iridektomie nachzuschicken. In Fällen von Glaucoma simplex ist dann zur Sympathicusresection zu rathen, falls die Sehschärfe schon eine bedeutend verminderte, besonders aber wenn das Gesichtsfeld ein hochgradig eingeschränktes ist. Denn in diesen Fällen ist das Resultat der Iridektomie zumeist ein ungünstiges, während die Sklerotomie wohl häufig den Process verlangsamt, jedoch selten heilt.

Ablösung der Aderhaut nach Operation.

Unter 318 Fällen von Staroperation mit Iridektomie beobachtete Fuchs 14 Fälle von Aderhautablösung, also 4,4 %, unter den ohne Iridektomie operirten 175 Fällen 9, also 5,1 %. Unter diesen 28 staroperirten Augen mit Abhebung war 17mal die Operation glatt, 6mal complicirt verlaufen. Nach der Iridektomie kam Aderhautablösung 14mal zur Beobachtung, von im ganzen 111 iridektomirten Glaukomfällen, also 10 %. Unter den Umständen, welche gerade die Starextraction und die Glaukomiridektomie zur Aderhautablösung disponiren, kommen in Betracht das höhere Lebensalter der Patienten, womit eine grössere Rigidität der Sclera gegeben ist. Nach Abfluss des Kammerwassers kann die elastische Chorioidea die Tendenz haben, sich zusammenzuziehen und den Glaskörper nach vorn zu drängen, während die rigide Sclera nicht folgt,

Ablösung der Aderhaut nach Operation.

in welchem Falle ein negativer Druck zwischen Sclera und Chorioidea entstehen müsste. Ist nun durch einen Einriss in den Ciliarkörperansatz eine Communication zwischen Kammerraum und Suprachorioidealraum geschaffen, so kann unter dem negativen Druck gleichsam eine Aufsaugung von Kammerwasser unter die Lederhaut erfolgen. Ausserdem wird bei der Schnittführung mit dem Graefeschen Messer die Sclera etwas emporgehoben, was eine Einreissung des Ansatzes von Iris und Ciliarkörper veranlassen kann. Bei der Glaukomiridektomie spricht die vorher bestandene Drucksteigerung mit. Die Abhebung der Aderhaut kündigt sich dadurch an, dass die vordere Kammer, welche am Tage nach der Operation hergestellt gefunden wurde, plötzlich wieder aufgehoben ist. In den meisten Fällen fand sich dies zwischen dem 2. und 8. Tage nach der Operation. Das Aussehen ist verschieden, je nachdem es sich um grosse oder um flache Abhebungen handelt. Die grossen Abhebungen sieht man schon bei seitlicher Beleuchtung als lichtbraune, runde Buckel. Beim Hineinleuchten mit dem Augenspiegel erscheinen dieselben schwarz. Ist die Abhebung flacher, so ist sie bei seitlicher Beleuchtung schwer oder garnicht zu erkennen. Beim Hineinleuchten mit dem Augenspiegel fällt auf, dass das Roth der Pupille sich verdunkelt, im umgekehrten Bilde erkennt man die Abhebung als dunkle Fläche, der Rand ist am dunkelsten, peripher davon erscheint die Abhebung grauröthlich. In der Regel findet sie sich an der temporalen oder an der nasalen Seite oder an beiden gleichzeitig. Die Abhebung verschwindet häufig sehr schnell. Die Anlegung geht Hand in Hand mit der Wiederherstellung der vorderen Kammer und Ansteigen des Augendrucks bis zur normalen Höhe; die Dauer der Abhebung schwankte unter den 37 Fällen zwischen 1 und 30 Tagen. Die Prognose der Aderhautabhebung ist eine günstige. Bei ausgedehnter Abhebung war die Sehschärfe wohl herabgesetzt, hob sich aber nach Anlegung der Abhebung stets zu der Höhe, welche der Zustand der Augen im allgemeinen erwarten liess. Auf Grund der anatomischen Untersuchung einer Reihe von Augen mit Aderhautabhebung liess sich nachweisen, dass eine solche erfolgen kann durch Einreissen des Ciliarkörperansatzes, durch Zug an der Aderhaut, durch Bersten der Aderhautgefässe oder durch entzündlichen Erguss. Im ersten Falle ist die Flüssigkeit unter der Aderhaut Kammerwasser, im zweiten transsudirtes Serum, im dritten Blut und im vierten Exsudat. Die Ausdehnung der Abhebung hängt ab von der Menge der ausgetretenen Flüssigkeit oder von der Stärke des ausgeübten Zuges, aber auch von der Widerstandsfähigkeit der

Wirbelvenen, welche die Aderhaut an die Sclera befestigen. Die suprachorioideale Flüssigkeit kann entweder die suprachorioidealen Lamellen gleichmässig imbibiren — Oedeme der Suprachorioidea — oder eine wirklich anatomische Abhebung der Aderhaut verursachen. Es können sich durch Auseinanderdrängen der suprachorioidealen Lamellen grössere umschriebene Hohlräume bilden; auch können diese Hohlräume von einer derben Wand ausgekleidet werden, oder es können fibröse Schwarten im suprachorioidealen Raum entstehen. Eine vollständige Heilung ist nur bei der ersten Gruppe möglich, die Abhebungen der zweiten bleiben bestehen. Bei den blutigen Abhebungen, sowie bei denen durch eine Exsudation unter der Aderhaut kann sich letztere in einzelnen Fällen später wieder an die Sclera anlegen, aber niemals unter vollständiger Wiederherstellung der normalen Verhältnisse des suprachorioidealen Raumes.

Sehnerv und Arteriosklerose.

Nach den Untersuchungen von Liebrecht schädigt die Arteriosklerose den Sehnerven in viel häufigerem Maasse und in einem viel höheren Grade, als wie bisher angenommen wurde. Die Schädigung des Sehnerven erfolgt, nicht wie bisher angenommen wurde, im knöchernen Canalis opticus, da hier die Arteria ophthalmica schon in die Duralscheide des Opticus eingetreten ist und keinen Druck mehr ausüben kann. Wohl aber kann der Druck an drei anderen Stellen erfolgen. Am häufigsten findet die Schädigung statt in der Fortsetzung des knöchernen Kanals nach der Schädelhöhle zu, in dem fibrösen Theil des Kanals, durch das Einbohren der Arteria ophthalmica in den Sehnerven der Längsrichtung nach. Eine zweite Stelle ist der obere scharfkantige Rand des fibrösen Kanals nach der Schädelhöhle zu, an dem der Sehnerv durch die aufsteigende Carotis abgequetscht wird, und der dritte liegt in der Mitte zwischen Kanal und Chiasma, dem Orte, wo sich Carotis und Arteria cerebri anterior unterhalb und oberhalb der Sehnerven kreuzen. Die Atrophie des Nervengewebes ist anfangs eine reine Druckatrophie, die sich descendirend bis zur Nervenfaserschicht des Auges und ascendirend bis zum Chiasma fortpflanzt. Zu der Druckatrophie gesellen sich im Verlaufe der Erkrankung secundär Bindegewebsvermehrung und Gefässneubildung. Die Atrophie nimmt aufsteigend und absteigend sehr schnell in ihrer Ausdehnung ab. Wo dieselbe nach dem Auge zunimmt, ist ein zweiter complicirender atrophirender Vorgang im Sehnerv anzunehmen. Ueber die Schädigung der Function liegen noch keine sicheren Befunde vor. Es ist anzunehmen, dass bei der häufigsten Einwirkung der Arteriosklerose auf den Sehnerven, der narbigen Furchenbildung, in der Regel keine hochgradige

Sehstörung hervorgerufen wird, sicher keine völlige Amaurose. Die letztere ist nur möglich bei breiter Abquetschung des Nerven. Auch bei hochgradiger Arteriosklerose der Carotis und Ophthalmica ist die Centralarterie in vielen Fällen von arteriosklerotischen Veränderungen frei. — Nach Litten treten im Verlauf der Septikämie und der Endocarditis maligne Veränderungen des Augenhintergrundes auf, welche, abgesehen von der metastatischen Ophthalmie, in weissen Flecken und in Blutungen auf der Retina bestehen. Auch werden dieselben bei interstitieller Keratitis, der perniciösen Anämie und der Leukämie vorgefunden. Die weissen Heerde finden sich immer in der Nervenfaserschicht und stellen sich als runde oder rundliche, mehr ovale Einbettungen dar. Hierbei handelt es sich ohne Zweifel um einen exsudativen Gerinnungsprocess. Bei Typhus beobachtet man in seltenen Fällen grosse Blutlachen. Bei der acuten Miliartuberculose und der tuberculösen Meningitis kommen Blutungen vor, niemals aber die weissen Flecke.

Zusammenhang zwischen Allgemeinerkrankung und Erkrankung des Augenhintergrundes.

Mohr beobachtete in 2 Fällen bei Gebrauch von Jodoform das Auftreten einer Papillitis bezw. Papilloretinitis. Treten Symptome der Jodoformintoxication ein, so muss dieses Mittel ausgesetzt werden, da man gegen die Vergiftungserscheinungen selbst nur symptomatisch vorgehen kann.

Papillitis bei Jodoformgebrauch.

Nach den Ausführungen von Jolly kommt das Flimmerskotom in seiner häufigsten hemiopischen Form aller Wahrscheinlichkeit nach nicht im grossen Gehirn, jedenfalls nicht in der Rinde zu Stande, sondern in den primären optischen Bahnen, und zwar im Tractus opticus oder in der Gegend des Corpus geniculatum externum. Die binocularen centralen und die die Mittellinie überschreitenden halbseitigen Skotome haben ihren Entstehungsort in noch mehr peripheren Theilen der Bahn, wahrscheinlich in der Gegend des Chiasmas. Die rein einäugigen Skotome kommen im Nervus opticus oder in der Retina des betreffenden Auges zu Stande.

Flimmerskotom und Migräne.

Litteratur.

F. R. v. Arlt, Ueber die Anwendung des Cuprum citricum bei Trachom. Centralbl. f. Augenheilk. Bd. XXVI, S. 80. — J. Asayama, Zur Anatomie des Ligamentum pectinatum. v. Graefe's Arch. f. Ophthalm. Bd. LIII, S. 113. — Axenfeld, Die Prophylaxe septischer Infection des Auges. Münch. med. Wochenschr. S. 1067. — C. Baer, Reflectorischer Nystagmus. Arch. f. Augenheilk. Bd. XLV, S. 5. — Batalow, Mittheilung über die Wirkung des Dionins auf das Auge. Wjestn. ophthalm. Nr. 1. — Baudru, Technique opératoire oculaire. Paris. — Bernheimer,

Aetiologie und pathologische Anatomie der Augenmuskellähmungen. Graefe-Saemisch, Handbuch der gesammten Augenheilkunde, 2. Aufl. Lief. 39. — A. Darier, Leçons de Thérapeutique oculaire. 2. éd. Paris. — A. Elschnig, Stereoskopisch-photographischer Atlas der pathologischen Anatomie des Auges. Lief. 3 u. 4. Wien u. Leipzig. — E. Fuchs, Ablösung der Aderhaut nach Operation. v. Graefe's Arch. f. Ophthalm. Bd. LIII, S. 375. — Derselbe, Das Ulcus atheromatosum corneae. v. Graefe's Arch. f. Ophthalm. Bd. LIII, S. 61. — Derselbe, Lehrbuch der Augenheilkunde. 9. Aufl. Leipzig u. Wien. — Derselbe, Ueber knötchenförmige Hornhauttrübung. v. Graefe's Arch. f. Ophthalm. Bd. LIII, S. 423. — Galezowski, De l'éfficacité de la médication cacodylique dans les affections oculaires. Rec. d'Ophtalm. Bd. XXIV, p. 208. — Graefe-Saemisch, Handbuch der gesammten Augenheilkunde. 2. neubearbeitete Aufl. — R. Greeff, Der Bau des Augenlides. Augenärztliche Unterrichtstafeln. Herausgegeben von H. Magnus. H. 23, Breslau. — A. Groenouw und W. Uhthoff, Beziehungen der Allgemeinleiden und Organerkrankungen zu Veränderungen und Erkrankungen des Sehorgans. Graefe-Saemisch, Handbuch der Augenheilkunde, 32., 33., 34., 35., 36., 37. und 38. Lieferung. — O. Haab, Der Hirnrindenreflex der Pupille. Arch. f. Augenheilk. Bd. XLVI, S. 1. — Heine, Ueber den Einfluss des intraarteriellen Druckes auf die Pupille und intraocularen Druck. Klin. Monatsbl. f. Augenheilk. Bd. XL, S. 25. — E. Heymann, Ophthalmologische Operationslehre, speciell für practische Aerzte und Landärzte. Bd. II. Halle a./S. — K. Hoor, Zur Indicationsfrage der Sympathicusresection gegen Glaukom. Arch. f. Augenheilk. Bd. XLV, S. 277. — M. Hummelheim, Ueber Jequiritytherapie. Zeitschr. f. Augenheilk. Bd. VII, S. 290. — E. Jackson, The value of Trikresol as an antiseptic in ophthalmic practice. Ophthalm. Rev., June. — F. Jolly, Ueber Flimmerskotom und Migräne. Berlin. klin. Wochenschr. Nr. 42 u. 43. — H. Kirchner, Ueber Adrenalin, das wirksame Princip der Nebennieren in haltbarer Form. Ophthal. Klinik Nr. 12. — C. Koster, Ueber die Beziehungen der Drucksteigerung und der Volumzunahme am normalen menschlichen Auge, nebst einigen Bemerkungen zur Form des normalen Bulbus. v. Graefe's Arch. f. Ophthalm. Bd. LII, S. 402. — Liebrecht, Sehnerv und Arteriosklerose. Arch. f. Augenheilk. Bd. XLIV, S. 193. — Litten, Ueber den Zusammenhang zwischen Allgemeinerkrankungen und solchen des Augenhintergrundes. Deutsche med. Wochenschr. Nr. 3. — H. Magnus, Anleitung zur Diagnostik der centralen Störungen des optischen Apparates. Augenärztliche Unterrichtstafeln. Herausgegeben von H. Magnus. H. 1, 2. Aufl. — M. Mohr, Ueber Jodoformvergiftung mit besonderer Rücksicht auf deren Erscheinungen am Auge. Arch. f. Augenheilk. Bd. XLV, S. 184. — L. Naegeli, Subconjunctivale Injection von Jodipin am Kaninchenauge. Arch. f. Augenheilk. Bd. XLIV, Ergänzungsheft, S. 31. — W. A. Nagel, Ueber die Wirkung des Santonins auf den Farbensinn, insbesondere den dichromatischen Farbensinn. Zeitschr. f.

Psychol. u. Physiol. d. Sinnesorg. Bd. XXVII, S. 267. — A. W. Nathanson, Handbuch der Augenkrankheiten für Feldscheerer. Moskau. — zur Nedden, Klinische und bacteriologische Untersuchungen über die Randgeschwüre der Hornhaut. v. Graefe's Arch. f. Ophthalm. Bd. LIV, S. 1. — W. Ohlemann, Die neueren Augenmittel für Aerzte und Studirende. Wiesbaden. — E. v. Oppholzer, Grundzüge einer Farbentheorie. Zeitschr. f. Psychol. u. Physiol. d. Sinnesorg. Bd. XXIX, S. 183. — A. Peters, Ist der Nystagmus der Bergleute labyrinthischen Ursprungs? Arch. f. Augenheilk. Bd. XLIV, S. 301. — A. v. Pflugk, Ueber die Vorbereitung des Lidrandes und der Cilien für Bulbusoperationen. Arch. f. Augenheilk. Bd. XLV, S. 176. — D. S. Reynold, The therapeutic value of adrenalin chlorid. Ophthalm. Rec. 1901, Nov. — P. Römer, Zur Frage des Blendungsschmerzes. Zeitschr. f. Augenheilk. Bd. VIII, S. 237. — O. Salffner, Klinische Beobachtungen über Jequiritol und Jequiritolserum. Arch. f. Augenheilk. Bd. XLIV, S. 322. — T. Schimamura, Gibt es eine endogene toxische Wundentzündung am Auge? Klin. Monatsbl. f. Augenheilk. Bd. XL, S. 229 u. 275. — O. Schirmer, Zur Diagnose, Prognose und Therapie der perforirenden Augenverletzungen. v. Graefe's Arch. f. Ophthalm. Bd. LIII, S. 1. — P. Schreiber, Wie corrigirt man die Kurzsichtigkeit am zweckmässigsten? Klin. Monatsbl. f. Augenheilk. Bd. XL, S. 179. — A. Schuschetinsky, Die Anwendung der Sozojodolverbindungen in der Augenpraxis. Wojenno med. Journ., Juni. — O. Schwarz, Encyklopädie der Augenheilkunde. 1.—7. Lieferung, Leipzig. — W. Stock, Ueber Infection vom Conjunctivalsack und der Nase aus. Klin. Monatsbl. f. Augenheilk. Bd. XL, S. 116. — G. J. Szurow, Dionin in der Augenpraxis. Wratsch Nr. 46. — Voigt, Ueber die operative Behandlung hochgradiger Kurzsichtigkeit mittels der primären Linearextraction der klaren Linse und ihre Erfolge. v. Graefe's Arch. f. Ophthalm. Bd. LIV, S. 227. — Wölfflin, Ueber die Structur der Iris. Arch. für Augenheilk. Bd. XLV, S. 1.

5. Ohrenkrankheiten.

Von Sanitätsrath Dr. **Schwabach** in Berlin.

Unter den Arbeiten, welche sich mit der Anatomie und Physiologie des Gehörorgans beschäftigen, finden sich einige, die wegen ihrer Bedeutung für die practische Medicin von Bedeutung sind und deshalb hier Erwähnung finden müssen. So beschäftigen sich Braunstein und Buhe mit der nicht unwichtigen Frage, ob es Anastomosen zwischen den Gefässbezirken des Mittelohrs und des Labyrinthes gibt, wie dies von Politzer behauptet worden ist. Auf Grund ihrer Untersuchungen an Schläfenbeinen von Kindern und Erwachsenen kommen sie in Uebereinstimmung mit früheren Untersuchungsergebnissen von Eichler und Siebenmann zu dem Resultat, dass Politzer's Anschauung auf irrthümlicher Deutung mikroskopischer Bilder beruhe. — Besonders werthvoll für die Praxis ist die Mittheilung Schwartze's über Varietäten im Verlaufe des Facialis in ihrer Bedeutung für die Mastoidoperation. Nach Schwartze kann man verschiedene Typen des Facialisverlaufes in seiner Mastoidbahn, d. h. vom 2. Knie über Fenestra ovalis bis zum Foramen stylomastoideum unterscheiden, nämlich den Steilverlauf und Flachverlauf als Extreme und dazwischen einen mittleren Verlauf, den er als Schrägverlauf bezeichnet. Je mehr sich der Facialiskanal dem Steilverlauf nähert, desto ungefährlicher ist die Operation für den Facialis an dieser Stelle, und umgekehrt, je flacher der Verlauf, d. h. je weiter sich der Kanal lateral nach dem Gehörgange hinzieht, desto leichter ist die Möglichkeit gegeben, mit ihm in Collision zu kommen. Schwartze glaubt, dass bei der Verschiedenheit des Verlaufes Altersverschiedenheiten eine Rolle spielen; bei Kindern sei der Flachverlauf die Regel. — Lucae's Mittheilung über die Beobachtung der Tonschwingungen am Trommelfell des lebenden Ohrs, angestellt an jungen Leuten mit normalem Gehör und normalem Trommelfell, soll den Beweis liefern, dass das Trommelfell die Stösse zweier Töne mitmachen kann; für tiefe Töne scheinen die Mitschwingungen allein im hinteren oberen Quadranten zu erfolgen.

Gefässanastomosen zwischen Mittelohr und Labyrinth.

Varietäten im Verlaufe des N facialis.

Tonschwingungen am Trommelfell.

Alt kommt bei seinen Untersuchungen über Störungen des musikalischen Gehörs zu dem Resultat, dass der letzte Grund für Diplakusis (Falschhören) im Labyrinth liegt, dass aber das Primäre oft eine Mittelohrerkrankung ist. — Die Beschaffenheit des

Störungen des musikalischen Gehörs.

Gehörorgane bei Rekruten.

Gehörorgans und der oberen Luftwege bei dem Jahresersatz eines Bataillons (275 Rekruten) prüfte Barth. Indem wir bezüglich der recht interessanten Einzelheiten auf das Original verweisen, wollen wir hier nur hervorheben, dass nach des Verfassers Ansicht eine functionelle Prüfung des Gehörs allein für truppenärztliche Untersuchungen der Rekruten bei der Einstellung nicht genügt. Es können trotz ausreichender Hörfähigkeit für Flüstersprache (4 m und mehr) erhebliche Krankheitszustände des Gehörs bestehen, welche zweckmässiger die baldige Entlassung empfehlen. Andererseits aber müssen alle diejenigen Mannschaften, welche mit ausgeheilten Mittelohreiterungen (trockenen Perforationen) behaftet sind und functionell den dienstlichen Anforderungen genügen können, dem Truppenarzt bekannt sein, um sie durch geeignete Schutzmaassregeln vor Rückfällen zu schützen. — Auf Grund eigener Erfahrungen und in der Litteratur vorliegender Beobachtungen spricht sich Voss über Ohrenleiden bei Hysterischen dahin aus, dass das objective Bild der acuten Otitis media als Symptom der Hysterie auftreten könne. Absolut contraindicirt sei bei den functionellen Neurosen die Polypragmasie, speciell auch in der Nase und im Nasenrachenraum; die auf anderen Gebieten bekannte Operationswuth der Hysterischen spiele sich ebenso im Ohr ab. Absolut contraindicirt sei zur Beseitigung der Mastalgie bei Hysterischen die Aufmeisselung des Warzenfortsatzes; die jetzige Nachbehandlung der Radicaloperation mit fortgesetzter Tamponade eigne sich nicht für Hysterische. Einen interessanten Beitrag zur Manifestation der traumatischen Hysterie im Gehörorgan liefert Barth: Bei dem 21jährigen Patienten trat im Anschluss an einen beim Schwimmunterricht ausgeführten Kopfsprung vollständige Taubheit beiderseits für die Sprache ein, während das unbewusste musikalische Gehör erhalten blieb. Auf ein gegebenes Zeichen stimmte Patient ein Lied mit dem Ton an, welcher auf dem Clavier angeschlagen wurde, sang fünf bis sechs Noten richtig, dann aber unrein. Objectiv keine Veränderungen. Im übrigen bestand linksseitige absolute totale sensitiv-sensorielle Hemianästhesie. Die Prognose ist, nach Verfasser, in diesem Falle nicht sehr günstig im Gegensatz zu einem früher von ihm beobachteten Falle, der zur Heilung kam. — Einen eigenthümlichen Fall von Somnolenz, bedingt durch eine Ohraffection, beobachtete Harland. Ein 13jähriger Knabe zeigte seit 4 Wochen die Neigung, sofort einzuschlafen, sobald er nicht gezwungen wurde, sich zu beschäftigen. Verfasser fand einen Ceruminalpfropf im linken Ohr, nach dessen Entfernung sich Eiter und e[illegible] Perforation des Trommel-

Ohrenleiden bei Hysterischen.

Somnolenz infolge von Ohraffection.

felles zeigte. Die Somnolenz verschwand sofort nach der Herausspülung des Pfropfes, um jedesmal, wenn auch nur in geringem Grade, wiederzukehren, sobald sich Cerumen ansammelte. — Ueber die durch Tuberculose der nächsten Blutsverwandten geschaffene Disposition zu Ohrerkrankungen berichtet Ostmann auf Grund von Schuluntersuchungen im Kreise Marburg. Er konnte zunächst constatiren, dass unter denjenigen Familien, welche die relativ meisten schwerhörigen Kinder haben, auch relativ am häufigsten tuberculöse Belastung der Kinder sich findet. Unter den tuberculös belasteten Familien fand sich bei denjenigen, welche die relativ grösste Zahl schwerhöriger Kinder haben, auch relativ am häufigsten die schwerste Form der tuberculösen Belastung der Kinder. Weitere Untersuchungen führten dann zu der Erkenntniss, dass die tuberculöse Belastung die Entstehung der Ohrenkrankheiten fördert und einen ungünstigen Einfluss auf den Ablauf der entstandenen Ohrenkrankheiten ausübt, und zwar um so mehr, je schwerer die Belastung ist.

Disposition zu Ohrenkrankheiten bei Tuberculösen

Bei einem Manne, der sich selbst einen unreinen Wattepfropf tief in die durch Radicaloperation gesetzte retroauriculäre Oeffnung eingeführt hatte, entwickelte sich unter Schmerzen ein peritonsillärer Abscess, aus dem nach Incision der mit blutig-jauchigem Secret durchtränkte Wattepfropf entfernt wurde. Haug, der den Fall beobachtet hat, nimmt an, dass derselbe in den durch die Operation sehr gross gewordenen Processus hypotympanicus von dem Patienten hineingepresst worden sei, nach vorgängiger Läsion einer sehr dünnen Stelle am Boden der Paukenhöhle; von dieser lädirten Stelle aus habe sich der Pfropf längs des tubaren Gewebes vorgeschoben und hier den Abscess verursacht. — Treitel berichtet über 2 Fälle von Verbrühung des Trommelfelles. In beiden Fällen war das Trommelfell in grosser Ausdehnung zerstört; die Erklärung für diesen Trommelfellbefund glaubt Verfasser in einer durch die grosse Hitze entstandenen Nekrose der Mmbr. tympanica suchen zu sollen. Für die durch Stimmgabelprüfung als eine Affection des Labyrinthes sich documentirende hochgradige Hörstörung will er eine durch die grosse Hitze bedingte Hyperämie des Labyrinthes angesehen wissen. — In einem von Schilling beobachteten Falle (24jährige Frau) von acuter Mittelohrentzündung wurde das Krankheitsbild anfangs durch das Auftreten von weisslichen, fibrinhaltigen Membranen beherrscht; späterhin trat das Bild einer gewöhnlichen Mittelohreiterung auf. Entsprechend diesem Verlaufe zeigte der bacteriologische Befund eine Veränderung in der Weise, dass zu Anfang Pseudodiphtheriebacillen im Vordergrund standen, die späterhin durch die überhand-

Peritonsillärer Abscess durch Fremdkörper in der Gegend der Tuba Eustachii.

Verbrühung des Trommelfells

Mittelohreiterungen durch Pseudodiphtheriebacillen.

nehmenden Pneumoniediplokokken verdrängt wurden. Verfasser weist auf die Möglichkeit hin, dass zwischen dem klinischen Verlaufe und dem bacteriologischen Befunde ein ätiologischer Zusammenhang bestehe und dass namentlich die Eigenthümlichkeiten des anfänglichen Krankheitsbildes der Anwesenheit der Pseudodiphtheriebacillen zuzuschreiben seien. — Bemerkenswerth ist ein von Ephraim mitgetheilter Fall von acuter Mittelohreiterung bei einem Diabetiker, bei dem es zur Bildung einer Bogengangsfistel und eines periarticulären Senkungsabscesses im Kiefergelenk kam. — Grunert wendet sich gegen die namentlich von Piffl (Zaufal'sche Klinik in Prag) ausgesprochene Behauptung, dass in der Mehrzahl der Fälle von acuter Mittelohrentzündung die Paracentese des Trommelfelles unnöthig und nur bei kleinen Kindern mit schweren Allgemeinerscheinungen und bei Erwachsenen, wenn am 7. oder 8. Tage die Symptome, besonders Fieber und Schmerzen, nicht abgenommen oder gar zugenommen haben, indicirt sei. Grunert meint, dass der Eingriff bei den acuten Otitiden unentbehrlich sei und dass man viel mehr Schaden anrichten könne durch seine Unterlassung, als durch seine vielleicht einmal indicationslos vorgenommene Ausführung. Zaufal stellt sich, entgegen den Ausführungen Grunert's, durchaus auf den oben präcisirten Standpunkt Piffl's. Dieser selbst betont, dass er nicht die Paracentese als solche bekämpfe, er sei nur Gegner der zu häufigen und unnützen Ausführung dieses Schnittes in den Fällen, wo man in der Lage sei, durch die früher von ihm empfohlene Behandlungsmethode (Umschläge von essigsaurer Thonerde, innerlichen Gebrauch von Natr. salicyl.) Heilung zu erzielen. Die Secretretention habe nicht die Bedeutung, die ihr vielfach beigelegt werde, es seien andere Momente, die zur Ausbildung von Complicationen Veranlassung geben: Virulenz der Erreger, ungünstige allgemeine körperliche und local anatomische Verhältnisse. — Nach Buhe's Erfahrungen über den Einfluss der Totalaufmeisselung auf das Gehör findet man eine Hörverbesserung oder Gleichbleiben des Gehörs mit wenigen Ausnahmen dann, wenn das Labyrinth und die Labyrinthwand intact sind und das Hörvermögen für die gesammte Flüstersprache unter 1 m beträgt. Eine Besserung trete ausnahmslos ein, wenn irgend welche Schallhindernisse den Gehörgang vor der Operation vollständig verschliessen. Ferner sei Hörverbesserung oder Gleichbleiben des Gehörs zu erwarten, wenn das Labyrinth oder die Labyrinthwand oder beide erkrankt sind und nur noch ein ganz geringer Hörrest vor der Operation sich findet. Hörverschlechterung trete ein bei fast allen Patienten, die

Mittelohreiterung bei Diabetes.

Werth der Paracentese des Trommelfells bei Mittelohrentzündung.

Einfluss der Totalaufmeisselung auf das Gehör.

1 m und darüber vor der Operation hören, auch wenn sie labyrinthgesund sind und bleiben. Hörverschlechterung trete auch ein, wenn das Labyrinth oder die Labyrinthwand oder beide erkrankt sind und die Hörweite für Flüsterworte vor der Operation 0,25 m übersteigt und 1 m nicht erreicht. — Zur Erzielung der Localanästhesie bei Extraction von Ohrpolypen empfiehlt Frey Injectionen von Cocain (½—1 ccm einer 5%igen Lösung) in die Substanz der Geschwülste mittels einer knieförmig abgebogenen Pravaz'schen Spritze; die Extraction kann nach ½—2 Minuten vorgenommen werden. Intoxicationserscheinungen hat Verfasser nie beobachtet. — Auf Grund günstiger Erfahrungen in der Politzerschen Klinik spricht sich Hammerschlag dafür aus, bei acuten Erkrankungen des Warzenfortsatzes, bei denen keine Communication mit dem Antrum besteht, die einfache Aufmeisselung des Proc. mastoideus statt der Aufmeisselung des Antrums zu machen. Die Nachbehandlung nehme bei der ersteren kürzere Zeit in Anspruch als bei der letzteren. — Den wenigen bisher bekannt gewordenen Beobachtungen, in denen die Ausbreitung eines Entzündungsprocesses vom Mittelohr nach der Gegend des Ganglion Gasseri hin constatirt werden konnte, fügt Hilgermann 3 neue hinzu. Als besonders bemerkenswerth in allen mitgetheilten Fällen, deren Einzelheiten im Original nachgesehen werden müssen, hebt Verfasser hervor, dass Erscheinungen, welche auf eine Betheiligung des N. trigeminus hingewiesen hätten, klinisch niemals beobachtet wurden. — Fälle von Carotisblutungen infolge von Mittelohreiterungen werden von Jürgens und Heermann mitgetheilt. Heermann's Fall, ein 8½jähriges Mädchen betreffend, ist dadurch von Interesse, dass bei ihm der Versuch gemacht wurde, der Blutung durch Totalaufmeisselung beizukommen. Die Blutung war nicht, wie bei den bisher bekannt gewordenen Fällen, infolge von Tuberculose des Mittelohres eingetreten, sondern durch scarlatinöse Mittelohreiterung bedingt. Durch Totalaufmeisselung (nach vorheriger Unterbindung der Carotis) mit nachfolgender Tamponade wurde zwar die Blutung gestillt, doch trat der Exitus letalis infolge eines embolischen, durch inficirten Carotisthrombus bedingten Hirnabscesses ein, der in den linken Ventrikel durchgebrochen war. — Besserung von Neurosen, die neben Ohraffectionen vorhanden waren (Epilepsie, Chorea minor, Hysterie etc.), im Anschluss an die wegen des Ohrenleidens nöthige Mastoidoperation konnte R. Müller in 10 Fällen beobachten. Als Ursache dieses Erfolges glaubt Verfasser die Narkose, den Operationsshock, vor allem aber den Blutverlust und den Ein-

Localanästhesie bei Polypenoperation.

Einfache Aufmeisselung des Proc. mastoideus bei acuter Mastoiditis.

Ausbreitung von Mittelohrentzündungen auf die Gegend des Ganglion Gasseri.

Carotisblutung durch Mittelohreiterung bedingt.

Neurosen bei Ohraffectionen.

fluss der Nachbehandlung ansehen zu sollen. Verfasser spricht sich schliesslich dahin aus, dass das Vorhandensein einer Neurose bei gleichzeitiger Mittelohreiterung keine Contraindication gegen die operative Behandlung des Ohrenleidens sei, sondern unter Umständen sogar den Ausschlag zu Gunsten des operativen Vorgehens geben könne. — Einen Beitrag zur Frage des Vorkommens der Glykosurie infolge von Otitis liefert Grunert. In dem einen der von ihm beobachteten Fälle, einen 19jährigen Mann betreffend, wurde am Aufnahmetage der Urin frei von Zucker gefunden. Während der Exacerbation der schon bei der Aufnahme vorhandenen Cerebralerscheinungen in den nächsten Tagen trat Polyurie und Glykosurie ein. Die letztere verschwand gänzlich, nachdem operativ aus der Schädelhöhle eine reichliche Menge eines serösen Ergusses entleert worden war. Auch im 2. Falle wurde bei dem an otogenem Extraduralabscess erkrankten 47jährigen Manne bei der Aufnahme zuckerfreier Urin festgestellt. Zwei Tage später zeigte der Kranke bei derselben Kost vor der operativen Entleerung des Abscesses Zucker im Urin, der nach der Entleerung vollkommen wieder verschwand. Eine einwandsfreie Deutung dieser Beobachtung vermag Verfasser nicht zu geben. — Der Mittheilung Braunstein's über extradurale otogene Abscesse liegen die Erfahrungen zu Grunde, welche in der Halle'schen Ohrenklinik an 88 einschlägigen Fällen gemacht wurden. Bezüglich der Diagnose spricht sich Verfasser dahin aus, dass dieselbe auf Grund der einzelnen Symptome (das Nähere darüber s. im Original) nicht zu stellen sei: je mehr aber von diesen Symptomen sich in dem Krankheitsbilde vereinigen, um so grösser werde die Wahrscheinlichkeit, dass die Ursache derselben innerhalb der Schädelhöhle zu suchen sei. Die sichere Diagnose werde erst durch die Operation gewonnen, die bei den meisten Patienten mit Extraduralabscess zunächst zur Beseitigung des Mittelohrleidens angezeigt sei. Da ferner die aus einem Extraduralabscess sich entwickelnden Folgezustände im Schädelinnern letal seien, so sei, um die Gefahr weiterer Complicationen auszuschliessen, in jedem Falle von Verdacht auf Eiteransammlung zwischen Dura und Knochen die Freilegung derselben durch Eröffnung der Schädelkapsel indicirt. Die rechtzeitig unternommene Operation verbürge eine günstige Prognose. Von den Patienten mit chronischen Eiteransammlungen kamen in der genannten Klinik ca. 76%, von den mit acuten 89% zur Heilung. — Zum Theil recht interessante Mittheilungen über intracranielle Complicationen bei Mittelohreiterungen verdanken wir Mann. Er macht besonders auf ein ge-

Glykosurie infolge von Mittelohrentzündung.

Extradurale otogene Abscesse.

wisses Missverhältniss zwischen Sitz und Grösse der Krankheitsheerde und Schwere der Symptome aufmerksam, für welch letztere, wie z. B. Stauungspapille, Nystagmus, Schwindel etc., oft weder Druck durch den Eiterheerd auf die Nerven, noch allgemeine Steigerung des Druckes in Anspruch genommen werden könne. Es dränge sich vielmehr der Gedanke auf, dass jene Nervenalterationen bei Eiterungen im Ohr und im Schädel in einer Anzahl von Fällen lediglich Giftwirkungen seien, hervorgebracht von Stoffwechselproducten der Eiterbacterien, die in die Lymphbahnen des Gehirns eingedrungen seien und daselbst nur einen ganz bestimmten Nerven schädigen, weil dieser allein specifisch auf sie reagirt. Wenn man nun bedenke, dass nicht ein bestimmter Bacillus, sondern verschiedene Arten in Frage kommen, dass dieselbe Art nach ihrem Virulenzgrade verschieden sein und die Dosis der Giftresorption wechseln könne und wenn man weiter die individuelle Disposition in Erwägung ziehe, so gäbe es genug Varianten, um die verschiedenen klinischen Bilder zu erklären.

Intracranielle Complicationen bei Mittelohreiterungen

Zur Beantwortung der Frage, inwiefern infolge seines anatomischen Baues der Bulbus venae jugularis einer Thrombenbildung günstig sei, hat Stenger eine Reihe von Schläfenbeinen darauf hin untersucht, wie sich die Beziehungen des Verlaufes des Sinus sigmoideus zur Ausbildung, Grösse und Lage des Bulbus, einschliesslich seiner Lage zur Paukenhöhle, gestalten. Aus seinen anatomischen Beobachtungen geht hervor, dass die starke Ausbildung des Bulbus durch die ausserordentliche Nähe der Paukenhöhle eine grosse Infectionsgefahr bedingt und dies um so mehr, als bei dem gleichzeitig mehr oder weniger stark vorgelagerten Sinus im Warzenfortsatz das Antrum sehr klein und diploetische Zellen nicht vorhanden sein können. Der in der Paukenhöhle angesammelte Eiter wird gezwungen, sich in anderer Richtung seinen Ausweg zu suchen, und dies geschieht bei der nicht selten sehr dünnen Beschaffenheit der Scheidewand zwischen Paukenhöhle und stark ausgebildeter Fossa jugularis entweder direct oder indirect durch Gefässmündungen in den Bulbus venae jugularis. — Sturm und Sucksdorff veröffentlichen unter anderem einen Fall, der dazu ermahnt, den gesunden Sinus nicht unnöthigerweise auf eine grössere Strecke frei zu legen. Es handelte sich um einen 8jährigen Knaben, bei dem gelegentlich der wegen Scharlachotitis nöthig gewordenen Mastoidoperation unabsichtlich der Sinus transversus freigelegt wurde. Nach 17 Tagen pyämisches Fieber; Unterbindung der Vena jugularis und Sinuseröffnung; trotzdem

Thrombose des Bulbus venae jugularis.

Gefahren bei Freilegung des Sinus transversus.

Fortdauer des Fiebers und Auftreten von Schultergelenksmetastasen; Ausgang in Heilung.

Diagnose und Behandlung der otitischen Hirnabscesse, Meningitis und Sinusphlebitis.

Im Anschluss an die Mittheilung einiger Fälle von otitischem Hirnabscess, Meningitis und Sinusphlebitis bespricht Schenke eine Reihe von noch strittigen Fragen betreffend die Diagnose und Behandlung der in Rede stehenden Affectionen, namentlich der otitischen Meningitis und der otitischen Pyämie. Bezüglich der letzteren ist er der Meinung, dass sie stets durch eine Sinusphlebitis bedingt sei, und sucht auch für die nicht ganz einwandsfreien Fälle seiner Mittheilungen den Beweis für die Richtigkeit dieser Anschauung beizubringen. Inwieweit ihm dies gelungen, möge der Leser aus den mitgetheilten Krankengeschichten und den daran geknüpften epikritischen Bemerkungen selbst ersehen. Was die Behandlung der Sinusphlebitis anlangt, so will Verfasser zwar nicht leugnen, dass einige Fälle auch ohne Operation am Sinus, vielleicht sogar ohne Warzenfortsatzoperation hätten ausheilen können, dennoch operirt er principiell, sobald die Diagnose als feststehend zu erachten ist, um nicht beim Abwarten durch Metastasenbildung oder Septikämie das Leben des Patienten in Gefahr zu bringen. Dieser Standpunkt ist nach dem Verfasser begründet auf der Ueberzeugung, dass die Operation am Sinus das Leben nicht gefährdet, weder durch Luftembolie noch durch künstliche Sinusthrombose. — Grunert hält im allgemeinen die Sinusoperation in Verbindung mit der Jugularisunterbindung allein für genügend, um auch solche Fälle, bei denen die infectiöse Sinusthrombose mit einer Thrombose des Bulbus venae jugularis complicirt ist, zur Heilung zu bringen. Dass man in denjenigen Fällen, bei denen durch die Sinusoperation das Fieber alsbald verschwindet, nicht am Bulbus rührt, wenn keine objectiven Zeichen darauf hindeuten, dass der Bulbusthrombus in eitrigem Zerfall begriffen ist, versteht sich von selbst. Aber auch dann, wenn durch das Hervorquellen von Eiter aus dem Bulbus der Beweis erbracht ist, dass der im Bulbus befindliche Thrombus in eitrigem Zerfall begriffen ist, empfiehlt Grunert den Thrombus unberührt zu lassen, wenn nach der Sinusoperation sofortiger Temperaturabfall eintritt. In den Fällen dagegen, bei denen nach der Ausräumung des Sinus noch Fieber fortbesteht und als Ursache desselben per exclusionem die fortdauernde Resorption infectiösen Materials vom Bulbus aus angesehen werden muss, ist ein exspectatives Verhalten nur dann gerechtfertigt, wenn das Fieber keine bedrohliche Höhe erreicht, das Allgemeinbefinden des Kranken ein gutes ist. — Auf Grund von 198 in der Litteratur vorliegenden und

Operatives Vorgehen bei Thrombose des Bulbus venae jugularis.

22 in der Breslauer Poliklinik für Ohrenkrankheiten beobachteten Fällen bemüht sich Hinsberg eine zusammenfassende Darstellung des Krankheitsbildes der durch Otitis media bedingten Labyrintheiterungen zu geben. Verfasser glaubt nicht, dass wir in der Lage sind, die gutartige Form von den gefährlichen zu unterscheiden, da einerseits eine latent verlaufene Otitis interna eine foudroyante Meningitis verursachen, andererseits eine stürmisch beginnende Labyrintheiterung gutartig verlaufen könne. In Anbetracht dieser Thatsachen sei es das Richtigste, jede Labyrintheiterung als sehr gefährlich anzusehen und alle zu Gebote stehenden Mittel, sie zu beseitigen, anzuwenden. In erster Linie komme zu diesem Zwecke die Ausrottung des primären Eiterheerdes im Mittelohr in Betracht; durch die hierauf gerichtete Operation werde eine grosse Reihe von Fällen zur Heilung gebracht. Freilich sei nicht zu leugnen, dass nicht selten gerade durch die Operation eine Meningitis ausgelöst werde. Man habe also mit der Thatsache zu rechnen, dass die Beseitigung der primären Ohrerkrankung, ohne dass die Labyrintheiterung selbst in Angriff genommen werde, für viele Fälle nicht ausreiche, um die letztere zur Heilung zu bringen. Nun seien aber die Eingriffe am Labyrinth nicht gefahrlos, und deshalb müsse man sich fragen, ob diese eventuelle Gefahr auf der anderen Seite durch günstige Resultate in Bezug auf Heilung compensirt werde. Aus dem vorliegenden Material glaubt Verfasser den Schluss ziehen zu dürfen, dass durch die Operation die Prognose uncomplicirter, ausgedehnter Labyrintheiterungen entschieden verbessert werde, und zwar so sehr, dass die durch die Operation an sich bedingten Gefahren dadurch übercompensirt werden.

Diagnose und Behandlung der Labyrintheiterungen.

Habermann berichtet über einen weiteren Fall von Taubstummheit (bezüglich der früher veröffentlichten s. Jahrgang 1902, S. 395), der durch eine Affection des Mittelohrs: Feststellung des Steigbügels und Verschluss des runden Fensters infolge abgelaufener Mittelohrentzündung, bedingt war. Verfasser möchte aus beiden von ihm beobachteten Fällen den Schluss ziehen, dass ein operativer Eingriff, und zwar namentlich am ovalen Fenster, Aussicht auf Heilung, nach Ablauf der Mittelohrerkrankung, bieten dürfte.

Taubstummheit bedingt durch Affection des Mittelohrs.

Schwabach fand als wesentliches Ergebniss seiner Untersuchungen des Schläfenbeins eines Taubstummen Bindegewebs- resp. Knochenneubildung hauptsächlich in der Basalwindung der Schnecke mit Verlust der nervösen Elemente derselben. Er glaubt diese anatomischen Veränderungen auf eine in den ersten Lebensjahren über-

Pathologisch-anatomischer Befund in der Schnecke bei Taubstummheit

standene Meningitis cerebrospinalis zurückführen zu sollen, die von den Meningen aus durch den Aquaeductus cochleae auf die Schnecke übergegangen sei. — Acut auftretende labyrinthäre Sprachtaubheit beobachtete Groenlund bei einem 15jährigen Schiffsjungen. Während derselbe im Laufe einiger Wochen für die Sprache fast vollständig taub wurde, war die Hörfähigkeit für eine Anzahl von Tönen, wie die Prüfung mit der continuirlichen Tonreihe ergab, erhalten. Der Ausfall der Töne betraf gerade diejenige Partie der Tonreihe, die nach Bezold das Verständniss der Sprache bedingt. Die Ursache dieser Taubheit glaubt Verf. in einer leicht verlaufenen Cerebrospinalmeningitis suchen zu sollen. — Untersuchungen über die bei Taubstummen noch vorhandenen Hörreste liegen von Koebel und Schubert vor. Die Resultate entsprechen im wesentlichen denjenigen, wie sie schon wiederholt von Bezold u. a. (siehe die früheren Jahrgänge d. Jahrb.) veröffentlicht worden sind. — Laborde rühmt die günstigen Erfolge, die durch Anwendung systematischer Hörübungen bei taubstummen Kindern zu erzielen sind. Er spricht sich dafür aus, den Unterricht nicht, wie es bisher meist geschieht, erst im 7., sondern bereits im 3. Lebensjahre zu beginnen. Gutzmann empfiehlt bei Taubstummen die Hörübungen mittels des Phonographen vornehmen zu lassen. Er verwendet denselben in der Weise, dass die auf die Walze aufgesprochenen Vocale, Consonanten und Wortfolgen durch Ablaufenlassen der Walze wiederholt und mittels eines Hörschlauches direct dem Ohre des Schwerhörigen zugeleitet werden. Verf. berichtet über einen von ihm behandelten Fall, ein 13jähriges taubstummes Mädchen betreffend, das durch Hörübungen mit dem Phonographen die Vocale durch das Gehör recht gut unterscheiden gelernt hat.

Labyrinthäre Sprachtaubheit, acut aufgetreten.

Hörreste bei Taubstummen

Erfolge von Hörübungen bei Taubstummen.

Hörübungen mittels des Phonographen.

Litteratur.

Alt, Ueber Störungen des musikalischen Gehörs. Monatsschr. f. Ohrenheilk. Nr. 6. — E. Barth, Die Beschaffenheit des Gehörorganes und der oberen Luftwege bei dem Jahresersatz eines Bataillons (275 Rekruten). Deutsche militärärztl. Zeitschr. H. 9. — Derselbe, Zur Manifestation der traumatischen Hysterie am Gehörorgan. Zeitschr. f. Ohrenheilk. Bd. XLI, S. 188. — F. Bezold, Die Taubstummheit auf Grund ohrenärztlicher Beobachtungen. Wiesbaden. — A. Bing, Die otologisch diagnostische Verwerthung der Stimmgabeln. Wiener Klinik 28. Jahrg., H. 6. — L. Blau, Bericht über die neueren Leistungen in der Ohrenheilkunde. 5. Bericht (1897—1900), Leipzig. — Braunstein, Ueber extradurale otogene Abscesse. Arch. f. Ohrenheilk. Bd. LV, S. 168. — Braunstein und

Buhe, Gibt es Anastomosen zwischen den Gefässbezirken des Mittelohrs und des Labyrinths? (Aus der Kgl. Universitäts-Ohrenklinik zu Halle a. S.) Arch. f. Ohrenheilk. Bd. LVI, S. 261. — Derselbe, Ueber den Einfluss der Totalaufmeisselung auf das Gehör. (Aus der Kgl. Universitäts-Ohrenklinik zu Halle a. S.) Arch. f. Ohrenheilk. Bd. LVI, S. 223. — K. Doll, Aerztliche Untersuchungen aus der Hülfsschule für schwachsinnige Kinder. Karlsruhe. — Ephraim, Acute Mittelohreiterung bei einem Diabetiker. Bogengangsfistel. Periarticulärer Senkungsabscess am Kiefergelenk. Arch. f. Ohrenheilk. Bd. LIV, S. 240. — Frey, Zur Technik der Localanästhesie bei Extractionen von Ohrpolypen. (Aus der k. k. Universitätsklinik für Ohrenk. in Wien.) Wien. klin. Rundschau Nr. 25. — Groenlund, Ein Fall von acut auftretender labyrinthärer Sprachtaubheit. Arch. f. Ohrenheilk. Bd. LVII, S. 9. — Grunert, Zur Frage des Vorkommens von Glykosurie infolge von Otitis. Arch. f. Ohrenheilk. Bd. LV, S. 156. — Derselbe, Ueber die neuen Angriffe gegen die Paracentese des Trommelfelles bei der Therapie der acuten Otitiden. (Vortrag, gehalten auf der Vers. deutscher Naturf. u. Aerzte in Karlsbad.) Münch. med. Wochenschr. Nr. 43. — Derselbe, Weitere Beiträge zur infectiösen Thrombose des Bulb. ven. jugular. und zur Frage ihrer operativen Behandlung. Arch. f. Ohrenheilk. Bd. LVII, S. 23. — Gutzmann, Ueber Hörübungen mittels des Phonographen. Monatsschr. f. Ohrenheilk. Nr. 8, S. 321. — Habermann, Zur Entstehung von Taubstummheit infolge Mittelohrerkrankung. Arch. f. Ohrenheilk. Bd. LVII, S. 79. — V. Hammerschlag, Die acuten Erkrankungen des Warzenfortsatzes und ihre chirurgische Behandlung. Wien. med. Wochenschr. Nr. 1, 7, 8, 9, 10. — Harland, Somnolence causée par une lésion de l'oreille. Annales des mal. de l'or., Sept., p. 293. (Ref. aus Saint Louis Med. and Surg. Journ., Mai, p. 292.) — A. Hartmann, Die Krankheiten des Ohrs und deren Behandlung. 7. Aufl., Berlin. — R. Haug, Fremdkörper in der Tubargegend nach früherer Radicaloperation. Arch. f. Ohrenheilk. Bd. LVII, S. 46. — Derselbe, Hygiene des Ohres im gesunden und kranken Zustande. Stuttgart. — Heermann, Ein Fall von Carotisblutung. Arch. f. Ohrenheilk. Bd. LV, S. 86. — Hilgermann, Die Betheiligung des Ganglion Gasseri bei Mittelohreiterungen. (Aus der Universitäts-Polikl. f. Ohren-, Nasen- und Halskranke in Breslau.) Zeitschr. f. Ohrenheilk. Bd. XL, S. 311. — V. Hinsberg, Ueber Labyrintheiterungen. Zeitschr. f. Ohrenheilk. Bd. XL, S. 117. — Hölscher, Fremdkörper im äusseren Gehörgang und ihre Behandlung. Halle a. S. — Derselbe, Die otitische Sinusthrombose und ihre operative Behandlung. Halle a. S. — Jacobson und Blau, Lehrbuch der Ohrenheilkunde. 3. Aufl. des Jacobson'schen Lehrbuches. Leipzig. — Jürgens (Warschau), Zwei Fälle von Ruptur der Arteria carotis interna bei Affection des Mittelohrs. Monatsschr. f. Ohrenheilk. Nr. 1. — Koebel, Untersuchungsergebnisse der Zöglinge der zwei württembergischen Taubstummenanstalten in Gmünd. Zeitschr. f. Ohrenheilk. Bd. XLI, S. 126. — Otto Koerner, Die otitischen Erkrankungen des Hirns, der Hirnhäute und der Blutleiter.

3. vollständig umgearbeitete und vermehrte Aufl. (Die Ohrenheilkunde der Gegenwart und ihre Grenzgebiete III.) Wiesbaden. — Laborde, A propos de la méthode physiologique d'éducation du sourd-muet. Bullet. de l'acad. de médecine. Tome XI, VII, p. 718. — A. Lucae, Zur Function der Membran des runden Fensters. Eine bisher unbekannte Wirkungsart des sog. künstlichen Trommelfells. Arch. f. Ohrenheilk. Bd. LXIV, S. 268. — Mann, Intracranielle Complicationen bei Mittelohreiterungen. Bericht d. Gesellsch. f. Natur- u. Heilkunde zu Dresden. — R. Müller, Neurosen und Warzenfortsatzoperationen. (Aus der Ohrenklinik des Charité-Krankenhauses in Berlin.) Arch. f. Ohrenheilk. Bd. LIV, S. 222. — Ostmann, Ueber die durch Tuberculose der nächsten Blutsverwandten geschaffene Disposition zu Ohrerkrankungen bei Kindern. Arch. f. Ohrenheilk. Bd. LV, S. 72. — Rudolf Panse, Schwindel. Wiesbaden. — Piffl, Zur Arbeit Grunert's: Ueber die neuen Angriffe etc. (s. oben). Münch. med. Wochenschrift Nr. 50. — F. Röpke, Die Berufskrankheiten des Ohres und der oberen Luftwege. Die Ohrenheilk. der Gegenwart und ihre Grenzgebiete, in Einzeldarstellungen herausgeg. von Dr. Otto Körner. Wiesbaden. — Schenke, Einige Fälle endocranieller Complicationen acuter und chronischer Mittelohreiterungen. Arch. f. Ohrenheilk. Bd. LIII, S. 117. — Schilling, Ueber den Pseudodiphtheriebacillus bei acuter Mittelohreiterung. Monatsschr. f. Ohrenheilk. Nr. 10. — Paul Schubert, Taubstummenuntersuchung an den Anstalten von Nürnberg, Zell und Altdorf. Festschr. z. Feier d. 50jähr. Bestehens des ärztl. Vereins Nürnberg. — Schwabach, Zur pathologischen Anatomie der Taubstummheit. Zeitschr. f. Ohrenheilk. Bd. XLI, H. 1. — Schwartze, Varietäten im Verlaufe des Facialis in ihrer Bedeutung für die Mastoidoperation. Arch. f. Ohrenheilk. Bd. LVII, S. 96. — Stenger, Zur Thrombose des Bulbus venae jugularis. (Aus der Ohrenklinik der königl. Charité in Berlin.) Arch. f. Ohrenheilk. Bd. LIV, S. 217. — Sturm und Sucksdorff, Beiträge zur Kenntniss der otitischen Erkrankungen des Hirns, der Hirnhäute und der Blutleiter. Zeitschr. f. Ohrenheilk. Bd. XLI, S. 121. — Treitel, Zwei Fälle von Verbrühung des Ohres. Deutsche med. Wochenschr. Nr. 32. — Derselbe, Ohr und Sprache. Klinische Vortr. Haug's Sammlg., Jena. — Verhandlungen der deutschen otolog. Gesellschaft in Trier. Jena. — Voss, Ueber Ohrenleiden bei Hysterischen. Zeitschr. f. Ohrenheilk. Bd. XL, S. 1. — Zaufal, Zur Frage der Einschränkung der Indicationen zur Paracentese des Trommelfells. (Aus der Discussion über Grunert's Vortrag: Ueber die neuen Angriffe etc. [s. oben].) Prager med. Wochenschr. Nr. 47. — G. Zimmermann, Ziele und Wege der Functionsprüfung des Ohres. Haug's Sammlung, Jena.

6. Krankheiten der Nase, des Nasenrachenraumes, des Mundes, des Rachens, des Kehlkopfes und der Luftröhre.

Von ao. Prof. Dr. A. Jurasz in Heidelberg.

Neue Instrumente:

Allgemeines. Das Bestreben, die rhinolaryngologische Untersuchungs- und Operationstechnik immer mehr zu verbessern und zu vervollkommnen, hat weiteren Anlass zur Construction einiger neuer Instrumente gegeben.

Doppellöffel für die Nase.

Ein neuer Doppellöffel für die Nase von H. Cordes dient zur Entfernung von Polypenresten, polypoiden Hypertrophieen und zur Eröffnung der Siebbeinzellen, ist leicht aseptisch zu halten, hat grosse Spannweite der Löffel und kann in jeder beliebigen Richtung eingestellt werden.

Scharfe Löffelzange. Fenstermesser.

Aehnlich verstellbar ist die scharfe Löffelzange von A. Mieses. Noebel's Fenstermesser hat den Zweck, breitsitzende Hypertrophieen der unteren Muschel bequem abzutragen. Es ist eine Art Guillotine nach dem Muster des Mackenzie'schen Tonsillotoms.

Pincette zur Entfernung von Fremdkörpern aus der Nase.

Die Pincette von Damrow zur Entfernung von Fremdkörpern aus der Nase ist mit Häkchen versehen und eignet sich besonders zur Extraction von aufgequollenen Erbsen und Bohnen.

Spritze zur Injection von Paraffinum solidum.

Einer neuen Spritze zur Injection von Paraffinum solidum bedient sich v. Pflugk. Sie ist ganz aus Metall hergestellt und von einer metallenen Heizschlange umgeben. Das Paraffin bleibt flüssig und kann unter Vermeidung von stärkerem Druck tropfenweise injicirt werden. Die Gefahr einer Embolie ist auf ein Minimum herabgesetzt.

Instrument zur Operation adenoider Vegetationen.

Auch ein neues Instrument zur Operation der adenoiden Vegetationen, welches J. Fein gebraucht, ist hier zu notiren. Es handelt sich dabei um eine weitere Modification des Gottstein'schen Messers. Das Wesentliche besteht in einer zweckmässigen Form des Griffes, welcher die Ausführung der nothwendigen Hebel- und Rotationsbewegungen erleichtert.

Kehlkopfspritze, Watteträger und Pulverbläser.

Von den für den Kehlkopf bestimmten Instrumenten liegen vor: eine neue, billige, gläserne Kehlkopfspritze von L. Silberstein und P. Heymann's neuer Watteträger und neuer Pulverbläser. Zu den verschiedenen Mitteln, welche das Anlaufen des Kehlkopfspiegels während der Untersuchung verhindern, gehört nach J. Arnheim auch das Lysoform. Man taucht den

Lysoform gegen das Anlaufen der Kehlkopfspiegel.

Spiegel in eine 1—2%ige Lysoformlösung ein und kann ihn nach der Abschwenkung, ohne ihn vorher erwärmt zu haben, 3 Minuten lang oder noch länger gebrauchen. Zur Besichtigung der Oberkieferhöhle verwendet M. Reichert ein neues Instrument, das Antroskop. Es ist nach dem Princip des Nitze'schen Cystoskops construirt, besteht aus zwei Röhren und ist mit einem elektrischen Lämpchen und einem Prisma bewaffnet. Das Instrument, von der Alveolaröffnung in das Antrum eingeführt, gewährt einen Ueberblick über etwaige Veränderungen der Oberkieferhöhle. In 3 Fällen hat Reichert mit dieser Untersuchungsmethode gute Resultate erzielt.

Antroskop.

Heizbarer Spül- und Inhalationsapparat.

Reinewald's heizbarer Universalapparat kann zu allen Arten von Ausspülungen, zu Inhalationen und zur Luftdouche verwendet werden. Das Nähere über den Bau muss im Original nachgesehen werden. Bemerkenswerth ist der Umstand, dass man der Spülflüssigkeit stets den gewünschten Grad von Wärme geben und den Druck der Flüssigkeit nach Wunsch reguliren kann. Ueber die Inhalation von trockenen medicinischen Pulvern zu therapeutischen Zwecken gibt Schenk eine weitere Mittheilung. Der dazu nöthige Apparat wird ausführlich beschrieben. Als Medicamente kommen hauptsächlich folgende in Betracht: Borax mit Sacch. alb. 2:20, 6mal täglich 10—20 Athemzüge. Ferner Alumen ust., Dermatol, Xeroform mit Sacch. alb. 2:20, 3mal täglich 20—30 Athemzüge; Duotal (Heyden) mit Sacch. alb. 2:20, 3mal täglich 20—50 Athemzüge, endlich Acid. tannic. 1,0, Jodoform 0,5, Sacch. alb. 20,0, 3mal täglich 10—20 Athemzüge. Behufs Geschmacks- und Geruchsverbesserung kann diesen Mitteln etwas Menthol (0,5) zugesetzt werden. Schenk bespricht die Wirkung des Pulverinhalationsverfahrens und gelangt zu der Schlussfolgerung, dass trockener Staub tiefer in die Respirationsorgane eindringt, als der Flüssigkeitsstaub und dass bei Anwendung geeigneter Mittel jede Gefahr ausgeschlossen und ein mehr oder weniger grosser Erfolg mit Sicherheit zu erwarten ist.

Pulverinhalation.

Adrenalin.

Als ein werthvolles Arzneimittel für die rhinolaryngologische Praxis wird das Adrenalin, der wirksame Bestandtheil des Nebennierenextractes aus der Fabrik von Parke Davis u. Co. gerühmt. A. Rosenberg hat dieses Mittel in einer Lösung von 1:1000—5000 zunächst in der Nase versucht, indem er Wattebäuschchen mit dieser Lösung befeuchtete und in die Nasenhöhle einschob. Die Wirkung stellt sich in ½—1 Minute ein und besteht in starker Abschwellung und Anämisirung der vorher geschwollenen und hyperämischen Schleimhaut. Auch eine Abnahme der Sensibilität tritt auf, doch ist sie geringer als nach Application von Cocain. Wird das letztere zugleich mit Adrenalin angewendet, so kann eine Operation in der Nase unblutig und schmerzlos vorgenommen werden. Für die Diagnose ist die Abschwellung von grossem Vortheil, weil der Einblick in die Nasenhöhle wesentlich erweitert wird. Therapeutisch dagegen wird bei Verstopfung der Nase nur ein vorübergehender Erfolg erreicht. Nur in Fällen von Heufieber hat das Mittel mehrmals zu guten Resultaten geführt. Im Rachen schafft das Adrenalin bei schmerzhaften Anginen Linderung, und im Larynx bringt es etwaige Schleimhautschwellungen zum Verschwinden. Infiltrate werden aber in keiner Weise beeinflusst. Bei innerlicher Darreichung des Mittels wird zwar ebenfalls eine Abschwellung beobachtet, doch ist sie geringer als beim äusserlichen Gebrauch. F. Rode hat mit dem Adrenalin ähnliche Erfahrungen gemacht, spricht aber diesem Mittel eine anästhesirende Wirkung ab, denn er glaubt, dass die Sensibilitätsabnahme durch die Anämie bedingt wird. Er räth, das Cocain vor dem Adrenalin zu appliciren oder einfach beide Mittel zu gleicher Zeit in einer Lösung zu benutzen: Cocain. mur. 5,0, Adrenalini (1 : 1000) 95,0. Baeza's Bericht über dasselbe neue Mittel bestätigt im allgemeinen die eben angeführten Thatsachen, enthält aber noch die Bemerkung, dass die Wirkung des Adrenalin bei jugendlichen Individuen stärker ist, als bei älteren Personen und dass sie oft stundenlang anhält. Eine Angewöhnung findet nicht statt, und das Mittel kann ohne Gefahr dem Kranken zum täglichen Gebrauch in Sprayform überlassen werden. G. Limonte rühmt die Lösung von Cocain und Adrenalin als ein ausgezeichnetes symptomatisches Mittel insbesondere bei vorgeschrittener Larynxtuberculose, wenn es sich darum handelt, dem Kranken die Schmerzen zu lindern und das Schlucken zu erleichtern. Ueber den Werth des Parachlorphenol und Menthorol bei der Behandlung der Tuberculose der oberen Luftwege theilt A. Logucki seine Erfahrungen, die er in 21 Fällen gesammelt hat, mit. Es ergibt sich daraus, dass das erstere Mittel keineswegs als ein antituberculöses Specificum zu betrachten ist, dass es aber als Aetz- und Desinfectionsmittel nützlich ist, die Schmerzen lindert, entzündliche Erscheinungen günstig beeinflusst, die Resorption von Infiltraten beschleunigt und die Vernarbung der Ulcerationen fördert. Leider wird es des unangenehmen Geschmacks und Geruchs wegen von vielen Kranken nicht vertragen. Diese Schattenseiten kann man aber beseitigen, wenn man diesem Mittel Menthol zusetzt. Eine solche Mischung stellt das zweite Mittel, welches im Handel unter dem Namen des Menthorol (Heyden) bekannt ist, dar. Man gebraucht es zum Pinseln in Form von Glycerinlösung (5—15 %).

Parachlorphenol und Menthorol bei Tuberculose der oberen Luftwege.

Heufieber.

Nase. A. Thost's Sammelforschung über das Heufieber, welche nach der Beantwortung und Ausfüllung der herumgeschickten Fragebogen 400 Fälle umfasst, hat zu einigen bemerkenswerthen Ergebnissen geführt. Es hat sich herausgestellt, dass bei der Entstehung der Krankheit drei Factoren eine wichtige Rolle spielen, nämlich ein von aussen kommender Erreger, ferner eine locale Disposition der Schleimhäute der oberen Luftwege und endlich eine allgemeine Disposition seitens des Centralnervensystems. Der Erreger stammt in den meisten Fällen von den Pflanzenblüthen. Daher bricht die Krankheit an einem bestimmten Orte bei prädisponirten Individuen um eine ganz bestimmte Zeit, fast an demselben Tage, an welchem die Pflanzen zu blühen anfangen, aus. Die Annahme, dass es sich dabei um Blüthenpollen handle, erscheint nach den näheren Untersuchungen zweifelhaft; wahrscheinlich sind es die Riechstoffe, welche die Erregung einleiten, und wahrscheinlich ist der Vermittler der Reflexe nicht der Trigeminus, sondern der Olfactorius. Was die locale Disposition anlangt, so scheint sie in einer grösseren Empfindlichkeit der Nasenschleimhaut und Neigung zu häufigen Katarrhen, dann auch in einer gesteigerten Geruchsempfindung zu liegen. Bedeutende Veränderungen der Nase werden dabei selten constatirt. Der dritte Factor, die allgemeine Disposition, resultirt aus dem Umstande, dass die Krankheit zerstreut in allen Himmelsgegenden vorkommt, mehr bei den Stadt- als Landbewohnern auftritt und mehr die sog. besseren Stände und geistig arbeitenden Menschen befällt. Zu dieser Disposition führt besonders die Ueberanstrengung und Ermüdung des Geistes und des Körpers, die Erschöpfung durch Krankheiten und die Influenza. Die Behauptung der Engländer, dass Gichtkranke besonders häufig an Heufieber leiden, konnte durch die Sammelforschung nicht bestätigt werden. Bezüglich der Symptomatologie zeigte die Krankheit unter 400 Patienten 144mal den Charakter von Heufieber und 266mal den des Heuasthma. Der Eintheilung der Beschwerden nach Phöbus folgend konnte Thost feststellen, dass 300 Kranke während der Anfälle über allgemeine Beschwerden klagten, dass 395 der Augengruppe mit mehr oder weniger starken Augenaffectionen, 44 der Ohrengruppe, 223 der Nasengruppe und 62 der Brustgruppe angehörten. Therapeutisch wurden die mannigfaltigsten Mittel in Anwendung gezogen. Zunächst von den localen Mitteln brachten vielfach gute Erfolge: die Nasendouche, vor allem aber das Cocain und Eucain, dann die Menthol- und Formanwatte. Noch besser wirkten Wattebäuschchen mit verschiedenen Salben oder einfach nur mit Fett oder

Lanolin bestrichen. Linderung brachten weiter Massage der Nase, des Nackens oder der Ohren, Wasserdämpfe, Schnupfmittel mit Zusatz von Carbol, Campher, Terpentin oder Spiritus. 19 Kranke berichteten über guten Erfolg mit Schnupftabak. Unter 55 Patienten, die mit Trichloressigsäure geätzt wurden, war das Resultat bei 12 gut, und unter 188, die galvanocaustisch geätzt wurden, trat bei 45 guter Erfolg, bei 2 Verschlimmerung und bei den übrigen kein Erfolg ein. Von den versuchten inneren Medicamenten hatten nennenswerthen Erfolg Brompräparate, Codein mit Morphium, Chloral, mehrmals auch Chinin und in einem Falle Baldrian. Bei der Allgemeinbehandlung waren nur kalte Waschungen und Luftabhärtungen von Nutzen. Als das sicherste Mittel erwies sich aber der Wechsel des Klimas und das Aufsuchen eines heufieberfreien Ortes. Solche Orte finden sich dort, wo nur wenig blühende Pflanzen wachsen, also im Hochgebirge und besonders auf den Nordseeinseln, namentlich auf Helgoland. — Es gibt, wie R. Coën auseinandersetzt, eine Art von Rhinolalia aperta, bei der sich anscheinend objectiv nichts Abnormes nachweisen lässt. Erst bei genauerer Untersuchung mit dem tastenden Finger findet man eine mehr oder weniger starke Einkerbung oder eine geringe Spalte am hinteren Ende des harten Gaumens. Ausserdem sieht man eine in Form einer bläulichen oder schmutzig grauen Narbe bestehende deutlich ausgeprägte Raphe des Gaumens und eine mässige Verkürzung des mehr vertical herabhängenden Gaumensegels. Die Therapie muss sich zur Aufgabe stellen, die Insufficienz des Velums zu beseitigen, und zwar durch kräftige und laute Intonirung der Vocale, besonders des a und e, durch Massage und durch Kräftigung der Rachen- und Zungenmuskeln mit Hülfe von starker Aussprache der Lingual- und Gutturallaute. — Unter den Erkrankungen der Nasenscheidewand richtet J. Nardi die Aufmerksamkeit auf das Angiosarkom, indem er die bekannt gewordenen Fälle zusammenstellt und einen neuen Fall bei einer 26 Jahre alten Frau beschreibt. Er berücksichtigt besonders die histologischen Verhältnisse. E. S. Yonge dagegen schildert und rühmt die operative Behandlung der Septumverbiegungen nach Asch, namentlich bei bedeutenden und stenosirenden Deviationen. 4 geheilte Fälle werden zur Illustration angeführt. — Ueber die Natur der bei Ozaena und Sklerom vorkommenden Bacillen sind F. Klemperer und M. Scheier zu der Ueberzeugung gelangt, dass diese Bacillen nichts anderes als Friedländer-Bacillen sind, dass sie sich bei diesen Krankheiten sehr lebhaft vermehren, vielleicht auch in ozänösem Secret und im sklero-

Rhinolalia aperta.

Angiosarkom des Septum.

Septumdeviationen.

matösen Gewebe secundäre Veränderungen erzeugen und dadurch an der Gestaltung der Krankheitsbilder mitwirken, dass sie aber gewiss nicht ihre Ursache sind.

Nebenhöhlenerkrankungen.

Highmorsempyeme.

Zu der actuellen Frage der Nebenhöhlenerkrankungen und ihrer Therapie liegen neue Beiträge vor. Zunächst hat Gerber bei der Behandlung der Highmorseiterungen nach den üblichen Methoden nur wenig befriedigende Erfolge erzielt und deshalb in 15 Fällen eine neue Methode mit besseren Resultaten angewandt. Nach der breiten Blosslegung der Oberkieferhöhle von der Fossa canina aus und gründlicher Ausräumung der Granulationen und der entarteten Schleimhaut hat er die Innenwand der Höhle im mittleren Nasengange breit resecirt und eine dauernde Communication mit der Nasenhöhle hergestellt. Diese Methode bildet also eine Verbindung der von Desault-Küster und der von Siebenmann angegebenen supraturbinalen Resection dar. Mehr von einem allgemeinen Standpunkte aus bespricht ebenfalls die Highmorsempyeme H. Tilley. Er stellt die in 35 Fällen gemachten klinischen Beobachtungen zusammen, ohne aber etwas Neues zu bringen. Bei der Behandlung der chronischen Stirnhöhleneiterungen legt P. Cauzard das Hauptgewicht auf gründliche Kenntnisse der Anatomie des Sinus frontalis und auf die Berücksichtigung der allgemeinen Maassregeln, welche sich auf die Therapie der Eiterungen in Knochenhöhlen beziehen. Mit Rücksicht auf den ersten Punkt geht er auf die Entwickelungsgeschichte, die Anatomie und die anatomischen Varianten der Stirnhöhle näher ein, um dann den zweiten Punkt, nämlich die chirurgischen Eingriffe näher zu schildern. Von den Operationsmethoden beschäftigt er sich hauptsächlich mit der von Kuhnt und von Luc ausgebildeten und gibt der letzteren vor der ersteren den Vorzug. Die Auseinandersetzungen eignen sich nicht für einen kurzen Bericht. Die Radicaloperation chronischer Stirnhöhlenempyeme nach Killian wird an 14 erfolgreich behandelten Fällen von L. Krauss und G. Killian beleuchtet. Das Wesentliche dieser Methode besteht in vollständiger Resection der vorderen und unteren Stirnhöhlenwand mit Erhaltung des oberen Randes der Orbita in Gestalt einer Knochenspange. Hierzu kommt noch die Resection des Stirnfortsatzes des Oberkiefers und das Anlegen eines bequemen Zuganges zu den Siebbeinzellen. Die bisherigen Resultate waren in jeder Richtung, namentlich in kosmetischer Hinsicht sehr günstig. — An der Hand verschiedener Beobachtungen bespricht Th. Axenfeld den Zusammenhang der Orbitaleiterung mit den Empyemen der benachbarten Nasennebenhöhlen, speciell der

Stirnhöhlenempyeme.

Stirn- und Siebbeinhöhlen. Dieser Zusammenhang ist besonders deutlich bei Siebbeineiterungen, weil die Siebbeinzellen nur durch ganz dünne Wände von der Orbita getrennt sind und deshalb nach der Einschmelzung oder krankhaften Veränderung der Knochenlamellen in directe Communication mit der Orbita treten. Bei den Affectionen der Stirnhöhlen ist das seltener der Fall. Hier kann trotz des Zusammenhanges beider Processe das Orbitaldach intact bleiben. Auf die Frage, ob in solchen Fällen nach der Entleerung des Orbitalabscesses eine Radicaloperation der Stirnhöhle vorzunehmen sei oder nicht, gibt Axenfeld die Antwort, dass man es bei acuter Sinusitis frontalis nicht unbedingt immer thun solle, da die acuten Entzündungen oft ohne tiefere Eingriffe heilen. Höchstens wäre eine Probepunction zu versuchen. Kommt ein Orbitalabscess mit Sinusitis frontalis auf derselben Seite vor, so kann der letztere Process trotz einer Communication zwischen beiden Stirnhöhlen nur auf den Sinus der kranken Seite beschränkt bleiben. Bemerkenswerth ist noch die Beobachtung eines Falles, in welchem bei einem acuten entzündlichen Exophthalmus das Orbitaldach erkrankt war, aber kein Eiter gefunden wurde. Die Stirnhöhle war intact, dagegen wurde in einer der hinteren Siebbeinzellen eine aktinomykoseartige Pilzcolonie nachgewiesen. Die Stirnhöhlenschleimhaut besitzt demnach eine starke Widerstandskraft gegen die Infection, selbst wenn sie längere Zeit mit der septischen Eiterung in directer Berührung steht.

Zusammenhang der Stirnhöhlen- und Siebbeinempyeme mit Orbitaleiterungen.

Rachen. In ausführlicher Weise entwirft Ch. Dopter das klinische Bild der Angina ulceroso-membranosa oder wie sie in Frankreich bezeichnet wird, der Angine de Vincent. Die Krankheit äussert sich durch mässiges, selten bis 39° reichendes Fieber, Müdigkeit, geringe Verdauungsstörungen, leichte Beschwerden beim Schlucken, Kopfweh, mitunter Gelenkschmerzen. Objectiv finden sich auf einer, selten auf beiden Gaumenmandeln grauweisse, 1—2 mm dicke Pseudomembranen, die den bei Diphtherie vorkommenden ähnlich sind. Auch in der Nachbarschaft können solche Membranen auftreten. Nach der Entfernung des häutigen Belags zeigt sich das Gewebe erodirt oder ulcerirt und blutet leicht. Zu den Nebenerscheinungen gehört Salivation, übler Geruch aus dem Munde, Anschwellung der Submaxillardrüsen, die dabei meistens auf Druck sehr empfindlich sind und manchmal ein scarlatinaähnliches Hautexanthem. Die bacteriologischen Untersuchungen haben als Ursache des Leidens den Bacillus fusiformis festgestellt. Gleich-

Angina ulceroso-membranosa.

Angina ulceroso-membranosa.

zeitig werden oft auch Spirillen, Strepto- und Staphylokokken, Bacterium coli und andere constatirt. Die Diagnose der Krankheit ist bei Berücksichtigung aller Momente nicht schwierig, doch können unter Umständen Verwechselungen mit Diphtherie, Syphilis oder Tuberculose des Rachens stattfinden. Die Krankheit ist an sich gutartig, dauert 8—14 Tage, selten länger, zeigt aber Neigung zu Recidiven und zur Ausbreitung auf die nächstliegenden Theile. Die Therapie besteht in Anwendung von antiseptischen Gurgelungen, Pinselungen mit Jodtinctur oder Chromsäure. In letzter Zeit wird die Wirkung der Insufflationen von chemisch reinem Methylenblaupulver gelobt. — Dass die Pharyngitis sicca als Begleiterscheinung von Diabetes zur Entwickelung kommt, hat schon früher Joal hervorgehoben. Jetzt macht derselbe Forscher darauf aufmerksam, dass diese Pharynxaffection auch bei chronischer Nephritis beobachtet wird. Er theilt fünf solche Beobachtungen mit und empfiehlt, in jedem Falle von trockenem Rachenkatarrh den Urin auch auf Eiweiss zu untersuchen, speciell dann, wenn die Rachenveränderung nicht mit einer Nasenerkrankung in Verbindung steht. Manchmal geht die Trockenheit des Rachens dem Erscheinen der Albuminurie voraus. — Bezüglich der Behandlung der Rachentuberculose berichtet J. Veis, dass er in 4 Fällen Aetzungen mit Trichloressigsäure vorgenommen und die Ulcerationen zur Heilung gebracht habe. Er glaubt, dass diese Krankheit bessere Aussichten für die Therapie biete, als allgemein geglaubt wird. Ernster fasst das Leiden Clauda auf, indem er einen Fall beschreibt, in welchem der Process zu einer Durchlöcherung des Gaumensegels führte. Als das beste Mittel gegen die locale Veränderung betrachtet er die örtliche Application der Milchsäure und roborirende Diät.

Pharyngitis sicca bei chronischer Nephritis.

Tuberculose des Pharynx.

Angeborenes Kehlkopf-diaphragma.

Kehlkopf und Luftröhre. Das angeborene Kehlkopfdiaphragma stellt eine Missbildung dar, welche in Form einer derben, fibrösen mit Schleimhaut überzogenen Membran von der vorderen Commissur beginnend sich nach hinten mehr oder weniger weit ausdehnt und mit einem halbmondförmigen freien Rande endigt. Der subglottische Raum wird dadurch vorn 8—15 mm unter den Stimmbändern theilweise ausgefüllt. Die Beschwerden wechseln je nach der Grösse der Membran und bestehen meistens in einer seit der Geburt dauernden Heiserkeit und gelegentlich auch in Athemstörungen. Nach der Zusammenstellung von P. Fraenckel sind bis jetzt 18 Fälle dieser Anomalie publicirt worden. Dieser Autor bereichert die Casuistik um 2 weitere Fälle. Sie betrafen männliche Individuen im Alter von 22 und 16 Jahren. Eine andere ebenfalls seltene angeborene Kehlkopfanomalie, die aber nur vorübergehend im ersten Kindesalter angetroffen wird, beschreiben P. Merklen und A. Devaux unter dem Namen des congenitalen Stridor laryngeus. Klinisch kennzeichnet sich diese Veränderung durch eine Respirationsstörung, bei welcher die Inspiration von einem sonoren Geräusch begleitet wird, ohne dass das Allgemeinbefinden alterirt oder eine Dyspnoe vorhanden ist. Die Exspiration ist frei und die Stimme rein und laut. Bei Aufregungen nimmt der Stridor zu und vermindert sich wieder, wenn das Kind sich beruhigt oder schläft. Bemerkenswerth ist der Umstand, dass diese krankhafte Erscheinung von der ersten Zeit nach der Geburt an beobachtet wird und sich nach dem 8. Monat langsam aber vollständig verliert. Die Ursache des Stridors glauben die Verfasser in einer Difformität des Vestibulum laryngis gefunden zu haben. Man sieht nämlich in diesen Fällen die Epiglottis zusammengedrückt und die aryepiglottischen Falten schlaff. Die letzteren nähern sich beim Athmen einander. Manchmal leiden die Kinder gleichzeitig an adenoiden Vegetationen, doch scheinen diese mit der Aetiologie keinen Zusammenhang zu haben. Auch die Ansicht, dass es sich dabei um centrale oder peripherische Innervationsstörungen handelt, dass ein Glottiskrampf oder vergrösserte Thymusdrüse vorliegt, ist ganz unwahrscheinlich. Complicationen treten nicht auf, nur mitunter zeigt sich eine Neigung zu Bronchitis. In differentialdiagnostischer Beziehung ist hervorzuheben, dass der Glottiskrampf in ausgesprochenen Anfällen mit freien Intervallen vorkommt, während der Stridor andauert und nur graduell verschieden ist. Bei vergrösserter Thymusdrüse werden ebenfalls Anfälle von starker Dyspnoe mit Cyanose, Schweissen und Krämpfen beobachtet, dabei entwickelt sich die Krankheit erst einige Monate nach der Geburt und sind die Kinder oft zugleich rachitisch. Eine Verwechselung mit anderen Erkrankungen ist bei genauer Beachtung der Symptome kaum möglich. Prognostisch ist die Affection als eine gutartige anzusehen, da die weitere Entwickelung des Kehlkopfes zum Nachlass des Stridors führt. Gefährlich könnten nur die Complicationen (Bronchitis, Pneumonie) sein. Die Behandlung ist eine symptomatische und beschränkt sich am besten auf hygienische Maassregeln. Nur in äussersten Fällen käme die Tracheotomie in Betracht. — Der spärlichen Casuistik von Herpes laryngis fügt Bettmann einen neuen interessanten Fall von Herpes laryngis men-

Congenitaler Stridor laryngeus.

Herpes laryngis menstrualis.

strualis bei einer 28 Jahre alten Frau an. Die Patientin gebar nach einer antisyphilitischen Cur ein Jahr später ein gesundes Kind und klagte kurz vor dem Wiedereintritt der Menses über Schmerzen beim Schlucken. Die Untersuchung ergab als Ursache Herpesbläschen auf dem infiltrirten linken Aryknorpel. Die Diagnose war wesentlich dadurch erleichtert, dass Herpesbläschen gleichzeitig auch auf der Nase und auf der Haut links unter dem Kiefer zu sehen waren. Nach dem Abheilen des Herpes wurden neue Eruptionen in den nachfolgenden 4 Monaten regelmässig 5—7 Tage vor dem Erscheinen der Menstruation beobachtet. Die Localisation des Herpes wechselte einmal auf der Nase, ein anderes Mal am Mundwinkel, an der Zunge und an der Vulva. Im Kehlkopfe kamen die Bläschen nur das erste Mal zur Entwickelung. — Es ist bekannt, dass die Laryngotomie behufs Entfernung diffuser Kehlkopfpapillome im Kindesalter keine Garantie für definitive Heilung bietet. Einen neuen Beitrag dazu liefert W. Lindt. Er sah sich genöthigt, bei einem 4 Jahre alten Knaben wegen drohender Erstickungsgefahr die Tracheotomie zu machen, und da es nicht möglich war, die diffusen Papillome auf endolaryngealem Wege zu operiren, so nahm er die Laryngofissur vor, beseitigte die Geschwulstmasse, die den ganzen Kehlkopf ausfüllte und von den Stimmbändern ausging und kratzte den Mutterboden gründlich aus. Bereits 2 Wochen nach dem Eingriff zeigten sich Recidive, derenwegen längere Zeit die Intubation ohne Erfolg versucht wurde. Eine bedeutende Dyspnoe machte die Tracheotomie zum zweiten Male nothwendig. Die weitere Behandlung bestand in Anwendung der Löri'schen Katheter, Chromsäureätzung und Einblasung von Alaun in den Kehlkopf, ebenfalls ohne Erfolg. Nach der Ausführung der zweiten Laryngofissur und abermaliger energischer Beseitigung der Neubildungen wurde in den Larynx behufs Verhütung einer Stenose eine Glasröhre für längere Zeit eingelegt. 5 Wochen später wurde das Glasrohr vom Munde aus entfernt, dennoch stellten sich immer noch neue Recidive ein, die aber mit Löri's Kathetern bekämpft werden konnten. Das Nachwachsen der Geschwulst liess allmählich nach, und schliesslich konnte der Patient nach einer 2jährigen Spitalbehandlung mit normaler Athmung und reiner Stimme entlassen werden. — Zur Orientirung über das Wachsthum des Kehlkopfcarcinoms hat B. Cunéo Untersuchungen über die Lymphgefässe des Kehlkopfes angestellt und im ganzen die von Most gefundenen Verhältnisse bestätigt, zum Theil erweitert. Er hat nachgewiesen, dass diese Gefässe sich

Diffuse Kehlkopfpapillome bei Kindern.

Lymphgefässe des Kehlkopfes und Kehlkopf-carcinom.

in zwei Systeme, ein oberes und ein unteres, eintheilen lassen. Das obere ist dicht und leicht zu injiciren und vertheilt sich in den suprachordalen Abschnitten. Das untere System dagegen verbreitet sich in der subchordalen Region, ist weniger dicht und setzt der Injection gewisse Widerstände entgegen. Beide Systeme sind relativ von einander unabhängig, weil sie durch die Stimmbänder, welche nur spärliche Lymphgefässe besitzen, getrennt sind. In den hinteren Kehlkopfabschnitten ist die Abgrenzung weniger scharf. Beide Systeme entsenden reichliche Verbindungsäste in die Nachbartheile, das obere in den Pharynx und die Zunge und das untere in die Trachea. Der Zusammenhang mit den Lymphdrüsen gestaltet sich so, dass die suprachordalen Gefässe nach dem Durchtritt durch die Membrana hyothyreoidea in die am höchsten an der Jugularis interna liegenden Drüsen münden, dagegen verbinden sich die subchordalen Lymphgefässe mit den Drüsen unter den Sternocleidomastoidei und den sich seitlich am Kehlkopf, an der Trachea und am Recurrens lagernden. Diese Anordnung des lymphatischen Apparates ist vom practischen Standpunkte wichtig, weil sie theoretische Schlussfolgerungen bezüglich der localen Ausbreitung des Carcinoms zu machen gestattet. Practisch erfahren diese Schlussfolgerungen durch die klinischen Beobachtungen ihre Bestätigung. So kann man in den Carcinomfällen sehen, dass die maligne Neubildung, wenn sie sich im suprachordalen Raum entwickelt hat, grosse Neigung zeigt, sich nach oben, nach der Epiglottis, der Zunge und dem Rachen auszubreiten und dass sie nach unten zu an den Stimmbändern längere Zeit Halt macht Umgekehrt wächst der in subchordalen Abschnitten entstandene Tumor mehr nach unten und überschreitet nicht die Grenze der Stimmbänder nach oben zu. Endlich weist das Carcinom der Stimmbänder überhaupt nur ganz langsame Wachsthumsfortschritte auf, geht langsam von der einen Seite auf die andere über und befällt erst später die suprachordalen Theile. — Ueber einen neuen Fall von erfolgreicher intralaryngealer Operation eines Kehlkopfcarcinoms berichtet A. Bonain. Bei einer 52 Jahre alten Klosterfrau, welche ohne zu husten oder heiser zu sein seit einigen Monaten an heftigen Schluckbeschwerden, linksseitigen ausstrahlenden Ohrenschmerzen, Appetitmangel und fortschreitender Abmagerung litt und kachektisch aussah, fand sich am linken Aryknorpel ein Tumor ohne entzündliche Erscheinungen. Auch die linke aryepiglottische Falte war ergriffen. Mittels einer schneidenden Zange exstirpirte Bonain die Geschwulst in der Grösse einer Olive. Die tiefe Wunde heilte ver-

Intralaryngeale Exstirpation eines Kehlkopfcarcinoms.

Intralaryngeale Exstirpation eines Kehlkopfcarcinoms.

hältnissmässig schnell, und die Patientin erholte sich bald vollständig. 21 Monate nach der Operation ergab die Untersuchung normalen Zustand des Kehlkopfes und allgemeine Euphorie. Das ausgeschnittene Stück zeigte mikroskopisch mit Uebereinstimmung verschiedener zugezogener Forscher ein beschränkt localisirtes Carcinom, welches mit benachbartem gesundem Gewebe vollständig entfernt wurde. — Unter Anführung einer Anzahl von Krankheitsfällen, unter denen sich bösartige und gutartige Neubildungen des Kehlkopfes, Fremdkörper und Larynxfractur finden, bespricht A. M. Sheild die extralaryngealen operativen Eingriffe, insbesondere die Laryngotomie, die Pharyngotomia subhyoidea und die Resection des Kehlkopfes. Näheres ist im Original nachzusehen.

Extralaryngeale operative Eingriffe.

Entfernung eines Fremdkörpers aus der Lunge mittels directer Bronchoskopie.

Einen neuen Fall von Extraction eines Fremdkörpers aus der Lunge mittels directer Bronchoskopie theilt H. v. Schrötter mit. Es handelte sich um eine 35 Jahre alte Patientin, bei welcher zuerst ein in der Trachea am 6. Trachealring eingekeiltes Knochenstück auf natürlichem Wege mit einer Pincette entfernt wurde. Darauf erkrankte die Frau an einer fötiden Bronchitis mit fortschreitender Abmagerung. $3^1/_2$ Jahre später Aufnahme ins Spital. Objectiv wurde Tuberculose ausgeschlossen und die Diagnose auf Bronchiektasie gestellt, dabei die Möglichkeit eines tief sitzenden Fremdkörpers ins Auge gefasst. Mit Hülfe der directen Bronchoskopie gelang es gleich in der ersten Sitzung, im Bronchialast des rechten unteren Lungenlappens (29,5 cm tief von der Zahnreihe) ein Knochenstück zu constatiren, das nach wiederholten Versuchen zunächst in den Hauptbronchus befördert und dann sammt dem Untersuchungsrohre extrahirt wurde. Ueber den weiteren Verlauf will der Verfasser später berichten. — Ein Fall von schwerer syphilitischer Kehlkopf- und Trachealstenose mit Ulcerationen der Stimmbänder, den A. Strubell beschreibt, betraf einen 43 Jahre alten Patienten. Die Behandlung bestand im Einführen von metallenen, entsprechend gebogenen Uteruskathetern und in allgemeiner antisyphilitischer Cur. Es erfolgte eine wesentliche Besserung. Mit Rücksicht auf diesen und ähnliche Fälle aus der Litteratur spricht sich Strubell gegen die Tracheotomie bei syphilitischen Trachealstenosen aus, einmal wegen der starken Blutungen des specifischen Granulationsgewebes, dann wegen der Gefahr von künstlich erzeugten weiteren Stenosen, die sich beim längeren Liegenbleiben der Canüle leicht entwickeln.

Syphilitische Kehlkopf- und Trachealstenose.

Litteratur.

J. Arnheim, Allgem. med. Centralztg. Nr. 47. — Th. Axenfeld, Deutsche med. Wochenschr. Nr. 40. — F. Baéza, Berl. klin. Wochenschr. Nr. 52. — Bettmann, Berl. klin. Wochenschr. Nr. 36. — A. Bonain, Rev. hebdom. de laryngol. Nr. 29. — A. Castex, Maladies de la voix. Paris. — P. Cauzard, Gaz. des hôp. Nr. 103. — C. Chauveau, Pathologie comparée du pharynx. Paris. — Clauda, Arch. intern. de laryngol. Bd. XV. — R. Coën, Wien. klin. Rundschau Nr. 26. — H. Cordes, Monatsschr. f. Ohrenheilk. u. s. w. Nr. 11. — J. de Croës, Sinus et sinusites maxillaires. Paris. — B. Cunéo, Gaz. des hôp. Nr. 141. — Damrow, Deutsche med. Wochenschr. Nr. 30. — Ch. Dopter, Gaz. des hôp. Nr. 53. — J. Fein, Wien. klin. Rundschau Nr. 48. — E. Fink, Das Heufieber. Klin. Vortr. von Haug Bd. V, H. 6. — P. Fraenckel, Deutsche med. Wochenschr. Nr. 51. — Gerber, Deutsche med. Wochenschr. Nr. 27. — Joal, Rev. hebdom. de laryng. Nr. 16. — P. Heymann, Monatsschr. f. Ohrenheilk. u. s. w. Nr. 3. — G. Killian, Arch. f. Laryngol. Bd. XII. — F. Klemperer und M. Scheier, Zeitschr. f. klin. Med. Bd. XLV, H. 1 u. 2. — H. Krause, Berl. klin. Wochenschr. Nr. 42. — L. Krauss, Arch. f. Laryngol. Bd. XII. — G. Limonta, Arch. ital. di otolog. Vol. XIII, Fasc. 4. — W. Lindt, Corresp.-Bl. f. Schweizer Aerzte Nr. 3. — A. Logucki, Therap. Monatsh., Januar. — P. Merklen und A. Devaux, Gaz. des hôp. Nr. 63. — A. Mieses, Monatsschr. f. Ohrenheilk. u. s. w. Nr. 12. — J. Nardi, Arch. ital. di laringol. Bd. XXII, Fasc. 2. — Noebel, Monatsschr. f. Ohrenheilk. u. s. w. Nr. 9. — A. Onodi, Anatomie und Physiologie der Kehlkopfnerven. Berlin. — v. Pflugk, Deutsche med. Wochenschr. Nr. 28. — M. Reichert, Berlin. klin. Wochenschr. Nr. 18. — Reinewald, Deutsche med. Wochenschr. Nr. 32. — F. Rode, Wien. klin. Rundschau Nr. 33 u. 34. — A. Rosenberg, Berl. klin. Wochenschr. Nr. 26. — F. Semon, Tome thoughts on the principles of local treatment in diseases of the upper air passages. London. — Ph. Schech, Die Krankheiten der Mundhöhle, des Rachens und der Nase. Wien. 6. Aufl. — Schenk, Deutsche med. Wochenschr. Nr. 25. — H. v. Schrötter, Wien. klin. Wochenschr. Nr. 45. — A. M. Sheild, Brit. med. journ., 19. April. — L. Silberstein, Deutsche med. Wochenschr. Nr. 23. — A. Strubell, Münch. med. Wochenschr. Nr. 44. — A. Thost, Münch. med. Wochenschr. Nr. 17 u. 18. — H. Tilley, Brit. med. journ., 19. April. — J. Veis, Arch. f. Laryngol. Bd. XII. — E. S. Yonge, Brit. med. journ., 19. April.

7. Haut- und venerische Krankheiten.

Von Prof. Dr. **Jadassohn**, Director der Klinik für Haut- und venerische Krankheiten in Bern.

Hautkrankheiten.

Von allgemein dermatologischen Fragen stehen wie in den letzten Jahren so auch jetzt noch die Pathogenese des Ekzems und die Tumoren im Vordergrund. Ueber die letzteren ist eine grosse Anzahl theils casuistischer, theils histologischer Arbeiten erschienen, welche zwar zum Theil als sehr wesentliche Bausteine zu einer „Dermato-Onkologie" anzusehen sind, aber eine kurze Berichterstattung nicht gestatten. Bezüglich der Ekzemfrage hat Török die Einwirkung mechanischer Läsionen untersucht und dabei gefunden, dass durch Scheuern und andere mechanische Reizungen miliare Knötchen oder grössere Flecke, bei häufig wiederholten solchen Eingriffen „lichenisirte" Heerde entstehen, und zwar leichter, wenn die betreffende Hautstelle empfindlichere Gefässe hat; die vesiculöse und nässende Ekzematisation wird hauptsächlich durch chemische Reize hervorgerufen. Zu etwa gleichen Resultaten kam Róna. Die viel vertretene Anschauung, dass Ekzeme sich „reflectorisch" ausbreiten, hat Csillag — ganz in Uebereinstimmung mit dem Referenten — wenigstens für die arteficiell bedingten Dermatitiden als unberechtigt erwiesen. Bei diesen scheint die Disseminirung wesentlich durch die Disseminirung des schädlichen Agens zu Stande zu kommen.

Ekzemfrage.

Sehr interessante Untersuchungen über die „Dickenschwankungen" des Kopfhaares des gesunden und kranken Menschen hat Matsuura angestellt. Er stellt diese Schwankungen in hier nicht näher zu erörternder Weise in „Haarcurven" dar und konnte aus diesen Curven Schlüsse auf vorangegangene Krankheit, deren Dauer und Intensität etc. machen. Die Untersuchung ist mühsam, ihre Resultate aber speciell für theoretische Fragen sehr wichtig. — Ueber die Ursachen des Verbrennungstodes sind bekanntlich die Ansichten noch immer getheilt. Weidenfeld

Dickenschwankungen der Haare.

hat durch sinnreiche Experimente die Bedeutung der Intoxication durch in der Haut gebildete Substanzen in den Vordergrund gestellt, ohne dass er deswegen die anderweitig für wichtig erklärten Momente leugnen will; auch bestimmte Erytheme sprechen für diese Anschauung. Dieselbe legte therapeutisch die Transfusion und auch die operative Entfernung der verbrannten Hautmassen nahe. — Von allgemein-pathologischem Interesse sind ferner die von Neisser mitgetheilten Versuche des zu früh verstorbenen Plato, durch welche es ihm gelang, aus Trichophytonculturen ein „Trichophytin" abzufiltriren und bei Patienten mit infiltrirten Formen von Trichophytie allgemeine fieberhafte Reactionen hervorzurufen (analog dem Tuberculin) — auch die Heilung soll durch Injectionen dieses Stoffes befördert werden. — Für die Theorie wie für die Praxis gleich wichtig sind die zahlreichen Mittheilungen über die durch intern oder extern einwirkende Reizmittel bedingten Hautkrankheiten; so berichtet Rasch über einen Pruritus der Arme, der durch Läuse bei Hühnern (Menopon pallidum Nitzsch) bedingt war; so werden immer wieder Primeldermatitiden publicirt (Wechselmann's Fall wie meist durch Primula obconica, Gassmann's durch Primula sinensis hervorgerufen etc.). Hierher gehören ferner die starken Entzündungen nach Färbung der Haare mit dem als unschuldig empfohlenen Aureol (Wolters), Fornet's Cardoldermatitis (nach Berührung von Anacardium — wahrscheinlich ist das auch die Ursache der japanischen Lackkrankheit). Immer wieder muss auch die Aufmerksamkeit auf die medicamentösen Dermatosen gelenkt werden, weil ihre Verkennung Patienten und Aerzte schädigt. Ich erwähne hier Stelwagon's Beobachtung, wonach ein Patient 20—25mal auf externe und interne Anwendung von Chinin scharlachartige Exantheme mit starker consecutiver Desquamation bekommen hat, die mehrmals als Scharlach diagnosticirt wurden; ferner die Mittheilung Doctor's, dass nach internem Arsengebrauch localisirter Pruritus auftritt (was namentlich bei Lichen zu fortgesetztem Arsengebrauch Anlass geben kann!); die palmaren und plantaren Keratosen, die Stomatitis und Angina und die schweren Allgemeinerscheinungen bei einem Arzt, der sich zu stark mit Arsen behandelt hatte (Rosenthal); die palmaren schwieligen, diffusen Keratosen, welche auch Rille beobachtet hat; die papulo-pustulo-crustösen Bromexantheme mit ihrer Neigung zu Confluenz, zu Bildung von granulomartigen Tumoren speciell an den Unterschenkeln (Wallhauser); die Antipyrin-, Salipyrin- und Jodkali-Exantheme, die auch zu Verwechselungen mit Syphilis

Verbrennung.

Trichophytin.

Arteficielle Dermatosen.

Medicamentöse Dermatosen.

Medicamentöse Dermatosen.

Anlass geben (Berliner). Ueber die verschiedenen Formen der Hg-Dermatosen und speciell über die starke universelle Dermatitis mit nachfolgender grosslamellöser Abschuppung (besonders der Hände) macht Hoffmann — auch theoretisch interessante — Mittheilungen. Von besonderer practischer Wichtigkeit sind aber Fälle, wie der Thimm's, in welchem erst 18 Tage nach Beendigung einer leichten Einreibungscur eine ausserordentlich schwere Hg-Dermatitis eintrat; auch dass die Patientin dann Sublimatinjectionen gut vertrug, beweist, dass die Idiosynkrasie gegen Hg oft nur gegen die äussere Anwendung vorhanden ist und dass man bei solchen Syphilitischen, die auf die Schmiercur reagiren, immer den vorsichtigen Versuch machen kann, intern oder subcutan Hg zu verabreichen. Hier mögen auch erwähnt werden die postvaccinalen Exantheme, wie sie Freemann beobachtete, theils in Form generalisirter Vaccine, theils als multiforme, bullöse, hämorrhagische Eruptionen, zum Theil mit Gelenkschmerzen, einmal auch bei zwei Geschwistern. —

Vaccine-exantheme.

Ein an Räthseln noch sehr reiches Gebiet stellen die Beziehungen zwischen Haut und Nerven und — wie man auch hinzufügen muss — toxischen Substanzen im weitesten Sinne des Wortes dar. So bilden z. B. ein von den Aerzten in seiner ganzen Bedeutung noch wenig erkanntes Kapitel diejenigen Affectionen, welche unter der Bezeichnung „Neurodermitiden" oder „Prurigos diathésiques" speciell in der französischen Litteratur Beachtung gefunden haben. Neben der typischen Prurigo Hebrae, über welche der Referent in einem klinischen Vortrag berichtet — er hebt besonders hervor, dass in den meisten Fällen die Prurigo im Spital auch ohne Behandlung verschwindet und dass daher im häuslichen Leben prurigoerzeugende Einflüsse vorhanden sein müssen, deren Aufsuchen Aufgabe der practischen Aerzte sei —, gibt es multiforme, ausserordentlich chronische, immer wieder recidivirende und den einzelnen Patienten oft fast das ganze Leben begleitende Dermatosen, bei denen das Jucken das erste und wichtigste Symptom ist, die bald mehr lichenoid, bald mehr ekzematös sind und die von den Franzosen und in Uebereinstimmung mit ihnen von Hodara auf eine „Diathese" zurückgeführt werden. Interessant ist, dass dieser Autor mit langdauernder und immer wiederholter, sehr energischer As-Therapie günstige Erfolge erzielt hat. — Ein sehr schwieriges Kapitel, für welches sorgfältige Beobachtungen der practischen Aerzte speciell mit Rücksicht auf die Aetiologie von grosser Bedeutung wären, sind die „Juckausschläge im Kindesalter" — von der eigentlichen Prurigo

Neuro-dermitiden.

ganz abgesehen — mit welchen sich Siebert vom practischen Standpunkt aus beschäftigt. Das polymorphe Bild dieser Affectionen macht ihre Benennung schwierig; die Dermatologen ziehen jetzt im allgemeinen den wenig präjudicirenden Ausdruck „Strophulus“ vor. Gewiss ist es nothwendig, in jedem Fall nach Ernährungs- und Constitutionsanomalieen, nach der Zahnung (aber auch nach äusseren Reizen!) zu fahnden — so oft das auch leider resultatlos bleibt. Therapeutisch sah Siebert (von Einpuderungen, spirituösen Waschungen etc. abgesehen) Gutes von Wilkinson'scher Salbe, von Diätvorschriften und von Ichthyolpräparaten (Ichthalbin, Ichthyol, Ferrichthyol) extern. Ueber die der echten Prurigo oft ausserordentlich ähnlichen pruriginösen Erkrankungen bei Affectionen der Lymphdrüsen berichtet Buschke auf Grund eigener und fremder Erfahrungen; diese sehr stark juckenden Exantheme kommen nicht bloss bei eigentlicher sog. Pseudoleukämie (mit der nach Ehrlich relativ vermehrten Lymphocytenzahl) vor, sondern auch bei Drüsenhyperplasieen ohne solche. Ihre Pathogenese ist noch ganz hypothetisch; von Audry werden sie, soweit Lymphämie vorhanden, als „Leukämide“ bezeichnet — sie können urticariell und selbst vesiculös sein und, wie ich auch aus eigener Erfahrung bestätigen kann, gelegentlich als erstes subjectives Symptom die Aufmerksamkeit auf das Grundleiden lenken. — Fast unbestritten ist der Einfluss des Nervensystems beim Herpes. Der Larynx ist eine so selten beobachtete Localisation dieser Affection, dass jeder einzelne Fall noch der Mittheilung werth ist; in Bettmann's Beobachtung ist es unzweifelhaft, dass die unter heftigen Beschwerden einsetzende Kehlkopferkrankung als Herpes menstrualis aufzufassen war, da bei späteren Menstruationen der Patientin andere Localisationen des Herpes auftraten. Von grosser diagnostischer Wichtigkeit ist auch der Herpes urethralis, wie er bei Männern in allerdings nicht sehr häufigen Fällen zur Beobachtung kommt und bei unzulänglicher Untersuchung eine Gonorrhoe vortäuschen kann. Leicht wird natürlich die Diagnose, wenn wie in Bettmann's Fall gelegentlich ein Herpes praeputialis zugleich vorhanden ist und die Erkrankung öfter recidivirt. — Die Pathogenese des sog. Malum perforans pedis ist vielfach discutirt worden; Tomasczewski versucht auf Grund einer grösseren Zahl von Fällen und auf Grund der Litteratur die Aetiologie dieser Krankheit in dem Sinne aufzuklären, dass sie eine sehr verschiedene sein kann. Ausser dem Druck spielen die wesentlichste Rolle: Anästhesie, Gewebsstörungen, speciell infolge von localer Arteriosklerose oder von Diabetes resp.

Juckausschläge im Kindesalter.

Prurigo lymphatica.

Leukämide.

Herpes laryngis,

— urethrae.

Malum perforans.

trophische Störungen, abhängig von centralen oder peripheren Nervenleiden. Jedes solche Ulcus muss also selbstverständlich die Veranlassung zu einer genauen Untersuchung des ganzen Körpers sein.

Acute Infectionskrankheiten:

Gehen wir jetzt zu den Infectionskrankheiten über, so lässt sich über die acuten — soweit sie den Dermatologen speciell interessiren — nicht viel neues berichten. Immer mehr macht sich die Anschauung geltend, dass Dermatosen bei inneren Erkrankungen toxischer oder infectiöser Natur auf hämatogenem Wege zu Stande kommen. Das hat Merk für einen Fall von vesiculöser und pustulöser Dermatitis nachgewiesen, indem er Kokken in der veränderten Haut fand. Die Bedeutung der Furunkel, die vielfach noch unterschätzt wird, erhellt aus der Mittheilung Cahn's über Paranephritis und Pyelitis im Anschluss an Furunkel — in einem Fall wohl begünstigt durch eine Steinniere. Matzenauer, welchem wir eingehende Studien über die „Nosocomialgangrän" verdanken, kommt in einer neueren Arbeit über Noma zu dem Resultat, dass diese Krankheit eine Gangrän ohne Gasbildung wie der Spitalbrand ist, dass beide Affectionen histologisch und bacteriologisch übereinstimmen, dass auch die Noma, wenngleich in geringem Grade, contagiös ist, nicht bloss im Gesicht, sondern manchmal an Genital- und Analgegend vorkommt — kurz, Noma ist nur eine besondere Bezeichnung für eine bestimmte Form und Localisation des Spitalbrands. — Von grosser Bedeutung sind morphologische Abweichungen bei einer meist so typischen Krankheit wie es die Varicellen sind; in einer Epidemie konnte v. Hösslin bei einem Fall ohne sonstige schwerere Symptome grosse Nekrosen einer ganzen Anzahl von Efflorescenzen neben normalen Bläschen beobachten (ob durch Mischinfection bedingt?).

Pyämie. Furunkel. Noma. Varicellen.

Chronische Infectionskrankheiten: Tuberculose.

Von den chronischen Infectionskrankheiten der Haut findet die Tuberculose fortgesetzt die eingehendste Berücksichtigung. Der bekannte Koch'sche Vortrag hat die Inoculationstuberculose wieder in den Vordergrund des Interesses gerückt. Dass durch Thiertuberculose zum mindesten locale Hauttuberculose beim Menschen hervorgerufen werden kann, scheint durch eine ganze Anzahl von Mittheilungen bewiesen zu sein. (Heller: Lupus der Hand durch Stichelungen, in die zum Zweck der Entfernung von Tätowirungen Milch eingerieben wurde; M. Joseph und Trautmann: Häufigkeit der Tuberculosis verucosa cutis bei Tischlern und Schlächtern; Krause: Hautgeschwüre und Drüsen bei einem Schlachthausarbeiter, Bericht über einzelne Fälle mit Infection von

Vieh; Lassar: eine Statistik von auf dem Schlachthof beschäftigten Personen und von poliklinischen Patienten, die für die Uebertragung der Rindertuberculose auf den Menschen spricht.) — Die in immer weiteren Kreisen anerkannte Bedeutung der Nasenschleimhautinfection für den Lupus wird von Holländer einer speciellen Betrachtung unterzogen. Er glaubt, dass die Verengerung einer Nasenhälfte durch Septumverbiegung zur Infection disponire und dass, wo eine Stenose der Nasenlöcher vorhanden sei, der Process besonders zum Descendiren neige; daher muss auch bei der Behandlung und speciell bei den Rhinoplastiken auf freie Nasenathmung geachtet werden. Die Frage der Beziehungen der Hauttuberculose zu den Erkrankungen der inneren Organe hat speciell in den letzten Jahren vielfach Beachtung gefunden; die „Tuberculide" — sei es, dass man sie als toxisch, sei es, dass man sie als embolisch auffasst — werden von Zollikofer in übersichtlicher Weise besprochen, die Möglichkeit, dass locale Tuberculosen, wie der Knochen etc., so auch der Haut zu allgemeiner Tuberculose Anlass geben könne, wird von v. Petersen eingehend gewürdigt. — Alexander veröffentlicht mehr oder weniger charakteristische Fälle der sog. Folliclis, von denen ein Theil früher zweifellos zur Acne cachecticorum gerechnet worden ist, und betont besonders, dass die Localisation dieser knötchenförmigen und dann nekrotisirenden Efflorescenzen keineswegs immer typisch an Vorderarm, Handrücken und Ohr sei, sondern dass sie auch an anderen Körperstellen vorkommen; histologisch sind besonders Gefässveränderungen vorhanden. Auch das Erythema induratum wird jetzt in Deutschland mehr beachtet und von Harttung und Alexander auf Grund eines interessanten Falles mit grossen, schmerzlosen, zum Theil sehr tiefen Tumoren an den Extremitäten als tuberculös angesehen. Zu den „Tuberculiden" möchte Bettmann auch den Lupus follicularis disseminatus rechnen, der besonders im Gesicht in miliaren, acneähnlichen Knötchen auftritt und in einem Fall des genannten Autors mit anderen „Tuberculiden" (Acnitis und Erythème induré) combinirt war. — Wenn auch die Lepra hoffentlich für die meisten Aerzte Deutschlands nie practische Bedeutung haben wird, so beweist doch der von Klingmüller berichtete Fall aus Oberschlesien — die Patientin hatte sich augenscheinlich in Russland inficirt —, dass gewisse allgemeine und diagnostische Kenntnisse unbedingt nothwendig sind, damit nicht vereinselte Fälle lange Zeit hindurch verkannt werden; wer sich über die Fortschritte auf dem

Lepra.

Gebiete der Lepraforschung orientiren will, findet eine kurze Zusammenstellung von dem genannten Autor in der „Heilkunde" — ausführliche Auskunft aber in dem Archiv „Lepra". — Der Lupus erythematodes stellt nach wie vor ein Lieblingsobject dermatologischer Forschung dar. Die Untersuchungen von Sequeira und Balean ergaben für die viel häufigere discoide Form keine evidente Beziehung zur Tuberculose, während diese bei den disseminirten Fällen auffallend häufig ist; die Bedeutung von Circulationsanomalieen (localer Asphyxie, Frostbeulen etc.) und das Vorkommen im Munde wird besonders von Warde betont; auf die ätiologischen Deductionen dieses Autors will ich hier nicht eingehen. — Ueber Psoriasis nach Impfung berichtet Weinstein auf Grund eines eigenen Falles und der schon ziemlich umfangreichen Litteratur. Leider ist sonst von ihr weder ätiologisch noch therapeutisch etwas Neues zu berichten, wie auch die monographische Darstellung Sellei's beweist. — Die Discussion über die Aetiologie der Alopecia areata hat speciell durch Jacquet eine neue Richtung erhalten. Dieser hält die „Pelade" für eine „banale Läsion", welche durch eine fehlerhafte Ernährung begünstigt und durch verschiedene locale Reize provocirt wird, unter welch letzteren Zahnerkrankungen die gewöhnlichsten sind; daneben spielen Traumen eine wesentliche Rolle. Die Krankheit ist für diesen Autor das Resultat von „Sommations peladogènes". Ich muss auf eine Kritik dieser geistreich durchgeführten, aber mit vielen Thatsachen nicht im Einklang stehenden Hypothese hier verzichten.

Lupus erythematodes. Psoriasis. Alopecia areata.

Nägel.

Die Nagelerkrankungen haben eigentlich erst in den letzten Jahren ein regeres Interesse bei den Dermatologen erweckt; sie sind von practischer Wichtigkeit nicht bloss wegen der oft sehr unangenehmen Entstellungen und der durch sie bedingten Functionsstörungen, sondern auch wegen der Möglichkeit, aus ihnen diagnostische Schlüsse auf die ihnen zu Grunde liegende Krankheit zu machen. Casuistisch interessantes Material gibt in dieser Beziehung Joseph. — Ein auch für den allgemeinen Practiker wichtiges, in der deutschen Litteratur fast gar nicht beachtetes Leiden ist die „Adipositas dolorosa" (Dercum), welcher Strübing einen ausführlichen Aufsatz widmet. Sie kommt meist bei fetten Frauen vor, besteht in einer bald mehr partiellen, bald mehr diffusen, festen Infiltration des Unterhautzellgewebes, anfangs besonders an den Unterschenkeln; in den mittleren Graden war nur bei Druck und Bewegung, in den stärkeren auch spontan starke, aber in ihrer Intensität wechselnde Schmerzhaftigkeit vor-

Adipositas dolorosa.

handen, welche selbst die Bewegungsfähigkeit stark verminderte. Vasomotorische Störungen, Erytheme, Urticaria, hysterische Symptome waren öfter vorhanden, meist auch eine gewisse Anämie. Dass es sich nicht um ein Oedem handelt (Charcot), ist klar. In leichteren Graden ist die Krankheit wohl nicht selten. Therapeutisch kommen Massage, warme Bäder, Behandlung der Anämie etc. in Frage. — Matzenauer führten seine Untersuchungen über die bekannte „Paget's disease" zu der jetzt wohl von den meisten vertretenen Ansicht, dass es sich hierbei von vornherein um ein Carcinom handelt. Die Frühdiagnose ist daher der Therapie wegen von grösster Wichtigkeit. Auf die ungeheure Litteratur über andere seltene Dermatosen kann ich nicht eingehen.

Paget's disease.

Gering ist auch die therapeutische Ausbeute trotz der Unzahl der Publicationen. Für den Practiker ist es vorerst gewiss noch nicht empfehlenswerth, die Behandlung mit den X-Strahlen vorzunehmen; es gehört dazu eine doppelte specialistische Ausbildung: in Dermatologie und in Radiographie. Wer sich über die mannigfachen hier zur Discussion stehenden Fragen orientiren will, dem sei die Arbeit von Scholtz und das Sammelreferat von Gassmann empfohlen. Die therapeutischen Resultate sind zum Theil recht günstig, aber gerade bei Lupus bleiben sie doch besonders kosmetisch sehr hinter denen der Finsen'schen Methode zurück, die leider ebenfalls für den Practiker noch nicht verwendbar ist, da die verschiedenen billigen Lampen sich nach dem Urtheil der wirklich Sachverständigen nicht bewährt haben. — Noch ist es von dem Kakodyl nicht still geworden, da wird schon ein neues As-Präparat, das Atoxyl, in die Dermatotherapie eingeführt. Es soll in 20%iger Lösung leicht erwärmt in Dosen von 0,2 (= 0,04) bis 1,0 (= 0,2) injicirt werden, und zwar zuerst in 1-, später in 2tägigen Zwischenräumen. Die Resultate werden von Schild als sehr günstige geschildert. Eine Modification der Einspritzungen von Natr. arsenic. wird nach dem Vorgange von Ziemssen und Speth von Jesionek warm befürwortet; er injicirt intramusculär zuerst 0,5, dann 1,0 pro die von einer in folgender Weise hergestellten Lösung: 1 g Ac. arsenic. (am besten von der glasigen Form) wird mit 5 ccm Normalnatronlauge bis zu vollständiger Lösung im Reagenzglas gekocht, in einem Messkolben auf 100 g verdünnt, filtrirt, in Gläschen von 2 g abgefüllt, mit Wattepfropfen im Dampfstrom sterilisirt. Local und allgemein wird diese Applicationsform sehr gut vertragen. Herxheimer empfiehlt für Pruritus speciell der männlichen Genitalien ein Ungu. glycerini ohne Stärke, aber mit Traganth (2 : 100 Glycerin) und Spiritus; ferner ein

Therapie.

Physikalische Therapie.

Arsen.

Externe Therapie, Glycerolate. Glycerolatum aromaticum (Traganth 4, Aceton 30, Glycerin 46, Parfüm 4, Wasser 18) mit Zinkoxyd 10 % bei Ekzemen speciell der Kinder, weiter mit Theer bis 10 %, Tumenol, Naphthol, Perubalsam bei Pruritus, mit Pyrogallol bei Psoriasis und Lupus etc. Das Naphthalan. Naphthalan wird in der Form der Zinkpaste (Zinc. oxyd., Amyli ana 25,0, Naphthalan. 50,0) von Auerbach gegen die verschiedensten Formen des Ekzems mit Vortheil verwendet (dem Referenten erscheint es besonders werthvoll bei Kinderekzemen; doch kann auch dieses Mittel gelegentlich reizen). Bei den verschiedensten Ulcerationen (auch venerischen), bei entzündlichen Hämorrhoiden, bei Furunkeln, Sycosis etc. hat Dreyer sehr gute Resultate mit der Brooke's Paste. auch sonst schon vielfach mit Erfolg angewendeten Brooke'schen Paste erzielt, deren Formel lautet: Hydragyr. oleinic. (5 %) 28,0, Vasel. flav. 14,0, Zinc. oxyd., Amyli ana 7,0, Ac. salicyl., Ichthyol. Theervasogen. ana 1,0. Goldmann empfiehlt 25%iges Theervasogen gegen Kinderekzeme, Pruritus ani, Prurigo und Psoriasis, Notthaft Bromocoll. v. Weissenstein 10%ige Bromocollsalbe gegen Pruritus, besonders auch in Verbindung mit Theerzinkpaste. Joseph stellte reizlose Lösungen von Bromocoll durch Zusatz von Borax her: Bromocoll. 10,0, Aq. dest. 30,0, dazu warme Lösung von Natr. biborac. 6,0, Aq. dest. 54,0 (filtrirt) — als Schüttelmixtur (Bromocoll. solubil. 5,0—20,0, Zinc. oxyd., Amyli ana 20,0, Glycerin 30,0, Aq. dest. ad 100,0) bei Pruritus, Urticaria, Ekzemen etc. zu verwenden. Stypticin. Das Stypticin benutzte Kaufmann in 4—5%iger austrocknender Salbe zur Behandlung von acuten Dermatosen, speciell Furunkeln (eventuell nach Heraushebung des Schorfes) und trichophytären Abscessen oder in Gelatinestäbchen zur Einführung nach Incision von Abscessen, bei Zoster etc. Mit Ichthyol, Tumenol, Formalin etc. Imprägnirte Pulver. imprägnirte Pulver (Gemische von Talc. und Magnesia carbonica) benutzt G. J. Müller unter dem Namen Pulvis aspergens medicatus, resp. pinguis cum gegen Hyperidrose, Intertrigo etc. etc. Da die Zinkleim. Zinkleimbehandlung — auch ganz abgesehen von dem Verband für Fussgeschwüre — vielfach benutzt wird, ist der Vorschlag Rasch's wohl berücksichtigenswerth, statt der bekannten Abtupfung mit Watte den Verband mit Aufschüttung und Verstreichung von reichlichen Mengen Puder (eventuell durch Bolus rubra röthlich zu färben!) zu vollenden; diese Methode soll vor der Watteabtupfung Acne. mannigfache Vorzüge haben. — Bei der Therapie der Acne muss — das wird jedem klar, der viele solche Fälle zu behandeln hat — in ausgesprochenster Weise individualisirt werden. Man beginne — das setzt Leredde in sehr practischer Weise aus einander — im allgemeinen mit milden und leicht zu verwendenden Mitteln: Resorcin-, Salicyl-, Sublimat-Spiritus, dabei Waschungen mit möglichst heissem Wasser. Weiterhin benutzt man die Schwefelpasten, die Schwefelsuspensionen, Salicyl-, Hg- und — zu stärkerer Abschälung — Resorcinpräparate. Die eigentliche Schälcur mit 50%iger Resorcinpaste oder starken Naphtholseifensalben kommt für die indurirten Fälle in Frage. Steiner verwendet zur Behandlung der Acne Umschläge mit mehrfach verdünntem Levico-Starkwasser über Nacht, eventuell in Combination mit Levico-Bädern und Gesichtsmassage. — Für die Behandlung des Rhinophyma wird als die — übrigens auch nach den Erfahrungen des Referenten — geeignetste Methode die einfache Decortication ohne nachfolgende Transplantation von Rusch empfohlen. Die Ueberhäutung erfolgt von den durchschnittenen Talgdrüsenausführungsgängen auffallend schnell; das Resultat ist kosmetisch recht günstig. — Zur Therapie des ja oft ausserordentsich schwer zu beherrschenden Pruritus vulvae (und Vaginismus) hat Tavel in 2 Fällen durch die Resection des Nervus pudendus internus günstige Erfolge erzielt. — Da der Lupus erythematodes zu den meist besonders schwer zu behandelnden Dermatosen gehört, ist die Zahl der gegen ihn empfohlenen Mittel und Methoden Legion. Holländer hält sein Verfahren für „ganz specifisch“; es besteht in der Darreichung von Chinin. hydrochlor. oder sulfur. bei genügender Toleranz 3mal täglich 0,5 und in einer 5—10 Minuten nach der Einnahme erfolgenden intensiven Bepinselung mit Jodtinctur — nach 5—6 Tagen Pause bis zur Loslösung der Jodkruste, dann von neuem, eventuell mit Steigerung der Dosen. — Zur Behandlung der bekanntlich sehr hartnäckigen Leucoplacia buccalis benutzt Bockhart 6—12mal täglich zu wiederholende Spülungen mit ½—3%iger ClNa-Lösung, daneben 1mal täglich oder jeden 2. Tag Pinselung mit Perubalsam (natürlich Rauchverbot!).

Rhinophyma.

Pruritus.

Lupus erythematodes.

Leucoplacia.

Venerische Krankheiten.

Einen glücklicherweise immer grösseren Umfang nehmen die prophylaktischen Bestrebungen gegenüber den venerischen Krankheiten an. Im Jahre 1902 hat die zweite internationale Conferenz in Brüssel getagt und wieder ein sehr schätzenswerthes Material zusammengetragen. Wenn auch die Gegensätze zwischen Reglementaristen und Abolitionisten nicht ausgeglichen werden konnten, so ist doch allmählich eine breite gemeinsame Actionsbasis gewonnen worden. Jetzt ist auch in Deutschland eine Gesellschaft zur Bekämpfung

Prophylaxe.

Prophylaxe. der Geschlechtskrankheiten unter den günstigsten Auspicien gegründet worden. Die Aerzte sollten sich meines Erachtens an diesen Bestrebungen im grössten Umfange betheiligen. Sie haben vor allem die nur zu oft vernachlässigte Pflicht, ihre Patienten über die Bedeutung der venerischen Krankheiten, die Dauer der Ansteckungsfähigkeit etc. aufzuklären.

Gonorrhoe. Auf dem Gebiete der allgemeinen Pathologie der Gonorrhoe ist ziemliche Stagnation eingetreten. Die specielle klinische Forschung, glücklicherweise meist unterstützt durch die bacteriologische Untersuchung, trägt noch mancherlei Material herbei, welches das sich immer sicherer und detaillirter gestaltende Bild der gonorrhoischen Erkrankungen ergänzt. Die allgemeinen Complicationen nehmen mit Recht das Interesse besonders in Anspruch. Barbiani fand bei einem Fall von multipler Arthritis und Erythema exsudativum multiforme mit Milztumor im Laufe acuter Gonorrhoe Gonokokken im Blut; auch Heller sah ein langdauerndes blennorrhoisches Exanthem polymorpher Natur mit hohem intermittirendem Fieber und Polyarthritis, sowie ferner eine Myositis gonorrhoica, Wolff intermittirendes Fieber, Milztumor, Arthritis und Abscess am linken Fussgelenk mit reichlich Gonokokken und schliesslich nach 3 1/2 Monaten Heilung. Michaelis gelang schon zum 5. Mal der Nachweis der Gonokokken im Herzen. Aus seinen Bemerkungen ist speciell von practischem Interesse die häufig gemachte, aber noch nicht genügend gewürdigte Beobachtung, dass der gonorrhoische Rheumatismus in vielen Fällen multarticulär ist und nach dieser und allen anderen Richtungen dem acuten Gelenkrheumatismus gleichen kann, und ferner der therapeutisch wichtige Rath, dass bei Fehlen phlegmonöser Erscheinungen die sofortige Fixation der Gelenke sowohl in Bezug auf den Fieberverlauf, als auch in Bezug auf die Function der Gelenke (bei richtiger Nachbehandlung durch Massage und Uebungen) ausgezeichnete Resultate gibt. Von den nervösen Erscheinungen bei, resp. durch Gonorrhoe ist in den letzten Jahren öfter die Rede gewesen. Selenew geht vielleicht etwas zu weit bei der Aufzählung der nach seiner Ansicht als gonorrhoisch aufzufassenden Nervensymptome; aber auch bei schärferer Kritik bleibt noch genug des Beachtenswerthen übrig: An-, Hyper- und Parästhesieen, Neuralgieen, Arthralgieen, Paresen, Paralysen, Krämpfe, Alterationen der Reflexe etc., von den vasomotorischen, secretorischen und trophischen Erscheinungen ganz abgesehen. In Bezug auf die Hautreflexe (Abdominal-

Allgemeine Complicationen der Gonorrhoe.

Endocarditis.

Nerven.

und Cremasterreflexe) hat Selenew eine Steigerung bei acuter, eine Herabsetzung (bis Fehlen!) bei chronischer Gonorrhoe gefunden. Von dem casuistischen Material ist ein Fall von Meningomyelitis ohne Erkrankung der Gelenke hervorzuheben. Einfache peripherische Neuritis und ebensolche combinirt mit aufsteigender Paralyse beobachtete Glynn. Zu den „gonotoxischen" Erscheinungen ist wohl auch die Urticaria zu rechnen, welche bei dem Patienten Orlipski's wiederholt im Anschluss an Gonorrhoe auftrat und mit dieser verschwand. Die „metastatische" Bindehautentzündung, wie sie besonders bei Arthritis gonorrhoica vorkommt, ist — wie neuerdings die Fälle Kurka's beweisen — durch eine tiefe episclerale Injection der Conjunctiva bulbi, durch eine schleimige Secretion, durch Complicationen mit Corneal- und Irisläsionen und durch die Häufigkeit der Recidive charakterisirt; auch Kurka fand weder im Secret noch in einem excidirten Stückchen Gonokokken. Die allgemeine gonorrhoische Peritonitis gilt vielfach noch als eine sehr seltene Complication der Gonorrhoe; das scheint nach den Erfahrungen im John's Hopkins Hospital, über die Hunner und Harris berichten, nicht ganz richtig zu sein. 7 Fälle bei Frauen stehen den Verfassern zur Verfügung; nur 2mal wurden Gonokokken nicht gefunden; 2 Frauen starben nach der Operation, 5 sind geheilt. Besonders schwer (aber doch wohl sehr selten!) soll die Erkrankung bei Kindern sein. Von den Complicationen der Gonorrhoe des Mannes sind speciell beachtenswerth: Knoten im Verlauf der Harnröhre, die sich um Morgagni'sche Lacunen und Littre'sche Drüsen entwickeln und eine Gonorrhoe der Harnröhre durch sehr lange Zeit unterhalten können; in einem solchen Fall konnte der Knoten von Grosz excidirt — danach heilte die Gonorrhoe — und histologisch untersucht werden; es ergab sich ein mit der Harnröhre in Zusammenhang stehendes sehr complicirtes System epithelbekleideter Röhren in einem starken Infiltrat. Auf die verschiedenen Formen der paraurethralen und präputialen Gonorrhoe — speciell in der Rhaphe penis — auch ohne Betheiligung der Harnröhre macht Neuberger aufmerksam; Fick sah solche im Präputium, im Frenulum und bei Hypospadiacis und beschreibt sie speciell histologisch genauer. In einem Knoten mit Strang am Dorsum penis, den er für von den Lymphgefässen ausgehend hielt, fand Dreyer Gonokokken. Für die Pathogenese der im ganzen noch recht räthselhaften Urethritis postgonorrhoica von Wichtigkeit ist die Beobachtung Ledermann's, dass in einem solchen Fall das für die Urethra anterior sonst augenscheinlich nicht pathogene Bacterium coli in Rein-

Urticaria.

Conjunctivitis metastatica.

Peritonitis.

Complicationen der Gonorrhoe des Mannes.

Urethritis postgonorrhoica.

cultur vorhanden war und dass mit dessen Beseitigung durch Salol und Sublimatspülungen (nach Janet) die Urethritis schwand. Die Gonorrhoe der Harnröhre der Frau hat im allgemeinen practisch und wissenschaftlich viel zu wenig Beachtung gefunden; Matzenauer macht aufmerksam auf die folliculären Entzündungen und Abscesse, auf die acuten und chronischen Processe in den sog. Skene'schen Drüsen zu beiden Seiten der Harnröhrenmündung, auf die Retentionen in den Littre'schen Drüsen, die zu Durchbruch in die Urethra oder in die Vagina oder in beide Organe führen und auf die chronisch gonorrhoische Induration der Harnröhre mit glasiger Schwellung des Orificium externum, mit fleischfarbigen Granulomen oder Polypen im Innern der Urethra und mit eventueller Stricturbildung. Die Vulvovaginitis der kleinen Mädchen ist in der bei weitem überwiegenden Zahl der Fälle, wie auch aus Buschke's umfassenden Untersuchungen hervorgeht, durch Gonokokken bedingt und unterhalten; auffallend zahlreich sind in dem Berliner Material die Fälle nachgewiesenen Stuprums; die Urethra ist fast immer, bei Buschke's Kranken öfter auch das Rectum betheiligt. Andere Complicationen sind selten, Betheiligung des Uterus hat Buschke ebenso wenig wie Gassmann gefunden. Die Heilung nahm zwar sehr lange Zeit in Anspruch, schien aber doch oft eine definitive zu sein. Wie weit die infectiöse Krankheit über die Pubertät erhalten bleiben kann, entzieht sich noch ganz unserer Beurtheilung. Die vielbesprochene Frage nach der Bedeutung der Gonorrhoe für die Ehe ist in zusammenfassender Weise von Lesser erörtert worden; der Hauptwerth wird auch von diesem Autor auf den Nachweis, resp. auf das Fehlen der Gonokokken für die Ertheilung des Eheconsenses gelegt; daneben spielt — zweifellos mit Recht — der Befund an Eiterkörperchen und die seit der Infection verflossene Zeit eine wesentliche Rolle. Dass negative Befunde erst nach sehr häufigen und genauen Untersuchungen eine Bedeutung erhalten, kann nicht oft genug betont werden. Aber ich halte es nicht für richtig, wie Kornfeld verlangt, den Eheconsens von einem mehrfach mit negativem Erfolg wiederholten Culturverfahren abhängig zu machen. Gerade auf diesem Gebiete scheint mir die sorgfältige mikroskopische Untersuchung, die jeder Arzt ausführen kann, der die Gonokokken zu erkennen gelernt hat, vollständig ausreichend, wenn nur neben den Entzündungsproducten der Urethraloberfläche die der urethralen Drüsen und der Prostata untersucht werden. Zur Behandlung der Gonorrhoe ist natürlich wieder eine Unzahl von Mitteln und Methoden empfohlen worden; ich kann hier nur Einzelnes hervorheben.

Gonorrhoe der Frau: Harnröhre.

Vulvovaginitis.

Gonorrhoe und Ehe.

Therapie der Gonorrhoe.

Tänzer rühmt das Ichthargan in Spülungen (1 : 1000), aber auch — speciell für den Anfang — intern (0,05 : 200 3stündlich 1 Esslöffel); bei chronischen Fällen benutzt er Katheter von steigender Dicke. Goldberg, Saalfeld, Sparigia u. a. benutzen das Ichthargan (1 : 4—2000,0) in Einspritzungen und Irrigationen (auch Referent ist mit dem Präparat zufrieden), Meyer, Malejew, Klotz das Albargin in Lösungen von 1 : 2000—1 : 500; Benario 1—5%ige Protargolgelatine in einem kleinen Apparat, der unter dem Namen „Urosanol" in den Handel kommt; Schwab das Chinolin-Wismuthrhodanat Edinger (Crurin pro injectione); Porosz empfiehlt statt des Argent. nitr. Salpetersäure (1 : 4—200,0 des 50%igen Ac. nitr. concentrat.), die Behandlung verursache weniger Schmerz und daure kürzere Zeit. Klotz hat — auf Grund der Erfahrung, dass medicamentöse Flüssigkeiten von der Harnröhre viel besser vertragen werden, wenn sie dieselbe von hinten nach vorn durchfliessen, als umgekehrt — mit einer etwas vergrösserten Ausgabe der Braunschen Uterusspritze besonders die modernen Silberpräparate, speciell Albargin (meist 2 %) injicirt, zugleich aber eine Lösung von Ac. boric. 1,5, Plumb. acet., Zinc. sulf. ana 0,75, Glycerin 5,0, Aq. 120,0 einspritzen lassen und damit im allgemeinen sehr günstige Resultate erzielt. Die ausserordentlich verschieden beurtheilte Janet'sche Behandlungsmethode hat auf Lang's Abtheilung, wie Spitzer berichtet, sehr günstige Resultate ergeben; man verwendet dort eine von Lang selbst angegebene Canüle und hält das Verfahren bei der acuten Gonorrhoe für besser als die älteren Methoden; in den späteren Stadien ist es gut, aber vermag die anderen Verfahren nicht zu verdrängen; periurethrale Infiltrate und schwere acute Entzündungssymptome bilden manchmal eine Contraindication. Das Kali hypermanganicum ist bei Janet's Vorgehen den anderen Mitteln überlegen. Kronfeld dagegen irrigirt — ebenfalls mit einem eigenen Apparat — jeden 2. Tag mit ½—3%iger Ichthyollösung (40 bis 45° C.). Zur abortiven Behandlung der Gonorrhoe, welche nur in den ersten Tagen nach der Ansteckung vor dem Auftreten des eigentlich eitrigen Secrets Erfolg verspricht, empfiehlt Edwards Sublimat 1 : 2000 oder Mercurol 2%ig (nucleinsaures Hg von Parke, Davis u. Co.), oder auch starke Argentum nitricum-Lösung, eventuell nach vorheriger Einspritzung von Cocain-Eucaínlösung (ana 4 %); Blaschko hat etwa in der Hälfte der übrigens nicht sehr häufigen Fälle, in denen der Patient zeitig genug zum Arzt kommt, abortive Erfolge mit Injectionen von 4%igem Protargol oder 1—2%igem Albargin mit einer 10 ccm-Spritze; die Flüssigkeit bleibt 3 bis

5 Minuten in der Harnröhre; die Injectionen werden in den nächsten Tagen wiederholt. Zur internen Behandlung der Gonorrhoe (neben Injectionen und Diät speciell mit Protargol) gibt Boss Gonosan, eine Auflösung des Harzes von Piper methysticum (Kawa-Kawa) in Sandelöl, und zwar 8—10 Kapseln à 0,3 täglich und berichtet über ausgezeichnete Erfolge. Bei der Behandlung der Epididymitis gonorrhoica haben sich Le Clerc-Dandoy neben Bettruhe feuchte Verbände mit ClNa-Lösung am besten bewährt. Besonders wichtig zur definitiven Heilung ist die Nachbehandlung: sofort nach Aufhören der intensiven Schmerzen täglich 3—4 möglichst heisse Sitzbäder von 15—20 Minuten Dauer und später nach den nur 2mal zu machenden Sitzbädern 15 Minuten lange Massage mit JJK-Salbe sowie intern 1 g JK. Denjenigen Aerzten, welche die chronische Gonorrhoe und die Stricturen gern mit den Oberländer'schen Dilatatoren behandeln, wird es interessant sein zu erfahren, dass Strauss die ja in der That sehr unbequemen Gummiüberzüge weggelassen und trotzdem nie eine Einklemmung erlebt hat; nur hat er die Vorsicht gebraucht, vor dem Herausziehen nie ganz zuzuschrauben. Saalfeld verwendet, um Injection und Dehnung zu verbinden, ein — im Medicinischen Waarenhaus erhältliches — Instrument, das eine Ultzmann'sche Spritze, zusammen mit einer Metallsonde mit Béniqué-scher Krümmung darstellt; die letztere ist in ihrem distalen Theil fein durchbohrt und ermöglicht so die Injection. Zur Blutstillung beim Endoskopiren und Bougiren benutzt Kaufmann Stypticin in 2%iger Lösung oder Stäbchen aus Cacaobutter oder Gelatine mit 0,03—0,04 Stypticin. v. Marschalko weist in Uebereinstimmung mit dem Referenten und jetzt schon manchen anderen Autoren nach, dass die Gonorrhoe der Prostituirten sehr oft wohl und in absehbarer Zeit heilbar ist; er empfiehlt speciell für die uterinen Gonorrhöen sehr vorsichtige, 2mal wöchentlich vorzunehmende Injectionen von 1 ccm antiseptischer Flüssigkeit (speciell Natrium lygosinatum) mittels einer Braun'schen Spritze, eventuell nach Erweiterung des Os internum. Zur Therapie der Bartholinitis gonorrhoica empfiehlt Nobl die Lang'sche Operationsmethode: Ovalärschnitt um den Ausführungsgang, Herauspräpariren der Drüse mit den Gängen, flächenhafte Vereinigung der Wände durch versenkte Catgutnähte, oberflächliche Seidennähte. (Nach den neueren Erfahrungen des Referenten kommt man doch meist mit Injectionen in den Ausführungsgang oder mit parenchymatösen Injectionen zum Ziel.) Einen prophylaktischen Versuch in grossem Maassstab machte Michels in Yokohama. Er gab der Mannschaft, die dort

Epididymitis.

Stricturen.

Prostituirten-gonorrhoe.

Bartholinitis.

der Gefahr venerischer Ansteckungen besonders ausgesetzt ist, 10%ige Protargollösung, Paraffin und Seife. Die Leute sollten vor dem Coitus einträufeln und einfetten, danach uriniren, abseifen, einträufeln. Von 200 erkrankte keiner an Gonorrhoe oder Ulcus molle, einer an Ulcus durum (dieser hatte die Maassnahmen nicht durchgeführt). Auch v. Marschalko spricht für die Protargolinjectionen (mit seinem „Phallokos"-Apparat). Loeb empfiehlt zur Prophylaxe der Gonorrhoe am meisten 2%iges Argent. nitr. in 2%iger Cocain. nitricum-Lösung. Der Erfolg war allerdings — und das ist ganz besonders zu betonen, da die prophylaktische Methode jetzt recht populär zu werden beginnt — auch dabei kein absolut sicherer! Locale Inunctionen wirkten gegen Lues ebenfalls nicht sicher. Am geeignetsten erscheint noch vorherige Einfettung und nachherige Sublimatdesinfection.

Gonorrhoe-Prophylaxe.

Syphilis. Auf die neuesten Befunde von Mikroorganismen bei Syphilis möchte ich an dieser Stelle noch nicht eingehen, bis die Sachlage einigermaassen geklärt ist (M. Joseph und Piorkowski); die Untersuchungen werden zweifellos weiter fortgesetzt, und wir werden bald genug erfahren, wie weit die Resultate der genannten Autoren, die ja sehr auffällig sind, Bestätigung von anderer Seite finden; dasselbe gilt für Schüller's Angaben. Die von Losdorfer gesehenen Körperchen im Blute Syphilitischer erklärt Vörner für Blutplättchen, deren häufiges Auftreten auf die Anämie der Kranken zurückzuführen sei. Neisser hat eine grosse Anzahl von Versuchen gemacht, Syphilis auf Schweine zu übertragen, hat sie in verschiedenster Weise variirt, hat aber nur einmal ein allerdings merkwürdiges Exanthem beobachtet; er sieht die Frage als eine offene an, neigt aber augenscheinlich mehr dazu, die Syphilis als nicht infectiös für Schweine anzusehen. Die Impfungen Stanziale's haben bei Ebern und Kaninchen Veränderungen in den Lymphdrüsen, in der Leber und in den Nieren hervorgerufen, deren Deutung der Verfasser selbst in suspenso lässt. Ueber die specielle Aetiologie der tertiären Syphilis wird noch immer eifrig — aber noch nicht eifrig genug! — gearbeitet. Die fast allgemein anerkannte Thatsache, dass sog. tertiäre Symptome auch in den ersten Jahren oft vorkommen, wird von Epstein und Weber bestätigt; ebenso die ausserordentlich wichtige Thatsache der grossen Häufigkeit der unvermittelten Spätsyphilis. Die grösste Bedeutung zur Vermeidung des Tertiarismus hat nach den genannten u. a. Autoren die fehlende Hg-Behandlung in der Frühperiode. Ueber die Reci-

Syphilis: Aetiologie.

Aetiologie der tertiären Syphilis.

dive der tertiären Syphilis haben wir bisher nur wenig Daten; Epstein fand die hohe Zahl von 19%, Weber 15%. Namentlich der erstere betont auf Grund seines Materials, dass Recidive nach energischer Hg-Behandlung des ersten tertiären Symptoms meist ausbleiben; beide Autoren treten für die combinirte JK-Hg-Behandlung des Tertiarismus ein. Eine grosse Anzahl interessanter Beobachtungen hat v. Düring in Kleinasien bei einer Untersuchung der Provinz Castamuni gemacht. Es ist erschrecklich, welche Verheerungen hier die Syphilis in kurzer Zeit angerichtet hat; ganze Dörfer sind zu Grunde gegangen, die Zahl der Tertiärsyphilitischen ist eine ungeheuer grosse; daran ist die fehlende Frühbehandlung und das lange Bestehen der Spätsymptome infolge mangelnder Spätbehandlung und die ungenügende Ernährung schuld. Die Syphilis ist meist extragenital erworben. Unter den Symptomen überwiegen die tuberoserpiginösen Formen, die zerstörenden Processe im Rachen; die „parquettirte Zunge" ist sehr häufig. Wirklich „maligne Lues" ist selten; Tabes kommt fast garnicht, Paralyse sehr selten vor. v. Düring glaubt nicht, dass diese als „parasyphilitische" Krankheiten anzusehen sind. Hansen und Heiberg dagegen fanden durch statistische Untersuchungen ein bisher kaum beachtetes Argument für den Zusammenhang von Paralyse und Lues; wenn man nämlich eine Curve darstellt über das Auftreten der Paralyse in den verschiedenen Lebensaltern, so kann man constatiren, dass diese Curve ungefähr parallel derjenigen verläuft, welche den Zeitpunkt der Infectionen mit Syphilis darstellt, und dass die Differenzen zwischen den beiden Curven ungefähr den Angaben entsprechen, welche über den Zeitintervall zwischen syphilitischer Infection und Paralyse gemacht sind (13—18 Jahre). Auf die mehr theoretische Discussion, ob man diese Krankheiten im Fournier-schen Sinne als „parasyphilitisch" oder (mit Erb und Leredde) als eigentlich syphilitisch bezeichnen solle, möchte ich hier nur hinweisen. — In Specialistenkreisen ist es wohl schon längst und allgemein bekannt, dass frische syphilitische Exantheme im Beginn der Quecksilbercur an In- und Extensität plötzlich zunehmen. Herxheimer und Krause haben dies vor allem theoretisch interessante Phänomen genauer studirt und gefunden, dass es — zum mindesten unter starken Inunctionscuren und unter Injectionen von Salicylquecksilber und Calomel (à 0,1) — sehr häufig, wenn nicht immer, bei disseminirten Exanthemen in die Erscheinung tritt; die Efflorescenzen werden zahlreicher, grösser, heller roth, mehr urticariell, umgeben sich mit einem hellen Hof. Die genannten Verfasser sehen

Endemische Syphilis.

Tabes und Paralyse.

Reaction der Syphilide auf Hg.

das als eine „Reaction“ an (womit Ref. ganz übereinstimmt) und messen diesem Phänomen auch eine diagnostische Bedeutung bei. Dass die „Provocation“, durch alle möglichen Reize eine grosse Bedeutung für die Localisation syphilitischer Efflorescenzen, speciell der secundären Periode, hat, ist allgemein bekannt. Zu diesen provocirenden Momenten gehört — wie Ehrmann wiederum betont — auch die Seborrhoe und die sog. seborrhoischen Ekzeme. Von besonderem Interesse in dem gleichen Sinne ist die Beobachtung von Kulisch, welcher an den Stellen, an denen vor langer Zeit Salicyl-Hg-Injectionen gemacht worden waren, sich Muskelgummata entwickeln sah; in einem Heerde konnte Hg nachgewiesen werden. Stern konnte eine durch die chirurgische Therapie nicht aufzuhaltende Phlegmone und eine tiefe Ulceration nach einer Schürfung durch die specifische Therapie heilen. In einer sehr eingehenden Arbeit, deren Lectüre allen Interessirten warm empfohlen sei, hat Stolper die Beziehungen zwischen Syphilis und Trauma, speciell auch für die gerichtlich- und versicherungsrechtlich-medicinische Praxis, besprochen, die Wichtigkeit der Radiographie für die Beurtheilung der syphilitischen Knochenprocesse durch Abbildungen illustrirt und ein sehr werthvolles casuistisches Material unter eingehender Berücksichtigung der Litteratur zusammengetragen. Ausserordentlich interessant und dankenswerth sind die Untersuchungen, welche Matthes (unterstützt von Martin, Dörfer und Knabe) über die Folgen der Lues angestellt hat; es ist unmöglich, hier auf die Details einzugehen, doch verdient hervorgehoben zu werden, dass in 2,6 % aller Fälle Erkrankungen des Centralnervensystems vorkamen, dass am ehesten frühzeitig auftretende Apoplexieen zu fürchten sind, dass für die — namentlich bei den Tertiärsyphilitischen nachweisbare — Verkürzung der Lebensdauer mehr Tuberculose etc. als specifische Krankheiten verantwortlich zu machen sind, dass 75 % der Secundärsyphilitischen lebende Kinder haben etc. Diese Daten zeigen, wie wichtige Resultate man durch eine Sammelforschung erzielen könnte! Die in den letzten Jahren wiederholt besprochene Frage von der Bedeutung der Syphilis für die Lebensversicherung erörtert Weber auf Grund englischen Materials. Er kommt im Gegensatz zu Runeberg, welcher 15 % gefunden hatte, zu nur 3,6 % von Syphilis bei den Todesfällen; von 500 Gestorbenen war der Exitus 18mal auf Syphilis zu beziehen (8mal Paralyse, 4mal Tabes, 3mal apoplektiforme Insulte, 3mal Herz- und Aortenkrankheiten); nur bei 3 von diesen 500 Personen war eine Luesanamnese vorhanden, und diese 3 gerade waren nicht an

Provocation.

Syphilis und Trauma.

Folgen der Syphilis.

Syphilis und Lebensversicherung.

specifischen Manifestationen gestorben. Die so oft nicht ernst genug geprüfte Frage: Syphilis und Ehe bespricht Lesser in sehr übersichtlicher und eindringlicher Weise. Das Wichtigste ist, dass er den Zeitraum zwischen Infection und Ehe wenn irgend möglich auf 5 Jahre bemessen will. Besonders zu beherzigen ist der Rath, dies den Patienten möglichst frühzeitig auch ungefragt mitzutheilen. Immer und immer wieder müssen die Practiker auf die Häufigkeit und Wichtigkeit der extragenitalen Syphilisinfection aufmerksam gemacht werden; das ist im Berichtsjahr ausser durch eine Anzahl casuistischer Mittheilungen durch grössere statistische Zusammenstellungen mit vielen wichtigen Details von Ivanyi und Neumann geschehen. Der Verlauf der extragenitalen Syphilis ist aber — von der eventuell erst spät einsetzenden Behandlung abgesehen — nicht verschieden von dem der genital erworbenen. Die klinische Durcharbeitung selbst der Syphilis der Haut gibt, zumal wenn sie durch die Histologie unterstützt wird, immer noch neue Resultate. So hat Marcuse gewisse knotige Formen, welche schon in der frühen Secundärperiode besonders an den Unterschenkeln und namentlich bei schwereren Fällen vorkommen und die vielfach als Erythema nodosum bei Syphilis bezeichnet werden, auf eine Phlebitis syphilitica zurückführen können. Ein etwas vernachlässigtes Kapitel stellt die Muskelsyphilis dar; am besten bekannt sind noch die Muskelgummata; viel weniger beachtet aber sind die diffusen interstitiellen Myositiden, von welchen Matzenauer eine grössere Zahl zusammengestellt hat. Sie kommen am häufigsten im ersten Jahr der Krankheit vor, localisiren sich besonders gern im Biceps, dann im Gastrocnemius; meist ist die Erkrankung auf einen Muskel beschränkt. Relativ oft kommt sie bei Lues maligna vor und führt dann, gelegentlich aber auch bei sonst normalem Verlauf der Syphilis, zu Erweichung. Die Mastitis im Frühstadium ist eine sehr seltene Localisation der Syphilis; Matzenauer fand nur 2 Fälle — sein eigener war ausgezeichnet durch bilaterale Localisation und Vereiterung auf einer Seite; im Gegensatz zu der Mastitis des Spätstadiums ist die der Frühperiode diffus und mehr acut. Eine Usur der Trachea durch Bronchialdrüsengummata sah Rumpf. Immer und immer wieder kommen Fälle in unsere Beobachtung, in denen die Differentialdiagnose zwischen Lues, speciell tertiärer Lues, und Carcinom nicht mit Bestimmtheit zu stellen ist. Die specifische Therapie auf der einen, die Probeexcision mit histologischer Untersuchung auf der anderen Seite sichern dann meist die Diagnose und weisen der

Syphilis und Ehe.

Extragenitale Infection.

Syphilis der Haut, nodöse Syphilide.

Muskelsyphilis.

Mastitis syphilitica.

Bronchialdrüsengummata.

Therapie den richtigen Weg. Aber es bleibt doch eine Gruppe von Fällen übrig, in denen die Sache nicht so einfach liegt: das sind diejenigen, in denen ein ulcerirtes Gummi fast unmerklich in ein Carcinom übergeht — wie es Spitzer an der Oberlippe, andere, wie ich selbst, besonders an der Zunge gesehen haben. Da wird oft durch den anfänglichen Erfolg der specifischen Therapie der richtige Augenblick für das energische chirurgische Eingreifen versäumt.

Syphilis und Carcinom.

Levinger betont die Nothwendigkeit der Rhinoscopia posterior, da sonst Gummen des Nasenrachenraumes leicht übersehen werden können; er schildert die Symptome dieser Localisation: Schmerzen beim Schlucken, Kopfschmerzen, Benommenheit, Ohrschmerzen, Taubheit, Schwindel, Verdauungsstörungen durch Abfliessen des Secretes, Fötor. Auch bei langdauernden nicht zerfallenden Tonsillitiden muss man, wie Levinger mit Recht hervorhebt, immer an Lues denken. Man hat immer wieder Gelegenheit, die hochgradigsten Zerstörungen im Rachen auf syphilitischer Basis zu sehen; dafür zeugt auch das von Welander publicirte Material, von welchem ein Fall wegen einer gleichzeitig bestehenden Oesophagusstrictur, ein zweiter wegen des frühen Auftretens — 1½ Jahr nach der Infection — besonders bemerkenswerth ist.

Gummen des Nasenrachenraumes.

Die Frage, ob die bekannten stricturirenden Processe im Mastdarm, welche sich gern mit elephantiastischen Wucherungen und chronischen Ulcerationen in der Vulva combiniren, syphilitischer Natur seien, glaubt Waelsch auf Grund der histologischen Untersuchung eines Falles positiv beantworten zu können; zum Zustandekommen dieser Veränderungen trägt die ebenfalls auf Lues zurückzuführende Zerstörung des Lymphdrüsengewebes wesentlich bei.

Mastdarmstricturen.

Die Zahl der Arbeiten über viscerale Lues ist noch immer im Steigen begriffen. Es ist ganz unmöglich, auch nur einen kleinen Theil dieses zum Theil sehr werthvollen casuistischen Materials hier zu berücksichtigen. Es ist zu hoffen, dass die klinische und die pathologisch-anatomische Arbeit, welche in diesen Veröffentlichungen aufgespeichert ist, nicht vergeblich gethan ist, dass bei allen unklaren Fällen der Gedanke an die Möglichkeit syphilitischer Aetiologie sich immer häufiger einstellt. Nur auf einige Arbeiten, welche die Erkrankungen der Niere und Blase bei Syphilis betreffen, möchte ich die Aufmerksamkeit besonders hinlenken.

Viscerale Lues.

Eine ganz aussergewöhnlich hochgradige Nephritis mit 7—8,5% Eiweiss bei ganz frischer Infection — Heilung durch Hg, Recidiv der Nephritis mit Roseolarecidiv nach einigen Monaten — theilen Hoffmann und Salkowski mit; auch in Waldvogel's Fall wurde die syphilitische Natur der acuten Nephritis durch den Heil-

Nephritis.

Nephritis. erfolg bewiesen; und so kommt auch Wagner auf Grund eigener und fremder Erfahrung zu dem Resultat, dass die specifische (Hg-) Therapie der syphilitischen Nephritis streng indicirt sei und dass man sie am besten mit sorgfältig überwachten, vorsichtig begonnenen Schmiercuren leite. Die Diagnose des Nierengummi ist naturgemäss immer noch sehr schwierig; die beiden Fälle aber, die von Erdheim und Rotky publicirt wurden, scheinen — wegen des Bestehens anderer tertiärer Symptome, der Hämaturie, der grossen Detritusmenge etc. und wegen des Erfolges der Therapie — mit Recht in diesem Sinne gedeutet zu sein. Sehr wichtig sind die 3 Beobachtungen von de Margouliès, welcher 2mal endoskopisch ulcerirte Gummata in der Blase constatirte; ein drittes Mal konnte die Diagnose cystoskopisch wegen zu geringer Capacität der Blase nicht gestellt werden — aber auch in diesem Falle bestätigte der Erfolg der specifischen Therapie die Annahme einer syphilitischen Erkrankung.

Syphilis der Blase.

Syphilis hereditaria.

In Bezug auf die hereditäre Syphilis will ich in erster Linie die Resultate v. Düring's kurz anführen: er ist von der Syphilis par conception, dem Choc en retour völlig überzeugt, glaubt ebenso wie Glück nicht an eine irgendwie wesentliche Immunität der Kinder syphilitischer Mütter (Profeta's Gesetz), er hält eine Uebertragung in die dritte Generation für möglich, hat — was oft gehörten Ansichten gegenüber betont werden muss — nicht selten Eltern mit tertiären Symptomen hereditär-syphilitische Kinder erzeugen sehen. Die nach dem Colles'schen Gesetz immunen Mütter soll man unter Darlegung der Verhältnisse ihre Kinder stillen lassen — trotz der Ausnahmen von diesem Gesetz (darin werden wohl die meisten mit v. Düring übereinstimmen); aber auch die scheinbar gesunden Kinder sollen von ihren frisch syphilitischen Müttern gestillt werden; denn diese Kinder werden wohl fast immer nur scheinbar gesund sein (darin kann man wohl abweichender Meinung sein!). Sehr beherzigenswerth sind die kritischen und mit Recht sehr skeptischen Aeusserungen des Verfassers über die „Dystrophieen" bei hereditärer Lues. Von den eigentlichen Erscheinungen der letzteren sind Gelenkaffectionen sehr häufig, die Hutchinson'schen Zähne, Keratitis interstitialis, Taubheit selten. Oft kommt eine oberflächliche, interstitielle, diffuse sklerosirende Glossitis vor. Auf Grund von sorgfältig beobachteten Fällen constatirt Hochsinger, dass trotz hereditärer Syphilis der Eingeweide, Knochen etc. jedes Exanthem fehlen könne; er bezweifelt auf Grund dieser Thatsache die eigentlich sog. Syphilis hereditaria tarda, da ja die internen Syphiliserscheinungen im Säuglingsalter übersehen sein können. Wichtiger noch als diese Frage ist die Betonung der Nothwendigkeit, bei Erkrankungen im Säuglings- und Kindesalter mehr, als es gemeinhin geschieht, an hereditäre Syphilis zu denken, auch wenn Exantheme, Knochenerkrankungen und die bekannten Stigmata der hereditären Lues fehlen. Viel zu lernen gibt es auch bei der hereditären Syphilis aus einzelnen Beobachtungen; so zeigt ein Fall W. Friedländer's, dass auch frische Syphilis des Mannes in der Ehe weder auf das Kind noch auf die Frau in kurzer Zeit übertragen zu werden braucht; das Kind eines solchen Vaters wurde mit 1½ Jahren, die Mutter erst nach dem zweiten Kind inficirt. — Aus Martin's statistischen Erhebungen über die acquirirte und hereditäre Kinderlues ergibt sich bezüglich der ersteren, dass zwar die Widerstandsfähigkeit der vor Ablauf des 2. Jahres inficirten Kinder gegen intercurrente Krankheiten vermindert schien, dass aber spätere Infectionen einen nachweisbar ungünstigen Einfluss nicht hatten. Die Lues hereditaria praecox erweist sich auch in dieser Statistik als sehr schwer; die grössere Zahl der Kinder aber, welche die erste Kindheit überlebten, wurde gesund wieder gefunden. Eine grosse Verzögerung des Pubertätseintritts schien bei diesen Individuen nicht vorhanden; ihre Kinder wurden sämmtlich lebend geboren; doch scheint ihre Mortalität gesteigert. Zur Diagnose der hereditären Syphilis hält Hecker, wenn makroskopische Zeichen fehlen, die histologische Untersuchung der inneren Organe, in erster Linie der Niere, für unbedingt erforderlich. Aus dem zahlreichen casuistischen Material, welches den Symptomencomplex auch der hereditären Lues nach vielen Richtungen erweitert, will ich hier nur die Mittheilung Hooke's hervorheben, welcher einen Fall von Banti'scher Krankheit als syphilitische Hepatitis mit präcirrhotischem Milztumor auffasst.

Folgen der Kinderlues.

Diagnose der hereditären Lues.

Zur Syphilistherapie gibt v. Düring seine allgemeinen Anschauungen: er hält die interne chronisch-intermittirende Behandlung für geradezu schädlich und plaidirt für eine Form der Therapie, welche die meisten wohl als eine milde chronisch-intermittirende ansehen werden; besonders empfiehlt er Salicyl-Hg-Injectionen. Für den Tertiarismus sind neben dem Fehlen der Hg-Therapie überhaupt allgemein hygienische Missstände die wesentlichsten Ursachen. Ich möchte ferner als ausserordentlich wichtig des vielerfahrenen Koebner Bemerkung hervorheben, dass er den grössten Werth für die Verhütung späterer schwerer Symptome auf energische Frühbehandlung lege, dass — wie er an einem Fall demonstirt — auch energischste Behandlung nicht mehr zur Heilung zu führen braucht, wenn die Frühbehandlung

Therapie: Allgemeines

zu leicht war, und dass nach seinen Eindrücken die Sublimatinjectionen nach dieser Richtung die Inunctionen und die Injectionen ungelöster Salze nicht ersetzen können. Welander betont mit vollem Recht die Nothwendigkeit, nicht bloss die syphilitischen Graviden intermittirend zu behandeln, sondern das Gleiche auch bei den Kindern dieser Frauen zu thun. Die Resultate sind dann viel günstiger, als man im allgemeinen annimmt. Für die Kinder ist die Methode mit den Hg-Säckchen besonders gut brauchbar. Sehr wichtig ist auch, dass die hereditär-syphilitischen und selbst die verdächtigen Kinder verhindert werden, die Ansteckung zu verbreiten; das könne am besten durch Asyle geschehen, wie deren eines auf Welander's Anregung gegründet worden ist. — Die Frage nach der Wirksamkeit der mercuriellen Behandlung der Tabes ist bekanntlich noch immer strittig. Bockhart gibt an, dass er mit oft, wenn möglich jedes Jahr, wiederholten kleineren Schmiercuren (20—25mal 2,5—3 g), zugleich mit Ruhebehandlung, mit 4—5mal wöchentlich vorzunehmenden Thermalbädern zu 26° R. sehr gute Resultate erzielt habe; die Hauptsache sei, dass die Kranken durch die mercurielle Therapie nicht geschwächt werden. Leredde plaidirt für die Behandlung mit wesentlich grösseren Dosen von Hg, als sie gewöhnlich verwendet werden; speciell hält er die Schmiercur nicht für ausreichend, sondern will ausschliesslich Injectionen verwenden, und zwar grössere Dosen löslicher Salze oder 2mal wöchentlich 0,07—0,1 Calomel. — Von Hg-Präparaten für die Einreibungscur wird von Goldmann das 50%ige Hg-Vasogen als nicht irritirend und besonders wirksam bevorzugt; Werler rühmt wiederholt die Mercurcolloidbehandlung, bei welcher eine nach seiner Ansicht ausreichende Hg-Resorption im Urin nachweisbar ist und welche sehr gut vertragen wird (2, 3, 4 g der Mercurcolloid genannten Salbe oder auch Pillen). Jullien tritt warm für die Injectionstherapie ein, er benutzt sowohl gelöste als ungelöste Präparate je nach dem Fall und findet selbst bei Calomelinjectionen „Abscesse" nur ganz ausnahmsweise; die ungelösten Präparate bevorzugt Jullien bei allen schwereren Formen, zur Differentialdiagnose und zur „Abortivcur" im Beginn der Syphilis. Bei der ausserordentlich ausgebreiteten Verwendung von Injectionen zur Syphilisbehandlung ist es aber nothwendig, dass auch die Practiker von allen unangenehmen Nebenwirkungen Kenntniss erhalten, welche nach solchen auftreten. Es sind neben einigen früheren Fällen jetzt wieder 2 von Pflüger und Neumann und Bendig mitgetheilt worden, in welchen unmittelbar nach der Injection ein sehr intensiver Schmerz und im Anschluss

Therapie der hereditären Lues.

Hg bei Tabes.

Einreibungen.

Injectionen.

daran eine ausgebreitete Gangrän der Glutäalgegend eintrat. Auffallenderweise ist dieses sehr seltene und peinliche (wenngleich bisher nie wirklich fatale) Ereigniss in den publicirten Fällen nur nach Injectionen gelöster Hg-Präparate (Sozojodol-Hg, ölige Lösung von Hydrarg. bijodatum, Sublimat) aufgetreten, während diese doch sonst bekanntlich als die mildere und ungefährlichere Methode gelten. Die Autoren führen die Gangrän zum Theil auf eine Arterien-, zum Theil auf eine Nervenläsion zurück. Pflüger schliesst aus diesen Erfahrungen, dass man künftig nur subcutan injiciren solle; doch bleibt abzuwarten, ob dadurch der Gangrän mit Bestimmtheit vorzubeugen ist. Eine wirkliche Contraindication gegen die subcutane Methode überhaupt kann ein so seltenes Ereigniss natürlich nicht abgeben. Fast unerklärlich ist auch der von Neubeck berichtete Exitus nach 8 Salicyl-Hg-Injectionen — mit Dysenterie, gangränösen Geschwüren im Rectum, Durchbruch nach der Scheide etc. Die von dem Verfasser angenommene unterbrochene und dann plötzlich acut einsetzende Resorption kann das traurige Ereigniss kaum verständlich machen. Zur Verhütung der mercuriellen Stomatitis empfiehlt Bockhart die sachgemässe Anwendung der Unna'schen Kalichloricum-Paste: dieselbe muss 3—4mal täglich mit weicher Bürste nicht bloss auf die Zähne, sondern vor allem auf das Zahnfleisch und in alle Spalten und Winkel eingerieben werden; sie wirke dann antiseptisch und secretionsbefördernd; zugleich soll dadurch die mercurielle Proktitis verhindert werden. Ueber die Jodtherapie der Lues ist wenig Neues zu berichten. Sellei hat mit der anderweitig empfohlenen chlorfreien Diät keine günstigeren Resultate bei Verwendung von Jodkali gesehen; das Jodipin wirkt bei innerem Gebrauch wie das Jodkali, bei subcutanem Gebrauch ist der Jodismus seltener, die Erscheinungen aber schwinden sehr langsam; auch Feibes betont: wo es auf eine rasche Wirkung ankommt, wird man Jodalkalien geben müssen. Doch glaubt Feibes, dass Jodipininjectionen die Toleranz gegenüber den Hg-Curen erhöhen und bei Idiosynkrasie gegen Jodkali geradezu lebensrettend wirken können.

Mercurielle Stomatitis.

Jodtherapie.

Ulcus molle. Die Specificität des Ulcus molle und des Ducrey'schen Bacillus ist jetzt wohl allgemein anerkannt; danach kann, wie Finger mit Recht auseinandersetzt, auch an der Existenz des Chancre mixte nicht mehr gezweifelt werden. Nicht berechtigt ist es, anzunehmen, dass ein virulentes Ulcus molle-Virus die gleichzeitig eingeimpfte Syphilis zerstören könne. G. J. Müller empfiehlt

Ulcus molle.

zur Behandlung Jodyloform (am besten nach Heissluftbehandlung mit Holländer's Apparat). Auch in der Behandlung der venerischen Krankheiten macht sich eine gewisse Neigung zu physikalischen Methoden geltend. Speciell Ullmann verfolgte diese Richtung und theilt günstige Resultate mit, die er mit seinem „Thermoden" (einem „Hydrothermoregulator") bei venerischen Geschwüren, bei Epididymitis, Prostatitis und gonorrhoischen Arthritiden erzielt hat. Die Behandlung durch Vereisung mittels Chloräthyl oder Metäthyl (1—3mal täglich mehrere Minuten) und nachherige Jodoformeinpuderung empfiehlt Brandweiner. Speciell mit den Behandlungsmethoden der Bubonen beschäftigt sich Cederkreutz. Die rein chirurgische Therapie — Exstirpation — ist immer mehr zurückgetreten; die Bubonen sind zunächst conservativ zu behandeln: heisse Sandsäcke, Spiritusverbände (mit untergelegter Zinkpaste), in den ersten Stadien auch Eisblasen; bei Eiterung empfiehlt sich: kleine Incision mit nachträglicher Injection von 1—2 %igem Argentum nitricum oder — meist noch besser — von verflüssigter 10 %iger Jodoformvaseline. Nur in 1/4 oder 1/5 der Fälle muss danach noch ausgedehnt operirt werden. Im Gegensatz dazu bevorzugt G. J. Müller die breite Incision nach „Reifung" des Bubo und Auskratzung mit nachträglicher Jodyloformbehandlung.

Therapie des Ulcus molle.

Therapie der Bubonen.

Litteratur.

Hautkrankheiten.

A. Alexander, Zur Klinik und Histologie der Folliclis. Deutsches Arch. f. klin. Med. — C. Audry, Les Leucémides. Journal des mal. cut. et syph. Nr. 4. — D. Auerbach, Zur Naphthalanbehandlung des Ekzems. Monatsh. f. pract. Dermatol. Bd. XXXV, Nr. 8. — Besnier, Brocq, Jacquet, La pratique dermatologique. T. III. Paris. — S. Bettmann, Ueber Herpes laryngis (menstrualis) nebst Bemerkungen über den menstruellen Herpes. Berl. klin. Wochenschr. Nr. 36. — Derselbe, Ueber recidivirenden Herpes der männlichen Harnröhre. Münch. med. Wochenschr. Nr. 17. — Derselbe, Lupus follicularis disseminatus. Beitr. z. Klinik der Tuberculose. Würzburg. — M. Bockhart, Ueber die Behandlung der Leucoplacia bucco-lingualis. Monatsh. f. pract. Dermatol. Bd. XXXIV, Nr. 4. — A. Buschke, Die Blastomykose. Bibl. med., Stuttgart. — A. Cahn, Ueber Paranephritis und Pyonephrose nach Hautfurunkeln. Münch. med. Wochenschr. Nr. 19. — J. Csillag, Gibt es ein „Reflexekzem"? Arch. f. Dermatol. u. Syph. Bd. LXIII. — E. Doctor, Ueber Pruritus localis nach internem Arsenikgebrauch. Monatsh. f. pract. Dermatol. Bd. XXXIV, Nr. 8. — Dreyer, Die Verwendung der Brooke'schen Paste bei infectiösen und entzündlichen Hautaffectionen. Dermatol. Zeitschr. Bd. IX. — W. Fornet, Ueber Cardoldermatitis. Arch. f. Dermat. u. Syph. Bd. LX. — W. F. Freemann, Some postvaccinal eruptions. The Brit. Journ. of Dermatol. Nr. 5. — A. Gassmann, Ueber die durch Primula obconica erzeugte Hautkrankheit und über eine durch Primula sinensis verursachten Dermatitisfall. Corresp.-Bl. f. Schweizer Aerzte Nr. 11. — Derselbe, Röntgentherapie. Fortschr. d. Med. — J. A. Goldmann, Die therapeutische Verwendung des „Theervasogen". Monatsschr. f. pract. Dermatol. Bd. XXXIV, Nr. 3. — W. Harttung und A. Alexander, Zur Klinik und Histologie des Erythème induré Bazin. Arch. f. Dermat. u. Syph. Bd. LX. — A. Heller, Kleine Beiträge zur Tuberculosefrage. Münch. med. Wochenschrift Nr. 15. — C. Herxheimer, Ueber Glycerolate. Berl. klin. Wochenschrift Nr. 47. — R. v. Hösslin, Varicellen mit abnormer Entwickelung des Exanthems. Münch. med. Wochenschr. Nr. 17. — E. Holländer, Ueber die mechanische Disposition der Schleimhauterkrankungen bei Lupus vulgaris. Therap. Monatsh. Nr. 5. — Derselbe, Ueber die Frage der mechanischen Disposition zur Tuberculose nebst Schlussfolgerungen für Nasenplastiken nach Lupus. Berl. klin. Wochenschr. Nr. 14. — Derselbe, Der Lupus erythematodes. Berl. klin. Wochenschr. Nr. 30. — L. Jacquet, Nature et traitement de la pélade. La Pelade d'origine dentaire. Annales de Dermat. et de Syph. — J. Jadassohn, Ueber Prurigo und Neurodermitiden. Deutsche Praxis. — Jesionek, Die Modification der subcutanen Arseniktherapie nach Ziemssen-Speth. Münch. med. Wochenschr. Nr. 30. — S. Jessner, Dermatologische Heilmittel (Pharmacopoea dermatologica). Würzburg. — M. Joseph, Ueber Nagelkrankheiten.' Berl. Klinik Nr. 173. — Derselbe, Ueber Bromocollum solubile. Dermatol. Centralblatt 5. Jahrg. — R. Kaufmann, Ueber Stypticin. Monatsh. f. pract. Dermatol. Bd. XXXIV, Nr. 4. — Derselbe, Ueber Stypticin II. Monatsh. f. pract. Dermatol. Bd. XXXV, Nr. 3. — V. Klingmüller, Ein Fall von Lepra tuberosa aus Oberschlesien. Deutsche med. Wochenschr. Nr. 37. — Derselbe, Unsere gegenwärtigen Kenntnisse von der Lepra. Die Heilkunde Nr. 7. — P. Krause, Ueber einen Fall von Impftuberculose eines Schlachthausarbeiters durch tuberculöse Organe eines Rindes. Münch. med. Wochenschr. Nr. 25. — E. Kromayer, Repetitorium der Haut- und Geschlechtskrankheiten. Jena. — E. Lang, Lehrbuch der Hautkrankheiten. Wiesbaden. — O. Lassar, Ueber Impftuberculose. Deutsche med. Wochenschrift. Nr. 40. — Leredde, Le traitement externe de l'acné vulgaire. Gaz. des hôp. Nr. 35. — Fr. Luithlen, Therapie der Hautkrankheiten. Wien u. Leipzig. — R. Matzenauer, Paget's disease. Monatsh. f. pract. Dermatol. Bd. XXXV, Nr. 5. — Derselbe, Noma und Nosocomialgangrän. Arch. f. Dermatol. u. Syph. Bd. LX. — U. Matsuura, Die Dickenschwankungen des Kopfhaares des gesunden und kranken Menschen. Arch. f. Dermatol. u. Syph. Bd. LXII. — L. Merk, Zur Kenntniss der Dermatitis pyaemica. Arch. f. Dermatol. u. Syph. Bd. LXIII. — G. J. Müller, Imprägnirte medicamentöse Pulver. Monatsh. f. pract. Dermatol. Bd. XXXV,

Nr. 3. — A. Neisser, Plato's Versuche über die Herstellung und Verwendung von „Trichophytin". Arch. f. Dermatol. und Syph. Bd. LX. — A. Notthaft von Weissenstein, Klinische Beiträge. Dermatol. Centralbl. Nr. 2. — O. v. Petersen, Die tuberculösen Erkrankungen der Haut und ihre Beziehungen zu den inneren Organen. Berlin. klin. Wochenschr. Nr. 16. — C. Rasch, Fall von localem durch einen Hühnerparasiten (Menopon pallidum Nitzsch) hervorgerufenen Pruritus. Dermatol. Centralbl. Nr. 3. — Rasch, Verbesserung der Zinkleimdecke. Monatsh. f. pract. Dermatol. Bd. XXXV, Nr. 10. — J. H. Rille, Lehrbuch der Haut- und Geschlechtskrankheiten. Jena. — Derselbe, Zur Frage der Arsenikdermatosen. Wien. klin. Wochenschr. Nr. 17. — S. Róna, Können mechanische Einwirkungen und unter ihnen in erster Reihe Kratzen Ekzem verursachen? Arch. f. Dermatol. u. Syph. Bd. LXIII. — O. Rosenthal, Ein Fall von Arsenintoxication. Dermatol. Zeitschr. Nr. 9. — P. Rusch, Zur operativen Behandlung des Rhinophyma. Wien. klin. Wochenschr. Nr. 13. — R. Sabouraud, Les maladies séborrhéiques. Seborrhée, Acnés, Calvitie. Paris. — W. Schild, Das Atoxyl (Metaarsensäureanilid), ein neues Arsenpräparat und dessen dermatotherapeutische Verwendung. Dermatol. Zeitschr. Bd. IX. — W. Scholtz, Ueber den Einfluss der Röntgenstrahlen auf die Haut in gesundem und krankem Zustande. Arch. f. Dermatol. u. Syph. Bd. LIX. — F. Siebert, Ueber Juckausschläge im Kindesalter. Münch. med. Wochenschr. Nr. 27. — J. Sellei, Pathologie und Therapie der Psoriasis vulgaris. Samml. klin. Vortr. Nr. 327. — J. H. Sequeira und H. Balean, Lupus erythemat. The Brit. journ. of Derm. Nr. 10. — H. W. Stelwagon, Case of extraordinary quinine susceptibility. Journal of cut. and genit.-urin. dis., Jan. — P. Strübing, Ueber „Adiposis dolorosa" (Dercum) und das „Oedème blanc et bleu" (Charcot). Arch. f. Dermatol. u. Syph. Bd. LIX. — E. Tavel, La résection du nerf honteux interne dans le vaginisme et le prurit de la vulve. Rev. de chir. Nr. 2. — L. Török, Welche Hautveränderungen können durch mechanische Reizung der Haut hervorgerufen werden? Arch. f. Dermatol. u. Syph. Bd. LXIII. — E. Tomasczewski, Zur Frage des Malum perforans pedis, mit besonderer Berücksichtigung seiner Aetiologie. Münch. med. Wochenschrift Nr. 20. — M. F. Tremolières, La pelade. Gaz. des hôp. — T. F. Wallhauser, Two cases of rare bromide eruption. Journ. of cut. and genit.-urin. dis. Nr. 5. — W. B. Warde, Lupus erythem. The Brit. journ. of Dermatol. Nr. 10. — Derselbe, Lupus erythem. The Brit. journ. of Dermatol. Nr. 12. — W. Wechselmann, Ueber die durch Primelgift hervorgerufene Entzündung. Monatsh. f. pract. Dermatol. Bd. XXXV, Nr. 1. — St. Weidenfeld, Ueber den Verbrennungstod. Arch. f. Dermatol. u. Syph. Bd. LXI. — E. Weinstein, Ueber Psoriasis nach Impfung. Wien. med. Wochenschr. Nr. 4. — M. Wolters, Ueber Hautaffectionen nach dem Gebrauche von Aureol. Dermatol. Zeitschr. Bd. IX. — R. Zollikofer, Ueber Hauttuberculide. Corresp.-Bl. f. Schweizer Aerzte Nr. 6 u. 7.

Venerische Krankheiten.

Gonorrhoe.

G. Barbiani, La gonococcemia. Giornale italiano delle mal. ven. e d. pelle Nr. 1. — Benario, Zur Behandlung der Gonorrhoe mit Protargolgelatine. Münch. med. Wochenschr. Nr. 51. — A. Blaschko, Zur Abortivbehandlung der Gonorrhoe. Berl. klin. Wochenschr. Nr. 19. — Boss, Zur Behandlung der Gonorrhoe mit Gonosan (Kawa-Santal), einem neuen Antigonorrhoicum. Deutsche Med.-Ztg. Nr. 98. — A. Buschke, Ueber Vulvovaginitis infantum. Die Therapie d. Gegenwart Nr. 3. — Le Clerc-Dandoy, Practische Ueberlegungen über die Epididymitis gonorrhoica. Deutsche Praxis Nr. 7. — Dreyer, Gonokokken in Lymphgefässen. Arch. f. Dermatol. u. Syph. Bd. LX. — F. Sw. Edwards, The treatment of Gonorrhoea with special reference to bladder irrigation. Lancet, 12. April. — J. Fick, Ueber präputiale Schleimhautgänge mit Littre'schen Schleimdrüsen und deren gonorrhoische Erkrankung. Dermatol. Zeitschr. Nr. 4. — P. R. Glynn, 2 cases of gonorrhoeal paralysis. Lancet, 27. Septbr. — B. Goldberg, Ichthargan bei Blennorrhoe. Therap. Monatsh. Nr. 3. — S. Grosz, Ueber eine seltene Complication der chronischen Gonorrhoe nebst Beiträgen zur pathologischen Anatomie der männlichen Urethra. Monatsber. f. Urologie Nr. 11. — J. Heller, Beiträge zur Casuistik seltener blennorrhoischer Erkrankungen. Dermatol. Zeitschr. Bd. IX. — M. Hodara, Ueber einige Formen der Prurigo diathésique de Besnier und über ihre Behandlung. Monatshefte f. pract. Dermatol. Bd. XXXIV, Nr. 10. — G. L. Hunner u. N. Mc L. Harris, Acute general gonorrhoeal peritonitis. Bull. of the Johns Hopkins Hosp., June. — H. G. Klotz, Die Behandlung der acuten und subacuten Gonorrhoea anterior mit rückläufigen Einspritzungen stärkerer Silberlösungen. Arch. f. Dermatol. u. Syph. Bd. LX. — Derselbe, Albargin. Medical News Nr. 22. — F. Kornfeld, Gonorrhoe u. Ehe. Wien. med. Wochenschr. Nr. 41. — A. Kronfeld, Zur Therapie des venerischen Katarrhs. Wien. med. Wochenschr. Nr. 6. — A. Kurka, Ueber metastatische Bindehautentzündung bei Gonorrhoe. Wien. klin. Wochenschr. Nr. 40. — R. Ledermann, Ueber das Vorkommen des Bacterium coli commune bei postgonorrhoischer Urethritis. Dermatol. Zeitschr. Nr. 2. — R. Loeb, Ein statistischer Beitrag zur Prophylaxe der geschlechtlichen Krankheiten. Dermatol. Centralbl. Nr. 11. — J. B. Malejew, Albargin. Militär-med. Journ., März. — Th. v. Marschalkó, Ist die Gonorrhoe der Prostituirten heilbar? Ein Beitrag zur Prophylaxe des Trippers. Berl. klin. Wochenschr. Nr. 15. — R. Matzenauer, Periurethrale Infiltrate und Abscesse beim Weibe; chronisch gonorrhoische Induration der weiblichen Harnröhre. Wien. klin. Wochenschr. Nr. 45. — V. Meyer, Albargin. Gazz. intern. di Med. prat. Nr. 24. — M. Michaelis, Ueber Endocarditis gonorrhoica und andere gonorrhoische Metastasen.

Leyden-Festschrift. — R. Michels, Ein Beitrag zur Prophylaxe der Geschlechtskrankheiten. Dermatol. Centralbl. 5. Jahrg. — J. Neuberger, Klinische Beiträge zur paraurethralen und präputialen Gonorrhoe. Festschrift zur Feier des 50jährigen Bestehens des ärztlichen Vereins Nürnberg. — G. Nobl, Zur Histopathologie der venerischen Bartholinitis. Arch. f. Dermatol. u. Syph. Bd. LXI. — Orlipski, Ein Fall von habitueller Urticaria gonorrhoica. Münch. med. Wochenschr. Nr. 40. — M. Porosz, Die Therapie der Blennorrhoe mit Acidum nitric. Wien. med. Wochenschr. Nr. 10 u. 11. — E. Saalfeld, Ein Beitrag zur Behandlung der chronischen Gonorrhoe. Berl. klin. Wochenschr. Nr. 14. — Derselbe, Zur Ichthargan-behandlung der Blennorrhoe. Therap. Monatsh. Nr. 3. — Th. Schwab, Zur Behandlung der Gonorrhoe mit Chinin-Wismuthrhodanat Edinger (Crurin pro injectione). Die med. Woche Nr. 43. — J. F. Selenew, Ueber den Einfluss der Gonorrhoe auf das Nervensystem. Monatsber. f. Urologie Nr. 10. — A. Sparigia, Ittargano. Policlinico. — L. Spitzer, Erfahrungen über die Janet'sche Methode der Urethral- und Blasenbehandlung. Wien. klin. Wochenschr. Nr. 42. — A. Strauss, Zur Behandlung der chronischen Gonorrhoe mit Oberländer'schen Dilatatoren. Monatsh. f. pract. Dermatol. Bd. 34, Nr. 11. — P. Tänzer, Zur Behandlung der Blennorrhoe. Monatsh. f. pract. Dermatol. Bd. XXXIV, Nr. 7. — K. Ullmann, Zur klinisch-therapeutischen Verwerthbarkeit constanter Wärme. Wien. klin. Rundschau Nr. 23—25. — W. Wolff, Ueber Gonokokken-Septicopyämie. Fortschr. d. Med. Nr. 11. — M. v. Zeissl, Die Complicationen des männlichen Harnröhrentrippers und ihre Behandlung. Wien. Klinik, 28. Jahrg. — Derselbe, Behandlung des Harnröhrentrippers und seiner Complicationen beim Manne. Wien. Klinik.

Syphilis und Ulcus molle.

C. Berliner, Zur Differentialdiagnose der Syphilis und syphilisähnlicher Arzneiexantheme. Monatsh. f. pract. Dermatol. Nr. 4. — M. Bockhart, Ueber die Mercurialbehandlung der Tabeskranken. Monatsh. f. pract. Dermatol. Bd. XXXIV, Nr. 1. — Derselbe, Ueber die Aetiologie und Prophylaxe der mercuriellen Stomatitis. Monatsh. f. pract. Dermatol. Bd. XXXIV, Nr. 3. — A. Brandweiner, Die Behandlung des venerischen Geschwürs mit Kälte. Wien. klin. Wochenschr. Nr. 12. — A. Cedercreutz, Beiträge zur Kenntniss des Bubo inguinalis und der Werth einiger Bubobehandlungsmethoden. Therap. d. Gegenwart, August. — Dind, La blennorrhagie et ses complications. Lausanne. — Dubois-Havenith, 2. Conférence internationale pour la prophylaxe des maladies vénériennes. Bruxelles. — E. v. Düring, Grundsätze der Syphilisbehandlung. Münch. med. Wochenschr. Nr. 37. — E. v. Düring-Pascha, Studien über endemische und hereditäre Syphilis. Arch. f. Dermatol. u. Syph. Bd. LXI. — S. Ehrmann, Seborrhoe und seborrhoisches Ekzem als provocirende Momente für

Syphiliseruption. Wien. klin. Rundschau Nr. 44. — E. Epstein, 133 Fälle tertiärer Hautsyphilis. Festschrift z. Feier d. 50jähr. Bestehens d. ärztl. Vereins Nürnberg. — J. Erdheim, Nierengumma. Wien. med. Wochenschrift Nr. 10. — E. Feibes, Betrachtungen über das Jodipin. Dermatol. Zeitschr. Bd. IX. — E. Finger, Ulcus molle und Syphilis. Wien. klin. Wochenschr. Nr. 2. — W. Friedländer, Zur Uebertragungsweise der Syphilis. Berl. klin. Wochenschr. Nr. 3. — L. Glück, Ueber das sog. Profeta'sche Gesetz. Wien. med. Wochenschr. Nr. 9. — J. A. Goldmann, Erfahrungen über den therapeutischen Effect der Quecksilber-Vasogensalbe. Monatsh. f. Dermatol. Bd. XXXV, Nr. 7. — C. T. Hansen und P. Heiberg, In welchem Alter findet man die meisten Ansteckungen von Syphilis und in welchem Alter brechen die meisten Fälle von genereller Paralyse aus? Arch. f. Dermatol. u. Syph. Bd. LXIII. — R. Hecker, Die Erkennung der fötalen Syphilis. Deutsche med. Wochenschr. Nr. 45 u. 46. — C. Herxheimer und Krause, Ueber eine bei Syphilitischen vorkommende Quecksilberreaction. Deutsche med. Wochenschr. Nr. 50. — C. Hochsinger, Hereditäre Frühsyphilis ohne Exanthem. Wien. med. Presse Nr. 39. — E. Hoffmann, Ueber Quecksilberdermatitis und die ihr zu Grunde liegenden histologischen Veränderungen nebst Bemerkungen über die dabei beobachtete locale und Bluteosinophilie. Berl. klin. Wochenschrift Nr. 39 u. 40. — E. Hoffmann u. E. Salkowski, Ueber Nephritis syphilitica acuta praecox mit enormer Albuminurie. Berl. klin. Wochenschr. Nr. 6—9. — E. Hocke, Ueber ein an den Banti'schen Symptomencomplex erinnerndes Krankheitsbild, wahrscheinlich hervorgerufen durch congenitale Lues. Berliner klinische Wochenschrift Nr. 16. — E. Iványi, 138 neuere Fälle von extragenitaler Syphilisinfection. Pester med.-chir. Presse Nr. 18. — M. Joseph und Piorkowski, Beitrag zur Lehre von den Syphilisbacillen. Berl. klin. Wochenschr. Nr. 12—14. — Dieselben, Weitere Beiräge zur Lehre von den Syphilisbacillen. Deutsche med. Wochenschr. Nr. 50 u. 51. — Jullien, Injections mercurielles. Jounal des mal. cut. et syph. Nr. 7 u. 8. — H. Koebner, Zwei Fälle von Schädel- und Gehirnsyphilis nebst Obductionsbefunden. Arch. f. Dermatol. u. Syph. Bd. LXIII. — G. Kulisch, Casuistischer Beitrag zur Genese der Gummata syphilitica. Deutsche med. Wochenschr. Nr. 49. — Leredde, Ueber eine Verbesserung in der Behandlung der schweren Formen der Syphilis. Monatsh. f. pract. Dermatol. Bd. XXXV. — E. Lesser, Ehe und venerische Krankheiten. Berl. klin. Wochenschr. Nr. 28. — Levinger, Beitrag zur Diagnose der tertiären Syphilis des Rachens. Deutsche med. Wochenschr. Nr. 6. — M. Marcuse, Ueber nodöse Syphilide („Erythema nodosum syphiliticum") und syphilitische Phlebitis. Arch. f. Dermatol. u. Syph. Bd. LXIII. — M. de Margouliès, Syphilis de la vessie. Annal. des mal. des org. gén.-urin. Nr. 4. — A. Martin, Statistische Untersuchung über die Folgen infantiler Lues (acquirirter und hereditärer). Münch. med. Wochenschr. Nr. 25. — M. Matthes, Statistische Untersuchung über die Folgen der Lues. Münch.

med. Wochenschr. Nr. 6 u. 7. — R. Matzenauer, Brustdrüsensyphilis im Frühstadium. Wien. klin. Wochenschr. Nr. 40. — Derselbe, Muskelsyphilis im Frühstadium. Monatsh. f. pract. Dermatol. Bd. XXXV, Nr. 10. — G. J. Müller, Zur Behandlung des venerischen Geschwürs und der Lymphadenitis inguinalis. Deutsche med. Wochenschr. Nr. 17 u. 18. — A. Neisser, Ueber Versuche, Syphilis auf Schweine zu übertragen. Arch. f. Dermatol. u. Syph. Bd. LIX. — R. Neubeck, Quecksilbervergiftung mit tödtlichem Ausgang nach Einspritzungen von Hydrargyr. salicyl. Dermatol. Zeitschr. Bd. IX. — J. Neumann, Ueber ungewöhnlichen Sitz des Primäraffects an der Haut und Schleimhaut. Wien. med. Presse Nr. 9. — Derselbe, Der extragenitale syphilitische Primäraffect in seiner klinischen und volkshygienischen Bedeutung. Wien. klin. Wochenschrift Nr. 39. — H. Neumann und E. Bendig, Ein Fall von ausgebreiteter Gangrän nach intramusculärer Injection von Hydrargyrum sozojodolicum. Arch. f. Dermatol. u. Syph. Bd. LXIII. — M. Nonne, Syphilis und Nervensystem. Berlin. — Pflüger, Partielle Gangrän nach Injection einer öligen Lösung von Hydrargyrum bijodatum. Arch. f. Dermatol. u. Syph. Bd. LX. — Fr. Rosenfeld, Die syphilitische Dünndarmstenose. Berl. klin. Wochenschr. Nr. 14. — H. Rotky, Ueber einen Fall von syphilitischer Periostitis mit gummöser Affection einer Niere. Wien. klin. Rundschau Nr. 16. — Rumpf, Syphilis der Bronchialdrüsen mit Usur der Trachea und bronchopneumonischen Heerden. v. Leyden-Festschrift. — B. Scheube, Die venerischen Krankheiten in den warmen Ländern. Leipzig. — M. Schüller, Ueber eigenartige Parasitenbefunde bei Syphilis. Centralbl. f. Bacteriolog. etc. Bd. XXXII. — J. Sellei, Beiträge zur Frage der Wirkung der Jodalkalien und des Jodipins bei Syphilis. Monatsh. f. pract. Dermatol. Bd. XXXIV, Nr. 12. — M. Spitzer, Ueber Carcinombildung auf gummösem Boden. Zeitschr. f. Heilkde. — R. Stanziale, Inoculazioni di prodotti sifilitici al maiale ed ai conigli. Soc. ital. di Derm. e Sif. Milano. — M. Stern, Syphilis und Trauma. Wien. klin. Rundschau. Nr. 42. — P. Stolper, Ueber die Beziehungen zwischen Syphilis und Trauma, insbesondere in gerichtlich- und versicherungsrechtlich-medicinischer Hinsicht. Deutsche Zeitschr. f. Chir. — P. Thimm, Ein schweres, spät eintretendes bullöses Quecksilberexanthem nach 12 Einreibungen mit grauer Salbe. Dermatol. Zeitschr. Nr. 6. — H. Vörner, Ueber Blutplättchenbefunde im Blute von Syphilitikern und ihre Bedeutung. Deutsche med. Wochenschr. Nr. 50. — Vorträge über Syphilis und Gonorrhoe II. Berl. klin. Wochenschr. — L. Waelsch, Ueber die Beziehungen zwischen Rectumstrictur, Elephantiasis vulvae und Syphilis. Arch. f. Dermatol. u. Syph. Bd. LIX. — M. Wagner, Ueber parenchymatöse Nephritis bei Lues. Münch. med. Wochenschr. Nr. 50. — Waldvogel, Nephritis syphilitica acuta. Deutsche med. Wochenschr. Nr. 44. — Weber, Zur Statistik der tertiären Syphilis. Klin.-therap. Wochenschrift. — F. Parkes Weber, A note on syphilis in relation to life assurance with an examination of 500 consecutive claims. Lancet,

27. Sept. — E. Welander, Drei Fälle von Strictura pharyngis syphilitica. Arch. f. Dermatol. u. Syph. Bd. LXI. — Derselbe, Zur Frage: Wie kann man die durch eine syphilitische Schwangerschaft verursachte sociale Gefahr bekämpfen. Arch. f. Dermatol. u. Syph. Bd. LXIII. — O. Werler, Ueber practische Erfahrungen mit der Mercurcolloidbehandlung unter besonderer Berücksichtigung des klinischen Nachweises der Quecksilberverbindungen. Therapeut. Monatsh. Nr. 3. — M. v. Zeissl, Lehrbuch der venerischen Krankheiten. Stuttgart.

8. Kinderkrankheiten.

Von Privatdocent Dr. **H. Neumann** in Berlin.

Physiologisches über Frauenmilch. Alexine.

Ernährung. Die Bestrebungen, über die physiologischen Eigenschaften der Frauenmilch Genaueres zu erfahren, wurden fortgesetzt. Moro machte bei Escherich wichtige Untersuchungen über die Alexine der Milch und des kindlichen Blutserums, die freilich noch nicht sehr zahlreich sind. In der rohen Milch des Menschen und der Kuh konnte er, entgegen der üblichen Annahme, keine bactericide oder hämolytische Wirkung feststellen, hingegen in dem Blutserum von Brustmilchkindern; bei künstlich genährten Säuglingen fehlte sie. Im Serum des Neugeborenen war die bactericide Wirkung geringer als bei Kindern, die schon länger genährt waren: es müssen also die Alexine in einer solchen Form mit der Milch zugeführt werden (etwa an das Milchcasein gebunden), dass sie sich in ihr nicht nachweisen lassen und erst durch die Verdauung im Körper des Säuglings frei werden.

Agglutinine.

In einer weiteren Arbeit von Moro wird eine andere Eigenheit der menschlichen Milch genauer erörtert. Es handelt sich um das Bordet'sche Lactoserum, das durch Einspritzung der Milch von bestimmten Thieren entsteht und nur gegenüber der Milch des gleichen Thieres Gerinnung erzeugt. Dies Serum kann über 56° C. erhitzt werden, ohne seine Wirkung einzubüssen; die fällende Substanz geht in das Blut der Jungen über. Das specifische Serum lässt sich auch durch Injection von trockenem reinem Kuhmilch- oder Frauencasein bei dem Versuchsthier gewinnen, ebenso auch durch Einspritzung sterilisirter Milch. Die Reaction tritt unter Zusatz wechselnder Mengen Lactoserums ein; die „Fällungsgrenze" hat für Menschenmilch die höchste Grenze, wenn das Lactoserum mit Milch von derjenigen Frau zusammengebracht wird, deren Milch dem Thiere eingespritzt wurde; für anderer Frauen Milch ist die Grenze niedriger, d. h. wird weniger bei den gleichen Mengen von Serum und Milch gefällt.

Schlossmann's specifische Reaction.

Sehr merkwürdig ist eine von Schlossmann entdeckte und von Moro und Hamburger nachgeprüfte Reaction der Menschenmilch: kleinste Mengen derselben bringen (im Gegensatz zur Kuhmilch) Hydrocelenflüssigkeit zum Gerinnen. Schliesslich spricht nach Moro auch das Verhalten der Fermente, welches bei der Milch verschiedener Thierarten verschieden ist, für die Specificität der in der Milch verschiedener Thiere enthaltenen Eiweisse. Bei Menschenmilch findet sich ein diastatisches Ferment. Uebrigens stellte Moro 2 Ernährungsversuche an, bei denen zuerst Ammenmilch aus der Flasche roh, später bei 100° 10 Minuten lang erhitzt gegeben wurde.

Während der zweiten Ernährungsperiode nahmen die Säuglinge nicht ausreichend zu. Wenn die Fermente bei Erhitzung zerstört werden, so wird dies auf constitutionelle Veränderungen des Eiweissmoleküls, von dem das Ferment eine Lebensäusserung ist, zurückzuführen sein. — Die Nahrungsmengen gesunder Brustkinder werden von Jahr zu Jahr besser bekannt. Nordheim, Willy Beuthner und Feer gaben sorgfältige, fortlaufende Wägungen. Es lässt sich leicht merken, dass zu 14 Tagen etwa 500 g, zu 7 Wochen 700—800 g und im 6. Monat etwa 1000 g Milch an der Brust getrunken werden. Besonders werthvoll sind die neuen Beobachtungen von Feer. Sprungweise Zunahmen der Brustkinder (ausser durch Menstruation der Mutter) hält er nicht für normal. Bei den Einzelmahlzeiten unterscheidet er zwischen ihrer durchschnittlichen und maximalen Grösse. Die durchschnittliche Grösse würde bei etwa 6 Tagesmahlzeiten in Uebereinstimmung mit der oben angegebenen Tagesmenge, wie sie sich aus zahlreichen Beobachtungen ergibt, stehen: nach Feer in der 2. Woche 90, in der 5. Woche 125 g. Für die maximalen Nahrungsvolumina muss man die Annahme machen, dass ein Theil der Frauenmilch schon während des Trinkens den Magen verlasse. Wenn Schmid-Monnard die gleichen Maximalzahlen auch bei Flaschenkindern fand, so empfiehlt es sich dennoch bei letzteren unterhalb derselben zu bleiben. Da, wie Feer richtig bemerkt, gerade die ersten Wochen für den Erfolg oder Nichterfolg der künstlichen Ernährung ausschlaggebend sind, so sollte man die natürlichen Verhältnisse während dieser Zeit sorgfältig beachten. Auf das Kilo Körpergewicht berechnet, werden während der 1. Woche ca. 650 g, in der 2. Woche bis 1200 g Milch getrunken; bis zur 6.—7. Woche erhöht sich die Zahl bis auf 1220 g, um weiterhin abzusinken. Das Liter Frauenmilch zu 700 Calorieen angenommen, würde der Energiequotient bis zur 7. Woche bis auf 121 Calorieen steigen, um dann bis zur 20. Woche allmählich bis auf 96 Calorieen herunterzugehen; es ist also für den Energiequotienten das Alter zu berücksichtigen. Gaus stellte den Calorieenwerth der Milch, den Rubner und Heubner zu 614,2 und 723,9 Calorieen bestimmt hatten, nach Beobachtungen an drei jungen Wöchnerinnen zu ca. 679, 742, 744, im Durchschnitt zu 722 Calorieen fest und verwendet diesen Werth zur Aufstellung einer täglichen Bilanz für die ersten 10 Wochenbettstage (was vielleicht nicht ganz richtig ist): danach beträgt der in der Nahrung aufgenommene Calorieenwerth auf 1000 g Kind nicht selten 50 und selbst weniger Calorieen. Max Adam findet für die ersten Lebenswochen einen ähnlichen niedrigen Energiequotienten. Trotzdem nun, wie Feer ausführt, der Verbrauch an Nährstoffen und dementsprechend an Calorieen auf das Kilo Körpersubstanz bis zur 6.—7. Woche ansteigt, hat der verhältnissmässige Ansatz doch schon in der 3.—4. Woche sein Maximum erreicht. Feer kommt auf diese Thatsache durch die Umbildung des Begriffes „Nährquotient" (s. auch vorigen Jahrgang) zu dem Begriffe des „Zuwachsquotienten". Der Nährquotient ist z. B. nach Gaus für das gut entwickelte Neugeborene in den ersten 10 Lebenstagen durchschnittlich etwa 10 % (aus-

Natürliche Ernährung.

nahmsweise sogar 27,36), d. h. es betrug der Gewichtszuwachs 10 % der aufgenommenen Nahrung. Feer berücksichtigt gleichzeitig das Körpergewicht; er stellt also den Gewichtszuwachs (an Grammen) in Verhältniss zu dem Product aus Körpergewicht und Nahrungsaufnahme (in Kilo). Ausser dem auf diese Weise oben festgestellten Zeitpunkt des grössten Zuwachses ergibt sich merkwürdigerweise noch die Thatsache, dass der Zuwachsquotient bei Geschwistern sehr ähnlich und zwischen Kindern verschiedener Mütter zuweilen sehr verschieden ist: ein Zeichen, dass die Milch einer Frau bei verschiedener Lactation eine grosse Constanz bewahrt. — Eine kleine Broschüre von Paul Sommerfeld stellt die verschiedenen Vorschriften für künstliche Ernährung nach Menge, Zusammensetzung und Verbrennungswerth auf das genaueste zusammen. Zu den alten kommen mehr oder weniger neue Vorschriften, deren Schema natürlich nicht immer für den Einzelfall zu passen braucht. Allgemein ist hierbei das Bestreben, nicht über die physiologischen Mengen hinauszugehen. Rissmann und Pritzsche gaben 19 Neugeborenen vom ersten Tage an in sieben Mahlzeiten in physiologischen Mengen Vollmilch; dass sie hiermit einen Misserfolg hatten, kann kaum Wunder nehmen. Für die Verdünnung der Milch gibt Adam ein recht brauchbares Schema, welches mit zahlreichen und günstigen Beobachtungen aus Escherich's Abtheilung begründet ist und wesentlich auf Escherich's volumetrische Methode zurückgeht; bei der absolut geringen Nahrungszufuhr ist der Fettgehalt ein relativ hoher. Wenn gerade Gärtner's Fettmilch zur Verwendung kam, so hat dies Präparat keine besondere Bedeutung für die Ernährungsregeln, da es nach Bedarf verdünnt wurde. Die Regel Adam's lautet nun einfach so, dass man zunächst die dem Alter entsprechende physiologische Nahrungsmenge (s. oben) feststellt, und, je nachdem man vorsichtiger oder kräftiger zu ernähren wünscht, das Kilogewicht des Kindes mit 1/10 oder 1/7 dieser Nahrungsmenge multiplicirt, um dann mit einer 6 %igen Zuckerlösung auf die Nahrungsmenge aufzufüllen. Trinkt also z. B. im Beginn der 5. Woche ein Kind 700 g und wiegt es 3,7 kg, so würde es an Kuhmilch erhalten $\frac{700 \cdot 3,7}{7} = 370$ und es würden hierzu 330 g 6 %ige Milchzuckerlösung gefügt. Günstiger stellen sich für die ersten Lebensmonate die Rahmgemenge; wenn man den Marktrahm zu 10 % Fett annimmt, so enthält er etwa doppelt so viele Calorieen als die Milch; von der berechneten Milchmenge würde man also die Hälfte durch Rahm — das wäre ein Viertel der berechneten Milchmenge — ersetzen und wieder auf das Nahrungsvolum auffüllen; für die 5. Woche nehme man also 180 Milch, 90 Rahm und 430 6 %ige Milchzuckerlösung. — In dem Maasse, wie der Nachtheil einer längeren Erhitzung der Säuglingsmilch bekannt wird, mehren sich die Apparate zur häuslichen Pasteurisirung. Wir hatten im vergangenen Jahr den Apparat von Hippius (Moskau) erwähnt, welcher seither eine erhebliche Verbreitung gefunden hat. Hippius selbst rühmt von dem Pasteurisiren Beseitigung der bei gekochter Milch häufigen Verstopfung sowie bessere Ge-

Künstliche Ernährung.

Erhitzung.

wichtszunahme. Gegenüber dem Apparat von Hippius betont Kobrak bei seinem Apparat die Entbehrlichkeit eines Thermometers und die leichte Bewahrung einer constanten Temperatur (zwischen etwa 60—65° C.), und Referent kann bestätigen, dass der Apparat nach der ersten Gewöhnung leicht gehandhabt wird und gut arbeitet. Es haben W. Cronheim und Erich Müller in sehr exacter Weise Untersuchungen über den Einfluss der Sterilisation der Milch auf den Stoffwechsel der Säuglinge ausgeführt. Fett und Eiweiss der 20—30 Minuten bei 102—103° C. sterilisirten Milch wurden besser verdaut bezw. assimilirt als in der rohen Milch. Hingegen sprachen die (3) Versuche bezüglich des Kalkansatzes mehr für die rohe Milch — wenigstens, wenn man den Kalkansatz zu dem N-Ansatz in Beziehung bringt. Der Phosphor wurde in der rohen Milch besser verdaut als in der gekochten. Uebrigens geben die Verf. ausdrücklich zu, dass der ungünstige Einfluss der Sterilisation auf die Milch voraussichtlich auch noch anderweitig verursacht ist. In der Praxis wird jetzt vielfach selbst von der Pasteurisation abgesehen und die Milch roh verabreicht. Sie ist dann, selbst unverdünnt, vielfach auffällig bekömmlich, vorausgesetzt, dass man sie in grösseren Zwischenräumen und in Mengen verabreicht, die besonders im Beginn der Behandlung noch unter der physiologischen Menge bleiben; in der Regel wird die rohe Milch übrigens in der gewöhnlichen Weise verdünnt; unter Umständen wird die Milch zunächst rein und hernach etwas Gerstenwasser oder gekochtes Wasser gegeben. Die Mittheilung von S. Monrad aus dem Spital von Hirschsprung bezieht sich nur auf 5 Fälle und ist sehr vorsichtig abgefasst; man gewinnt aber die Ueberzeugung, dass die rohe Milch in einzelnen Fällen gegenüber einer stärker erhitzten Milch Wunder thut; Voraussetzung ist natürlich eine ungemein saubere Gewinnung und Verwahrung der Milch; die Gefahr der tuberculösen Infection schlägt der Verfasser nicht hoch an. Es wird u. a. die Geschichte eines 13monatlichen Kindes von 3400 g, dessen Verdauungsstörung aller arzneilichen und diätetischen Behandlung trotzte, berichtet; mit dem Genuss der rohen Milch functionirte der Darm sofort gut, und das Kind nahm in 11 Wochen 2700 g zu. Bei einem andern Säugling sehen wir eben solche schnelle Besserung, der eine Verschlimmerung folgt, als irrthümlich gekochte Milch gegeben wird; als der Irrthum verbessert war, tritt Heilung ein. Beobachtungen dieser Art sind jedenfalls bemerkenswerth. An sie schliessen sich die Versuche mit gelabter Vollmilch. Hier wird die auf Körpertemperatur erwärmte Milch durch Zusatz von Labferment zur Gerinnung gebracht, das Gerinnsel durch Schütteln fein vertheilt und die Milch in diesem Zustande gereicht. Das Labferment mit Milchzucker wird von den Höchster Farbwerken als Pegnin geliefert. Wir haben hier also eine Vollmilch, welche bezüglich des Eiweissgehalts und seiner Vertheilung der Buttermilch sehr nahe steht. Die Verwendungsform für die gelabte Milch ist die gleiche wie die rohe Vollmilch: seltene Darreichung, höchstens 6mal, bei physiologischer Nahrungsmenge. Die Anzeige ist ebenso, wie bei Vollmilch, chronische Verdauungsstörung mit Atrophie;

Milchmischungen.

Pasteurisation.

Rohe Milch.

Labmilch.

besonders schnell weicht chronisches Erbrechen. (Vergl. Langstein, Jahrb. f. Kinderheilk. Bd. V.) Auf dem letzten Congress für Kinderheilkunde (1902) fand die gelabte Milch z. B. seitens Siegert's und Escherich's Anerkennung. — Ein wesentlicher Fortschritt in der Kinderernährung ist durch die Verwendung der Buttermilch erzielt worden. Uns zuerst durch eine Broschüre von de Jager im Jahre 1898 übermittelt, ist mittlerweile diese holländische Methode der Säuglingsernährung vielfach eingeführt und die grosse Bedeutung, welche ihr zukommt, z. B. bei den Verhandlungen der Gesellschaft für Kinderheilkunde (Hamburg 1901), von denen, die sie selbst geprüft haben, anerkannt. Da es sich nicht um ein theures und kunstvolles Präparat handelt, welches für die Wohlhabenden bestimmt ist und auch bei ihnen sich nicht auf die Dauer bewährt, sondern vielmehr um einen billigen Ersatz der gewöhnlichen Kuhmilch, das in breiten Bevölkerungsschichten schon die Probe bestanden hat, so lohnt sich eine genauere Besprechung. Aus der gründlichen Arbeit von Teixeira de Mattos ergibt es sich, welche Anforderungen an die Buttermilch zu stellen sind, wenn sie zur Säuglingsernährung geeignet sein soll. Wir können hierbei auch die Angaben Salge's verwerthen, der die Buttermilch an der Kinderklinik der Charité zur Verwendung gebracht hat. Teixeira de Mattos gibt an: 1 Liter Buttermilch wird mit einem gut abgestrichenen Esslöffel (10—12 g) feinen Reis-, Weizen- oder anderem Mehl, Sorte 1, angerührt, auf mässigem Feuer unter fortwährendem Rühren bis zum dreimaligen Aufwallen gekocht (25 Minuten), wonach noch 2—3 gehäufte Esslöffel (70—90 g) Rohr- resp. Rübenzucker zugesetzt werden. Die Kochgefässe, Löffel u. s. w. dürfen keine in Säuren löslichen Metalle enthalten, das Email soll garantirt sein und jedenfalls auch bei längerem Gebrauche eine glatte Oberfläche behalten. Salge nimmt 15 g Weizenmehl und 60 g Zucker, füllt heiss in vorher sterilisirte Flaschen, schliesst mit Gummikappe und stellt kalt. Im Hause würde man vor dem Abgiessen jedesmal die Buttermilch mit dem beim Kochen gebrauchten Löffel aufrühren müssen. Trotz der einfachen Zubereitung haftet dieser Ernährung vorläufig die Schwierigkeit an, eine geeignete Buttermilch zu beschaffen. Man hat sich daher bei uns — im Gegensatz zu Holland — vorläufig mit klinischen Versuchen begnügen müssen; aber auch in Holland selbst bieten nur bestimmte Grossbetriebe ausreichende Sicherheit. Eine schlechte Buttermilch wird aber selbstverständlich wie jede verdorbene Milch wirken. Wenn man nicht selbst eine gute Milch ausbuttern will, so muss jedenfalls der Lieferant die Buttermilch durch Ausbuttern einer sauren, gut reifen Vollmilch oder Sahne gewinnen und darf hierzu keine Milch anderer Herkunft setzen; die Buttermilch muss innerhalb 24 Stunden nach dem Buttern verwendet werden. Es wäre zu wünschen, dass diese Forderungen ohne wesentliche Vertheuerung bei uns zur Durchführung kämen. Eine gute Buttermilch enthält nach Salge zwischen 0,5 und 1 %, jedenfalls mindestens nach Teixeira 0,3—0,4 % Fett. Die Eiweissmenge beträgt nach Salge 2,5—2,7 %, die Zuckermenge nach Salge 3—3,5 %, nach Teixeira 2,8

Buttermilch.

bis 3,1 %. Die Acidität beträgt nach Salge 7 ccm $^1/_{1}$n NaOH auf 100 ccm Buttermilch. Die Buttermilchsuppe hat einen Verbrennungswerth von etwa 700 Calorieen. Die Anzeige für die Verwendung der Buttermilch ist nicht klipp und klar zu stellen. Es wird allerseits betont, dass man überhaupt von der Forderung absehen sollte, eine für alle Fälle beste künstliche Nahrung herzustellen. Nach Salge eignet sich die Buttermilch bei Säuglingen verschiedenen Alters, auch bei sehr jungen, gut als erste Nachnahrung nach acuten Verdauungsstörungen leichter und schwerer Art; sie verdient bei Atrophie versucht zu werden und kann mit bestem Erfolge zum Allaitement mixte benutzt werden. Auch in der Combination mit der alkalischen Malzsuppe werde sie gut vertragen. Teixeira stellt als allgemeinere Anzeige auf: 1. Armuth, 2. länger dauernde und vergebliche künstliche Ernährungsversuche, 3. verzweifelte Fälle. Die genaueren Angaben beider Autoren lassen jedenfalls bei Atrophie mit oder ohne schwere chronische Verdauungsstörungen einen Versuch mit Buttermilch angezeigt erscheinen. Bei acuten Verdauungsstörungen ist Buttermilch nicht angezeigt, sondern nur, wie Salge auch nach der Erfahrung des Referenten richtig bemerkt, als Nachnahrung. Bei Kindern unter 3 bis 4 Wochen, sowie bei sehr schwer kranken Säuglingen räth auch Teixeira zunächst zu einem Allaitement mixte. Caro aus dem Krankenhaus von Baginsky empfiehlt die Buttermilch bei acuten und besonders bei chronischen Darmstörungen. Wir übergehen den Stoffwechselversuch Teixeira's; auch bei der merkwürdigen Thatsache, dass der Koth immer von geringer Menge und von alkalischer Reaction ist, halten wir uns nicht auf, um nur zum Schluss dem Leser zu beweisen, dass wir mit gutem Grund seine Aufmerksamkeit stärker in Anspruch nehmen. Zunächst betonen wir, dass diese Nahrung, deren Nährwerth nicht hinter dem der Muttermilch zurücksteht, schon von den kleinsten Kindern vertragen und vorzüglich ausgenutzt wird; z. B. wog ein Kind von 4 Wochen mit 2380 g nach 8 Monaten und 22 Tagen 6120 g (Teixeira). Ein zweiter Hauptpunkt ist die geradezu verblüffende Gewichtszunahme, welche sich erzielen lässt, wenn man das Kind in geeigneten Pausen beliebige Mengen trinken lässt. Wöchentliche Zunahmen von 500, 600 und 700 g sind nach Teixeira keine Seltenheit! Wir geben aus seinen poliklinischen Beobachtungen besonders günstige Beispiele: Knabe von 5½ Monaten, mit stetem Speien und Durchfall am 5. September 1899 4140 g, bei Buttermilchnahrung am 10. November 1899 7480 g; Mädchen von 6 Monaten, mit Speien, Erythem, Soor am 13. September 1897 3370 g, 7. December 6670 g. Drittens erscheint uns noch viel wichtiger, dass selbst, wenn derartige Zunahmen nicht die Regel sind, jedenfalls die Buttermilchnahrung dauernd gut vertragen wird; schwere Rachitis ist bei ihr angeblich ziemlich selten und, wenn vorhanden, nicht mit ihr sicher in Verbindung zu setzen; die Kinder entwickeln sich gut und zeigen keinenfalls später eine geringere Widerstandsfähigkeit gegen Erkrankungen; Teixeira kennt viele kräftige jüngere und ältere Leute, die als Säuglinge lange mit Buttermilch genährt wurden. Obgleich die Nahrung im

Buttermilch.

allgemeinen gern genommen wird, wird sie zuweilen von etwas älteren Kindern anfänglich verweigert, oder es entstehen bei ihnen dyspeptische Störungen. Kleinere Kinder speien zuweilen bei Buttermilchnahrung ähnlich wie auch bei gewöhnlicher Milch. Die Entwöhnung von der Buttermilchnahrung darf nicht plötzlich erfolgen; man setzt zu jeder Flasche zunächst einen Esslöffel und jeden zweiten oder dritten Tag etwas mehr süsse Milch zu. Nicht unerwähnt dürfen zwei nach Soxhlet hergestellte Milchzusätze bleiben: der Nährzucker besteht je zur Hälfte aus Dextrin und Maltose und hat einen kleinen Zusatz von Säure, löslichen Kalksalzen und Kochsalz; er ist nur 1/4mal so süss wie Rohrzucker. Er wird (nach Weissbein und nach Frucht) in grosser Menge vertragen und hat eine deutlich stopfende Wirkung; letzteres kann im Anschluss an Durchfälle sehr erwünscht, zuweilen aber auch bei Kuhmilchkindern, die an und für sich oft verstopft sind, unerwünscht sein; man muss dann eine Mischung von Milch- und Nährzucker ausproben. Ueber dauernde Ernährung mit Nährzucker sind uns keine Mittheilungen bekannt. Die Soxhlet'sche verbesserte Liebigsuppe ist ein nach Angabe Soxhlet's hergestelltes trockenes Pulver, welches bei ca. 10% Eiweissgehalt neben den zugesetzten Salzen und jenen des Weizenmehls, Dextrin und Maltose im Verhältniss von 1:4 enthält. Es wird von Finkelstein als sehr brauchbar gerühmt.

Soxhlet's Nährzucker und Liebigsuppe.

Magenfunction bei Verdauungskrankheiten.

Verdauungsstörungen. Ueber die Functionen des kindlichen Magens bei Verdauungskrankheiten sind wir keineswegs genügend aufgeklärt. Es ist daher zu begrüssen, dass Th. v. Hecker nach allen Richtungen hin gesundes und krankes Material geprüft hat, wenn auch Hecker trotz der aufgewendeten Mühe nur einen kleinen Baustein herantragen konnte; Säuglinge konnte er nur wenige prüfen. Zur Prüfung der Resorption wurde die Jodkaliprobe verwendet; es erfolgte die Resorption seitens des kindlichen Magens bis zum 4. Jahre schneller als später. Am schlechtesten resorbirt der Magen bei acuter Gastroenteritis, an zweiter Stelle bei Dyspepsie, aber auch bei acuter Enteritis und bei acuter Colitis leidet das Resorptionsvermögen. Bei chronischen Erkrankungen des Magendarmkanals wechselt die Störung der Resorption nach der Schwere der Erkrankung. Ueberhaupt wird im Kindesalter bei allen Erkrankungen des Magendarmkanals der Magen mehr oder weniger betheiligt; bei acuter Colitis liegt in noch höherem Grade der Chemismus als die Aufsaugung darnieder, vielleicht weil die Resorption der Salze im Dickdarm gestört ist. Die Schwere einer gestörten Magenverdauung kennzeichnet sich in chemischer Beziehung durch Fehlen von freier HCl, durch Anwesenheit organischer Säuren, schwach saure oder sogar neutrale Reaction des Inhaltes, welcher makroskopisch nur eine wenig veränderte Probemahlzeit darstellt.

Auf die Beziehungen zwischen Chlorgehalt, Gesammtacidität u. s. f. sei hier nicht eingegangen. Sehr zurückhaltend ist Adolph H. Meyer (Kopenhagen) bei den Schlüssen aus seinen Versuchen über die Magensaftsecretion der Säuglinge. Leider muss er zugeben, dass er keine constanten Unterschiede im Mageninhalt künstlich genährter, gesunder und magendarmkranker Säuglinge fand. Eine Norm der Acidität oder der Lab- oder Pepsinmenge liess sich auch für gesunde Säuglinge nicht aufstellen. Die Variationen, die schon unter normalen Verhältnissen auftreten, deuten nach Meyer auf die intimen Verhältnisse, in welchen die Magenfunction zu der des übrigen Verdauungssystems steht. Die Schwankungen, die unter pathologischen Verhältnissen auftreten, sind nicht grösser als unter normalen Verhältnissen. Zur Behandlung acuter und chronischer Magendarmstörungen wird die Bismutose von vielen Seiten empfohlen; sie ist eine Verbindung von Eiweiss mit Wismuth, die in Wasser, verdünnten Säuren oder Alkalien nicht löslich ist und 21—22 % metallisches Wismuth (entsprechend 30—31 % Bismut. subnitr.) enthält; sie soll in Gaben von 2—6 g gegeben werden. Die Schwierigkeiten, die bei der Darreichung an kleine Kinder bestehen, empfiehlt Hugo Starck dadurch zu überwinden, dass er eine Mixtur gibt: es werden 30 g Bismutose mit 30 g Mucilago Gummi arab. im Tiegel innig vermengt und das Gemisch mit Wasser auf 200 g aufgefüllt. Wenn Starck gute Erfolge beim acuten Darmkatarrh sah, so scheint er hierbei wesentlich an das dyspeptische Stadium zu denken; Lissauer (unter Leitung von Finkelstein) räth beim acuten Darmkatarrh von dem Mittel ab. Hingegen wird es bei Dyspepsie allgemein gerühmt, indem es zuweilen schon sehr schnell, meist aber nach 3 bis 5 Tagen normale Verhältnisse schafft. Während Lissauer hierbei an die Form der Dyspepsie mit häufigen, in Consistenz, Farbe und Qualität abnormen Stühlen denkt, schliesst er diejenigen Zustände aus, wo sich eine schwere Intoxication durch Dyspnoe, Cyanose u. s. f. äussert und die Nahrungsreste möglichst vollständig entfernt werden müssen. Bei chronischen Darmkatarrhen wird Bismutose ebenfalls gerühmt. Schädliche Nebenwirkungen hat man von ihm überhaupt nicht gesehen.

Bismutose.

Infectionskrankheiten. Scharlach. Dass sich bei Scharlach nicht nur häufig, sondern geradezu regelmässig mindestens im Rachen Streptokokken vorfinden, zeigen Baginsky und Sommerfeld in einer grossen Untersuchungsreihe. Die Häufigkeit des Vorkom-

Streptococcus bei Scharlach.

mens der Streptokokken bei Scharlach ist freilich lange bekannt; besonders wichtig wäre es, ob sie auch in den inneren Organen einen regelmässigen Befund darstellen. Moser züchtete in 99 Fällen von Scharlachtod aus dem Herzblut nur 63mal Streptokokken. Bei Baginsky und Sommerfeld schlugen alle Versuche fehl, um ein specifisches Verhalten der Streptokokken aufzudecken. Konnte man hiernach daran denken, dass die Streptokokken zwar sehr pathogen für den Körper sind, ohne die eigentliche Ursache des Scharlachs darzustellen, so war es auch andererseits möglich, dass dieser Nachweis nur an der grossen Labilität des Scharlachstreptococcus scheitere. Vielleicht kam dieser Punkt in Betracht, als man durch Anwendung eines Streptokokkenserums bei Scharlach nach einer specifischen Heilwirkung fahndete. Aronson hatte zunächst den Streptococcus durch Thiere gehen lassen, bevor er ihn zur Immunisirung grösserer Thiere benutzte. Baginsky hatte von der Anwendung dieses Scharlachserums zwar einen gewissen günstigen Eindruck (besonders rühmt er eine langsame, doch stetige Entfieberung), ohne dass jedoch eine specifische Wirkung sicher zu erkennen war. Im Gegensatz hierzu impften Moser und Paltauf unmittelbar die aus dem Blut cultivirten lebenden Streptokokken dem Pferde längere Zeit ein und injicirten von dem hernach gewonnenen Serum grosse Mengen (170—200 ccm!) den Scharlachkindern. Hier scheint nun in der That ein Erfolg erreicht zu sein, der von der grössten therapeutischen Tragweite werden kann: die Sterblichkeit an Scharlach sank, so dass das Annaspital gegenüber den eigenen Fällen früherer Jahre sowie gegenüber den gleichzeitig in anderen Spitälern behandelten Scharlachfällen eine geringere Sterblichkeit hatte. Die Wirkung trat um so mehr hervor, je früher das Serum gespritzt wird. Nach der Einspritzung besserte sich rasch das Allgemeinbefinden; soweit nicht eine schwere Rachenaffection vorlag, erfolgte selbst bei schweren Fällen häufig innerhalb 24 Stunden ein kritischer Abfall des Fiebers. Es hat durchaus den Anschein, dass man auf dem richtigen Wege ist, der durch höhere Werthigkeit des Serums und technische Verbesserungen hoffentlich bald noch gangbarer wird. Hierin bestärkt auch der Umstand, dass mittlerweile allseitig (Salge, Moser und v. Pirquet, in Gesellschaft für Kinderheilkunde 1902) nachgewiesen wurde, dass der Scharlachstreptococcus in dem Serum Scharlachkranker specifische Agglutination erfährt. — Ueber die Nierenentzündung bei Scharlach spricht sich Baginsky sehr ausführlich aus, wobei allerdings die postscarlatinösen Formen, die bei sonst guter Reconvalescenz nach 2—3 Wochen auftreten, weder anatomisch noch

Specifisches Streptokokkenserum.

klinisch ausreichend gewürdigt werden. Baginsky sah die besten Erfolge von Bettruhe und Milchdiät in Bestätigung alter Erfahrungen. „Die alleinige Milchdiät wird von den Kindern im ganzen gern genommen, und es wird nur da, wo ausgesprochener Widerwille gegen die Milch vorherrscht, mit vegetabilischen Suppen, Kindermehlen der Milchgeschmack entweder nur verdeckt oder mittels derselben eine gewisse Abwechselung in die Diät gebracht. Völlig vermieden werden sonst reichlich stickstoffhaltige Körper, wie Leguminosen, vor allem aber Bouillon und fleischextracthaltige Substanzen. Von festen Substanzen werden in einzelnen Fällen geröstete Semmel und Zwieback gestattet." Referent theilt diese Diät ausführlich mit, weil auch er sie für sehr zweckmässig hält; er hat übrigens ausserdem stets auch ungesalzene Butter und leichte Compote, wie Apfelmuss, und Fruchtsäfte ohne Schaden gegeben. Wenn Tobeitz der Diät nicht die gleiche Bedeutung beimisst, so bemerken wir allerdings zu unserem Erstaunen unter der „Milchdiät" täglich 2mal 1/4 Liter Rindssuppe! Das Auftreten von Complicationen des Scharlachs hängt zu einem Theil von dem Charakter der Epidemie ab; wir können also gerade beim Scharlach therapeutische Erfolge nur nach vieljährigem Versuch erkennen. Tobeitz sah innerhalb 2 1/2 Jahre bei 186 Fällen keine Nephritis und misst der Verabreichung von Terpentinöl (1—2mal 15—25 Tropfen) prophylaktischen Werth bei.

Nierenentzündung.

Ein merkwürdiges Beispiel für das epidemische Auftreten der Complicationen wird uns von v. Szontagh mitgetheilt. Man unterscheidet im allgemeinen beim Scharlach zwischen Gelenkentzündungen eitriger Art, die als pyämische Metastasen aufzufassen sind, und zwischen dem sog. Scharlachrheumatismus, der übrigens mit dem echten Rheumatismus nichts gemein hat. Während letzterer in der Regel um das Ende der 2. Woche auftritt und leicht verläuft, verhielt er sich in der geschilderten Epidemie durchaus anders, und man hätte eine Vereiterung der Gelenke annehmen müssen, wenn es nicht immer schliesslich ohne chirurgischen Eingriff zu vollkommener Heilung gekommen wäre. Zunächst bestand in v. Szontagh's Fällen fast immer eine schwere Nierenentzündung; nach unregelmässigem, erheblichem Fieber, das tagelang unerklärlich blieb, kam es zu den Entzündungen, die meist mehrere Gelenke ergriffen (besonders an Fuss und Hand). Die Gelenke erkrankten fast immer in der 4. Woche oder noch später, Heilung trat nach einer wechselnden Reihe von Wochen ein. Dass die Scharlachdiphtherie grundsätzlich von der echten Diphtherie zu trennen ist, wissen wir seit langer Zeit; nur dadurch,

Scharlachrheumatismus

Diphtherie bei Scharlach.

dass sich in einigen Epidemieen Diphtherie häufig mit Scharlach vergesellschaftete, konnte gelegentlich Zweifel entstehen. In der That wird nicht nur nach Ablauf des Scharlachs, sondern auch während des Blüthestadiums des Scharlachs und selbst schon bei seinem Beginn Diphtherie beobachtet; in dem zweiten Fall ist die Diagnose zuweilen schwierig, weniger in dem letzten Fall, in dem wir typische Membranen zu erwarten haben. Nicht nur in diesem letzteren Fall finden sich Diphtheriebacillen, sondern zuweilen auch dann, wo klinisch keine Diphtherie vorliegt. Andererseits kommen bei Scharlach membranartige Beläge vor, ohne dass es sich um echte Diphtherie handelt. Schabad, der diese Verhältnisse eingehend darstellt, entscheidet sich für die Behandlung dahin, dass im Zwerchfell jedenfalls sofort das Diphtherieserum eingespritzt werden sollte. In Abtheilungen für Scharlachkranke müssen jedenfalls die Kinder, die Diphtheriebacillen beherbergen, von den anderen getrennt werden.

Myelitis bei Masern.

Masern. Eine seltene Nachkrankheit ist die acute Myelitis. Max Brückner stellt gelegentlich zweier eigener Fälle die Casuistik zusammen, aus der sich ergibt, dass sich besonders häufig in der 2.—3. Woche nach Ausbruch des Exanthems eine Lähmung, meist Paraplegie, entwickelt. Meist tritt trotz der schweren Erscheinungen wieder völlige Heilung ein. Die Analogie mit den nach anderen Infectionskrankheiten auftretenden Paralysen lässt an eine Wirkung durch das noch unbekannte Masergift denken.

Infectionsmodus bei Tuberculose.

Tuberculose. Preisich und Schütz untersuchten den Nagelschmutz von Kindern auf Tuberkelbacillen und lieferten hiermit einen Beitrag zum Vorgang bei der Infection. Sie mussten sich auf sorgfältige mikroskopische Untersuchung beschränken. Bei 66 Kindern von 6 Monaten bis 2 Jahren hatte die Untersuchung in 14 Fällen ein positives Ergebniss: nur 2mal war Lungentuberculose in der Familie, 4mal eiternde Knochentuberculose nachzuweisen, so dass in den übrigen 8 Fällen die Tuberkelbacillen noch von früheren Bewohnern herrühren oder in das Haus verschleppt sein mussten. In 52 negativen Fällen befanden sich 5mal tuberculöse Kranke in der Familie, bezw. in der Wohnung. Die Verfasser machen darauf aufmerksam, dass eiternde Drüsen- und Knochentuberculose für die Infection mehr in Betracht kommen als bisher angenommen wurde.

Constitutionelle Krankheiten. Rachitis. Ueber den Nutzen des Phosphors bei Rachitis sind die Acten noch immer nicht geschlossen. Jedenfalls weist aber Ungar (Bonn) die Behauptung, dass durch kleine Gaben tödtliche Phosphorvergiftungen entstanden seien, als wenig begründet zurück. — Eine hübsche mechanische Einrichtung für kleine Rachitiker mit krummem Rücken empfiehlt A. Epstein. Er setzt das Kind rittlings auf einen Schaukelstuhl, so dass die Lehne mit den erhobenen Händen gefasst wird; indem die Kinder auf dem Sessel tage- und monatelang schaukeln, gleicht sich die Rückenverkrümmung aus und stärkt sich die Musculatur des Oberkörpers. — Wir waren im vorletzten Jahrgang ausführlicher auf die Barlow'sche Krankheit eingegangen. Wegen ihrer grossen Bedeutung für den Practiker kommen wir schon heute auf sie zurück. Noch immer finden sich Autoren, welche in künstlicher Weise einen Zusammenhang mit der Rachitis nachweisen wollen (E. Ausset). Eine Endemie in Berlin hat dem Referenten erlaubt (Deutsche med. Wochenschr. 1902, Nr. 35 u. 36), unter Zurückweisung des genannten Zusammenhanges die Beziehung der Krankheit zu dem Genusse zu stark erhitzter Kuhmilch von neuem zu erhärten; er behandelte nicht weniger als 20 Fälle innerhalb von 1½ Jahren, die sämmtlich bei dem Genusse einer Milch eintraten, die fabrikmässig pasteurisirt und nachträglich im Hause noch längere Zeit erhitzt war. Schwierig ist zuweilen die Diagnose, wenn Nierenblutungen das wesentliche Symptom der Krankheit darstellen, wie in Fällen des Referenten und in einem Fall von A. Freudenberg. Es ist dem Referenten wahrscheinlich, dass durch langes Erhitzen aus dem Milcheiweiss relativ giftige Stoffe in geringer Menge abgespalten werden, welche langsam zu einer Vergiftung führen. Den günstigen Einfluss der Antiscorbutica auf die Blutconstitution will er nicht leugnen, er hält ihre Heilwirkung aber nicht für specifisch, da man sie auch bei anderen Blutkrankheiten, z. B. bei Hämophilie findet. Im Gegensatz zu der Anschauung des Referenten steht diejenige von Netter, welcher Werth darauf legt, dass durch die Erhitzung die Citronensäure in Form des citronensauren Kalks aus der Milch ausgefällt werde; hierdurch werde der Milch ihr antiskorbutischer Bestandtheil entzogen. Ein Fall von Ausset liesse sich übrigens hierfür heranziehen, in welchem die Milch anscheinend in gleicher Weise weiter gekocht wurde und schon durch Zufügung von Citronensaft Heilung erzielt wurde. Practisch wichtig ist jedenfalls, dass — wie Referent vielfach feststellen konnte — die Ernährung mit Ei, Brühe oder Mehlbreie ohne jeden Einfluss auf die Verhütung, bezw. Heilung der Barlow'schen Krankheit ist; wesentlich bleibt die Darreichung einer womöglich rohen, jeden-

Phosphor bei Rachitis.

Schaukelstuhl.

Barlow'sche Krankheit.

falls nur wenig oder kurze Zeit erhitzten Milch und ferner, wenn auch nicht unbedingt nöthig, die Darreichung von Vegetabilien.

Hereditäre Syphilis.

Syphilis. Finkelstein gibt in der Deutschen Klinik (Berlin 1902) eine kurze, streng kritische Darstellung der hereditären Syphilis. Wir erwähnen hier seine Stellung zu der Parrot'schen Pseudoparalyse, die in den letzten Jahren häufiger Gegenstand der Erörterung ist. Parrot betrachtete die Unbeweglichkeit der Extremität, welche den peripheren Theil frei lässt, als eine Folge der Schmerzhaftigkeit, welche eine osteochondritische Erkrankung an einem Knochen der Extremität (meist dem Oberarm) mit sich bringt. Oberwarth konnte unter 4 von 12 Fällen eine Erkrankung an der Epiphysengrenze, in 7 Fällen Empfindlichkeit bei Druck oder passiver Bewegung nachweisen und neigt dazu, auch für die übrigen Fälle eine peripherische Erkrankung vorauszusetzen. Auch Franz Scherer sah unter 11 Fällen 4mal osteochondritische Knochenveränderungen. Hingegen betont Peters, dass eine syphilitische Erkrankung des Rückenmarks anzunehmen sei, welche in Lähmung gewisser Wurzelgebiete und entsprechenden Hyperästhesieen zum Ausdruck komme. Peters macht auf die eigenthümliche Flossenstellung der Hände, die er nicht selten sah, aufmerksam. Es ist kaum ein Zweifel, nach einer Untersuchung von Zappert, dass eine specifische Erkrankung des Centralnervensystems sowie seiner Häute verwickelte Lähmungen und Contracturen veranlassen kann, während andererseits — nach der Meinung des Referenten — peripherisch bedingte Scheinlähmungen besonders dort nicht geleugnet werden sollten, wo sich die schmerzhafte Affection unmittelbar nachweisen lässt. Finkelstein will überall, wo die Knochenaffection klinisch nicht nachweisbar ist, die rein nervöse Grundlage nicht mehr von der Hand weisen; am häufigsten sei die totale und untere Plexuslähmung, selten die isolirte untere; auch die oculopupillären Züge der Klumpkeschen Lähmung (Miosis, Enge der Lidspalte) können vorhanden sein. Wie sehr übrigens die Frage noch in der Schwebe ist, zeigt die jüngste Veröffentlichung von Franz Scherer, der bei zwei syphilitischen Kindern, welche zu Lebzeiten syphilitische Pseudoparalysen hatten, Knochen sowie peripherisches und centrales Nervensystem untersuchte, ohne eine anatomische Ursache zu entdecken. Wenn er in den Blutgefässen auch des Nervensystems zahlreiche Streptokokkenembolieen fand, so kann dieser Befund nichts erklären. Verfasser meint zwar, dass man hier an Lähmung durch

Syphilitische Pseudoparalyse.

das syphilitische oder ein von den Streptokokken abgesondertes Toxin denken könne, doch spricht hiergegen die schnelle Heilung der Pseudoparalysen durch specifische Behandlung. — Hecker hat das Verdienst, durch systematische makro- und mikroskopische Untersuchung von Aborten über Häufigkeit und Erkennung der fötalen Syphilis wesentliches festgestellt zu haben. Von den durchschnittlich 8% Todtgeburten ist über die Hälfte sicher syphilitisch. Oft lässt sich dies nur erst mikroskopisch feststellen; hierbei gibt die Untersuchung der Niere, zumal sie sich am längsten der Fäulniss entzieht, am ehesten Aufschluss. — Wenn in der Regel die Localisation des Pemphigus auf Fuss- und Handsohlen für Syphilis charakteristisch ist, so beweist doch ein Fall von Shukowsky, dass der angeborene syphilitische Pemphigus unter Umständen diese Körperstellen geradezu verschont.

Fötale Syphilis.

Pemphigus syphiliticus.

Krankheiten des Nervensystems. Die diagnostische Bedeutung der Lumbalpunction, die von vornherein anerkannt war, wird in ihren Einzelheiten noch immer weiter festgestellt. Während sich unter gewöhnlichen Verhältnissen keine Leukocyten finden, treten sie bei acuten Entzündungen — vor allem der Cerebrospinalmeningitis — in grösserer Menge auf, hingegen finden sich bei schleichenden Entzündungen in überwiegender Menge Lymphocyten; ebenso bei cerebrospinaler Meningitis, die sich lange hinzieht. Gleichzeitig mit der Heilung verschwinden die Leukocyten. Ausnahmen von der Regel kommen gelegentlich vor. (Vergl. Rev. mens. de mal. de l'enf., Sept. 1902.) — Das Verhalten der Reflexe im Kindesalter ist noch viel zu wenig studirt, und wir können auch die folgenden beiden Arbeiten nur als einen sehr bescheidenen Versuch in dieser Richtung betrachten. Cattaneo theilt uns das Ergebniss aus 180 Beobachtungen mit. Eine Extension der Zehen statt der Flexion bei Untersuchung des Plantarreflexes (Babinski'sches Phänomen) sah er in 80% der Fälle im ersten Kindesalter und zwar am häufigsten in den drei ersten Lebensmonaten. Dieser Reflex trifft häufig mit einer Erhöhung des Patellarsehnenreflexes, etwas weniger häufig mit einer Erhöhung des Plantarreflexes zusammen. Druck auf die Achillessehne erzeugt bei fast allen Kindern und bei jedem Alter Flexion der Zehen (Reflex von Schäfer). Der Plantarreflex fehlt von den ersten Lebenstagen an nur selten im ersten Lebensalter. Der Patellarsehnenreflex ist sehr beständig und besonders lebhaft in den ersten Lebenstagen. Plantar- wie Patellarreflex ist besonders bei

Lumbalpunction

Reflexe im Kindesalter.

Reflexe im Kindesalter.

rachitischen Kindern lebhaft. Der abdominale Reflex wird erst nach dem ersten Lebensjahr ziemlich häufig. Der Cremasterreflex kommt erst nach dem dritten Lebensmonat, überhaupt nur selten im ersten Jahre vor. Cattaneo betont, dass wegen ihrer fast beständigen Anwesenheit nur die Plantar- und Patellarsehnenreflexe eine Bedeutung im ersten Kindesalter beanspruchen dürfen. Insofern auch späterhin der Patellarreflex fast beständig ist, erscheint es ganz interessant, dass Pfaundler ihn bei genuiner Pneumonie in 27,5 % der Fälle vermisste. Pfaundler glaubt das Fehlen des Patellarsehnenreflexes zur Unterscheidung zwischen latenter Pneumonie und beginnender Meningitis verwerthen zu können. Hierzu müssten wir vor allem wissen, wie sich der Patellarreflex bei anderen Krankheiten verhält. Hugo Lüthje bezweifelt vorläufig die differentialdiagnostische Verwerthbarkeit des Symptoms, da man bei allen möglichen acuten Infectionskrankheiten zeitweise ein Fehlen des Patellarsehnenreflexes finde. — In Frankreich sollen nach M. Saint-Ange Roger die selteneren Formen der Tetanie, wobei beschränkte Muskelgruppen betroffen werden oder ein Pseudotetanus auftritt, häufiger vorkommen, als die in anderen Ländern sehr häufigen Formen gewöhnlicher Tetanie. Wenn man das elektrische Verhalten, wie es Thiemich und Mann als charakteristisch für Tetanie lehrten, schon für sich als entscheidend für die Diagnose ansieht, so stellt sich nach Finkelstein die Tetanie als eine der häufigsten und beachtenswerthesten Anomalieen des Kindes (nach dem Alter von 3 Monaten) dar. Die typische elektrische Uebererregbarkeit zeigt sich darin, dass KOZ zwischen 1,1 und 4,9 MA. liegt und die AO>AS-Zuckung auftritt. Sie kann sich sehr unregelmässig mit den anderen Symptomen der Tetanie (Facialis-, Trousseau's-Phänomen, Spasmus glottidis oder Eklampsie) combiniren. Die Tetanie wurde nur bei künstlich mit Kuhmilch ernährten Kindern beobachtet. Die Zuführung von Frauenmilch wirkt meist heilend, ebenso die Darreichung reiner Mehlnahrung, weniger sicher die Ernährung mit pflanzlichem Eiweiss und Fett. Finkelstein fand, dass die eigentlichen Nährstoffe der Milch nicht mit den Symptomen der Tetanie in Zusammenhang stehen, sondern dass es sich um Stoffe, die im Serum gelöst sind, handeln muss. Andererseits wirkt ein erhöhter Zerfall von Körpersubstanz auf den Eintritt der Tetanie. Von der regelmässigen Heilwirkung des Phosphors konnte sich Finkelstein nicht überzeugen. — Kassowitz sprach schon im Jahre 1900 unter Erörterung der

Tetanie.

Frage, ob der Alkohol nährend oder toxisch wirke, gegen die Anwendung des Alkohols. Er geht jetzt ausführlich auf den Alkoholismus im Kindesalter ein. Zunächst bringt er eine Reihe von Krankengeschichten, in denen bei fieberhaft kranken Kindern Aufregungszustände und selbst typische Delirien durch grosse Alkoholdosen zur Beobachtung kamen. Wir wollen an dieser Stelle neue Beobachtungen anderer Autoren über die Wirkung, welche der Alkohol auf das Nervensystem hat, einflechten. Gregor sah eine schwere Alkoholvergiftung bei einem 6 Monate alten Kinde dadurch entstehen, dass ein Alkoholverband um den Rumpf während 1 ½ Tage 3mal täglich 3—6 Stunden lang gemacht wurde: Coma mit Muskellähmung, während der Besserung vorübergehend geringe Hypertonie der Muskeln; Heilung. Nach seiner Zusammenstellung trat in etwa der Hälfte der Fälle Heilung ein, wenn die Vergiftung unter dem Bilde tiefen Comas verlief; schliessen sich an das Coma Krämpfe an, so ist hingegen ein tödtlicher Ausgang wahrscheinlich. Auch Grósz sah in 2 Fällen Coma mit Krämpfen und betont, dass die Convulsionen dem Kindesalter eigenthümlich seien. — Sowohl Kassowitz wie Grósz bringen von neuem Beispiele dafür, dass epileptische Krämpfe, wohl auch recidivirende Chorea durch gewohnheitsmässigen Alkoholgenuss bei Kindern entstehen können. Abgesehen von den Gehirnerscheinungen, werden schon immer gewisse Organerkrankungen aufgeführt. Kassowitz betont als Einwirkung auf den Magen: Appetitlosigkeit, Erbrechen, Magenkrämpfe. Für das Auftreten von Lebercirrhose bringt er sowohl wie Grósz eine Reihe von Beispielen; die Kinder waren meist zwischen 6 und 18 Jahre alt; in einzelnen Fällen liess sich durch Abstinenz ein Rückgang der Leberschwellung beobachten; im besonderen war dies bei zwei jüngeren Kranken der Fall (Kindern von 18 Monaten und 2 Jahren). Ausführlich handelt die kindliche Säuferleber Carl Beck ab. Kassowitz beleuchtet die Gründe, die den Alkoholgenuss angezeigt erscheinen lassen, und kommt dazu, dass der Alkohol niemals nährend, sondern immer nur giftig wirke. Es erscheint uns dieser Satz zwar nicht genügend bewiesen (z. B. nach Arthur Clopath, Skandinavisches Archiv für Physiologie 1901, Bd. XI, der in den ersten Tagen vermehrten Eiweisszerfall, später aber Eiweissersparniss feststellte) — trotzdem wollen wir zugeben, dass der Alkohol als Nahrungsmittel ebensowenig wie als Fiebermittel in Betracht kommen kann. Wenn Kassowitz den Alkohol auch als Stomachium durchaus verwirft, so erscheint es nicht angängig, als Beweis die chronischen

Alkoholismus im Kindesalter.

Alkoholismus im Kindesalter.

Intoxicationen mit gastrischen Störungen heranzuziehen. Die Beweisführung ist aber in dieser Richtung nach Kenntniss der Pawlow'schen Versuche über den Appetitsaft nicht mehr ganz einfach. Den springenden Punkt in der Therapie bildet die Anwendung des Alkohols als Tonicum und Excitans bei fieberhaften Krankheiten. Gróss meint, dass er bei Zuständen mit raschem Kräfteverfall und plötzlich auftretender Herzschwäche von lebensrettender Wirkung sein könne; er denkt besonders an Diphtherie, Scharlach, Masern, Typhus und Magendarmkatarrh. Entgegen dieser verbreiteten Anschauung, der auch Referent huldigt, verwirft Kassowitz den Alkohol vollständig: er sei seit mehr als 10 Jahren nicht ein einziges Mal in die Versuchung gekommen, bei der Behandlung seiner fiebernden Kranken zum Alkohol zurückzukehren; bei Pneumonie und Bronchitis der Kinder hat er sich geradezu von seiner ungünstigen Wirkung überzeugt. Referent hält einen bündigen Beweis für den Vortheil und Nachtheil des Alkohols für sehr schwer: entgegen Kassowitz und Anderen sind viele nach ihrem subjectiven klinischen Ermessen für Alkohol; statistisch ist bei den mannigfachen Maassregeln, welche schweres Fieber erfordert, der Einfluss des Alkohols schwer zu erweisen, und die experimentellen Forschungen sind doch, so werthvoll sie auch sind, nur mit Zurückhaltung klinisch zu verwerthen. Wir wären sehr zufrieden, wenn wir Kassowitz unbedingt zustimmen könnten: vollkommene Enthaltsamkeit ist einfacher anzuordnen und durchzuführen als ein je nach den Verhältnissen wechselnder Genuss; vor allem könnte man auf diesem Wege leichter dazu kommen, dass der Alkohol als Gift von den Gesunden gemieden würde. Jedenfalls mahnt die Veröffentlichung von Kassowitz aufs neue, den Alkohol auch in der Therapie als eines der Heilmittel anzusehen, die bei falschen Gaben und langem Gebrauch giftige Eigenschaften zeigen.

Litteratur.

M. Adam, Jahrb. f. Kinderheilk. Bd. VI. — E. Ausset, L'Écho médical, 4. Jan. 1903. — A. Baginsky, Arch. f. Kinderheilk. Bd. XXXIII. — Derselbe und Sommerfeld, Arch. f. Kinderheilk. Bd. XXXIII. — C. Beck, Jahrb. f. Kinderkeilk. N. F., Bd. V. — W. Beuthner, Jahrb. f. Kinderheilk. Bd. VI. — Biedert-Fischl, Lehrbuch der Kinderkrankheiten, 12. Aufl. Stuttgart. — Max Brückner, Jahrbuch f. Kinderheilkunde Bd. VI. — Caro, Archiv f. Kinderheilkunde Bd. XXXIV. — Cattaneo, Jahrb. f. Kinderheilk. Bd. V. — A. Epstein, Jahrb. f. Kinderheilk. N. F., Bd. VI. — Feer, Jahrb. f. Kinderheilk. Bd. VI. —

Finkelstein, Die med. Woche Nr. 45. — H. Finkelstein, Die hereditäre Syphilis. Deutsche Klinik, herausgeg. von v. Leyden u. F. Klemperer. Berlin-Wien. — A. Freudenberg, Deutsche Aerztezeitung H. 12. — Frucht, Münch. med. Wochenschr. Nr. 2. — Gaus, Jahrb. f. Kinderheilk. Bd. V. — Gregor, Jahrb. f. Kinderheilk. N. F. Bd. II. — Grósz, Arch. f. Kinderheilk. Bd. XXXVI. — Hecker, Deutsche med. Wochenschr. Nr. 45. — v. Hecker, Jahrb. f. Kinderheilk. Bd. VI. — O. Heubner, Scharlachfieber. Deutsche Klinik, herausgeg. von v. Leyden u. F. Klemperer. Berlin-Wien. — Hippius, Deutsche med. Wochenschr. Nr. 47. — Carl Hochsinger, Gesundheitspflege des Kindes, 2. Aufl. Leipzig-Wien. — Kassowitz, Alkoholismus im Kindesalter. Berlin. — Kobrak, Berl. klin. Wochenschr. Nr. 9. — Lissauer, Deutsche med. Wochenschr. Nr. 33. — Lüthje, Münch. med. Wochenschr. Nr. 32. — A. H. Meyer, Arch. f. Kinderheilk. Bd. XXXV. — S. Monrad, Jahrb. f. Kinderheilk. N. F., Bd. V. — Moro, Jahrb. f. Kinderheilk. N. F., Bd. V. — Derselbe, Jahrb. f. Kinderheilk. N. F., Bd. VI. — Derselbe, Wien. klin. Wochenschr. 1901, Nr. 44. — Derselbe und Hamburger, Wien. klin. Wochenschr. Nr. 5. — Moser, Jahrb. f. Kinderheilk. N. F., Bd. VII. — Derselbe und Paltauf, Arch. f. Kinderheilk. Bd. XXXIII. — Erich Müller, Jahrb. f. Kinderheilk. N. F., Bd. VII. — Netter, Bullet. de la Soc. de Pédiatrie, Oct., und Revue mens. des mal. de l'enf., Dec. — Nordheim, Jahrb. f. Kinderheilk. Bd. VI. — Pfaundler, Münch. med. Wochenschr. Nr. 29. — Preisich und Schütz, Berl. klin. Wochenschr. Nr. 20. — Rissmann und Pritzsche, Arch. f. Kinderheilk. Bd. XXXIV. — Roger, Thèse de Paris, ref. in Gaz. des hôp. Nr. 99. — Max Rubner, Beiträge zur Ernährung im Knabenalter mit besonderer Berücksichtigung der Fettsucht. Berlin. — Salge, Verhandl. d. Gesellsch. f. Kinderheilk. in Hamburg 1901. Wiesbaden. — Derselbe, Jahrb. f. Kinderheilk. N. F., Bd. V. — Schabad, Arch. f. Kinderheilk. Bd. XXXIV. — F. Scherer, Jahrb. f. Kinderheilk. Bd. V. — Shukowsky, Arch. f. Kinderheilk. Bd. XXXIV. — P. Sommerfeld, Die chemische und calorimetrische Zusammensetzung der Säuglingsnahrung. Stuttgart. — Spiegelberg, Ursachen und Behandlung der Kehlkopfstenosen im Kindesalter. Würzburger Abhandlung. — H. Starck, Münch. med. Wochenschr. Nr. 47. — v. Szontagh, Jahrb. f. Kinderheilk. Bd. V. — Teixeira de Mattos, Jahrb. f. Kinderheilk. N. F., Bd. V. — Tobeitz, Arch. f. Kinderheilk. Bd. XXXIV. — Trumpp, Magen-Darmkrankheiten im Säuglingsalter. Würzburger Abhandlg. Würzburg. — Türk, Rahr und Martinson, Nil Filatow's klinische Vorlesungen über Kinderkrankheiten 1. u. 2. H. Leipzig-Wien. — Ungar, Münch. med. Wochenschr. Nr. 28. — Weissbein, Deutsche med. Wochenschrift Nr. 30.

IV.

Aerztliche Sachverständigenthätigkeit.

Von Prof. Dr. **Ernst Ziemke** in Halle a. S.

Forensische Diagnostik: Biologischer Blutnachweis.

Von allen in das Forschungsgebiet der gerichtlichen Medicin fallenden Problemen hat der biologische Blutnachweis im verflossenen Jahre die ausgedehnteste Bearbeitung gefunden. Als wesentlichstes Ergebniss dieser Untersuchungen lässt sich kurz die Thatsache anführen, dass die Brauchbarkeit der Methode für die forensische Praxis nach Ansicht der meisten Forscher als gesichert gelten kann. Nur ein Autor, Kratter, warnt vorläufig vor ihrer Einführung in die forensische Praxis auf Grund von Ergebnissen, welche Yanamatsu Okamoto unter seiner Leitung erhalten hat. Das Serum, das dieser Forscher in Händen hatte, wirkte nicht immer auf die homologe Blutart präcipitirend, rief dagegen mehrfach auch im heterologen Blut Niederschläge hervor. Diesen Misserfolgen liegen vermuthlich Fehler in der Technik zu Grunde. Es wird nämlich berichtet, dass auch die nicht mit Activserum behandelten Controlllösungen vielfach getrübt waren. Die Trübungen im heterologen Blut haben daher möglicherweise die gleiche Ursache, wie diese Trübungen der Controlllösungen. Da alle Proben längere Zeit im Brutschrank bei 37° C. gehalten wurden, ist es nicht ausgeschlossen, dass die Trübungen der Lösungen durch Bacterien verursacht wurden. Noch ein anderer Einwand lässt sich gegen Okamoto's Resultate machen. Er arbeitete mit einem Activserum, dessen Werthigkeit er nicht kannte. Es mag daher nicht immer hochwerthig genug gewesen sein, um die Reaction im homologen Blute präcise hervorzurufen. Nach den Untersuchungen von Strube, Kister und Wolff kommt auf die Werthigkeit des präcipitirenden Serums alles an. Nur wenn der Titer des Activserums genau bekannt ist, sind die Resultate für die forensische Praxis verwerthbar. Es stellte sich nämlich heraus, dass auch in anderer Richtung Trugschlüsse möglich sind und dass der Präcipitinreaction eine strenge Specifität nicht zukommt, da besonders hochwerthige Activsera auch auf andere als die homologen Blutarten fällend einwirken. Die biologische Methode des Blutnachweises liefert also nur dann bedingungslos zuverlässige und einwandsfreie Resultate, wenn besondere Vorsichtsmaassregeln beobachtet werden. Diese sind in der Erfüllung der beiden folgenden Bedingungen gegeben. Vor der Anstellung der Reaction muss die Werthigkeit des Activserums hinsichtlich seiner präcipitirenden Wirkung auf homologes, sowie heterologes Blut, etwa auf Menschenblut und das Blut der gewöhnlichen Haus- und Schlachtthiere, festgestellt werden, und ferner muss man für das homologe Blut eine zeitliche Reactionsgrenze in der Weise bestimmen, dass nach Ablauf dieser Zeit die Reaction nur noch in dem homologen Blut auftritt. Ruft das anzuwendende Serum, z. B. im Verhältniss 1 : 100 einer Menschenblutlösung zugesetzt, innerhalb 1 Stunde nur allein im Menschenblut Trübung und Flockenbildung hervor, dann hat man es mit einer nun thatsächlich streng specifischen Reaction zu thun und ist berechtigt, die Diagnose auf Menschenblut zu stellen. Auch A. Schulz macht auf die Wichtigkeit eines quantitativ genauen Arbeitens aufmerksam und weist zugleich auf die Schwierigkeit hin, die darin liegt, dass man in der Praxis nicht weiss, mit wie grossen Blutmengen man arbeitet. Seine Versuche, die er mit dem biologischen Verfahren an Menschenblut bezw. Serum anstellte, veranlassen ihn, für die Werthigkeitsbestimmung eines Activserums nicht Blutverdünnungen, sondern Serumverdünnungen zur Prüfung zu empfehlen, da der Titer des Serums an diesen sich mit grösserer Schärfe feststellen lässt. Er empfand ferner den Einfluss des Blutfarbstoffes auf die Erkennung der Trübungen störend und fordert daher für die Behandlung alter Blutflecke ein Lösungsmittel, welches möglichst wenig blutfarbstofflösende Eigenschaften besitzt. Als solches ist zur Zeit nur die auch von anderen Autoren in erster Reihe empfohlene physiologische Kochsalzlösung zu nennen. Von Interesse sind seine Beobachtungen über den Ablauf der Reaction. Die Schnelligkeit, sowie die Präcision, mit der die einzelnen Phasen derselben einsetzen und abklingen, hängen von der Werthigkeit des Activserums und der Grösse seines Zusatzes ab, und zwar nimmt die Intensität der Trübung mit der geringeren Werthigkeit und kleinerem Zusatz des Activserums ab und ebenso die Grösse der Flocken und die Schnelligkeit ihrer Bildung. Ueber einen bestimmten Grad der Verdünnung hinaus tritt die Wirkung des Activserums nicht sofort, sondern erst nach einem Latenzstadium ein, das bis zu

Forensische Diagnostik: Biologischer Blutnachweis.

1 Stunde dauern kann. In dem Bestreben, die Präcipitinreaction des Blutes zu einer streng specifischen zu machen und dadurch ihre Brauchbarkeit für die forensische Praxis zu erhöhen, haben Kister und Weichhardt den Versuch gemacht, die auf heterologes Activserum reagirenden, störenden Bestandtheile zu entfernen. Nach Ehrlich's Seitenkettentheorie ist es wahrscheinlich, dass das active Präcipitinserum eine grosse Zahl verschiedener Haptine und unter diesen wieder bestimmte Haptine enthält, welche auf einer jeden Thierart specifische Serumbestandtheile eingestellt sind. Diese Haptine allein gestatten, wenn Quantität und Qualität des Untersuchungsmaterials unbekannt ist, eine absolut sichere Diagnose. Es gelang nun, durch fractionirte Fällung mit heterologem Präcipitinserum alle störenden Serumbestandtheile in der homologen Blutart zu beseitigen, so dass in derselben nur die auf die specifischen Haptine wirkenden Bestandtheile zurückblieben. So wurde z. B. zu Menschenblut so lange Pferdepräcipitinserum zugesetzt, bis keine Fällung mehr eintrat und dadurch der Beweis erbracht war, dass alle im Menschenblut vorhandenen Bestandtheile, welche auf die im Pferdepräcipitinserum enthaltenen Haptine einwirken konnten, entfernt waren. Bei Zusatz des homologen Präcipitinserums zum Menschenblut traten dann nur noch die specifischen Haptine in Wirksamkeit, was in dem Auftreten einer weiteren Fällung zum Ausdruck kam. Ebenso wie aus der Blutlösung, deren Herkunft in der Praxis ja nicht bekannt ist, lassen sich die störenden Bestandtheile nun auch aus dem Activserum entfernen, so dass es nur auf homologes Blut einwirkt. Auf diese Weise ist es möglich, ein streng specifisches Activserum zu erhalten und mit diesem in jedem Falle absolut einwandsfrei den Nachweis der Blutart zu erbringen. Trotz der Befunde von Strube, Kister und Wolff, welche übrigens die biologische Methode unter den erwähnten Cautelen für eine durchaus leistungsfähige erklären, hält Uhlenhuth daran fest, dass nach dem bislang von ihm und anderen Autoren geübten Verfahren bei sorgfältigem Vorgehen, d. h. wenn man jedes zu forensischen Zwecken zu verwendende Serum auf seine Brauchbarkeit an möglichst zahlreichen Blutlösungen der verschiedensten Thiere prüft und die Reactionszeit auf wenige Minuten beschränkt, jeglicher Irrthum mit Sicherheit auszuschliessen sei. Als Beweis für seine Behauptung führt er eine grössere Reihe von Untersuchungen an, welche er an gerichtlichen Asservaten vorgenommen hat und in welchen es in jedem Falle gelang, die richtige Diagnose zu stellen. Minovici, der in Bukarest Gelegenheit hatte, das biologische Verfahren

practisch vor Gericht zu erproben, äussert sich in ähnlich günstiger Weise. Durch das biologische Verfahren werden die übrigen Methoden des forensischen Blutnachweises nicht überflüssig, da die Präcipitinreaction, wie Uhlenhuth betont, nicht allein für Blut, sondern für Eiweiss im allgemeinen specifisch ist. Es ist daher in erster Reihe immer der Nachweis zu erbringen, dass überhaupt Blut vorliegt. Auch von Biondi und neuestens von Schütze wird berichtet, dass mit Menschenpräcipitinserum auch im menschlichen Sperma, Vaginalsecret, Nasenschleim und anderen menschliches Eiweiss enthaltenden Flüssigkeiten eine positive Reaction zu erzielen sei. Einwirkungen, welche den Zerfall der Eiweisskörper herbeiführen, hohe Temperaturen, ätzende Laugen, starke Säuren verhindern die Präcipitirung. Bei der Behandlung der Thiere geben Biondi und Uhlenhuth der intraperitonealen Einführung des Serums den Vorzug, während Strube die intravenöse Injection anwendet und dadurch das Serumgewinnungsverfahren erheblich abkürzen will. Ziemke, der die intravenöse Serumapplication ihrer Einfachheit wegen schätzt, und Uhlenhuth konnten mit diesem Verfahren kein höherwerthiges Activserum als mit den anderen Methoden erhalten. Uhlenhuth hat zudem gerade von intravenös vorbehandelten Thieren oft ein dickflüssiges, milchig-opalescirendes Serum erhalten, eine Eigenthümlichkeit, welche ein Activserum für forensische Zwecke völlig unbrauchbar macht. Diese Opalescenz soll nach Ansicht der Physiologen mit der Verdauung zusammenhängen, daher es sich empfiehlt, die Thiere ca. 24 Stunden vor der Entblutung hungern zu lassen. Bislang hatten sich zur Gewinnung des Activserums nur Kaninchen als geeignet erwiesen. Corin gelang es, auch von einem grösseren Thier, dem Hunde, ein wirksames Serum zu erhalten, indem er statt des menschlichen Blutserums Serumglobulin oder Globulin der menschlichen Transsudate, das er durch Aussalzen mit schwefelsaurer Magnesia gewann, injicirte. Die wirksame Substanz des Präcipitinserums ist nach ihm an das Globulin gebunden und kann mit diesem in trockener Form lange aufbewahrt werden, ohne seine wirksamen Eigenschaften zu verlieren. Hervorragendes Interesse beansprucht die Mittheilung M. Richter's über seine Untersuchungen zur Unterscheidung des Blutes verschiedener Menschen mit Hülfe der Agglutination, jedoch sind dieselben noch nicht abgeschlossen und für die Praxis daher noch nicht verwendbar. Einen Fall aus der gerichtsärztlichen Praxis, in welchem ihm die Identificirung von Menschenblut in einer eingetrockneten Blutspur gelang, theilt Schwabe mit. Das Activserum rief im Verhältniss 1 : 10

Forensische Diagnostik: Biologischer Blutnachweis.

nach 2 Stunden 10 Minuten eine leichte Trübung hervor. Die Controllröhrchen von Rinder-, Hasen- und Schweineblut blieben ungetrübt. Nach den gegenwärtig herrschenden Anschauungen würde dies noch nicht mit aller Sicherheit das Vorhandensein von Menschenblut beweisen. Da die Präcipitinreaction nur in der Hand erfahrener Sachverständiger und bei Verwendung eines brauchbaren Activserums vor Irrthümern schützt, wird von mehreren Seiten, so von Uhlenhuth, Ziemke und Wolff, die Forderung erhoben, die Serumherstellung und Prüfung, sowie die Unterweisung der gerichtlichen Sachverständigen bestimmten staatlich überwachten Instituten zu übertragen. Erwähnt sei noch, dass Victor E. Mertens die neuen Methoden des Menschenblutnachweises in einer zusammenfassenden Abhandlung übersichtlich besprochen hat. — Grigorjew benutzt zum mikroskopischen Blutnachweis ein Reagens aus Aetzkali, Seignettesalz und Wasser, welches den Vorzug vor den gebräuchlichen Zusatzmitteln haben soll, das Hämoglobin gut zu fixiren, die Form und Grösse der Blutkörperchen wenig zu verändern und die Blutkörperchen besser zu isoliren. Bei sehr geringen Blutmengen empfiehlt er, unter Verwendung der gleichen Flüssigkeit die Umwandlung des extrahirten Blutfarbstoffes in Hämochromogen unter dem Mikrospectroskop zu beobachten. Er ist der Meinung, dass dieses Verfahren die alkalische Hämatoporphyrinmethode Ziemke's an Einfachheit übertreffe, lässt dabei aber ausser acht, dass seine Anwendbarkeit die Lösung des Blutfarbstoffes durch Aetzkali zur Voraussetzung hat, während die Hämatoporphyrinprobe unbeschränkt anwendbar ist. — Mit dem spectroskopischen Verhalten des Hämoglobins und seiner Derivate haben sich Ziemke und F. Müller beschäftigt. Ihre Resultate sind deswegen werthvoll, weil sie an gleich concentrirten Lösungen der krystallisirten Substanzen gewonnen und die erhaltenen Spectra daher ihrer Lage nach unter einander vergleichbar sind. Sie fanden, dass das alkalische Hämatin und das Cyanhämatin verschiedene Körper sind und dass durch Reduction aus dem Cyanhämatin das Cyanhämochromogen entsteht, ein dem Hämochromogen ähnlicher, aber mit ihm nicht identischer Körper. Auch Cyanmethämoglobin und Cyanhämatin sind verschiedene Körper, dagegen ist Photomethämoglobin identisch mit dem Cyanmethämoglobin. — Den Einfluss der Sonnenstrahlen auf die Bildung der Häminkrystalle behandeln Untersuchungen von Dominici. Er konnte selbst nach 150stündiger Einwirkung der Sonnenstrahlen auf alte Blutflecken gut ausgebildete und regelmässige Krystalle erhalten, was den Angaben von Mirto und

Mikroskopischer Blutnachweis.

Ferrai widerspricht, dagegen im Einklang steht mit den bekannten Versuchen von Hammerl. — Zur Auffindung der Spermatozoen in Samenflecken bedient sich Grigorjew der concentrirten Schwefelsäure, welche er auf ein ausgeschnittenes Gewebspartikelchen zwischen 18 und 24 Stunden einwirken lässt. Das Princip der Methode beruht auf der Zerstörung aller organischen Elemente mit Ausnahme der Spermatozoen, welche wohlerhalten mit hellbraun gefärbten Köpfchen zurückbleiben sollen. Ziemke und F. Kirstein suchten die Präcipitinreaction auch für den Spermanachweis brauchbar zu gestalten. Eine Reihe von Kaninchen, welche mit Stiersperma und Stierhodenextract vorbehandelt waren, gaben ein Serum, das bei 10%igem Zusatz in verdünnten Stierspermalösungen (1 : 1000) nach kurzer Zeit deutliche Trübung mit Flockenbildung erzeugte. Die Reaction fiel jedoch auch im Stierblut positiv, wenn auch weniger kräftig aus. Aehnliche Versuche mit menschlichem Sperma und Hodenextract lieferten nur schwach präcipitirend wirkende Activsera. Hiermit stimmen die von Strube in gleicher Richtung unternommenen Versuche überein. Sein auf menschliche Spermalösungen schwach präcipitirend wirkendes Serum wirkte ebenso, quantitativ und qualitativ nicht unterscheidbar, auf Menschenblutlösungen. Man muss also annehmen, dass die im Sperma und Blut vorhandenen Eiweisskörper identisch sind, da sie durch die gleichen Präcipitine gefällt werden. Schütze ging den umgekehrten Weg, indem er Activsera von mit Blutserum vorbehandelten Thieren auf homologe Spermalösungen einwirken liess. Er erhielt gleichfalls Niederschläge und kommt zu dem Schluss, dass die Präcipitinreaction nicht allein für Blut, sondern für alle eiweisshaltigen Flüssigkeiten derselben Thierart specifisch sei. — Beumer wandte das biologische Verfahren zur Unterscheidung von Menschen- und Thierknochen an. Wo Weichtheile an denselben noch haften, empfiehlt er sie mit physiologischer Kochsalzlösung extrahirt zur Reaction zu verwenden. So konnte er an Knochenresten, welche ihm von der Staatsanwaltschaft zur Untersuchung übergeben waren, nachweisen, dass es Rinderknochen waren. An frischen Knochen, namentlich wenn Knochenmark bezw. spongiöse Substanz benutzt werden konnte, gelang die Bestimmung der Herkunft auf biologischem Wege leicht, an gekochten, angebrannten oder verkohlten Knochen war dies jedoch nicht mehr möglich. — Schütze macht auf die Wichtigkeit der genauen Untersuchung von Fussspuren aufmerksam. Besonders wichtig sind die Schrittlänge und Eigenthümlichkeiten der Gangart, welche in den Fussspuren zum Ausdruck gelangen, wie

Spermanachweis.

Unterscheidung von Menschen- und Thierknochen.

Untersuchung von Fussspuren.

z. B. tiefes Eindrücken der äusseren Sohlenseite und des Absatzes. Es empfiehlt sich, jede wichtige Spur vor der Abformung sorgfältig mit der Lupe zu untersuchen, da die Auffindung eines einzigen Wollfäserchen unter Umständen einen zuverlässigeren Beweis liefern kann, als viele Zeugen. So liess sich in einem Falle aus der Fussspur, welche bei genauer Prüfung eine Unzahl kleiner, rauher Rillen aufwies, mit Sicherheit feststellen, dass der Thäter, um die eigenthümliche Form seiner Stiefel unkenntlich zu machen, Strümpfe über den Stiefeln getragen hatte und die Abdrücke der beim muthmasslichen Thäter gefundenen Strümpfe liessen in Wollstärke, Maschenmaass und -weite eine genaue Uebereinstimmung mit den Abdrücken der Fussspur erkennen, so dass hierdurch der Beweis erdrückend wurde. — Es ist zur Feststellung der Identität einer Person von Bedeutung, dass man aus dem Vorhandensein gewisser Schwielen auf gewisse Berufsclassen schliessen kann. H. Fischer beobachtete eine solche Regelmässigkeit in der Schwielenbildung auch bei Musikern. Jedes Saiteninstrument, welches der Mensch regelmässig spielt, hinterlässt auf der Haut ganz bestimmte Spuren in Form von Schwielen, und diese sind so charakteristisch, dass der geübte Arzt im einzelnen Falle ohne weiteres constatiren kann, welches Saiteninstrument jemand spielt, wenn der betreffende Musiker nur eines dieser Instrumente spielt. — Gastpar erörtert die Vortheile, welche das Röntgenverfahren der gerichtlichen Medicin gebracht hat, und sieht sie hauptsächlich in der objectiven Darstellung von Verletzungen und in der Möglichkeit, die Veränderungen der urtheilfällenden Behörde demonstriren zu können. Auch der Nachweis des Causalzusammenhanges hat durch das Röntgenverfahren eine wesentliche Stütze erhalten, indem sich oft das sonst nicht nachweisbare Mittelglied zwischen Verletzung und dem äusserlich wahrnehmbaren Folgezustand direct nachweisen lässt und so die gerichtsärztliche Diagnose aus dem Niveau der Wahrscheinlichkeitsdiagnose herausgehoben wird.

Erkennung der verschiedenen Berufsarten in foro.

Verwendbarkeit des Röntgenverfahrens in foro.

Gewaltsame Todesarten: Erhängungstod.

Einen höchst interessanten und seltenen Befund, nämlich eine Gehirnblutung beim Erhängten, sah Reuter. Im rechten Linsenkern lag ein frischer Blutungsheerd, der auf dem Boden einer alten Blutung entstanden war, was durch das zwischen den Zellen abgelagerte alte Blutpigment bewiesen wurde. Die Folge der alten Blutung konnte nur eine Hemiplegie vorübergehender Art gewesen sein, da sie jedenfalls den Mann nicht an der Ausübung des Selbstmordes gehindert hatte. Eben deshalb musste die frische Blutung auch erst nach dem Umlegen des Strickes zu Stande gekommen sein. Sie erklärt sich als agonale Veränderung, hervorgerufen unter dem Einflusse der infolge asymmetrischer Lage des Stranges besonders starken Stauung. Uebrigens fand sich bei dem Erhängten ausserdem noch eine Pneumonia ambulatoria. Wir haben also hier eine Bestätigung der Heller'schen Beobachtungen von dem häufigen Zusammenhang fieberhafter Erkrankungen mit einem Selbstmord, den Heller für einen ursächlichen hält. — In einer Studie bespricht Haberda die Art des Vollzuges der Todesstrafe und beschäftigt sich besonders eingehend mit der in Oesterreich geübten Justificationsart mittels Erhenkens. Es besteht nicht der geringste Zweifel, dass der Erhängungstod völlig schmerzlos ist, denn im Momente der Constriction des Halses durch den Strang tritt Bewusstlosigkeit ein, die jede Schmerzempfindung ausschliesst und bis zum Erlöschen des Lebens fortdauert. Ein Nachtheil des Erhenkens gegenüber dem Köpfen liegt darin, dass der Tod nicht sofort eintritt und daher eine Wiederbelebung möglich ist, wenn die Suspension nicht lange genug ausgeführt wird. — In der Bestimmung der Molecularconcentration des Blutes haben wir nach experimentellen Untersuchungen Carrara's ein wichtiges Hülfsmittel für die Diagnose des Ertrinkungstodes. Er fand neben einer Verdünnung des Gesammtblutes eine erhebliche Differenz der kryoskopischen Werthe beider Herzhälften, so dass damit die vielfach noch angezweifelte Verdünnung des Blutes durch die Ertrinkungsflüssigkeit bei Ertrunkenen erwiesen und es im concreten Fall möglich zu sein scheint, mittels der Kryoskopie zu entscheiden, ob ein Ertrinkungstod oder nur die Submersion einer Leiche vorliegt. In ähnlicher Weise soll eine Unterscheidung durch die Bestimmung der elektrischen Leitfähigkeit des Blutes ermöglicht werden. Revenstorf's Versuche bestätigen zwar den Werth der Carrara'schen Untersuchungen, zeigen aber, dass eine Einschränkung insofern nöthig ist, als in vielen Fällen die Blutverdünnung durch die Ertrinkungsflüssigkeit fehlt und auch oft bei anderen Todesarten, als beim Ertrinkungstode, merkliche Unterschiede in dem Blute beider Herzhälften bestehen. Die Diagnose des Ertrinkungstodes aus dem Blutbefunde zu stellen, ist daher nur erlaubt, wenn sich aus den absoluten Werthen die stattgehabte Blutverdünnung noch in irgend einem Theil des Kreislaufs nachweisen lässt. — Den Werth der flüssigen Blutbeschaffenheit für die Diagnose des plötzlichen Erstickungstodes unterzog Wachholz einer experimentellen Prüfung, welche ergab, dass zwar in der überwiegenden Mehrzahl acuter Erstickungsfälle das Blut in Herz und grossen Gefässen postmortal flüssig bleibt, dass aber doch in Ausnahmefällen lockere, dunkelrothe,

Ertrinken.

Beschaffenheit des Erstickungsblutes.

Beschaffenheit des Erstickungsblutes.

mitunter auch feste, entfärbte, mit der Wand verfilzte Blutgerinnsel vorkommen. Durch solche Befunde wird die Annahme eines plötzlichen Erstickungstodes also nicht ausgeschlossen. Die von Lacassagne und Martin empfohlene „docimasie hépatique", welche auf Grund des Zuckergehalts der Leber entscheiden soll, ob der Tod langsam oder plötzlich erfolgt ist, gestattet gleichfalls keinen Schluss auf die Dauer der Agone. Strohe, der sich ebenfalls mit der Würdigung der forensischen Leberzuckeruntersuchung beschäftigte, konnte in 50 % der Fälle die Angaben der französischen Autoren nicht bestätigen, sondern bekam direct widersprechende Resultate, da in Fällen von langsamem Tode neben hohem Zuckergehalt auch hoher Glykogengehalt nachweisbar war. Versuche, die Carrara über die Gerinnung des Erstickungsblutes anstellte, ergaben, dass eine gerinnungshemmende Wirkung der Kohlensäure auf das Blut erstickter Thiere in vitro nicht besteht. Die Kohlensäure schien im Gegentheil die Gerinnung zu begünstigen. Das Erstickungsblut coagulirte schneller als normales Blut, und zwar desto schneller, je plötzlicher die Erstickung eintrat. — Ueber die Beziehungen der Pankreasblutungen zum plötzlichen natürlichen Tode äussert sich Kratter. Bekanntlich wurden solche Blutergüsse in die Bauchspeicheldrüse von Zenker für die Ursache des plötzlichen Todes gehalten. Kratter sah sie in 33 Fällen in und um die Bauchspeicheldrüse. Nach seiner Meinung gehören sie keineswegs zu den Seltenheiten und sind nicht Ursache, sondern Folge des plötzlichen Todes. Ihr diagnostischer Werth kommt etwa dem der Ekchymosen gleich.

Pankreasblutungen und plötzlicher Tod.

— Die plötzlichen Todesfälle im Kindesalter und besonders die Beziehungen der vergrösserten Thymusdrüse zu denselben haben auf der diesjährigen Naturforscherversammlung eine eingehende Erörterung gefunden, aber man kann nicht sagen, dass durch dieselbe eine Klärung der vielfach weit aus einander gehenden Meinungen eingetreten sei. Während Ganghofer sich der Lehre Paltauf's nähert und auf die durch unzweckmässige Ernährung hervorgerufenen Nervenstörungen bei Säuglingen als wahrscheinliche Ursache des plötzlichen Todes hinweist, verhält sich M. Richter der Annahme eines ursächlichen Zusammenhanges zwischen Thymusvergrösserung und plötzlichem Tod gegenüber sehr skeptisch. Er findet in der Litteratur keinen beweiskräftigen Fall für die Annahme einer intrathoracalen Druckwirkung. Ebenso wenig ist die Frage, ob dem Status lymphaticus die ihm zugesprochene Rolle zukommt, entschieden. Unter den 1797 plötzlich gestorbenen und todt aufgefundenen Kindern, welche im Wiener gerichtlich-medicinischen Institut

Plötzliche Todesfälle im Kindesalter.

innerhalb 5 Jahren zur Obduction kamen, ist nur einmal Status lymphaticus und Thymusvergrösserung als Todesursache angegeben. Lange hält die Fälle von Thymustod infolge Compression der Trachea für recht selten, glaubt aber, dass Fälle von Störung der Herzthätigkeit durch Druck der vergrösserten Thymus auf die grossen Gefässe häufiger vorkommen. Kassowitz sieht die Ursache für den plötzlichen Tod in der exspiratorischen Apnoe, wie sie bei schädelrachitischen Kindern im laryngospastischen Anfall eintritt. In einem von Burgl beobachteten plötzlichen Todesfall bei erheblicher Thymushyperplasie wird gleichfalls Herzlähmung als Todesursache angenommen, weil der Tod nicht unter den bekannten Erscheinungen des Laryngospasmus mit plötzlichem Zurückbiegen des Kopfes u. s. w. eingetreten sei. Das Kind, welches die Mutter am Arm trug, wurde plötzlich blau im Gesicht, liess den Kopf sinken und war todt. Es wird angenommen, dass die hyperplastische Thymusdrüse acut anschwoll, hierdurch das Herz beeinflusste und als mechanisch wirkendes Gelegenheitsmoment den Tod durch Herzlähmung veranlasst. Wie man sich diese plötzliche Thymusschwellung erklären soll, wird allerdings nicht gesagt. Penkert legt auf Grund eigener Beobachtungen das Hauptgewicht auf die mechanische Behinderung der Luftzufuhr, welche bei stark vergrösserter Thymus durch Compression der Trachea plötzlich den Erstickungstod herbeiführen kann. — Die latent verlaufende fibrinöse Pneumonie ist nicht ganz selten die Ursache eines plötzlichen natürlichen Todes. Unter 33 von Harvey Littlejohn beobachteten Fällen war die Mehrzahl schwere Trinker. Der Tod überraschte sie im besten Wohlsein, trotzdem sich die befallene Lunge meist schon im Zustand der grauen Hepatisation befand, was Littlejohn dadurch erklärt, dass infolge des starken Alkoholgenusses die Gefühlssphäre abgestumpft war und so die initialen Krankheitserscheinungen nicht zum Bewusstsein gelangten und dass ferner die excitirende Wirkung des Alkohols die Erkrankten bis zum plötzlichen Collaps und Tod aufrecht erhielt. Auch in dem von Berg mitgetheilten Fall handelte es sich um einen Trinker, bei dem sich die Lunge im Stadium der grauen Hepatisation befand. Die von Teske gebrachte kurze Zusammenstellung der aus der Litteratur bekannten Fälle von latenter Pneumonie ergibt, dass Alkoholiker, Greise und Leute mit geschwächtem, durch Landstreichen zerrüttetem Körper in erster Linie durch „latente Pneumonie" einen plötzlichen Tod finden. — Aus dem Verlauf der Bruchlinien am Schädel lassen sich gewisse Rückschlüsse auf die Entstehung der Brüche ziehen. Hoffmann ob-

Plötzlicher Tod durch latente Pneumonie.

Tödtliche Schädelbasisbrüche

ducirte mehrere Fälle von Schädelbasisbrüchen, in denen es möglich war, aus der Richtung der Bruchspalten die Richtung der Gewalteinwirkung zu bestimmen. — Das Kapitel der Spätapoplexieen nach Kopfverletzungen und ihre gerichtsärztliche Beurtheilung hat in Matthes einen Bearbeiter gefunden. Kopfverletzungen können gelegentlich noch längere Zeit nach der Einwirkung des Traumas, namentlich nach Einwirkung stumpfer Gewalt, zu lebensgefährlicher Blutung ins Gehirn und weiterhin plötzlich zum Tode führen. In erster Linie hat der Gerichtsarzt nachzuweisen, dass die Apoplexie thatsächlich die Folge einer voraufgegangenen Kopfverletzung ist. Dann ist die Verletzung zu classificiren. Meist handelt es sich in den nicht tödtlich endenden Fällen um eine schwere Körperverletzung im Sinne des § 224. In manchen Fällen lassen sich die definitiven Folgen aber erst nach Monaten übersehen. Hermann obducirte einen Fuhrknecht, der erst 14 Tage nach dem Trauma die ersten Erscheinungen von Hirndruck zeigte und bis dahin schwere Arbeit verrichtet hatte. Ueber dem linken Vorderhirn lag ein Blutkuchen von 250 g, der aus der verletzten Arteria meningea sinistra stammte. — Auf Grund experimentell gewonnener Erfahrungen spricht Placzek die Ansicht aus, dass die Ansammlung von Blut im Herzbeutel, die Herzbeuteltamponade, niemals den plötzlichen Eintritt des Todes veranlasst. Der Tod tritt vielmehr erst nach längerer Zeit ein. Zwei Momente sind es, welche ihn zu dieser Annahme veranlassen: der Einfluss des Nervus depressor auf das Vasomotorencentrum und die Drucksteigerung im Herzbeutel und dementsprechende Erschwerung bezw. Hemmung der Herzdiastole. Durch das längere Ueberleben bei der Herzbeuteltamponade ist auch die Möglichkeit der Vornahme von Handlungen noch nach derselben gegeben. Dieser Annahme widerspricht, wie M. Richter einwendet, die Erfahrung, welche lehrt, dass bei uncomplicirter Herzbeuteltamponade der Tod gerade rasch eintritt, somit von einer Handlungsfähigkeit nicht die Rede ist. — Auf die diagnostische Bedeutung von Fremdkörpern in Verletzungen macht Kenyeres aufmerksam und theilt eine Reihe interessanter eigener Beobachtungen mit, unter anderem einen Fall, in welchem die Spitze des zur That benutzten Messers abgebrochen und in der Kopfverletzung so eingeheilt war, dass sie mit dem Finger gefühlt werden konnte. — An der Hand eines reichen Beobachtungsmaterials entwickelt Dittrich die wesentlichsten bei Verletzungen und Tod durch Ueberfahrenwerden forensisch in Betracht kommenden Gesichtspunkte. Er erinnert daran, dass hochgradige Verletzungen der tieferen Theile bei vollständig

Forensische Beurtheilung der Spätblutungen nach Kopfverletzungen.

Eintritt des Todes bei Herzverletzungen.

Fremdkörper in Verletzungen.

Verletzungen und Tod durch Ueberfahren.

erhaltener Haut zu Stande kommen können. Auch vollständige subcutane Abtrennung mit glatten Trennungsflächen, quere Durchtrennung der Luftröhre etc. ist möglich. Ueberfahrenwerden in querer Richtung spricht im Gegensatz zu Ueberfahrenwerden in der Längsrichtung im allgemeinen für Selbstmord. Schmidt sah eine tödtliche Halsverletzung, schwere Zertrümmerung der Halswirbelsäule mit geringer Blutung in die Nackenmusculatur, aber ohne die Spur einer Hautverletzung. Er erklärt sich diesen Befund durch Ueberfahren, und zwar mittels eines Automobils, da die Räder eines gewöhnlichen Wagens an der Haut deutliche Spuren zurücklassen. Dass diese Annahme eine irrthümliche ist, belegt Friedemann durch eine Reihe selbstbeobachteter Fälle, bei denen das Ueberfahren durch gewöhnliche Fuhrwerke auch ohne äussere Verletzungen erfolgt war.

Verblutung aus der Vena saphena.

— Die Eröffnung der Venen in selbstmörderischer Absicht gehört zu den Seltenheiten, da dem Selbstmörder günstig gelegene Arterien für die Erreichung seines Zweckes, z. B. die Puls- und Halsschlagadern, zur Verfügung stehen. Schlag theilt eine solche Beobachtung mit. Es war die Vena saphena eröffnet worden, welche infolge varicöser Erweiterung dem selbstmörderischen Angriff leichter, als dies gewöhnlich der Fall ist, zugänglich war. — Lungen Neugeborener können ausser durch Luftathmen auch durch Fäulniss schwimmfähig werden. Nach Beobachtungen Hitschmann's und Lindenthal's kann das unabhängig von Fäulniss erfolgende Eindringen anaërober Bacterien von der Gebärmutterhöhle aus in das Lungengewebe ebenfalls die Veranlassung zur Schwimmfähigkeit der Lungen werden. Sie sind daher der Ansicht, dass der positive Ausfall der Lungenschwimmprobe weder bei frischen, noch bei faulen Früchten die Frage entscheidet, ob ein Kind gelebt hat oder nicht, sofern die Wirksamkeit gasbildender Bacterien nicht auszuschliessen ist. Ungar hält die angeführten Beobachtungen nicht für beweisend, da in allen die Möglichkeit einer Einführung von Luft in die Uterushöhle durch vorhergeganges Touchiren und somit auch die Möglichkeit einer vorzeitigen Luftathmung in utero bestehe. Er hält sie auch nicht für geeignet, den Werth der Lungenschwimmprobe zu beeinträchtigen, da es sich in der gerichtsärztlichen Praxis fast stets um heimliche und schnell verlaufende Geburten handelt, bei denen keine manuellen oder instrumentellen Eingriffe vorgenommen wurden, also die Bedingungen fehlten, die ein Luftathmen oder Eindringen von Bacterien in utero ermöglichten. Demgegenüber hält auch Krönig daran fest, dass bei Keimgehalt der Uterushöhle die Lungenschwimmprobe nicht verwerthbar sei. — Die Beobachtungen Hitschmann's, Lindenthal's

Einfluss gasbildender Bacterien auf die Lungenschwimmprobe.

Einfluss gasbildender Bacterien auf die Lungenschwimmprobe.

und Krönig's verdienen gewiss die Aufmerksamkeit der Gerichtsärzte, insofern sie die von Bordas und Descoust aufgestellte Lehre, dass fötale Lungen nie schwimmfähig werden, widerlegen und damit die von Puppe und Ziemke experimentell gewonnenen Erfahrungen bestätigen. Die practische Bedeutung dieser Befunde wird von jenen Autoren aber erheblich überschätzt, wie Haberda in einer Kritik der erwähnten Arbeiten ausführt, da die moderne gerichtliche Medicin der Schwimmprobe weitaus nicht jene Bedeutung wie früher einräumt und zur Entscheidung, ob ein Kind geathmet hat oder nicht, nicht nur die Lungenschwimmprobe, sondern die Lungenprobe, d. h. die Gesammtveränderung der Lungen durch die Athmung heranzieht.

Neue Lungenprobe von Placzek.

Eine neue Lungenprobe gründete Placzek auf die physiologische Thatsache, dass bei der Einathmung von Luft der Druck im Brustraum, der vor der Athmung gleich Null ist, ein negativer wird. Durch einen eigens hierzu construirten Troikart, in Verbindung mit einem Quecksilbermanometer, lässt sich dieser negative Druck und durch ihn die Luftathmung Neugeborener nachweisen. Die Angabe Placzek's, dass er mit seiner Methode nur günstige Resultate erzielt habe, sind nicht unwidersprochen geblieben. Ungar macht eine Reihe theoretischer Einwendungen, deren Berechtigung nicht zu leugnen ist, und die Resultate, die Wachholz bei der practischen Prüfung der Methode erhielt, waren ungleich. Uebereinstimmend wird von beiden Autoren hervorgehoben, dass das Placzek'sche Verfahren nicht den geringsten Vortheil vor der gebräuchlichen Lungenprobe besitzt. —

Lebensprobe durch Analyse des Harns.

Modica und Ottolenghi konnten im Harn von Neugeborenen frühestens am 2. Tage des extrauterinen Lebens Phosphate nachweisen und wollen die Beobachtung für die Entscheidung der Frage verwerthen, ob ein Kind nach der Geburt gelebt hat oder nicht. —

Verletzungen des Kindes durch Spontangeburt.

Dörner weist auf die Wichtigkeit hin, welche die Kenntniss der Verletzungen des Kindes durch Spontangeburt für den Gerichtsarzt hat, da eine Verwechselung derselben mit criminell-traumatischen Einwirkungen möglich ist. In einem selbst beobachteten Fall konnten besonders Halsverletzungen zur Verwechselung mit Würgspuren Anlass geben. In dem von Bornträger berichteten Fall wurden Blutergüsse auf die Schädeloberfläche für Verletzungen erklärt, welche von dritter Hand mit einem stumpfen Werkzeug beigebracht worden seien, obwohl weder die Kopfhaut noch die Schädelknochen verletzt waren. —

Postmortale Verdauung.

Hoffmann hat die von Ferrai inaugurirten Versuche über postmortale Verdauung aufgenommen. Es geht aus ihnen jedenfalls so viel hervor, dass nach dem Tode noch Verdauungsvorgänge im Magen stattfinden, wenn auch die erhaltenen Ergebnisse bestimmte Schlussfolgerungen zu ziehen noch nicht gestatten. — Wie der bekannte Fall „Haarbaum" lehrt, können durch Benagen von Insecten entstandene Hautverletzungen den Verdacht eines gewaltsamen Todes erwecken. Horoszkiewicz sah derartig entstandene Hautabschürfungen an einer Kinderleiche, welche durch Küchenschaben verursacht waren, wie sich auch experimentell nachweisen liess. Interessante Untersuchungen über die bei der Leichenfäulniss auftretende Insectenfauna hat Niezabitowski angestellt, jedoch ist die Art der Insecten seiner Meinung nach nur ausnahmsweise zur Zeitbestimmung für forensische Zwecke zu verwerthen. — Gautier hatte behauptet, dass Arsen in gewissen menschlichen und thierischen Organen constant gefunden werde und physiologischerweise in denselben vorhanden sei. Dem widersprechen Hödlmoser, Ziemke und Cerny. Die beiden ersteren Autoren fanden überhaupt niemals eine Spur von Arsen in den von ihnen untersuchten Organen, während nach Cerny's Untersuchungen zwar minimale Arsenspuren im thierischen Organismus vorkommen können, aber durchaus nicht constant sind und daher keine Rolle im Organismus spielen. — Wachholz und Lemberger haben sich mit folgenden zwei forensisch wichtigen Fragen experimentell beschäftigt: Wie lange lässt sich im Blute von in Kohlendunst Erstickten CO nachweisen und vermag CO in menschliche Leichen durch unversehrte Körperdecken zu diffundiren? Mit reinem CO gesättigtes Thierblut liess noch nach 2 Monaten das CO spectroskopisch erkennen. War es bei höherer Temperatur angetrocknet, so war das CO nach $2\frac{1}{2}$ Monaten verschwunden, im faulen oder bei Zimmertemperatur getrockneten Blut dagegen erst nach $5\frac{1}{2}$ Monaten. Für Leichenblut von an Kohlendunst erstickten Menschen gestalteten sich die Fristen kürzer, da der Tod bei der CO-Vergiftung vor der Sättigung des Blutes mit CO eintritt. In der Haut und später auch im Herzblut von Leichen, welche in mit CO gefüllten Glasgefässen aufbewahrt wurden, liess sich das CO spectroskopisch nachweisen, war also diffundirt. Wachholz konnte auch bei einem Menschen, der 7 Tage eine CO-Vergiftung überlebte, das CO im Blute noch mit der Tanninprobe nachweisen. Eine Kohlendunstvergiftung in der Schule beobachtete Majer. Sie war dadurch zu Stande gekommen, dass der Mantel des Ofens in grosser Ausdehnung durchgebrannt und die Verbindung des Ofens mit dem Ofenrohr gelockert war. — Vergiftungen mit Chloroform sind mehrfach beobachtet worden. Laquer sah bei einem kräftigen Knaben, bei dem Ver-

Benagung von Leichen durch Insecten.

Bestimmung der Zeit des Todes durch die Leichenfauna.

Vergiftungen: Arsen als physiologischer Bestandtheil des thierischen Organismus.

CO-Vergiftung.

Vergiftung durch Chloroform,

grösserung der Thymus, der Balgdrüsen des Zungengrundes und der Milz die einzigen krankhaften Befunde waren, 2 Minuten nach der Chloroformdarreichung blitzartig den Tod durch plötzlichen Herzstillstand eintreten. In einem von Hoffmann beschriebenen Fall trat der Tod nach kurzem, sehr heftigem Excitationsstadium innerhalb 3 Minuten ebenfalls durch Herzlähmung ein. Die Thymus war noch vorhanden — es handelte sich um einen 38jährigen kräftigen Mann —, das Herz war stark mit Fett bewachsen. Interessant ist der von Burgl berichtete Fall, eine tödtliche Chloroformvergiftung durch Selbstnarkotisiren. In einem von Cohn mitgetheilten Fall trat der tödtliche Ausgang erst 5 Tage nach der Narkose ein. Leber, Nieren und zum Theil auch das Herz waren hochgradig verändert, ihre Epithelien gequollen, verfettet und trübe geschwollen. Um eine Chloroformvergiftung nach Aufnahme per os handelte es sich in Roth's Fall. Der Arzt fand die Vergiftete nach 1/4 Stunde bewusstlos, mit starren Pupillen, raschem Puls. Die Athemluft roch nach Chloroform. Der Obductionsbefund ergab eine acute Gastroenteritis, die Provenienz derselben wurde durch den deutlichen Chloroformgeruch des Mageninhalts erklärt. — Jaquet's Beobachtungen über Vergiftung durch Brommethyl weichen wesentlich von der Schilderung anderer Autoren ab. Nach ihm sind die Vergiftungsbilder durch primäre Schwächezustände, Schwindel, Dyspnoe, Amblyopie, Diplopie in leichteren, durch psychische Unruhe, Tobsuchtsanfälle und Delirien in schwereren Graden charakterisirt. — Vergiftungen mit Kirschlorbeerwasser gehören zu den sehr grossen Seltenheiten. Wachholz hatte Gelegenheit, eine solche Vergiftung zu obduciren. Es waren ca. 700 g getrunken worden, welche etwa 0,7 g reiner Blausäure entsprechen. — Eine Geisteskranke warf einer anderen Frau eine mit Vitriolöl gefüllte, 1/2 Liter fassende Flasche an den Kopf. Die Getroffene erlitt Brandwunden an Kopf und Brust und schluckte, als sie einen Schrei ausstiess, einen Theil der Vitriollösung. Bei der Obduction fand Burgl starke Verätzung der Zunge und der ganzen Speiseröhre, streifige Verschorfungen im Magen und am Anfang des Zwölffingerdarms und Anätzung des Kehlkopfs, der Trachea und der beiden Bronchen. — Oehmke sah einen eigenartigen Fall von Schwefeldunstvergiftung, der in selbstmörderischer Absicht geschah und durch Anzünden von Schwefel im verschlossenen Raum ausgeführt wurde. Die Hautfarbe und verschiedene Organe waren grünlich; da die Obduction erst 2 Tage nach dem Tode im Hochsommer stattfand, ist es nicht ausgeschlossen, dass diese Färbung durch die Fäulniss verursacht wurde. Im Blute fand sich

— durch Brommethyl,

— mit Kirschlorbeerwasser,

— mit Vitriolöl

Schwefeldunstvergiftung.

spectroskopisch neben den beiden Oxyhämoglobinstreifen ein Schatten im Roth. Da die Lage dieses Streifens nicht näher bestimmt wurde, so ist nicht zu entscheiden, ob er durch Methämoglobin oder Sulfhämoglobin veranlasst wurde. — Ueber drei Vergiftungen durch Einathmen salpetrigsaurer Dämpfe werden von Picht Beobachtungen mitgetheilt. Drei Arbeiter hatten bei Reinigung der Bleikammern Reste von Nitrosedämpfen eingeathmet, ohne zunächst Krankheitserscheinungen zu bemerken. Erst 3 Stunden nach beendeter Arbeit traten solche bei allen in gleicher Weise zu Tage. Sie bestanden in Schweissausbruch, grosser Mattigkeit, Athemnoth, Durst, Husten und Schmerzen unter dem Brustbein. In den ersten Tagen bestand citronengelber Auswurf. — Die Frage, ob die schweflige Säure und ihre Salze, besonders das sog. Präservesalz giftig auf den menschlichen Organismus wirken und daher als Conservirungsmittel zu verbieten sind, ist immer noch strittig. Während Liebreich eine gesundheitsschädliche Wirkung bestreitet, halten Kionka und A. Schulz auf Grund ihrer an Hunden gewonnenen Erfahrungen eine solche auch in nicht excessiven Mengen für erwiesen. — Die gewöhnliche Haushaltungsschmierseife wirkte bei einem Kinde, das aus der in der Küche stehenden Seifenschüssel etwas in den Mund steckte und ass, wie Langer berichtet, durch Verätzung der Schleimhaut von Mund, Rachen und Speiseröhre und des an die Cardia angrenzenden Magentheiles tödtlich. Die verätzten Schleimhautpartieen waren in einen gelbgrünen Schorf verwandelt und zum Theil ganz abgelöst. — Ein von Kobert mitgetheilter Fall von Oxalsäurevergiftung ist in mehrfacher Hinsicht forensisch bemerkenswerth. Das in selbstmörderischer Absicht genommene Gift führte so schnell den Tod herbei, dass Vorübergehende, die den Selbstmörder bei der That gesehen hatten, als sie zu Hülfe eilten, bereits eine Leiche fanden. Bestimmte Stellen im Schlund, in der Speiseröhre, im Magen und oberen Dünndarm zeigten eine eigenthümlich rauhe Beschaffenheit und zum Theil graue Verfärbung. Im eingetrockneten Herzblut fanden sich deutliche Krystalle von oxalsaurem Kalk. Auffällig war, dass eine Ablagerung desselben in den Nieren fehlte, was aber wohl in dem schnellen Eintritt des Todes seine Erklärung findet. Der Mageninhalt enthielt Hämatin und Oxalsäure. — Die Essigessenz gehört zu jenen Giften, welche neuerdings häufiger zu fahrlässigen Vergiftungen Anlass gegeben haben. So werden von Marcinowski, Curschmann, Wygodschikow und Brandt Vergiftungsfälle von Kindern mitgetheilt, von denen aber nur der von Brandt einen tödtlichen Ausgang nahm. Die Krankheits-

Vergiftung durch salpetrige Säure, — durch schweflige Säure, — durch Schmierseife, — durch Oxalsäure, — durch Essigessenz.

erscheinungen waren gewöhnlich schwere, wie Somnolenz, Eiweissharn, Anurie, Erbrechen, in 2 Fällen werden auch Bronchopneumonieen erwähnt. Bei einem Erwachsenen sah Schäffer hochgradige weiche Verätzung der Verdauungswege und oberen Luftwege mit Blutungen in den Magen und Zwölffingerdarm, ferner toxische Nierendegeneration. — Ein Bauer trank 30 g einer mehr als 5%igen Carbolsäure aus Versehen statt Schnaps. Trotz des Bildes der acuten Carbolsäurevergiftung gelang es Goldenberg durch 1½ Stunden lange Magenspülungen den Mann zu heilen. Wahrscheinlich war bei Einnahme des Giftes der Magen überfüllt gewesen. — Zu den Giften, welche von den Selbstmördern bevorzugt werden, gehört neuerdings auch das Lysol. Tausch sah in kurzer Folge zwei derdartige Fälle. Im ersten Fall waren zwei Esslöffel reinen Lysols getrunken worden. Es trat Bewusstlosigkeit und Herzschwäche auf, aber keine wesentlichen Magenbeschwerden. Diese fehlten auch im anderen Fall. Hier bestand nach Genuss von 100 g Somnolenz, Heiserkeit und röchelnde Athmung. Der Tod erfolgte schliesslich an Lungenentzündung. — Eine durch versehentliches Waschen des Kopfes mit 25%iger Sublimatlösung herbeigeführte und nach 1 Tage tödtlich endende Sublimatvergiftung, die zur Verurtheilung einer Krankenschwester wegen fahrlässiger Körperverletzung führte, theilt Burgl mit. — Friedeberg sah bei einem Mann, der irrthümlich zwei Schlucke Petroleum statt Schnaps trank, Kopfschmerzen und Durchfall mit unangenehmen Geruchs- und Geschmacksempfindungen auftreten, die nach 6 Tagen wieder verschwanden. — Auch ein Fall von Formalinvergiftung ist wieder zur Beobachtung gelangt. Er wird von Gerlach beschrieben. Eine Magd trank 60—70 g Formalin Schering und verfiel unmittelbar danach in eine 15stündige rauschartige Bewusstlosigkeit. Es bestand 12stündige Anurie, leichte Nierenreizung, leichter Darmkatarrh und Athmungs- und Pulsbeschleunigung; nach 8 Tagen wurde die Arbeit wieder aufgenommen. — Das in der Wundbehandlung vielfach gebräuchliche Orthoform rief bei Malinowski eine allgemeine Vergiftung mit einer eigenartigen Hauterkrankung, Erythema exsudativum multiforme, hervor. Aehnliche Beobachtungen sind auch von anderen gemacht worden. — Die Chromsäurevergiftung ist besonders durch Krankheitserscheinungen der Nieren und des Magendarmkanals ausgezeichnet. Während Heitz in zwei von ihm beobachteten Fällen diese in typischer Weise deutlich ausgebildet fand, liessen zwei andere ausser leichter Reizung des Magendarmkanals Vergiftungssymptome vollständig vermissen. — Eine dankenswerthe Bereicherung der ge-

Carbolsäurevergiftung.

Vergiftung durch Lysol,

— durch Sublimat,

— durch Petroleum,

— durch Formalin,

— durch Orthoform,

— durch Chromsäure,

ringen Casuistik der acuten Schwefelkohlenstoffvergiftung bringt v. Brunn. In den beiden mitgetheilten Fällen war der Schwefelkohlenstoff in Bierflaschen aufbewahrt und versehentlich getrunken worden. Das Krankheitsbild setzte sich aus Reizerscheinungen des Magens und Hirnstörungen zusammen. Die Todtenflecke hatten ähnlich wie bei der Kohlenoxydvergiftung hellrothe Farbe. Das Gehirn war gelbgrün gefärbt. Der Schwefelkohlenstoff liess sich chemisch in den Organen, im Harn und Blut nachweisen, spectroskopisch im Blute dagegen nicht. — Es ist eine verbreitete und gefährliche Unsitte, kleine Kinder durch Abkochungen von reifem Mohn zu beruhigen. Van Ledden-Hulsebosch berichtet von einem 16tägigen Kind, welches von der Wärterin durch den Saft eines Mohnkopfes getödtet wurde. Im Mageninhalt fanden sich mikroskopisch die unentwickelten Mohnsamen, charakterisirt durch ihre kommaform- und netzartige Hülle. — Wenn schon die Morphiumvergiftung in selbstmörderischer Absicht in Deutschland nicht gerade häufig vorkommt, so ist der Grund, welcher in dem von Pilf beobachteten Fall den Selbstmord veranlasste, gewiss ein aussergewöhnlicher. Ein Mädchen aus guter Familie wird wegen unbefriedigten und unbezwinglichen Geschlechtstriebes zur Morphinistin und weiss sich nach mehreren vergeblichen Selbstmordversuchen schliesslich auf ärztliche Recepte so viel Morphium zu verschaffen, dass sie ihren Zweck erreicht. — Zur Sicherung des physiologischen Experimentes bei Verdacht auf Strychninvergiftung empfiehlt Schmidt als geeignetes Versuchsthier den Frosch. Die Maus reagirt zwar auf ausserordentlich geringe Mengen des Giftes, zeigt die gleiche Reaction aber auch auf Ptomaine, z. B. auf das sog. Leichenstrychnin. Um eine Täuschung durch Reflexkrämpfe bei individueller Reizbarkeit des Versuchsthiers, hervorgerufen durch den Stich der Injectionsnadel, zu vermeiden, wird die Strychninlösung dem Frosch einfach auf die Haut geträufelt. Es genügen für diese Methode schon 0,01 bis 0,006 mg Strychninnitrat, um typische tetanische Anfälle auszulösen. — Burgl theilt einen Selbstmord durch Strychninvergiftung mit, in dem die Todtenstarre sehr stark entwickelt und das Gehirn hyperämisch war. Im Mageninhalt fanden sich stellenweise kleine weisse Körnchen, welche zwar nicht weiter untersucht wurden, vermuthlich aber ungelöste Strychninkrystalle waren. — Klingmüller sah eine Vergiftung mit Bilsenkrautsamen beim Kinde durch Essen dreier reifer Samenkapseln von Bilsenkraut. In einer Kapsel fanden sich 250 Samenkörner, v. Hofmann gibt als tödtliche Dosis 15 bis 20 Samenkörner an. Trotz der Menge des Giftes genas das Kind.

— durch Schwefelkohlenstoff,

— durch Mohnfrüchte,

— durch Morphium,

— durch Strychnin,

— durch Bilsenkrautsamen,

Das klinische Bild entsprach der Belladonnavergiftung; hervorzuheben ist das Auftreten eines starken, ausgedehnten Hauterythems. Eine Tabakvergiftung beim Kinde ist etwas Ungewöhnliches. John Hawkes berichtet von einem 2 Jahre alten Kind, das von einer Tabakabkochung eine grössere Menge geschluckt hatte. Die Folge war Erweiterung der Pupillen, Bewusstlosigkeit und schwache Herzthätigkeit. Nach 24 Stunden war das Kind wiederhergestellt. — Vergiftungen durch Extractum hydrastis fluidum werden beim Menschen selten beobachtet. Friedeberg theilt eine solche mit. Ein 22jähriges Mädchen sollte wegen Gebärmutterblutung — später stellte sich Abort ein — 3mal täglich 25 Tropfen nehmen, nahm aber am dritten Abend 9 g auf einmal. Es traten Zeichen hochgradiger Herzschwäche und Durchfälle auf, die nach einigen Tagen wieder verschwanden.

Vergiftung durch Tabak,

— durch Extractum hydrastis fluidum.

Geburtshülfe: Fruchtabtreibung durch Gifte.

Unter den zur Herbeiführung des Abortes benutzten Giften ist die Anwendung der Citronensäure jedenfalls äusserst selten, und noch seltener ist ein tödtlicher Ausgang dieser Vergiftung. In der von Kornfeld mitgetheilten Vergiftung war Citronensäure, um Abort herbeizuführen, in unbekannter Menge genommen worden. Am folgenden Tage trat früh Erbrechen und Nachmittags der Tod ein. Im Magen wurden 9,452 g Citronensäure nachgewiesen. Die Schleimhaut desselben und des Zwölffingerdarms war gequollen, blassgrün verfärbt und mit punktförmigen Blutungen durchsetzt. — Nach Kratter's Beobachtungen erfreuen sich Phosphor und Arsen in der Gegend von Graz einer grossen Beliebtheit als Fruchtabtreibungsmittel, obwohl ihre Wirkung eine durchaus unzuverlässige ist. Für die Mutter sind beide Gifte annähernd gleich gefährlich. — Corin lenkt die Aufmerksamkeit der Gerichtsärzte auf die Uterusrupturen, welche durch intrauterine Einspritzungen bei criminellem Abort entstehen. Bei der Obduction ist eine Unterscheidung dieser von Curettageverletzungen bei Berücksichtigung der äusseren Umstände und des Alters der Verletzungen, eventuell nach dem Resultat der mikroskopischen Untersuchung vielfach möglich. — Reidhaar hörte bei einer in der 34. Woche stehenden Schwangeren, als er behufs Frühgeburt den Metreurynter einlegte, bei markstückgrossem Muttermund sieben deutliche Schreie des Kindes, die auch im Nebenzimmer gehört wurden, eine Erscheinung, welche als Vagitus uterinus bekannt ist und bei Störung des Placentarkreislaufes durch vorzeitige Athmung und Eindringen von Luft in den Uterus erklärt wird. Sie beweist, dass ein Luftathmen auch vor der Geburt möglich ist. — Eine doppelte Placenta bei einfacher Frucht sah Mayer.

Uterusruptur durch intrauterine Einspritzungen.

Vagitus uterinus.

Obwohl beide Theile auf ihre Vollständigkeit genauestens controllirt wurden, war ein Nachgeburtsrest von der Grösse einer Hohlhand zurückgeblieben, welcher eine heftige Blutung verursachte. In Uebereinstimmung mit der Auffassung von Fritsch verneint Mayer, dass in solchen Fällen ein Kunstfehler des Arztes vorliege. Einen ähnlichen Fall theilt Gerstenberg mit, der zu unangenehmen Auseinandersetzungen mit dem Manne der Schwangeren führte. — Eine tödtliche Puerperalfiebererkrankung, welche zu einer Anklage gegen den Arzt wegen fahrlässiger Tödtung geführt hatte, gab dem gerichtlichen Sachverständigen Veranlassung, sich dahin zu äussern, dass eine gründliche Desinfection der äusseren Geschlechtstheile und der Scheide vor jedem geburtshülflichen Eingriff geboten sei und dass ein Arzt, welcher diese Maassnahmen unterlasse, sich eines Vergehens gegen das Strafgesetzbuch schuldig mache. C. Meyer, der sich mit der forensischen Bedeutung des Puerperalfiebers beschäftigt, hält die apodictische Erklärung der unterlassenen Scheidendesinfection als Fahrlässigkeit für zu weitgehend, da in den meisten Fällen ein absoluter Schuldbeweis ausserordentlich schwierig zu erbringen ist. Die Lehre von der Selbstinfection ist heute von den meisten Geburtshelfern aufgegeben und daher als entlastendes Moment für Arzt oder Hebamme nicht wohl ins Feld zu führen. — An einem selbsterlebten Fall von spontaner Uterusruptur während der Geburt zeigt Prölss, dass bei unüberlegtem, aber immerhin durch die Schwierigkeit des Falles entschuldbarem Handeln leicht Zustände entstehen können, welche bei der Obduction einen Kunstfehler vortäuschen.

Zurückbleiben eines Nachgeburtsrestes in utero trotz Vollständigkeit der Placenta.

Kunstfehler bei Entbindungen.

In einem interessanten Vortrage über die Bedeutung der Einwilligung des Patienten zu operativen Eingriffen wendet sich Fritsch gegen die herrschende juristische Anschauung, welche den ärztlichen Eingriff, dessen Zweck die Heilung eines Menschen sei, als Körperverletzung charakterisirt, der nur durch die Einwilligung des Patienten straffrei wird. Gesetzliche Bestimmungen über die Nothwendigkeit der Einwilligung des Patienten liegen weder im Interesse des Arztes, noch im Interesse des Patienten. Die Einwilligung des Patienten zu einer Operation ist eine ethische ärztliche Pflicht, kann aber nicht zur Exculpirung bei fehlerhaftem Handeln oder zur Rechtfertigung des ärztlichen Handelns überhaupt dienen. — Sehr beachtenswerthe Ausführungen finden wir in einem Aufsatz von Fromme über die rechtliche Stellung des Arztes und seine Pflicht zur Verschwiegenheit im Beruf. Im Gegensatz zum Reichsgericht, welches die Ausübung des ärztlichen Berufes als einen Gewerbebetrieb ansieht, ist er der Ansicht,

Aerztliche Berufspflichten.

Schweigepflicht des Arztes.

dass die Thätigkeit des Arztes keineswegs allein der Erwerbung von Vermögensvortheilen diene, sondern, wie dies auch in der Rechtsprechung des Kammergerichts und Oberlandesgerichts sowie in der preussischen Gesetzgebung hervortrete, vielmehr berufen sei, in gleichem Maasse dem Publicum wie den öffentlichen Interessen gerecht zu werden. Bei der Besprechung der Wahrung des Berufsgeheimnisses fasst Fromme seine Ansicht dahin zusammen, dass da, wo eine gesetzliche oder öffentliche Pflicht vorliegt oder die Wahrung eines berechtigten Interesses es erheischt, der Arzt ohne Gefahr der Strafverfolgung das sonst gebotene Schweigen brechen darf. Für alle anderen Fälle aber ist bei der Dehnbarkeit des Ausdruckes „unbefugt" dem Arzt zu rathen, die Geheimhaltung streng zu wahren. Einen entgegengesetzten Standpunkt nimmt das Oberlandesgericht zu Hamburg ein, den, wie Biberfeld unter Anführung der entsprechenden Entscheidung betont, das Reichsgericht offenbar stillschweigend billigt. Er räth den Aerzten daher, sich diese strengere Auslegung des Gesetzes anzueignen, wonach die blosse Thatsache, dass das Gericht oder sonst eine Behörde die Auskunft verlangt, noch nicht die Schweigepflicht in Wegfall bringen kann.

Psychiatrische Sachverständigenthätigkeit.

In dankenswerther Weise hat E. Schultze eine Reihe wichtiger Entscheidungen auf dem Gebiet der gerichtlichen Psychiatrie aus der juristischen Fachlitteratur des Jahres 1901 zusammengestellt. Die Mehrzahl derselben bezieht sich auf die durch das Bürgerliche Gesetzbuch neu geschaffene Rechtslage im Entmündigungs- und Ehescheidungsverfahren. Das Reichsgericht betrachtet die Geistesschwäche im Sinne des § 6, 1 des B.G.B.'s als einen niederen Grad der Geisteskrankheit, bei welchem dem Entmündigten noch die Rechte eines Minderjährigen in der Besorgung seiner Angelegenheiten gelassen werden können. Dieser theoretischen Abmessung des Juristen entspricht nicht die practische Erfahrung des Psychiaters. Mendel glaubt daher, dass der psychiatrische Sachverständige nur ausnahmsweise einen Geisteskranken wegen „Geistesschwäche" zu entmündigen in der Lage sein wird. Wenn ihm die Rechte des Geistesschwachen zu lassen sind, wird eine Entmündigung überhaupt nicht erforderlich sein, da dann der „Geistesschwache" im Stande ist, seine Angelegenheiten zu besorgen, oder es wird eine Pflegschaft für ihn genügen. — Den Zusammenhang zwischen Schwachsinn und Verbrechen erörtert M. Dendy unter Anführung von Beispielen und macht Vorschläge zur Erziehung schwachsinniger Kinder nach Maassgabe der englischen Gesetze. — Ueber die Frage

Geistesschwäche und Geisteskrankheit.

Schwachsinn und Verbrechen.

nach der verminderten Zurechnungsfähigkeit, ihre Entwickelung und ihren gegenwärtigen Stand lässt sich v. Schrenk-Notzing aus unter Mittheilung eigener Beobachtungen. Er fordert für die Zwischenstufen zwischen geistiger Gesundheit und Krankheit, für welche der Ausdruck geminderte Zurechnungsfähigkeit am Platze ist, eine qualitativ andere Behandlung der Individuen und empfiehlt als bestes Mittel die Errichtung von ärztlich geleiteten Detentionsanstalten. — Näcke macht auf die sog. „inneren" somatischen Entartungszeichen aufmerksam. Man versteht darunter Varietäten der inneren Organe in Grösse, Gestalt, Lappen- und Spaltbildung. Sie finden sich bei Geisteskranken öfter als bei Gesunden und kommen bei ihnen gern gehäuft vor, und zwar sind die selteneren Anomalieen eher anzutreffen, als bei normalen. Die Zahl der Anomalieen nimmt mit dem Grade der Entartung zu. — Einen interessanten Beitrag zur Casuistik der psychischen Infection bringt Neidhardt, in welchem eine ganze Familie durch die erwachsene Tochter inficirt wurde. — Die durch Kopfverletzungen entstandenen Geisteskrankheiten werden in ausführlichen Arbeiten von Werner und von Troeger behandelt. Das prävalirende Symptom derselben ist die psychische Schwäche, welche alle Uebergänge von der einfachen Verminderung der Intelligenz bis zu völligem Blödsinn zeigen kann. — Einen Fall von Diebstahl im Dämmerzustande theilt Kundt mit. Er lehrt aufs neue, von welcher Bedeutung epileptische Zustände für die forensische Praxis sind. — Auch Brandstiftungen werden oft von Geisteskranken verübt, namentlich von Epileptikern oder Imbecillen. E. Meyer berichtet über vier derartige Fälle. Zwei der Thäter waren Imbecille, von den beiden anderen war der eine Melancholiker, welcher im Raptus die That verübte, bei dem anderen handelte es sich um eine hysterische Psychose mit paranoischem Gepräge. Der von Mönkemüller berichtete Fall ist insofern besonders eigenartig, als der Thäter, ein Alkoholist, der an Eifersuchtswahn litt und im Dämmerzustande einen Brand angelegt hatte, im Verlauf der Untersuchungshaft auf Grund von Sinnestäuschungen dazu kam, ein Geständniss abzulegen. — Hoffmann begutachtete einen Exhibitionisten, der früher wahrscheinlich dem übermässigen Alkoholgenuss ergeben und dessen Vater ein Trunkenbold gewesen war. Er konnte keine geistigen Veränderungen an ihm feststellen, aus welchen sich im Sinne des § 51 eine Unzurechnungsfähigkeit herleiten liess. Auffallend erscheint es, dass der Thäter schon viermal wegen des gleichen Delictes und zweimal wegen Vornahme unzüchtiger Handlungen bestraft war. — Selbst-

Verminderte Zurechnungsfähigkeit.

Innere somatische Entartungszeichen.

Psychische Infection.

Geisteskrankheiten nach Kopfverletzungen.

Diebstahl im Dämmerzustand.

Brandstiftung durch Geisteskranke.

Deckung eines Erinnerungsdefectes durch Hallucination.

Exhibitionismus.

Selbstcastration von Geisteskranken.

verstümmelungen sind bei Geisteskranken nicht ganz selten. In einem von Solbrig mitgetheilten Fall von Selbstcastration handelte es sich höchst wahrscheinlich um einen vorübergehenden Zustand von geistiger Störung. Schmidt-Petersen, der einen ähnlichen Fall bei einem Degenerirten sah, ist der Ansicht, dass die meisten Selbstverstümmelungen periodischen psychischen Erkrankungen zuzuschreiben sind. — Mordthaten, welche von Geisteskranken verübt werden, sollen nach Simon Thomas durch die Erheblichkeit der Verwundungen schon bei der Leichenuntersuchung auffallen. In den vier von ihm beobachteten Fällen waren die Verletzungen in der That zahlreich und schwer. — Die Bestrebungen der modernen Irrenpflege gehen dahin, den Irren möglichste Freiheit zu geben und ihre Unterbringung in Familienpflege zu fördern. Dass hierbei immer die Gemeingefährlichkeit gebührend zu berücksichtigen ist, lehrt ein von Kornfeld mitgetheilter Fall, in welchem der geisteskranke Mann infolge Gehörshallucinationen seine Ehefrau erschlug. — Die Epilepsie beansprucht in hervorragender Weise das Interesse des ärztlichen Sachverständigen, da ein nicht geringer Bruchtheil der Verbrecher zu den Epileptikern gehört. Der von Eberschweiler berichtete Fall von epileptischer Geistesstörung ist deswegen besonders illustrativ, weil sich an die strafbare Handlung, Zerschneiden von Wäsche, die in einem 3 Tage dauernden Drangzustand mit Rückerinnerung verübt wurde, unmittelbar ein epileptischer Krampfanfall anschloss. Dass epileptische Seelenstörungen vor oder nach dem Krampfanfall ungemein häufig sind, ist dem Fachmanne längst bekannt. Da diese Zustände meist aber vom Anfall mehr oder weniger losgelöst erscheinen, sind sie dem Laien oft schwer begreiflich zu machen. Auf die Häufigkeit der postepileptischen Seelenstörungen macht Kellner neuerdings aufmerksam. Unter 137 Epileptikern hatten 93 abnorme Geistesstörungen nach dem Anfall. — Strassmann fand bei einem Selbstmörder, der 13 Jahre an epileptischen Krämpfen gelitten hatte, unter einer 6 cm langen Narbe nahe dem Scheitel in einer Knochenimpression ein Drain, das 20 Jahre an der erwähnten Stelle gelegen hatte. — Die Beziehungen zwischen körperlichen Erkrankungen und Geisteskrankheiten erläutert Weber in kurzer und klarer Weise, indem er alles zusammenfasst, was hier als sicher feststehend erachtet werden kann, und uns mit den modernen Anschauungen bekannt macht, die in verschiedenen geistigen Störungen nur die Folgen einer endo- resp. exogenen Intoxication erblicken, so z. B. in den Psychosen bei Influenza, Typhus etc. — Eine

Mordthaten von Geisteskranken.

Todtschlag infolge Gehörstäuschung.

Epilepsie.

Beziehungen zwischen körperlichen Krankheiten und Geisteskrankheiten.

Systematik der Intoxicationspsychosen auf der Grundlage der chemischen Verwandtschaft der Gifte gibt Heiberg. Er unterscheidet drei Gruppen: Psychosen durch Fettkörper, aromatische Körper und Alkaloide. — Perverse Geschlechtsneigungen können zuweilen die Triebfeder strafbarer Handlungen sein. Puppe sah zwei mehrfach bestrafte, rückfällige Verbrecher, einen Betrüger und einen Taschendieb, bei denen erst gelegentlich der letzten Strafthaten die sexuelle Anomalie entdeckt wurde.

Geistesstörungen durch Gifte.

Larvirte sexuelle Perversität.

Mit der Sachverständigenthätigkeit des Arztes bei der Invalidenversicherung beschäftigt sich Martius. Er weist darauf hin, dass nach dem § 164 des abgeänderten Gesetzes vom 1. Januar 1901 ein Theil des allmählich sich ansammelnden, recht beträchtlichen Vermögens der Versicherungsanstalten der versicherungspflichtigen Bevölkerung nutzbar gemacht werden kann, z. B. dadurch, dass man die practische Hygiene unter den Arbeitern fördert, namentlich ihre Wohnungsverhältnisse verbessert. Das aber ist ohne Mitwirkung des Arztes garnicht denkbar. Auch das abgeänderte Gesetz hat die Betheiligung der Aerzte an der practischen Durchführung der Invalidisirung der Versicherten vollkommen vergessen, dagegen der unteren Verwaltungsbehörde eine viel grössere Selbständigkeit und weiter gehende Competenz eingeräumt, als ihr nach dem alten Gesetz zukam. Sie allein hat nach § 5 zu entscheiden, ob die Erwerbsfähigkeit des Versicherten infolge von Alter, Krankheit oder anderen Gebrechen dauernd auf ein Drittel herabgesetzt ist. Man wird dem Autor durchaus beistimmen können, wenn er hierin einen erheblichen Mangel sieht. Wenn er sich aber gegen den Brauch der Versicherungsanstalten wendet, im Berufungsfall die ärztlichen Gutachten nur von ihren Vertrauensärzten einzuholen, und hier grundsätzlich freie Arztwahl fordert, da die Aerzte ja die natürlichen Anwälte der Versicherten seien, so ist diese Forderung wohl zu weit gehend. Sehr richtig macht Grassl demgegenüber auf die Gefahr aufmerksam, die für den ärztlichen Stand darin liegt, sich als Anwalt einer Partei zu betrachten. Der behandelnde Arzt hat die Interessen des Kranken wahrzunehmen, der Gutachter hat aber völlig objectiv und unabhängig zu urtheilen, er ist eben Gehülfe des Richters und nicht Anwalt des Versicherten. Uebrigens gibt Martius zu, dass die Gepflogenheit der Versicherungsanstalten vielfach durch die eigene Schuld der Aerzte verursacht worden ist, welche sich weder mit der formalen, noch mit der rechtlichen Seite der ihnen fremden Materie genügend vertraut machen. — In der Absicht, das Interesse der jüngeren Fachgenossen

Thätigkeit des Arztes bei der Invaliden-versicherung.

Thätigkeit des Arztes bei der Invalidenversicherung.

für die versicherungsrechtliche Medicin wachzurufen und den übrigen Aerzten einige Fingerzeige bei der Begutachtung von Unfallverletzungen zu geben, bespricht Miller die Mitwirkung der Aerzte bei der Bethätigung der socialen Gesetzgebung und erläutert die Aufgaben des ärztlichen Gutachters, sowie die Abfassung des Gutachtens. Stolper tritt in einem sehr lesenswerthen Aufsatz dafür ein, dass der Unterricht in der versicherungsrechtlichen Medicin den Lehrern der gerichtlichen Medicin übertragen werde, indem er auf die engen Beziehungen, welche zwischen beiden Disciplinen bestehen, hinweist. Peters berichtet über Erfahrungen auf dem Gebiete der Unfall- und Invalidenversicherung vom Standpunkt des Augenarztes. Er verwirft die Abschätzung der Erwerbsfähigkeit unter Zugrundelegung bestimmter tabellarisch festgelegter Normen und tritt sehr energisch für die Trennung von reellen und eventuellen Unfallfolgen ein, indem er die von juristischer Seite hiergegen erhobenen Bedenken zu widerlegen sucht. Körner gibt der alten Klage über den Mangel einer Prüfung in Ohrenheilkunde Ausdruck unter Hinweis auf die vielfachen Schwierigkeiten und Fehlschlüsse bei der Begutachtung von Ohrenkrankheiten. Die Beurtheilung der Erwerbsfähigkeit Ohrenkranker will er nur vom Specialisten vorgenommen wissen. — Radtke macht auf neuere Recursentscheidungen des Reichsversicherungsamtes aufmerksam, nach welchen bei der Festsetzung von Theilrenten bei Personen, welche schon vor dem Unfall nicht mehr voll erwerbsfähig waren, der Grad der Einbusse an Erwerbsfähigkeit grundsätzlich nicht in Normalprocenten, d. h. in Procenten der normalen Erwerbsfähigkeit erfolgen soll, wie dies gewöhnlich bei den ärztlichen Gutachten geschieht, sondern als Ausgangspunkt der Rentenfestsetzung die zur Zeit des Unfalls vorhandene individuelle Erwerbsfähigkeit des Verletzten anzunehmen und von dieser die durch den Unfall herbeigeführte Einbusse in Procenten abzuschätzen ist. — Ein compendiöses Taschenbesteck für Vertrauensärzte beschreibt Sternberg. Dasselbe enthält die für die versicherungsärztlichen Untersuchungen unentbehrlichen Utensilien. — Genaue Angaben, wie die Gebrauchsfähigkeit der Hand nach Verletzungen begutachtet wird, finden wir in einem Aufsatze von Schiele. Neben den nöthigen Untersuchungsmethoden wird auch Anweisung zur Abfassung des Gutachtens gegeben. — Subcutane Muskelrisse entstehen sowohl durch directe Gewalteinwirkung, wie auch indirect bei forcirter Contraction des Muskels nicht selten infolge von Unfällen. Schäffer beschäftigt sich näher mit der Aetiologie und den Folgezuständen derselben. Beachtung

Sociale Medicin und Augenheilkunde,

— und Ohrenheilkunde.

Bemessung der Unfallrente bei schon vor dem Unfalle verminderter Erwerbsfähigkeit.

Taschenbesteck für Vertrauensärzte.

Begutachtung von Handverletzungen.

Subcutane Muskelrisse nach Unfällen.

verdient die Beobachtung, dass uncomplicirte und partielle Rupturen, wenigstens bei nichtversicherten Verletzten, kaum nennenswerthe Functionsstörungen zurücklassen. — Die traumatische Entstehung innerer Krankheiten spielt bei der Begutachtung von Unfällen eine hervorragende Rolle, und ihre Kenntniss ist für den ärztlichen Sachverständigen unerlässlich. Jede Bereicherung der Casuistik ist daher willkommen. Bierfreund bringt eine ganze Reihe von Fällen, in welchen innere Krankheiten, wie Lungen- und Rippenfellentzündung, eitrige Schulter- und Hüftgelenkentzündung, Empyem des Brustfells, Herzmuskelerkrankung, spastische Spinalparalyse, nachweislich infolge von Traumen entstanden waren. Für den acuten Gelenkrheumatismus tritt die Bedeutung des Traumas als ätiologisches Moment nach Kühn wesentlich neben den gewöhnlichen Ursachen desselben zurück. Durch Einwirkung eines Traumas kann auch, wie der von Sperling beschriebene Fall und die dort zusammengestellte Litteratur ähnlicher Fälle lehrt, ein Magen- resp. Duodenalgeschwür hervorgebracht werden. Das in Frage kommende Trauma wirkt am häufigsten von aussen auf die Bauchdecken, kann aber auch in einer directen Läsion der Schleimhaut von innen her oder in einer Zerrung der Bauchmuskeln und Ueberreckung der Wirbelsäule bestehen. Auf die Häufigkeit des Zusammenhangs von Syphilis und Trauma weist Stolper unter Anführung von einschlägigen Fällen hin. In einem von Cahen mitgetheilten Falle erscheint der causale Zusammenhang recht zweifelhaft. Hier sollte das Syphilisgift, das 20 Jahre latent geblieben war, durch einen Schlag auf die Leistendrüsen wieder manifest geworden sein. Das Reichsversicherungsamt schloss sich der Auffassung derjenigen Gutachter an, welche die Infection für frisch und unabhängig vom Unfall entstanden ansahen. Bei einer Schwangeren entstand ein Bauchwandbruch dadurch, dass sie zu Boden geworfen und auf dem Boden liegend von einer Kuh getreten wurde. Mayer betont, dass in diesem Fall das Reichsversicherungsamt nur eine Erwerbsverminderung von 10 % annahm, während bisher bei Bauchdeckenbrüchen 25—50 % gerechnet wurden. Kindskopfgrosse Bauchwandbrüche sah Knotz nach Stössen mit den Hörnern eines Ochsen entstehen. In einem Falle blieb die Haut unverletzt, nur die Musculatur wurde zerrissen, im anderen Falle wurde der Bauch in 12 cm Länge aufgeschlitzt, die Wunde von Laienhand mit schwarzer Seide genäht und unter zweckentsprechenden diätetischen Maassnahmen geheilt. — Während von Leisten- und Schenkelbrüchen etwa nur 8 % der angemeldeten Fälle

Traumatische Entstehung innerer Krankheiten.

Acuter Gelenkrheumatismus und Trauma.

Magen- resp. Duodenalgeschwür nach Trauma.

Syphilis und Trauma.

Hernien und Trauma.

Hernien und Trauma.

entschädigt werden, steht das Reichsversicherungsamt auf dem Standpunkt, Bauchwandbrüche im allgemeinen öfter und höher zu entschädigen, weil diese häufig durch Unfall entstehen und meist grosse Beschwerden machen sollen. Liniger hat an einem grossen Beobachtungsmaterial die Ueberzeugung gewonnen, dass dem nicht so ist und dass bei der Begutachtung von Bauchbrüchen die gleiche Vorsicht hinsichtlich der unfallsweisen Entstehung nothwendig ist, wie bei Leisten- und Schenkelbrüchen. Er fordert auch hier sog. erhöhte Beweislast und nennt als Voraussetzungen für eine Entschädigung: genaue Klarstellung des Unfallherganges, sofortiges Aussetzen der Arbeit infolge der unmittelbar auftretenden Beschwerden und sofortige Zuziehung eines Arztes. — In welch ungewöhnlicher Weise Unfallverletzungen zur Incarceration von Hernien führen können, zeigt uns eine von Erdt beobachtete Verschüttung eines Zimmermanns beim Einsturz eines Daches. Vier Tage nach dem Unfall, der hauptsächlich die linke Seite des Mannes getroffen hatte, starb der Verletzte. Bei der Obduction fand sich ein handbreiter Riss im musculären Zwerchfelltheil, in welchen ein grosser Theil des Colons, ein Stück Netz und der stark gefüllte Magen eingeklemmt war. — Ueber Varicen als Unfallfolgen lässt sich Schwarze aus. Er theilt die Wagner'sche Ansicht, dass vorhandene Varicen die Folgen eines Unfalls verschlimmern und in ihrer Entwickelung durch nothwendige therapeutische Maassnahmen, z. B. längeres Krankenlager, begünstigt werden können. — Ohrfeigen geben ausserordentlich häufig Veranlassung zu gerichtsärztlicher Begutachtung. Es ist daher, wie Haug hervorhebt, von Wichtigkeit, sobald als möglich nach dem angeschuldigten Trauma den objectiven Befund festzustellen, da nur so überhaupt mit Sicherheit gesagt werden kann, ob thatsächlich ein Trauma vorliegt. Ein definitives Urtheil soll nie abgegeben werden, ehe nicht ein Zeitraum von 6—8 Wochen seit dem Tage des Traumas hingegangen ist. — Zum Nachweis der Simulation bei Hysterischen und Unfallskranken empfiehlt v. Hösslin neben der Untersuchung des Gesichtsfeldes, dessen röhrenförmige Einengung nicht für Hysterie, sondern für Simulation charakteristisch ist, die Prüfung der sog. paradoxen Contraction der Antagonisten. Lässt man einen Gesunden unter Widerstand eine Bewegung ausführen, so schnellt mit plötzlichem Aufhören des Widerstandes das Glied immer in die Richtung der intendirten Bewegung. Das gleiche Verhalten findet man bei Kranken mit organischen Paresen, während es bei simulirten oder sog. functionellen Lähmungen überhaupt zu keinem Bewegungs-

Varicen nach Unfällen.

Ohrverletzungen nach Trauma.

Nachweis von Simulation bei Unfallskranken.

effect kommt, da gleichzeitig die Antagonisten contrahirt werden. — Unter den Entscheidungen, welche im Berichtsjahr vom Reichsversicherungsamt gefällt worden sind, verdienen mehrere Beachtung. Der Empfänger einer Unfalltheilrente war an den Folgen eines Betriebsunfalles aufs neue erkrankt und von seiner Krankenkasse in einem Krankenhaus versorgt worden, ohne dass die Berufsgenossenschaft alsbald hiervon benachrichtigt wurde. Als die Krankenkasse von der Berufsgenossenschaft Uebernahme der Cur- und Pflegekosten oder Ueberweisung der Vollrente — der Rentenempfänger war in jener Zeit völlig erwerbsunfähig gewesen — forderte, lehnte diese beides ab und erkannte erst von der Anmeldung der behaupteten Verschlimmerung an das Verlangen nach höherer Entschädigung des Verletzten als begründet an. Das Reichsversicherungsamt stellte sich auf den gleichen Standpunkt mit der Begründung, dass die Behauptung der Krankenkasse, sie sei nicht in der Lage gewesen, den Antrag früher zu stellen, da ihr die genaue Kenntniss der früheren Rechtssache gefehlt habe, unzutreffend sei, weil es einer solchen dazu nicht bedurfte. — Das Reichsversicherungsamt entschied in einem concreten Fall, es sei, wenn ein Arbeiter innerhalb der Betriebsstätte verunglückt aufgefunden wird und sich der Hergang der Verunglückung nicht genau ermitteln lässt, im Zweifel anzunehmen, dass ein Betriebsunfall vorliegt. — Ein Bierfahrer wurde beim Abliefern einer achtel Tonne Bier von einem Blutsturz befallen und verstarb, nachdem sich dieser noch einige Male wiederholt hatte. Das Reichsversicherungsamt wies die Ansprüche auf Hinterbliebenenrente ab, da es sich bei Eintritt des Blutsturzes nicht um eine besondere Anstrengung des Verstorbenen gehandelt habe und die wesentliche Ursache für den Tod desselben in dem krankhaften, schon lange Zeit vor dem Tode vorhandenen Lungenbefund zu erblicken sei. Auch der Umstand, dass der Verstorbene in den letzten $6^1/_2$ Jahren niemals krank gewesen sei, könne als erheblich nicht angesehen werden, weil erfahrungsgemäss Lungenschwindsüchtige bis zu dem Augenblick, in welchem ohne ersichtlichen Anlass ein Platzen des Gefässes eintritt, im Stande sind, selbst anstrengende Arbeit zu verrichten. — Ein Blitzschlag, der einen landwirthschaftlichen Arbeiter in einem vom Regen durchnässten Zelt betroffen hatte, ist vom Reichsversicherungsamt als Betriebsunfall anerkannt worden, weil der Verletzte durch die Betriebsarbeit zum Aufsuchen des Zeltes während des Gewitterregens veranlasst wurde. — Nach dem Gewerbeunfallgesetz kann Entschädigung für einen Unfall, der bei Begehung eines durch straf-

Entscheidungen des Reichsversicherungsamtes.

Entscheidungen des Reichsversicherungsamtes.

gerichtliches Urtheil festgestellten Verbrechens oder vorsätzlichen Vergehens geschehen ist, abgelehnt werden. Eine Entscheidung des Reichsversicherungsamtes besagt, dass die Anwendung dieser Bestimmung im Einzelfall der Nachprüfung der höheren Instanzen unterliegt. Dieser Entscheidung liegt der Unfall eines Bergmanns zu Grunde, der entgegen dem bergpolizeilichen Verbot eine zur Personenbeförderung nicht zugelassene Seilbeförderung im Schacht zur Ausfahrt aus der Grube benutzte. Das Recursgericht hielt die Entziehung der Entschädigung nach Lage des Falles nicht für gerechtfertigt, nachdem die Vorfrage, ob überhaupt ein Betriebsunfall trotz Uebertretung des Verbots vorliege, bejaht worden war.

Litteratur.

Berg, Latente Pneumonie. Zeitschr. f. Med.-Beamte Nr. 19. — Beumer, Die Unterscheidung von Menschen- und Thierknochen auf biologischem Wege. Zeitschr. f. Med.-Beamte Nr. 23. — Biberfeld, Die Schweigepflicht des Arztes. Zeitschr. f. Med.-Beamte Nr. 18. — Bierfreund, Beiträge zur traumatischen Entstehung innerer Krankheiten in actenmässiger Darstellung. Aerztl. Sachverst.-Zeitg. Nr. 12. — Biondi, Beitrag zum Studium der biologischen Methode für die specifische Diagnose des Blutes. Viertelj. f. gerichtl. Med. Suppl.-H. — Borntraeger, Vorsätzliche Kindstödtung durch Erdrosselung mit der Nabelschnur; verschieden gedeutete Bedeutung ausgedehnter Blutergüsse am Kopf. Viertelj. f. gerichtl. Med. H. 2. — Brandt, Ein Todesfall infolge Vergiftung mit Essigessenz. Aerztl. Sachverst.-Zeitg. Nr. 13. — v. Brunn, Zwei Fälle tödtlicher Vergiftung durch Genuss von Schwefelkohlenstoff. Zeitschr. f. Med.-Beamte Nr. 18. — Burgl, Ein Fall von Thymustod, vermuthlich durch Herzlähmung. Friedreich's Blätter f. gerich. Med. H. 6. — Derselbe, Zur Casuistik der Vergiftungen. Friedreich's Blätter f. gerichtl. Med. H. 6. — Cahen, Syphilis und Unfall. Aerztl. Sachverst.-Zeitg. Nr. 8. — Carrara, Untersuchungen über den osmotischen Druck und die specifische elektrische Leitfähigkeit des Blutes bei der gerichtsärztlichen Diagnose des Erstickungstodes und bei der Fäulniss. Viertelj. f. gericht. Med. H. 2. — Derselbe, Sulla coagulabilità del sangue asfitto fuori dall' organismo. Giornale di Med. leg. Nr. 5. — Cohn, Ein Fall von protrahirter Chloroformwirkung mit tödtlichem Ausgang. Deutsche Zeitschr. f. Chir. Bd. LXIV. — Corin, Zur practischen Verwerthung der Serodiagnostik des menschlichen Blutes. Viertelj. f. gerichtl. Med. H. 1. — Corrin, Recherches sur certaines causes de ruptures de l'utérus au cours de l'avortement. Annal. de la société de méd. lég. de l'université de Liège. — Cramer, Ueber die forensische Bedeutung des normalen und pathologischen Rausches. Hauptversammlung des Deutschen Med.-Beamten-Vereins. — Czerny, Ueber das Vorkommen von Arsen im thierischen Organismus. Zeitschr. f. physiol. Chemie Bd. XXXIV. — Dendy, The feeble-minded and crime. The Lancet, May. — Dittrich, Ueber Verletzungen und Tod durch Ueberfahren. 74. Versammlung deutscher Naturforscher u. Aerzte. — Dominici, Influenza del raggi solari sul sangue in rapporto alla ricerca dei cristalli d'emina. Giornale di Med. leg. Nr. 1. — Dörner, Ueber Verletzungen des Kindes durch Spontangeburt. Viertelj. f. gerichtl. Med. H. 4. — Eberschweiler, Ein Fall von epileptischer Geistesstörung bezw. Zwangshandlung im epileptischen Zustand. Aerztl. Sachverst.-Zeitg. Nr. 6. — Erdt, Unfallverletzung mit Todesfolge. Münch. med. Wochenschr. Nr. 36. — Fischer, Für Aerzte und Juristen! Beitrag zum Kapitel der Erkennung der verschiedenen Berufsarten in foro: der Musiker. Friedreich's Blätter f. gericht. Med. H. 5. — Friedberg, Einige Bemerkungen über zwei seltene Vergiftungen. Centralbl. f. inn. Med. Nr. 42. — Friedemann, Ueberfahrenwerden ohne äussere Verletzungen. Zeitschr. f. Med.-Beamte Nr. 22. — Fritsch, Ueber die Bedeutung der Einwilligung der Patienten zu operativen Eingriffen. Hauptversammlung des Deutschen Med.-Beamten-Vereins. — Fromme, Die rechtliche Stellung des Arztes und seine Pflicht zur Verschwiegenheit im Beruf. Berl. Klinik H. 165. — Gastpar, Ueber die Verwendbarkeit des Röntgenverfahrens in der gerichtlichen Medicin. Viertelj. f. gerichtl. Med., Suppl.-H. — Ganghofer, Plötzliche Todesfälle im Kindesalter. 74. Versammlung deutscher Naturforscher u. Aerzte. — Gerlach, Zur acuten Formalinvergiftung. Münch. med. Wochenschr. Nr. 36. — Gerstenberg, Arzt, wehre Dich! Aerztl. Vereinsbl. Nr. 490. — Goldenberg, Ueber einen Fall von acuter Carbolsäurevergiftung. Wratsch Nr. 14. — Grassl, Invalidenversicherungsgesetz und Arzt. Münch. med. Wochenschr. Nr. 7. — Grigorjew, Zur Technik bei der Untersuchung von Blut- und Samenflecken in gerichtlich-medicinischen Fällen. Viertelj. f. gerichtl. Med. H. 3. — Haberda, Zur Frage des Beweiswerthes der Lungenprobe. Arch. f. Gynäkol. Bd. LXVII. — Derselbe, Ueber die Art des Vollzuges der Todesstrafe. Arch. f. Criminalanthropologie Bd. X. — Haug, Ueber Ohrfeigen, ihre Folgen und Begutachtung. Aerztl. Sachverst.-Zeitg. Nr. 13. — Hawkes. Ein Fall von Tabakvergiftung bei einem Kinde. The Lancet, October. — Heiberg, Systematik der Intoxicationspsychosen. Centralbl. f. Nervenheilk. u. Psych., April. — Heitz, Casuistische Beiträge zur acuten Chromsäurevergiftung. Friedreich's Blätter f. gerichtl. Med. H. 4. — Hermann, Zur Casuistik der Kopfverletzungen. Friedreich's Blätter f. gerichtl. Med. H. 5. — Hitschmann und Lindenthal, Zur Frage der Verwerthbarkeit der Lungenschwimmprobe bei Keimgehalt der Uterushöhle. Arch. f. Gynäkol. Bd. LXVI. — Hödlmoser, Enthalten gewisse Organe des Körpers physiologischerweise Arsen? Zeitschr. f. physiol. Chemie Bd. XXXII. — Hoffmann, Ueber postmortale Verdauung. Hauptversammlung des Preuss. Med.-Beamten-Vereins. — Derselbe, Ein Fall von Exhibitionismus. Zeitschr. f. Med.-Beamte Nr. 1. — Derselbe, Fünf Fälle von tödtlichen Schädelbasisbrüchen. Viertelj. f.

gerichtl. Med. H. 2. — Derselbe, Ein Todesfall in der Chloroformnarkose. Zeitschr. f. Med.-Beamte Nr. 11. — v. Horoszkiewicz, Casuistischer Beitrag zur Lehre von der Benagung der Leichen durch Insecten. Viertelj. f. gerichtl. Med. H. 2. — v. Hösslin, Zum Nachweis der Simulation bei Hysterischen und Unfallkranken. Münch. med. Wochenschr. Nr. 37. — Jaquet, Ueber Brommethylvergiftung. Deutsches Arch. f. klin. Med. Bd. LXXI. — Kellner, Ueber transitorische postepileptische Geistesstörungen. Zeitschr. f. Psychiatrie Bd. LVIII. — Kenyeres, Fremdkörper in Verletzungen. Arch. f. Criminalanthropologie Bd. VIII. — Kionka, Die Unzulässigkeit des schwefligsauren Natrons (Präservesalz) zur Fleischconservirung. Aerztl. Sachverst.-Zeitg. Nr. 4. — Kister und Weichardt, Weiterer Beitrag zur Frage des biologischen Blutnachweises. Zeitschr. f. Med.-Beamte Nr. 20. — Kister und Wolff, Zur Anwendbarkeit des serodiagnostischen Blutprüfungsverfahrens. Zeitschr. f. Hygiene Bd. XLI. — Klingmüller, Eine Vergiftung mit Bilsenkrautsamen. Zeitschr. f. Med.-Beamte, Sonderheft. — Knotz, Bericht über Bauchwandbrüche nach Ochsenhornstoss, zugleich ein Beitrag zur Volksmedicin in Bosnien. Aerztl. Sachverst.-Zeitg. Nr. 5. — Kobert, Ein Fall von Oxalsäurevergiftung. Centralbl. f. inn. Med. Nr. 46. — Körner, Sociale Gesetzgebung und Ohrenheilkunde. Münch. med. Wochenschr. Nr. 31. — Kornfeld, Todtschlag infolge Gehörstäuschung. Friedreich's Blätter f. gerichtl. Med. H. 5. Derselbe, Tödtlicher Abort nach Citronensäure. Friedreich's Blätter f. gerichtl. Med. H. 5. — Kratter, Ueber den forensischen Werth der biologischen Methode zur Unterscheidung von Thier- und Menschenblut. Arch. f. Criminalanthropologie Bd. X, H. 3. — Derselbe, Ueber Pankreasblutungen und ihre Beziehung zum plötzlichen Tode. Vierteljahrsschr. f. gerichtl. Med. H. 1. — Derselbe, Beiträge zur gerichtlichen Toxikologie. Viertelj. f. gerichtl. Med. H. 1. — Krönig, Zur Frage der Verwerthbarkeit der Lungenschwimmprobe bei Keimgehalt der Uterushöhle. Monatsschr. f. Geburtsh. Bd. XVI. — Kühn, Das Trauma in seiner ätiologischen Bedeutung im allgemeinen und für den acuten Gelenkrheumatismus im besonderen. Aerztl. Sachverst.-Zeitg. Nr. 9. — Kundt, Diebstahl im Dämmerzustand. Friedreich's Blätter f. gerichtl. Med. H. 3. — Langer, Schwere Verätzung durch Schmierseife bei einem 18 Monate alten Kinde. Münch. med. Wochenschr. Nr. 15. — Laqueur, Ueber Chloroformtod durch Herzlähmung. Deutsche med. Wochenschr. Nr. 7. — van Ledden-Hulsebosch, Eine Vergiftung mit Mohnfrüchten. Arch. f. Criminalanthropologie Bd. VIII. — Liniger, Bauchbrüche und Unfall. 74. Versammlung deutscher Naturforscher u. Aerzte. — Littlejohn, Latent pneumonia. Edinburgh Medical journal, April. — Maier, Kohlenoxydvergiftung in einer Schule. Med. Corresp.-Bl. d. Württemberg. ärztl. Landesvereins. Nr. 48. — Malinowski, Ueber einen Fall von Orthoformvergiftung. Gazeta lekarska Nr. 48. — Marcinowski, Ein Fall von Vergiftung durch sog. Essigessenz. Aerztl. Sachverst.-Zeitg. Nr. 7. — Martius, Invalidenversicherungsgesetz und Arzt. Münch. med. Wochenschr. Nr. 4. — Matthes, Spätblutungen ins Hirn nach Kopfverletzungen, ihre Diagnose und gerichtsärztliche Beurtheilung. Sammlung klin. Vorträge Nr. 322. — Mayer, Oberer seitlicher Bauchwandbruch in der Schwangerschaft durch Stoss mit dem Fusse einer Kuh. Aerztl. Sachverst.-Zeitg. Nr. 17. — Derselbe, Doppelte Placenta bei einfacher Frucht. Zeitschr. f. Med.-Beamte Nr. 22. — Mendel, Geisteskrankheit oder Geistesschwäche? Aerztl. Sachverst.-Zeitg. Nr. 16. — Mertens, Die neuen biologischen Methoden des Menschenblutnachweises. Wien. klin. Rundschau Nr. 9. — Meyer, Zur forensischen Bedeutung des Puerperalfiebers. Corresp.-Bl. f. Schweizer Aerzte Nr. 17. — Derselbe, Casuistische Beiträge zur forensischen Psychiatrie. Viertelj. f. gerichtl. Med. H. 2. — Miller, Ueber die Mitwirkung der Aerzte bei Bethätigung der socialen Rechtspflege. Münch. med. Wochenschr. Nr. 7. — Minovici, Ueber die neue Methode zur Untersuchung des Blutes mittels Serum. Deutsche med. Wochenschr. Nr. 24. — Modica und Ottolenghi, L'analisi delle urine (docimasia urinaria) nella determinazione dell' età del neonato. Giornale della R. Acc. di med. di Torino Nr. 1. — Mönkemüller, Deckung eines Erinnerungsdefectes durch Hallucination. Viertelj. f. gerichtl. Med. H. 1. — Näcke, Ueber „innere" somatische Entartungszeichen. Arch. f. Criminalanthropologie Bd. IX. — Neidhardt, Ein Beitrag zur Casuistik der „psychischen Infection". Zeitschr. f. Med.-Beamte Nr. 20. — v. Niezabitowski, Experimentelle Beiträge zur Lehre von der Leichenfauna. Viertelj. f. gerichtl. Med. H. 1. — Ohmke, Selbstmord durch Schwefeldunst, Erstickung oder Vergiftung. Zeitschr. f. Med.-Beamte Nr. 6. — Yanamatsu Okamoto, Untersuchungen über den forensisch-practischen Werth der serumdiagnostischen Methode zur Unterscheidung von Menschen- und Thierblut. Viertelj. f. gerichtl. Med. H. 2. — Peters, Erfahrungen auf dem Gebiete der Unfall- und Invalidenversicherung. Münch. med. Wochenschrift Nr. 28. — Penkert, Ueber die Beziehungen der vergrösserten Thymusdrüse zum plötzlichen Tode. Deutsche med. Wochenschr. Nr. 45. — Picht, Ueber die Vergiftungen durch Einathmen salpetrigsaurer Dämpfe. Zeitschr. f. Med.-Beamte, Sonderheft. — Pilf, Ein Fall von absichtlicher Morphiumvergiftung, veranlasst durch unbefriedigten und unbezwinglichen Geschlechtstrieb. Zeitschr. f. Med.-Beamte, Sonderheft. — Placzek, Experimentelle Herzverletzung und Hämatopericard. Viertelj. f. gerichtl. Med. H. 2. — Derselbe, Eine neue Lungenprobe. Münch. med. Wochenschrift Nr. 7. — Prölss, Ein Fall von Uterusruptur. Friedreich's Blätter f. gerichtl. Med. H. 4. — Puppe, Ueber larvirte sexuelle Perversität. Aerztl. Sachverst.-Zeitg. Nr. 24. — Radtke, Neuere Rechtssprüche des Reichsversicherungsamts über die Bemessung der Unfallrente bei schon vor dem Unfall verminderter Erwerbsfähigkeit. Aerztl. Sachverst.-Zeitg. Nr. 11. — Reidhaar, Ein Fall von Vagitus uterinus. Centralbl. f. Gynäkologie Nr. 6. — Reuter, Gehirnblutung bei einem Erhängten. Viertelj. f. gerichtl. Med. H. 2. — Revenstorf, Ueber den Werth der Kryoskopie zur Diagnose des Todes durch Ertrinken. Münch. med. Wochenschr. Nr. 45.

— Richter, Neuere Methode des forensischen Blutnachweises. 74. Versammlung deutscher Naturforscher u. Aerzte. — Derselbe, Zur Kenntniss der Herzbeuteltamponade. Viertelj. f. gerichtl. Med. H. 3. — Roth, Ein Fall von Chloroformvergiftung nach Aufnahme per os. Zeitschr. f. Med.-Beamte Nr. 8. — Schäffer, Sectionsbefund bei Vergiftung mit sog. Frankfurter Essigsäure (80 %iger Essigsäure) nebst Bemerkungen über den freien Handelsverkehr derselben. Aerztl. Sachverst.-Zeitg. Nr. 11. — Derselbe, Ueber subcutane Muskelrisse und deren Folgezustände nebst Bemerkungen über die Aetiologie der Dupuytren'schen Strangcontractur. Viertelj. f. gerichtl. Med. H. 2. — Schiele, Wie begutachtet man die Gebrauchsfähigkeit der Hand? Therapeutische Monatsh., November. — Schlag, Selbstmord durch Eröffnung der Vena saphena magna. — Schmidt, Beitrag zur Sicherung des physiologischen Experimentes bei Verdacht auf Strychninvergiftung. Zeitschr. f. Med.-Beamte Nr. 24. — Derselbe, Ein seltener Fall von tödtlicher Verletzung der Halswirbelsäule. Zeitschr. f. Med.-Beamte Nr. 19. — Schmidt-Petersen, Ueber Selbstcastration. Zeitschr. f. Med.-Beamte. Nr. 20. — v. Schrenk-Notzing, Die Frage nach der verminderten Zurechnungsfähigkeit, ihre Entwickelung und ihr gegenwärtiger Standpunkt. Arch. f. Criminalanthropologie Bd. VIII. — Schultze, Wichtige Entscheidungen auf dem Gebiete der gerichtlichen Psychiatrie. Halle. — A. Schulz, Ueber die Berechtigung des Bundesrathsbeschlusses vom 18. Februar 1902 bezüglich des Verbotes der schwefligen Säure und ihrer Salze. Deutsche med. Wochenschr. Nr. 38. — Derselbe, Zum Kapitel des biologischen Blutnachweises. Zeitschr. f. Med.-Beamte Nr. 18. — Schütze, Beiträge zur Lehre des Sachbeweises, insbesondere der Fussspuren. Arch. f. Criminalanthropologie Bd. IX. — A. Schütze, Ueber weitere Anwendung der Präcipitine. Deutsche med. Wochenschr. Nr. 45. — Schwabe, Beitrag zur Beurtheilung der Leistungsfähigkeit der Wassermann-Schütze-Uhlenhuth'schen Serumprobe auf Menschenblut. Zeitschr. f. Med.-Beamte Nr. 6. — Schwarze, Varicen als Unfallfolgen. Aerztl. Sachverst.-Zeitg. Nr. 5. — Simon-Thomas, Mordthaten von Geisteskranken. Viertelj. f. gerichtl. Med. H. 3. — Solbrig, Ein Fall von Selbstcastration. Zeitschr. f. Med.-Beamte Nr. 16. — Sperling, Ein Beitrag zur traumatischen Entstehung von Magen- und Duodenalgeschwür. Inaug.-Diss., Leipzig. — Sternberg, Ein compendiöses Taschenbesteck für Vertrauensärzte. Aerztl. Sachverst.-Zeitg. Nr. 11. — Stolper, Ueber die Beziehungen zwischen Syphilis und Trauma, insbesondere in gerichtlich- und versicherungsrechtlich-medicinischer Hinsicht. Habilitationsschrift, Breslau. — Derselbe, Der Unterricht in der Praxis der Arbeiterfürsorgegesetze, eine Aufgabe der gerichtlichen Medicin. Aerztl. Sachverst.-Zeitg. Nr. 24. — Strassmann, Ein eigenartiger Fall traumatischer Psychose. Aerztl. Sachverst.-Zeitg. Nr. 17. — Strohe, Beiträge zur Würdigung der forensischen Leberzuckeruntersuchung. Viertelj. f. gerichtl. Med. H. 3. — Strube, Beiträge zum Nachweis von Blut und Eiweis auf biologischem Wege. Deutsche med. Wochenschr. Nr. 24. — Tausch, Zwei Fälle von

Lysolvergiftung. Berl. klin. Wochenschr. Nr. 34. — Teske, Zur Litteratur über latente Pneumonie. Zeitschr. f. Med.-Beamte Nr. 23. — Troeger, Die durch Kopfverletzungen entstandenen Geistesstörungen. Friedreich's Blätter f. gerichtl. Med. H. 1. — Uhlenhuth, Bemerkungen zu dem Aufsatz von Kratter: Ueber den forensischen Werth der biologischen Methode zur Unterscheidung von Thier- und Menschenblut. Arch. f. Kriminalanthropologie Bd. X, H. 3. — Derselbe, Practische Ergebnisse der forensischen Serodiagnostik des Blutes. Deutsche med. Wochenschr. Nr. 37. — Ungar, Zur Frage der Verwendbarkeit der Lungenschwimmprobe bei Keimgehalt der Uterushöhle. Centralbl. f. Gynäkol. Nr. 27. — Derselbe, Bemerkungen zu der von Placzek angegebenen neuen Lungenprobe. Zeitschr. f. Med.-Beamte Nr. 12. — Wachholz, Ueber den diagnostischen Werth der flüssigen Blutbeschaffenheit bei plötzlichem Erstickungstod und über den Werth der Lacassagne-Martin'schen „docimasie hépatique". Viertelj. f. gerichtl. Med. H. 1. — Derselbe, Ueber die neue Lungenprobe. Münch. med. Wochenschr. Nr. 39. — Derselbe, Selbstmord durch Kohlendunstvergiftung. Viertelj. f. gerichtl. Med. H. 2. — Derselbe, Selbstmord durch Vergiftung mit Kirschlorbeerwasser. Friedreich's Blätter f. gerichtl. Med. H. 4. — Derselbe und Lemberger, Experimentelles zur Lehre von der Kohlenoxydvergiftung. Viertelj. f. gerichtl. Med. H. 2. — Weber, Die Beziehungen zwischen körperlichen Erkrankungen und Geistesstörungen. Sammlung zwangloser Abhandlungen von Konrad Alt, Halle. — Werner, Ueber die Geisteskrankheiten nach Kopfverletzungen. Viertelj. f. gerichtl. Med., Suppl.-H. — Wolff, Ueber den jetzigen Stand des serodiagnostischen Verfahrens zur Unterscheidung der verschiedenen Arten von Blut, Milch u. s. w. Hauptversammlung des Deutschen Med.-Beamten-Vereins. — Wygodschikow, Ueber einen Fall von Vergiftung mit Essigsäure. Wratsch Nr. 39. — Ziemke, Ueber das Vorkommen von Arsen in menschlichen Organen und seinen Nachweis auf biologischem Wege. Viertelj. f. gerichtl. Med. H. 1. — Derselbe, Discussion. Hauptversammlung des deutschen Med.-Beamten-Vereins. — Derselbe und F. Müller, Beiträge zur Spectroskopie der Blutes. Arch. f. Anatomie u. Physiologie. Physiologische Abtheilung 1901.

V.

Oeffentliches Sanitätswesen.

Von Prof. Dr. **Ferdinand Hueppe**, Director des Hygienischen Institutes in Prag.

Litteratur.

Die periodische Litteratur der Hygiene hat 1902 zwei bemerkenswerthe Erweiterungen erfahren: Grotjahn und Kriegel, „Jahresbericht über die Fortschritte und Leistungen auf dem Gebiete der socialen Hygiene und Demographie", Jena. Bei dem grossen Interesse, welches sich für die socialen Fragen von hygienischer Seite eingestellt hat, kommt eine derartige Zusammenfassung gerade zur rechten Zeit. Die Bearbeitung zeigt, dass die beiden Herausgeber die Methoden der Nationalökonomie gründlich beherrschen, so dass thatsächlich eine werthvolle Ergänzung der anderen Jahresberichte vorliegt. Schmidtmann und Günther, „Mittheilungen aus der königlichen Prüfungsanstalt für Wasserversorgung und Abwässerbeseitigung zu Berlin", Berlin. Diese Zeitschrift zeigt, mit welch grossem Verständnisse die preussische Regierung die immer dringender werdende Frage der Wasserversorgung, Entfernung der Abfallstoffe und Reinigung der Gewässer auffasst.

Wasser.

Boden, Wasser, Luft. Im Berichtsjahre wurde die Wasserversorgung mehrfach zum Gegenstande von Untersuchungen gemacht. Eine zusammenfassende Arbeit lieferte Gärtner, bei der

Quellen.

er die Trennung der Quellen von dem Grundwasser viel schärfer durchführte, als dies im allgemeinen geschieht. Quellwasser ist für ihn das in besonderen unterirdischen Kanälen und Klüften rinnende, einer oder wenigen Ausflussöffnungen zueilende und aus dieser Oeffnung austretende Wasser, während ihm das Grundwasser das ruhende oder sich nur äusserst langsam bewegende, das Porennetz des Bodens ausfüllende abgeklärte Wasser der Tiefe ist. Der Unterschied wird also wesentlich zwischen Poren auf der einen und Kanälen auf der anderen Seite gesucht. Da Gärtner seine Studien wesentlich im Kalkgebirge gemacht zu haben scheint, so stimmt diese Auffassung selbstverständlich vollständig überein mit den Erfahrungen, die auch andere Beobachter längst im Kalkgebirge gemacht haben, während sie für andere Gesteinsarten keine solche unbedingte Gültigkeit hat. Wenn Gärtner der Idee entgegentritt, dass Quellen immer rein sein müssen, so ist das vollkommen berechtigt, und es stimmt mit Beobachtungen überein, die Referent schon früher mitgetheilt hat und die man besonders bei der Wiener Wasserversorgung und im Karstgebirge in einer noch viel ausgedehnteren Weise gemacht hat, als es Gärtner gelungen ist. Trotzdem wird die Quellwasserversorgung für viele Gegenden ihre grosse Bedeutung behalten müssen, weil es im wirklichen Gebirge trotz der Möglichkeit der Verunreinigung leicht gelingt, die Quellen vor Infectionen zu schützen. Es darf aber auch nicht vergessen werden, dass Grundwässer Verunreinigungen zugänglich sind und wir mehrere Grundwasserversorgungen kennen, die in Bezug auf Reinheit des Wassers, wenigstens zeitweise, viel zu wünschen übrig lassen. In dem Wunsche, etwaige Gefahren der Quellen etwas schärfer hervorzuheben, hat Gärtner wohl einige Male die Sache schwärzer dargestellt, als es in der Wirklichkeit meistens der Fall ist. — Das beste Mittel gegen die etwaige Infection des Wassers mit Typhus, für die mehrere Beispiele angeführt werden, liegt in der Bekämpfung des Typhus selbst. Das ist ein ähnlicher Standpunkt, wie er der Bekämpfung des Typhus in Paris seit 1900 zu Grunde liegt, worüber Bienstock einzelnes mitgetheilt hat. Auch hier wird von der Ueberwachung der Typhuskranken ausgegangen und das Gebiet, welches von ihnen bedroht ist, scharf umgrenzt und dadurch die Infection des betreffenden Quellabschnittes verhütet. In diesem Pariser Gebiete handelt es sich aber auch um die Kreideformation mit ihrem Systeme grösserer Spalten, die der Verunreinigung leicht zugänglich sind. In der Kreide entsprechen die „Mordelle“ und „Bétoire“ genannten Senkungen, welche die oberflächlichen Wässer aufnehmen und der Tiefe zuführen, annähernd den Dolinenbildungen im Karste, und es wurde nun, von einem solchen Punkte ausgehend, festgestellt, wie weit von dort Verunreinigungen sich dem Gebirgswasser mittheilen können; hierzu dient einerseits die Fluoresceinmethode und dann auch nach dem Vorschlage von Miquel Infectionen des Wassers mit Saccharomyces. Auf diese Weise lernte man das Wassergebiet kennen und überzog es mit einem System von hygienischen Unterstationen, die mit der Pariser Centrale in Verbindung gebracht wurden. Die Zahl der Todesfälle an Typhus sank in Paris von 867 Todes-

Typhus und Wasser.

Typhus und Wasser.

fällen im Jahre 1900 auf 348 im Jahre 1901 und scheint im Jahre 1902 noch etwas mehr zurückgegangen zu sein. Aus diesem Rückgange ist aber wohl noch kein Schluss zu ziehen über die durchgreifende Wirksamkeit des Verfahrens, weil in grösseren Städten mit Typhus die Mortalität in viel grösseren Zahlen schwankt, wie wir das in Prag jahrein jahraus sehen. Wo ein Schutz gegen Infection durch die Assanirungswerke nicht zu beschaffen ist, bleibt das Abkochen des Wassers das zuverlässigste Mittel. Zu diesem Zwecke haben Rietschel und Henneberg einen fahrbaren Apparat construirt, der für militärische Zwecke und für ländliche Epidemieen manche Vorzüge zu haben scheint; Schüder und Proskauer berichten über Einzelheiten. — In seiner letzten Jahresversammlung hat der „Deutsche Verein für öffentliche Gesundheitspflege" die Frage der Ueberwachung der Flussläufe zum Gegenstand von Referaten gemacht, welche von Gärtner und Schümann erstattet wurden und die zu einer lebhaften Discussion führten. Die Verunreinigung der Wasserläufe durch die städtischen Abwässer bringt für die öffentlichen Flussläufe gelegentlich die Gefahr einer Infection, die nur deshalb seltener ist, als man annehmen sollte, weil die Keime nur schubweise und periodisch in grösseren Mengen in das Wasser kommen, in demselben für gewöhnlich sehr schlechte Existenz- und Nährbedingungen finden und weil die Wässer vor dem Gebrauche meist einer Reinigung oder Filtration unterzogen werden. Die chemische Verschlechterung der Flussläufe durch die Fäulniss der sedimentirten Stoffe ist dagegen ausserordentlich weit verbreitet. Ein solcher Grad der Reinhaltung, durch den das Wasser jedes Flusses unmittelbar und überall zum Trinken brauchbar gemacht wird, dürfte sich wohl kaum erreichen lassen, so wichtig das auch für wenn auch nur vorübergehende Anhäufungen grosser Menschenmassen, z. B. von Truppen bei einem Feldzuge, wäre. Die Verunreinigungen der Flüsse durch die Industrie sind ungeheuer schwankend wegen der ganz ungleichmässigen Vertheilung derselben. Es ist deshalb sehr schwer, diese Frage ganz einheitlich zu lösen, die Referenten sind einer Centralisation der Ueberwachung wenig geneigt und versprechen sich mehr von Commissionen, über deren Zusammensetzung aber die Ansichten im einzelnen sehr aus einander gehen. Dass aber doch wohl etwas mehr gemacht werden kann, als es vielfach bei uns geschieht, lehrt das Vorgehen von England. Schümann macht noch ganz besonders auf die Verunreinigung einzelner Flüsse durch die Nothauslässe der Kanalisation aufmerksam, über die er in Bezug auf Berlin eine Reihe von interessanten Einzelheiten

Ueberwachung der Flüsse.

Flusswasser zum Trinken.

Noth-auslässe.

mittheilt, woraus sich ergibt, dass in dieser Beziehung die Berliner Kanalisation mit recht groben Mängeln behaftet ist, die man allerdings früher nicht vorraussehen konnte. Es ist erfreulich, dass die Frage der Flussverunreinigung wieder einmal zur Discussion gestellt wurde, nachdem thatsächlich die Verunreinigung vielfach so weit gediehen ist, dass das Wasser bereits zu Fischereizwecken ungeeignet wurde, aber auch für Haushaltungszwecke und zum Baden vielfach nicht mehr verwerthet werden kann. Bei dieser Gelegenheit wurden von Haubenschmied Einzelheiten über die Verunreinigung der Isar durch die Münchener Kanalisation mitgetheilt, die allgemein überraschten, da man nach den früheren Angaben aus Pettenkofer's Laboratorium angenommen hatte, dass eine ganz ausreichende Selbstreinigung des Flusses gesichert sei. Emmerich versuchte dem entgegenzutreten, und Prausnitz versuchte ebenfalls, diese Einwände zu beseitigen. Es hat sich aber eindeutig ergeben, dass die schwimmenden Stoffe nicht durch besondere Vorrichtungen abgefangen werden, und daraus erklären sich eben in einfachster Weise die Missstände. Eine Einleitung der Abwässer in Flüsse ohne vorherige mechanische Entfernung wenigstens der gröberen Bestandtheile muss unbedingt als unzulässig bezeichnet werden. Bonne bekämpft in leidenschaftlicher Weise „die Irrlehre von der Selbstreinigungskraft der Flüsse“ und will auch von der Grundwasserversorgung durch artesische Brunnen für die Städte, besonders Hamburg, nichts wissen. Solche Klagen haben das eine Gute, dass sie die Frage der Verunreinigung der Flüsse und deren Bedeutung für das Volkswohl nicht einschlafen lassen. Aber der Verfasser verfügt nicht über die nöthigen Kenntnisse, um mit Rathschlägen hervorzutreten, die gegenüber den Bestrebungen der hygienischen und technischen Sachverständigen auch nur den geringsten Fortschritt aufweisen. Mit dem blossen Raisonniren ist es schliesslich doch nicht gethan, und das Vorgehen des deutschen Vereins für öffentliche Gesundheitspflege in seiner letzten Jahresversammlung war auf jeden Fall für die Behörden eine viel wichtigere Mahnung, diese Frage dem weiteren Studium zuzuführen. — Die Frage der Verunreinigung des Wassers führt von selbst zu der Frage der Reinigung der Abwässer, und auf der genannten Jahresversammlung hat Dunbar diese Frage angeregt. Dunbar und Thumm haben in Deutschland zuerst an einem Versuchsfilter grössere Erfahrungen über das Oxydationsverfahren gemacht, wobei sie bei zweijährigem Betriebe und je vierstündiger Tagesarbeit ermittelten, dass die Abwässer von den der stinkenden Fäulniss anheimfallenden

Verunreinigung der Flüsse.

Kläranlagen.

Reinigung der Abwässer durch Oxydation.

Reinigung der Abwässer durch Oxydation.

Substanzen gereinigt werden konnten. Gelegentliche Reinigung der Filter, wenn das Porenvolumen auf 25% gesunken ist, ist erforderlich. Das Faulverfahren steht hinter dem Oxydationsverfahren zurück, was wichtig ist, weil besonders in grösseren Stadtreinigungsanlagen die Abwässer bereits mehr oder weniger ausgefault auf die Klärstation kommen. Auch die Abwässer von Zuckerfabriken und Bierbrauereien lassen sich mit dem Oxydationsverfahren reinigen. Die Verfasser stellen an die gereinigten Abwässer folgende Anforderungen: Die ungelösten Schmutzstoffe müssen fast ganz entfernt sein; das gereinigte Wasser darf in geschlossenen Flaschen bei 20° in einer Woche keinen fauligen Geruch annehmen; die Oxydirbarkeit soll um 60% herabgesetzt sein; Fische dürfen in dem unverdünnten Reinigungsproduct nicht zu Grunde gehen. — Eine hübsche Uebersicht über die ganzen Abwässerreinigungsverfahren, wie sie auf der Pariser Weltausstellung vorgeführt wurden, bringt Ohlmüller. Als Ergänzung zu den Untersuchungen von Dunbar können Erhebungen von Hesse dienen, besonders über das zu verwendende Filtermaterial. Schultz-Schultzenstein hat, was zur Beurtheilung der Oxydationsfähigkeit dieser Filter beachtenswerth ist, in den Cokefiltern nitrificirende Mikroorganismen nachgewiesen. Freund und Uhlefeld meinen, dass das Oxydationsverfahren gelegentlich als Ersatz für Rieselfeldanlagen in Betracht kommen könnte, besonders aber für abgelegene Einzelanwesen von grosser Bedeutung sei, während eine Nachbehandlung von Abwässern, die bereits eine Kläranlage passirt haben, überflüssig sei, wenn die gereinigten Gewässer in einen grösseren Flusslauf gelangen.

Luft in Akkumulatorenfabriken.

Die Hygiene der Luft geschlossener Räume hat Kirstein in Bezug auf die Luft in den Lade- und Formirräumen von Akkumulatorenbatterieen untersucht und fordert mit Rücksicht auf die in der Luft verspritzte Schwefelsäure eine wirksame Ventilation derselben in der Weise, dass die Luft nahe dem Fussboden abgesaugt und frische Luft unter der Decke zugeführt werde. Mit Rücksicht auf die etwaige Beschädigung der Zähne und der Mundschleimhaut sollte schwache Boraxlösung zur Mundausspülung zur Verfügung gestellt werden. Wagener suchte die Gesundheitsschädigungen, welche die Akkumulatorenfabriken für die Arbeiter haben, genauer zu ermitteln, wobei Bleierkrankungen eine bedeutende Rolle spielen; 1894 erkrankten z. B. von 404 Arbeitern 37 an Bleivergiftung mit 560 Verpflegetagen, 1896 von 515 Arbeitern 8 mit 101 Verpflegetagen. Er verlangt deshalb, dass die einzelnen Beschäftigungsarten viel strenger geschieden werden; für alle mit Bleistaub verbundenen Hantirungen solle ein Respirator gesetzlich vorgeschrieben werden.

Ernährung.

Ernährung. Die Lehre von der Ernährung hat im letzten Jahre manche Fortschritte aufzuweisen, die auch für die Hygiene von Bedeutung zu werden versprechen. Die älteste Methode, wie sie von Liebig, Bischoff, Moleschott und besonders von Voit durchgearbeitet wurde, versuchte chemisch den Stoffwechsel festzustellen, indem sie Einnahme und Ausgabe in Bezug auf Stickstoff und Kohlenstoff, beziehungsweise die Verhältnisse von Eiweiss zu Fetten und Kohlehydraten feststellte. In diesen Fragen wurde in Amerika in den letzten Jahren mit grossem Eifer gearbeitet, so dass ein enormes Vergleichsmaterial mit den früher in Europa erhobenen Ermittelungen vorliegt. Die amerikanische Schule unter Führung von Atwater hat sich in würdigster Weise der von Voit angereiht. Da diese mir von den Herren True und Atwater übermittelten Arbeiten nicht überall zugänglich sein dürften, verweise ich auf die Zusammenfassung von Smolenski. Gerade diese chemische Methode hat für die Massenernährung noch immer eine ausserordentliche Bedeutung, weil sie am schnellsten über die Verhältnisse orientirt und die Besonderheiten der einzelnen Berufe in Bezug auf die Ernährung festzustellen gestattet. Aber schon lange reichen diese chemischen Stoffwechseluntersuchungen nicht mehr aus und werden deshalb ergänzt durch die Betrachtungen nach dem Wärmewerthe der Nahrungsstoffe. Wenn auch hier schon Liebig vorangegangen ist, indem er Fette und Kohlehydrate unter dem Gesichtspunkte der Isodynamie betrachtete — d. h. feststellte, dass diejenige Menge Kohlehydrate, welche den gleichen Wärmewerth hat, auch in der Ernährung äquivalent eintreten kann für eine Menge Fett, welche bei der Verbrennung dieselbe Wärme liefert —, so gebührt doch Rubner das Verdienst, diese Frage der Isodynamie der Nahrungsmittel planmässig aufgenommen und zu ihrer jetzigen Bedeutung durchgearbeitet und monographisch dargelegt zu haben. Rubner hat vor allem die Verbrennungswärme des Eiweisses in ihrer Aequivalenz zu Fetten und Kohlehydrate ermittelt und den Unterschied zwischen Roh- und Reincalorieen dargelegt. Wir verstehen unter Rohcalorieen die Wärmemenge, welche 1 g Nahrungsmittel bei der rein physikalischen Verbrennung liefert, unter Reincalorieen diejenige, welche bei der Zersetzung der Nahrungsmittel im Körper thatsächlich dem Körper für Wärme und mechanische Arbeit zur Verfügung gestellt wird. Da sieht man sofort, dass die alten Stoffwechsel-

Chemischer Stoffwechsel.

Energiewechsel und Isodynamie.

Energiewechsel und Isodynamie.

ermittelungen durch die neuere Betrachtung nach Calorieen ergänzt werden. Denn auch die frühere Betrachtungsweise musste der Ausnutzung der Nahrungsmittel eine besondere Bedeutung zusprechen. Im Anschlusse an die älteren Respirationsapparate zur Ermittelung des gasförmigen Stoffwechsels hat bekanntlich Pettenkofer zuerst einen Respirationsapparat construirt, in dem der gesammte Stoffwechsel eines Menschen chemisch untersucht werden konnte. Hieran knüpften die Amerikaner an, indem sie ein Zimmer einrichteten, in dem in noch viel exacterer Weise nicht nur die festen, flüssigen und gasförmigen Bestandtheile von Ein- und Ausgabe ermittelt werden konnten, sondern bei dem auch gleichzeitig die Wärme-Einnahme und -Abgabe in einer äusserst exacten Weise ermittelt wurde. Ja noch mehr, durch Verwendung eines Zweirades konnte in dieser Kammer auch die mechanische Arbeit in Untersuchung gezogen werden, indem die durch das Treten verursachte mechanische Leistung wieder in Wärme übergeführt und diese als solche exact gemessen wurde. Während neuerdings bei uns vielfach die Ansicht aufgestellt wurde, dass die von Voit geforderte Eiweissmenge für den Erwachsenen zu gross sei, hat Atwater noch grössere Zahlen als Durchschnitt ermittelt. Voit verlangte für den schwer arbeitenden Mann 145 g Eiweiss und 3370 Cal., Atwater dagegen 150 g Eiweiss und 4500 Cal., ja er führt Arbeiter an, die bis zu 250 g Eiweiss und ca. 8000 Cal. kommen. Neben diesen Versuchen wurden noch die verschiedensten Nahrungsmittel in Bezug auf Zusammensetzung, Ausnutzbarkeit und Calorieenwerth untersucht, worauf ich jedoch im einzelnen nicht eingehen kann. Sehr interessant sind die Vergleiche, welche sich aus der Ernährung der kräftigen amerikanischen Bevölkerung mit verschiedenen Gruppen von Einwanderern ergeben und welche zeigen, dass die Lebensverhältnisse der amerikanischen Arbeiter auf einer entschieden höheren Stufe stehen, als in Europa. — Von besonderem Interesse sind noch die Untersuchungen über die Ernährung bei Maximalleistungen sportlicher Art, weil sie uns über die Grenzen der Ausnutzungsmöglichkeit der Nahrungsmittel etwas orientiren. So vermochte der Berufsradfahrer Miller bei einem Sechstagerennen 60 % der potentiellen Energie der Nahrung in mechanische Leistungen überzuführen, also etwa das Doppelte von dem, was gut geübte Leute sonst zu leisten vermögen, während die beste Dampfmaschine nur bis zu 15 %, die besten Petroleummotoren bis zu 18 % der Energie ausnutzen können. In etwas anderer Weise hat Rubner versucht, die Energieuntersuchungen zu verwerthen, indem er gleichzeitig die Entwärmungs-

Nahrung und mechanische Arbeit.

Eiweissmenge amerikanischer Arbeiter.

Grenzen der Ausnutzung.

vorgänge und die Bekleidung in Betracht zog. Die Untersuchungen von Rubner, die für eine kurze Besprechung kaum geeignet sind, haben eine besondere Wichtigkeit, weil sie die Frage der Abhärtung in ihrer Beziehung zu den chemischen Vorgängen im Körper dem exacten Versuche zugänglicher machen, als es bisher der Fall war. — Gegenüber gewisser Uebertreibungen, die sich bei der Betrachtung der Nahrung nach Calorieen eingestellt haben und auf die ich in meinem Handbuche schon hingewiesen habe, macht jetzt auch Voit mit Recht darauf aufmerksam, dass Muskelarbeit und Wärmeverlust nicht die Ursache der Grösse des Stoffwechsels sind, sondern dass der Kräfteverbrauch auch eine Grenze hat in der Fähigkeit der Zellen, die Stoffe zu zerlegen. Damit kommt Voit zu Vorstellungen, die wohl zuerst von Pflüger als nothwendige Ergänzungen sowohl der stofflichen als calorischen Betrachtung erkannt worden sind, dass nämlich die Beziehungen der Zellen zur Assimilation, der Metabolismus, in letzter Linie als die Ursache der ganzen biologischen Processe aufgefasst werden müssen. Ohne eine solche Intercurrenz der Zellen müsste der Stoffwechsel sich katabolisch in der Blutbahn vollziehen, und es müsste immer strenge Isodynamie bestehen. Nun aber hat sich schon nach einer älteren Untersuchung von Voit und Rubner ergeben, dass die Kohlehydrate das Körpereiweiss stärker vor Zerfall schützen als die Fette. Diese Frage ist in den letzten Jahren besonders durch die Untersuchungen von Zuntz und seinen Schülern über jeden Zweifel festgestellt worden, ebenso von neuem von Tallqvist. Ebenso hat Krummacher die ältere Beobachtung von Rubner bestätigt, dass auch Leim Eiweiss in einem viel höheren Grade spart, als es seinem calorischen Werthe entspricht. Es muss demnach als feststehend betrachtet werden, dass die Nahrungsmittel nicht nur nach ihrem calorischen Gehalte, sondern auch nach ihrer chemischen Zusammensetzung von Bedeutung sind. Dies dürfte sich in folgender Weise erklären. Die Nahrungsstoffe, Eiweiss, Leim, Fette und Kohlehydrate sind sowohl Bau- als auch Brennstoffe. Sie werden durch die Verdauung erst desorganisirt, dann erst durch die lebenden Zellen des Körpers zu lebendem Eiweiss aufgebaut. Es hängt dann von den besonderen Verhältnissen ab, ob der stickstoffhaltige Antheil bei der Zerlegung mehr oder weniger angegriffen wird als die Kohlenstoffgruppen. Es findet aber keine Zerlegung, keine Verbrennung im Körper statt, ohne dass ein labiler Aufbau vorausgegangen wäre. Bei diesem labilen Aufbau bestimmt das Bedürfniss der Zellen, welche Atomgruppen aus den verschiedenen Nahrungsstoffen aufgenommen, mehr

Metabolismus.

Eiweiss-sparung.

oder weniger festgehalten und leichter oder schwerer abgegeben werden. Der Grund für die Energiegewinnung beim Abbau der Eiweissmolekel im Organismus ist nur in dem specifischen und labilen Aufbau des lebenden Eiweisses zu suchen. Dieses enthält neben den Stickstoffkernen auch labile Kohlenstoffketten, welche leichter zerlegt und wieder aufgebaut werden können. In diesem Umstande, dass die synthetische Arbeit der Zellen erst die Nahrungsstoffe umarbeitet und assimilirt und zu labilen, schon bei 37° zersetzungsfähigen Körpern aufbaut, ist es begründet, dass die thierische Maschine wie ein Akkumulator auf Grund ihrer richtigen Ladung arbeiten kann und dass bei übermässiger Inanspruchnahme der Maschine der Körper vorübergehend von seinem aufgestapelten Vorrath zur Energiegewinnung abgeben kann, ohne damit dauernd Schaden zu erleiden. In dieser Intercurrenz der Zellen dürfte es wohl auch begründet sein, dass unser Organismus von der Zusammensetzung der Nahrung in viel weiteren Grenzen unabhängig ist oder sich solchen anpassen kann, als man früher annahm. Besonders das Heruntergehen im Eiweissgehalte bei der vegetarischen Kost, wie es Albu von neuem festgestellt hat, dürfte wohl nur durch diese Beziehungen zu den lebenden Zellen einigermaassen verständlich sein. Andererseits werden wir als Hygieniker uns gerade deshalb dessen bewusst sein müssen, dass eine verhältnissmässig reichliche Zufuhr von Eiweiss für die Volksernährung gefordert werden muss, um eben den Zellen die Ergänzung des stickstoffhaltigen Antheils und die Vermehrung desselben zu erleichtern. Nur auf diese Weise können wir einen relativ kräftigen Körper von hohem specifischem Gewicht und damit erhöhter Leistungsfähigkeit erzielen. Grotjahn hat versucht, diese ernährungsphysiologischen Fragen durch socialwissenschaftliche Erhebungen zu ergänzen. Er unterscheidet die Kost des Bauern mit ausgeprägtem localem Charakter von dem anderen Extrem, der Kost des von jeder Naturalwirthschaft losgelösten, nur auf Geldlohn angewiesenen industriellen Arbeiters, während die Zwischenformen durch die Berufsstände gebildet werden, welche mehr freie Wahl ihrer Nahrung haben. Der Fleischconsum nimmt zu; Pflanzenfette werden mehr und mehr von thierischen Fetten verdrängt; die Milch wird vom Erwachsenen immer mehr gemieden; Roggen, Hafer, Gerste, Leguminosen nehmen ab zu Gunsten von Weizen; der Zucker wird aus einem Genussmittel zu einem Nahrungsmittel. Bei dem rapiden Uebergang zur Industrie im vorigen Jahrhundert haben die Arbeiter noch nicht überall gelernt, den geänderten Verhältnissen sich anzupassen: „sie essen nicht mehr genug

Labilität des activen Eiweisses und Assimilation.

Wandlungen in der Volksernährung.

Roggenbrod, Leguminosen, Pflanzenfette und noch nicht genug Fleisch, Weissbrod, Butter, Zucker.“ Eine Unterernährung der ländlichen Arbeiterbevölkerung wird vielfach dadurch herbeigeführt, dass früher dem eigenen Consum dienende Nahrungsmittel, wie Milch und Butter, Marktwerth erhalten und deshalb verkauft werden, oder dass Ackerflächen, die früher der eigenen Ernährung dienten, zum Anbau industriell werthvollerer Producte benutzt werden, wie von Zuckerrüben oder von Kartoffeln für Spiritusdarstellung oder von Gerste für die Bierbrauerei. Infolge derartiger durch die Industrie herbeigeführter sehr complicirter volkswirthschaftlicher Verhältnisse hat die Volksernährung vielfach Rückschritte zu verzeichnen, oder sie steht noch nicht auf der Höhe, auf der sie mit Rücksicht auf die Entwickelung unserer Landwirthschaft und des Weltverkehrs stehen könnte. Prausnitz versucht die Ernährung und Sterblichkeit der Säuglinge im Zusammenhang mit socialhygienischen Verhältnissen zu ermitteln, worauf ich wenigstens hinweisen will. — Bei diesem Weltverkehr hat in den letzten Jahren die Conservirung der Nahrungsmittel eine besondere Bedeutung gewonnen, und speciell die Frage der Zulässigkeit der Borsäure wurde vielfach untersucht, wobei Liebreich fast allein für die unbeschränkte Zulässigkeit derselben eintrat, während fast alle anderen Untersucher zu gegentheiligen Ermittelungen kamen. Es ergibt sich ziemlich eindeutig, dass Borsäure einen sehr geringen antiseptischen Werth hat, so dass sie nur bei Anwendung verhältnissmässig grosser Mengen die Präparate wirklich zu schützen vermag. Mittel, welche aber wirklich antiseptisch und desinficirend wirken, sind in diesen Mengen sicher für die Zellen des menschlichen Organismus nicht gleichgültig, wie dies wohl sehr eindeutig aus allen Untersuchungen über Antiseptik hervorgeht. Der dauernde grössere Genuss von Borsäure oder Borax ist nach den Versuchen aber auch wirklich für den menschlichen Organismus nicht gleichgültig, indem die Fleischnahrung schlechter ausgenutzt und die Ernährung oft unter Herabminderung des Körpergewichtes beeinträchtigt wird. Selbst ein grosser Zusatz, wie er zur sicheren Conservirung erforderlich ist, verräth sich weder durch Geruch noch durch Geschmack. Vom hygienischen Standpunkte aus müssen wir aber fordern, dass der menschlichen Nahrung nicht Substanzen zugesetzt werden, die dem Organismus fremd sind und schädlich werden können. Wichtige Nahrungsmittel sollen aber auch aus dem Grunde unverfälscht und frei von Chemikalien bleiben, weil derartige Zusätze, besonders wenn sie sich der unmittelbaren Erkennung entziehen, thatsächlich

Conservirung der Nahrungsmittel.

Borsäure.

vorwiegend dazu benutzt werden, minderwerthige Waare als besser erscheinen zu lassen. Sie öffnen deshalb dem Betrug Thür und Thor und arbeiten der Volksernährung direct entgegen, besonders weil die Conservirung in anderer Weise viel besser erreicht werden kann.

Die Genussmittel spielen in der Volksernährung eine so grosse Rolle, dass ich wenigstens in aller Kürze darauf hinweisen muss, dass auch die Alkoholfrage im verflossenen Jahre vielfach erörtert wurde. Die Auffassung von Kassowitz, dass Alkohol nur ein Gift sei, dem keinerlei Nährwerth zukomme, wurde in dieser schroffen Form zurückgewiesen von Neumann, Rosemann, Clopatt, Hueppe, Atwater und Benedict, Hellsten. Es ergibt sich eindeutig, dass auch dem Alkohol gegenüber die Entgiftungsmechanismen des Körpers in Thätigkeit treten und bei mässigen Gaben nicht versagen. Nicht nur bei grossen, sondern auch bei mittleren Mengen können die Calorieen, welche der Alkohol liefert, für entsprechende Wärmemengen, welche Fette und Kohlehydrate liefern, isodynam eintreten. Die bei grösseren Mengen und bei ungewohntem Genusse auftretende Giftwirkung geht, besonders bei kleineren und mittleren Mengen, schon in wenigen Tagen vorüber. Dann hört die als Vergiftungserscheinung auftretende vermehrte Eiweissausscheidung auf, und der Körper verarbeitet dann auch die Energie, welche der Alkohol zur Verfügung stellt. Sowie die Gewöhnung eingetreten ist, hört der Eiweisszerfall auf und damit auch die blosse Giftwirkung. Die Bedingungen, unter denen das geschieht, sind ausreichender, ziemlich hoher Gehalt der Nahrung an Eiweiss und ein grosser Calorieengehalt derselben, d. h. bei guter Ernährung schadet der Alkohol bei eingetretener Gewöhnung nicht mehr. Selbstverständlich darf man darüber die Nebenwirkungen nicht übersehen und nicht vergessen, dass die Gewöhnung erst auf Kosten einer vorausgehenden Vergiftung eintritt, dass Alkohol ein sehr minderwerthiges Nährmaterial ist, dass er viel zu theuer ist und dass er die bedauerlichsten Uebelstände auf sittlichem und wirthschaftlichem Gebiete herbeiführt. Aber als Reizmittel in mässigen Mengen kann doch von einer reinen Giftwirkung keine Rede sein. Gerade diese Uebertreibungen erschweren die Bekämpfung des Alkoholmissbrauchs. In einem anderen Punkte werden wohl alle mit Kassowitz übereinstimmen, dass im Kindesalter Alkohol unter allen Umständen aus der Ernährung fortzubleiben hat, da Kinder kein Reizmittel nöthig haben und der Alkohol für die Kinder das bedenklichste von allen Reizmitteln ist. Erfreulicher-

Alkohol.

weise fängt man auch in Deutschland an, sich auf Städtetagen, in Bezirksvereinen etc. lebhafter mit der Alkoholfrage zu beschäftigen. Von Seiten der preussischen und württembergischen Unterrichtsverwaltungen sind Verordnungen erlassen worden, welche die Besprechung der Alkoholfrage in den Schulen in Gang bringen. Die Generaldirection der sächsischen Eisenbahnen hat die Abgabe alkoholfreier Getränke angeordnet; unter Führung von de Terra hat sich ein „Verein enthaltsamer deutscher Eisenbahner" gebildet; ein „Deutscher Verein für Gasthausreform" bemüht sich, die bisherigen Uebelstände in unserem Wirthshausleben zu beseitigen. Mehrere deutsche Generalcommandos haben Schnapsverbote für Soldaten erlassen. Aber auch in den Volksvertretungen wird die Alkoholfrage jetzt ernst in Angriff genommen, so zum Beispiel im sächsischen Landtage durch einen Antrag von Esche, im preussischen Abgeordnetenhaus durch einen ganz vorzüglich durchgearbeiteten Antrag des Grafen Douglas. — Dass wir aber mit einem Missbrauch der Reizmittel nicht nur bei dem Alkohol zu rechnen haben, hat besonders Nicolai dargelegt, indem er die Gefahr des übermässigen Kaffeegenusses einer eingehenden Untersuchung unterzog, bei der besondere Rücksicht auf verwandte Erscheinungen genommen wurde. Ebenso hat Fürst von neuem auf diese Gefahr des Kaffeemissbrauches hingewiesen. So wie der Alkohol hat auch das Coffein gerade für schlecht genährte, schwer arbeitende Männer und für schwächliche Frauen und Kinder Gefahren.

Kaffee.

Heizung, Ventilation, Beleuchtung. Im Berichtsjahre sind über Heizung und Ventilation keine Arbeiten erschienen, die ein specielles ärztliches Interesse haben. Hermann Cohn schildert die Verfahren, welche zur Schätzung der Lichtstärke bestimmt sind, und verbreitet sich über das Verfahren von Wingen, das Tageslicht in den Schulen dadurch zu bestimmen, dass photographisches Papier auf den Platz zur Belichtung hingestellt wird. Das Verfahren leidet an einem Uebelstande, auf den Roscoë und Bunsen schon vor 50 Jahren aufmerksam gemacht haben, als sie mit lichtempfindlichem Papier photometrische Messungen zu machen versuchten, woran Schubert in einem Referate erinnert. Da die chemisch wirksamen Strahlen keinen Maassstab für den physiologisch wirkenden Antheil geben, so scheint die Methode von Wingen zuerst von Cohn überschätzt zu sein. Uebrigens sind fast alle Methoden, Raumwinkelmessung, Photometrie, Optometrie, nur anwendbar im fertigen Gebäude, und es hat häufig wenig Sinn, sich nachträglich zu überzeugen,

Lichtmessung.

Licht-messung.

dass die Plätze wirklich mangelhaft beleuchtet sind, da wir die alten Schulgebäude doch in der Mehrzahl der Fälle nicht mehr wesentlich ändern oder verbessern können. Für Neubauten sind diese Verfahren nicht anwendbar, und es bleibt noch das beste, die freie Himmelslicht spendende Fensterfläche und den Oeffnungswinkel von 5° nach Förster bei der Aufstellung von Bauplänen als Ausgang zu nehmen, um eine richtige Beleuchtung der Zimmer zu ermöglichen.

Tuberculose.

Infectionskrankheiten. Der Vortrag von Koch, nach welchem die Erreger der menschlichen und Rindertuberculose artlich verschieden sein sollen, hat zu vielen Untersuchungen Veranlassung gegeben und war wohl mit Veranlassung, dass die erste internationale Tuberculoseconferenz 1902 in Berlin zusammentrat. Koch hatte bekanntlich behauptet, dass Menschentuberculose nicht auf Thiere übertragbar sei und umgekehrt Thiertuberculose nicht oder nur äusserst selten am Menschen hafte. Koch selbst bemühte sich nun in Berlin nachzuweisen, dass die Uebertragung von Rindertuberculose auf den Menschen äusserst selten ist und die Mehrzahl der Angaben der Kritik nicht Stand hält. Nun haftet aber von der Haut aus auch menschliche Tuberculose am Menschen ausserordentlich schwer und führt nur sehr selten zu allgemeinen Infectionen, und dasselbe gilt nach Arloing für das Haften der Rindertuberculose beim Rinde.

Haut-tuberculose.

Troje hat einen Fall eindeutig festgestellt, wo auch Rindertuberculose von der Haut aus beim Menschen zur allgemeinen Infection führte, so dass es sich also nicht mehr um eine principielle Frage handelt. Bei der Infection vom Darme aus wird von Koch der grosse Unterschied, der zwischen der Empfänglichkeit des jugendlichen Darmes und dem des Erwachsenen vorhanden ist, fast ganz vernachlässigt und ebenso nicht beachtet, dass auch bei Infection

Darm-tuberculose.

vom Darme her im Darme selbst die Veränderungen ganz untergeordnet sein oder sich dem Nachweise entziehen können. Besonders v. Behring und Römer haben die grosse Empfänglichkeit des jugendlichen Darmes sowohl für Rinder als für den Menschen von neuem festgestellt und gerade diese Momente für die Bekämpfung der Tuberculose hervorgehoben. Da man am Menschen nicht experimentiren kann, so sind zur Entscheidung des Princips der Arteinheit oder Artdifferenz der Tuberkelbacillen die Thierversuche unerlässlich, von denen ja auch Koch bei Aufstellung seiner Behauptung ausging. In dieser Beziehung haben Nocard und Arloing Mittheilungen gemacht, nach denen verschiedene Stämme von

Menschentuberculose für das Rind von verschiedener Virulenz sind. Nimmt man hierzu die bereits früher von mir erwähnte verschiedene Empfänglichkeit der einzelnen Rinderrassen, so versteht man ohne weiteres, weshalb menschliche Tuberculose so häufig beim Rinde und anderen Thieren nicht haftet. Es hat eben eine Anpassung der Erreger an den lebenden Nährboden stattgefunden. Wenn aber festgestellt sein sollte, dass Menschentuberculose nicht am Rinde haftet, sondern nur Rindertuberculose, es aber trotzdem gelingt mit einer Anzahl von Stämmen von Tuberkelbacillen, die vom Menschen stammen, Rinder zu inficiren, so müsste das dann Rindertuberculose gewesen sein und der tuberculöse Mensch hätte die Krankheit der Rindertuberculose zu verdanken. Man sieht, wie man sich auch drehen und wenden mag, dass jeder Beweis fehlt, dass die Erreger von Rinder- und Menschentuberculose verschiedener Art angehören. Die Schwierigkeiten des Haftens von Rindertuberculose am Menschen und von Menschentuberculose am Rinde erklären sich ungezwungen und eindeutig aus den Virulenzschwankungen und der Anpassung der Bacillen an verschiedene Nährböden und Wirthsspecies, wie sie von Hueppe und Fischel bereits 1891—1893 experimentell durch Thierversuche nachgewiesen worden sind. Behring konnte darauf weiter ein Schutzverfahren gegen Rindertuberculose gründen, indem er die Rinder zuerst mit für dieselben wenig virulenten menschlichen Tuberkelbacillen vorbehandelte. Ueber weitere positive Versuche von Uebertragung von Menschenbacillen auf Rinder berichten Damman und Prettner. — Flügge hat weitere Beiträge für die Möglichkeit der Tröpfcheninfection gebracht, und seine Schüler Herr und Beninde haben die Butter auf das Vorkommen von Tuberkelbacillen weiter untersucht. Je grössere Versuchsreihen bis jetzt gemacht wurden, um so mehr stellt sich heraus, dass die Gefahr der Tuberkelbacillen bezüglich der Butter überschätzt worden ist, was aber mit Rücksicht darauf, dass infolge des jetzt weit verbreiteten Centrifugirens der Milch die Bacillen in den Milchschlamm und nicht in das Fett übergehen, verständlich ist. In Bezug auf die Maassnahmen gegen die Tuberculose muss in den Grossstädten das Aufkochen oder Sterilisiren der Milch beibehalten werden, und man muss versuchen, nach dem Verfahren von Bang — allgemeine Impfungen mit Tuberculin — oder Ostertag — klinische Ausscheidung der zur Uebertragung geeigneten Fälle, vergl. hierzu Müller, Lindemann — die Rinderbestände allmählich frei von Tuberculose zu machen, um so im Laufe von Jahren vielleicht wieder zur rohen Milch übergehen zu können. — Interessant ist die Ermittelung von Gottstein, dass

Thierversuche über Arteinheit der Tuberkelbacillen.

Virulenzschwankung und Anpassung.

Schutzimpfungen.

Tröpfcheninfection.

Milch, Butter.

die Tuberculose schon vor 200 Jahren in den grösseren Städten Europas als Todesursache dieselbe Bedeutung hatte, wie jetzt, trotz der ganz anderen socialen Verhältnisse.

Prostitution und Geschlechtskrankheiten.

Neben der Bekämpfung der Tuberculose hat die Behämpfung der Geschlechtskrankheiten in den letzten Jahren zu einigen socialhygienischen Erscheinungen geführt, ähnlich denen, die gegen die Tuberculose gezeitigt wurden, indem in Brüssel im September 1902 die II. internationale Conferenz zur Prophylaxe der Syphilis und der venerischen Krankheiten tagte, in Deutschland im October in Berlin eine Deutsche Gesellschaft zur Bekämpfung der Geschlechtskrankheiten gegründet wurde, die im März 1903 bereits ihren ersten Congress in Frankfurt am Main abhielt. Ueber die strafrechtlichen Folgerungen der Geschlechtskrankheiten gehen die Ansichten noch sehr aus einander. Unter den Aerzten findet der Abolitionismus keine Anhänger, und der nüchterne Standpunkt, dass die Aerzte eine Krankheit zu bekämpfen haben, lässt sie auf der Forderung möglichst strenger Reglementirung bestehen und einer Casernirung der Prostitution sich zuneigen, weil ohne diese Dinge eine ausreichende Controlle ganz undurchführbar erscheint. Die Krankenkassengesetzgebung hat zu beachten, dass Geschlechtskranke unterstützungsbedürftige Kranke sind, weil sonst diese Krankheiten geheim bleiben und dadurch ihre Verbreitung uncontrollirbar zunimmt.

Typhus.

In der letzten Zeit wurde der Kampf gegen den Abdominaltyphus in Frankreich und Deutschland wieder sehr entschieden aufgenommen. Zum Verständniss der Art des Vorgehens ist es interessant vorauszuschicken, dass Schüder bei einer Zusammenstellung von 650 Epidemieen, darunter 377 aus Deutschland, 140 aus England und 66 aus Frankreich, feststellte, dass 70,8% durch Wasser, 17 durch Milch, 3,5 durch andere Nahrungsmittel verursacht waren, während er nur 3,3% als auf directer Uebertragung beruhend ermittelte. In diesen letzteren Fällen wurden Darmentleerung und Harn als Träger der Erreger beschuldigt. Behla hat die Beziehungen des Typhus zu den Molkereien zum Gegenstand einer Studie gemacht. Für die Bekämpfung musste die Diagnose mehr ausgebildet werden und zur Zeit wird in Deutschland neben der Blutprobe nach Gruber-Vidal das Verfahren von v. Drigalski-Conradi am meisten angewendet, während sich in Frankreich die Methode Cambier, die Bienstock mittheilte, besonderer Beliebtheit erfreut. Koch und Musehold haben besonders die Erkennung und Beseitigung des Typhus vom Standpunkte des Militärs berücksichtigt, und Koch hat dabei auf die Kette hingewiesen, die sich durch das Verschleppen von Fall zu Fall ausbildet, und weiter auf die der Beobachtung so häufig ganz entgehenden Typhusfälle bei Kindern auf dem Lande. Koch will dementsprechend in erster Linie die Erkennung und Isolirung derartiger Fälle ins Auge fassen und berichtet über Erfolge auf dem Lande im Regierungsbezirke Trier. Wie weit Verwechslungen mit Paratyphus untergelaufen sind, ist schwer zu sehen; aber gerade in der dortigen Gegend ist dieser bereits nach Conradi, v. Drigalski und Jäger sicher als epidemisch vorkommend beobachtet, und gerade dort war Koch erfolgreich. Mit Rücksicht auf die oben mitgetheilten Ermittelungen von Schüder ergibt sich aber wohl, dass die Trinkwasserversorgung und die Infectionsunmöglichkeit der Brunnen und anderer Wasserversorgungsweisen das Uebergeordnete bleibt und dass man deshalb practisch wohl den Schwerpunkt auf eine gesetzliche durchgreifende Regelung der Wasserfrage wird lenken müssen, wie ich sie seit 1887 fordere. Dann erst wird sich die Bekämpfung der einzelnen Fälle durchgreifend geltend machen können. Im Kampfe gegen die Infectionskrankheiten ist es eben unmöglich einen einzigen Punkt einseitig herauszugreifen, und man ist gezwungen, das gesammte epidemiologische Verhalten in Betracht zu ziehen, wenn man wirklich durchgreifend nützen will. Wird das nicht vergessen, so wird die rein anticontagiöse Bekämpfung der Einzelfälle, wie sie Koch für den Typhus ins Auge fasst, eine gewisse Bedeutung haben können, während sie sonst die Aufmerksamkeit von wichtigeren Maassnahmen ablenkt und die Gefahr droht, dass eine Vielgeschäftigkeit im einzelnen Platz greift, während im grossen das Erforderliche nicht geleistet wird.

Desinfection.

Im Kampfe gegen die Infectionskrankheiten hat die Desinfection im Berichtsjahre keine besonderen Ergebnisse gezeitigt. Als Vorbereitung für andere Desinfectionen haben die desinficirenden Wandanstriche einige Beachtung gefunden durch Untersuchungen von Jacobitz und Rapp. Die Desinfection der Räume mit Formaldehyd hat noch zu einer Reihe von Untersuchungen geführt, die uns aber principiell nicht weiter gebracht haben. Es genügt deshalb, wenn ich auf einige leichter zugängliche bezügliche Arbeiten von Jäger, Magnus, Beitzke, Lange, Tonzig verweise.

Litteratur.

Albu, Berliner klin. Wochenschr. 1901, Nr. 24. — Atwater, Benedict, Bryant, Rosa in Bulletins of the U. S. Department of Agriculture; Office of Experiment Stations, besonders Nr. 21, 28, 44, 45, 68,

67, 69, 109. — Atwater und Benedict, 6. Memoir of the national acad. of sciences. Vol. VIII, 1902. — Behla, Die Sammelmolkereien als Typhusverbreiter. Jena 1902. — v. Behring, Beiträge zur experimentellen Therapie, H. 5. Marburg 1902. — Beitzke, Hygien. Rundschau 1902, Nr. 11. — Bienstock, Hygien. Rundschau 1903, Nr. 3. — Bonne, Die Nothwendigkeit der Reinheit der deutschen Gewässer. Leipzig 1901. — Derselbe, Neue Untersuchungen und Beobachtungen über zunehmende Verunreinigung der Unterelbe. Leipzig 1902. — Clopatt, Berliner klin. Wochenschr. 1902, Nr. 39. — Cohn, Deutsche med. Wochenschr. 1902, Nr. 5. — Conradi, v. Drigalski, Jürgens, Zeitschr. f. Hygiene Bd. XLII, S. 141. — Dammann, Jahrb. d. deutschen landwirtsch. Gesellschaft 1902, S. 34. — v. Drigalski und Conradi, Zeitschr. f. Hygiene Bd. XXXIX, S. 263. — Dunbar und Tumm, Beiträge zum derzeitigen Stande der Abwässerungsfrage mit besonderer Berücksichtigung der biologischen Reinigungsverfahren. München 1902. — Flügge, Zeitschr. f. Hygiene Bd. XXXVIII, S. 1. — C. Fraenkel, Beilage z. Hygien. Rundschau 1902, Nr. 8. — Derselbe, Hygien. Rundschau S. 406. — Freund und Uhlfelder, Deutsche Vierteljahrsschr. f. öffentl. Gesundheitspflege Bd. XXXIV, S. 294. — Fürst, Hygien. Rundschau 1903, Nr. 8. — Gärtner, Die Quellen in ihrer Beziehung zum Grundwasser und zum Typhus. Jena 1902. — Derselbe, Deutsche Vierteljahrsschr. f. öffentl. Gesundheitspflege Bd. XXXV, S. 16. — Gottstein, Hygien. Rundschau 1902, Nr. 6. — Grotjahn, Staats- und socialwissensch. Forschungen 1902, Bd. XX, H. 2. — Harnack, Deutsche med. Wochenschr. 1902, Nr. 49. — Haubenschmied, Allgem. Fischereizeitg. 1902, S. 58. — Heffter, Arbeiten aus dem Kais. Gesundheitsamt Bd. XIX, S. 70. — Hellsten, Versammlung nordischer Naturforscher und Aerzte 1902. — Herr, Zeitschr. f. Hygiene Bd. XXXVIII, S. 182. — Derselbe und Beninde, Zeitschr. f. Hygiene Bd. XXXVIII, S. 152. — Hesse, Hygien. Rundschau Nr. 5 u. 6. — Hofmann, Deutsche med. Wochenschr. 1902, Nr. 46. — Hueppe, Wiener med. Wochenschr. 1902, Nr. 51. — Derselbe, Ist Alkohol nur ein Gift? 1903. — Jacobitz, Hygien. Rundschau 1902, Nr. 5. — Jäger und Magnus, Hygien. Rundschau Nr. 7. — Kassowitz, Jahrb. f. Kinderheilk. Bd. LIV, S. 512; separat 1902, Berlin. — Derselbe, Pflüger's Archiv 1902, Bd. XC, S. 421. — Kirstein, Deutsche Vierteljahrsschr. f. öffentl. Gesundheitspflege Bd. XXXIV, S. 309. — Kister, Zeitschr. f. Hygiene 1901, Bd. XXXVII, S. 225. — Koch, Die Bekämpfung des Typhus. Berlin 1903. — Krummacher, Zeitschr. f. Biologie 1901, Bd. XLII, S. 242. — Lange, Hygien. Rundschau 1902, Nr. 7. — v. Lippmann, Chem.-Zeitung 1902, S. 564. — Merk, Hygien. Rundschau 1902, Nr. 14. Meyer, Hygien. Rundschau 1902, Nr. 24. — Müller, Lindemann und Langer, Bericht über die Maassnahmen zur Bekämpfung der Rindertuberculose. Königsberg 1902. — Musehold, Deutsche Vierteljahrsschr. f. f. öffentl. Gesundheitspflege Bd. XXXIV, S. 579. — Neumann, Arbeiten aus d. Kais. Gesundheitsamt Bd. XIX, S. 70. — Derselbe, Archiv f.

Hygiene Bd. XLI, S. 85. — Nicolai, Deutsche Vierteljahrsschr. f. öffentl. Gesundheitspflege Bd. XXXIII, S. 294. — Ohlmüller, Hygien. Rundschau 1902, Nr. 2. — Pannwitz, Erste internationale Tuberc.-Conferenz, Berlin 1903. — Prausnitz, Hygien. Rundschau 1903, Nr. 6. — Derselbe, Physiologische und socialhygienische Studien über Säuglingsernährung 1902. — Prettner, Zeitschr. f. Thiermedicin Bd. VI, S. 108. — Polenske, Arbeiten a. d. Kais. Gesundheitsamt Bd. XIX, S. 70. — Rapp, Apothekerzeitung 1901, S. 772. — Römer, Ueber Tuberkelbacillenstämme verschiedener Herkunft. Marburg 1903. — Rosemann, Pflüger's Archiv Bd. XCIV, S. 557. — Rost, Borsäure als Conservirungsmittel. Berlin 1903. — Rubner, Die Gesetze des Energieverbrauches bei der Ernährung 1902. — Derselbe, Hygien. Rundschau 1902, Nr. 4. — Derselbe, Arbeiten a. d. Kais. Gesundheitsamt Bd. XIX, S. 70. — Scheube, Die venerischen Krankheiten in den warmen Ländern. Leipzig 1902. — Schubert, Hygien. Rundschau 1902, S. 308. — Schuder, Zeitschr. f. Hygiene Bd. XXXVIII, S. 343. — Derselbe und Proskauer, Zeitschr. f. Hygiene Bd. XL, S. 627. — Schümann, Deutsche Vierteljahrsschr. f. öffentl. Gesundheitspflege Bd. XXXIV, S. 226. — Derselbe, ebenda Bd. XXXV, S. 38. — Schultz-Schultzenstein, Hygien. Rundschau Nr. 17. — Smolenski, Untersuchungen über Ernährung der Bevölkerung der Vereinigten Staaten von Nordamerika. Hygien. Rundschau 1902, Nr. 18, 19, 20, 22. — Tallqvist, Arch. f. Hygiene Bd. XLI, S. 177. — Tonzig, Hygien. Rundschau 1902, Nr. 16. — Troje, Deutsche med. Wochenschr. 1903, Nr. 11. — Tunicliffe and Rosenheim, Journ. of Hyg. T. 1, S. 168. — C. Voit, Münchner med. Wochenschr. 1902, Nr. 6. — Wagener, Deutsche Vierteljahrsschr. f. öffentl. Gesundheitspflege Bd. XXXIV, S. 529. — Wehner, Deutsche Vierteljahrsschr. f. öffentliche Gesundheitspflege Bd. XXXIV, S. 689.

Sachregister.

A.

B.

C.

D.

E.

F.

G.

H.

J.

K.

L.

N.

O.

P.

Q.

R.

T.

W.

X.

Z.

Autorenregister.

A.

B.

F.

G.

H.

M.

N.

O.

P.

Q.

R.

S.

T.

Lightning Source UK Ltd.
Milton Keynes UK
UKHW020222090119
334943UK00006B/945/P

9 780666 062956